Quellen der Urologie

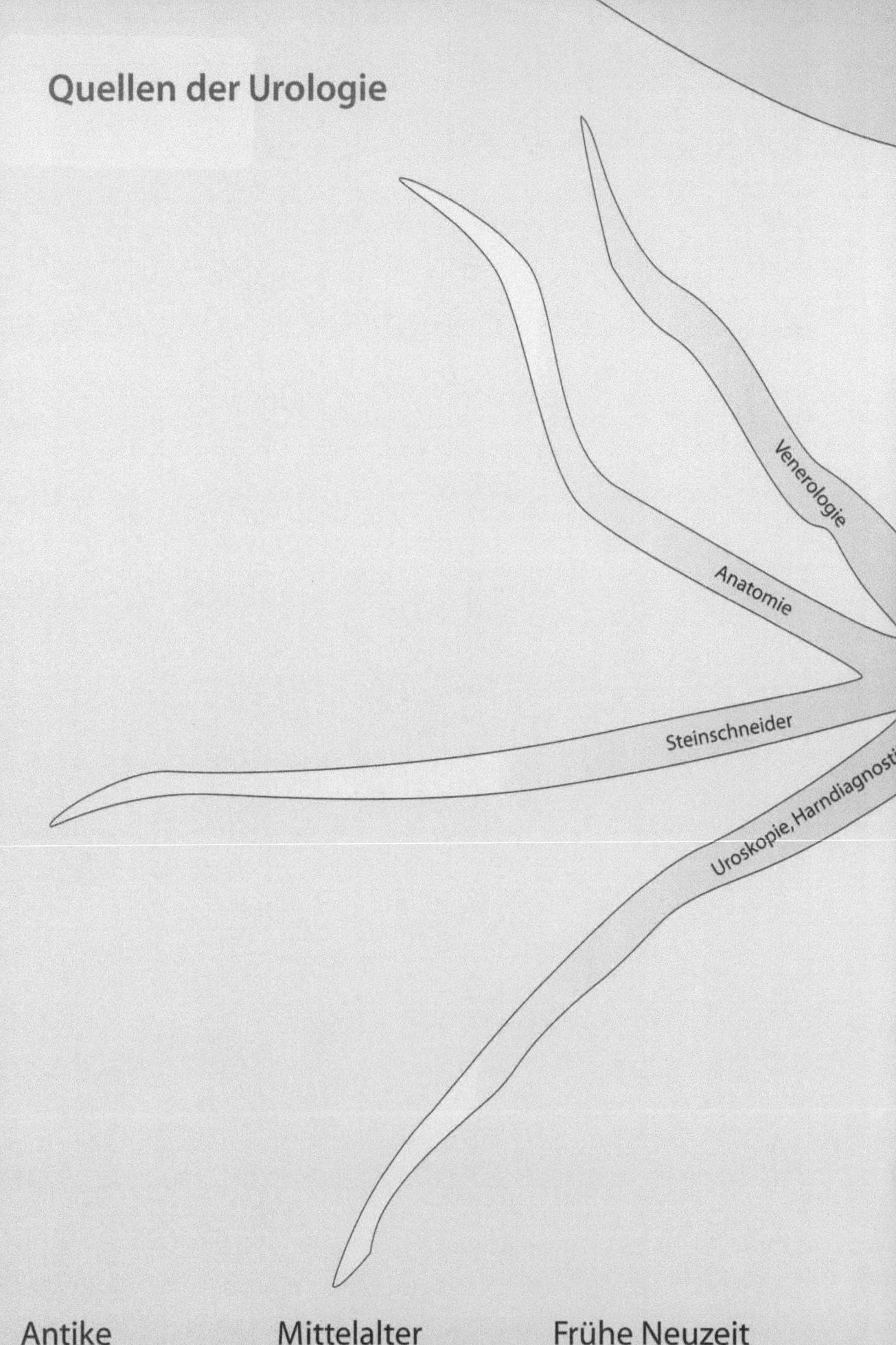

Antike　　　Mittelalter　　　Frühe Neuzeit

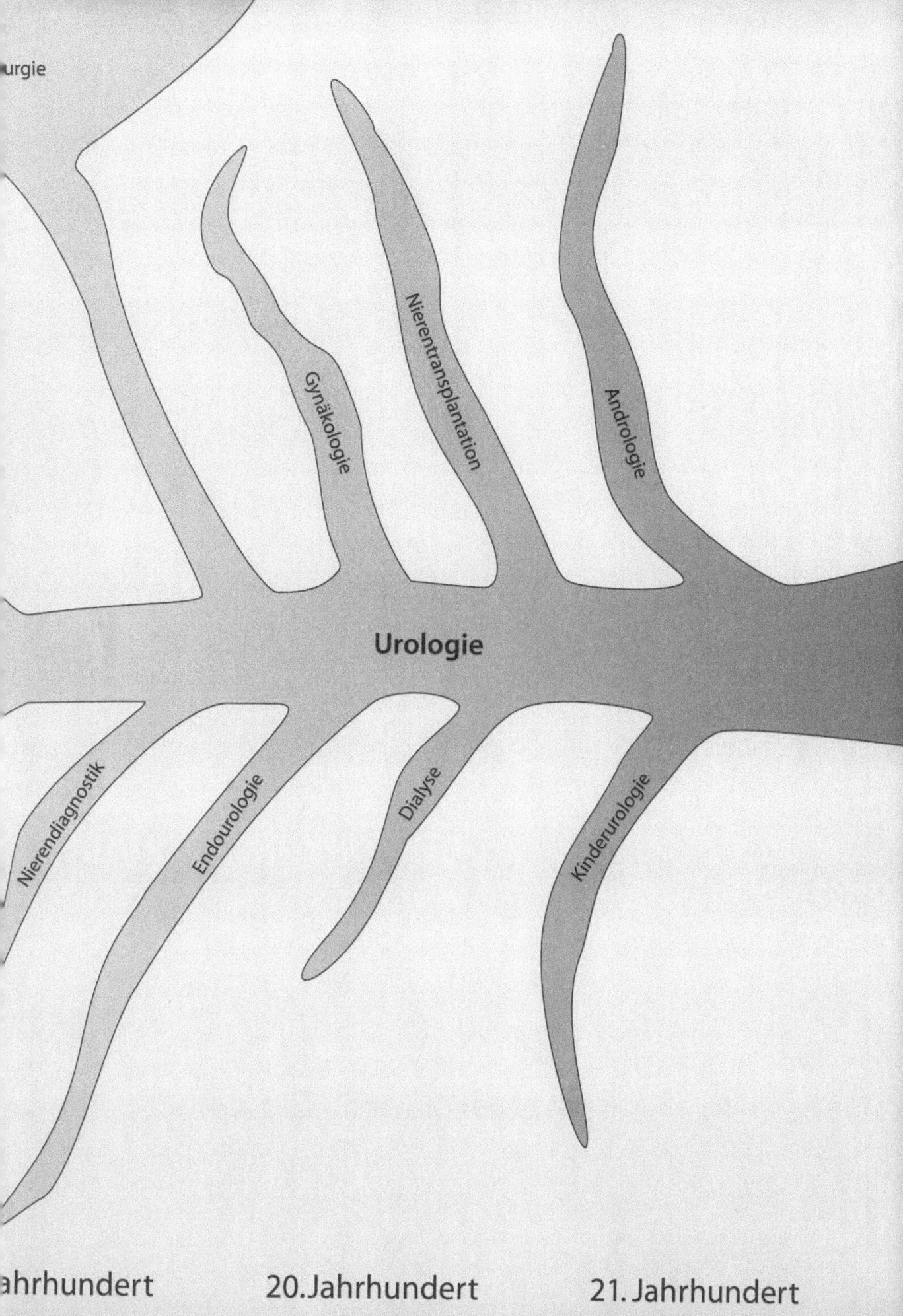

Jürgen Konert

Holger G. Dietrich

(Hrsg.)

Illustrierte Geschichte der Urologie

Springer-Verlag Berlin Heidelberg GmbH

Jürgen Konert (Herausgeber)
Holger G. Dietrich (Herausgeber)

Illustrierte Geschichte der Urologie

Mit 395, großteils farbigen Abbildungen

Mit Beiträgen von
H.G. Dietrich, R.M. Engel, P. Fornara, H. Hausmann,
J. Konert, F. Moll, P. Rathert, M.A. Reuter, M. Zacharias

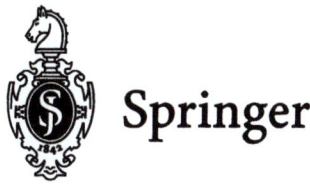

Dr. med. habil. Dr. phil. Jürgen Konert
Bahnhofstraße 12
76669 Bad Schönborn

Priv.-Doz. Dr. med. Holger G. Dietrich
Klinik für Urologie und Kinderurologie
Heuweg 16
06886 Lutherstadt Wittenberg

ISBN 978-3-642-62227-4   ISBN 978-3-642-18656-1 (eBook)
DOI 10.1007/978-3-642-18656-1

Bibliographische Information der Deutschen Bibliothek
Die Deutsche Bibliothek verzeichnet diese Publikation in der Deutschen Nationalbibliographie; detaillierte bibliographische Daten sind im internet über *http://www.dnb.ddb.de* abrufbar.

Dieses Werk ist urheberrechtlich geschützt. Die dadurch begründeten Rechte, insbesondere die der Übersetzung, des Nachdrucks, des Vortrags, der Entnahme von Abbildungen und Tabellen, der Funksendung, der Mikroverfilmung oder der Vervielfältigung auf anderen Wegen und der Speicherung in Datenverarbeitungsanlagen, bleiben, auch bei nur auszugsweiser Verwertung, vorbehalten. Eine Vervielfältigung dieses Werkes oder von Teilen dieses Werkes ist auch im Einzelfall nur in den Grenzen der gesetzlichen Bestimmungen des Urheberrechtsgesetzes der Bundesrepublik Deutschland vom 9. September 1965 in der jeweils geltenden Fassung zulässig. Sie ist grundsätzlich vergütungspflichtig. Zuwiderhandlungen unterliegen den Strafbestimmungen des Urheberrechtsgesetzes.

http://www.springer.de/medic-de/buecher/index.html

© Springer-Verlag Berlin Heidelberg 2004
Ursprünglich erschienen bei Springer-Verlag Berlin Heidelberg New York 2004
Softcover reprint of the hardcover 1st edition 2004

Die Wiedergabe von Gebrauchsnamen, Warenbezeichnungen usw. in diesem Werk berechtigt auch ohne besondere Kennzeichnung nicht zu der Annahme, dass solche Namen im Sinne der Warenzeichen- und Markenschutzgesetzgebung als frei zu betrachten wären und daher von jedermann benutzt werden dürften.
Produkthaftung: Für Angaben über Dosierungsanweisungen und Applikationsformen kann vom Verlag keine Gewähr übernommen werden. Derartige Angaben müssen vom jeweiligen Anwender im Einzelfall anhand anderer Literaturstellen auf ihre Richtigkeit überprüft werden.

Planung: Dr. F. Kraemer, Heidelberg

Copy Editing: S. Hofmann, Heidelberg
Lektorat: Dr. B. Scheuermann, Heidelberg
Herstellung: W. Bischoff, Heidelberg
Umschlaggestaltung: deblik, Berlin
Layout: deblik, Berlin; W. Bischoff, Heidelberg
Reproduktion der Abbildungen: Orthographie, Heidelberg
Satz: Fotosatz-Service Köhler GmbH, Würzburg

Gedruckt auf säurefreiem Papier   106/3160/wb – 5 4 3 2 1 0

Geleitwort

Wissen verdoppelt sich in drei Jahren. Damit sind Vorbilder in einer technologieorientierten Zeit außer Mode gekommen: Sie konnten häufig nicht einmal Computer bedienen, denen heute das größte Wissen zugetraut wird.
Fähigkeiten zur Innovation und Wissen in Erfahrung umzusetzen, um daraus neues Wissen zu generieren, sind die eigentlichen Qualitäten unserer Vorbilder.
Das zu zeigen ist eine Hauptaufgabe dieses Buches. Herausgebern und Autoren ist zu danken, dass sie diese wichtigen Qualitäten präsentieren.
Vielen ist zu wünschen, dass sie dieses Buch lesen werden.

Prof. Dr. P. Alken
Präsident der Deutschen Gesellschaft
für Urologie

Vorwort

Die Urologie ist ein sehr junges Spezialgebiet innerhalb der Medizin. Dies trifft nicht nur auf die praktische Urologie zu, sondern auch auf die akademische und berufspolitische Seite dieses Fachs. In Deutschland haben sich selbstständige Kliniken oder gar der Facharzt für Urologie erst im letzten Drittel des 20. Jahrhunderts durchgesetzt. Die Diagnostik bei Erkrankungen im Urogenitalsystem ist hingegen so alt wie die Medizin selbst. Nieren- und Blasensteine plagten nachweislich schon unsere Vorfahren. Der gestörte Urinabfluss war ebenfalls sehr frühzeitig Gegenstand ärztlicher Bemühungen. Schon früh versuchte man, die Betroffenen durch chirurgische Eingriffe von ihrem meist sehr schmerzhaften Leiden zu befreien. So begleiteten Harnschau und Steinschnitt die Urologie durch die Jahrhunderte.

Die moderne Urologie, wie wir sie heute kennen, hat ihre Anfänge in der zweiten Hälfte des 19. und erhielt ihre endgültige Ausformung zu Beginn des 20. Jahrhunderts. Ihre Etablierung als anerkanntes Spezialfach erfolgte erst um die Mitte des vergangenen Jahrhunderts. Sie ist nicht Tochter einer anderen Fachrichtung, sondern hat ihre Impulse aus zahlreichen fachlichen Quellen erhalten. Diese Entwicklung macht die Urologie zu einem interdisziplinären Fach par excellence. Die grenzüberschreitende Konzeption und eine in Teilbereichen hochtechnisierte Disziplin haben dazu geführt, dass die Urologie heute von vielen als das progressivste, am höchsten technisierte und modernste Fach der Medizin angesehen wird.

Aber auch junge und zukunftsorientierte Fachrichtungen haben ihre Geschichte. Um deren Entwicklung verstehen und vorantreiben zu können, muss man die Fachgeschichte kennen. Gleichzeitig ermöglicht uns die Erinnerung an Errungenschaften der Vergangenheit, Bahnbrechendes auch in Zukunft nicht in Vergessenheit geraten zu lassen.

Angeregt durch zahlreiche historische Darstellungen anderer Fachrichtungen wollten wir es uns zur Aufgabe machen, die historische Entwicklung unseres Fachgebiets für Interessierte nachzuvollziehen. In allen Standardwerken der Medizingeschichte spielt die Urologie höchstens eine untergeordnete Rolle. Dennoch mussten wir nicht bei Null anfangen, gibt es doch die Darstellung ihrer Entwicklung bis zum 19. Jahrhundert von und deren Weiterführung bis in die 60er-Jahre des vergangenen Jahrhunderts von Murphy und die Arbeit von Küss. In ihnen fehlt aber ein halbes Jahrhundert Urologiegeschichte. Zum anderen gibt es im deutschsprachigen Raum inzwischen einzelne kleinere Bücher zu Teilen der Urologiehistoriographie, welche aus den vielfältigen Aktivitäten des Arbeitskreises »Geschichte der Urologie« der Deutschen Gesellschaft für Urologie heraus entstanden und durchaus aktuell sind.

Trotz des vorhandenen Materials und der geleisteten Vorarbeiten wurde uns rasch klar, dass wir ein solches Vorhaben neben unserer ärztlichen Tätigkeit nicht alleine realisieren konnten. Zum Glück wurden wir auf der Suche nach motivierten und kenntnisreichen Koautoren rasch fündig. Mit **Hermann Hausmann** beteiligt sich ein »Urgestein« der Urologiegeschichtsschreibung an dem Projekt und stellt die frühe Entwicklung unseres Fachs bis zum Mittelalter dar. **Matthias Reuter** forscht und publiziert seit Jahren über die Geschichte der Endoskopie und berichtet in diesem Buch darüber. **Friedrich Moll** und **Peter Rathert** sind profunde Kenner der jüngeren Geschichte unseres Fachs und beschäftigen sich mit der Entwicklung der diagnostischen Verfahren und der Fachentwicklung in den letzten Jahrzehnten. Der Kurator des urologiehistorischen Museums in Baltimore **Rainer M. Engel** bringt sich mit einem Kapitel zur angloamerikanischen Entwicklung ein. **Paolo Fonara** und **Mario Zacharias** waren sofort bereit, sich mit den Perspektiven unseres Fachs auseinander zu setzen. Die Herausgeber berichten über die Urologie der frühen Neuzeit und die Etablierung von Operationsverfahren im wissenschaftlich-modernen Sinn seit der Mitte des 19. Jahrhunderts.

Unser Projekt wurde von der Deutschen Gesellschaft für Urologie mit Interesse begleitet. Unterstützung fanden wir bei deren »Arbeitskreis Urologiegeschichte«, dem auch mehrere der Autoren angehören. Besonderer Dank gilt dem Springer Verlag, der sofort bereit war, unser Projekt zu publizieren und die Arbeit mit Geduld und Rat unterstützte. Förderungen und Anregungen, die wir darüber hinaus während des Sammelns und Durchdenkens des vielfältigen Materials, beim Schreiben und bei der Suche nach Abbildungen in großzügiger Weise erhalten haben, verpflichten uns in angenehmer Weise, unseren Dank an viele nicht Genannte aufrichtig und herzlich auszudrücken.

Dieses Buch soll die Geschichte der Urologie verfolgen, kann aber nicht alle Details und alle Regionen gleich behandeln. Wir halten es hier mit Goethes Vorwort zu seiner »Farbenlehre«:

Geschichte schreiben ist immer eine bedenkliche Sache. Denn bei dem redlichsten Vorsatz kommt man in Gefahr, unredlich zu sein; ja, wer eine solche Darstellung unternimmt, erklärt im Voraus, dass er manches ins Licht, manches in Schatten rücken wird.

So bitten wir um Nachsicht, wenn vielleicht einige Personen und Beiträge nicht die ihnen gebührende Erwähnung finden.

          J. Konert   **H. Dietrich**
          Bad Schönborn Lutherstadt Wittenberg

Inhaltsverzeichnis

1 Die Urologie von den Anfängen bis zum Mittelalter
Hermann Hausmann

1.1	Die Urologie in den alten Kulturen	3
1.1.1	Ägypten	3
1.1.2	Mesopotamien	8
1.1.3	Hindu	10
1.2	Die Urologie in der griechischen und alexandrinischen Medizin	11
1.2.1	Die griechische Medizin	11
1.2.2	Alexandrinische Medizin	13
1.3	Die Urologie in der römischen Medizin	14
1.3.1	Pedanios Dioskurides – Vater der Materia medica	15
1.3.2	Celsus	16
1.3.3	Aretaios von Kappadokien	20
1.3.4	Rufus von Ephesus	20
1.3.5	Galen von Pergamon	22
1.4	Die Urologie in der byzantinischen Medizin	24
1.4.1	Grundlagen	24
1.4.2	Oreibasios von Pergamon	25
1.4.3	Aetios aus Amida	25
1.4.4	Paulos von Aigina	25
1.5	Die Urologie im Mittelalter	26
1.5.1	Arabisch-islamische Medizin (7.–13. Jh.)	26
1.5.2	Die Epoche der Klostermedizin (5.–12. Jh.)	31
	Literatur	37

2 Zwischen Mythos und Realität – Urologisches aus der frühen Neuzeit
Jürgen Konert

2.1	Uroskopie	40
2.2	Behandlung des Blasensteins	48
2.2.1	Große Steinschneider	53
2.2.2	Verschiedene Steinschnittvarianten	59
2.2.3	Alternative Behandlungsmethoden	69
2.3	Andere urologische Erkrankungen	71
2.4	Geschlechtserkrankungen und ihr Einfluss auf die Entwicklung der Urologie	74
2.5	Erkrankungen des Penis	76
2.6	Beitrag der Anatomie und anderer Wissenschaften zur weiteren Entwicklung der Urologie	79
2.7	Von der menschlichen Fortpflanzung	83
2.8	Urologie in der akademischen Medizin des 16. bis 18. Jahrhunderts	84
2.9	Urologie auf dem Weg zur Wissenschaft	87
2.9.1	Spezielle urologische Organoperationen	89
	Literatur	91

3 Etablierung operativer Eingriffe im wissenschaftlich-modernen Sinn zwischen 1860 und 1930
Holger G. Dietrich

3.1	Entwicklung der Urologie als Spezialgebiet	94
3.1.1	Entdeckung der Narkosemöglichkeiten	95
3.1.2	Beginn der wissenschaftlichen Urologie	97
3.2	Gustav Simon – Urogynäkologie und Nierenchirurgie	98
3.3	Henry Morris und die Nebennierenchirurgie	107
3.4	Bernhard Bardenheuer und Karl Pawlik – Pioniere der radikalen Harnblasentumorchirurgie	111
3.5	Carl Thiersch und die Herausbildung der plastisch-rekonstruktiven Urologie	118
3.6	Hugh Hampton Young und die operative Therapie des Prostatakarzinoms	122
3.7	Friedrich Voelcker und die Samenblasenchirurgie	127
3.8	James Israel – Mitbegründer der modernen operativen Urologie in Deutschland	130
	Literatur	137

4 Entwicklung der Endourologie
Matthias A. Reuter

4.1	Anfänge der Endourologie	140
4.1.1	Der dreyfachgeartete Sehe-Strahl	140
4.1.2	Philipp Bozzini – der erste endoskopische Idealist	142
4.2	Fortschritte der Endoskopie	145
4.2.1	Antonin Desormeaux – der erste Endoskopiker	146
4.2.2	Max Nitze – der Schrittmacher der Endoskopie	149
4.3	Entwicklung der endoskopischen Chirurgie	155
4.4	Transurethrale Elektrochirurgie der Blase und Prostata	161
4.5	Transurethrale Prostatektomie (TURP)	163
4.6	Endoskopische Lithotripsie der Harnsteine	174
4.7	Endoskopie des oberen Harntrakts	179
4.7.1	Endoskopische Exploration des oberen Harntrakts	181
4.7.2	Nephroskopie und perkutane Nierensteinbehandlung	181
4.8	Lehre der Endourologie	185
4.8.1	Lehrbücher zur Endourologie	186
4.8.2	Dokumentation in der Endourologie	189
	Literatur	190

5 Entwicklung der bildgebenden Diagnostik in der Urologie
Friedrich Moll, Peter Rathert

5.1	Erste Entwicklung radiologisch-urologisch bildgebender Diagnostik	196
5.2	Erste Kontrastdarstellung der ableitenden Harnwege mit Kathetern	200
5.3	Entwicklung der retrograden Pyelographie	200
5.4	Weitere uroradiologische Fortschritte	204
5.5	Entwicklung der Ausscheidungsurographie	206
5.6	Computertomographie	211
	Literatur	212

6 Von einer Familientradition zum anerkannten Spezialfach
Jürgen Konert

6.1	Phasen der Verselbstständigung eines Fachgebiets	215
6.2	Merkmale eines selbstständigen Fachgebiets	217
6.3	Abschluss der Verselbstständigung	227
	Literatur	227

7 Entwicklung der Urologie in den USA
Rainer M. Engel

7.1	Entwicklung der Urologie bis zum Beginn des 20. Jahrhunderts	230
7.2	Der amerikanische Urologenverband (American Urological Association)	236
7.3	Entwicklung der Urologie seit Beginn des 20. Jahrhunderts	247
7.3.1	Zystoskopie in den Vereinigten Staaten	247
7.3.2	Entwicklung der transurethralen Resektion (TUR)	249
7.3.3	Blasenkarzinom	253
7.3.4	Radikale Prostatektomie	255
7.3.5	Erektionsstörungen	257
7.3.6	Niere	260
7.3.7	Perkutane Chirurgie der oberen Harnwege	261
7.3.8	Laparoskopie	262
7.3.9	Kinderurologie	262
7.4	Bedeutende Urologen	263
7.5	Klinische Zentren	280
7.6	Erfahrungsaustausch zwischen den USA und Europa	285
	Literatur	285

8 Entwicklung der modernen Urologie nach dem 2. Weltkrieg
Jürgen Konert, Friedrich Moll

8.1	Nierenchirurgie	288
8.1.1	Blase	288
8.1.2	Hoden	289
8.1.3	Prostata	289
8.2	Laparoskopie	293
8.3	Urogenitaltuberkulose	293
8.4	Urodynamik	294
8.5	Inkontinenzoperationen	295
8.6	Produkttechnik und Gesundheitsökonomie	295
8.7	Entwicklung an den Universitäten	296
8.8	Der Traum vom ersetzbaren Organ wird Realität	297
8.9	Andrologie	300
	Literatur	303

9 Die Urologie in der modernen Medizin
Paolo Fornara, Mario Zacharias

9.1	Jüngste Entwicklung der Urologie	306
9.2	Demographische und berufspolitische Aspekte	306
9.3	Minimal-invasive Techniken und moderne Bildgebung in der Urologie – die Revolutionen im Fachgebiet	308
9.3.1	Perspektive der Bildgebung in der Urologie	308
9.3.2	Stand der Entwicklung der Endoskopie in der Urologie	308
9.3.3	Zukünftiger Stellenwert der Endoskopie in der Urologie	310
9.3.4	Laparoskopie in der Urologie – eine schwere Geburt	312
9.3.5	Computerassistierte Laparoskopie, Roboterchirurgie, Telechirurgie, Telemedizin, Telementoring	314
9.3.6	Kombinationen der Laparoskopie mit Verfahren der Bildgebung	316
9.3.7	Weitere Forschungsfelder der Urologie	317
9.4	Medizinisches Handeln in der Zukunft	317
	Literatur	318

Sachverzeichnis 321

Namensverzeichnis 329

Autorenverzeichnis

Dietrich, H.G., PD. Dr. med.
Klinik für Urologie und Kinderurologie
Paul-Gerhard-Stiftung
Heuweg 16
D-06886 Lutherstadt Wittenberg

Engel, R.M., Prof. Dr. med.
W. P. Didusch Museum
1120 N. Charles Street
Baltimore, MD 21201-5559
USA

Fornara, P., Prof. Dr. med.
Martin-Luther-Universität Halle-Wittenberg
Universitätsklinik und Poliklinik für Urologie
Magdeburger Straße 16
D-06112 Halle/Saale

Hausmann, H., Dr. med.
Urologische Klinik
Klinikum Hoyerswerda
M.-Grollmuß Straße 10
D-02977 Hoyerswerda

Konert, J., Dr. med. habil. Dr. phil.
Bahnhofstraße 12
D-76669 Bad Schönborn

Moll, F., Dr. med.
Urologische Klinik der Stadt Köln
Krankenhaus Holweide
Neufelder Straße 32
D-51067 Köln

Rathert, P., Prof. Dr. med.
Klinik für Urologie und Kinderurologie
Krankenhaus Düren GmbH
Roonstraße 30
D-52351 Düren

Reuter, M.A., Dr. med.
Wilhelmsplatz 11
D-70182 Stuttgart

Zacharias, M., Dr. med.
Martin-Luther-Universität Halle-Wittenberg
Universitätsklinik und Poliklinik für Urologie
Magdeburger Straße 16
D-06112 Halle/Saale

Die Urologie von den Anfängen bis zum Mittelalter

Hermann Hausmann

1.1 Die Urologie in den alten Kulturen – 3
1.2 Die Urologie in der griechischen und alexandrischen Medizin – 11
1.3 Die Urologie in der römischen Medizin – 14
1.4 Die Urologie in der byzantinischen Medizin – 24
1.5 Die Urologie im Mittelalter – 26
Literatur – 37

1.1 Die Urologie in den alten Kulturen

1.1.1 Ägypten

Das älteste »*urologische Dokument*«, der von **Elliot Smith** (Abb. 1-1) in einem Grab in El Amrah bei Abydos gefundene Harnblasenstein aus der prädynastischen Zeit um 3000 v. Chr. (Abb. 1-2) markiert keinesfalls den Beginn der Urologie, sondern man darf annehmen, dass Symptome wie Koliken, Dysurie und Hämaturie schon immer Begleiter der menschlichen Entwicklung waren, die aber wegen fehlender Darstellungsmöglichkeiten nicht nachweisbar sind. Lediglich die jungpaläolithischen Felszeichnungen, die unter anderem Kopulationsszenen, Phallus- und Vulvadarstellungen zeigen, belegen, dass der Mensch bereits vor 30.000 Jahren durchaus vertraut war mit den »unteren Organen«, wenngleich es wohl eher magisch-mythische Gründe waren, sich mit ihnen zu beschäftigen.

Erst die Erfindung der Schrift ermöglichte eine neue Form der Kommunikation und damit die Überlieferung vorzeitlichen Gedankenguts über Jahrtausende. Die Anfänge der Schrift in Ägypten werden nach Dreyer um 3400 v. Chr. datiert (Dreyer 1999).

Zahllose Papyrusrollen und archäologische Funde vermitteln ein genaues Bild über eine der ersten Hochkulturen der Menschheit. Bereits den Griechen galt deshalb Ägypten als Ursprungsland der Wissenschaften. Die Medizin, bei der es sich um eine Mischung aus empirisch-rationalen und magisch-religiösen Vorstellungen handelte, nahm unter ihnen eine herausragende Stelle ein. Die moderne Medizingeschichtsschreibung sieht heute in den altägyptischen Ärzten die Begründer der medizinisch-wissenschaftlichen Literatur, so dass J. Bitschai infolge fehlenden Wissens aus vorägyptischer Zeit letztendlich zu Recht postulierte: »*Die Geschichte der Urologie beginnt in Ägypten*« (Bitschai u. Brodny 1956).

Quellen

Unsere Kenntnisse über die altägyptische Medizin stützen sich auf indirekte und direkte schriftliche Quellen einerseits und dingliche Quellen wie Mumien, Plastiken und Reliefs andererseits.

Die medizinischen Papyri, von denen insgesamt 13 bekannt sind, stellen die wichtigste Quelle für die Kenntnis der altägyptischen Heilkunde dar. Sie sind in hieratischer Schrift, einer kursiven Schreibweise der Hieroglyphen, abgefasst und bestehen aus etwa 1200 losen Einzeltexten. Die uns vorliegenden medizinischen Papyri sind Abschriften

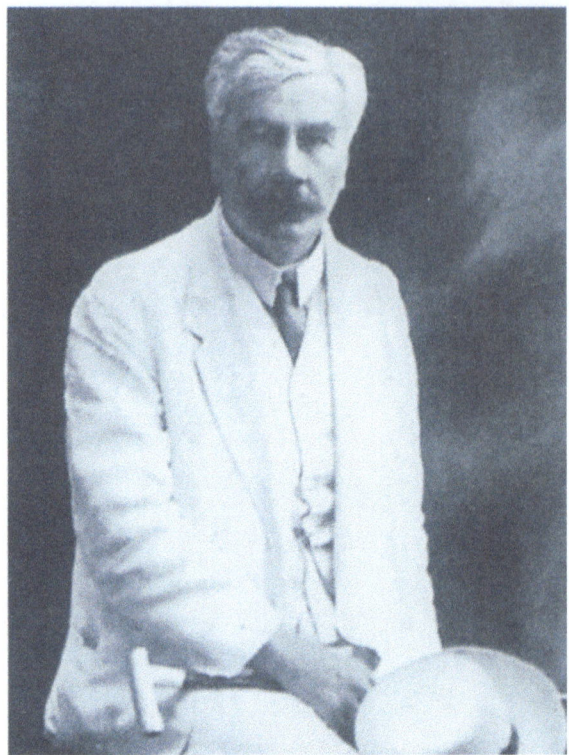

Abb. 1-1. **Der Anatom und Anthropologe Grafton Elliot Smith** (David u. Archbold 2000)

älterer, zum Teil bis ins Alte Reich (um 2700–2135 v. Chr.) zurückreichender Vorlagen.

In dem Standardwerk »Grundriß der Medizin der Alten Ägypter« sind die medizinischen Papyri zusammengefasst, übersetzt und ediert worden (Deines et al. 1958).

Der älteste medizinische Papyrus ist der Papyrus **Kohun** (um 1850 v. Chr.), der als »gynäkologischer Papyrus« 17 Diagnosen von gynäkologischen Erkrankungen enthält, empfängnisfördernde Mittel aufzählt, Schmerzen in den Genitalien und Harnbeschwerden nennt.

Die bedeutendste Quelle für die heutige Kenntnis urologischer Krankheiten in der altägyptischen Medizin ist der 20 Meter lange und 108 Kolumnen umfassende Papyrus **Ebers** (Abb. 1-3).

Er ist ein medizinisches Kompendium, in dem die gesamte Medizin Ägyptens dieser Zeit abgehandelt wird. Der Papyrus wurde zu Beginn der XIII. Dynastie während der Regierungszeit König **Amenophis I.** (1514–1493 v. Chr.) niedergeschrieben, stellt aber wahrscheinlich eine Kopie älterer Vorlagen dar. Neben theoretischen Abhandlungen über das Herz und die Gefäße, einem »*Sammelbuch der Augen*« und Darstellungen internistischer Erkrankungen finden sich unter den 900 Rezepturen und Anweisungen für Diagnose und Therapie auch zahlreiche »*urologische Rezepte*« sowie Angaben über Krankheiten, die ihrem Erscheinungsbild nach als urologische zu identifizieren sind.

Die Urologie in den alten Kulturen

Dabei ist eine kritisch-zurückhaltende Beurteilung notwendig, da »*die Versuchung, rezente Denkmodelle und Begrifflichkeiten in die bildhafte, manchmal mystisch-dunkle und widersprüchliche Krankheitsvorstellung der altägyptischen Ärzte einzuzwängen*«, sehr groß ist (Schwarzmann-Schaffhäuser u. Kolta 1998).

Eine Vielzahl der Rezepte befasst sich mit der »*Regulierung des Harnflusses*«:
- Ein Mittel, um ein Übermaß des Harns (häufige Miktion) zu bekämpfen: 1 Wacholderbeere, 1 Zypressenbeere mit Bier in einem Gefäß kochen, durchsieben und über 2 Tage einreiben …,
- ein Mittel, um die Entleerung des Harn zu bewirken…;
- ein Mittel, das unregelmäßige Urinlassen zu regeln …;
- ein Mittel für das Zusammenhalten des Harns …;
- ein Mittel zur Beseitigung einer Harnstauung, indem die Schamgegend schmerzt (Harnverhaltung): 1/8 Weizen, 1/4 Datteln, 1/4 gekochte Hülsenfrüchte, 3/4 Wasser, gepresst und an 4 Tagen getrunken (Abb. 1-3).

An anderer Stelle wird über einen Tumor berichtet, der den Met (mtw-Kanäle) befallen hat. Als »mtw« wurden Kanäle bezeichnet, die Wasser und Luft zu allen Körperteilen transportieren. Sie konnten aber auch Harn, Samen und Schleim zu den Körperöffnungen transportieren: »*Es sind zwei mtw zur Blase, sie sind es, die Harn geben.*« Über diesen mtw lesen wir:

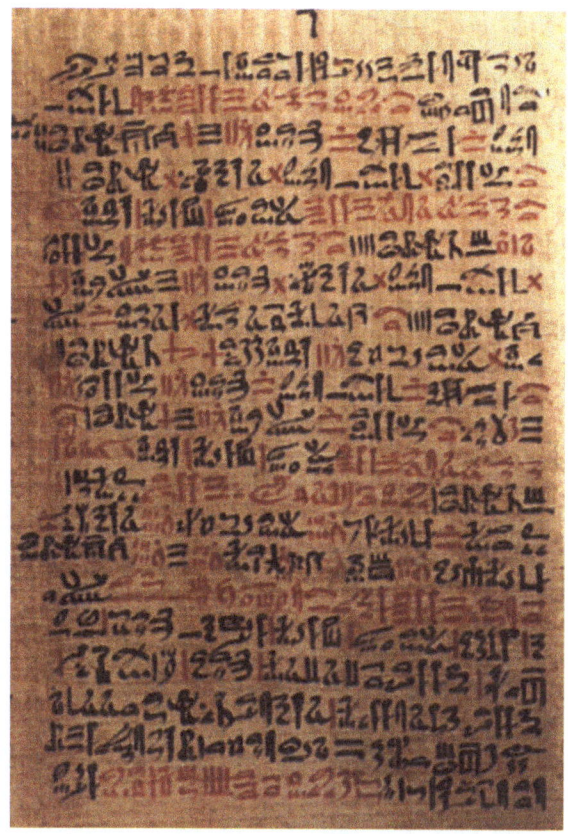

Abb. 1-3. Papyrus Ebers. Die Kolumne 50 (rechts) der Tafel XIV beinhaltet urologische Rezepte (Reproduktion R. Scholl, Univ.-Bibliothek Leipzig)

Wenn du einen Tumor, der ein mtw (met) ergriffen hat triffst, wenn dein Finger es untersucht und es ist wie ein harter Stein unter deinen Fingern, so sage: Es ist ein Tumor des met. Ich werde die Krankheit mit dem Messer behandeln. Bepflastre es mit Fett und behandle es wie man eiternde Wunden … behandelt.

Nach diesen Angaben wäre es sehr spekulativ, eine Organzuordnung des »*Tumors*« vornehmen zu wollen.

Über ein anderes, bis heute unverändert wichtiges urologisches Symptom, das Blutharnen, wird im Papyrus Ebers viermal berichtet und ein Heilmittel in Form von frischem Teig, Erdmandeln, Öl und Honig empfohlen.

Im Zusammenhang mit der Erwähnung eines Leidens, das in den Papyri Ebers und **Brugsch** als aaa-Krankheit bezeichnet wird, glaubt die neuzeitliche Medizinforschung im Blutharnen eines der Symptome der Schistosomiasis (Bilharziose) zu erkennen, an der heute 200 Millionen Menschen in über 70 tropischen und subtropischen Ländern leiden (Böcker u. Laval 1982).

Diese Theorie ist durch das neuerliche Quellenmaterial, auf das noch eingegangen wird, bestätigt worden.

Die Schistosomiasis urogenitalis entsteht durch Infektion mit dem Pärchenegel schistosoma haematobium.

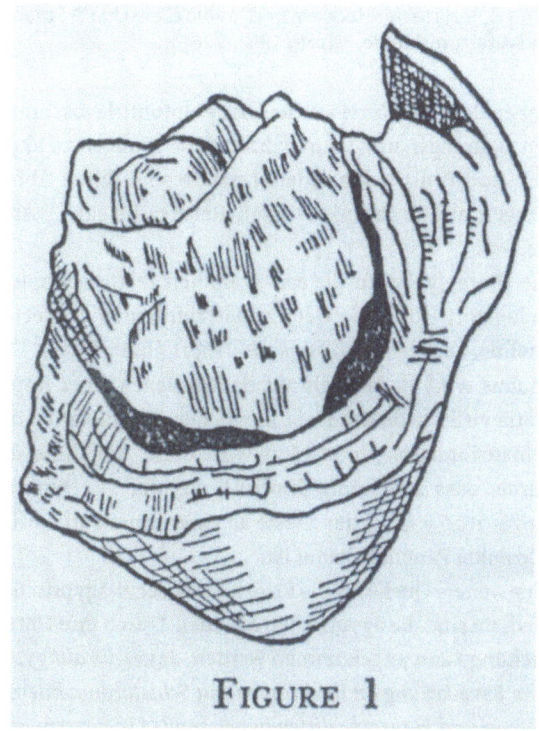

Abb. 1-2. Harnblasenstein (3000 v. Chr.) (Brayn 1930)

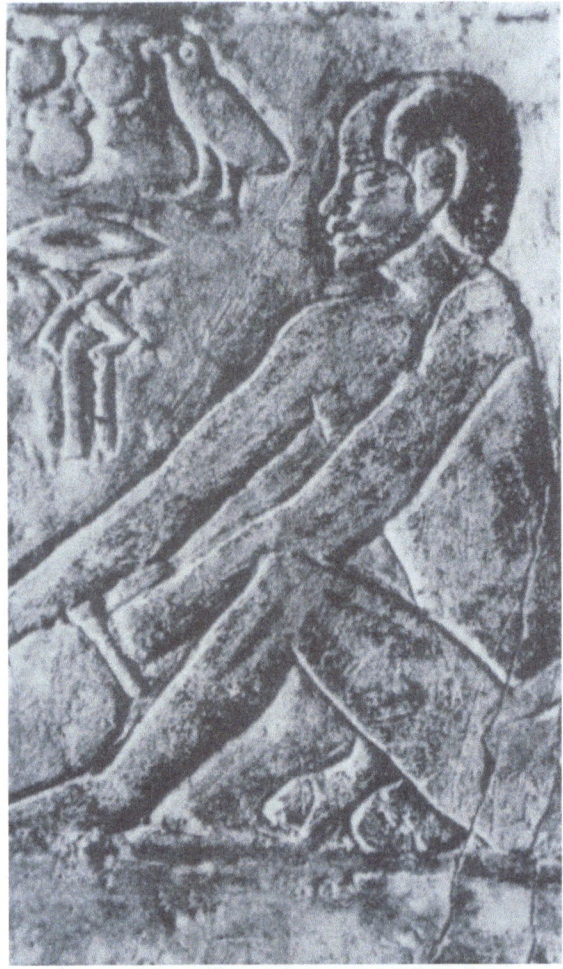

Abb. 1-4. Töpfer mit Phallushypertrophie (Zeitschr f Ä Sprache und Altertumskunde, Leipzig 1963, S 26)

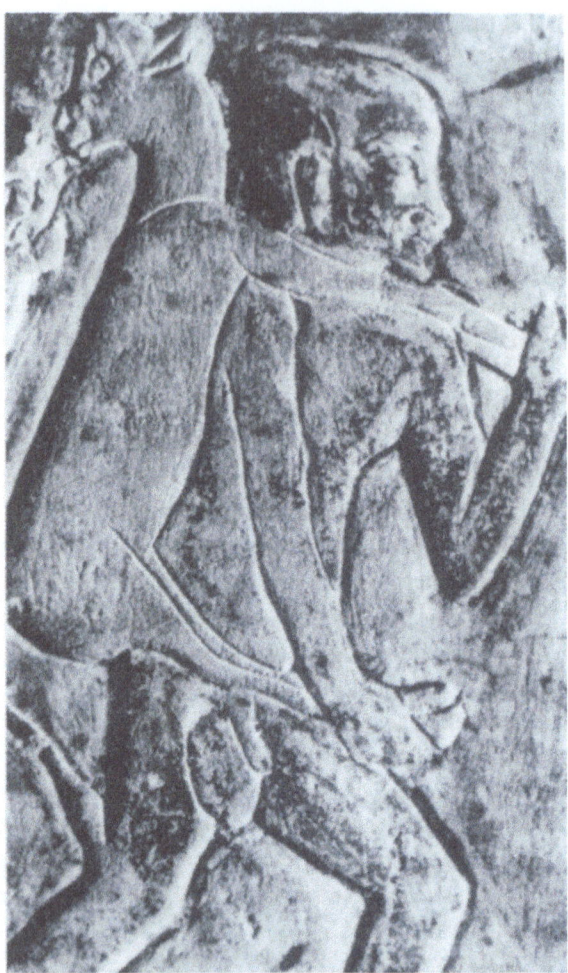

Abb. 1-5. Hirte mit Hodenhypertrophie (Zeitschr f Ä Sprache und Altertumskunde, Leipzig 1963, S 26)

Die Infektion tritt beim Kontakt mit Süßwasser auf, das Larven (Zerkarien) von der als Zwischenwirt fungierenden Schnecke (Gattung Bullinus) enthält. Die Zerkarien dringen durch die Haut in den Körper ein, gewinnen Anschluss zum Blut- und Lymphsystem und wandern u. a. in die pelvinen und vesikoprostatischen Venenplexus. Die von den Weibchen produzierten Eier lagern sich im Gewebe von Darm, Leber und Harnblase ab und geben Anlass zu starken granulomatösen Entzündungen mit konsekutiven Obstruktionen der Ureteren, was zu einer Hydronephrose, Sekundärinfektion und schließlich Urämie führen und letal enden kann. Die Eier können über Urin oder Fäzes ausgeschieden werden und das Süßwasser erreichen, wo sie zu Mirazidien schlüpfen und in o. g. Zwischenwirt eindringen, sich dort vermehren und zu Zerkarien entwickeln können (Warren 1960).

Im Papyrus Ebers wird von der aaa-Krankheit als »*einer unheilbaren, tödlichen Krankheit, die in beiden Geschlechtern vorkommt*«, gesprochen (Pfister 1913).

Neben der Hämaturie werden als Symptome Leibschmerzen, Blähungen und schmerzhafte Schwellungen an Skrotum und Penis beschrieben. Letztere sind durch Abbildungen aus Gräbern des alten Reiches belegt (Abb. 1-4, 1-5).

Die Hieroglyphe für die aaa-Krankheit zeigt neben dem Falkengott Horus als Determinativum einen erigierten Phallus, aus dem »*Flüssigkeit*« tropft (Blut, Eiter). Der Phallus wird als Hinweis auf das Vorliegen einer Impotentia virilis gedeutet, einer möglichen Komplikation der Schistosomiasis. Unterstützt wird diese Annahme dadurch, dass mit König **Snofru I.** aus der IV. Dynastie (2670–2620 v. Chr.) der älteste an einer Impotentia virilis erkrankte Patient bekannt ist.

Eine weitere Quelle für die Erforschung der altägyptischen Medizin sind die ägyptischen Mumien. Durch ihre Untersuchung kann angenommen werden, dass »*die altägyptische Bevölkerung an Infektionen mit Schistosoma haematobium und mansori gelitten haben muß*« (Schwarzmann-Schaffhäuser u. Kolta 1998).

Mumien

Eine Vielzahl von Informationen über urologische Krankheiten im alten Ägypten liefern uns die Untersuchungen ägyptischer Mumien (Germer 1991; Westendorf 1992).

Bereits 1910 konnte **Marc Armand Ruffer** bei zwei der sechs von ihm untersuchten Mumien aus der 18. bis 20. Dynastie bei Untersuchungen der Nieren verkalkte Eier von Schistosoma haematobium nachweisen (Ruffer 1910). Außerdem fand Ruffer eine Atrophie einer Niere, Zeichen multipler Abszesse sowie drei Kelchsteine.

Neben dem eingangs erwähnten, von Elliot Smith gefundenen Harnblasenstein berichtet auch **M. Shattock** über einen Blasenstein, der aus der II. Dynastie (um 2850–2740 v. Chr.) stammt und dessen chemische Analyse ein Gemisch aus Karbonat, Phosphat und Kalziumoxalat ergab (Desnos 1914).

Dass Smith bei angeblich mehreren tausend von ihm untersuchten Mumien nur in vier Fällen Harnsteine fand, könnte den Schluss zulassen, dass diese Erkrankung im alten Ägypten sehr selten vorkam. Tatsächlich findet sich auch kein Hinweis auf eine Steinoperation und »*die Untersuchungen der Mumien haben bisher keine Erkenntnisse über die chirurgische Praxis gebracht*« (Nunn 1992).

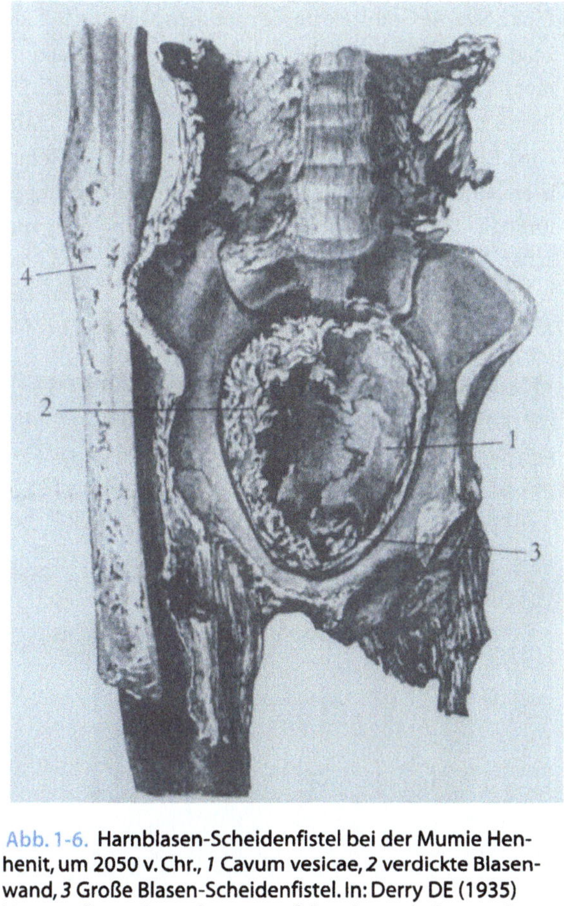

Der Nachweis einer Harnblasen-Scheidenfistel an der Mumie **Henhenit** (Abb. 1-6) aus der Regierungszeit König **Mentuhoteps II.** (XI. Dynastie, 2081–1938 v. Chr.) gelang Derry im Jahr 1935. Er berichtet: »*In einigen Fällen erschien bei Frauen der Vaginalkanal erweitert; aber als man die Bauchhülle und die Blase eröffnete, fand man einen Defekt in der Blase, der in direkter Verbindung mit der Vagina stand…*« (Derry 1935).

Auch der Nachweis für die älteste urologische Operation, die Beschneidung, ist u. a. an Mumien bis über die Mitte des 2. Jahrtausends v. Chr. erbracht worden. So ließ sich an der gut erhaltenen Mumie im Grab des **Nefer** in Sakkarah ein beschnittener Penis nachweisen und auch die Mumien der Könige **Amenophis II.** (1426–1400 v. Chr.) und **Thutmosis IV.** (1400–1390 v. Chr.) sollen beschnitten gewesen sein (Feucht 1995).

Bildliche Darstellungen von Beschneidungen

Bildliche Darstellungen (Reliefs) und gegenständliche Funde (Abb. 1-7) stellen eine wertvolle Quelle medizinischen Wissens dar. So besitzen wir mit der Darstellung einer Beschneidungsszene nicht nur eines der ältesten urologischen Dokumente, gleichsam die »Geburtsurkunde« urologisch-operativer Tätigkeit, sondern auch die einzige Darstellung eines chirurgischen Eingriffs der ansonsten nicht besonders hochentwickelten Chirurgie im alten Ägypten. Die Zirkumzision ist auf einem Wandrelief aus der Mastaba des **Ankh-ma-Hor**, Wesir des Königs **Teti** (2318–2300 v.Chr.) aus der VI. Dynastie dargestellt (Abb. 1-8).

»*Nach Ansicht der meisten Autoren handelt es sich dabei nicht um einen therapeutisch-medizinischen Eingriff, sondern um einen religiös unterlegten, rituellen, von sog. Ka-Dienern zelebrierten Akt*« (Pohl 1993), der allerdings sowohl bei Personen königlicher Abstammung als auch beim einfachen Volk nicht konsequent praktiziert wurde, wenngleich »*sowohl eine Torinschrift von Philae wie eine Festordnung von Esna die Vorschrift enthalten, daß Laien wie Priester beim Betreten des Tempels beschnitten sein müssen*« (Reddig 2002). Eine überlieferte Darstellung einer Beschneidung auf der Außenwand des Chous-Tempels im Bezirk der Mut beweist, dass neben Erwachsenen auch Kinder beschnitten wurden.

Auf dem abgebildeten Relief aus Sakkarah wird links ein erwachsener Mann stehend von einem vor ihm knienden Hem-Ka (Priester) mit einem Feuersteinmesser – andere Forscher favorisieren den so genannten Stein von Memphis (Kalkstein) – beschnitten. Er warnt seinen Gehilfen: »*Halte ihn fest, laß ihn nicht fallen*«, worauf dieser ant-

Abb. 1-6. Harnblasen-Scheidenfistel bei der Mumie Henhenit, um 2050 v. Chr., *1* Cavum vesicae, *2* verdickte Blasenwand, *3* Große Blasen-Scheidenfistel. In: Derry DE (1935) Note on five pelves of woman of the eleventh dynasty in Egypt (Obstet. Gynaec. Brit. Emp. 42:490)

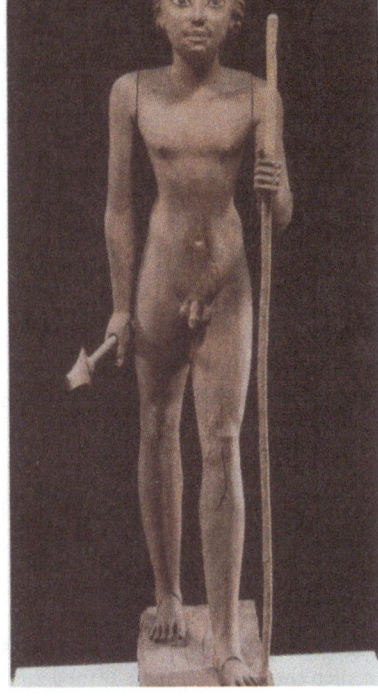

Abb. 1-7. Ebenholzstatuette des beschnittenen Merirehaschetef, um 2230 v. Chr., Photo Jürgen Liepe Berlin. In: Kairo-Katalog 64, v. Zabern, Mainz

wortet: »*Ich mache es zu deiner Zufriedenheit*«. Die rechte Szene zeigt möglicherweise die Nachbehandlung der Wunde, denn der Beschnittene mahnt den Behandler: »*Reibe es gut ein, damit es wirkt*«, worauf der Operateur antwortet: »*Ich werde es angenehm (beschwerdefrei) machen.*« Mit dieser Szene ist uns wahrscheinlich die älteste Darstellung einer Operation der Welt überliefert. Sie ist »*als ein Ritus zu sehen, dem Sexualität, soziale Gesichtspunkte und Religion in ihrer gegenseitigen Bezogenheit zugrunde liegen*« (Blaschke 1998).

Instrumente

Eine indirekte Informationsquelle über den Stand der Chirurgie im alten Ägypten ist die Reliefszene auf einer Wand des Tempels von Kom Ombo aus ptolemäischer Zeit (Abb. 1-9). Das Relief zeigt eine Opferhandlung. Opfergaben sind ein Instrumentenschrank und ein Wasserbecken. In vier Etagen des Instrumentenschrankes werden die verschiedensten Instrumente abgebildet, von denen man annimmt, dass es sich um medizinische Instrumente handelt, da das Opfer dem Heilgott **Haroeris** dargebracht wird. Dargestellt sind Messer, Bohrer, Haken, Zangen, Löffelspatel, Pinzette, Säge etc., deren Zuordnung zum jeweiligen chirurgischen Fach sehr umstritten ist und je nach Fachvertreter starker subjektiver Beurteilung unterliegt. Genauer zuzuordnen sind bei Ausgrabungen gefundene Instrumente, die, aus unterschiedlichsten Epochen der altägyptischen Chirurgie stammend, eine fachspezifische Determination erlauben.

Urologierelevant sind vor allem Katheter und Sonden aus Zinn und Bronze sowie verschiedene Messerklingen, die bei Grabungen in Tell el Amarna gefunden wurden und bis in die Zeit vor 3500 v. Chr. (Feuersteinklingen), 2300 v. Chr. (Obsidianmesser aus Abusir el Melek) und 1350 v. Chr. (Skalpellklingen aus Bronze-Zinn) zurückreichen (Oelschlegel et al. 1986).

Die Instrumentendarstellungen und -funde erlauben den Schluss, dass im alten Ägypten in geringem Umfang eine chirurgische Therapie betrieben wurde. Aufgrund der Tatsache, dass die Ägypter kaum über anatomische Kenntnisse verfügten und die konservative Behandlung von Wunden und Verletzungen immer den Vorrang vor der operativen Therapie genoss, sind diese Funde der Beweis für die Existenz einer lediglich bescheidenen Chirurgie.

Berufsstand des Arztes

Eine weitere bildliche Darstellung macht uns mit dem Ärztestand Altägyptens vertraut:

Eine hölzerne Grabstele im Ägyptischen Museum in Kairo zeigt den ersten, mit Sicherheit nachgewiesenen und namentlich bekannten Arzt der Welt, **Hesi-Ra**, aus der III. Dynastie z. Z. des Königs **Djoser** (2700–2600 v. Chr., Abb. 1-10). Eine hölzerne Scheintür des Grabmahls vom Hofarzt **Ir-en-achti** aus der X. Dynastie (2150–2100 v. Chr.) macht uns mit dem Phänomen der Spezialisierung altägyptischer Ärzte vertraut, auf das bereits **Herodot** (484–425 v. Chr.) aufmerksam machte: »*Jeder behandelt nur eine Krankheit und nicht mehrere. Ärzte gibt es überall in Men-*

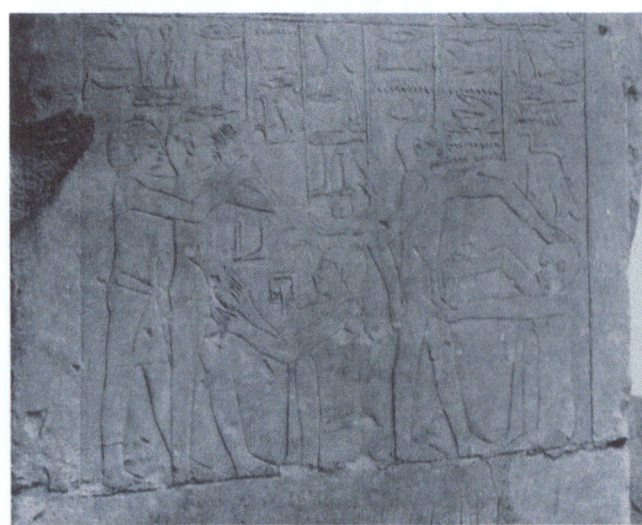

Abb. 1-8. Beschneidungsszene. Älteste Darstellung einer Operation aus der VI. Dynastie (2300–2180 v. Chr.)

Die Urologie in den alten Kulturen

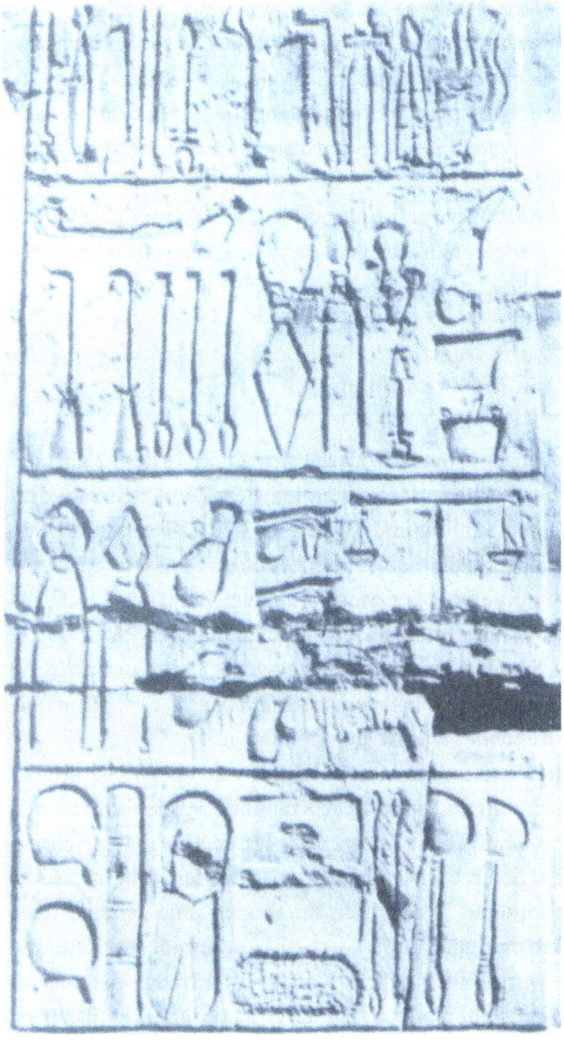

Abb. 1-9. Instrumententafel vom Tempel in Kom-Ombo, Oberägypten mit Darstellung ärztlicher Instrumente (Photo Hausmann 1992)

Abb. 1-10. Hesire, Oberster Zahnarzt und hoher Beamter unter König Djoser, III. Dynastie (2740–2670 v. Chr.). Älteste Darstellung eines Arztes (Pollak 1968)

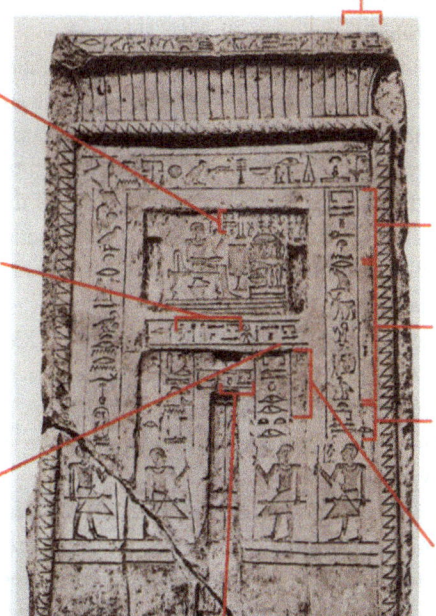

Abb. 1-11. Hölzerne Scheintür am Grabmahl des Hofarztes Ir-en-achti aus der X. Dynastie (2150–2100 v. Chr.), auf der erstmals »Spezialärzte« genannt werden (Nunn 1992)

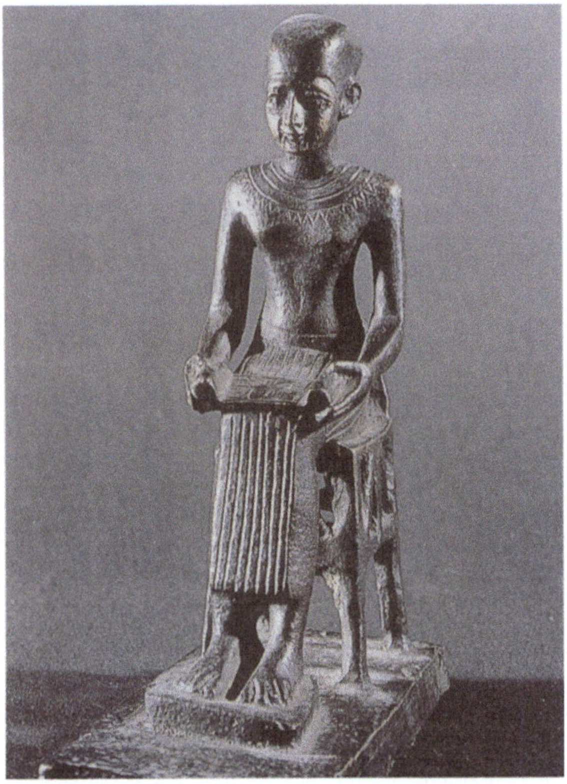

Abb. 1-12. Imhotep, berühmtester altägyptischer Arzt und Architekt der Pyramide von Sakkara (um 2600 v. Chr.) (Die Waage 2001, 40: 56, mit freundlicher Genehmigung der Grüenthal GmbH, Aachen)

Die ägyptische Medizin war die erste, die bedeutendes empirisches Wissen gesammelt hat. Sie blieb jedoch bis zum Schluß dem Religiös-Magischen verhaftet und war deshalb nicht imstande, über diese Ansätze hinauszukommen. Sie hatte ihre historische Aufgabe, Wegbereiter einer neuen, wissenschaftlichen Medizin zu sein, erfüllt. Was von ihr übrig blieb, wurde zum Bestandteil der europäischen und arabischen Volksmedizin (Harig 1992).

1.1.2 Mesopotamien

Neben Ägypten entwickelte sich am Ende des 4. Jahrtausends v. Chr. in Mesopotamien, dem Land zwischen den Flüssen Euphrat und Tigris, eine weitere Hochkultur. Sumerer, Akkader, Babylonier, Hethiter und Assyrer machten Mesopotamien für 2500 Jahre zum Zentrum altvorderasiatischer Kultur, die mit der Erfindung der Schrift durch die Sumerer um 3100 v. Chr. auch die *»wissenschaftlichen Grundlagen für die moderne Mathematik, Geometrie und Astronomie geliefert hat«* (Maul 1996).

Die Medizin der Mesopotamier war überwiegend magisch-religiös geprägt. Die Krankheit wurde als Strafe der Götter aufgefasst. Ansatzweise lassen sich aber gleichzeitig schon rationale Elemente nachweisen, d. h. empirisch gewonnene Behandlungsmethoden mit pflanzlichen, tierischen und mineralischen Substanzen. Die Heilkunde wurde überwiegend von Priesterärzten, den »asu«, ausgeübt. Ihnen standen als Hilfspersonal die Barbiere (gallabu) zur Seite. Gleichzeitig praktizierte ein *»Beschwörungspriester«* (ashipu), dem die Versöhnung des Kranken mit seinen Göttern oblag. Die mesopotamischen Ärzte, deren Existenz durch zahlreich aufgefundene Rollsiegel seit der Mitte des dritten vorchristlichen Jahrtausends nachweisbar ist, haben uns eine reiche medizinische Fachliteratur in Form der Keilschrifttafeln hinterlassen.

Ältestes Zeugnis medizinischen Wirkens ist eine 2100 v. Chr. geschriebene therapeutische Anweisung zur Anwendung innerlicher und äußerlicher Arzneien. Der größte Teil der Texte stammt jedoch aus dem 9. bis 4. Jh. v. Chr. Es sind Reste aus der Bibliothek des Königs **Assurbanipal** (668–626 v. Chr.) aus Ninive. Die medizinischen Keilschrifttafeln, deren Erforschung und Systematisierung besonders mit den Namen der Assyriologen **R. C. Thompson**, **F. Küchler** und **Franz Köcher** verbunden sind, lassen sich in eine prognostisch-diagnostische und in eine medizinisch-therapeutische Gruppe einteilen. Erstere wird repräsentiert durch ein aus 40 Tontafeln bestehendes *»Prognose- und Diagnosebuch«* aus dem 1. Jh. v. Chr. Bei der zweiten

ge; es gibt Augenärzte, Ohrenärzte, Zahnärzte, Magenärzte und Ärzte für innere Krankheiten« (Pollak 1968). Dieses Spezialistentum ist anhand von Titeln, die auf dieser Holztür aufgeführt sind, nachweisbar (Abb. 1-11).

Neben den vielen Spezialisten wie *»Arzt des Bauches«*, *»Arzt des Afters«*, *»Oberster Augenarzt«* gab es auch den allgemeinen *»Arzt des Palastes«*. Auffällig ist, dass unter den 19 Ärzten, die eine dieser Teilbezeichnungen tragen, kein Spezialist für Chirurgie genannt wird, was die Annahme nahe legt, dass die chirurgische Versorgung Aufgabe aller Ärzte war und es auf diesem Gebiet nicht zu einer Spezialisierung gekommen ist.

Berühmtester Arzt und später in der Saitenzeit (XXVI. Dynastie) als Heilgott verehrt war **Imhotep**, Wissenschaftler und Architekt der Stufenpyramide seines Königs Djoser (III. Dynastie) in Sakkarah. Sein Kult verbreitete sich in ganz Ägypten (Abb. 1-12).

Die Spezialisierung ist somit ein typisches Kennzeichen der ägyptischen Medizin, die sehr früh ihr Gepräge erhielt und danach nur noch ihr frühes Wissen zu tradieren hatte und sich bereits frühzeitig in verschiedene Spezialgebiete aufspaltete (Harig 1992). Spezialisierung bedeutet in diesem Fall nicht Reaktion auf Wissenszuwachs, sondern Ende einer Entwicklung.

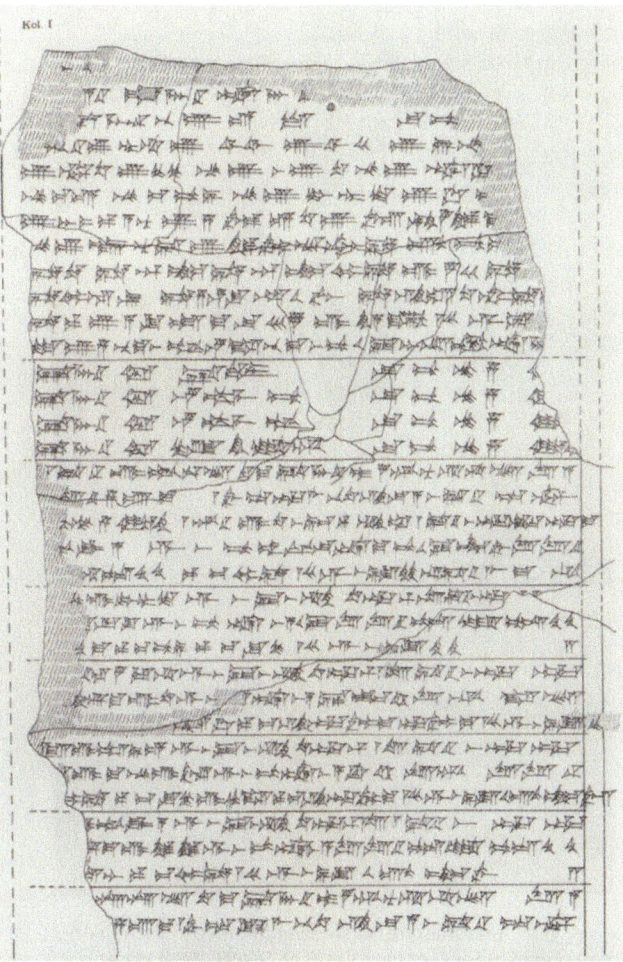

Abb. 1-13. Keilschrifttafel aus Assur mit urologischem Rezept (Köcher 1963)

Gruppe handelt es sich um eine Sammlung von 44 Tafeln mit Rezepten gegen die verschiedensten Krankheiten, die in Ermangelung eines nosologischen Konzeptes anhand ihrer dominierenden Symptome beschrieben werden. Im Ergebnis der klinischen Untersuchung, die das Be- und Austasten der Körperöffnungen beinhaltete, sowie der Untersuchung der Körperausscheidungen auf pathologische Veränderungen, werden uns durch die Texte nach unserem heutigen Verständnis auch zahlreiche urologische Symptome und Krankheiten übermittelt.

So werden besonders häufig Dysurie, Hämaturie, Pyurie, Spermatorrhoe sowie die Impotenz und Geschlechtskrankheiten erwähnt (Abb. 1-13):

> *Wenn der Penis eines Mannes ihm stechende Schmerzen bereitet, er danach beim Urinieren seinen Samen ergießt, seine Potenz verliert, er kein Verlangen nach Geschlechtsverkehr mit einer Frau verspürt, ständig Eiter aus seinem Penis fließt, dann leidet dieser Mann an der ›musu-Krankheit‹* (Köcher 1963).

Eine andere Textstelle beschreibt nach Aufzählung urologischer Symptome eine Analstriktur:

> *Wenn sich jemand völlig schlapp fühlt, Brust und Rücken ihn heftig schmerzen, seine Hoden, sei es der linke, sei es der rechte, ihn »schlägt«, in seiner Harnröhre sich Blut zeigt, dann ist dieser Mensch an einem Verschluß des Anus erkrankt* (Zaragoza 1990).

Nach Haussperger handelt es sich jedoch eher um einen Prozess im harnableitenden System. »*Man möchte annehmen, dass der Arzt hierbei die vergrößerte Prostata oder einen Tumor tastete, die ins Darmlumen hineinragen und dieses verengen*« (Haussperger 1997).

Bekannt war den mesopotamischen Ärzten auch das Steinleiden (aban mustinni). Sie unterscheiden bereits einen löslichen von einem schwerlöslichen (Blasen)stein und machten den Versuch, die »weichen« Steine durch alkalische und harntreibende Mittel zu verkleinern, aufzulösen und auszutreiben. Die Rezepte nennen als Mittel Kalziumkarbonat, wozu »*gepulverte Eierschalen, vor allem vom Ei des Straußes*« verwendet wurden. Als harntreibendes Mittel dienten Salpeter und Terpentinöl (Thorwald 1993). Die »harten« Steine wurden der chirurgischen Behandlung überlassen. Obwohl bis jetzt kein steinchirurgischer Text gefunden wurde, gilt es als sicher, dass schon in der Frühzeit Mesopotamiens operiert wurde, wofür der Codex des Königs **Hammurabi** (1728–1686 v. Chr.) beredtes Zeugnis ablegt. In ihm sind Arzthonorare und drakonische Strafen festgeschrieben, die den Arzt je nach Ausgang des operativen Eingriffs mit seinem »*kupfernen Operationsmesser*« erwarten.

Ärztliche Instrumente werden erstmalig in der Mitte des dritten vorchristlichen Jahrtausends durch eine Quittung in einer Wirtschaftsurkunde sowie archäologisch in Ninive nachgewiesen. Unter diesen Instrumenten finden sich Röhrchen aus Kupfer und Bronze: »*Durch ein Rohr aus Bronze sollst du ein Medikament in den Penis bringen*« heißt es in einem Text. Obwohl die anatomischen Kenntnisse der Ärzte Mesopotamiens eher gering waren, kannten sie die Harnröhre und Blase. Für beide verwendeten sie den Begriff mustinna. Zwingende Umstände wie die erwähnte Anurie, Harnverhaltung, Harnröhrenstrikturen gonorrhoischer Ursache implizierten die Erfindung des Katheters, über den dann Drogen (Medikamente) in die Harnröhre und Blase eingeführt werden konnten:

> *Wenn der Urin des Mannes fortwährend tropft und er ihn nicht aufhalten kann, so wird seine Blase anschwellen und er wird voll Wind sein ... um ihn zu heilen muß man puqutter zerkleinern, in Öl zermahlen und durch ein Bronzeröhrchen in seinen Penis blasen* (Köcher 1963).

Durch die umfangreichen Keilschrifttext-Funde erhalten wir einen Einblick in Art und Umfang der Medizin vor 4000 Jahren. Die medizinischen Texte zeigen, dass die Heilkunst trotz ihres noch überwiegend magisch-religiösen Charakters bereits ein hohes Niveau an Wissen und Können erreicht hatte. Der Katheter, ein Signaturinstrument des Urologen, hat seinen Ursprung im mesopotamischen Bronzeröhrchen Upu (»Schlüssel«).

1.1.3 Hindu

Die Geschichte der indischen Medizin umfasst zwei große Perioden:

1. Die Veda-Periode, benannt nach den vier heiligen Sanskrit-Büchern der Inder. Die älteste Schrift, der Rigveda aus dem Jahre 1400 v. Chr. gilt als das früheste Buch der indischen Medizin, einer Mischung aus Zauber und Priestermedizin. Bedeutender für die Medizingeschichte sind der um 1200 v. Chr. verfasste Atharvaveda mit seinem Anhang, dem Ayurveda (»Wissen vom langen Leben«).
2. In der auf die Veda-Periode folgenden brahmanischen Periode (etwa 800 v. Chr.–1000 n. Chr.) erreicht die indische Medizin ihren Höhepunkt. Neben Religion und Magie kommt ein auf Erfahrung basierendes Wissen dazu. Diese Periode wird geprägt durch die »alte Trias« der indischen Medizin, Charaka, Sushruta und Vagbhata, die ältesten und berühmtesten Schriftsteller Indiens, in deren Sammelwerken **Charaka-Samshita**, **Sushruta-Samshita** und **Vaghbata-Samshita** sich »*die Ideen der klassischen Hindumedizin widerspiegeln*« (Ackerknecht 1989).

Aus diesen Dokumenten geht hervor, dass die Hindumedizin »urologische« Symptome, Krankheiten und Therapien kannte. Die anatomischen Kenntnisse waren allerdings sehr lückenhaft und verschwommen. Sie beschreiben zwar schon bohnenförmige, beidseits der Wirbelsäule sitzende und in Fett eingehüllte Nieren, haben aber nur phantastische Vorstellungen von ihrer Funktion (Abb. 1-14). »*Harn und Samen, von mysteriösen Winden vorwärts getrieben, durchströmen in 24 ›Rohren‹ den Körper und verlassen ihn über die Blase und Harnröhre*« (Konert 2002). Die Harnblase als Sammelbehälter des Harns besteht aus einer dünnen Haut. Ihre doppelte Spitze stellt den Penis und After dar. Die Hoden sind als »*hochedler Sitz des Lebens*« bekannt. Die »urologischen« Krankheiten werden vom Phlegma, der Galle und den Dünsten hervorgerufen. Allein vom Phlegma kommen 10 Leiden, die den Urin wässrig, sandhaltig, samenhaltig und süß machen. Ihre

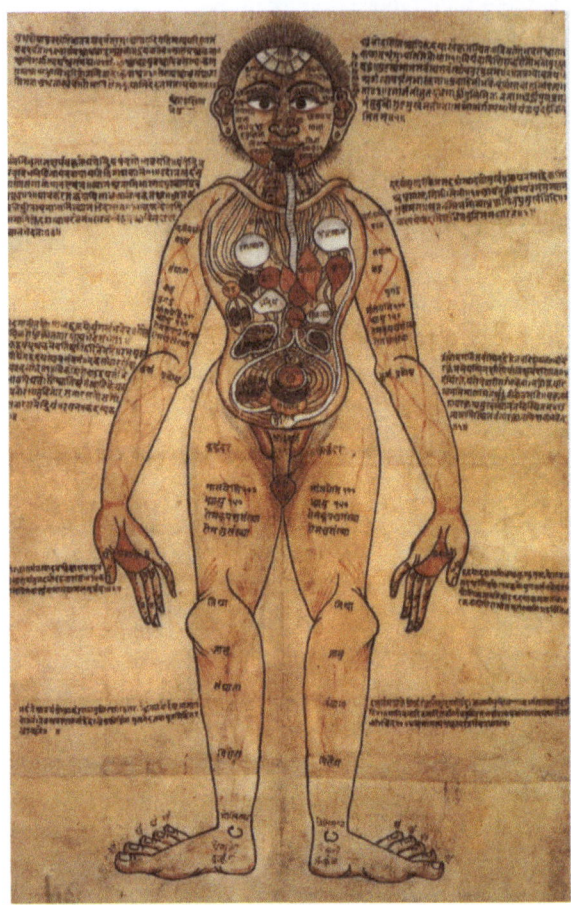

Abb. 1-14. Anatomische Darstellung mit medizinischen Anmerkungen in Sanskrit (nepalesisch) (START 1994, Medizin für junge Ärzte. 4:56)

Therapie besteht aus der Anwendung pflanzlicher und mineralischer Substanzen in Verbindung mit Beschwörungsformeln und Zaubersprüchen. Anders dagegen bei den Miktionsstörungen, von denen Sushruta 11 Sonderformen beschreibt, u. a. auch die Harnverhaltung durch eine Phimose: »*Heftet sich die Vorhaut an die Eichel an und hält die Harnströmung zurück, so läuft der Harn in langsamem Fluß heran bis zum Hindernis in der Ausflußöffnung der Eichel*« (Müller 1948). Die Harnverhaltung wird bereits in der frühvedischen Medizin mit einem Schilfrohr als Katheter behandelt, um den »*Urinfluß wieder zu öffnen*«, oder operativ behandelt: »*Ich spalte dir den Harnlasser*«.

Später beschreibt Charaka die »*Uttaravasti*«, feine, aus Gold oder Silber angefertigte Röhren. Am Ende spitz zulaufend, haben sie eine Länge von zwölf »*angulis*« (etwa 23 cm). Sushruta beschreibt diverse Instrumente, die zum Katheterisieren, Bougieren und Spülen der Harnblase verwendet wurden. Die »*Nadi Yantras*«, hohle Röhren, an beiden Enden offen und mit abgerundeter Spitze, gab es in verschiedenen Ausführungen (Thalheim 1980).

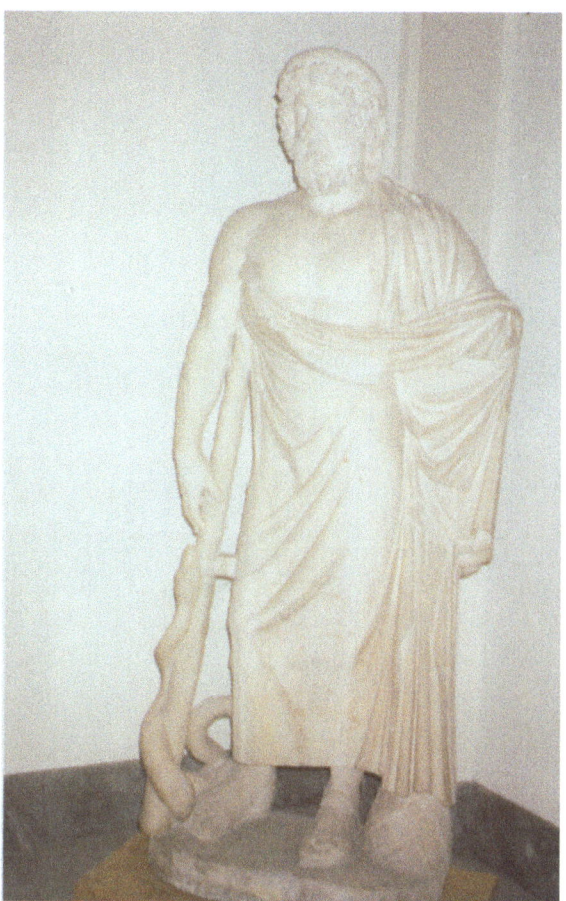

Abb. 1-15. Asklepios. Gott der Heilkunst. Museo Nazionale, Neapel. (Archiv Hausmann)

Bekannt ist das Harnsteinleiden mit seinen möglichen Komplikationen, der Infektion, Anurie, Urämie. Obwohl die konservative Therapie des Steinleidens in den hinduistischen Büchern einen breiten Raum einnimmt, führen ihre Ergebnisse lediglich zu der Erkenntnis:

> Wenn Steine sich aus Sand und Grieß bilden, der Nabel und die Hoden geschwollen sind, der Kranke schließlich keinen Harn mehr lassen kann und an heftigen Schmerzen leidet, bringt ihn das Steinleiden rasch um (Desnos 1914).

Erstmals finden wir im *Charaka-Samshita* den Hinweis auf eine instrumentelle Entfernung eines Harnröhrensteines mittels eines Hakens, nachdem medikamentöse Einspritzungen in die Harnröhre nicht erfolgreich sind. Später stellt Sushruta die Chirurgie an die Spitze aller Medizin: »*Die Chirurgie ist die erste und höchste Abteilung der heilenden Kunst*«, heißt es in der *Sushruta-Samshita*, in der auch 121 chirurgische Instrumente beschrieben werden, die dem Arzt zur Verfügung standen. So ist es nur folgerichtig, dass Sushruta zur Behandlung des Blasensteins den Steinschnitt empfiehlt. Die erstmalige ausführliche Beschreibung dieses Eingriffs, der als ultima ratio in der Steinbehandlung galt und wegen seiner hohen Komplikationsrate fürstlicher Genehmigung bedurfte, »*gehört zu den bewegendsten Dingen in der Erforschung der Geschichte der frühen Medizin*« (Thorwald 1993). Ob die wandernden indischen Steinschneider das Wissen vom Steinschnitt über das antike Griechenland nach Europa brachten oder ob es diese Operation bei den Griechen vor Hippokrates gab und von ihnen während der Feldzüge Alexanders des Großen in Asien eingeführt wurde, muss weiterer Forschung vorbehalten bleiben.

1.2 Die Urologie in der griechischen und alexandrinischen Medizin

1.2.1 Die griechische Medizin

Die griechische Medizin umfasst einen Zeitraum von etwa 1000 Jahren. In den frühesten Dokumenten griechischer Medizin, den homerischen Gesängen (um 900 v. Chr.), treten uns Ärzte entgegen, die über gediegene chirurgische Fähigkeiten verfügen, frei von jeglichem religiösen Kult. Unter den überwiegend militärchirurgischen Schilderungen in der Ilias werden auch zwölf Verletzungen der Organe des harnableitenden Systems genannt (Poulakou-Reblelakou et al. 1998). Das theurgische Heilkonzept, nach dem zahlreiche Götter für Ursache und Behandlung der Krankheiten verantwortlich sind, nimmt ab dem 5. Jh. v. Chr. neue Formen durch den Kult des Heilgottes **Asklepios** an (Abb. 1-15).

In großen Heilzentren befanden sich Asklepios-Heiligtümer, die Asklepieien (Abb. 1-16), in denen neben einer vorwiegend psychosomatischen Behandlung der heilende Tempelschlaf (Inkubation) als Therapiekonzept dominierte. Ärzte und Priester arbeiteten in den entstehenden Asklepiadenschulen zusammen, deren berühmteste sich in Knidos und Kos befanden. Die knidischen Sprüche, die älteste, Hippokrates zugesprochene Rezeptsammlung, unterscheiden bereits zwölf Krankheiten der Blase, vier Krankheiten der Niere und vier verschiedene Formen des »*Harnzwanges*«.

Von entscheidender Bedeutung für die weitere Entwicklung der griechischen Medizin war der wechselseitige Einfluss von Philosophie und Medizin (Ackerknecht 1989). Der Empirie der Priesterärzte fügten die Philosophen ihre naturphilosophischen Erkenntnisse hinzu. So sahen **Thales von Milet** (639–544 v. Chr.) im Wasser und **Anaximenes von Milet** (570–500 v. Chr.) in der Luft die Urstoffe, mit denen sie Ursprung und Zusammensetzung des Kosmos zu erklären suchten. **Empedokles von Agrigent** (5. Jh. v. Chr.)

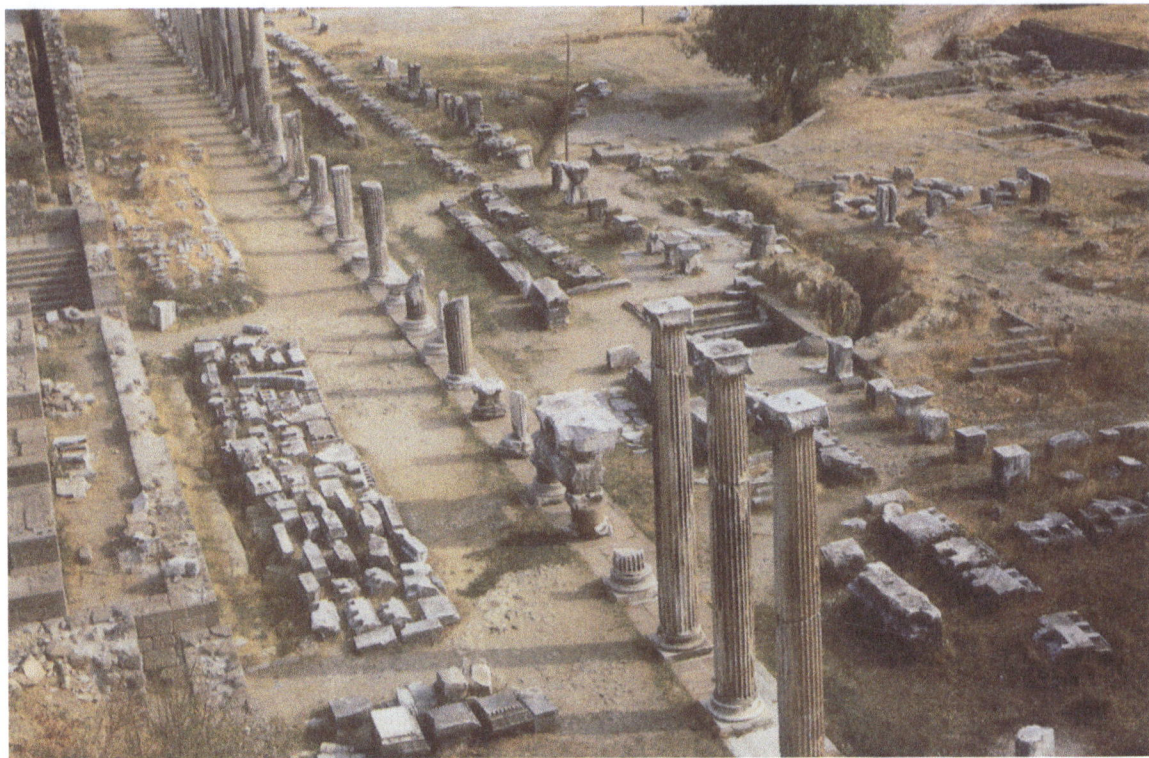

Abb. 1-16. Ruine des Asklepieion von Pergamon (Archiv Hausmann)

Abb. 1-17. Farben und Qualitäten des Urins im Säfteschema nach Isaak Judaeus (vereinfacht). Dieser führte die Farbe und Konsistenz des Harns ausdrücklich auf die Qualität der vier Säfte zurück

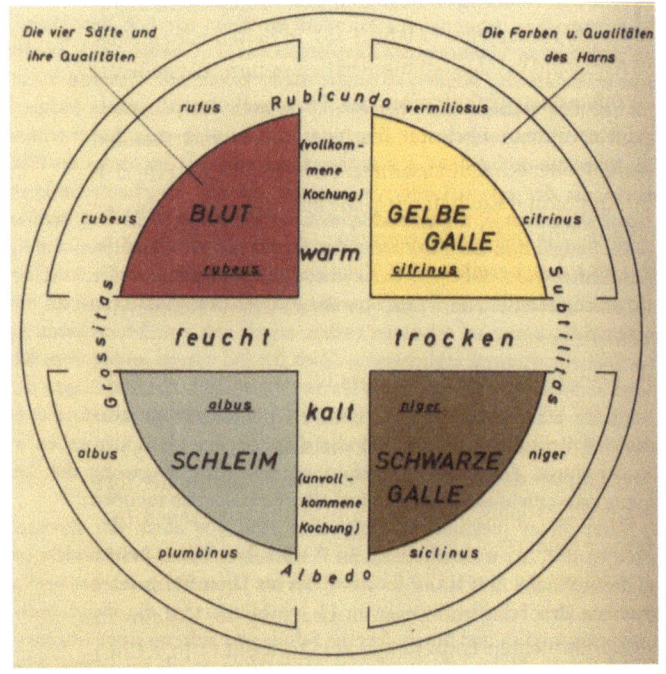

lehrte, dass die vier Elemente Feuer, Wasser, Luft und Erde die Grundstoffe alles Seienden sind (Kollesch u. Nickel 1981). Diese Elemente entstehen durch die Kombination der vier Primärqualitäten heiß, trocken, feucht und kalt. Ihre Transformation in die Medizin erfolgte danach durch die Identifizierung der vier Grundelemente mit den vier Körpersäften Blut, Schleim, gelbe Galle und schwarze Galle als Bestandteile des menschlichen Organismus (Abb. 1-17).

*Diese Theorie, die Viersäfte-Lehre, wurde durch Aufnahme in die hippokratischen Schriften und die Weiterentwicklung durch **Aristoteles** (384–322 v. Chr.) und **Galenos aus Pergamon** (129–199 n. Chr.) zur herrschenden Theorie des Mittelalters und der folgenden Jahrhunderte (Ackerknecht 1989).*

Nach **Alkmeon von Kroton** (etwa 500 v. Chr.) ist eine ausgewogene Mischung dieser Körpersäfte (Eukrasie) gleichzusetzen mit Gesundheit, während eine Krankheit durch fehlerhafte Zusammensetzung der Kardinalsäfte (Dyskrasie) hervorgerufen wird.

Die hippokratische Medizin

Vor diesem philosophischen Hintergrund entstand in der 2. Hälfte des 4. Jhs. v. Chr. im Asklepieion von Kos die hippokratische Medizin, begründet durch **Hippokrates von Kos** (460–375 v. Chr.; Abb. 1-18), der die Heilkunde endgültig von der Philosophie trennte und als

Die Urologie in der griechischen und alexandrinischen Medizin

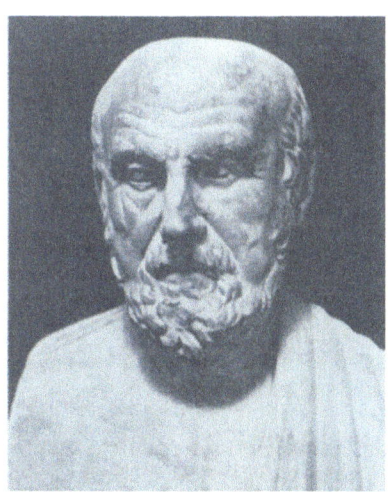

Abb. 1-18. Hippokrates der Große (460–375 v. Chr.). Rom Kapitolin-Museum (Kapferer u. Sticker 1995)

größter Vertreter der klassischen Zeit der antiken Heilkunde gilt.

Im Corpus Hippokratikum, einer 74-bändigen Sammlung von Ärzteschriften »*aus mancherlei Händen und mehreren Generationen*« (Schipperges 1991), die wahrscheinlich zwischen 420 v. Chr. und 100 n. Chr. geschrieben worden sind, sind die Erkenntnisse der hippokratischen Medizin bezüglich Anatomie, Physiologie, Pathologie und Therapie auch des urogenitalen Systems niedergeschrieben.

Obwohl die Nieren bekannt sind, sind pathologisch-anatomische und physiologische Vorstellungen zum Teil noch sehr phantastisch: Die Niere liegt mit ihrer Höhlung nach den großen Adern zu. Dort gehen von ihr nach der Harnblase führend Adern aus, die das Getrunkene zu den Nieren befördern, wo es gefiltert und zur Harnblase transportiert wird. In der Blase wird der Urin gefiltert und vom Blut abgesondert. Die Nieren sind auch Sekretionsorgan für den Samen, der sich, aus dem Rückenmark kommend, durch die Hoden in das Glied ergießt. Große Aufmerksamkeit wird der Untersuchung des Urins gewidmet. Hippokrates unterscheidet bereits zwischen Dysurie, Strangurie und Harnverhaltung, ohne jedoch ihre Ursachen im Einzelnen zu erkennen. Gut bekannt ist Hippokrates das Steinleiden. Die korrekte Beschreibung der Symptome des Harnblasensteins zeigt den gewissenhaften Kliniker. Dass Hippokrates im Falle des Blasensteinleidens dessen operative Therapie nicht empfiehlt, sondern es denjenigen überlässt, die darin erfahren sind, ist unter anderem Ausdruck seines Wissens um die Gefährlichkeit dieses Eingriffs: »*Man stirbt vor allem an Verletzungen des Gehirns, der Leber ... und der Blase, da ein durchtrennter Teil nicht wieder zusammenwächst*« (Kapferer u. Sticker 1995). Anders sein Rat bei den ihm bekannten vier Nierenkrankheiten, bei denen er im Falle eines perirenalen Abszesses oder einer Pyonephrose sowohl eine Inzision als auch ein Einschneiden tief »*in die Niere*« empfiehlt, obwohl er die Komplikation einer postoperativen Urinfistel kennt: »*Wenn der Eingriff mißlingt, ist zu befürchten, daß sich die Wunde nicht schließt*«.

Hippokrates' Name steht für eine ganze Epoche in der antiken Heilkunde Griechenlands, ja, die hippokratische Medizin bildet einen »ersten Höhepunkt wissenschaftlicher Medizin in der Antiken Welt überhaupt« (Eckart 1990). Sein Vermächtnis lebt in seinem Eid bis heute fort und moderne Urologen sehen in ihm gar den »Founder and Pioneer of Urology« (Dimopoulos et al. 1980).

1.2.2 Alexandrinische Medizin

In der nachhippokratischen Zeit verloren die berühmten griechischen Medizinschulen von Kos und Knidos zunehmend an Bedeutung. Unter dem Einfluss der Philosophie und Naturlehre des Aristoteles (384–322 v. Chr.) verlagerte sich im 3. Jh. v. Chr. das Zentrum der griechischen Kultur und Medizin in die 331 v. Chr. gegründete Weltstadt Alexandria »*bei Ägypten*«, die für fast 300 Jahre zum führenden Wissenschafts-, Kultur- und Handelszentrum des hellenistischen Ostens wurde. Sie verdankt ihren Namen dem mazedonischen König Alexander dem Großen, «*der die griechische Kultur an die Grenzen der damals bekannten Welt trug*« (Ackerknecht 1989).

Zu dieser Zeit war die griechische Heilkunde bereits in die drei Teilgebiete Diätetik, Pharmazeutik und Chirurgie unterteilt. Letztere nahm infolge physikalischer und anatomischer Entdeckungen einen großen Aufschwung und leitete dadurch ihre Trennung von der inneren Medizin ein. Die alexandrinische Medizin wird repräsentiert durch **Herophilos**, **Erasistratos** und **Ammonius**.

Herophilos von Chalkedon (um 320–250 v. Chr.), Schüler des um die Pulslehre verdienten **Praxagoras von Kos** (330 v. Chr.) wurde um 300 v. Chr. von **Ptolemaios I.** als Leibarzt nach Alexandria berufen. Herophilos hat als erster Arzt der Antike menschliche Leichen seziert und bereicherte dadurch das anatomische Wissen seiner Zeit auf allen Gebieten.

Er darf als Begründer der systematischen Anatomie gelten, da er sich als erster nicht nur mit der Beschreibung der einzelnen Körperteile und Organe begnügte, sondern ihre Beziehung zueinander festzustellen versuchte (Pollak 1969).

Neben anatomischen Studien widmete er sich besonders der Arzneimittelkunde. Er nannte die Arzneien »Hände der Götter«. Praktische Tätigkeit und wissenschaftliche

Forschung führten ihn zu der Erkenntnis: »*vollkommen ist nur der Arzt, wenn er in Theorie und Praxis vollendet ist*« (Pollak 1969). So beschreibt er als erster die Prostata, deren Name auf seine Bezeichnung »*Glandulosae parostatae*« zurückgeht. »*Die von ihm entdeckten und als ›weibliche Hoden‹ bezeichneten Ovarien ließ er allerdings in der Analogie zu den männlichen Genitalien mit ihren Ausführungsgängen in den Blasenhals münden*« (Josephs 1998).

Erasistratos von Julis auf Keos (um 310–250 v Chr.) war Internist, Anatom und Chirurg. Er gilt als Begründer einer experimentellen Physiologie. Er erkannte, dass der Urin aus den Nieren sickert, ohne dafür jedoch eine Erklärung zu finden. Er verglich auch den dunklen Urin bei Amenorrhoe mit dem fiebernder Patienten.

Als bedeutender Anatom hatte er durch seine wissenschaftlichen Forschungen großen Einfluss auf die Entwicklung neuer Operationsmethoden. Neben der Behandlung des Leistenbruchs wurde auch der Blasensteinschnitt, der vorher durch z. T. ungebildete Spezialisten oder Periodeuten ausgeführt wurde, in die Chirurgie integriert.

Über einen der bedeutendsten Steinscheider der alexandrinischen Epoche, den in Alexandria wirkenden Chirurg **Ammonius** (geb. 275 v. Chr.), der die Behandlung von Steinleiden durch die Lithotomie zu verbessern suchte, erfahren wir durch Celsus:

Wenn aber solch ein Blasenstein ziemlich groß ist und es den Anschein hat, er könnte nur unter Zerreißung des Blasenhalses extrahiert werden, so muß man ihn zertrümmern. Ammonius, der Erfinder dieser Methode, hat deshalb den Beinamen ›Lithotomos‹ erhalten« (Pollak 1968).

Der Eingriff wird wie folgt beschrieben:
> *Ein klammerförmiger Haken wird dem Stein so angelegt, daß er diesen auch unter Erschütterung leicht festhält, damit er nicht ins Blaseninnere zurückfällt. Danach nimmt man ein Instrument von mäßiger Stärke mit feiner, aber stumpfer Spitze. Diese richtet man auf den Stein und zertrümmert ihn von der einen Seite her durch einen Schlag. Doch muß man sich peinlich in acht nehmen, daß das Instrument nicht in die Blase selbst gerät oder ein Steinfragment etwas verletzt* (Pollak 1969).

Einen weiteren Höhepunkt erreichte die alexandrinische Chirurgie mit **Meges von Sidon** (um 50 v. Chr.–10 n. Chr.). Er beschäftigte sich neben der Tumorchirurgie mit Erkrankungen des Nabels und verbesserte die Methode des Blasensteinschnitts durch Konstruktion eines speziellen Steinmessers, bei dem es sich um ein gerades Instrument aus Eisen mit verdicktem Oberteil, halbkreisförmigem, schneidenden Unterteil und sehr scharfer Spitze handelt. Das »*Meges-Messer*« befähigte den Operateur zu einem schonenden, einzeitigen Eingriff (Abb. 1-19).

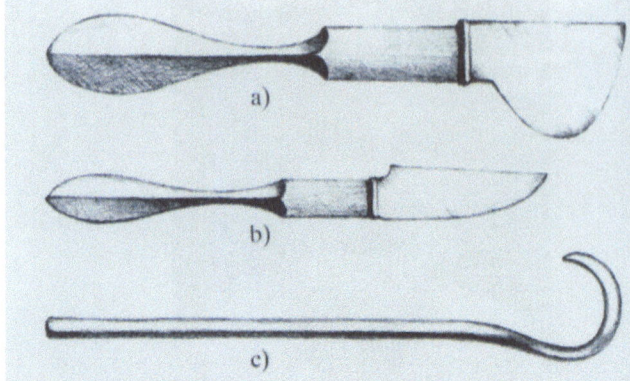

Abb. 1-19. Römische Instrumente für die celsische Lithotomie. a Messer nach Meges von Sidon, b Skalpell, c Haken (Nöske 1982)

Die Erasistrateer und die eigentlichen Chirurgen vereinigten zum ersten Mal in der Geschichte der Medizin in ihrer Praxis und Lehre die Wund- und Knochenchirurgie mit der Operationschirurgie. Damit war das umfassende Fach der ›Chirurgie‹ geboren (Pollak 1968).

1.3 Die Urologie in der römischen Medizin

Im 1. Jh. v. Chr. wurde die wissenschaftliche Medizin der Griechen in Rom heimisch, ein Verdienst des aus Kleinasien stammenden griechischen Arztes **Asklepiades** aus Bithynien (1. Jh. v. Chr.). Er betonte die Notwendigkeit der Behandlung der Krankheitsursache, löste sich von den bisher geltenden humoralpathologischen Krankheitsauffassungen und wurde durch seine atomistische Pathologie zum Begründer der Solidarpathologie in der Antike. Sein Einfluss sowie das Wirken der bekannten Ärzte **Pedanios Dioskurides** von Anazarba (1. Jh. n. Chr.), **Aulus Cornelius Celsus** (1. Jh. v. Chr.), **Aretaios von Kappadokien** (um 100 n. Chr.), **Heliodorus** (97 n. Chr.) und **Rufus von Ephesos** (etwa 50–140 n. Chr.) trugen dazu bei, dass die Medizin der Griechen in den ersten Jahrhunderten der römischen Kaiserzeit zu einer letzten Blüte gelangte, deren »*Höhepunkt und Abschluss das umfangreiche Werk des letzten bedeutenden Repräsentanten der wissenschaftlichen Medizin der Antike, Galenos von Pergamon (129–199), darstellt*« (Kollesch u. Nickel 1981).

1.3.1 Pedanios Dioskurides – Vater der Materia medica

Die Renaissance der Phytotherapie in der Medizin des 21. Jhs. ist auch in der modernen Urologie deutlich nachweisbar. Pflanzliche Urologika wurden und werden als Aquaretika (»Diuretika«), Harnwegsdesinfizienzien, lokal anwendbare Antiphlogistika, miktionsbeeinflussende Mittel sowie Mittel zur Behandlung des Harnsteinleidens angewendet. Begründer unserer Arzneimittellehre ist der unter den römischen Kaisern **Claudius** und **Nero**, also zwischen 41 und 68 n. Chr. als Militärarzt wirkende, aus Anazarbas in Kikilien stammende Pedanios Dioskurides (1. Jh. n. Chr.; Abb. 1-20), Zeitgenosse des großen römischen Naturwissenschaftlers **Plinius des Älteren**. Ausgebildet in Tarsos, dem bedeutendsten Zentrum botanisch-pharmakologischer Forschung im römischen Reich, wurde der Weitgereiste mit seinem Hauptwerk, der in 5 Büchern erhaltenen Arzneimittellehre (Materia medica) zum Verfasser des bedeutendsten pharmakologischen Werkes nicht nur der Antike, sondern auch des Mittelalters und der frühen Neuzeit (Krug 1993).

In der Materia medica sind etwa 1000 Arzneimittel pflanzlichen, tierischen und mineralischen Ursprungs erfasst.

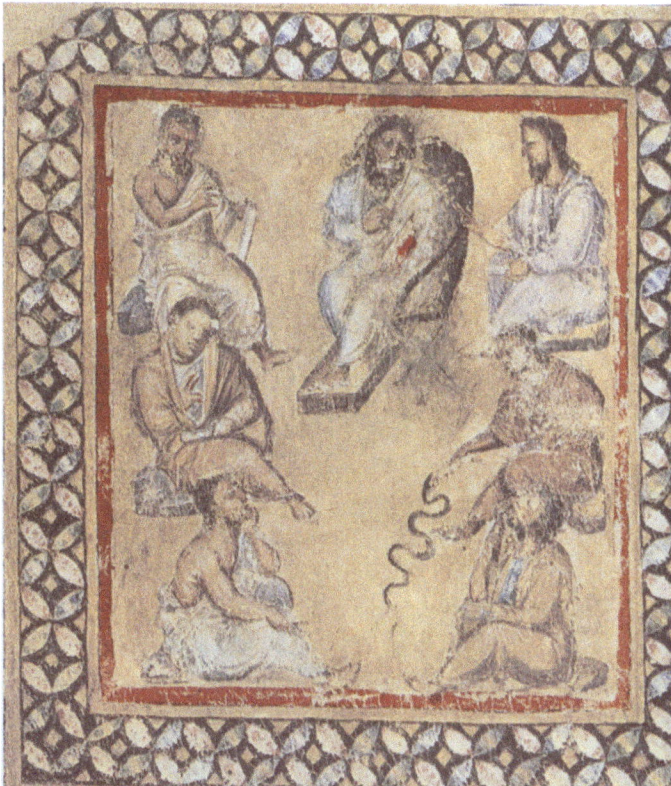

Abb. 1-21. Ärztebild (Galenosgruppe) Mitte Galenos von Pergamon links v. oben n. unten Pharmakologe Krateuas (»Rhizotomos«), Appolonios Mys, Andreas, Leibarzt Ptolomaios, rechts v. oben n. unten Pedanios Dioskurides, der Dichter Nikandros, Ruphus von Ephesos (Dioskurides 1999, Bd 8, Teil 1, Bl 3)

Manche Heilmittel sind in Gruppen zusammengefasst, so u. a. die adstringierenden und diuretischen Mittel, Aphrodisiaka, Antaphrodisiaka und die Durchfall erregenden Substanzen. In reich illustrierten Handschriften verbreitet, wurde der »Dioskurides« eines der einflussreichsten Werke der Pharmakologie und durch seine detaillierte Pflanzenbeschreibungen zum Vorbild späterer Kräuterbücher.

In einer der schönsten, um 512 n. Chr. für die Prinzessin **Anicia Juliana** in Byzanz geschaffenen pharmakologisch-zoologischen Sammelhandschrift, dem »Wiener Dioskurides«, sind neben der Darstellung berühmter Ärzte (Abb. 1-21) 383 Heilpflanzen beschrieben und illustriert, von denen 102 als Urologika beschrieben werden. Neben überwiegend als Diuretikum verwendeten Pflanzen werden andere bei Hodenentzündungen, Steinkoliken, als Aphrodisiakum, bei »Geschwüren« der Harnblase und Nieren und zur Steinzertrümmerung (Kleinblühender Steinsame-Lithospermum tenniflorum L.; Abb. 1-22) empfohlen.

Der »Wiener Dioskurides«, der im Jahre 1998 in das »Weltkulturerbe der Menschheit« aufgenommen wurde, ist eine

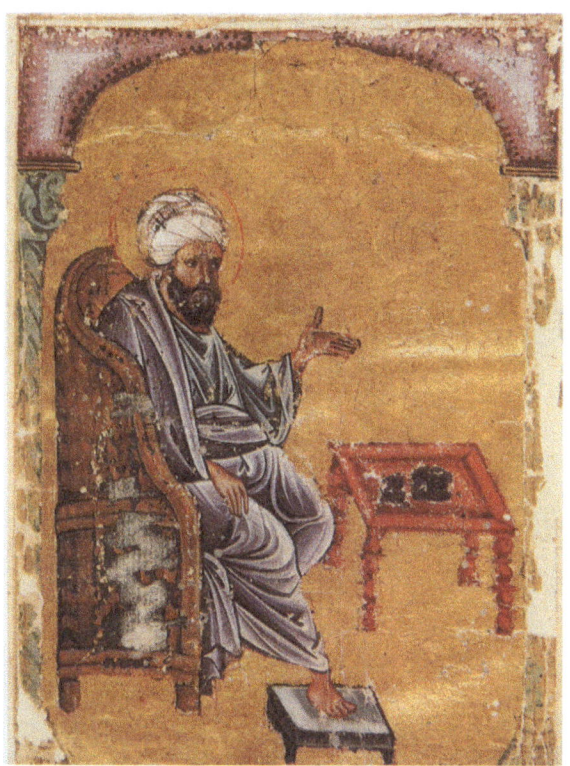

Abb. 1-20. Pedanios Dioskurides (1. Jh. n. Chr.) Berühmtester Pharmakologe des Altertums. Miniatur der Titelseite seines Werkes »Materia Medica«, einer Abschrift von 1229. Topkapi Palastmuseum Istanbul (Archiv Hausmann)

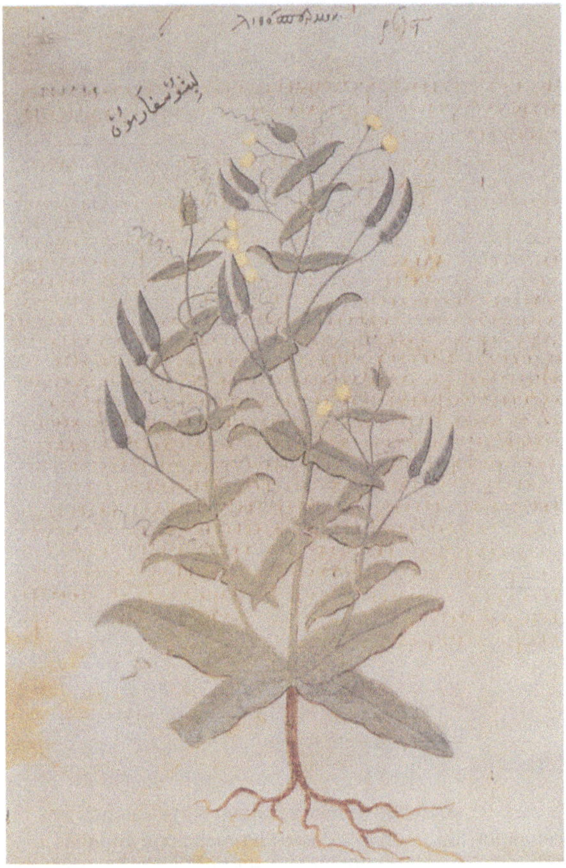

Abb. 1-22. Kleinblühender Steinsame (Lithospermium teniflorum L.). (Dioskurides 1999, Bd 8, Teil 1, Bl 201)

der bedeutendsten wissenschaftlichen Prachthandschriften. Seiner Bedeutung als Quelle für die Geschichte der antiken Naturwissenschaften und Hort phytotherapeutischen Wissens kann sich auch der Urologe des 21. Jhs. nicht verschließen.

1.3.2 Celsus

Einer der wichtigsten Repräsentanten der römischen Medizin ist der Enzyklopädist Aulus Cornelius Celsus (1. Jh. n. Chr.), ein gebildeter Römer, der im ersten nachchristlichen Jahrhundert lebte (Abb. 1-23). Seinem enzyklopädischen kompilatorischen Werk, das das Wissen seiner Zeit über Philosophie, Rhetorik, Jurisprudenz, Landwirtschaft und Medizin zusammenfasst, verdanken wir die Kenntnisse über die Medizin der römischen Kaiserzeit; da uns mit 8 überlieferten Büchern, »*De medicina libri octo*«, der umfangreichste Teil der Celsischen Enzyklopädie erhalten geblieben ist. Dieses Dokument stellt »*die erste wirklich methodische Abhandlung der Medizin dar*« (Medioni 1990).

Leider fand das in klassischem Latein geschriebene Werk des »*Cicero medicorum*« bei der Mehrzahl der griechisch orientierten Zeitgenossen wenig Beachtung. Erst nach seiner Wiederentdeckung erfolgte 1478 in Florenz eine erste Drucklegung.

Das Werk, das nach griechischem Vorbild die typische Einteilung in Diätetik, Pharmazeutik und Chirurgie erkennen lässt, ist die wichtigste Quelle für die Geschichte »*urologischer*« Erkrankungen in der hellenistischen Medizin, da zwischen dem Corpus Hippokraticum und der »*De medicina*« des Celsus »*kein medizinisches Werk vollständig erhalten ist*« (Eckart u. Gradmann 1995). Nach einer Einleitung, die die Entwicklung der Medizin bis zu Celsus' Zeiten darstellt, fasst er im zweiten der 8 Bücher die Kenntnisse über Ätiologie, Symptomatologie und Prognostik seiner Zeit zusammen:

> *Ist der Urin dick ... oder führt er bisweilen etwas wie Sand oder Blut mit sich, schmerzen dabei die Hüften, kommt häufiges Erbrechen und Kälte der Extremitäten hinzu, zeigt sich häufiger Drang zum Urinlassen und ist der dabei ausgeschiedene Urin dem Wasser ähnlich, rotbraun oder blass, ... so sind in Regel die Nieren krank* (Baumann 1933).

Die Nierenkrankheiten sind für Celsus hartnäckige langwierige Erkrankungen, die durch Ruhe, heiße Halbbäder und Einläufe zu behandeln sind. Dabei soll viel getrunken, alles Gesalzene und Scharfe gemieden werden. Bei Ulzeration der Niere, die vorliegt, wenn der Urin Blut oder Eiter enthält, empfiehlt Celsus »*60 geschälte Gurkenkerne, 12 Pinienüsse, 1 Prise Anis und ein wenig Safran, das Ganze

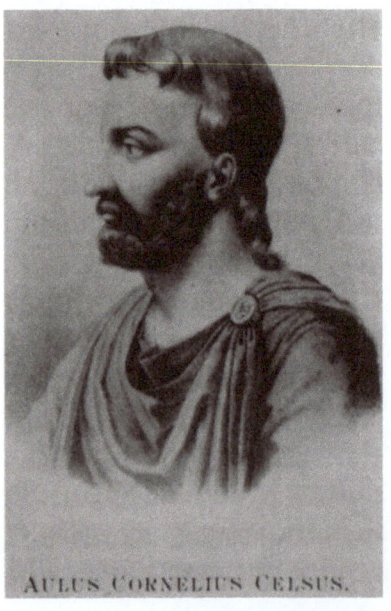

Abb. 1-23. Aulus Cornelius Celsus (1. Jh. n. Chr.). Repräsentant der römischen Medizin, dem wir die erste Beschreibung der klassischen Steinschnittmethode verdanken (Nöske 1982)

zerstoßen und in 2 Gläsern Met verabreicht« (Desnos 1914). Im 3. und 4. Buch behandelt Celsus die spezielle Pathologie: Steinkranke, so schreibt er, kann man an folgenden Zeichen erkennen:

> Der Urin wurde mit Beschwerden gelassen und ging tropfenweise, bisweilen auch unwillkürlich ab, er enthielt sandartige Beimengungen…Einige konnten den Urin am besten aufrecht stehend lassen, andere in Rückenlage…. Einige Kranke verschlangen während heftiger Schmerzanfälle ihre Füße untereinander… (Baumann 1933).

Im Kapitel über die »Harnbeschwerden und deren Behandlung« wird von Celsus auch die Harnverhaltung beschrieben. Als Ursache nennt er eine »Verengung der Harnröhre durch das Alter«, wobei er wahrscheinlich eine Vergrößerung der Prostata meint, denn er erklärt weiter:

> An dieser Krankheit litten auch sicherlich diejenigen, bei denen, dadurch, daß sie aus Scham in Zusammenkünften oder bei Festessen den Harn verhielten, die Kraft der Harnwand durch die Überdehnung verloren ging, sodass sie den Harn nicht mehr entleeren konnten (Baumann 1933).

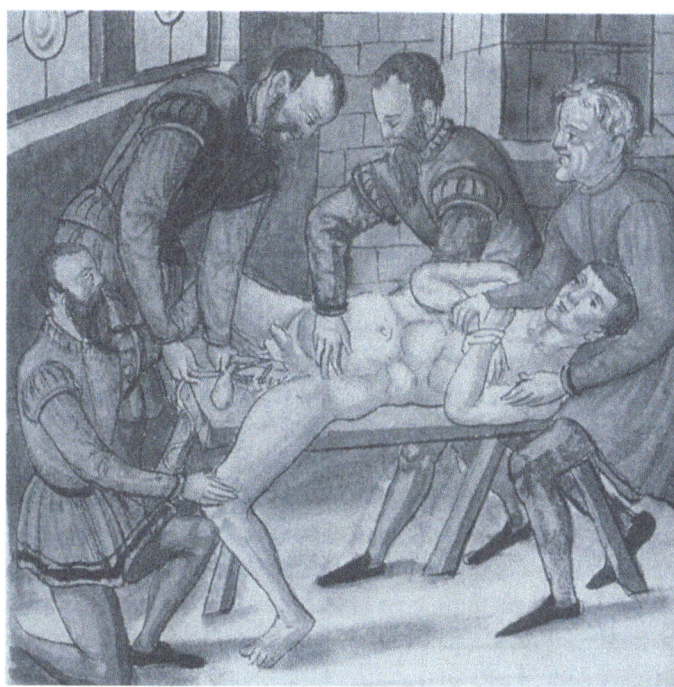

Abb. 1-25. Kastration (Stromayer C, »Practica copiosa«, 1559)

Im Buch 7 und 8 der »De Medicina«, dem »*eigentlichen Glanzpunkt des achtbändigen Werkes*« (Eckart 1990) werden die »Krankheiten, die durch die Hand geheilt werden«, also die Chirurgie, ausführlich behandelt. Hier zeigt uns Celsus u. a. die therapeutischen Möglichkeiten bei der Harnverhaltung:

1. Die Urethrotomia externa. Sie wurde ausgeführt, wenn es nicht gelang, den Stein, der den engen Ausgang der Harnröhre nicht passieren konnte, mittels einer Ohrsonde oder eines Steinlöffels herauszubefördern.
2. Die Verwendung von geraden oder gekrümmten Metallkathetern aus Bronze verschiedener Größe zur Katheterisierung der männlichen und weiblichen Harnblase (Abb. 1-24).

> Für Männer war die größte … 15, die mittlere 12 und die kleinste 9 Fingerbreiten lang, die Frauen behandelte man mit Instrumenten von 9 bzw. 6 Fingerbreiten Länge. Die Katheter waren etwas gekrümmt, jene für Männer stärker, sie mussten sehr glatt sein (Thalheim 1980). Der zu sondierende Mann ist auf eine Bank zu legen. Der Chirurg steht rechts vom Patienten, fasst den Penis mit der linken Hand, »während er mit der rechten die Sonde in die Urethra einführt. Am Blasenhals angelangt, neigt er Glied und Sonde, sodass letztere in die Blase eindringt und zieht sie wieder heraus, nachdem er den Harn abgelassen hat« (Desnos 1914).

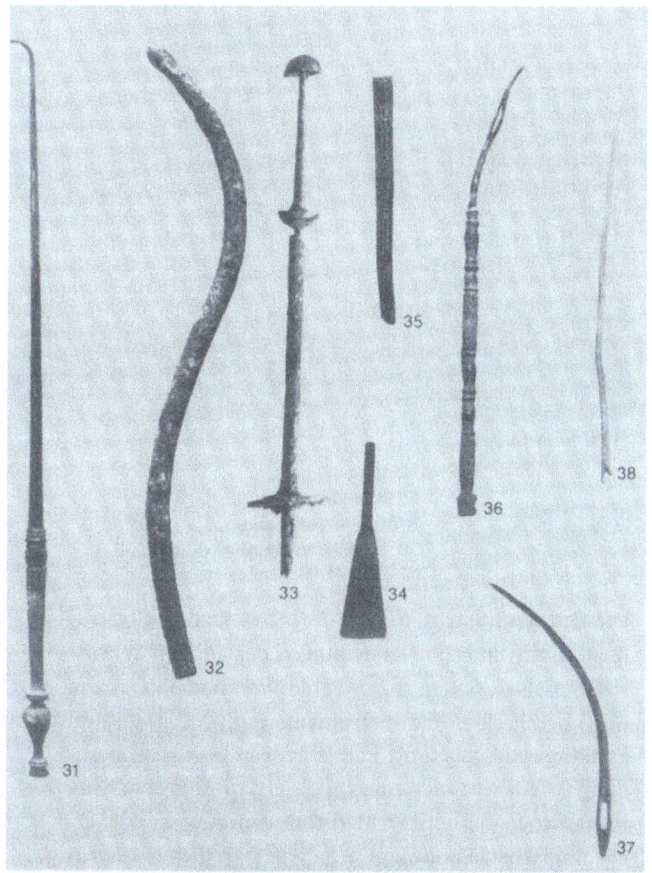

Abb. 1-24. Medizinische Instrumente aus der römischen Kaiserzeit. Nr. 32 Metallkatheter (Künzl 1983)

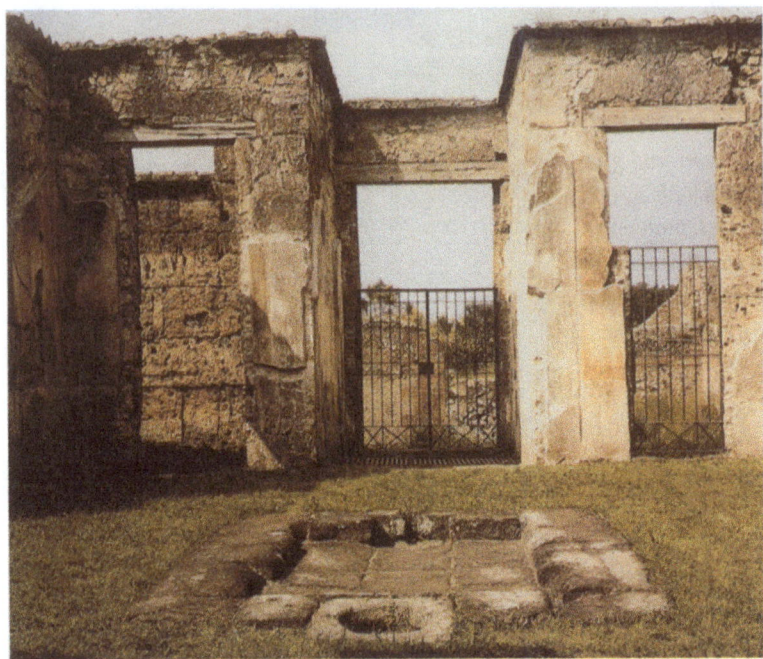

Abb. 1-26.
Haus der Chirurgen in Pompeji (Casa de Chirurgo). Hier wurden zahlreiche chirurgische Instrumente gefunden (Archiv Hausmann)

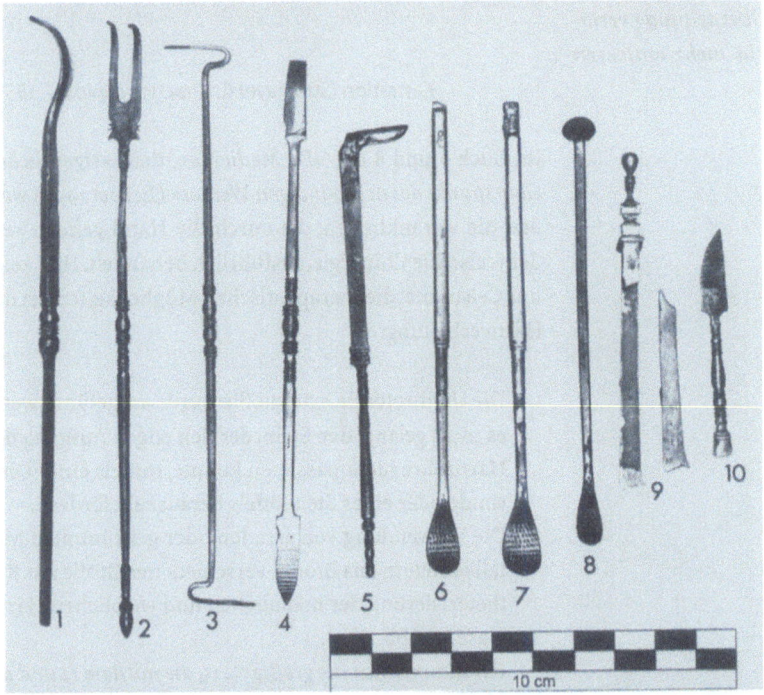

Abb. 1-27.
Lithotomie-Instrumentarium aus Bronze: 1 Steinhaken, 6, 7 Lithotome, 1–4 Haken und Heber (Künzl 2002)

3. Die Kastration, deren Ursprung sich im Dunkel der Geschichte verliert, galt im Römischen Reich als eine lebensgefährliche Operation, die zur Behandlung der unterschiedlichsten Krankheiten vorgenommen wurde (Browe 1936). Celsus empfahl sie zur Behandlung einer hochgradigen Varikozele, »*um die bei schon eingetretener Atrophie des Hodens noch bestehende Schmerzen zu beseitigen*« (Neuburger u. Pagel 1902-1905; Abb. 1-25).

Die Quellen unseres Wissens über das ärztliche Instrumentarium sind die Darstellungen der antiken Schriftsteller. Celsus, **Galen**, später **Paulos von Aegina** (7. Jh. n. Chr.) beschreiben die Instrumente nach Aussehen und Funktion und geben oft Empfehlungen für ihre Anwendung. »*Celsus ist hier eine Quelle ersten Ranges*« (Krug 1993). Neben der antiken Medizinliteratur sind es die archäologischen Funde gut erhaltener ärztlicher Instrumente, die uns einen anschaulichen Eindruck von der Tätigkeit des antiken Arztes vermitteln. Die meisten Funde gehören in die römische Kaiserzeit und stammen überwiegend aus Gräbern (Künzl 1983).

Bekannt sind die reichen Instrumentenfunde aus Pompeji. Unter den noch nachweisbaren Instrumenten aus der Casa del Chirurgo, dem Hause des Chirurgen (Abb. 1-26) befinden sich auch etliche Röhren und Katheter. Auch unter den Funden von Kolophon und Ephesus, der Hauptstadt der Provinz Asia, sind Katheter nachweisbar. Ist hier ihre Wiege zu suchen?

In Ephesus gab es im 2. Jh. n. Chr. einen an der medizinischen Akademie ausgetragenen Ärztewettbewerb (ago'n), der neben einer chirurgischen Konkurrenz auch »*die Erfindung und (ideelle) Herstellung medizinischer Instrumente einschloß*« (Ellinger 1992).

Mit dem in der Nähe von Rom gefundenen Lithotomie-Instrumentarium (Abb. 1-27) wenden wir uns wieder Celsus zu. Im 7. Buch seiner »De medicina libri octo«, in dem er sich ausführlich mit Blasensteinleiden befasst, beschreibt er die Indikation, Technik und mögliche Komplikationen der Blasensteinoperation. Seine Beschreibung der Technik des Steinschnitts (methodus celsiana) ist so vollendet, dass sie von nachfolgenden Autoren über Generationen hinweg kopiert wurde.

> *Jetzt scheint es das Richtige zu sein, daß ich die Operation beschreibe, welche man bei Steinkranken vornimmt, falls man ihnen auf keine andere Weise helfen kann. Da diese Operation sehr gefährlich ist, darf man sie nie überstürzen. Auch darf man sie nicht in jeder Jahreszeit, in jedem Lebensalter oder bei jedem Leiden dieser Art vornehmen, sondern nur im Frühjahr und nur bei solchen Personen, die schon neun und nicht über 14 Jahre alt sind, und auch hier nur dann, wenn das Leiden so groß ist, daß man durch andere Mittel keine Abhilfe schaffen kann, und es den Anschein hat, man werde die Krankheit nicht mehr hinhalten können, ohne daß der Patient in kurzer Zeit stirbt* (Scheller 1906).

Zur operativen Vorbereitung empfiehlt Celsus häufige Spaziergänge und eine spezielle Diät. Nach eintägigem Fasten könne man dann an einem warmen Ort den Eingriff vornehmen, zu dem der Kranke in Steinschnittlagerung gebracht und von 2 bis 4 kräftigen Personen gehalten wird. Der Lithotomist, dessen Fingernägel sorgfältig beschnitten sein sollen, führt Zeige- und Mittelfinger der linken Hand vorsichtig in den After ein, nachdem sie vorher in Öl getaucht wurden. Die Finger der rechten Hand drücken behutsam auf den Unterleib, um den Stein nach unten in den Blasenhals zu drücken. »*Wenn die Finger beider Hände von oben und unten um den Stein her sich heftig träfen, so könnte die Blase beschädigt werden*«, was nach Auffassung der antiken Autoren den sicheren Tod bedeutete. Anschließend wurde der Blasenhals über eine mediane, querverlaufende Inzision mit einem gewöhnlichen geraden Operationsmesser oder mit einem bereits beschriebenen »*Meges-Messer*« eröffnet, wobei eine genaue anatomische Beschreibung fehlt (Abb. 1-20).

> *Hat man den Stein bis zum Blasenhals befördert, so trenne man die Haut bis zur Seite des Afters durch einen halbmondförmigen Schnitt bis auf den Blasenhals. Die Enden des Schnittes müssen etwas nach den Hüftbeinen zu gerichtet sein. Dann mache man an der Stelle, wo die größte Umbiegung des Schnittes ist, senkrecht zu diesem Schnitt unter der Haut einen zweiten, den Blasenhals soweit eröffnenden Schnitt, daß der Harnweg eröffnet ist und daß die Wunde größer ist, als der Stein … Ist der Blasenhals eröffnet, so bekommt man den Stein zu Gesicht.*

Ein kleiner Stein kann mit den Fingern aus der Wunde gezogen werden, ein größerer wird mit einem zu diesem Zweck konstruierten Haken »uncus« herausgezogen. »*So vorzugehen ist die einfachste Methode*«. Die Operationswunde wurde offengelassen und »*mit in Olivenöl getränkter Wolle, später Honig und Rosenöl*« behandelt (Nöske 1982).

Neben der Operationstechnik beschreibt Celsus auch die sehr häufigen peri- und postoperativen Komplikationen dieses Eingriffs. Die Allgemeinsymptome wie Schmerzen, starker Schweiß, Durst, Inappetenz, hohes Fieber, Schüttelfrost und schwere Krämpfe deuten auf das Bild einer Urosepsis hin, durch die viele Operierte ad exitum gekommen sein dürften. Als typische postoperative Komplikation bezeichnet Celsus die Blasentamponade. »*Hier muß man die Finger durch die Wunde in die Blase einbringen und die Blutgerinsel loslösen*« und Essigspülungen veranlassen.

An weiteren postoperativen Komplikationen werden Blutungen erwähnt, die man mit warmen Sitzbädern und Schröpfköpfen im Bereich des Unterbauchs zu beherrschen versucht; außerdem Erbrechen von Galle, Urinfisteln, Wundeiterungen und schließlich die »*inflammationes mortiferas*«. Diese tödlichen Entzündungen (Phlegmone) waren sicher der Anlass für das Verbot des Steinschnitts im Hippokratischen Eid.

> *Die hervorragenden Vertreter der hellenistischen Medizin, Empiriker und Methodiker in Alexandria, werten die Operation wieder auf, indem sie sie verfeinern und in ihr wissenschaftliches Lehrgebäude mit einbeziehen* (Nöske 1982).

1.3.3 Aretaios von Kappadokien

Aretaios (81–138 n. Chr.), Repräsentant der spätantiken Ärzteschule der Pneumatiker, lieferte als Internist hervorragende klinische Beschreibungen u. a. von Diabetes, Tetanus, Gicht und verschiedenen Nierenkrankheiten. In den erhaltenen 8 Büchern über akute und chronische Krankheiten werden Ätiologie, Klinik und Therapie ausführlich beschrieben, so dass *»seine Darstellung der Krankheitsbilder noch im frühen 19. Jahrhundert als vorbildlich gilt«* (Eckart u. Gradmann 1995). Er beschreibt die Schädigung von Nieren und Blase bei Diabetikern und vermutet eine Nierenentzündung als Folge der Gicht. Zu den *»akuten Affektionen«* der Niere zählt Aretaios die Nierensteinkolik mit ihrer lebensgefährlichen Folge, der Anurie, ferner die akute Hämaturie, die durch Perforation eines Nierengefäßes entsteht. Während die akute Blutung aus der Blase nicht gefährlich sei, zeigten sich aber die *»thromboi«* und die Entzündung, die danach folgten, bald tödlich, weil eine *»necrosis«* der Blasenwand deren Heilung verhindere. Als *»chronische Krankheiten der Nieren«* führte er den Nierenabszess, die *»Nierenverschwärung«* und den Nierenstein an, mit dessen Ursache er sich auseinander setzte. Er betont, *»dass die Disposition zu dieser Krankheit nicht auszurotten sei«* (Baumann 1933). Der am Stein Leidende litt an Inappetenz, häufigem Harndrang und hatte *»trockenes Fieber«*. Fiel der Stein in den Ureter, so folgten Blutharnen und Fröste, schlimmstenfalls kam es zur *»Ausdehnung«* (Hydronephrose) der Niere und zu einer Anurie, die in wenigen Tagen *»den Leidenden tötete«*.

Hinsichtlich der Blasensteine postulierte Aretaios, dass Patienten mit einem kleinen Stein geheilt werden könnten, während große Steine, die

> *weder mittels Arzneien gebrochen noch zertrümmert und ohne Gefahr geschnitten werden könnten, sehr gefährlich seien, denn die Operierten starben an demselben Tag oder einige Tage später und die Nichtoperierten siechten infolge von Harnretention, Fieber und Schmerzen dahin* (Baumann 1933).

Als Therapie bei *»urologischen«* Erkrankungen empfiehlt Aretaios die Anwendung von Bädern, harntreibenden Mitteln und Heuschrecken. Kommt dadurch die Miktion nicht wieder in Gang, rät er den Kranken zu katheterisieren oder *»durch einen Dammschnitt hin zur Blase vorzudringen, wenn die Sondierung misslingt«* (Baumann 1933). Ob er damit eigene Erfahrungen gemacht hat, ist nicht bekannt. Den Harnröhrenschnitt soll er praktiziert haben, wenn ein Harnröhrenstein nicht extrahiert oder in die Blase zurückgestoßen werden konnte.

Der Inhalt der Schriften Aretaios vermittelt uns das Bild eines verantwortungsvollen, einfühlsamen Arztes. In der Vorrede zu seiner »*Therapie der chronischen Krankheiten*« sagt er: »*Der Kranke darf nicht aus Scham vor Entdeckung seiner Krankheit schweigen … und der Arzt darf die Sache nicht hinauszögern. Beides fördert das Unheilbarwerden*« (Kudlin 1967).

1.3.4 Rufus von Ephesus

Rufus von Ephesus (1. Jh. n. Chr.) war ein griechischer Arzt von ausgezeichneter Bildung und hohem Ansehen, der in der Regierungszeit Kaiser **Trajans** (98–117) wirkte. Ullmann bezeichnet ihn als den »*nächst Galen bedeutendsten Arzt der Kaiserzeit*« (Thomssen 1989) und Max Wellmann würdigt ihn als »*einen der wenigen wirklich selbständigen Ärzte des nachchristlichen Altertums*« (Ilberg 1930). Von seinem umfangreichen literarischen Werk sind nur wenige Schriften erhalten, darunter – ein Glücksfall für die heutige Urologie – sein im Urtext erhaltenes Buch »*Über die Nieren- und Blasenleiden*« (Sideras 1977). »*Es ist die einzige uns erhaltene Spezialschrift zum Thema Pathologie und Therapie urologischer Erkrankungen aus der Feder eines namhaften Autors*« – ein authentisches Dokument »urologischen« Wissens aus der Zeit des 1. und 2. nachchristlichen Jahrhunderts.

Über das Leben des Rufus ist wenig bekannt. Er studierte in Alexandria und praktizierte später in Ägypten und in Ephesus, der Hauptstadt der Provinz Asia. Sie zählte mit ihren 200.000 Einwohnern zu den 5 größten Städten des römischen Imperiums. Hier gab es neben der bereits erwähnten medizinischen Akademie ein Asclepieion sowie die wegen ihrer 12.000 Textrollen berühmte Celsus-Bibliothek (Abb. 1-28). In dieser Metropole war Rufus als Arzt und Lehrer tätig. Über seine praktische Tätigkeit erfahren wir aus seiner Schrift »*Die Fragen des Arztes an den Kranken*«

> *Zuerst gehe ich davon aus die Fragen an den Kranken selbst zu richten, denn daraus kann man erfahren, wie weit der Patient geistig krank oder gesund ist, ferner seine Kraft und Schwäche, schließlich, an welcher Art von Krankheit und an welcher Stelle des Körpers er leidet* (Gärtner 1962).

Über seine Lehrtätigkeit gibt sein anatomisches Unterrichtswerk »*Über die Bezeichnung der Körperteile des Menschen*« Auskunft. Rufus, der seine anatomischen Studien an Affen machte, gliederte die Anatomie in die der äußeren und die der inneren Teile, jeweils in der Reihenfolge a capite ad calcem. Über die Nieren und ableitenden Harnwege schreibt er:

Bei den letzten Rippen liegen die zwei Nieren, und von diesen entspringen die beiden Ureteren, welche in die Harnblase münden. Es ist aber die Blase, in welche der Harn aus den Nieren und den Harnleitern hinabfließt, und gleich nach der Blase folgen der Blasenhals, der Damm und das andere… (Thomssen 1989).

Bei der detaillierten Beschreibung der Geschlechtsorgane sind in Rufus' Werk »Über Satyrismus und Samenfluß« erste Ansätze der Erkenntnis eines Zusammenhangs zwischen anatomischen und physiologischen Gedanken erkennbar:

Wie gelangt nun das Sperma von den Hoden ins Glied? Eine kleine Vene, von der Hohlvene, und eine Arterie, von der Aorta kommend, pflanzen sich in den Hoden ein … Auch ein drittes hohles Gefäß ist dort … Es entspringt am Ende des Hodens … und wendet sich zum Peritonäum hin zum Ansatzpunkt des männlichen Gliedes und pflanzt sich dann in die Urethra ein, da, wo auch die Nebendrüsen liegen. Dieses Gefäß scheint mir das Sperma vom Hoden hinüberzuschaffen, also der Samenleiter zu sein … Hier scheint der Anfang der Zeugung des Samens in den Hoden zu liegen, von wo er in das Glied gelangt (Thomssen 1989).

Für den Urologen interessant ist die bereits erwähnte Schrift *»Über die Nieren- und Blasenleiden«*, aus der man »*ein lebendiges Bild von den wissenschaftlichen Ansichten des Autors und seiner Tätigkeit erhält*« (Ilberg 1930). In dem kurzen Proömium erklärt Rufus, dass die Erkrankungen der Niere vorwiegend bei älteren Leuten vorkommen und mehr chronischen Charakter haben, wohingegen Blasenkrankheiten einen akuten Verlauf nehmen. Beide seien jedoch nicht leicht zu behandeln.

In den folgenden 15 Kapiteln beschäftigt sich Rufus mit den Krankheiten der Nieren und Blase, beschreibt, wie man die Diagnose stellen und welche Therapie man anwenden muss. So werden in den ersten 6 Kapiteln Entzündung, Vereiterung, Steinbildung, Hämaturie und Harndiarrhoe als Krankheiten der Nieren beschrieben und in den folgenden 9 Kapiteln die Affektionen der Blase: Entzündung, Thromben, Blasensteine, Geschwülste, Psoriasis und Paralyse. Rufus bezieht sich dabei zum Teil auf bekannte Vorgänger, aber auch auf eigene Erfahrungen.

Ausführlich beschreibt Rufus die Nierenentzündung und ihre Therapie und postuliert, dass die meisten in eine Nierenvereiterung übergehen. Durch »*Schwellungen an den Weichen*«, starke Hitze, Schmerzen, Fieber und Schüttelfrost sei die »*Geschwürbildung*« leicht zu erkennen. Er weist auf die Gefahren einer Ruptur in die Blase oder in den Darm hin und fordert daher,

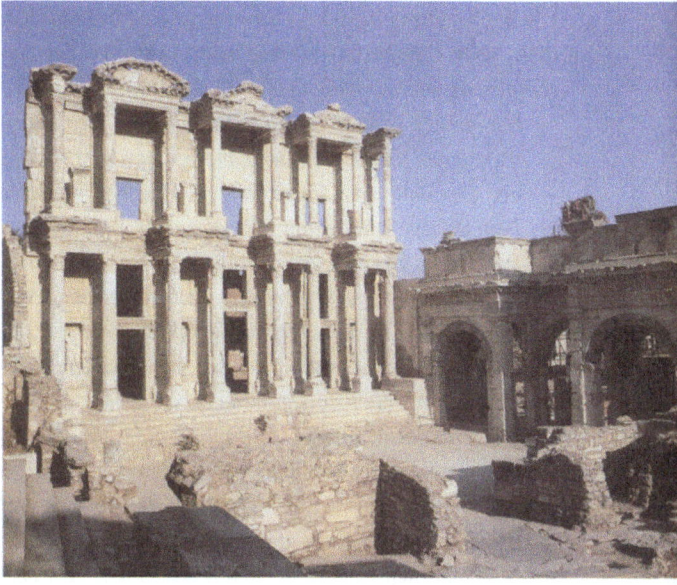

Abb. 1-28. Celsus-Bibliothek in Ephesus. Um 117 n. Chr. erbaut, beherbergt sie 12.000 Textrollen (Archiv Hausmann)

das Geschwür möglichst vorher schnell zur Reife zu bringen. Das kann durch Anwendung von Wärme, heißen Umschlägen mit Gerstenmehl in Feigenabsud, harntreibenden Mitteln und Klistieren versucht werden. Wenn das Geschwür nach außen durchzubrechen scheint, was für die Hand und das Auge deutlich wird, öffneten es die Alten mit dem Brenneisen an der Stelle, an der das Geschwür seine höchste Erhebung hatte (Sideras 1977).

Rufus bestätigte, dass **Euryodes aus Sizillien** und Hippokrates, »*der hinsichtlich der ärztlichen Kunst ein tüchtiger Mann war*«, imstande waren, die Nierenkranken zu operieren und damit zu heilen. »*Selber kann ich jedoch nicht behaupten, mich jemals an so etwas gewagt zu haben*«.

Die Erkrankungen der Harnblase, die überwiegend bei jungen Menschen anzutreffen sind, zählte Rufus zu den akuten Krankheiten und hielt sie für bösartiger als die Nierenkrankheiten.

Die schlimmste und tödlichste unter den Blasenkrankheiten ist die Blasenentzündung, die Patienten bekommen hohes Fieber, delirieren, erbrechen gallig und können keinen Urin lassen, da die Blase durch die Entzündung und Verhärtung nicht mehr imstande ist, sich zusammenzuziehen und auf diese Weise den Urin herauszubringen. Die Blasenentzündung führt schnell zum Tode (Thomssen 1989).

Die Beobachtung »urologischer« Symptome bei »*Hüftgelenk- oder Lendensteife*« veranlasste Rufus zu der Beschreibung der Symptome einer Blasenlähmung:

Bei einigen kann der Urin nicht abgehen, wenn man nicht einen Katheter einführt, bei anderen geht er zwar ab, aber ohne dass sie es merken. Und bei manchen (von diesen) wird er auf einmal ausgeschieden, ohne dass sie davon etwas geahnt haben, bei manchen dagegen tröpfelt er ununterbrochen. Auch verlieren die Geschlechtsorgane die Erektionsfähigkeit, während der Stuhlgang nicht gehalten werden kann. Im Laufe der Zeit magern die Kranken in der oberen Bauchgegend sowie an den Lenden, Hüftgelenk und Beinen ab. Schmerz im Bereich der Blase empfinden sie zwar nicht, wohl aber schmerzt sie der Unterleib, die Weichen und die Nieren – jedenfalls diejenigen, bei denen der Urin nicht abgehen will, da bei den anderen diese Körperteile unempfindlich sind.

Als Therapie schlägt Rufus Leibesübungen, pflanzliche Einreibungen, Darmspülungen und den Selbstkatheterismus vor, rät allerdings vom Einführen des kleinen Katheters bei männlichen Patienten ab. »*Bei einer Frau dagegen erscheint es mir nicht unangebracht, ihn einzuführen, weil die Harnröhre (bei dieser) von Natur aus kurz ist und gerade verläuft, so dass die Behandlung schmerzloser ist*« (Wies 1992).

Diese wenigen Beispiele spiegeln das medizinische Denken Rufus' von Ephesus wider, dessen Bedeutung »*nicht etwa in der Entdeckung medizinischer Details, sondern in seiner unabhängigen und kritischen Art, Medizin zu betreiben, bestand*« (Thomssen 1989). Sein Buch »*Über die Nieren- und Blasenleiden*« ist von weitreichendem Einfluss für nachfolgende Generationen. »*Im fortschreitenden Verlauf der byzantinischen Exzerptenliteratur*« begegnet er uns später bei **Oreibasios von Pergamon** (325–395 n. Chr.), **Aetios aus Amida** (etwa 500–570 n. Chr.), Paulos von Aigina (7. Jh.) und **Rhazes** (865–925 n. Chr.).

1.3.5 Galen von Pergamon

Claudios Galenos aus Pergamon (129–199 n. Chr.; Abb. 1-29) ist einer der größten Ärzte der Antike und »*stellt in der Medizin seiner Zeit einen Höhepunkt und Endpunkt zugleich dar*« (Krug 1993). Er kann »*mit Recht als die Summe der antiken Heilkunde angesehen werden*« (Schipperges 1992). Schon zu Lebzeiten eine geachtete und geehrte Kapazität – von Kaiser **Mark Aurel** (161–180) erhielt er für seine Verdienste eine Medaille mit der Aufschrift »*Dem Imperator der Ärzte Galinos von Antonius, Imp. Rom.*« –

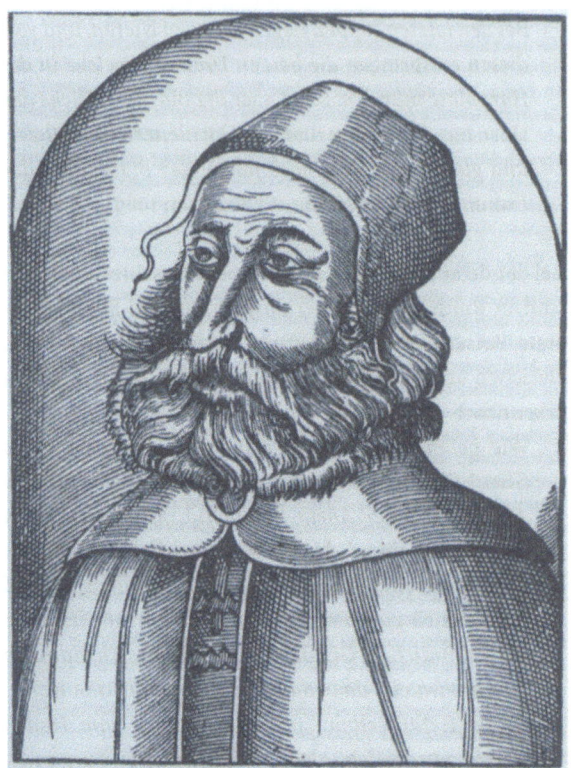

Abb. 1-29. Galenos von Pergamon (129–199 n. Chr.) – die höchste medizinische Autorität im Mittelalter (Engelhardt u. Hartmann 1991)

avancierte er im Mittelalter zur höchsten medizinischen Autorität.

Dank seiner hinterlassenen Schriften, die der eitle und zum Teil zur Schwatzhaftigkeit neigende Gelehrte gern mit autobiographischen Bemerkungen versieht, sind wir über sein Leben und Werk gut unterrichtet.

Galenos wurde im Jahr 129 n. Chr. in Pergamon in Kleinasien als Sohn eines wohlhabenden Architekten und Mathematikers geboren. In seiner Heimatstadt beginnt er nach philosophischem Exkurs mit dem Studium der Medizin. Hier lernt er in dem unter Kaiser **Antonius Pius** (138–161) wieder hergestellten Asclepieion (Abb. 1-16) die alte theurgische Heilkunst kennen. In Smyrna, Korinth und vor allem in Alexandrien setzte er seine medizinischen Studien fort. Hier haben die großen Ärzte und Chirurgen in der Nachfolge des Herophilos und Erasistratos sowie Aretaios von Kappadokien, ein Altersgenosse Galens, einen prägenden Einfluss auf ihn ausgeübt. Mit 28 Jahren kehrt Galenos nach Pergamon zurück und wird durch den Oberpriester des Asklepios zum Gladiatorenarzt berufen »*und curierte daselbst die Gladiatoren glücklich an ihren Wunden*« (Schipperges 1992). Im Jahre 162 kommt Galenos nach Rom. Hier zählen der Philosoph **Eudemos** und **Claudius Severus**, Schwiegersohn des Mark Aurel zu seiner Klientel, was ihm neben Erfolg auch Neider und Feinde verschafft, so dass er im Jahre 166 Rom verlassen muss. Er bereist Syrien und Phönizien und kehrt zurück nach Pergamon. Nach 2 Jahren wird er seines hervorragenden Rufes wegen durch Mark Aurel als Leibarzt nach Rom berufen. Hier praktizierte und forschte er und kehrte im Jahre 193 erneut in seine Heimatstadt Pergamon zurück, wo er vermutlich 199 n. Chr. verstarb.

Galenos zählt mit seinem enzyklopädischen Opus von über 400 Schriften zu Philosophie und Medizin zu den fruchtbarsten Schriftstellern der Antike. Obwohl nicht alles überliefert ist, besitzen wir mit 131 Büchern »*das größte zusammenhängende Oeuvre eines antiken Wissenschaftlers*« (Krug 1993), das von **Karl Gottlob Kühn** von 1821 bis 1833 in zweiundzwanzig Bänden letztmalig ediert wurde (Opera omnia Galeni).

In seinem Handbuch der »*Anatomie*« in 15 Bänden hat Galen sein Wissen aus der Zeit seiner Tätigkeit als Gladiatorenarzt niedergeschrieben. Seine durch Tiersektionen gewonnenen Erkenntnisse finden ihren Niederschlag in einem vielbändigen Werk über die »*Funktion der Glieder*«, dem umfassendsten, »*was in der Antike auf dem Gebiet der Physiologie erreicht worden ist*« (Krug 1993). Dieses und sein 14-bändiges Werk über Therapeutik sowie Hippokrates-Kommentare, die nach Schipperges »*zweifellos den Kern des Corpus Galenicum bilden*«, scheinen der Endpunkt einer Entwicklung zu sein. »*Als habe er die antike Naturwissenschaft bis an die Grenze ihrer Leistungsfähigkeit ausgeschöpft, blieben den nachfolgenden Ärztegenerationen nennenswerte Fortschritte über das von ihm Erreichte hinaus versagt*« (Krug 1993).

Urologisches bei Galen

Galen, der seine anatomischen und physiologischen Erkenntnisse vorwiegend durch Tiersektionen und zum Teil bemerkenswerte Tierversuche gewann, schreibt über die Niere als C-förmiges Organ, bestehend aus Fasern und Fleisch. Die Blutgefäße sind von beträchtlicher Größe und teilen sich am Nierenhilus in mehre Äste. In der Mitte befindet sich ein Hohlraum, der sich an der einen Seite in ein langes Hohlorgan fortsetzt, den Ureter.

Durch eine zusammenhängende Reihe von 4 Versuchen an Rhesusaffen gelang ihm der experimentelle Beweis, dass der Harn aus den Nieren komme und durch die Harnleiter in die Blase fließe. Die Blase besitzt 2 Häute: Die äußere Haut bestehe aus Längsfasern, die anziehend wirken, die innere Haut aus Fasern, die quer angeordnet sind und die Blase zusammen pressen. Die Harnentstehung wird folgendermaßen erklärt:

> *Der Speisesaft, der vom Magen durch die Venen in die feinen Kanälchen der Leber geführt werden muß, ist dick und zähflüssig. Er muß deshalb mit einer dünnen und wässrigen Flüssigkeit vermischt werden. Nachdem jedoch in der Leber aus der Nahrung ein feines und gut bewegliches Blut bereitet worden ist, wird das wässrige Fortbewegungsmittel der Nahrung überflüssig. Dem Hohlvenenblut beigemischt, bildet es jenes dünne und wässrige Exkrement, das wir Urin nennen. Dieses Exkrement muß aus dem Körper entfernt werden … Zu diesem Zwecke existieren die Nieren, hohle Organe, die diesen dünnen und wässrigen Rückstand durch Hohlräume anziehen und durch andere austreiben* (Bleker 1972).

Dass nach dieser Theorie die Nieren keinen Einfluss auf die Zusammensetzung des Harns haben, hatte während des ganzen Mittelalters zur Folge, dass Harnbefunde bei Nierenkrankheiten »*nur eine sekundäre Rolle spielen, dagegen aber in zahllosen anderen Krankheiten zu einer außerordentlichen diagnostischen Bedeutung gelangten*« (Bleker 1972).

Begriff der Nephritis

Unter »*Nephritis*« werden von Galen alle diejenigen Nierenkrankheiten subsummiert, die mit Schmerzen oder Läsion einhergehen. Neben Abszessbildung und Verletzungen der Niere spielt das Nierensteinleiden eine besondere Rolle, wobei eigene Erfahrungen – Galen berichtet von sich, bei einer Nierenkolik ähnliche Schmerzen im Unterleib gehabt zu haben – ausschlaggebend gewesen sein können.

Nierensteine, deren Diagnostik durch Steinabgänge oder die sicheren Zeichen im Urinsediment keine Schwierigkeiten bereitete, könnten entstehen, »*wenn die Gefäße, mittels welcher die Niere die serösen Blutteile anzog, zu weit waren, so dass auch größere Materie hindurchging*«. Dabei sollten oft Käse und käsige Milch die Materie für die Steine schaffen. Auch die Gicht erkannte Galen als Ursache für die Steinentstehung.

Hören die Schmerzen nicht auf, dann hat sich ein Abszess gebildet, nach dessen Reifung und Perforation nach außen der Kranke Erleichterung verspürt. Andernfalls besteht die Gefahr der schwer heilenden Ulzeration der Niere. Sie wird am Eiter und Blut, das der Urin enthält, erkannt sowie am Ausscheiden kleiner Fleischstücke. Trotz eindeutiger Urinveränderungen führt Galen diese nicht auf eine krankhafte Störung der Nierentätigkeit zurück. »*Bei fast allen Kranken, die von diesen Zufällen getroffen wurden, war keinerlei nephritische Affektion vorausgegangen*« (Baumann 1933).

Die Säftelehre Galens

Eine der wichtigsten Leistungen Galens bestand darin, »*die in der Medizin seit den Hippokratikern gültige Vorstellung von den Säften und ihren Qualitäten mit der in der Philosophie seit Aristoteles anerkannten Theorie von den Elementen und ihren Qualitäten vereinigt zu haben« (Harig u. Schenk 1990). Die weitreichenden Folgen waren, dass der menschliche Körper durch 8 verschiedene Mischungsverhältnisse charakterisiert werden konnte.

Galens medizinische Theorie, die unter dem Namen Säftelehre oder Humoralpathologie bekannt ist, liefert uns die Erklärung für seine nicht immer plausiblen physiologischen Modelle. Seine Theorie geht davon aus, dass nicht die festen Organe des Körpers der Sitz der Krankheiten sind, sondern die vier Körpersäfte oder »Humores«: Blut, Schleim, gelbe Galle und schwarze Galle. Sie entstehen vornehmlich durch die Tätigkeit der Leber, die durch »Kochung« aus dem Speisebrei das Blut bereitet. Das rechte Mischungsverhältnis der Säfte, die Eukrasie, sah er als Grundlage der Gesundheit, die Verminderung oder Vermehrung eines Humors (Dyskrasie) als Ursache der Krankheit an.

Die Leber war dabei das wichtigste Organ. In ihr entstand das zur Ernährung des Körpers wichtige Blut und der Harn, der aus für die Nahrung ungeeigneten Stoffen zusammengesetzt ist.

> *Da auf die jeweilige Mischung nach antiker Vorstellung auch das Geschlecht, Alter, Lebensweise, Jahreszeiten usw. einwirken und sie verändern konnten, ergaben sich damit für jeden Menschen höchst individuelle Mischungsunterschiede, die übrigens, wie Galen meinte, Auswirkungen auch auf die psychische Verfassung des einzelnen zeigen müßten«* (Harig u. Schenk 1990).

Aus Galens Überlegungen entwickelte sich später die Lehre von den Temperamenten.

Rezeption
Galens pharmakologische und therapeutische Schriften bildeten die Grundlage medizinischen Wirkens im gesamten Mittelalter. Große Teile seines Werkes sind bereits im 9. und 10. Jh. ins Arabische übersetzt worden.

> *Bei Rhazes finden wir den erstaunlichen Satz: Wenn Aristoteles und Galen einer Meinung sind, so ist dies zuversichtlich die Wahrheit; divergieren sie aber, so wird die Wahrheit zu finden dem suchenden Geist äußerst schwer fallen* (Schipperges 1992)

Über die arabischen Texte gelangt das Werk im 12. Jh. an die lateinischen Schulen.

»Galen als Vollender der hippokratischen Medizin dominiert über allen drei Kulturkreisen des Mittelalters« (Schipperges 1992).

1.4 Die Urologie in der byzantinischen Medizin

1.4.1 Grundlagen

Nachdem die altgriechische Stadt Byzantion im Jahre 196 n. Chr. durch die Römer zerstört worden war, legte **Konstantin I.** (280–337 n. Chr.) 326 den Grundstein zur Entwicklung einer neuen Stadt, die 330 als Stadt des Konstantin zur Hauptstadt des Römischen Reiches erhoben wurde. Damit wurde der Zerfall des alten römischen Weltreiches eingeleitet, der mit der Reichsteilung in zwei römische Herrschafts- und Kulturbereiche durch **Theodosius I.** (346–395 n. Chr.) im Jahre 395 besiegelt wurde. Konstantinopel wurde Hauptstadt des Oströmischen Reiches, das Christentum Staatsreligion.

Nach wechselvoller Geschichte begann nach der endgültigen Trennung der abendländischen (Rom) von der morgenländischen (Byzanz) Kirche im Jahre 1054 der endgültige Niedergang des Oströmischen Reiches. 1453 durch die Türken erobert, wurde aus der blühenden Hauptstadt des byzantinischen Reiches Istanbul.

Die Medizin der Byzantiner stellt einen in das Mittelalter *»hineinragenden Ausläufer der antiken Heilkunde dar«* (Diepgen u. Goerke 1960), ohne wesentlich neue Gedanken hervorgebracht zu haben. Galen, der die Medizin bis in die Neuzeit hinein prägte, hatte keine Nachfolger, da er *»die antike Naturwissenschaft bis an die Grenze ihrer Leistungsfähigkeit«* ausgeschöpft zu haben schien und die Naturwissenschaften wie z. B. Chemie und Mikrobiologie, die einen weiteren Fortschritt in der Medizin mit sich brachten, erst in der Neuzeit entstanden. *»Alles Wichtige und Wissenswerte war geschrieben; jetzt bedurfte es der kritischen und ordnenden Hinführung auf das Wesentliche«* (Krug 1993). Bei dieser Rezeption antiken Erbes lassen sich zwei Phasen der byzantinischen Medizin erkennen:

- Die erste Phase (395–642), mit ihrem geistigen Zentrum in Alexandria auch als spätalexandrinische Periode bezeichnet, ist charakterisiert als *»Phase einer kompilierenden und epitomierenden Rezeption der klassisch-antiken Medizinkonzepte«* (Eckart 1990). Ihre Hauptvertreter sind **Oreibasios von Pergamon** (etwa 325–395), **Aetios von Amida** (etwa 525–600) und **Paulos von Aigina** (etwa 625–690) als Bindeglied zwischen griechischer und arabischer Heilkunde.
- Die zweite Phase (642–1453) der byzantinischen Medizin beginnt 642, dem Jahr der Eroberung Alexandrias durch die Araber und die dadurch bedingte Verlagerung des wissenschaftlichen Zentrums nach Konstan-

tinopel. Sie ist durch eine starke klinische Orientierung charakterisiert, was sich in der weiteren Ausdifferenzierung der Pulslehre und der Uroskopie zeigt.

Letztere wird repräsentiert durch **Johannes Aktuarios** (um 1300) mit seinem 7-bändigen Werk über die Uroskopie, in dem die byzantinische Medizin einen würdigen Abschluss findet.

1.4.2 Oreibasios von Pergamon

Oreibasios (etwa 325–395 n. Chr.) aus Pergamon ist der wichtigste Kompilator der frühbyzantinischen Medizin. Er »*wählte aus den medizinischen Werken der Vorfahren das Beste aus und vereinigte es in geistvoller Gruppierung zu einem Gesamtbild*« (Neuburger u. Pagel 1902–1905). Oreibasios studierte in Alexandria Medizin und wurde später Leibarzt des Kaisers **Julian Apostate** (360–363). Nach einem wechselvollen Schicksal, das ihn unter den kaiserlichen Nachfolgern Julians zeitweilig in die Verbannung führte, wurde der berühmte Arzt nach Byzanz zurückgerufen und rehabilitiert. Oreibasios starb in hohem Alter am Ende des 4. Jhs. n. Chr. Er hinterließ eine 70 Bücher umfassende Sammlung von Werken medizinischen Inhalts, von denen etwa ein Drittel erhalten ist. Dieses umfangreiche Handbuch fasst das gesamte medizinische Wissen seiner Zeit zusammen, erweist sich aber bei mäßiger Originalität in wesentlichen Teilen als eine Kompilation der Werke Galens. Das trifft überwiegend auch für die Erkrankungen des Harnapparates zu.

So ist die Pathogenese des Harnsteinleidens Hippokrates und die Beschreibung des Steinschnitts Celsus entlehnt. Ausdrücklich weist er jedoch auf die Schwere der Verletzung des Blasenhalses beim Steinschnitt hin. Mit der »*Verhärtung des Halses*« scheint er die Prostatahyperplasie zu erkennen. Oreibasios sieht die Phimose und die Harnröhrenstriktur als mögliche Ursache einer Harnverhaltung. Sollte der empfohlene Katheterismus nicht gelingen, schlägt er vor, den Damm zum Blasenhals hin einzuschneiden, ohne die Gefahren einer möglichen Urinfistelbildung zu verheimlichen. Er ist der Ansicht, dass es besser sei, die Operation zu wagen als den Patienten an der Retention sterben zu lassen. Beim Vorliegen einer Phimose führt er die Zirkumzision mit einem einzigen Schnitt durch und hält die retrahierte Vorhaut mit einem Bleiring fest. Kommt es zum Brand, wird der schwarzgefärbte Teil ausgeschnitten. Eine durch »*wildes Fleisch verursachte Harnröhrenstriktur*« sollte mit einem dünnen, spitzen Instrument, das nach Einführung in die Harnröhre gedreht werden muss, herausgeschnitten werden. Die dazu nötige Erweiterung der Harnröhre kann mit einem Dilatator aus getrocknetem Papier vorgenommen werden: Angefeuchtetes Papier wird um ein Rohr aus Bronze oder Zinn oder um einen Gänsekiel gewickelt und getrocknet. Der so getrocknete Dilatator wird in die Harnröhre eingeführt, wo er 3 Tage verbleibt und durch die Schleimhautsekretion quillt, wodurch die Striktur erweitert wird. Danach könne man einen Bronzekatheter einführen.

Wir finden hier erstmals den Hinweis auf die Verwendung eines nichtmetallischen Katheters.

Kielleuthner (1929) sieht in Oreibasios sogar den Erfinder des Dauerkatheters. Unmittelbar nach Oreibasios trat kein bedeutender Arzt mehr in Erscheinung. So bleibt ihm das Verdienst, »*die Heilkunde Galens und anderer antiker Autoren den Ärzten des Mittelalters vermittelt zu haben*« (Krug 1993).

1.4.3 Aetios aus Amida

Aetios von Amida aus Mesepotamien (1. Hälfte des 6. Jhs. n. Chr.) studierte Medizin in Alexandria und lebte am kaiserlichen Hof von Byzanz. Im 9. Buch seines 16 Bücher umfassenden kompilatorischen Werkes, das wegen seiner Aufteilung in 4 Bücher Tetrabiblon genannt wird, beschreibt er auch die Nieren- und Blasenkrankheiten, wobei er vorwiegend auf Oreibasios, Galenos und Rufus Bezug nimmt. Das Tetrabiblon befasst sich mit Materia medica, Diätetik, Diagnose und Prognose der Krankheiten a capite ad calcem.

Ganz besonders widmet sich Aetios dem Studium des Harns, dessen Zusammensetzung, Farbe und Trübung er ausführlich beschreibt und daraus Schlussfolgerungen für Diagnose und Prognose der Krankheiten ableitet. Hier entstehen die Grundlagen der Uroskopie, neben der Pulslehre das wichtigste Diagnostikum mittelalterlicher Ärzte.

1.4.4 Paulos von Aigina

Paulos von Aigina (1. Hälfte des 7. Jhs.) ist der letzte Vertreter der ersten Phase der byzantinischen Medizin. Als Zeitgenosse von Herakleios (610–641) erlebte er in Alexandria, wo er als Arzt tätig war, die Einnahme der Stadt durch die Araber. Wie seine Vorgänger fasste er das medizinische Wissen seiner Zeit zusammen. Er hinterließ mit »Pragmateia« ein siebenbändiges Handbuch der praktischen Medizin, das sich vorwiegend an Oreibasios orientierte. Von Bedeutung ist neben dem 3. Buch, das den Krankheiten »vom Scheitel bis zur Sohle« gewidmet ist, besonders das 6. Buch über die Chirurgie. »*Es vermittelt einen Abglanz vom Hochstand der alexandrinischen Chirurgie, lässt aber auch selbständige Leistungen des Autors erkennen*« (Pollak 1969).

So beschreibt er z. B. ausführlich das chirurgische Instrumentarium, den Starstich sowie die Exstirpation bösartiger Geschwüre. Von den urologischen Krankheiten erwähnt er besonders das Blasensteinleiden. Es sei leicht an seinen Symptomen zu erkennen: Der Harn lagere Grieß ab, die Kranken befalle ein starkes Jucken im Glied und der Kranke könne plötzlich kein Wasser mehr lassen, wenn der Stein in den Blasenhals gerät. Dem Kranken wird empfohlen sich zu bewegen. Ist der Stein zu tasten, wird sofort geschnitten. Dabei wird der Damm nicht in der Mitte, sondern nach der linken Gesäßhälfte zu schräg eingeschnitten. Der anschließende Verband besteht aus Linnen, das mit Wein und Öl getränkt ist. Erstmalig hören wir durch Paulos von Aigina von einer Blasenspülung, die er bei Ulzeration der Harnblase durchführt: An einem mit Fett geglätteten Bronzekatheter befestigt er einen Fellsack oder eine Ochsenblase und spült damit die erkrankte Blase, wobei die Spüllösung nicht näher bezeichnet wird.

Aufschlussreich ist auch der Abschnitt über die operative Entmannung. Haben wir bereits bei Celsus die Kastration zum Zwecke der Heilung eines kranken Organs kennen gelernt, so wird uns nun durch Paulos von Aigina eine weitere, damals übliche Indikation zur Kastration mitgeteilt:

Während unsere Kunst den Zweck hat, die Körperteile, welche sich in einem widernatürlichen Zustand befinden, zu dem natürlichen zurückzuführen, erstrebt die Kastration das entgegengesetzte Ziel. Da wir jedoch häufig, auch gegen unseren Willen, von hervorragenden Personen genötigt werden, Eunuchen zu machen, soll in der Kürze die Art der Ausführung beschrieben werden (Pollak 1969).

Paulos gibt an, dass die Entmannung vollzogen wurde, indem man bei kleinen Knäblein die Hoden im warmen Bade entweder zwischen den Fingern zerdrückte oder herausschnitt. Dass dieser Eingriff noch bis ins 18. Jh. hinein praktiziert wurde, beweist ein Zitat aus einem Traktat über die Eunuchen aus dem Jahre 1707:

Der Knabe wurde mit Opium betäubt und einige Zeit in ein heißes Bad gesetzt, bis er in einem Stadium ziemlicher Gefühllosigkeit war. Dann wurde ihm der Hodensack aufgeschlitzt und die Testikel herausgeschnitten.

Mit Paulos von Aigina endet die Phase der byzantinischen Medizin. Durch sein Wirken an der Nahtstelle zwischen der griechischen und arabischen Kultur erlangte er eine große Bedeutung für die Vermittlung des antiken Heilwissens im Mittelalter.

In der zweiten Phase der byzantinischen Medizin, die den Zeitraum vom ausgehenden 7. Jh. bis zum Fall Konstantinopels im Jahre 1453 umfasst, »*kam es zu einer Weiterentwicklung der antiken Grundlagen der allgemeinen Krankheitslehre*« (Pollak 1969) und zu einer verstärkten Hinwendung auf praktische Interessen. »*Klinische Erfahrungen und Schätze der materia medica aus dem arabischen, persischen und indischen Raum*« (Eckart 1990) finden Eingang in die rezipierte Literatur. Die für den Urologen interessante Dominanz der Uroskopie ist Gegenstand eines gesonderten Kapitels.

1.5 Die Urologie im Mittelalter

1.5.1 Arabisch-islamische Medizin (7.–13. Jh.)

Die islamische Religion – von Mohammed im Jahre 610 begründet – einte die verschiedenen arabischen Stämme zu einem islamischen Staat, der durch seine Expansionsbestrebungen in kurzer Zeit ein Reich eroberte, das von den Pyrenäen im Westen bis zum Indus im Osten reichte. Dadurch wurden die Araber, die lediglich eine empirisch-magische Volksmedizin kannten, mit der überlegenen hellenistischen Kultur Syriens, Ägyptens und Spaniens konfrontiert. Bereits in der Mitte des 5. Jhs. wurden von auswandernden Byzantinern medizinische Schulen gegründet, in denen Texte aus dem Griechischen ins Syrische, Hebräische und Arabische übersetzt wurden. Berühmt wurde die Schule der Nestorianer in der persischen Stadt Gondischapur.

In den sich in der Folgezeit entwickelnden islamischen Kultur- und Übersetzerzentren Bagdad, Damaskus, Kairo, Samarkand und Harran wird orientalisches und hellenistisches Wissensgut von den Arabern verschmolzen und zur Grundlage einer islamischen Wissenschaft, die im 9. und 10. Jh. ihren Höhepunkt erreicht und über Spanien das christliche Abendland beeinflusst. Obwohl die arabisch-islamische Medizin keine grundlegenden neuen Erkenntnisse hervorbrachte, besitzt sie große Bedeutung als Bewahrerin griechischen Gedankengutes, das durch die Araber über den Nahen Osten und Nordafrika in die abendländische Kultur zurückgeführt wurde. »*Im 10. Jahrhundert erlebte die arabische Medizin ihre erste Blüte durch Übersetzungen, Kompilationen, systematische Übersichten, aber auch durch Erweiterungen und Ergänzungen der antiken Schriften*« (Eckart 1990). Wegen ihrer besonderen Rolle für die Urologie sollen Rhazes, **Avicenna** und **Abul-I-Quasim** besonders hervorgehoben werden.

Rhazes

Abu Bakr Muhammad ibn Zakariya ar-Razi (Rhazes, 865–925) wurde schon von seinen Zeitgenossen als »*zwei-*

ter Galen« gefeiert. Die Medizinhistoriker der Neuzeit bezeichnen ihn als »*größten Arzt des lateinischen und arabischen Mittelalters*« (Schipperges 1991).

Geboren im Jahre 865 n. Chr. in Raiy in der persischen Provinz Chorasan, studierte der vielseitig Begabte Medizin in Bagdad, wo er mit den Traditionen der griechischen und indischen Heilkunst vertraut wurde und sich auch erfolgreich des Studiums der Musik und Chemie befleißigte. Nach dem Studium leitete er ein Spital in seiner Vaterstadt Raiy, von wo aus er nach Bagdad berufen und zum Direktor der dortigen Krankenhäuser ernannt wurde. Hier erwarb er sich den Ruf eines hervorragenden Klinikers und kenntnisreichen Naturkundlers. Rhazes starb im Jahre 925 n. Chr. in Raiy, nach anderen Angaben in Bagdad. Sein medizinisches Werk, dass sich überwiegend auf Hippokrates, Galen, Oreibasios, Aetios von Amida und Paulos von Aigina beruft, umfasst nach der arabischen Quellensammlung Fihirist 116 Bücher und 29 Abhandlungen, unter ihnen Monographien über Gicht, Rheumatismus, Koliken sowie über Nieren- und Gallensteine. Insgesamt soll Rhazes 237 naturphilosophische und medizinische Schriften verfasst haben.

Als Hauptwerk gilt der *Kitab al-hawi*, eine zwanzigbändige Enzyklopädie, in der das gesamte Wissen der antiken Medizin und der älteren arabischen Ärzte gesammelt ist. Es wurde unter dem Titel »Continens« ins Lateinische übersetzt und »*ist als geschlossenes System einer Gesundheitsordnung und Krankheitslehre komponiert und zielt nach klassischer Tradition auf das Ganze der Heilkunde*« (Schipperges 1991).

Ein weiteres umfangreiches Werk ist der *Kitab al-Mansuri*, ein als *Liber ad Almansorem* bekanntes 10-bändiges Werk, dessen sechstes Buch der Chirurgie und das neunte, der berühmte *Liber nonus*, der speziellen Therapie gewidmet ist. In diesem umfassenden Werk des Rhazes kommen relativ wenig urologische Themen zur Sprache. Es dominieren, dem Zeitgeist entsprechend, ausführliche Abhandlungen zur Uroskopie, der Rhazes skeptisch gegenübersteht. »*Er benutzt sie erst nach eingehender Untersuchung des Kranken und ist ein Gegner der schon früh auftretenden Uromantie*« (Dimitriades 1971).

In dem erwähnten Werk »Continens« findet man unter dem Titel « De facultatibus animalium« einen ganzen Katalog von Tieren, deren Urin als Therapeutikum Verwendung finden könne.

Neben den herkömmlichen Kathetern aus Gold oder Silber perfektioniert er die Instrumente dahingehend, dass er das Katheterauge von der Spitze auf beide Seiten verlegt und eine Spritze beschreibt, mit der er bei Vorliegen eines Trippers Injektionen vornehmen kann. Als Erster be-

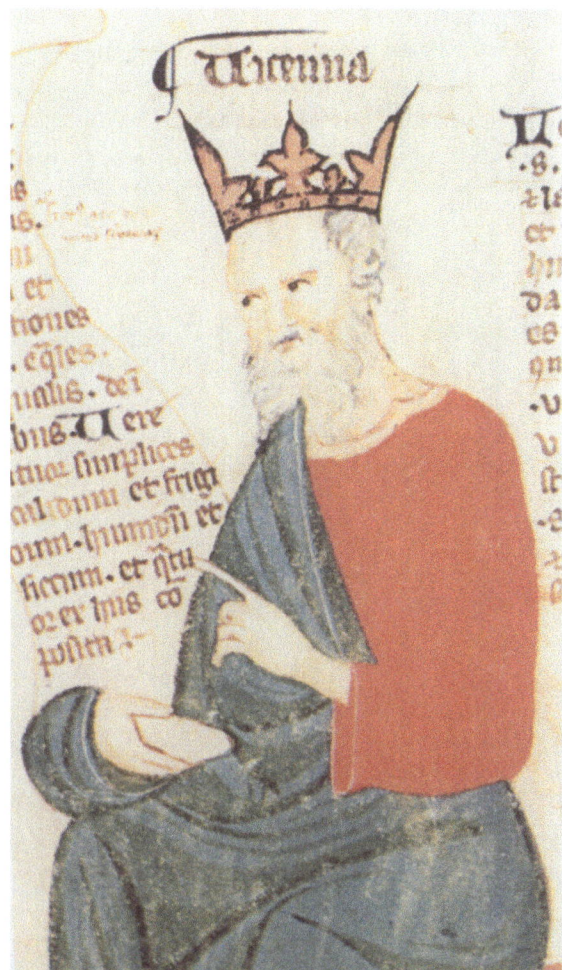

Abb. 1-30. Avicenna (980–1037) Arzt und Autor des berühmten »Canon medicinae«. Miniatur aus einer provencalischen Heilkräuterlehre des 14. Jhs. (Toellner 1990)

schreibt er die Verwendung von Wachssonden zur Dilatation der Harnröhre.

Rhazes, der große Kompilator antiken Wissens, der aber auch zum ersten Male mit empirischem Blick Kasuistik betrieb, glaubte an den kontinuierlichen Fortschritt der Wissenschaft. Ob er »*der größte Kliniker des Mittelalters*« (Diepgen 1949) genannt werden kann, muss der weiteren Rhazes-Forschung vorbehalten bleiben.

Ibn Sina (Avicenna)

Abu Ali al-Hussain ibn Abdullah ibn Sina al Qanuni, genannt Avicenna (980–1037; ◻ Abb. 1-30), wurde im Jahre 980 in Afshana nahe Buchara als Sohn eines hohen Staatsbeamten geboren. Hier erhielt er eine umfassende Ausbildung u. a. in Physik, Jurisprudenz, Grammatik und Philosophie und begann später ein unstetes Wanderleben an persischen Höfen. In Diensten des Emirs von Hamadan

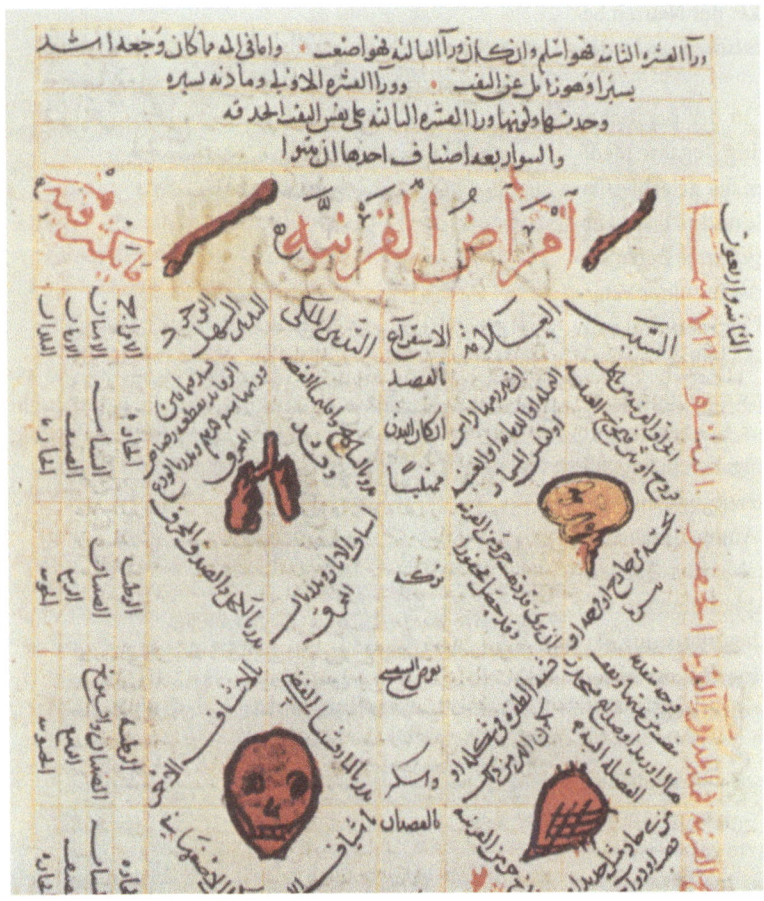

Abb. 1-31.
Seite aus einer Handschrift mit Darstellung des »Canon medicinae« (Nat. Museum Damaskus) (Toellner 1990)

wird er des Hochverrates bezichtigt und inhaftiert. Nach abenteuerlicher Flucht gelangt er nach Isfahan, wo er die letzten 14 Jahre seines Lebens als Leibarzt am Hof des Fürsten von Isfahan verbrachte. Er starb, schwer erkrankt, nach einem ausschweifenden Lebenswandel im Jahre 1037 während eines Feldzuges. Sein Grab in Hamadan wird bis heute verehrt.

Avicenna war ein brillanter Arzt und Philosoph, der schon zu Lebzeiten mit dem Titel eines *rajis* – Erhabenen – geehrt wurde und als princeps medicorum in die Literatur eingegangen ist. Neben seinem philosophischen Hauptwerk, einer 18-bändigen Enzyklopädie, steht sein medizinisches Hauptwerk, der weltberühmte Canon medicinae (Abb. 1-31), »*einer in der Hauptsache an Galen angelehnten großartig konzipierten Gesamtdarstellung der Heilkunde, die in lateinischer Übersetzung die medizinische Literatur des Mittelalters und der ersten Jahrhunderte der Neuzeit autoritativ beherrschte*« (Diepgen u. Goerke 1960). In fünf Büchern behandelt Avicenna die Anatomie, Physiologie, Fieber- und Arzneimittellehre, die Krankheiten von Kopf bis Fuß, die Gynäkologie und Chirurgie, wobei er zahlreiche persönliche Beobachtungen einfließen lässt (Abb. 1-32). Dabei füllen auch die Krankheiten des uropoetischen Systems ein großes Kapitel. Seine Beschreibung der Nierenanatomie fällt detaillierter aus als bei Galen, aber die Beschreibung der Nierenabszesse, der Nephritis und der Entstehung der Harnsteine entsprechen derjenigen seiner Vorgänger.

Die »*renalen Ausfälle*« seien bei der Pyelitis, bei Traumen und bei Steinen zu beobachten. Für die Steingenese machte er eine dicke Materie, übermäßige Hitze und eine »*Obstruktion der Gänge*« verantwortlich. Sehr interessant ist die Beschreibung des Katheterismus und die Blasenspülung, die man nur vornehmen soll, wenn andere Mittel versagen und das Wetter nicht zu heiß ist. Die zur Blasenspülung verwendete Stempelspritze soll Avicenna entwickelt haben. Er hat auch als Erster flexible, hohle Sonden entworfen (Thalheim 1980). Er fertigte sie aus Leder von Wildtieren, das er mit Silberweiß, Bleiglanz und Ziegenblut überzog und anschließend in Weichkäse tauchte. So erhielt er ein an den Enden abgerundetes, mit mehreren seitlichen Ösen versehenes Instrument.

Für die Urologie eher von geringer Bedeutung, ist indessen das Gesamtwerk Avicennas so überragend, dass er sich als ein Klassiker der Medizin mehr als ein halbes Jahrhundert unangefochten behaupten konnte.

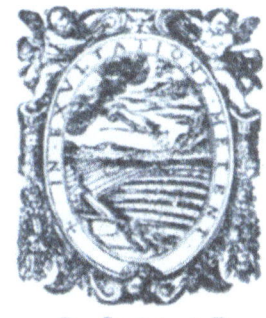

Abb. 1-32. Titelblatt der arabischen Ausgabe der »Fünf Bücher des Canon der Medizin« des Avicenna, Rom 1593 (Meyer-Steinegg u. Sudhoff 1965, S 106)

Abulcasis

Ein zweites Zentrum der arabisch-islamischen Medizin entwickelte sich im 11. Jh. in Spanien, wo die Kultur und Wissenschaft in Cordoba unter dem Kalifat der Omijaden in der Folgezeit zu hoher Blüte gelangte. Hier im maurischen Spanien wirkte in der 2. Hälfte des 10. Jhs. Abul-Quasim (Abulcasis, etwa 912–1013 n. Chr.), neben den Persern Rhazes und Avicenna die herausragende Erscheinung der islamischen Medizin. Durch ihn erreichte die arabische Chirurgie, deren bedeutendster Vertreter er war, ihren Höhepunkt.

Über sein Leben ist wenig bekannt. Er stammt aus Zahra bei Cordoba, wo er auch seine medizinische Ausbildung erhielt und später als Arzt tätig war, z. T. als Leibarzt des Kalifen Abd ar-Rahman III. und Hakam II. Der universelle Gelehrte starb im Jahre 1013 und soll nach Constantinus Africanus (1018–1087) ein hohes Alter erreicht haben.

Abulcasis' Hauptwerk At-Tasrif (»Tesrif« – Die Verordnung), eine 30 Bücher umfassende enzyklopädische Sammlung des gesamten medizinischen Wissens seiner Zeit, rezipiert vor allem Paulos von Aigina und Oreibasios sowie indische Quellen. Es wird aber auch durch persönliche Beobachtungen und eigene praktische Erfahrungen ergänzt. Inhaltlich ist es in einen medizinischen, pharmakologischen, chemischen und chirurgischen Teil gegliedert.

Letzterer, die 30 Abhandlungen des »Tasrif«, stellt »die Behandlung mit der Hand«, also die Chirurgie dar und ist das Werk, das seinen Namen in der Medizingeschichte berühmt gemacht hat. Es besteht aus 3 Teilen, denen eine Einleitung vorangestellt ist, in der Abulcasis die Ursache des Tiefstandes der arabischen Chirurgie seiner Zeit zu erklären versucht. Er sieht sie »in der Vernachlässigung einer systematischen und theoretischen Anatomie, die die einzige Voraussetzung für den chirurgischen Eingriff sein könne« (Schipperges 1991). Im Folgenden verweist er anhand von Beispielen auf die Gefahren mangelnder anatomischer Kenntnisse hin: »Wenn man nicht über die anatomischen Kenntnisse verfügt,… begeht man notwendigerweise Fehler und tötet Kranke«. Unter den Beispielen fataler Folgen anatomischer Unwissenheit ist auch ein urologischer Casus:

> *Ich habe einen anderen Arzt die Extraktion eines Steines bei einem sehr alten Mann durchführen sehen. Der Stein war groß. Der Arzt ging ans Werk und zog ihn zusammen mit einem Stück Blasenwand heraus. Der Kranke starb 3 Tage später.*
>
> *Ich selbst war einige Zeit vorher herbeigerufen worden, um diesen Stein zu entfernen. Aber seine Größe und der Zustand des Patienten hatten mich zu dem Entschluß gebracht, nichts zu unternehmen«* (Martini-Böltau 1967).

Hier offenbart sich der kluge, einfühlsame, vorsichtige und verantwortungsbewusste Arzt, der seine Schüler vor der Durchführung gefahrvoller Operationen warnt, indem er Galen zitiert:

»*Behandelt keine schlechten Krankheiten, damit ihr nicht als schlechte Ärzte geltet*«. Das chirurgische Werk des Abulcasis kann als der Beginn einer wissenschaftlichen Chirurgie bezeichnet werden. In einer Zeit, in der die arabische Medizin der Chirurgie ablehnend gegenüberstand, war er der einzige Arzt, der sich mit ihr beschäftigte und dadurch die Selbständigkeit der Chirurgie in die Wege leitete.

In der 3-bändigen »Chirurgie« des Abulcasis finden sich im Buch I und II neben zahlreichen Abbildungen mit ausführlichen Beschreibungen von chirurgischen Instrumenten (Abb. 1-33) zwölf Kapitel urologischen Inhalts, die von Martini-Böltau in hervorragender Weise bearbeitet worden sind (Martini-Böltau 1967).

Sie bilden die Grundlage der folgenden auszugsweisen Darstellung. Im ersten Buch der »Chirurgie« beschäftigen sich zwei kurze Kapitel mit der Kauterisation der Nieren und der Harnblase. Als Indikation für die Anwendung des Glüheisens werden Nierenschmerzen und Inkontinenz der Harnblase angegeben. Die Kauterisation bei Abulcasis, der ihr einen ganzen Band widmet, stellt gegenüber früheren Autoren einen Fortschritt dar, die diese Methode nur sporadisch und nicht bei Erkrankung der Harnorgane anwandten.

Im zweiten Buch seiner »Chirurgie« sind die Kapitel 55–64 urologischen Themen gewidmet. Er beginnt mit der Beschreibung angeborener Anomalien des Penis und der Urethra, beschreibt die Korrektur einer Hypospadie und sehr ausführlich die Beschneidung der Vorhaut. Er gelangt zu der Überzeugung, dass die Beschneidung mit der Schere und Ligatur allen übrigen Methoden, die er selbst ausprobiert hat, überlegen ist. Im Kapitel »*Von der Behandlung des in der Blase zurückgehaltenen Urins*« nennt er als Ursache der Harnverhaltung den Verschluss der Blase durch einen Stein, Blutkoagula, Eiter oder eine Geschwulst. Die verschiedenen von ihm angegebenen Behandlungsmethoden haben eine strenge Indikation. Erst wenn die medikamentöse Therapie und die Bewegungstherapie versagen, soll der Katheterismus zur Anwendung kommen. Das Instrument wird folgendermaßen beschrieben: »*Es wird aus Silber hergestellt; es muß sehr dünn, glatt, hohl wie das Röhrchen einer Vogelfeder und von der Feinheit eines Lichtstrahls sein, etwa 1 1/2 Handspannen lang und mit einem kleinen Trichter an seinem Kopfende*«. Das anschließende Kapitel beschreibt in Wort und Bild die Blasenspülung, die sich von der bei früheren Autoren kaum unterscheidet, lediglich durch seine Ausführlichkeit »*nennenswert originell ist*«.

Im Kapitel 60 bespricht Abulcasis die Symptomatologie und Therapie der Blasen- und Harnröhrensteine. Hierbei »*weicht er nur wenig von seinen großen Vorgängern Celsus und Paulos v. Aigina ab*«. Auch er sieht im Steinschnitt die wirksamste Therapie des Steinleidens. Neu ist lediglich die präoperative Verabreichung eines Klistiers zur leichteren Auffindung des Steines bei der bimanuellen Untersuchung. Bei Vorliegen sehr großer Steine gibt er den Hinweis:

> *Wenn der Stein sehr groß ist, ist es ein Zeichen von Unwissenheit, wenn du eine große Inzision auf ihn durchführst. Denn es kann beim Patienten eines von beiden auftreten, entweder stirbt er oder es tritt bei ihm eine ständige Urinfistel auf, da ja die Stelle nicht ganz hei-*

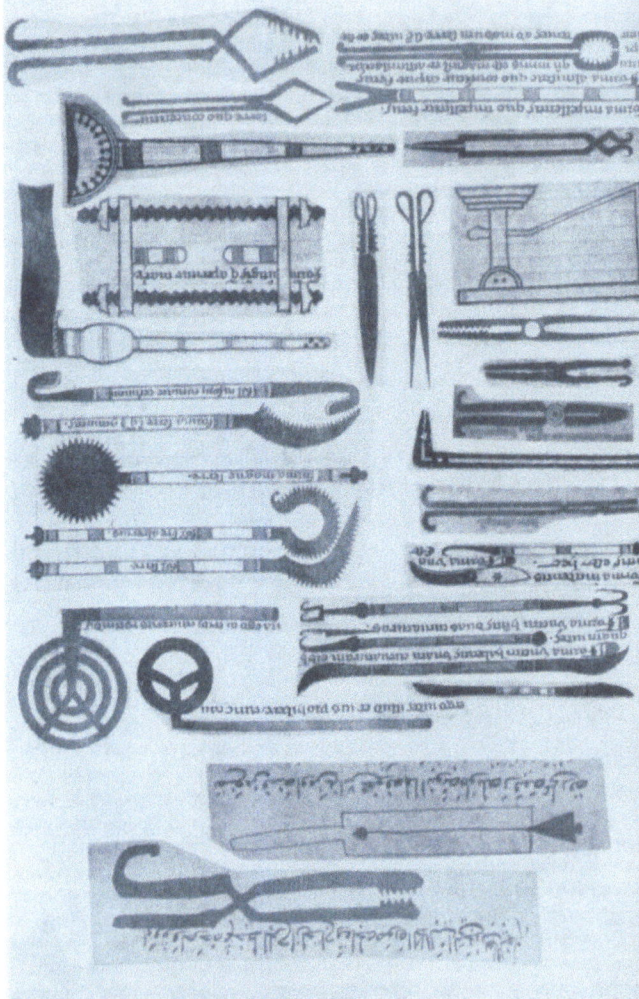

Abb. 1-33. Instrumentenbilder aus der »Chirurgie« des Abul Quasim (Meyer-Steinegg u. Sudhoff, S 108)

> *len wird. Versuch deshalb geschickt den Stein vorzuschieben, bis er herauskommt, oder ihn mit der Zange zu zerkleinern und ihn stückweise herauszuziehen.*

Erstmalig wird hier, im Gegensatz zu Ammonius, der Gebrauch einer Steinzange beschrieben. Ein Novum finden wir auch in der Therapie des Harnröhrensteines, der nach erfolglosem medikamentösen Therapieversuch instrumentell behandelt werden sollte: Eine Ligatur um den Penis proximal des Steines soll dessen Zurückgleiten verhindern.

> *Anschließend wird ein Instrument mit einer chirurgischen Stahlklinge und einem hölzernen Griff vorsichtig in die Harnröhre bis auf den Stein eingeführt und dieser durch rotierende Bewegungen des Instrumentes durchbohrt. … Durch Fingerdruck von außen wird der perforierte Stein vollständig zerbrochen. Die Fragmente gehen mit dem Urin ab.*

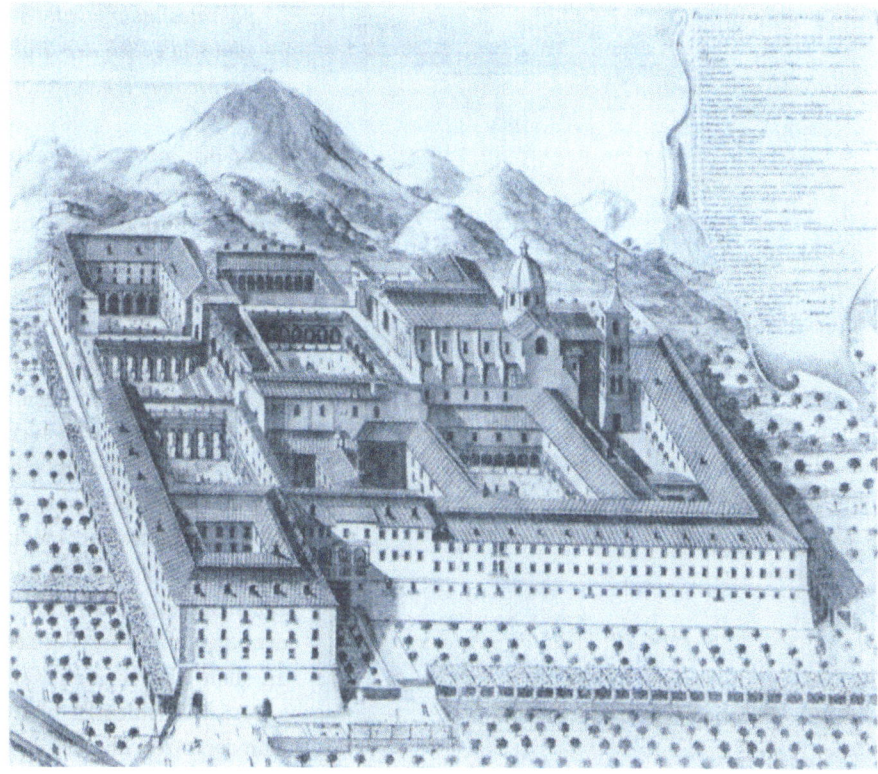

Abb. 1-34.
Benediktiner-Abtei Montecassino. Kupferstich aus »Historia Abbatiae Cassinensis« von Erasmo Gattula, Venedig 1733

Zweifellos handelt es sich auch bei diesem Eingriff um eine Lithotripsie und bei dem dazu benutzten Gerät um den Vorläufer des heute gebräuchlichen Lithotriptor.

Ein besonderes Kapitel widmet Abulcasis der Harnsteintherapie bei Frauen, bei denen es mancherlei Hemmnisse zu überwinden gäbe. Dabei betont er, dass »*nach den orientalischen Sitten der damaligen Zeit die Behandlung von Frauen durch Männer, besonders im Bereich der Genitalien, nicht üblich war*«.

Die Steinextraktion bei Frauen lässt Abulcasis daher durch Hebammen unter ärztlicher Leitung durchführen, wobei bei der Untersuchung streng auf die Jungfräulichkeit der Patientin zu achten sei. In der folgenden ausführlichen Beschreibung der Operation »*sehen einige Autoren die erste Anweisung zur Lithotomie bei Frauen überhaupt ... All das rechtfertigt den Schluß, dass Abulcasis in der Urologie zumindestens keineswegs restlos abhängig von Paulos v. Aigina war*«, dessen gesamtes Werk er neu durchdacht und das er in vielen Punkten durch eigene Erkenntnisse ergänzt hat. Viele seiner Therapievorschläge und Operationsmethoden besitzen in gering veränderter Form auch noch heute Gültigkeit. Zu Recht kann deshalb konstatiert werden, dass Abulcasis »*auf dem Gebiet der Urologie durchaus im Sinne des Fortschritts der Medizin gewirkt und diesen positiv beeinflusst hat*« (Martini-Böltau 1967).

1.5.2 Die Epoche der Klostermedizin (5.–12. Jh.)

Grundlagen

Nach dem Zusammenbruch des Römischen Reiches kam es durch die Wirren der Völkerwanderungszeit und die vom 6. bis 8. Jh. den Mittelmeerraum heimsuchenden so genannten »Justinianischen Pestwellen« zu einer nahezu völligen Vernichtung der hoch entwickelten römischen Kultur. Auch das medizinische Versorgungssystem mit seinen ärztlichen Spezialisten, Spitälern, Kur- und Badeeinrichtungen brach zusammen. Der immense Wissensschatz der Antike drohte für immer verloren zu gehen.

In dieser Zeit des allgemeinen Verfalls und des kulturellen Stillstandes waren es die Klöster, die sich aus regelrechten Übersetzerzentren zu Hochburgen universeller Gelehrsamkeit entwickelten, allen voran das von **Benedikt von Nursia** (480–547), dem Vater des abendländischen Mönchtums, gegründete Kloster Montecassino in Latium (Abb. 1-34). In seiner aus 73 Kapiteln bestehenden Ordensregel, einem »Grundbuch mittelalterlicher Lebensordnung«, legte Benedikt fest, dass im Konvent das Lesen und Schreiben gepflegt werden müsse, was in der Folgezeit die Entwicklung der Klöster zu Kunst- und Kulturzentren einleitete, in denen die antiken Texte gesammelt, übersetzt und vervielfältigt wurden. Eine herausragende Rolle der »*Regula Benedicti*« spielte die »*Cura Corporis*«, die Sorge

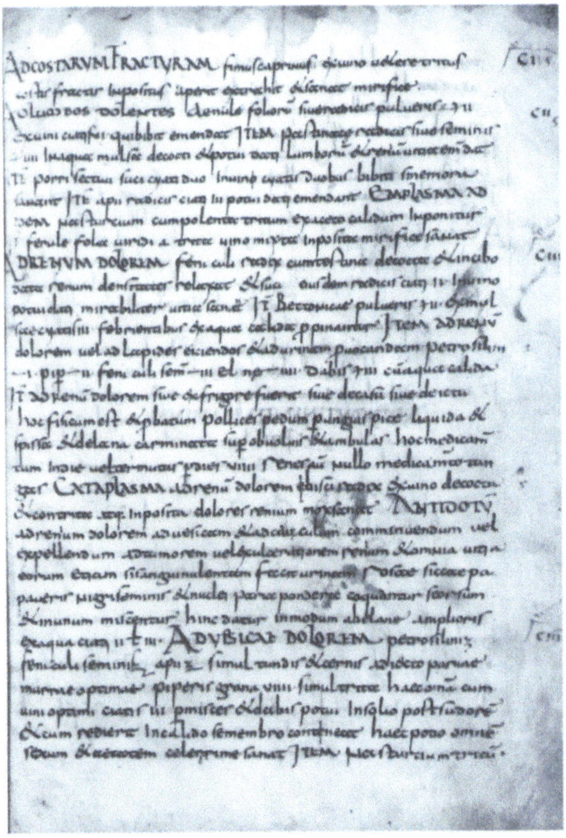

Abb. 1-35. »Urologische Rezepte« aus dem Lorscher Arzneibuch, um 790 (Msc Med 1, fol 29, Staatsbibliothek Bamberg)

für den Körper, besonders den kranken. Im berühmten 36. Kapitel hat Benedikt verfügt: »*Die Sorge für die Kranken muß vor und über allem stehen… Die kranken Brüder sollen einen eigenen Raum und Pfleger haben*« (Frohn 2001).

Auf der Grundlage der Regula Benedicti, deren 36. Kapitel als »*Gründungsurkunde der Klostermedizin*« bezeichnet wird (Meyer u. Goehl 2001) entwickelten die Klöster ein durchorganisiertes Hospitalwesen, bemühten sich um die heilkundliche Ausbildung und wurden somit zu Schwerpunkten der medizinischen Versorgung bis ins 12. Jh. Während die »Regula« Benedikts den geistlichen Aspekt (Cura animae), die Nächstenliebe und die Pflege des Kranken (Cura Corporis) festschrieb, kam der wissenschaftliche Impuls zur Herausbildung der Klostermedizin von zwei hervorragenden Gelehrten des Mittelalters, **Cassiodorus** und **Isidor von Sevilla.**

Cassiodorus (um 490–575/80), Ordensbruder Benedikts und Gründer des Klosters Vivarium, in dem die »Artes liberales« sowie die Medizin gelehrt wurden, empfiehlt in seinen »Institutiones« den Schülern:

> *Lernet die Eigenschaften der Kräuter und die Mischungen der Arzneien kennen… benutzt vor allem das Kräuterbuch des Dioskurides…und leset hernach Hippokrates und Galenos in lateinischer Übersetzung… und schließlich den Traktat des Caelius Aurelius über die Medizin* (Frohn 2001).

Isidor, Bischof von Sevilla (um 570–636), der »*Enzyklopädist des Mittelalters*«, trug in seinem »*Etymologiarum sive Originum libri XX*« das noch vorhandene antike Wissen zusammen. Das 4. Buch dieses Monumentalwerkes »*De Medicina*«, befasste sich mit den Grundlagen der antiken Medizin.

Das Vermächtnis des Benedikt von Nursia, des Cassiodor und des Isidor von Sevilla führten unter der Regierung **Karls des Großen** (768–814) innerhalb der so genannten »Karolingischen Renaissance« zu einem Neuansatz innerhalb der Medizin. Unter Karl dem Großen wurden die Klöster zu Zentren der medizinischen Bildung. Bereits 743 wurde die »Regula« für alle Klöster des karolingischen Hoheitsgebietes für verbindlich erklärt. Er befahl außerdem die Einführung der Lehren Cassiodors als Lehrstoff an allen Kloster- und Kathedralschulen, wodurch die »*Physica*« (Medizin) zukünftig fester Bestandteil im Lehrplan der »Artes liberales« wurde.

Quellen

Das älteste erhaltene Zeugnis der Klostermedizin in Deutschland ist das »*Lorscher Arzneibuch*« (Codex Bambergensis med. 1), das in der Reichsabtei Lorsch bei Worms vermutlich unter der Leitung des Lorscher Abtes **Richbodo** um 790 entstanden ist. Nach einer Vorrede, in der die Medizin, die vielerorts noch als »heidnisches Gedankengut« galt, verteidigt wurde, folgen zahlreiche phytotherapeutische Rezepte unter dem interessanten Hinweis, man solle angesichts der teuren orientalischen Arzneimittel sich mehr der einheimischen Pflanzen erinnern. Auf Fol. 29 sind auch »urologische« Rezepte angegeben z. B. gegen Harnsteine, gegen das Einnässen und gegen Nieren- und Blasenschmerzen (Abb. 1-35):

- Bei Blasenschmerzen und Miktionsstörungen fülle man geriebene Polei-Minze, Indische Narde und Nardenblätter in ein kleines Säckchen und lege es auf,
- zum Brechen der Steine wird 1 Bund Tausendgüldenkraut in 3 Schoppen Liebstöckelwein auf ein Viertelchen eingekocht, davon lässt man 3 Schalen trinken,
- gegen Nierenschmerzen und zum Austreiben der Steine sowie zur Anregung des Harnflusses: 1 Unze Petersilie, 2 Unzen Pfeffer, 3 Unzen Fenchelsamen, 4 Unzen Alant, dazu 3 Skrupel warmes Wasser.

Für die zahlreichen Arzneipflanzen sei stellvertretend die Betonia officinalis L. (Heilziest) genannt, die schon den Ägyptern bekannt und im Mittelalter eine der bekanntesten und beliebtesten Heilpflanze war, die als Antidiarrhoikum, Sedativum und bei Geburtskrämpfen, Blasenschmerzen sowie zum Austreiben von Harnsteinen häufig angewendet wurde (Abb. 1-36).

Eine weitere, einmalige Quelle der Klostermedizin ist der sogenannte St. Galler Klosterplan, ein um 830 von einem unbekannten Mönch des Klosters Reichenau entworfener Idealplan eines mittelalterlichen Klosters (Abb. 1-37; Hecht 1983).

Er sah entsprechend der in der ›Regula Benedicti‹ festgelegten Pflege und Versorgung der Kranken eine eigene Spitalanlage vor. Zu ihr gehörten u. a. eine Apotheke, ein Ärztehaus, Badehaus, der Raum für Schwerstkranke sowie das Haus für Aderlass, Einläufe und ambulante Behandlungen, womit das ärztliche und pflegerische Spektrum klösterlicher Heilkunde umrissen ist. Im Plan enthalten ist außerdem neben einem Gemüse- und Obstgarten ein Heilkräutergarten, in dem auf 16 Beeten genau vorgeschriebene Arten von Heilkräuter angebaut werden sollten.

Die klösterlichen Heilkräutergärten spiegeln das umfangreiche Wissen und die jahrtausendealten Erfahrungen wider, die bis zu den Ägyptern zurückreichen. Sie bilden die Grundlage des im Mittelalter neben Diätetik und dem Aderlass dominierenden Therapieregimes, der Phytotherapie.

Nur bedingt als Quelle der Klostermedizin anzusehen ist das »Liber de cultura hortorum«, kurz »Hortulus« genannte Kräuterbuch des Reichenauer Abtes **Walahfried Strabo**. Der in Gedichtform geschriebene »Hortulus« (Gärtlein) ist das erste Kräuter- und Gartenbuch Deutschlands. Es beschreibt in 27 Kapiteln den Aufbau des idealen Gartens sowie 23 Heilpflanzen, Küchen- und Zierpflanzen. Walahfried Strabo, Abt in Reichenau von 842–849, stützte sich in seinem Lehrgedicht sowohl auf die antiken Autoren, als auch auf Erkenntnisse aus eigenen Beobachtungen während seines Aufenthaltes an der Schule der Abtei Fulda, »einer europäischen Eliteschule des frühen Mittelalters«.

Zusätzliche Inspiration erhielt Strabo, der zeitweilig als Erzieher eines Sohnes **Ludwigs des Frommen** in Aachen weilte, durch das »Capitulare de villis«, die »Krongüterverordnung« Karls des Großen, in der die Anlage von Kräutergärten im Reich gefordert wird (Abb. 1-38).

Bedeutendste Quelle der Klostermedizin der Karolingerzeit ist das erstmals um 1100 erwähnte, in über 2000 Hexameter-Versen abgefasste Gedicht eines **Odo de Meung**, der so genannte »Macer floridus« (»De viribus herbarum«). Im Gegensatz zum »Hortulus« des Walahfried, einem eher lyrischen Gedicht, steht im »Macer floridus«, in dem die medizinische Wirkung von 78 Arzneipflanzen beschrie-

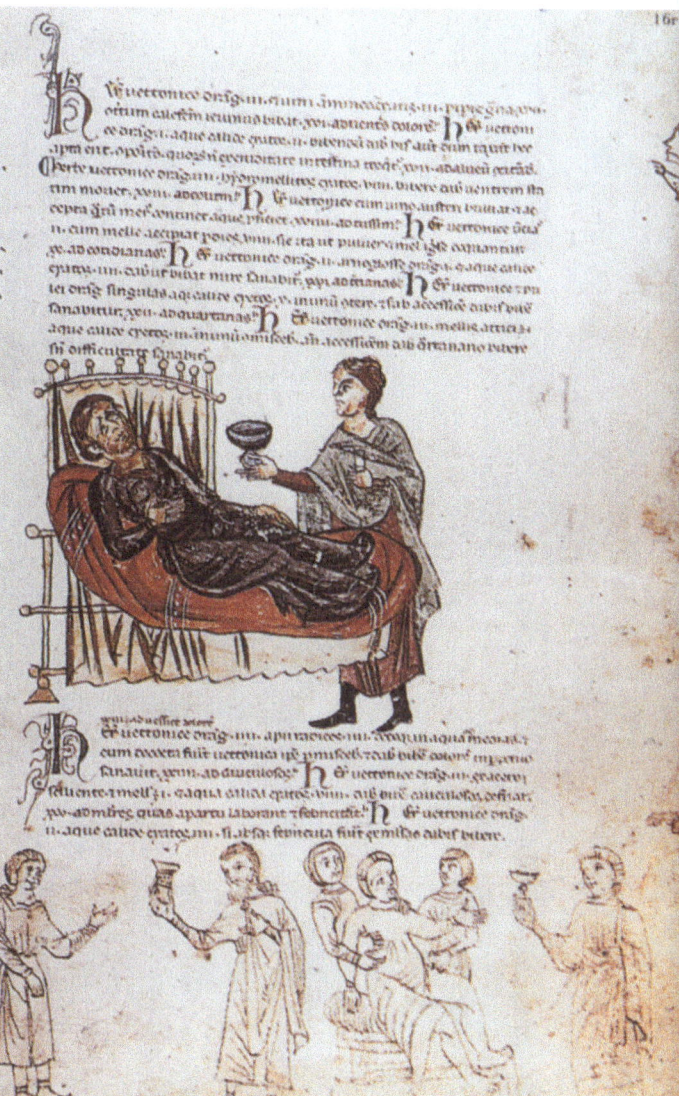

Abb. 1-36. Verabreichung einer Betonien-Zubereitung (Betonia officinalis L.) durch den Arzt an einen Kranken gegen Blasen- und Nierensteine (Codex Vindobonenesis 93, fol 16v, Nationalbibliothek Wien)

ben wird, deutlich sichtbar die Wissensvermittlung des Autors im Vordergrund (Meyer u. Goehl 2001).

Der »Macer floridus"; nach J. G. Mayer ein in keiner größeren Bibliothek fehlender mittelalterlicher Bestseller, wurde erstmalig 1477 in Venedig gedruckt. In lateinischer Sprache und landessprachlichen Übersetzungen erreichte er eine europaweite Verbreitung und »*beherrschte zusammen mit der ›Materica medica‹ des Dioscurides die Phytotherapie über mehr als ein halbes Jahrtausend in Westeuropa*«.

Im »Macer floridus« werden erstmals die Heilpflanzen im Zusammenhang mit den Erkenntnissen der Humoralpathologie, d. h. der Erklärung von Gesundheit und Krankheit auf der Grundlage der Viersäftelehre, dargestellt.

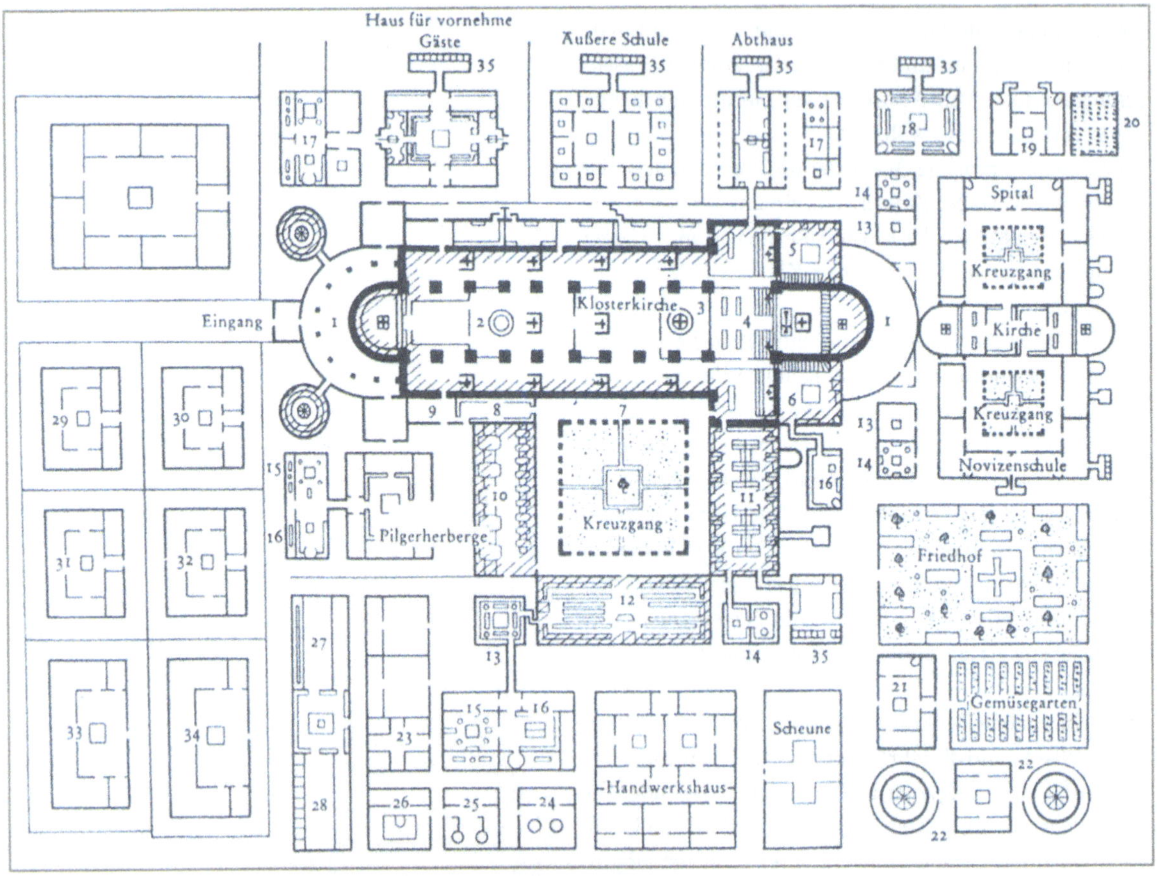

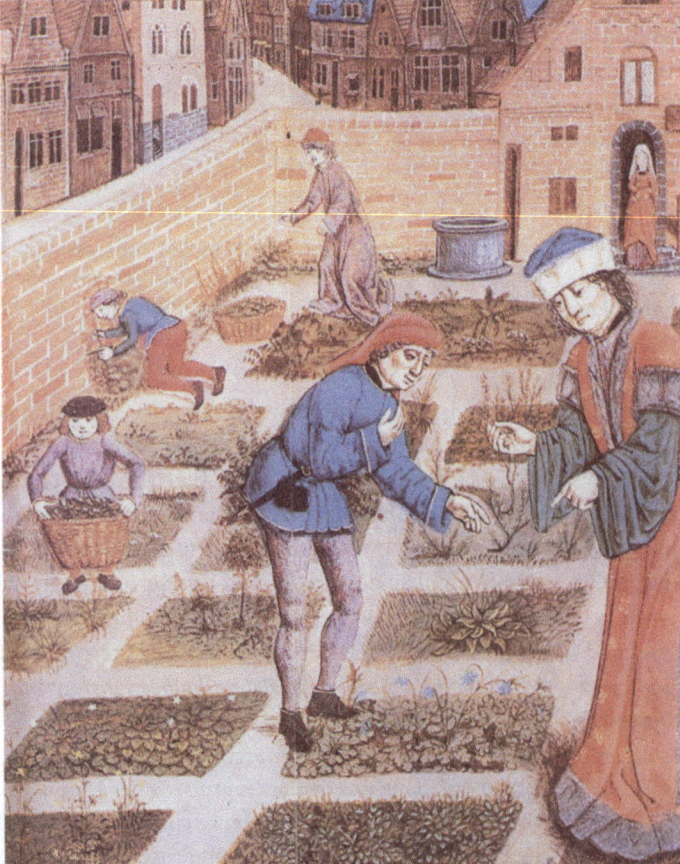

Abb. 1-37.
St. Galler Klosterplan. Idealplan benediktinischer Klosterkultur um 820 (Reddig 2002)

Abb. 1-38.
Mittelalterlicher Kräutergarten. Miniatur (British Libary MS 19720, fol 165, London. Aus: Krüger 2000)

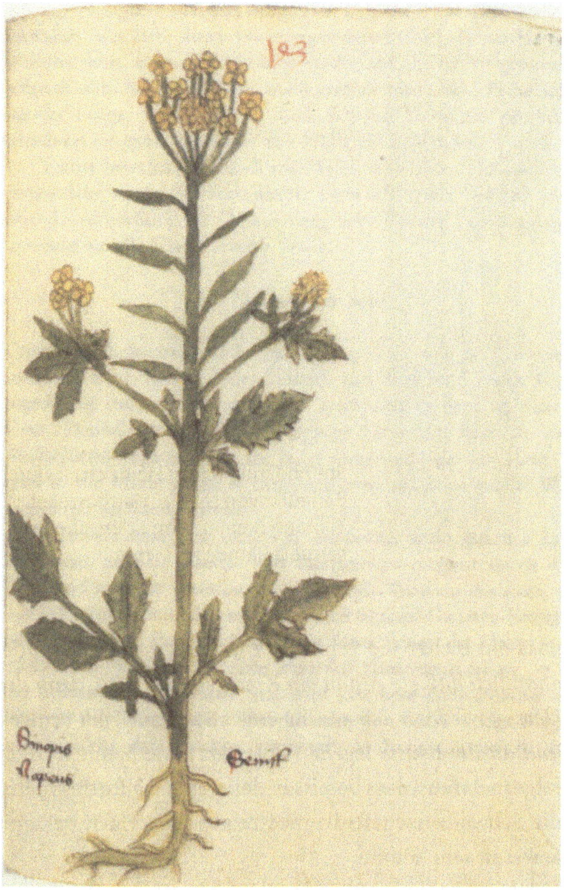

Die Urologie im Mittelalter

Abb. 1-39. Senf (Sinapis), zerreibt Nieren- und Blasensteine (Reproduktion aus »Macer Floridus« Kap 35, Clm 5905, fol 238 Nr.143, Bayrische Staatsbibliothek, München)

Fortschritt auf dem Gebiet der ... Pharmakologie bei« (Frohn 2001).

Zahlreiche Phytopharmaka sind durch den »Macer floridus« verbreitet, von den späteren Autoren berühmter Kräuterbuch übernommen und in ihrer Wirksamkeit zur Behandlung urologischer Erkrankungen durch die moderne pharmakologische Forschung bestätigt worden.

Mönchsärzte

Ursprünglich beschränkte sich die medizinische Behandlung durch die Klosterärzte entsprechend der «Regula Benedicti« auf die Insassen des Klosters (Abb. 1-40). Der St. Galler Klosterplan weist es als Zentrum medizinischer Behandlung aus, das später auch von der übrigen Bevölkerung stark in Anspruch genommen wurde. Das Therapiekonzept der Klosterärzte bestand neben der »*Diaita*« (gesunde Lebensführung) und der Phytotherapie vor allem im Aderlass, Schröpfen, der Urinschau und der Durchführung von Klistieren. In Notfällen kamen auch Maßnahmen der »kleinen Chirurgie« mit Messer und Brenneisen zur Anwendung. Die Verantwortung für die medizinische Betreuung lag in den Händen des Abtes, der deshalb bestrebt war, sich eine umfangreiche medizinische Bildung anzueignen.

Einer der berühmtesten war der gelehrte St. Galler Mönch **Notker**, der »physicus« (gestorben 975), ein scharfsinniger Diagnostiker, der durch seine Heilkunst dem Kloster zu

So sind auch für »urologische« Erkrankungen zahlreiche Heilpflanzen benannt, z. B. für »Blasenleiden«, worunter man u. a. schmerzhafte Zystitiden und Harnblasensteine subsummierte. Empfohlen werden 15 Heilpflanzen, darunter Knoblauch, Kamille und Senf. Beim Harnsteinleiden werden 17 Pflanzen angegeben, die harn- und steintreibend oder »steinbrechend« (Senf, Kamille) sind (Abb. 1-39).

Neben Mitteln für »Nierenleiden« ist auch die Zahl der harntreibenden Mittel mit 30 Substanzen stark vertreten. Berücksichtigung finden auch »Hodenleiden« (Hodenentzündung, Hodenschwellung bzw. »Geschwülste«) und Sexualstörungen. Für letztere werden bezeichnenderweise 18 Heilpflanzen »*zur Förderung der Sexualität und Leidenschaft*« (u. a. Lauch, Poleiminze, Bohnenkraut) dagegen nur vier, welche selbige zügeln sollen, angegeben (Raute, Katzenminze, Kümmel).

Obwohl neben den empirisch-rationalen Erfahrungen noch sehr häufig eine spekulative Betrachtungsweise zu erkennen ist, »*trugen die Herbarien der mittelalterlichen Klöster entscheidend zum wissenschaftlichen*

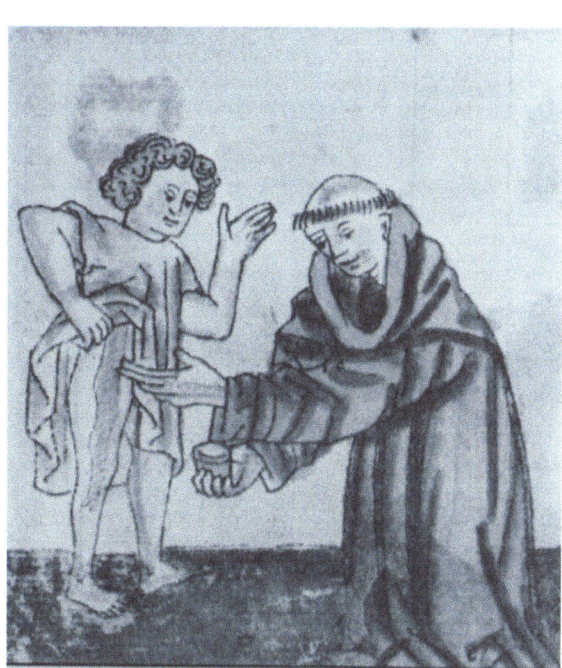

Abb. 1-40. Behandlung eines Klosterschülers durch einen Mönchsarzt. Miniatur aus der Gallus-Vita, 1452 (St. Gallen, Schriftsbibliothek, Codex 602, S 146)

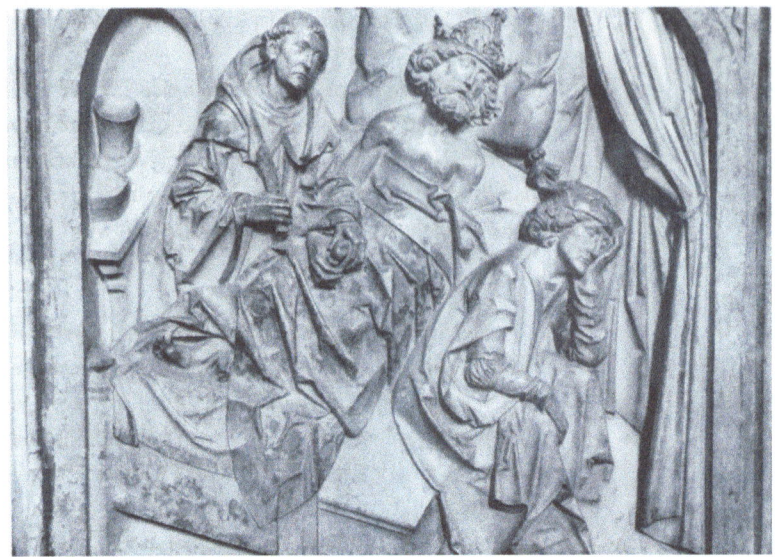

Abb. 1-41.
Steinheilung Kaiser Heinrichs II. durch Benedikt von Nursia. Marmorrelief Tilmann Riemenschneiders am Kaisergrab, Bamberger Dom

hohem Ansehen verhalf und von zahlreichen hochgestellten Persönlichkeiten seiner Zeit konsultiert wurde, so auch vom Bayernherzog **Heinrich I.** (948–955), der Notker zu täuschen suchte, indem er dem Uroskopen anstatt seines eigenen Urins den eines Kammerfräuleins zur Untersuchung schickte. Notker soll daraufhin verkündet haben, dass ein bisher nie gehörtes Wunder geschehen werde, »*nämlich daß ein Mann ein Kind gebären wird, denn der Herzog wird um den 30. Tag einen Sohn zur Welt bringen und an die Brüste legen*« (Duft 1972). Medizinhistoriker folgern daraus, dass bereits in der ersten Hälfte des 11. Jhs. die Schwangerschaftsdiagnostik aus dem Harn bekannt gewesen sein könnte.

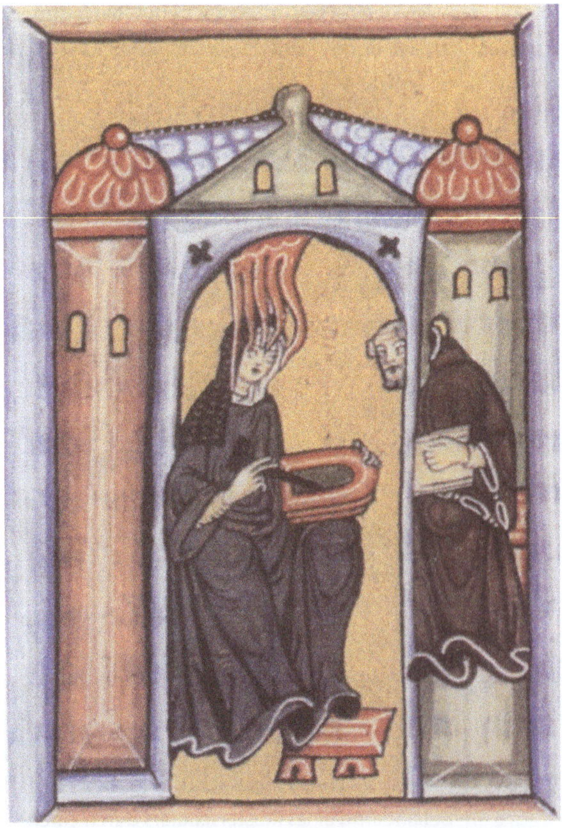

Neben weiteren berühmten Klosterärzten wie **Bertharius von Montecassino** (gestorben 883), **Johannes von Toledo** (gestorben 1275) und **Balduin von Chartres** (gestorben 1097) sei hier erneut Benedikt von Nursia genannt.

Durch das berühmte Steinheilungsrelief, das **Tilmann Riemenschneider** (um 1460–1531) am Grabmal des heiligen Kaiserpaares **Heinrich II.** (um 973–1024) und **Kunigunde** (um 980–1033) im Jahre 1513 für den Bamberger Dom schuf, wird Benedikt, der neben dem Heiligen Liborius auch als Patron der Steinleidenden gilt, als Steinheiler dargestellt (Abb. 1-41). Dass Kaiser Heinrich II. an Harnsteinkoliken litt, ist sowohl durch den Chronisten **Thietmar von Merseburg** (975–1018) als auch durch die Biographen Heinrichs II. berichtet worden (Hafemann 1988; Reddig 2002; Schöppler 1919). Auf seinem Italienfeldzug, der ihn bis Apulien führte, suchte er bei seiner Rückkehr das damals für seine Heilkunst berühmte Kloster Montecassino auf, wo er im Jahre 1022 wahrscheinlich am Blasenstein operiert wurde, der späterer Legende nach von Benedikt selbst.

Hildegard von Bingen (1098–1179; Abb. 1-42), eine der faszinierendsten Persönlichkeiten des hohen Mittelalters, Äbtissin vom Disibodenberg und Rupertsberg, Mystikerin, Politikerin, Dichterin und »*erste schreibende Ärztin*«, legte mit ihren natur- und heilkundlichen Schriften das größte und zugleich letzte Werk der Klostermedizin vor.

Abb. 1-42. Hildegard und Mönch Volmar (Reproduktion nach dem Codex der Abtei St. Hildegard, Eibingen)

Das zwischen 1150 und 1160 verfasste, im Original nicht mehr erhaltene »*Buch von den feinen Eigenschaften der verschiedenen Naturen der Schöpfung*« wurde später aufgeteilt in ein »*Liber simplicis medicinae*« (»Physica«) und »*Liber compositae medicinae*« (»Causae et curae«).

Hildegards medizinische Schriften stellen nach Schipperges »*offensichtlich Kompilationen aus volkskundlichen Erfahrungen, antiker Überlieferung und benediktinischer Tradition*« dar (Schipperges 1997). Während die »Physica« (»Naturlehre«), eine für den Volksgebrauch bestimmte Naturkunde und Heilmittellehre darstellt, verbindet »Causae et curae« (»Heilwissen«) theologische, naturkundliche, pathologische und therapeutische Inhalte zu einer Einheit. Auch bei der Darstellung »urologischer« Erkrankungen und deren Therapie stehen wissenschaftliche und religiöse Deutungen eng beisammen.

Als Ursache des Harnblasensteins erkennt Hildegard üppige Speisen und starken Wein und empfiehlt frische Galle vom jungen Stier und pulverisierten Steinbrech (Pimpinella saxifraga L.) sowie einen Petersilien-Trank zur Schmerzbekämpfung bei Nieren- und Blasensteinen. Bei Harnverhaltung (»Harnträufeln«, »Störung der Harnausscheidung«) sollen Rainfarn und Salbei, eine der Universalheilpflanzen des Mittelalters, zur Anwendung kommen.

Mit Hildegard von Bingen, »*der Prophetin ihres Jahrhunderts, dem Orakel nicht nur für Kaiser und Päpste, auch für die Kranken ... aus ganz Europa*« endete die Epoche der Klostermedizin, der wir »*weniger heiltechnische Errungenschaften verdanken als vielmehr die Tradierung des spätantiken Bildungsgutes*« (Schipperges 1997).

Durch umfassende, vom Kloster Cluny ausgehende Reformbewegungen erschöpfte sich das Bildungspanorama der »Artes liberales« und durch den zunehmenden Einfluss der Medizinschule von Salerno verlor die vorwiegend phytotherapeutisch orientierte Klostermedizin am Ende des 12. Jhs. ihre Monopolstellung. Zudem führten die Konzilbeschlüsse von Clermont im Jahr 1130 und Tours im Jahr 1163 zu einem medizinischen Praxis- und Ausbildungsverbot für Mönche. Das Verbot der chirurgischen Betätigung durch das IV. Laterankonzil im Jahr 1215 leitete schließlich die Säkularisierung der Medizin ein.

Literatur

Ackerknecht EH (1989) Geschichte der Medizin. 6. Aufl, Enke Stuttgart
Asklepios, Heilgott und Heilkult. Ausstellungskatalog der Universität Erlangen-Nürnberg vom 12.7.–30.9.1990
Baumann ED (1933) Über die Erkrankungen der Nieren- und Harnblase im klassischen Altertum. Janus XXXVII, Leyde
Bitschai J, Brodny ML (1956) A History of Urology in Egypt. Privately printed at the Riverside Press
Blaschke A (1998) Beschneidung. Zeugnisse der Bibel und verwandter Texte. Franke, Tübingen Basel
Bleker J (1972) Die Geschichte der Nierenkrankheiten. Boehringer Mannheim GmbH
Böcker R, Laval K (1982) Bilharziose der Harnblase-Endoskop. Urologe A 21: 237–238
Brandenburg D (1992) Die Ärzte des Propheten. Islam und Medizin. Edition q, Berlin
Browe P (1936) Zur Geschichte der Entmannung. Eine religions- und rechtsgeschichtliche Studie. Breslauer Studien zur historischen Theologie, N.F. Bd 1
Caprez H (1951) Die Klostermedizin. Ciba Zeitschr, Nr. 126
Chevalier AG (1938) Salerno. Ciba Zeitschr, Nr. 56
David R, Archbold R (2000) Wenn Mumien erzählen. Heyne München, S 51
Deines HV, Grapow H, Westendorf W (1958) Grundriss der Medizin der Alten Ägypter. Akademie, Berlin, Bd IV/1
Derry DE (1935) Note on five pelves of woman of the eleventh dynasty in Egypt. J Obstet Gynaec Brit Emp 42: 490
Desnos E (1914) Histoire d'Urologie. In: Desnos E, Pousson A Encyclopedie francoise d'Urologie, Paris, Bd 1, p 1–294
Diepgen P (1949) Geschichte der Medizin. Die historische Entwicklung der Heilkunde und des ärztlichen Lebens. Bd 1, De Gruyter, Berlin
Diepgen P, Goerke H (1960) Kurze Übersichtstabelle zur Geschichte der Medizin. 7. Aufl, Springer, Berlin Göttingen Heidelberg
Dimitriades K (1971) Byzantinische Urologie. Med Dissertation, Universität Bonn
18 Dimopoulos C, Giales A, Likourinas M (1980) Hippokrates: Founder and Pioneer of Urology. Brit J Urol 52: 73–74
Dioskurides P (1999) Der Wiener Dioskurides: Codex medicus, Graecus 1. ADV, Graz
Dreyer G (1999) Das prädynastische Grab U-j und seine frühen Schriftzeugnisse. Philipp v Zabern, Mainz
Duft J (1972) Notker der Arzt. Klostermedizin und Mönchsarzt im frühmittelalterlichen St. Gallen. BD Ostschweiz AG, St. Gallen
Eckart W (1990) Geschichte der Medizin. Springer, Berlin Heidelberg New York Tokyo
Eckart W, Gradmann Ch (1995) Ärzte-Lexikon. Von der Antike bis zum 20. Jahrhundert. CH Beck, München
Ellinger W (1992) Ephesos. Geschichte einer antiken Weltstadt. 2. Aufl, Kohlhammer, Stuttgart Berlin Köln
Engelhardt DV, Hartmann F (1991) Klassiker der Medizin. Von Hippokrates bis Hufeland. Bd 1, CH Beck, München
Feucht E (1995) Das Kind im alten Ägypten. Campus, Frankfurt New York
Frohn B (2001) Klostermedizin. Dtv, München
Gärtner H (1962) Rufus von Ephesos. Die Fragen des Arztes an den Kranken. In: CMG Suppl 4, Akademie, Berlin
Germer R (1991) Mumien. Zeugnisse des Pharaonenreiches. Artemis & Winkler, Zürich
Hafemann G (1988) S. Benedikt von Nursia. Urologe B 28: 39f
Harig G (1992) Ni-Anch-Sachmet. In: Wiench P (Hrsg) Die großen Ärzte. Geschichte der Medizin in Lebensbildern. Knaur, München, S 27–47
Harig G, Schenk P (1990) Die Geschichte der Medizin. Gesundheit GmbH, Berlin
Haussperger M (1997) Die mesopotamische Medizin und Ärzte aus heutiger Sicht. Zeitschr Assyriologie 87: 196–218
Hecht K (1983) Der St. Galler Klosterplan. Thorbecke, Sigmaringen
Hemneter E (1936) Die Entwicklung der indischen Medizin. Ciba Zeitschr Nr 35
Herodot II, 84. Zit. bei Pollak K (1968) Wissen und Weisheit der alten Ärzte, Econ, Düsseldorf Wien
Herrlinger R, Kudlin F (1965) Illustrierte Geschichte der Medizin. 5. Aufl, G. Fischer, Stuttgart
Hildegard v Bingen (1994) Heilwissen. 4. Auf, Herder, Freiburg Basel Wien
Hönigsberg P (1962) Die Instrumententafel von Kom Ombo. MMW 104: 1453–1456

Ilberg J (1930) Rufus von Ephesos. Ein griechischer Arzt in Trajanischer Zeit. Hirzel, Leipzig

Josephs A (1998) Der Kampf gegen die Unfruchtbarkeit. Zeugungstheorien und therapeutische Maßnahmen von den Anfängen bis zur Mitte des 17. Jahrhunderts. Wissenschaftliche Verlagsgesellschaft, Stuttgart

Kapferer R, Sticker G (Hrsg) (1995) Die Werke des Hippokrates. 1. Aufl, Bd II, Anger Eick, Anger

Keil G (2002) Roger Frugardi und die Tradition langobardischer Chirurgie. Sudhoffs Archiv. Steiner, Wiebaden, Bd 8, S 1–26

Kielleuthner L (1929) Geschichte der Urologie. Ein historischer Rückblick. MMW 39: 1652–1655

Kliegel P (1972) Die Harnverse des Gilles de Corbeil. Med Dissertation, Universität Bonn

Köcher F (1963) Die babylonisch-assyrische Medizin in Texten und Untersuchungen. Bd I, De Gruyter, Basel

Koelbing HM (1967) Der Urin im medizinischen Denken. Documenta Geigy, Basel

Kollesch J, Nickel D (Hrsg) (1981) Antike Heilkunst. Ausgewählte Texte aus dem Schrifttum der Griechen und Römer. Phillip Reclam jun, Leipzig

Konert J (2002) Vom Steinschnitt zur Nierentransplantation. Schattauer, Stuttgart New York

Kremling H (1987) Geschichte der gynäkologischen Urologie. Urban & Schwarzenberg, München Wien Baltimore

Krüger U (2000) Bauerngärten. Bassermann, München, S 8f

Krug A (1993) Heilkunst und Heilkult. 2. Aufl, CH Beck, München

Kudlin F (1967) Der Beginn des medizinischen Denkens bei den Griechen. Artemis, Zürich Stuttgart

Künzl E (1983) Medizinische Instrumente aus Sepulkralfunden der römischen Kaiserzeit. 2. Aufl, Rheinland, Köln

Künzl E (2002) Medizin der Antike. Theiss, Stuttgart

Leix A (1935) Babylonische Medizin. Ciba-Zeitschrift Nr 25

Lichtenthaeler Ch (1984) Der Eid des Hippokrates. Ursprung und Bedeutung. Dt Ärzteverlag, Köln

Martini-Böltau E (1967) Die Urologie in der »Chirurgie« des Abu Ul Quasim. Med Dissertation, Universität Düsseldorf

Mattelaer JJ (2000) Blasenkatheterismus. In: Schultheiss D, Rathert P, Jonas U (Hrsg) Streiflichter aus der Geschichte der Urologie. Springer, Berlin Heidelberg New York Tokyo, S 81–93

Maul SM (1996) Die babylonische Heilkunst. Medizinische Keilschrifttexte auf Tontafeln. In: Schott H (Hrsg) Meilensteine der Medizin. Dortmund

Medioni G (1990) Die griechische Medizin nach Hippokrates. In: Toellner R (Hrsg) Illustrierte Geschichte der Medizin. Bd 1, Andreas & Andreas, Salzburg

Meyer JG, Goehl K (Hrsg) (2001) Höhepunkte der Klostermedizin. Der »Macer floridus« und das Herbarium des Vitus Auslasser. Reprint, Leipzig

Meyer-Steinegg T, Sudhoff K (1965) Illustrierte Geschichte der Medizin. Fischer, Stuttgart, S 106

Müller I (1993) Die pflanzlichen Heilmittel bei Hildegard von Bingen. 13. Aufl, Herder, Freiburg

Müller RFG (1948) Altindische Urologie. Z Urol 41: 118–128

Murphy LIT (1972) The history of Urology. CC Thomas Publisher Illinois, Springfield/II

Neuburger M, Pagel J (1902–1905) Handbuch der Geschichte der Medizin. 3 Bde, G Fischer, Jena

Nöske HD (1982) Lithotomia vesicae. Zuckschwerdt, München

Nöske HD (1974) Zur Entwicklung des Blasensteinschnittes. MMW 116: 1783–1788

Nunn JF (1992) Chirurgie im Alten Reich Ägyptens. Dtsch Med Wochenschr 127: 2697–2698

Oelschlegel FF, Luther B, Arnst CB (1986) Chirurgie im Alten Ägypten. Zentralbl Chir 111: 814–821

Pfister E (1913) Über die aaa-Krankheit der Papyri Ebers und Brugsch. Arch Gesch Med 6: 12–20

Pohl WM (1993) Altägyptische Schädelchirurgie. G Fischer, Stuttgart Jena New York

Pollak K (1968) Wissen und Weisheit der alten Ärzte. Die Heilkunst der frühen Hochkulturen. Econ, Düsseldorf Wien

Pollak K (1969) Die Heilkunde der Antike. Econ, Düsseldorf Wien

Poulakou-Rebelakou E, Rebelakos AG, Marketos SG (1998) Urologic references in the Homeric Epics. De Historia Urologiae Europaeae 5: 249–257

Reddig WF (2000) Bader, Medicus und weise Frauen. Wege und Erfolge der mittelalterlichen Heilkunst. Battenberg, München

Reddig WF (2002) Kaiser Heinrich II. Leben und Zeit und Welt. Babenberg, Bamberg

Reuter MA (1998) Geschichte der Endoskopie. Krämer, Stuttgart

Römer Ch, Pötschke D, Schmidt OH (Hrsg) (1999) Benediktiner, Zisterzienser. Bd 7 (Studien zur Geschichte, Kunst und Kultur der Zisterzienser). Lukas, Berlin

Ruffer MA (1910) Note on the Presence of 'Bilharzia haematobia' in Egyption Mummies of the Twentieth Dynasty. Brit Med J 1:16

Sachs M, Peters J (1999) Aus der Geschichte des chirurgischen Instrumentariums. Das Instrumentarium und die Entwicklung der operativen Technik des Steinschnitts (Lithotomie). Zentralbl Chir 124: 1059–1066

Scheller E (1906) Aulus Cornelius Celsus über die Arzneiwissenschaft in 8 Büchern. Nach der Textausgabe von Davemberg neu durchgesehen von Frieboes W, 2. Aufl, Vieweg F und Sohn, Braunschweig, S 414–425

Schilcher H (1992) Phytotherapie in der Urologie. Hippokrates, Stuttgart

Schipperges H (1997) Hildegard von Bingen. 3. Aufl, CH Beck, München

Schipperges H (1992) Hippokrates, Galenos. In: Wiench P (Hrsg) Die großen Ärzte. Geschichte der Medizin in Lebensbildern. Knaur, München, S 48–60 und 61–77

Schipperges H (1991) Arabische Ärzte. In: Engelhard DV, Hartmann F (Hrsg) Klassiker der Medizin. Bd 1, CH Beck, München, S 30–43

Schöppler H (1919) Die Krankheiten Kaiser Heinrich II. und seine »Josephsehe«. Arch Gesch Med, Leipzig, Bd 11, S 200–205

Schwarzmann-Schaffhäuser D, Kolta KS (1998) Die naturalistische Krankheitsvorstellung des Altägyptischen Arztes. Anmerkungen zur modernen Konzeptualisierung einer archaischen Heilkunde. In: Würzburger medizin-historische Mitteilungen Bd 17, S 143–151

Sideras A (1977) Rufus von Ephesos. Über die Nieren- und Blasenleiden. Akademie Verlag, Berlin

Sigerist HE (1963) Anfänge der Medizin. Europa, Zürich

Stettler A (1982) Der Instrumentenschrank von Kom Ombo. Antike Welt 13: 48–52

Stoffler HD (2000) Der Hortulus des Walahfried Strabo. Thorbecke, Stuttgart

Thalheim K (1980) Zur Geschichte des Blasenkatheters. Med Dissertation, Universität München

Thomssen H (1989) Die Medizin des Rufus von Ephesos. Med Dissertation, Universität München

Thorwald J (1993) Macht und Geheimnis der frühen Ärzte. 10. Aufl, Knaur, München

Toellner R (Hrsg) (1990) Illustrierte Geschichte der Medizin. Bd 2, Andreas & Andreas, Salzburg, S 602

Ullmann M (1970) Die Medizin im Islam. In: Handbuch der Orientalistik, I. Abtlg., Ergbl. VI, 1. Abschn, Leiden, Köln, S 71

Wallhöfer H (1966) Der Arzt in der indischen Kultur. Fink, Stuttgart

Warren KS (1960) Trematoden. In: Warrell DA Infektionskrankheiten. Edition Medizin VCH, Weinheim, S 707–714

Westendorf W (1992) Erwachen der Heilkunst. Die Medizin im alten Ägypten. Artemis & Winkler, Zürich

Wies EW (1992) »Capitulare de Villis et Curtis imperialibus« (Verordnung über die Krongüter und Reichshöfe) und die Geheimnisse des Kräutergartens Karls des Großen. Einhard, Aachen

Zaragoza JR (1990) Die Medizin in Mesopotamien. In: Toellner R (Hrsg) Illustrierte Geschichte der Medizin. Bd 1, Andreas & Andreas, Salzburg, S 91–107

Zwischen Mythos und Realität
Urologisches aus der frühen Neuzeit

Jürgen Konert

2.1 Uroskopie – 40
2.2 Behandlung des Blasensteins – 48
2.3 Andere urologische Erkrankungen – 71
2.4 Geschlechtserkrankungen und ihr Einfluss auf die Entwicklung der Urologie – 74
2.5 Erkrankungen des Penis – 76
2.6 Beitrag der Anatomie und anderer Wissenschaften zur weiteren Entwicklung der Urologie – 79
2.7 Von der menschlichen Fortpflanzung – 84
2.8 Urologie in der akademischen Medizin des 16. bis 18. Jahrhunderts – 84
2.9 Urologie auf dem Wege zur Wissenschaft – 87
Literatur – 91

Dieses Kapitel behandelt die Entwicklung in der frühen Neuzeit. Epochegrenzen gehen häufig mit grundlegenden Veränderungen einher, die erst aus zeitlicher Distanz richtig erkennbar werden. Um 1500 endete das Mittelalter, feste Daten sind für einen derartigen Übergangsprozess aber nicht festzulegen. Ausgangspunkt war neben der Erfindung des Buchdrucks mit beweglichen Lettern im Jahre 1453 und der Eroberung Konstantinopels durch die Osmanen im gleichen Jahr vor allem die Entdeckung Amerikas 1492. Den Abschluss dieser Übergangsphase bildete die 1517 eingeleitete Reformation. Die frühe Neuzeit endet dann mit der Französischen Revolution am Ausgang des 18. Jhs.

Vom 16. Jh. an bekam auch die Heilkunde Auftrieb durch die allgemeine geistige »Wiedergeburt«, die Renaissance. Die Verbreitung des Schrifttums durch die Erfindung des Buchdrucks durch den Mainzer **Johannes Gutenberg** und die Vervielfältigung der Abbildungen durch die Entwicklung der Stecherkunst gaben dem geistigen Austausch in dieser Zeit mächtige Impulse. Hinzu kamen noch zahlreiche Neuerungen, die zwar schon länger bekannt waren, sich aber jetzt erst voll entfalteten, wie die Herstellung von Papier, die Entwicklung der Druckerschwärze, die Verwendung von Druckstöcken und die Erfindung der Brille. Alle möglichen traditionellen Kenntnisse konnten nun überprüft und erweitert werden. Den Ärzten erlaubte man, hin und wieder Leichen zu sezieren. Es begann eine Periode des gewaltigen Umbruchs.

Der Fall Konstantinopels veranlasste viele Griechen nach Italien zu gehen. Sie führten Handschriften mit sich und gaben ihr Wissen an die italienischen Humanisten weiter, die nur zu gerne glaubten, die Wahrheit sei in ihrer reinsten Form bei den griechischen Quellen zu finden. Dies galt auch für die Medizin, denn waren nicht ihre frühesten Meister Griechen? »Ad fontes« – zurück zu den Quellen – hieß das neue Motto, und oberste Priorität hatte nun die verlässliche Übersetzung der griechischen Originaltexte, da die arabischen und mittellateinischen Übersetzungen als unelegant und unrichtig galten. Im Jahr 1525 erschien in Venedig **Galens** Gesamtausgabe in griechischer Sprache. Dies führte zu einer ersten kritischen Überprüfung tradierten medizinischen Wissens durch ein neuerliches Studium der Klassiker.

Dennoch schritt die Chirurgie und mit ihr die Urologie nur sehr langsam voran, denn es gab immer noch keine ausreichenden Mittel zur Betäubung und zur Bekämpfung der Infektionen. Aber das Wissen über den menschlichen Körper und seine krankhaften Veränderungen gewann schrittweise an Umfang.

2.1 Uroskopie

Der Urin als allgegenwärtiges Ausscheidungsprodukt spielt seit alters her eine große Rolle im menschlichen Leben (Abb. 2-1). Aus seinem Aussehen etwas über die Vorgänge im Innern des leidenden Körpers, den Zustand kranker Organe zu erfahren, ist daher ein schon lange bekanntes Bemühen der Ärzte. Neben der körperlichen Untersuchung und dem Pulsfühlen ist die Inspektion des Urins eine der ältesten Untersuchungsmethoden der Medizin überhaupt (Abb. 2-2). Erste Hinweise auf die diagnostische Prüfung der Ausscheidungen finden sich bereits in den medizinischen Papyri der alten Ägypter. Sie begleitete die Ärzte in allen Kulturepochen. Im frühen Mittelalter gewann die Harnbeschau, der Uroskopie, dann unter arabischem Einfluss immer mehr an Bedeutung und entwickelte sich bis zur frühen Neuzeit zur wichtigsten ärztlichen Tätigkeit überhaupt. Sie stellt somit das Bindeglied zum vorangegangenen Kapitel dar. Zum Beginn der Neuzeit wurde das Harnglas in der Hand des Arztes zum Sinnbild der Heilkunde schlechthin. So stellte beispielsweise **Albrecht Dürer** (1471–1528) in einer Randleiste

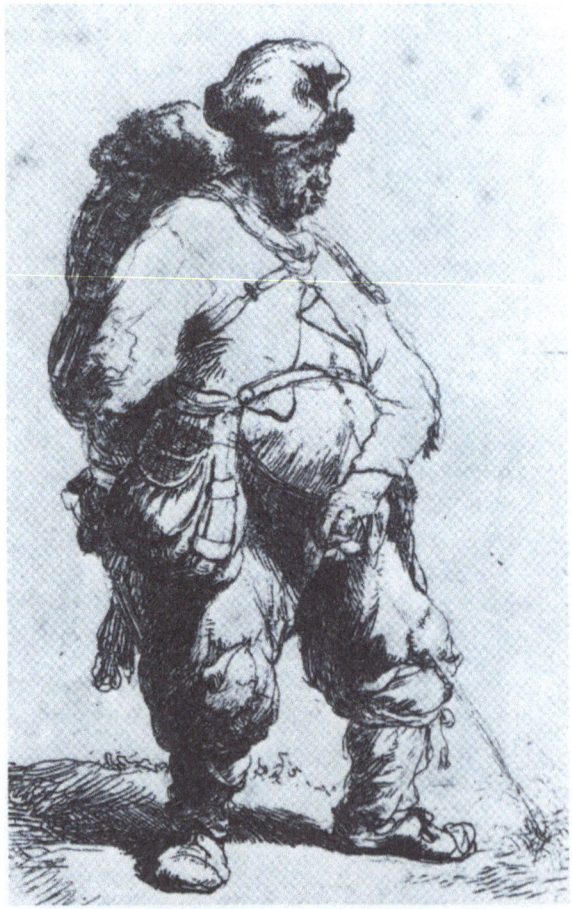

Abb. 2-1. Miktionsdarstellung aus dem 17. Jh.

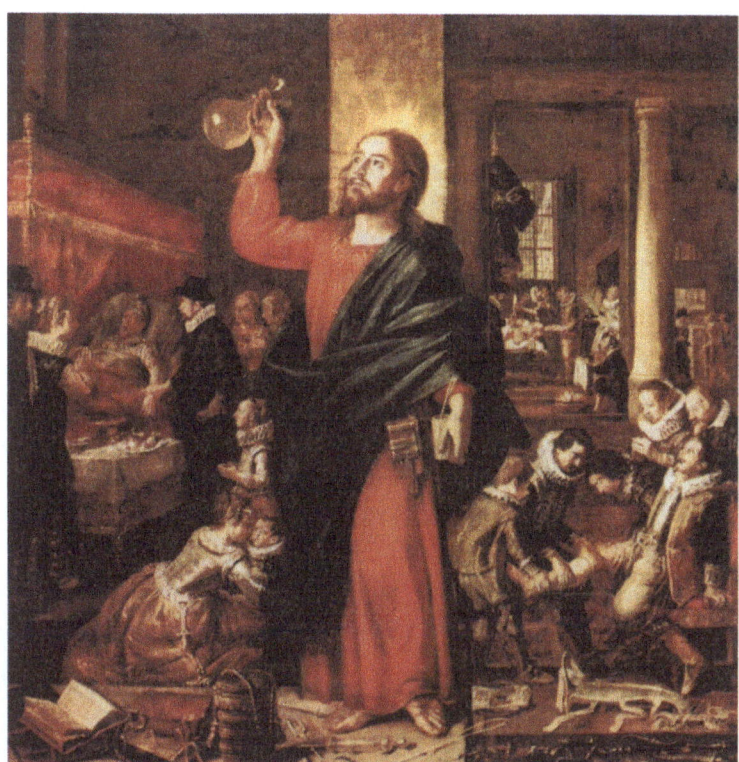

Abb. 2-2.
Jesus als Arzt bei der Harnschau

Abb. 2-3.
Harnbeschau im 16. Jh. aus der Sicht Albrecht Dürers

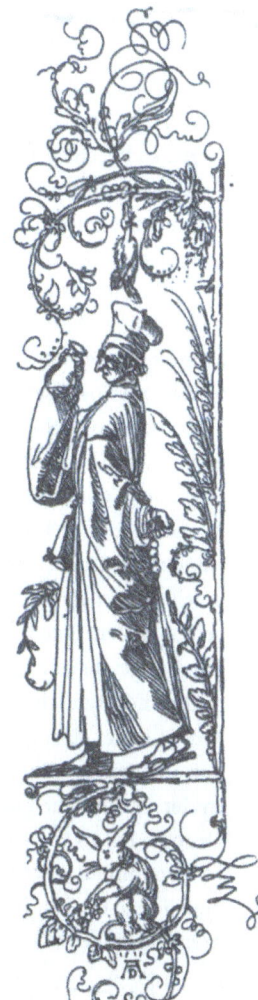

seines Gebetbuches für Kaiser **Maximilian** einen brillenbewehrten Medicus dar (Abb. 2-3), der in tiefschürfende Gedanken versunken in ein Uringlas schaut.

Wenn allerdings die Behauptung des bedeutenden deutschen Urologen **C.E. Alken** zutrifft, dass in den Krankenhäusern und Praxen unserer Tage der Arzt den Urin des Kranken überhaupt nicht mehr zu Gesicht bekommt und stattdessen nur noch Befunde auf Analysezetteln erhält, dann erscheint es um so gerechtfertigter, an dieser Stelle die Fülle der Informationen und die abwechslungsreiche Geschichte der Harndiagnostik zu beschreiben.

Betrachtete Hippokrates den Urin noch rein empirisch als ein Zeichen unter anderen, so war er bei Galen schon zum wichtigsten diagnostischen Element geworden und sollte dies bis ins 18. Jh. hinein bleiben. Die Uroskopie stellte ein seltsames Gemisch aus Erfahrung und Aberglauben, aus Anschauung und Zauberei, aus Wahrheit und Betrug dar. Die herrschende theoretische Grundlage der Medizin war bis in die frühe Neuzeit die von den Hippokratikern entwickelte und bereits erwähnte Humoralpathologie. Sie fasste den Urin als Exkrement der vier Körpersäfte Blut, Schleim, schwarze und gelbe Galle auf, deren rechtes Zusammenwirken Gesundheit garantierte und deren fehlerhaftes Verhältnis zueinander die Ursache der verschiedensten Krankheiten darstellte. Der Harn musste folglich als das wichtigste Ausscheidungsprodukt der Säfte jede Krankheit widerspiegeln. Hinzu kam, dass der Harn im Gegensatz zu anderen Körperausscheidungen wie Sputum und Nasensekret zu den konstanten Ausscheidungen des Körpers gehörte und fast immer zur Verfügung stand. Auch konnte man ihn mit dem Harn von Gesunden vergleichen und dabei typische Veränderungen feststellen.

Im 7. Jh. stellte **Theophil**, genannt »**Protospatharios**«, die ersten Grundregeln für die Harnprüfung auf, die dann **Actuarios** im 13. Jh. weiter spezifizierte. Nach einer ausgeklügelten Technik wurde der erste, »beim Hahnenschrei« produzierte Urin in einem durchsichtigen Gefäß, dem Urinal oder »matula« (Abb. 2-4), gesammelt. Das Gefäß musste dann vor Sonne und Wärme geschützt in einem speziellen Weidenkorb zum Arzt gebracht werden (Abb. 2-5).

Den zahlreichen Krankheiten entsprechend waren auch im Harn viele Nuancen zu unterscheiden. So finden wir in der

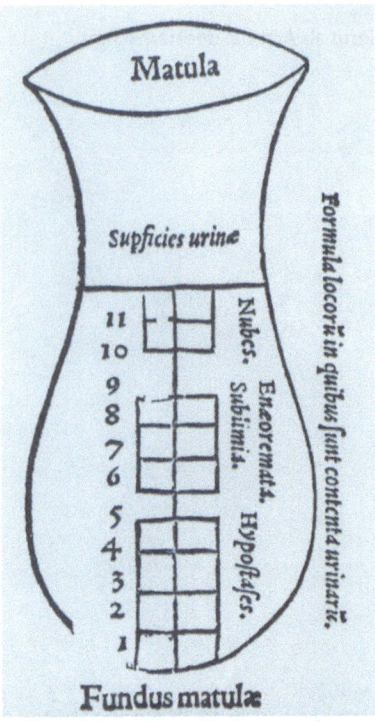

Abb. 2-4. Matula mit einer zwölfteiligen Skala nach Actuarius

wie: »*Ist daz harn vil dunne unde bleich, so hat der mensch etwas unverdoutes in im*« oder »*Ist daz harn rot unde dicke und ist sin vil, so ist die lungel zebrosten*«.

Die überragende Bedeutung der Harnschau in der ärztlichen Diagnostik kommt auch in der bildlichen Darstellung der ärztlichen Tätigkeit klar zum Ausdruck. Das »Urinal« (Abb. 2-7) wurde vorübergehend zum Statussymbol des Arztes schlechthin und lässt sich in der bildenden Kunst von der Antike bis zum 18. Jh. verfolgen. Erst danach wurde dieses Symbol durch das Kennzeichen Klistierspritze verdrängt, dem dann das Stethoskop folgte. Auffallend ist jedoch bei zahlreichen Darstellungen, dass auch dann die Uroskopie zur Anwendung kam, wenn nach unseren heutigen Vorstellungen gar kein Grund dafür vorliegt, wie z. B. bei Knochenbrüchen (Zglienicki 1982). Hier

Schrift »*De urinarum probationes*« von **Jacob Willich** aus dem Jahre 1582 insgesamt 21 Harnfarben beschrieben, von kristallklar bis schwarz. Außerdem war die Viskosität des Harns zu beachten, sowie die verschiedenen Beimengungen. Erst zu Beginn der Neuzeit ging man dazu über, den Urin abzuschmecken. Auf diese Weise wurde später nachgewiesen, dass der süße Geschmack des Diabetikerurins auf Zuckerbeimengung beruhte. Die drei Charakteristika Viskosität; Farbe und Sediment ließen nun eine Fülle von Kombinationen zu, die verschieden interpretiert wurden. Farbe und Lokalisation der ungelösten Bestandteile des Urins sind auf Abbildungen festgehalten worden, den so genannten »Urintafeln« oder »Harnglasscheiben« (Abb. 2-6). Der Lehre von den ungelösten Bestandteilen des Urins, den »Contenta«, diente zumeist eine einfarbige Handskizze halbschematischer Art. Mit ihr wurde der Ort bestimmt, an dem sich die ungelösten Bestandteile beobachten ließen. Eine fast unüberschaubare Menge von Abhandlungen befasste sich im Laufe der Zeit mit dem Urin und seinen typischen Veränderungen (Christoffel 1953). Auf sie näher einzugehen würde den Rahmen dieses kleinen Streifzuges sprengen.

In der Praxis aber ging man weniger von theoretischen Grundlagen als von ganz einfachen Regeln aus, die in den so genannten »*Harntraktaten*« zusammengefasst und zum Teil in die Landessprachen übersetzt eine weite Verbreitung fanden (Keil 1969). Es waren einfache Merksätze

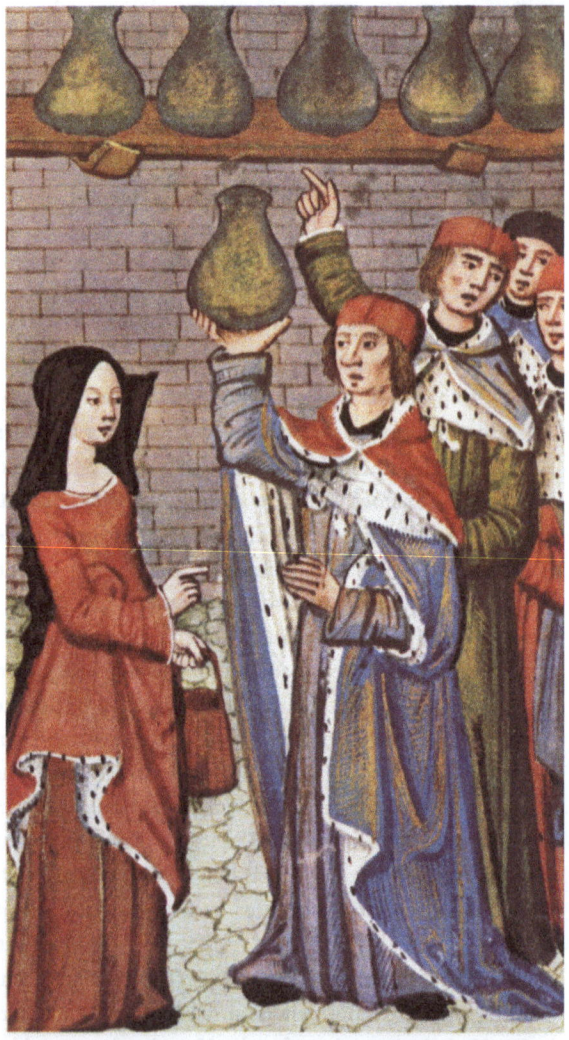

Abb. 2-5. Harnbeschauende Ärzte. Die Patientin hält den typischen Weidentragekorb in der Hand. Miniatur aus einem flämischen Manuskript des 15. Jhs. Glasgow, Hunter, MS 9, Folio 84, Avicenna, »Canon«. I,2 … 3.2, Ch. 2. Nach einer Reproduktion der Bildersammlung des Inst. f. Gesch. d. Medizin in Münster

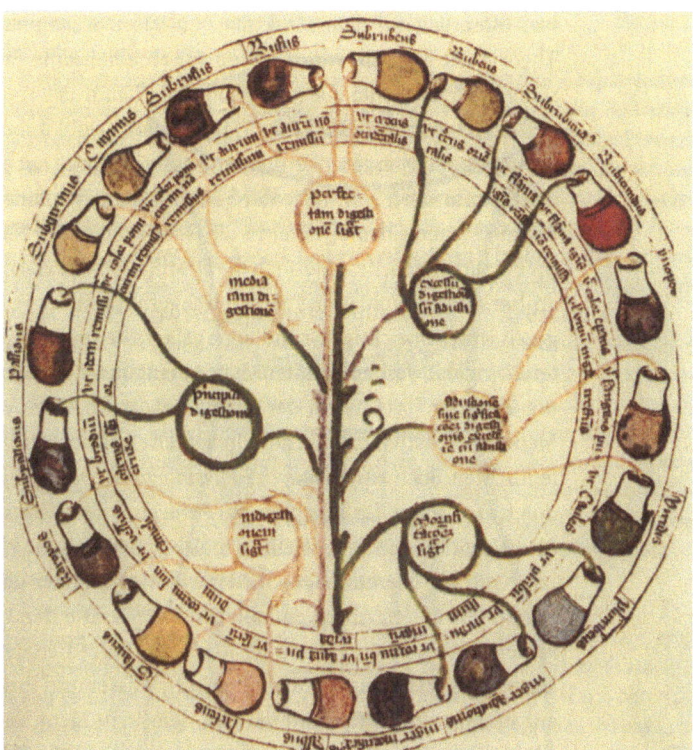

Abb. 2-6. Harnglasscheibe mit 20 Farbnuancen aus dem »Fasciculus Medicinae« des Johannes Kethmann. Nach dem Faksimile des Erstdruckes von 1491. Karl Sudhoff (Hrsg), Mailand 1921

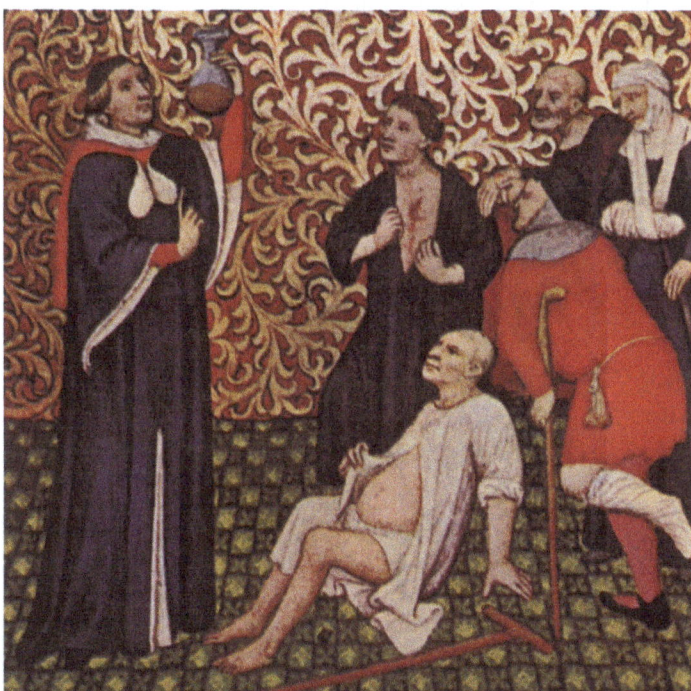

Abb. 2-7. Harnbeschauender Arzt mit sehr unterschiedlichem Krankengut. Neben einem Asciteskranken sind auch Knochenbrüche vertreten. Miniatur aus einem französischen Manuskript des 15. Jhs. Cambridge, Fitzwilliam Museum, MS 251, Folio 54v. Bartholomaeus Anglicus: »De proprietatibus rerum«. Nach einer Reproduktion der Bildersammlung des Inst. f. Gesch. d. Medizin in Münster

soll die ärztliche Gelehrsamkeit symbolisch dargestellt werden (Abb. 2-8). So charakterisieren der bekannte Kupferstecher **Amman** (1539–1591) und **Hans Sachs** (1494–1576) in ihrer Serie »Beschreibung aller Stände« den Arzt mit einem Urinal und mit folgenden Versen:

Ich bin der Doctor der Artzney/
An dem Harn kann ich sehen frey
Was kranckheit ein Mensch thut beladn
Dem kann ich helffen mit Gotts gnadn ...

Parallel mit der Entwicklung der Uroskopie ging jedoch auch die Uromantie einher, die Wahrsagerei aus dem Uringlas. »*Ist der Harn rot und dünn*«, heißt es beispielsweise in einem humoralpathologisch orientierten Kräuterbuch der Renaissance, »*so ist der Mensch hitzig und dürre und cholerisch; in dem sündiget die Galle und wird leichtlich in Zorn bewegt und in die Gelbsucht. So der Harn weiß und dick ist, so bedeutet es eine kalte Natur und er ist Phlegmaticus, als daß in ihm sündiget viel wasericht Geblüte und er gern allein ist*«.

Eröffneten Abenteurer ihre Buden auf Jahrmärkten, hingen sie als Lockvogel das bekannte dickbäuchige Harnglas als Schild aus und trieben mit der Leichtgläubigkeit ihrer Kunden ein ebenso schwindlerisches wie einträgliches Geschäft. Es nimmt daher nicht Wunder, dass diese »Pisspropheten« bei den Humanisten und fortschrittlichen Ärzten frühzeitig in Verruf gerieten und von Satirikern in Wort und Bild verspottet wurden (Konert 2001). So ließ beispielsweise **Hans Holbein der Jüngere** (1497–1543) seinen karikierten Arzt die Uroskopie an einem bloßen Strohkorb, dem eigentlichen Transportgefäß des Harn-Glaskolbens, vornehmen, während **Peter Brueghel der Ältere** (1525–1569) im Harnglas eine Art Homunculus platzierte. Ein beliebtes satirisches Stilmittel waren Mensch-Tier-Vergleiche. So erhielt sich aus dem 16. Jh. ein Holzschnitt, in dem ein aufdringlich dozierender Arzt in Katergestalt den Urin eines Kranken, der in Eselsgestalt dargestellt ist, beschaut (Abb. 2-9).

Bereits am Übergang zur Neuzeit begann man sich zunehmend gegen die Übertrei-

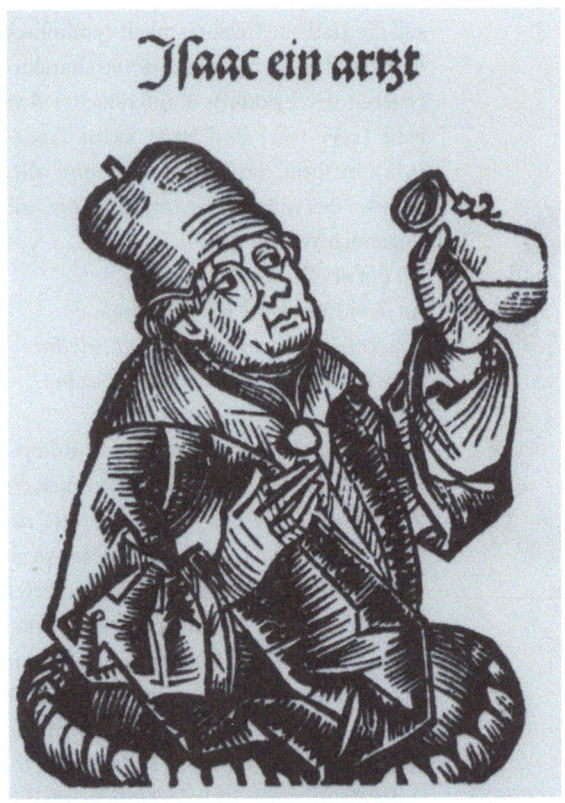

Abb. 2-8. Isaac ein Arzt. Stich von H. Holbein

bung der »Harnschau« zu wenden. Um diese Zeit tauchten auch Gedanken über die Harnschau auf, die in die ferne Zukunft weisen. **Nicolaus Cusanus (1401–1464)** hat sich in der Schrift »De staticis experimentis« auch zur Puls- und Urindiagnostik geäußert. Er empfahl das spezifische Gewicht des Harns zu bestimmen: »*So also würde sich aus dem experimentell gewonnenen Unterschied im Verhalten des Pulses und des Gewichtes des Harns ein exakteres Urteil ergeben als aus dem bloßen Fühlen des (pulsierenden) Gefäßes und der Harnfarbe.*« (Jaspers 1964). Vergleichende Wägungen bestimmter Harnvolumina wurden dann von **J. B. van Helmont** tatsächlich ausgeführt. Wenige Jahrzehnte später war **Theophrast Philippus Aureolus Bombastus von Hohenheim**, genannt **Paracelsus (1493/94–1541;** Abb. 2-10) einer der ersten, die es wagten, am geheiligten Gebäude der antiken Medizin eines Galen zu rütteln. Paracelsus nannte sich selbstbewusst »über Celsus hinaus« … Wenn es je einen medizinischen Protestanten gab, dann ihn, auch wenn er sich nie förmlich von seinem katholischen Glauben getrennt hat. Wie die Steinschneider wanderte er sein Leben lang als Arzt, Gesundheitsprediger und Schriftsteller durch Süddeutschland. Die einzige antike Autorität, die er anerkannte, war Hippokrates. Die Werke der anderen Autoritäten verbrannte er 1527 öffentlich auf dem Marktplatz zu Basel. Seine neue Theorie der Medizin verursachte zwar eine heilsame Erschütterung, brachte aber die Heilkunde kaum der modernen Krankheitslehre näher. Dagegen ist es wohl unbestritten sein besonderer Verdienst, dass er die Ärzte nachhaltig aufforderte, mit Hilfe der Alchimie, dem Vorläufer der modernen Chemie, tiefer in die Geheimnisse der Natur einzudringen. Er regte auch die Destillation des Harns an, hat sie aber wohl selbst nicht durchgeführt. In der Folgezeit wurden wichtige Grundlagen gelegt, die später weiterentwickelt werden konnten. Den Anfang machte **Theodor Zwinger (1553–1588)**, der versuchte, die Chemie der Medizin dienstbar zu machen. In seinem postum veröffentlichten Buch »*Medizinische Physiologie…, bereichert durch die Lehren des Theophrastus Paracelsus über beinahe die gesamte Medizin*« stellte der Urin das durch die vitale Kraft der Nieren ausgeschiedene Blutserum oder das Serum der in den Adern enthaltenen Körpersäfte dar. In seinen festen, feuchten und gasförmigen Ingredienzien kann er als Mischung der Elemente Luft, Wasser und Erde aufgefasst werden. Die Luft verleiht dem Urin Licht und Glanz, aber auch seinen Geruch und seine Schärfe. Das Wasser verdünnt und läutert die erdigen Bestandteile. Diese sind für den salzigen Geschmack und für die Farbe des Harns verantwortlich und bestimmen seine Dichte oder Dünne (Koelbing 1967).

Für die Uroskopie bedeutsam war auch **Leonhart Thurneiser zum Thurn (1530–1596)**, der zu den berühmtesten Ärzten des 16. Jh. gehörte. Der in Basel Geborene hatte nie eine medizinische Universitätsausbildung durchlaufen, war sozusagen ein Selfmademan, wurde aber dennoch 1571 Leibarzt des Kurfürsten **Johann Georg von Branden-**

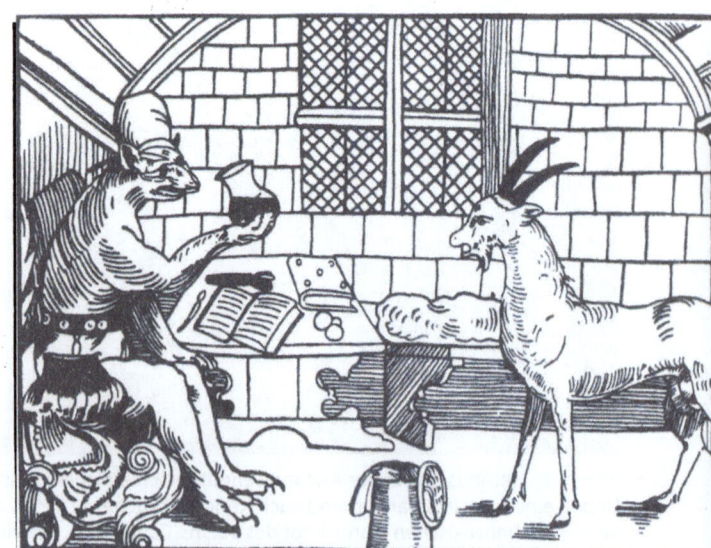

Abb. 2-9. Satirischer Holzschnitt über die Uromantie auf einem Flugblatt des 16. Jhs.

Uroskopie

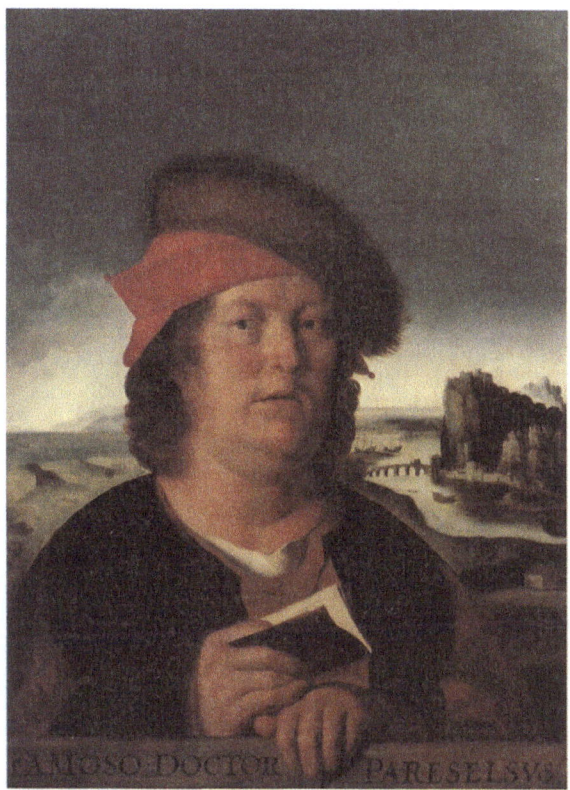

Abb. 2-10. Paracelsus. Gemälde von Quentin Metsys

burg (1525–1598) in Berlin. Sein rasch wachsender Reichtum spiegelte das hohe Ansehen wider, das er erreicht hatte, dennoch starb er, für die Zeit nicht untypisch, völlig verarmt in einem Kölner Kloster. Seine einträglichste Geldquelle stellte die Krankenbehandlung dar, deren Zentrum eine neue Art der Harnanalyse bildete. Diese wurde übrigens auch per Ferndiagnose vorgenommen, denn den mittlerweile weit über die brandenburgischen Landesgrenzen hinaus berühmten Arzt erreichten Urinproben aus allen Teilen des Reiches. Gegen eine stattliche Gebühr von 10 Talern erhielten die Auftraggeber einen detaillierten Krankenbericht mit ausführlichen Therapieempfehlungen.

Thurneiser ersetzte die optische Begutachtung des Urins durch eine neue »chemiatrische« Art der Harnuntersuchung. Man müsse »*des Harns gesitiger und subtiliteten durch die Kunst der Resolution und separation und theilung der Elementen sündern und voneinanderziehen*« heißt es in seinen recht verworren geschriebenen Büchern zum Analyseablauf. Die einzusetzenden Geräte, Gewichte, Wärmegrade und das Verfahren wurden dabei detailliert geschildert. Zunächst füllte er den Harn in eine Mensur und bestimmte dessen Gewicht. Dies sollte erste Rückschlüsse auf die Intensität der Erkrankung erlauben. Wog der Urin beispielsweise 16 Lot, so galt die Krankheit als nur schwach ausgeprägt. Je weiter das Gewicht von dieser Größenordnung abweiche, desto tiefer habe sich die Krankheit in den Körper bereits eingewurzelt, schrieb er. Er ging dabei ähnlich wie Paracelsus davon aus, dass Schwefel, Quecksilber und Salz die Grundprinzipien aller Dinge dieser Welt darstellten. So musste auch der Harn das Verhältnis dieser drei Stoffe zueinander anzeigen. Nach der Bestimmung des Gesamtgewichtes wurden deshalb die paracelsischen Elemente im Destillationsvorgang voneinander getrennt und mit Hilfe einer Hebelwaage in ihrem Verhältnis zueinander bestimmt. Dies sollte weitere Aufschlüsse über die Art der Krankheit bringen.

Wichtiger noch, als das Verhältnis der einzelnen Elemente zueinander zu bestimmen, sei es jedoch, festzustellen, an welchen Stellen des Harngefäßes sich die bei der Destillation entstehenden Dämpfe, Wölkchen, Schweißtröpfchen und der feste Niederschlag bildeten, heißt es in seinen Büchern. Thurneiser stellte eine Analogie zwischen Körper und Harnglas her. Hierzu benutzte er einen Glaskolben in Form eines Glasmännchens, das in 24 Regionen eingeteilt war (Abb. 2-11). Jede Stelle dieses gläsernen Konterfeis vertrat für ihn einen Bereich des menschlichen Körpers und erlaubte somit Rückschlüsse auf den erkrankten Körperteil. Seine »chemische Uroskopie« wurde geradezu als Anatomie des lebenden Körpers bezeichnet und stellte einen frühen, wenn auch noch reichlich sonderbaren Versuch naturwissenschaftlicher Harnuntersuchung dar.

Die antike Harnschau, seit der Renaissance zwar angefochten, aber nichtsdestoweniger immer noch in Gebrauch, wurde nicht zuletzt durch das Wirken von Thurneiser zunehmend das Ziel heftiger Kritik und beißender Polemik. Die Uroskopie wurde immer mehr der »*Harnwahrsagerei*« gleichgestellt, und wer sich damit abgab, wurde beschimpft als einer, der »*schamlos um eines geringen Preises willen aus der Beurteilung des Urins allein von Wesen und Ursache der Krankheit zu schwatzen nicht errötet*« (Castellus 1721).

Es blieb dann **Johann Baptist van Helmont** (1577–1644) vorbehalten, die wissenschaftliche Urinanalyse einzuleiten. Er war ein genialer Geist, der ganz besonders von der Auseinandersetzung zwischen der alten scholastischen Lehre und den Ideen des Paracelsus geprägt wurde. Er verwarf die alte Säftelehre, aber auch das paracelsische System fand nicht seine uneingeschränkte Zustimmung. Er beobachtete, wie der Urin sich veränderte, wenn er einige Tage in warmem Pferdemist faulte. Van Helmont entdeckte so, dass der Harn außer Wasser ein fixes und ein flüchtiges Urinsalz, Meersalz, Weingeist und einen Harngeist enthielt sowie Schlackesubstanzen, die die Färbung des Harns verursachten. Die alte Auffassung, die Gelbfärbung entstehe durch eine Beimischung von Galle, widerlegte er

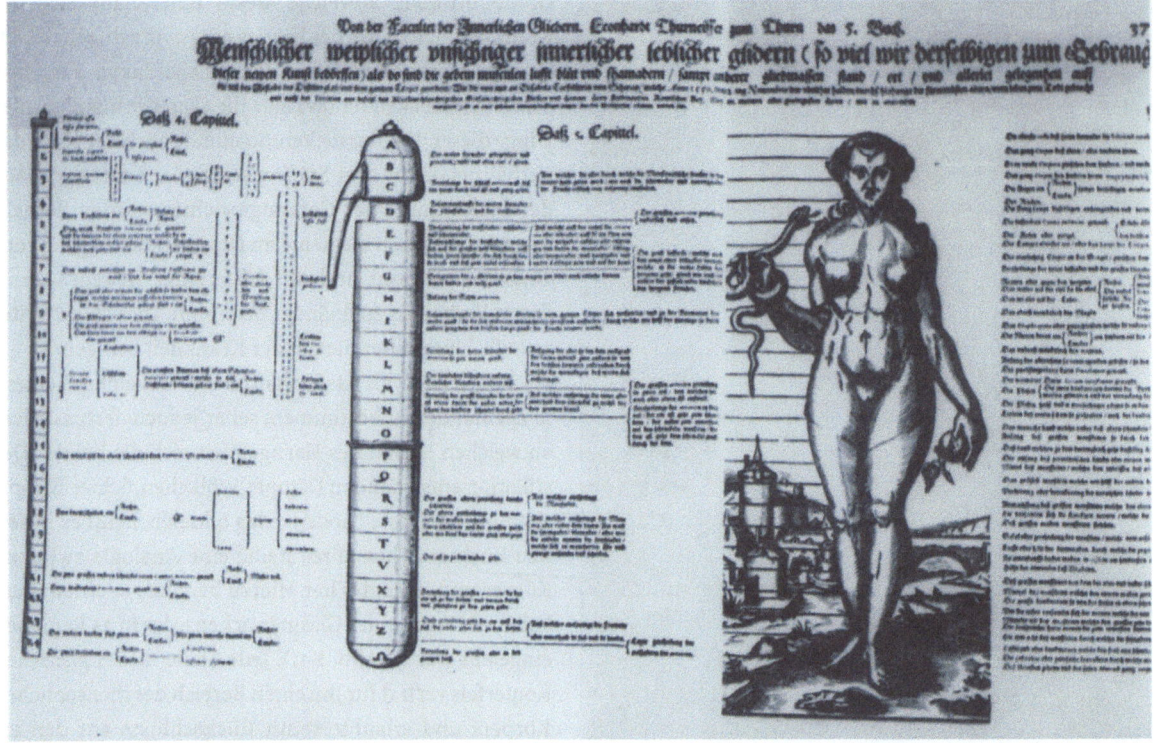

Abb. 2-11. Doppelseitiges Schicht-Klapp-Bild aus Thurneyssers »Confirmatio«, Fol. 37. Es handelt sich um eine Körper-Harnglas-Analogie mit genauester Zuordnung der einzelnen anatomischen Teile zu den Regionen des Destillationsgefäßes

durch das Argument, dass selbst ein einziger Tropfen Galle dem Harn einen bitteren Geschmack geben müsste. Außerdem bestimmte er das Harngewicht im Vergleich zu einer gleichgroßen Menge Regenwasser (Bleker 1972). Zu ähnlichen Ergebnissen gelangte der Engländer **Thomas Willis** (1621–1675), der auch feststellte, dass der Urin von Diabetikern »*wundervoll süß*« ist, wie wenn er Honig und Zucker enthielte«.

Daniel Sennert (1572–1637), der sich zum Ziel gesetzt hatte, »*das Alte zu wandeln, das Neue zu erproben und eher bedächtig und zögernd als kühn und unbesonnen zu sein*« (Sennert 1628), erkannte ebenfalls den Wert der Chemie für die Medizin und führte an der Wittenberger Fakultät den Chemieunterricht ein. In seinen Schriften versuchte er, die neuen Erkenntnisse mit den althergebrachten zu vereinen und verteidigt die Auffassung, dass der Harn das überflüssige Salz der Speisen und Getränke enthalte. Dies sei nicht nur mit den herkömmlichen Auffassungen von der Entstehung des Harns vereinbar, sondern einigen antiken Autoren sei der Salzgehalt des Urins durchaus schon bewusst gewesen. Darüber hinaus aber, und damit zeigt Sennert eine neue empirische Einstellung zur Medizin, könne sich ja jeder selbst davon überzeugen, dass viel Salz im Harn enthalten sei. Mit dem Vorwurf, dass sie der Vernunft und der Erfahrung widerspreche, kritisierte er die übertriebene traditionelle Harnschau ebenso wie die Praktiken der Paracelsisten. Dabei betonte er, dass er es durchaus für sinnvoll erachte, den Harn chemisch zu untersuchen, wie Paracelsus es im Zusammenhang mit den tartarischen Krankheiten empfahl. Die paracelsistische Harndestillationen jedoch, die darüber hinausgehen, bezeichnet er als Albernheiten.

Im 17. Jh. beginnt zunehmend eine kritische Auseinandersetzung mit der überlieferten Uroskopie. Zahlreiche Publikationen befassen sich mit diesem Thema (Abb. 2-12) und damit verbunden kommt es zu einer schrittweisen Veränderung ihrer Stellung in der ärztlichen Diagnostik. So beschrieb 1665 **Robert Hooke** (1635–1703) in den Niederlanden erstmals das kristalline Harnsediment. Rund 30 Jahre später führte der um die Entwicklung des Mikroskops verdiente **Antony van Leeuwenhoek** (1632–1723) die ersten Untersuchungen an Harnsteinen durch. Von besonderer Bedeutung für die weitere Entwicklung ist das 1683 herausgegebene Werk »*De urinis et pulsibus, de missione sanguinis, de febribus, de morbis capitis et pectoris opus*« des **Laurentius Bellinus** (1643–1704), das bis 1717 in mindestens 5 Auflagen erschien. Darin tritt die Uroskopie befreit von mittelalterlichen Analogiespekulationen in zeitgemäßer Umformung an die wissenschaftliche Öffentlichkeit. Das Interesse ist entsprechend und so enthält die Auflage von 1711 ein lobendes Vorwort von **Herman**

Uroskopie

Boerhaave (1668–1738). Dieser versuchte selbst, chemische und physikalische Forschung mit der klinischen Betrachtung zu verbinden und beschrieb in seinen »Elementia chemiae« eine Harnanalyse, die für seine Zeit eine Meisterleistung war und in der erstmals das »spezifische Gewicht« des Urins genauer untersucht wurde.

Aber auch seine beiden Antipoden aus Halle widmen sich der physikalisch-chemischen Analyse des Urins und halten die Betrachtung des Harns weiter für ein sehr nützliches Hilfsmittel in der ärztlichen Diagnostik und Prognostik (Konert 1992). **Georg Ernst Stahl** (1659–1734) warnt jedoch in seinem »Collegium practicum...« vor einer Überschätzung der Methode: »...*es ist nur allzugewiß eine das Gewissen beschwerende Sache, wann einer bloß aus dem Urin eine Kranckheit judiciren, und ohne alle andere Erkundigung Artzneyen verordnen will.*« (Stahl 1728). **Friedrich Hoffmann** (1660–1742) räumt in seinem »*Medicus politicus*« der Uroskopie einen großen Stellenwert ein. Das zweite Kapitel des dritten Teils handelt »*von denjenigen, was ein Medicus bey den Patienten durch verschiedene Examina bey den statu der Krankheit in Acht zu nehmen*« (Hoffmann 1752). An erster Stelle steht hier die Urindiagnostik, die in 41 Regeln auf über 30 Seiten abgehandelt wird. Die zu den einzelnen Harnzeichen gegebenen physiologischen Erklärungen verraten oft noch humoralpathologische Gedankengänge, behandeln die Harnschau aber nicht mehr als ein selbständiges in sich geschlossenes System, sondern nur als Bestandteil einer umfassenden Sicht des Patienten und seiner Erkrankung. Gleich in der ersten Regel setzt er sich unter der Überschrift »*Diejenigen fehlen, welche das Urinbesehen negligieren, oder es vor eine dem Medicus schädliche Sache halten*« mit der aktuellen Polemik um die Stellung der Uroskopie in der ärztlichen Diagnostik auseinander. Er verweist auf die unbedingte Notwendigkeit des Harnbeschauens, grenzt sich aber in der nächsten Regel nicht nur eindeutig von der Uromantie, sondern auch von überzogenen uroskopischen Vorstellungen ab, wenn er feststellt: »*Man muss dem Urin alleine nicht trauen, sondern allzeit andere Zeichen damit verbinden.*« Es kann sich nur noch um eine Uroskopie am Krankenbett handeln, die isolierte Harnschau ist endgültig obsolet. Eine derart »modernisierte« und von den Autoritäten der Zeit gerechtfertigte Uroskopie konnte als Komponente des ärztlichen Handelns noch rund 100 Jahre überleben. Am Ende des Jahrhunderts fristete sie noch als bescheidener Teil der Semiotik ihre Existenz, bevor sie schrittweise von laborchemischen Untersuchungen abgelöst wurde. Vor allem Nichtmediziner bemühten sich in der Folgezeit um die weitere chemische Analyse des Urins. Im Jahr 1757 wies **A. S. Marggraf** (1709–1782) nach, dass der Harn Phosphor in Form von phosphorsauren Salzen enthält. Rouelle gelang es 1773, ungereinigten Harnstoff darzustellen, **William Hyde Wollaston** (1766–1828) entdeckte 1790 die Oxalsäure im Urin und **K. W. Scheele** (1742–1786) 1786 die Harnsäure. Um 1799 gelang die Reindarstellung des Harnstoffs.

Die neuen Erkenntnisse auf dem Gebiet der Harnuntersuchung blieben für die ärztliche Praxis aber noch so lange weitgehend bedeutungslos, bis ein besseres Verständnis des Gesamtorganismus die sinnvolle Einordnung der neu entdeckten Phänomene möglich machte. Die Uroskopie verlor dann am Ausgang des 18. Jh. rasch an Bedeutung. Die nüchterne chemische Urinanalyse, wie wir sie heute kennen, ist eine charakteristische Schöpfung des 19. Jh. Ihr eigentlicher Schöpfer ist der Stockholmer Chemiker **Jons Jakob Berzelius** (1799–1848; Koelbing 1967).

Es darf aber nicht vergessen werden, dass viele Ärzte in den Jahrhunderten zuvor mit ihren frühen, wenn auch noch reichlich sonderbaren Versuchen naturwissen-

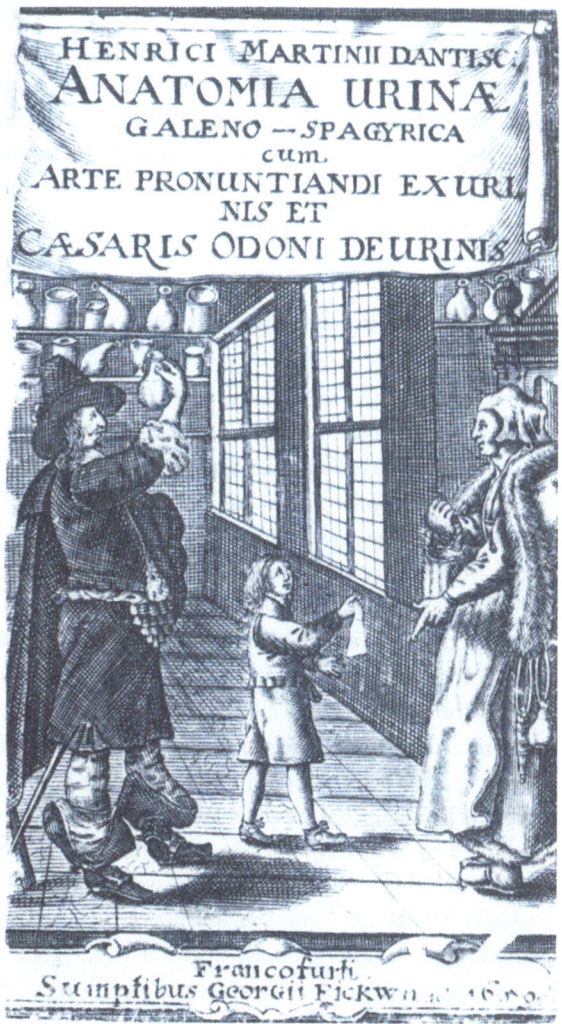

Abb. 2-12. Titelblatt der »Anatomia urinae« des Henri Martin Dantisc aus dem Jahre 1650

schaftlicher Harnuntersuchung den Grundstein für die weitere Entwicklung gelegt haben. Waren sie selbst wohl oft auch Scharlatane, so gaben sie doch den Anstoß für weitere Forschungen. Immer wieder wurden von nun an Destillation und Wägung zur Harnuntersuchung herangezogen und somit der Weg in eine wissenschaftliche orientierte Zeit der Diagnostik und Therapie gewiesen.

2.2 Behandlung des Blasensteins

Geprägt wurde die frühe Neuzeit urologisch durch die fahrenden Steinschneider, die in Europa vom 16. bis zum 18. Jh. ihren Höhepunkt erlebten. Dies hatte mehrere Gründe. So nahm das Steinleiden in dieser Zeit stark zu (Abb. 2-13a+b), war allgegenwärtig und in allen Schichten vertreten. Die entscheidende Ursache hierfür war eine Veränderung der Ernährungsgrundlage. Nach den Bevölkerungsverlusten durch die mittelalterlichen Pestzüge verbesserte sich die Ernährungslage im 16. Jh. spürbar, die Kalorienzufuhr stieg deutlich an (Hirschfelder 2001). Das Gleiche geschah nach dem Dreißigjährigen Krieg in der zweiten Hälfte des 17. und zu Beginn des 18. Jh. Erst das starke Bevölkerungswachstum in der zweiten Jahrhunderthälfte und besonders im 19. Jh. führten zu der uns bekannten Unterernährung. Im 16. Jh. dominierte der Fleischverbrauch. Er ist dann im Gebiet des Deutschen Reiches von etwa 100 Kilogramm pro Kopf und Jahr auf ungefähr 16 Kilogramm um 1800 zurück gegangen (Teutenberg 1986). Erst im 17. Jh. ging der Trend klar zum Getreide, und hundert Jahre später begann der Siegeszug der aus Amerika stammenden Kartoffel, was den Rückgang der Steinmortalität am Ende dieser Epoche erklärt. Ein weiterer wesentlicher Faktor, der die hohe Steinrate erklärt, ist der Konsum alkoholischer Getränke, besonders von Wein, der in dieser Zeit Alltagsgetränk in allen Bevölkerungsschichten war. Der bekannte Steinschneider **Georg Bartisch** (etwa 1530–1607; Abb. 2-14) schreibt am Ausgang des 16. Jh. daher auch:

> *Wie denn alle erfahrnen, geübten und weitgereisten Steinschneider sagen und bekennen müssen, dass man in keinem Lande mehr Menschen findet, die mit dem Stein beladen sindt als in Ungarn, Oestereych, am Rhein, Boehemen und dergleichen Landen, ob mann viel Wein hat und trinket. Daher auch bei den Schnittärtzten ein Sprichwort und Vers entstanden ist wie folgeth:*
> *Wer ein gutter Steinschneider will werden und sein*
> *Der ziehe inn die Land, do mann hat viel Wein,*
> *Da habenn die Menschen gar sehr den Stein*
> *Do kann mann die Kunst Lernen wol und fein.*
> (Bartisch 1575)

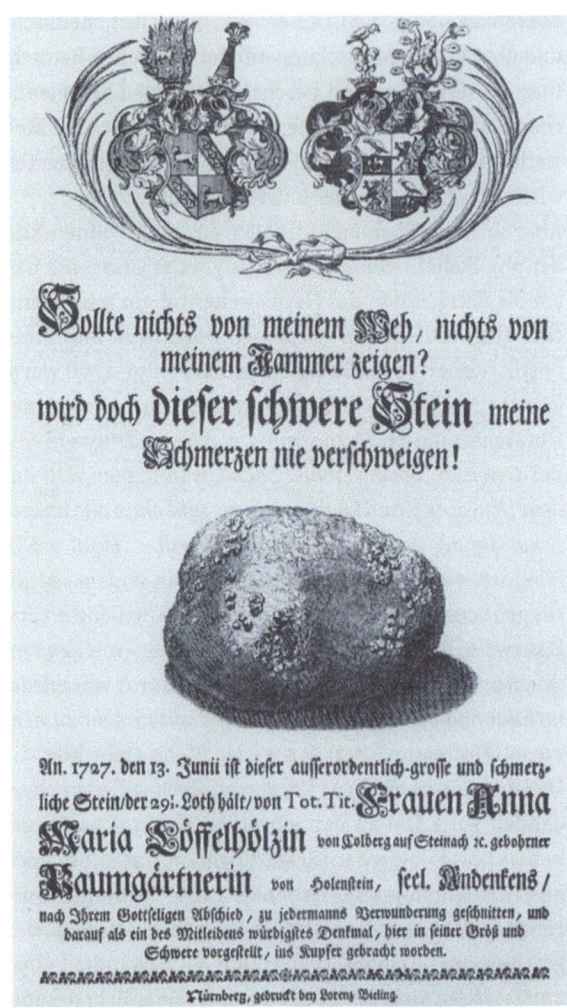

Abb. 2-13a. Steinflugblatt von 1727

Zweitens kam es im 16. und 17. Jh. im Rahmen der zunehmenden Kritik an den antiken Autoritäten der Medizin auch für die Chirurgie, wie sie zu dieser Zeit allein durch die Handwerkschirurgen repräsentiert wurde, vielerorts zu einer langsamen Aufwertung. An der allgemein hochmütigen Haltung der studierten Ärzte gegenüber den handwerklichen Chirurgen änderte sich allerdings nur wenig, wenngleich die Zusammenarbeit auf der Grundlage der Unterordnung des Wundarztes unter den akademischen Arzt, den »medicus«, meist recht gut funktionierte. Vor allem die zahlreichen militärischen Auseinandersetzungen jener Jahrzehnte förderten chirurgische Kenntnisse. In den aufstrebenden Städten, in denen das bürgerliche Leben gedieh und die mit ihren Medizinalverwaltungen etwas Ordnung in das mittelalterliche Medizinchaos brachten, nahmen die Stadtwundärzte, in ihrer Zunft streng organisiert wie die Handwerker, ein fest umrissenes Aufgabengebiet war (Sander 1989).

Darin sind die Operationen beim Steinleiden aber nicht enthalten gewesen. Diese Behandlung blieb daher Spezia-

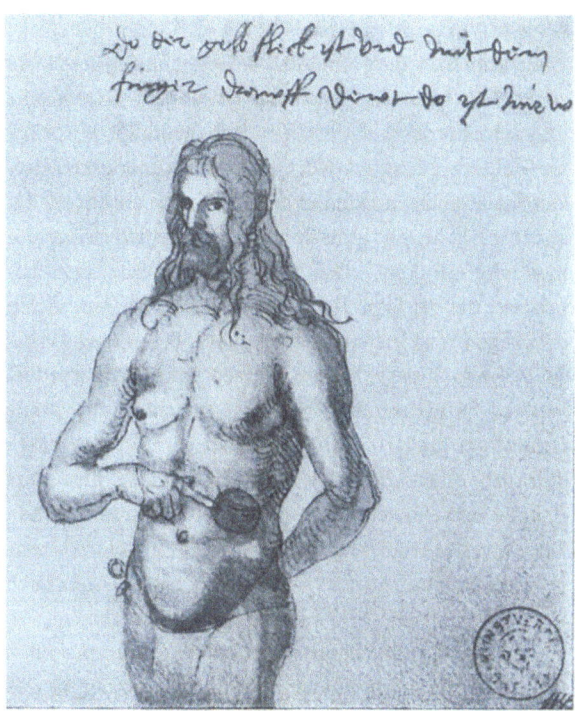

Abb. 2-13b. Zeichnerische Darstellung des Schmerzpunktes einer Steinkolik durch Albrecht Dürer

listen, den so genannten Lithotomisten (= Steinschneider) vorbehalten. Sie gaben ihr Wissen und ihr wertvolles Instrumentarium zumeist innerhalb der eigenen Familie weiter und betrachteten es als Berufsgeheimnis. Sie kamen am Ausgang des Mittelalters vor allem aus Italien und verbreiteten sich dann in Mittel- und Nordeuropa. Diese Lithotomisten waren zumeist als Wanderärzte tätig. Sie operierten alle anfallenden Patienten an dem jeweiligen Ort und fanden Tage später im nächsten Ort erneut entsprechende Kranke vor, was ihnen die Voraussetzung für die erforderliche Fingerfertigkeit und Routine bei ihren Eingriffen brachte. Eine gesellschaftliche Anerkennung war damit zunächst nicht verbunden, da die fahrenden handwerklichen oder auch empirischen Heiler sich nur schwer festen Gruppen zuordnen ließen. Ausbildung und Kenntnisstand der einzelnen Vertreter gestalteten sich sehr unterschiedlich und waren oft gar nicht zu ermitteln. Die Übergänge zwischen schulmedizinischen und volksmedizinischen Konzepten und Praktiken als auch die Zugehörigkeit zu den gesellschaftlichen Schichten waren fließend (Probst 1992). Ihr Bild in der Geschichte und Literatur ist bis heute unscharf und polemisch verzerrt.

Das zwielichtige Bild der wandernden Lithotomisten entstand aus ihrer Stellung zwischen den gesellschaftlichen Gruppen, der ungewöhnlichen, hochspezialisierten medizinischen Leistung, die für die Mehrheit der Bevölkerung an Zauberei grenzte, ihrer Weitgereistheit, die für die zumeist kaum den Wohnort verlassenden Menschen der Zeit beeindruckend war und vor allem infolge ihres theatralischen Auftretens.

Wie das Wörterbuch der Brüder Grimm noch 1885 zeigte, verstand man im 16. Jh. unter »Landstreichern« fast ausschließlich wandernde »Ärzte« und so genannte Theriakkrämer (= Medikamentenhändler), die auf Märkten und Messen auftraten. Dies zeigt, dass mit diesem Begriff anfänglich keine so abwertende Bedeutung verbunden war, wie sie sich in späteren Zeiten herausbildete. Nicht wenige wandernde Kollegen des Paracelsus verbanden ihre Wanderschaft, die ihnen ähnlich wie den Handwerkern zur Weiterbildung diente, mit Auftritten auf Jahrmärkten und Messen. Die Verbindung dieser Tätigkeit mit der Vorführung von Jahrmarktskünsten, mit Gaukeleien also, hatte nach Ansicht späterer Generationen nichts anderes zum Ziel, als über ärztliches Unvermögen hinwegzutäuschen. Die Stimmigkeit dieses immer häufiger und apodiktischer erhobenen Vorwurfes muss jedoch angezweifelt werden.

Man darf dabei zahlreiche Faktoren nicht außer Acht lassen. So wurde am Ausgang des 18. und vor allem im 19. Jh. der medizinische Fortschritt auch mit Abwertung der Leistungen der ärztlichen Vorgänger betont. Weiterhin muss man den allgemein niedrigen Bildungsstand der Bevölkerung und die geringen Behandlungsmöglichkeiten der akademisch gebildeten Ärzte bedenken. Die Ungewissheit der ärztlichen Kunst, die therapeutische Ohnmacht der

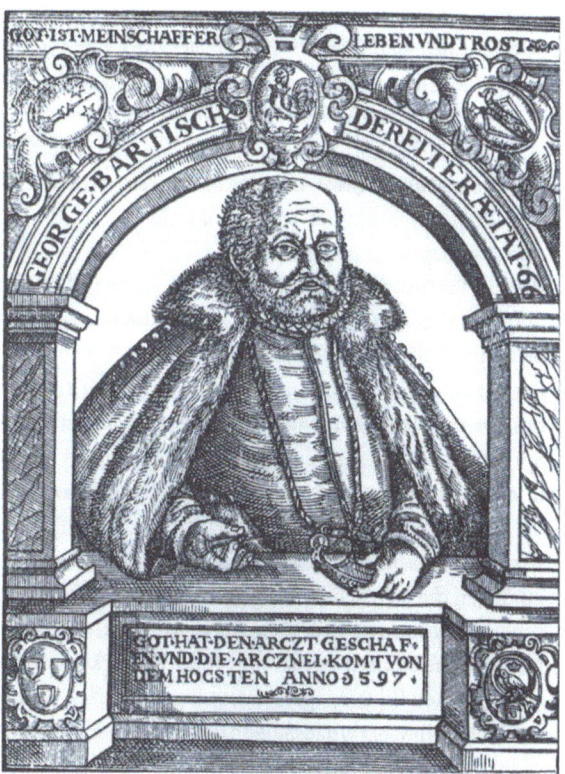

Abb. 2-14. Georg Bartisch (etwa 1530–1607)

gelehrten Medizin, die Schmerzhaftigkeit, da es noch keine wirksamen Betäubungsmittel gab, und die unzweifelhafte Gefährlichkeit vieler Operationen, sowie die nicht nur dem einfachen Menschen unverständliche medizinische Theorie und die Undurchschaubarkeit darauf beruhender ärztlicher Handlungen gaben all den Leuten eine Chance, die meinten, eine Antwort auf die Gebrechen, Schmerzen und Krankheiten der Menschen zu haben. So betrieben die weisen Männer und Frauen, die Schäfer und Kräuterweiber, die Theriakkrämer, Hebammen und Zahnbrecher, aber auch die Starstecher, Bruch- und Steinschneider ihre Heilkunde, und die Scharlatane und Betrüger unter ihnen ihr Spiel mit der Hilfsbedürftigkeit und Leichtgläubigkeit der Menschen.

Der Steinschneider Georg Bartisch schreibt dazu:

…das ist eine grosse schande, ja auch Sünde dartzu, dass sich Itziger Zeit allerley Lose gesinde, auf dies Edle und viel nützliche Kunst begiebet. Denn das heilen ist der Recht grundt dieser Kunst, wer den nicht weis noch kann, der ist zu dieser Kunst untüchtig, und gehet zur Unrechten Thür ein.

Die Schuld hierfür gibt er seinen eigenen Kollegen, bei denen

diese herrliche und schöne Kunst so gar aus dem brauch ist kommen, so hatt sich andern gesinde darein gemischet, als Schmiede.... Schinder, Seuschneider... Schelme und Diebe, und was sonsten zu nichts taugt, das begiebt sich zu diesen Dingen. Sie verführen und betriegen also landt und Leuthe, schneiden drein, bringen gar viell menschen umb ihr leben. Verderben manchenn Menschenn am leibe und schaden, denen offt gar wol zu helffen gewesen werr, so ein rechter Artzt wer dartzu kommen (Bartisch 1575).

Dabei ist zu beachten, dass für Bartisch Ärzte nicht unbedingt akademische Doktoren, sondern alle bewusst handelnden Medizinalpersonen sind.

Bereits zu Beginn des 17. Jh. gab es zahlreiche Kritiker des bestehenden Medizinsystems. So lautet ein überliefertes Sprichwort, es gäbe in Deutschland mehr Ärzte als Fliegen in Armenien (Freitag 1616). Die wenigsten von ihnen verdienten wohl den Titel Arzt. Die Kritik traf vor allem die sozial besonders auffällige Gruppe der Nichtsesshaften, zu denen die Steinschneider gehörten, die ihre medizinische Leistung sprichwörtlich auf dem Markte feilboten und sich dabei durch ihre laute Stimme bemerkbar zu machen pflegten (Elkeles 1987). Diese Eigenschaften stecken im deutschen Wort Quacksalber, das im Volksmund einen Menschen bezeichnet, der sich ohne ausreichende medizinische Ausbildung und zumeist ohne staatliche Zulassung als Arzt oder Heilpraktiker die gewerbsmäßige Krankenbehandlung anmaßt. Die Bezeichnung geht wohl auf die niederländischen Worte »kwakken« (= wie eine Ente schnattern) und »zalver"(= Salbenverkäufer) zurück und deutet an, dass jene Kurpfuscher ihre unlautere Tätigkeit meist auch mit untauglichen Mitteln ausübten. Ein anderer Erklärungsversuch bringt den Begriff in Zusammenhang mit dem Verkauf von quecksilberhaltigen Salben, wie sie bei Syphilis Anwendung fanden, von vielen derartigen Wanderheilern aber auch völlig untauglich bei zahlreichen anderen Erkrankungen empfohlen wurden. Weitere Bezeichnungen für diese unscharf umrissene Gruppe von Heilern waren Medicastri, Empirici, Winkel-, Stümpel- oder Afterärzte. Zu welcher Plage sich diese Gruppe entwickelte, ersieht man aus einer mit spöttischen Versen versehenen Karikatur auf die »Gaukeldoktoren« in **Sebastian Brandts** (1457–1521) berühmten Satirenbuch »Das Narrenschiff«. Des »*Quacksalber Praktik*« sei »*so gut*« höhnt der Verfasser, »*daß sie all Siechtum heilen tut…Solch Narr kann dich in'n Abgrund stürzen, eh du's gemerkt, dein Leben kürzen*«.

Wie so oft im Leben war dies eine pauschalierte Übertreibung, die nur besonders negativ herausragende Vertreter der Gruppe der Wanderärzte charakterisierte, aber das Bild einer ganzen, sehr inhomogenen Berufsgruppe nachhaltig prägte. Die Mehrzahl von ihnen stellte im Alltag die eigentliche medizinische Versorgung des überwiegenden Anteils der Bevölkerung sicher. Einerseits waren sie die Ärzte für das gewöhnliche Volk, das die teuren Medicos mit akademischen Graden und Titeln nicht bezahlen konnte. Somit waren sie im Grunde genommen eine sozial wichtige Erscheinung und dienten dem Bedürfnis der Massen. Andererseits waren sie auf einzelne Eingriffe spezialisiert, die von anderen nicht ausgeführt werden konnten. Ihre bedeutendste Untergruppe waren die Steinschneider. Sie stellten somit über die Grundversorgung hinaus noch eine entscheidende Spezialversorgung sicher, die von den akademischen Medizinern bis ins späte 18. Jh. hinein prinzipiell nicht erbracht wurde und von den ortsansässigen Handwerkschirurgen in dieser Qualität nicht gewährleistet werden konnte.

Die Tätigkeit am Menschen und der direkte Einfluss auf dessen Gesundheit führte schon sehr früh dazu, dass an die wundärztliche Ausbildung vergleichsweise hohe Ansprüche gestellt wurden. Hinzu kommt, dass die ethischen Auffassungen über die Heiltätigkeit in den Kreisen der nichtakademisch gebildeten Medizinalpersonen jener Zeit weiter entwickelt waren, als heute allgemein angenommen wird. Die Ausbildung der wirklichen Lithotomisten war entsprechend umfangreich und trotz gewisser regionaler Differenzen recht einheitlich auf gesetzlicher Basis geregelt. Die ersten bekannten Medizinalordnungen stammen aus dem 13. Jh. Die bekanntesten derartigen Bestimmungen sind im »*liber Augustalis*« des Kaisers **Friedrich II.** (1194–1250) enthalten. Im wesentlichen werden darin neben den Vorschriften für die akademischen Ärzte die Ausbildung und Kompetenz der Wundärzte und der anderen Heilpersonen geregelt. Die gleichen Probleme finden sich in den nachfolgenden Jahrhunderten in den von den einzelnen Städten und Ländern erlassenen Medizinalordnungen wieder. Die Reglementierung der Lehrlingsausbildung hat bis zum ausgehenden 17. Jh. bereits ein beachtliches Niveau erreicht. Auch nahm im Ergebnis der Frühaufklärung das Interesse des Staates an einer qualifizierten medizinischen Betreuung seiner Bevölkerung erstmals spürbar zu. Dies alles hatte zur Folge, dass die Ausbildung einer doppelten Kontrolle unterlag. Nicht nur die Zünfte wachten über die Einhaltung der entsprechenden Bedingungen, sondern auch die jeweiligen staatlichen Medizinalkollegien. Zwar stellten, wie auch in anderen Handwerksberufen üblich, die Lehr- und Gesellenzeit sowie die Meisterprüfung die wesentlichen Elemente der wundärztlichen Ausbildung dar, aber das Niveau der erforderlichen Vorbildung und die Anforderungen während der Berufsvorbereitung waren bei angehenden Wanderärzten bedeutend höher.

So sollten die Lehrlinge nach Möglichkeit über Kenntnisse der lateinischen Sprache verfügen und entsprechend »*gute Anlagen*« haben. Eine so genannte »*ehrliche Herkunft*« war unabdingbare Voraussetzung. Dies beinhaltete vor allem eine eheliche Geburt und die Tätigkeit des Vaters in einem »*Ehrenhaften Gewerbe*«; die Familie durfte keine Verbindung zu Personen in »*unehrlichen Berufen*«, wie etwa denen des Abdeckers oder Henkers haben. An zahlreichen Orten war auch eine Aufnahmeprüfung zum Nachweis der Eignung erforderlich.

In den freien Reichsstädten unterlag die Tätigkeit fahrender Ärzte seit Ende des 16. Jh. zunehmend einer Genehmigungs- und Aufsichtspflicht des Rates, in den ländlichen Territorien oblag dies den landesherrlichen Verwaltungen. Entsprechend der inzwischen allgemein üblichen Praxis wurde vor der Genehmigung der Tätigkeit als Wanderarzt ein medizinisches Examen mit Prüfung der vorgelegten Zeugnisse, der Fähigkeiten und der Person veranlasst. Das Urteil fiel zumeist, im Gegensatz zu dem heute noch in der Literatur verbreiteten Betrugsvorwurf gegenüber den Wanderärzten, sachlich und ganz frei von Feindseligkeit aus. Fast immer wurde sowohl der geplante theatralischen Auftritt des Steinschneiders als auch die beantragten Operationen und der Verkauf bestimmter Medikamente genehmigt. Derartige Bescheide aus dem 16. bis 18. Jh. lassen sich in fast allen Archiven finden. Man

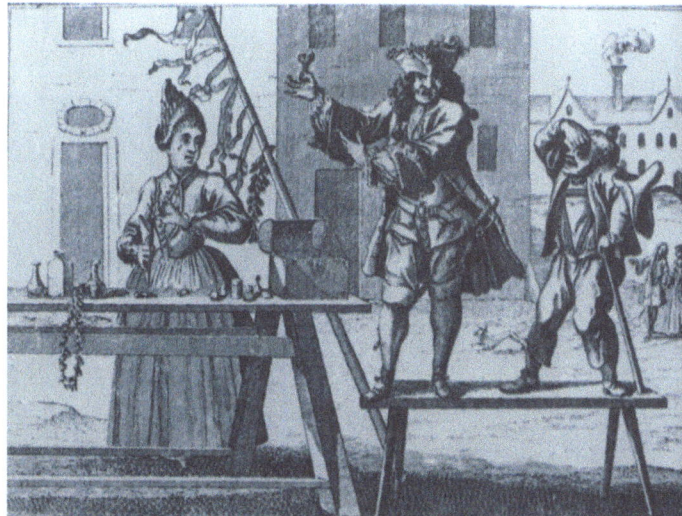

Abb. 2-15. Das »Theatrum« als Schauplatz der ärztlichen Handlung und der Kurzweil

darf daraus wohl schließen, dass manch kompetenter Zeitgenosse und die Behörden die jahrmarktlichen Vorführungen nicht als Beweis ärztlicher Untauglichkeit ansahen, sondern schlichtweg als notwendige Reklame.

Die Verbindung von Heilkunst und Kurzweil darf als Faktor gelten, der die Tätigkeit des fahrenden medizinischen Personals wesentlich prägte. Die künstlerischen Aktivitäten fanden meist auf dem »Theatrum« statt, einer Bretterbühne auf öffentlichem Platz. Dort wurde zumeist auch die Versorgung der Patienten durchgeführt (Abb. 2-15). Zum Repertoire gehörten verschiedenste Kunststücke, Seiltanz, unterschiedliche Vorführungen, die an die Schaulust der Bevölkerung appellierten, vor allen Dingen aber Komödien und Ballette. Im Unterschied zu anderen Jahrmarktskünstlern und Wanderschauspielern nahmen die Heilkünstler für ihre Spektakel kein Eintrittsgeld, auch wenn die Kosten sicher nur teilweise durch den anschließenden Arzneimittelhandel kompensiert wurden. Obwohl die kurzweiligen Künste keinen direkten ökonomischen Vorteil brachten, wurden sie, wie die Quellen versichern, aus pragmatischen Gründen veranstaltet. Man kann sich unschwer vorstellen, dass es solcher Aktionen bedurfte, damit die potentiellen Patienten von der Ankunft eines fremden Arztes überhaupt erfuhren. Wenn sich der fahrende Arzt kurzweiliger Künste als Mittel zum Zweck bediente, um unter den Zuschauern künftige Patienten zu gewinnen, darf man annehmen, dass die künstlerischen Darbietungen in bildhaft-spielerischer Form seine ärztlichen Tugenden zum Ausdruck zu bringen suchten. Da Kurzweil und Heilpraxis in Personalunion ausgeführt wurden, und das Theatrum gleichzeitig Spiel- und Behandlungsort war, verbargen sich hinter der Kurzweil möglicherweise ge-

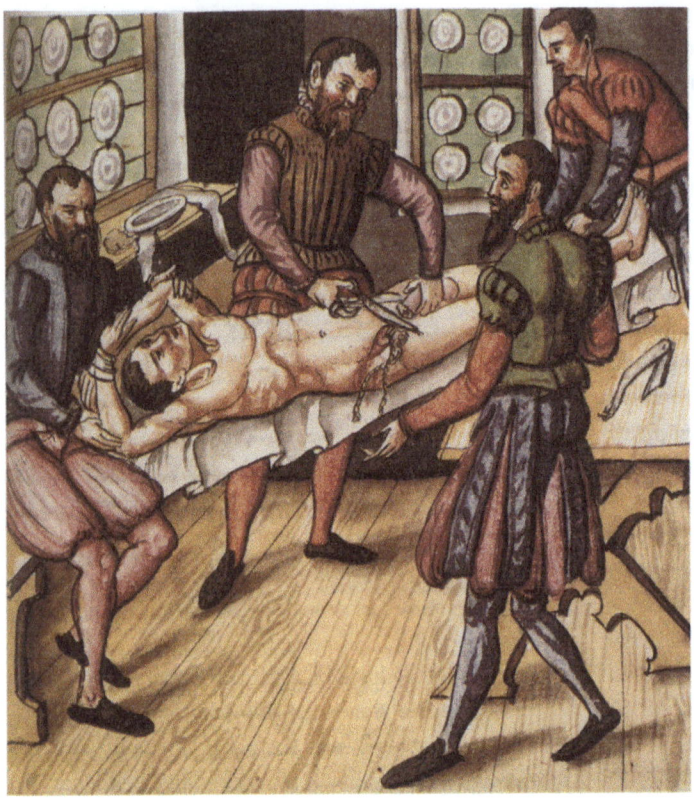

Abb. 2-16. Darstellung einer Leistenbruchoperation in der Handschrift »Practica copiosa« des Lindauer Wundarztes Caspar Stromayr (1559/1566)

statt. Dies scheint der allgemeinen Behauptung zu widersprechen, jene seien immer so rasch »verschwunden«, bevor sich die negativen Folgen ihres Handelns bemerkbar machen konnten. Das ist vor allem vor dem Hintergrund beachtenswert, dass die sesshaften Chirurgen und auch die akademischen Ärzte vor Ort aus Konkurrenzgründen eifersüchtig über ihre wandernden Kollegen wachten und keine Gelegenheit ausließen, sie beim Rat anzukreiden und deren Betätigungsfeld einzugrenzen.

Diese Quellen belegen auch, dass das operative Spektrum der meisten Wanderärzte zwar relativ groß war, im Vordergrund jedoch urologische Eingriffe wie Steinschnitt und Wasserbruchbehandlung (=Hydrozele) standen. Eine wichtige Rolle spielten aber auch der Starstich, Leistenbruchoperationen (Abb. 2-16) und die Zahnbehandlung, der Rest war eher nebensächlich. Gleichzeitig ist aber auch der Verkauf spezieller Arzneien durch die Wanderärzte weit verbreitet gewesen und trotz des häufigen Widerspruchs der ortsansässigen Apotheker zumeist akzeptiert worden. Die am häufigsten verkauften Medikamente waren Salben, Latwerge und Antidote. Sicher diente der größere Teil der Präparate der chirurgischen Nachbehandlung, einige stellten aber auch eine unabhängige Extraeinnahme dar.

zielte medizinische Absichten. Auch boten sie eine dem allgemeinen Bildungsniveau angepasste Form der medizinischen Erziehung und eine Möglichkeit, beim zumeist noch zaudernden Patienten die Angst vor der bevorstehenden Behandlung zu überwinden.

Die gleichzeitige Beherrschung verschiedener Künste, die mit Ausnahme der medizinischen allerdings alle zu spielerischen Zwecken eingesetzt wurden, kann als ein Charakteristikum des fahrenden Arztes angesehen werden. Fast wie eine Renaissancepersönlichkeit präsentierte er sich als Alleskönner, der auch im Patienten den »Mikrokosmos« ansprach, und die Beziehung zum Kranken nicht auf das zu kurierende Leiden beschränkt sehen wollte. Ein solches Verständnis ärztlicher Kunst als umfassendes menschliches Können galt bei Patienten und Behörden bis ins 18. Jh. noch als Tugend.

In Bezug auf den Leumund des »Zu-Tode-Kurierens« ist es angebracht, einmal die Quellen auf eingereichte Klagen über medizinische Fehlleistungen der Wanderärzte zu befragen. Vor diesem Hintergrund überrascht es etwas, dass derartige Beschwerden recht selten sind, obgleich spätestens seit Ausgang des 16. Jh. eine enge städtische Zusammenarbeit in Bezug auf Arztklagen existierte. Zwischen den einzelnen Orten fand ein reger Informationsaustausch über das Wirken von wandernden Heilpersonen

Auch wenn sich die Aufenthalte der guten Wanderärzte oft länger gestalteten, da die umliegenden Dörfer mitversorgt wurden, so war er doch zeitlich begrenzt und führte immer zu erneutem Ortswechsel. Ein derartiges Wanderleben war sicherlich nicht einfach und mit zahlreichen Unbequemlichkeiten verbunden. Es stellt sich die Frage, was die Menschen veranlasste, solche Strapazen auf sich zu nehmen. Allgemein verbreitet ist die Annahme, dass es sich bei diesen wandernden Ärzten um sozial nicht gebundene Menschen handelte, die das Vagabundieren liebten und oft Verbindung zum kriminellen Milieu hatten. Dies mag in Einzelfällen auch zutreffen, charakterisiert aber nicht die große Mehrheit dieser Berufsgruppe. Sie waren in der Regel keine Heimatlosen, sondern gehörten oft bürgerlichen Schichten an und waren in ihrer Mehrzahl recht wohlhabend. Für den geschäftlichen Erfolg derartiger »medizinischer Unternehmen« spricht allein schon die oft sehr große Zahl der Mitreisenden, deren Aufenthaltskosten bestritten werden mussten. Die Truppe logierte meist über längere Zeit in öffentlichen Herbergen oder gemieteten Häusern. Zum Personal gehörten zweifellos

Komödianten, aber auch Apotheker und andere Heilkundige, die den Steinschneider ärztlich vertreten konnten, wenn er in den umliegenden Orten unterwegs war, um zu operieren. Gegen eine dauernde finanzielle Not spricht auch das Angebot, Bedürftige kostenlos zu behandeln. Dies wurde in den Ankündigungen der Wanderärzte in Aussicht gestellt und auch praktiziert. Diese Armenfürsorge durch den fahrenden Arzt lässt möglicherweise ein Motiv für das allgemeine Entgegenkommen städtischer Obrigkeiten erkennen. Wohltätigkeit aber konnte sich nur leisten, wer mehr verdiente als der Aufwand des fahrenden Lebens erforderte, und hohe Einkünfte konnte nur erzielen, wer starken Zulauf von bemittelten Patienten hatte.

2.2.1 Große Steinschneider

Die meisten Steinschneider übten ihr Handwerk in langer Familientradition aus. Unbestritten eine der bekanntesten und erfolgreichsten unter ihnen war die bereits erwähnte Familie **Collot**, die seit dem 16. Jh. in Frankreich tätig war, die aber im Unterschied zu den meisten anderen Fachvertretern in Paris sesshaft wurde. **Laurent Collot**, ein Freund des berühmten Chirurgen **Ambroise Paré**, wurde als Leibarzt der letzten Valois-Könige Heinrich II. und später **Franz II.** und **Karls IX.** königlicher Steinschneider. Seine Söhne und Schwiegersöhne übertrafen sich förmlich darin, ihre Operationstechnik zu vervollkommnen und gleichzeitig geheim zu halten. Dies gelang auch über zweihundert Jahre hinweg. Sie gründeten eine Art Krankenhaus, in der sie die »an Steinen leidenden Armen« unentgeltlich operierten. Ihre Selbstlosigkeit wurde weithin gerühmt und ihre Fähigkeiten auch von den Chirurgen der französischen Hauptstadt anerkannt. Alle Collots wurden in der Chirurgengilde, dem Kollegium von »Saint-Come« aufgenommen und stellten in jeder Generation einen persönlichen Operateur des französischen Königshauses. Erst zu Beginn des 18. Jh. brach **Francois Collot** (gestorben 1706) als erster mit der Familientradition und legte die bis dahin geheimgehaltenen Operationstechniken in einem Buch offen, welches allerdings erst nach seinem Tode 1727 veröffentlicht wurde (Abb. 2-17; Collot 1726).

Sesshafte Steinschneider waren jedoch die Ausnahme und fanden sich nur in den wenigen wirklich großen Städten der beginnenden Neuzeit. Für so komplizierte Eingriffe wie den Steinschnitt war eine entsprechende Routine erforderlich, die nur bei einem ausreichend großen Patientenkreis erreichbar wurde. Die durchschnittliche Größe der damaligen Städte reichte dazu für den ortsansässigen Chirurgen nur in wenigen Fällen. Die Menschen auf dem

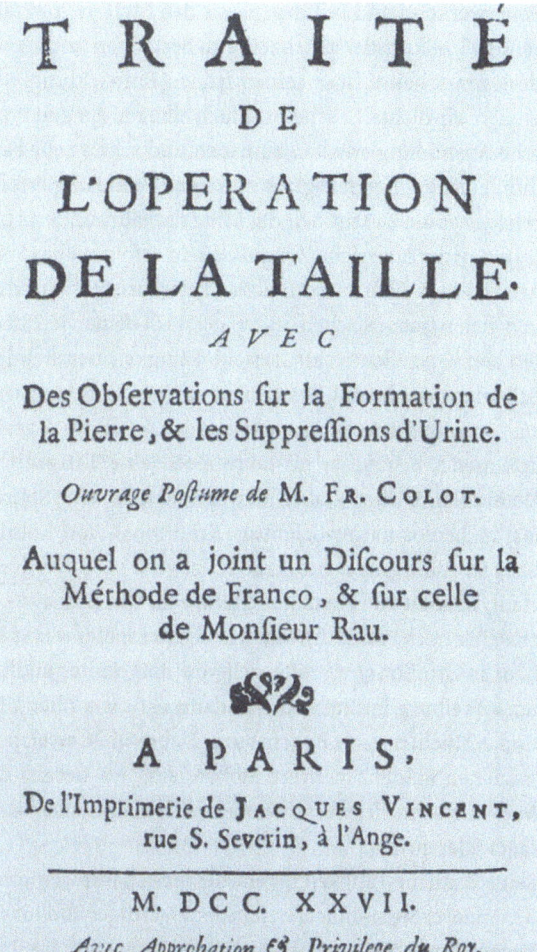

Abb. 2-17. Titelbild des postum erschienenen Buches über den Steinschnitt der Familie Colot

Lande und in den kleineren Städten waren daher auf die fahrenden Lithotomisten angewiesen.

Bereits zu Beginn der Neuzeit gab es überall Männer unter diesen Chirurgen, die inmitten von Scharlatanerie und Abenteurertum versuchten, die Qualität der medizinischen Versorgung zu heben. Einige Beispiele der bedeutendsten Vertreter dieser Zunft sollen das Berufsbild veranschaulichen. In Deutschland waren dies vor allem der sächsische Wund- und Schnittarzt Georg Bartisch (etwa 1530–1607) und der »deutsche Paré«, **Fabricius Hildanus** (1560–1634).

Charakteristisch für das 17. Jh. ist in seinem Auftreten und Handeln der aus Grenoble stammende Steinschneider und Okulist **Charles Bernoin** (1615–1673), der ganz Frankreichs und halb Deutschlands »*Folia mit den Füßen getreten*«, das heißt durchwandert hatte, bevor ihm in Regensburg ein tödlicher Unfall widerfuhr. Sein facettenreiches Leben verdient um so mehr Beachtung, trieb er neben der Chirurgie doch zahlreiche andere Künste, allen voran

Feuerwerkerei und Seilfliegen, was den Mythos vom fahrenden Heilkünstler gleichzeitig zu bestätigen und zu widerlegen scheint. Über seinen frühen Entwicklungsweg wissen wir nichts. Er scheint jedoch eine für die Zeit typische Ausbildung erhalten zu haben und schon sehr bald durch seine Fingerfertigkeit und seine Erfahrung erfolgreich gewesen zu sein. Seit der Mitte des Jahrhunderts belegten dann zahlreiche Zeugnisse sein erfolgreiches Wirken in Frankreich. In zahlreichen Patentbriefen wird ihm von vielen französischen und später auch deutschen Städten seine exzellente chirurgische Fähigkeit bescheinigt. Selbstbewusst betont Bernoin, er kuriere Schäden, »welche … andere anzugreifen schew« seien. Über die Vogesen kommend, begann er im Jahre 1666 seine Tätigkeit in Deutschland. Über 8 Jahre hinweg sind nun seine Spuren fast lückenlos nachvollziehbar (Kröll 1992). Von Kolmar über Straßburg erreichte er die Pfalz, wo er in Speyer, Neustadt, Landau und Heidelberg tätig war. Von hier aus zog er weiter nach Frankfurt/Main. Drei Jahre später war er erneut in Straßburg, wandte sich von dort weiter südlich nach Freiburg im Breisgau und dann ostwärts über Ulm und München nach Regensburg. Dabei hielt er sich in manchen Städten mehrere Monate auf, was bereits der Mär vom schnellen Verschwinden nach vollbrachter »Untat« widerspricht.

Seine ärztliche Tätigkeit unterscheidet sich nur wenig von der anderer Steinschneider, sein denkwürdiger Tod 1673 in Regensburg aber bietet Anlass, auch einmal auf die Rahmenhandlungen solcher medizinischer Unternehmungen einzugehen. Die Formen der künstlerischen Darbietungen variierten sehr stark und waren oft auch ein bekanntes Charakteristikum des jeweiligen fahrenden Heilers. Auch Bernoin beteuerte, er bedürfe des »*Theatri*« lediglich, damit er »*nothleidenden personen bekandt bleiben – bzw. werden möchte*«. Die von ihm praktizierte Form des »*Seilfliegens*« war zu einem solchen Zwecke besonders gut geeignet, weil er – im Gegensatz zu den Taschenspielerkünsten – seine Technik offen zur Schau stellte und daher ganz offensichtlich nicht auf »Augenbetrug« abzielte. Hinzu kommt, dass es sich beim »Seilfliegen« um eine erst im 16. Jh. beginnende, also neuartige Darbietungsform handelte. Er war allerdings nicht der einzige, der riskante chirurgische Eingriffe mit waghalsigen Flügen verband. Bereits 100 Jahre vor ihm ist der aus Venedig stammende **Mathis Hol** als Flieger und »Stein- und Bruchschneider« aufgetreten.

Bernoin übte das Seilfliegen nachweislich über Jahre hinweg mit spektakulärem Erfolg aus. Wie kam es nun aber zu dem tödlichen Unfall in Regensburg (Abb. 2-18)? Ein Artikel des »Theatrum Europaeum« gibt uns darüber Aufschluss:

Deß Abends gegen 7. Uhr gieng er von selbigenm Platz / woselbst sich etliche tausend Menschen versammlet hatten / auf den Thurm hinauff / und legt sich mit eine, nassen Hembd / und nassen leinen Gewand an / ließ ihm die verfertigten Raquetten auff den Rucken / und an Händ und Füssen anbinden; und als solches geschehen / schrie er noch zuvor laut vom Thurm herunter / daß seine Leuthe mit den Lichtern zu dem am Ende haltenden Polstern gehen / und gute Achtung auff ihn haben sollten / legte sich darauff auff das Seil ins gewicht / und sagte zu seinem Diener Allumez, das ist / Zündet an; welches er dann auch gethan; weil aber das Feuerwerck an einem Ende stärcker als am anderen anging / kam er auß dem gewicht vom Seil / daß er nur mit den Armen hangen blieb / und gleich rieff: O Jesu ma vie perdu! Mein Leben ist verlohren! Hangete sich also an eine Hand / mit der anderen aber hielte er die Nasen zu / blieb also eine gute Weile in dem Brand der Raquetten hangen / bis er vom Dampff ersticket / ertödtet auff die Erde fiel / das Volck hielte es Anfangs vor ein von Papier und Pulver als zugerichtetes Bild / biß sie diesen feurigen Vogel an der Erden selbsten zu sehen bekamen (Theatrum Europaeum 1635–1738).

Somit hatte »ein kleiner Regen« dem »feurigen Vogel« Bernoin das Leben gekostet, ist doch vermutlich durch die Nässe eines zuvor gefallenen Regens ein Teil des Pulvers nass geworden und daher nicht explodiert, was den Künstler aus der vorberechneten Bahn warf. Der Tod ereilte ihn zwar im Rahmen seiner künstlerischen Vorführung, was aber an seinen medizinischen Leistungen nichts änderte, wie auch die Grabinschrift in Regensburg belegt:

*…Gott läßt nicht ungestrafft
Den / der sich all zutieff in seiner Kunst vergafft
Ist deine Wissenschaft vom Himmel selbst herrührend?
So brauche wie du kannst / derselben auch gebührend
Verlaß den Ubermuth / dein Bruff sey dir genug
Wer dies Regel acht / den halten wir für klug."*

Etwa zu dieser Zeit begann der Stern eines anderen französischen Steinschneiders aufzugehen. Der in der Gegend von Besancon geborene Bauernsohn **Jacques Beaulieu** (1651–1719) war wohl eine der abenteuerlichsten und schillerndsten Persönlichkeiten der Medizingeschichte überhaupt. Sein bisher rekonstruierter Lebenslauf ist in vielerlei Hinsicht geradezu typisch für den Gang der Dinge zu jener Zeit (Rüster 1984). Er wollte sein Handwerk so perfekt wie möglich beherrschen. Um dies zu erreichen, beschränkte er sich im Vergleich zur Mehrzahl seiner Zeitgenossen auf den Blasensteinschnitt. Diese freiwillige Beschränkung auf das, was er zu beherrschen glaubte, war aus heutiger Sicht gesehen eine weise, zumindest aber klug zu nennende Haltung. Wie fast jeder Wanderarzt dieser Zeit, war auch er bemüht, ein unverkennbares Markenzeichen zu gewinnen. In ein Mönchsgewand gehüllt, hatte »Bruder Jacob« damit begonnen, die Rolle zu spielen, die ihn berühmt machen sollte (Abb. 2-19). Dabei war die Idee mit der Mönchskutte gar nicht so schlecht, suggerierte er seinen potentiellen Patienten ja nicht nur höhere Berufung und göttlichen Segen, sondern auch die positive Vorstellung vom uralten und viel gepriesenen Wissen der Klosterschulen.

Nach Jahren der Lehre und der Wanderschaft in Mittelfrankreich erschien 1697 **Frère Jacques**, wie er auf französisch hieß, erstmals in der Hauptstadt des Königreiches, das sich unter Ludwig XIV. auf seinem kulturellen und politischen Höhepunkt befand. Paris selber war noch mittelalterlich geprägt und nicht zu vergleichen mit dem Bild der Stadt, das wir heute haben. Für Beaulieu jedoch war von entscheidender Bedeutung, dass Paris mit über 300.000 Einwohnern zu den volkreichsten Städten der Zeit in Europa zählte und somit auch zahlreiche Patienten hatte.

Wie auch an anderen Orten üblich, wies er der Stadtverwaltung eine Reihe von Zeugnissen und Urkunden vor, die die von ihm erfolgreich durchgeführten »Steinkuren« belegten. Der Rat setzte daraufhin einen Prüfungstermin fest, an dem Beaulieu in Anwesenheit einiger Ärzte einen zuvor in einer Leiche untergebrachten Stein herausschneiden musste. Er entledigte sich dieser Aufgabe mit bemerkenswerter Schnelligkeit und erhielt ein entsprechendes Zeugnis. Mit diesem begab er sich an den königlichen Hof unweit von Paris im Schloss Fontainebleau. Dort mischte er sich unter all die wichtigen und unwichtigen Leute, die mit mehr oder weniger Erfolg ihre Chance im Bannkreis des Sonnenkönigs suchten. Mit Unterstützung eines prinzlichen Leibarztes erhielt er die Genehmigung, am Hofe einen Steinkranken zu operieren. Die Angelegenheit wurde im entsprechenden Rahmen vorbereitet und bekannt gemacht, so dass eine Anzahl von Zuschauern und auch mehrere Hofärzte anwesend waren. Der Eingriff gelang, und der Patient war nach 3 Wochen weitgehend genesen, auch wenn er eine Urinfistel zurückbehielt. Frère Jacques hatte mit hohem Einsatz gespielt, denn eine zweite Chance dieser Art hätte sich ihm gewiss nicht geboten. Bei Hofe war er jetzt Tagesgespräch, und der große materielle Erfolg schien greifbar nahe, erhielt der gefeierte Mönch aus der Bourgogne doch nun die ersehnte Genehmigung, in den berühmtesten Pariser Hospitälern, »Hotel Dieu« und der »Charité«, zu operieren (Abb. 2-20). Innerhalb kurzer Zeit »schnitt« er 50 Patienten. Aber das Blatt wendete sich, das Glück blieb ihm

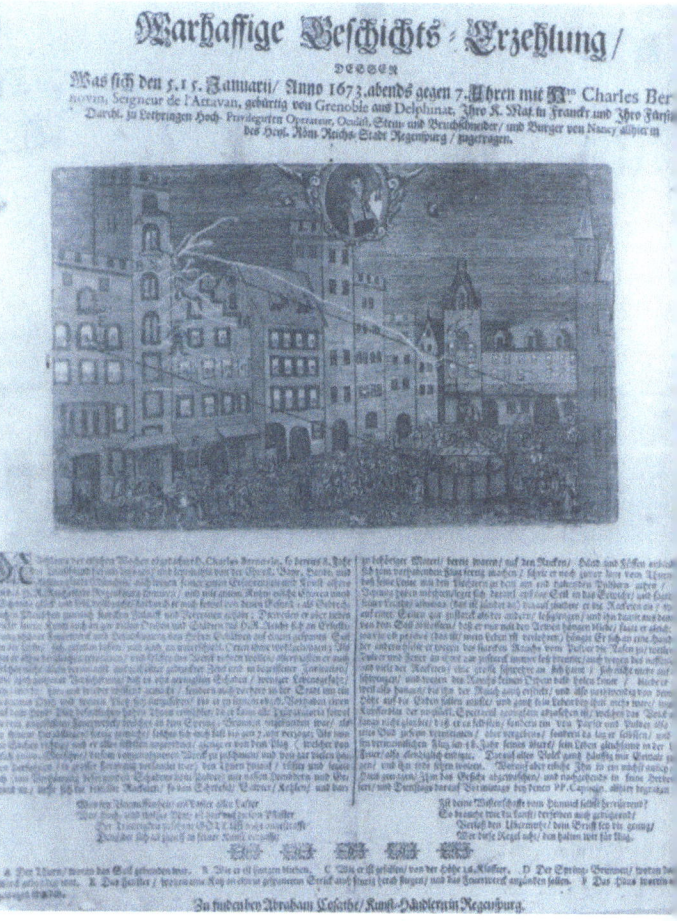

Abb. 2-18. Darstellung des Todes des »fliegenden Mediziners« Ch. Bernoin im Theatrum Europaeum 1673. Zentralarchiv Fürst Thurn und Taxis

nicht treu. Die Mehrzahl dieser Patienten verstarb. Und jetzt zeigte sich der Nachteil des hohen Einsatzes, den Frère Jacques ins Spiel gebracht hatte. Er war für kurze Zeit der bekannteste Steinschneider Frankreichs und stand daher auch bei seinen Misserfolgen im Mittelpunkt der Aufmerksamkeit. Der Ruf des Wundermönches verschlechterte sich daraufhin sehr rasch. Angehörige der Verstorbenen drohten mit der Justiz oder damit, dem falschen Mönch das gleiche Schicksal zu bereiten, das seine Patienten erlitten hatten. Die akademischen Ärzte der Hauptstadt, denen er von Anfang an ein Dorn im Auge war, machten ihm unmissverständlich ihre Meinung über seine »Kunst« deutlich.

Unter diesen Bedingungen zog es Jacques Beaulieu vor, die für ihn gefährlich gewordene Stadt bei Nacht und Nebel zu verlassen. War er beruflich vorerst auch gescheitert, finanziell hatte sich die Zeit in Paris gelohnt. Der falsche Mönch gab aber nicht auf. Trotz seines arg lädierten Rufes übte er sein Handwerk in der Provinz weiter aus. Eine unvollständige »Operationsstatistik«, die uns überliefert ist,

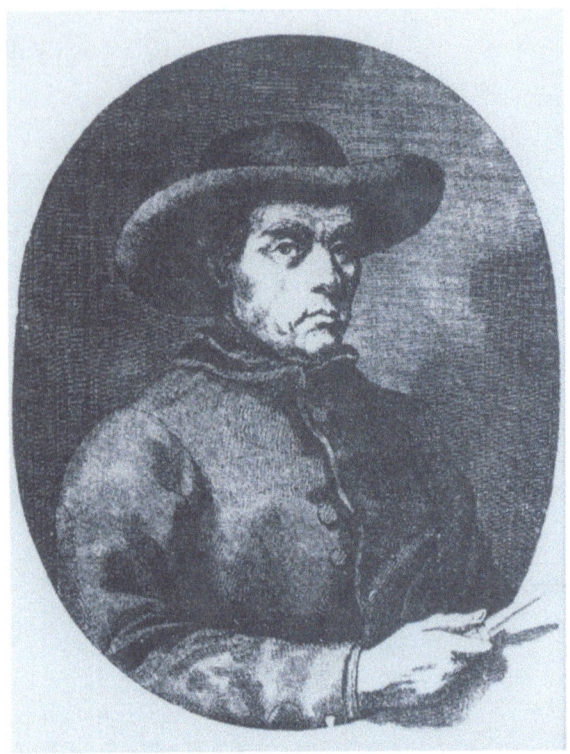

Abb. 2-19. Jaques Beaulieu, genannt »Frère Jaques« (1651–1719)

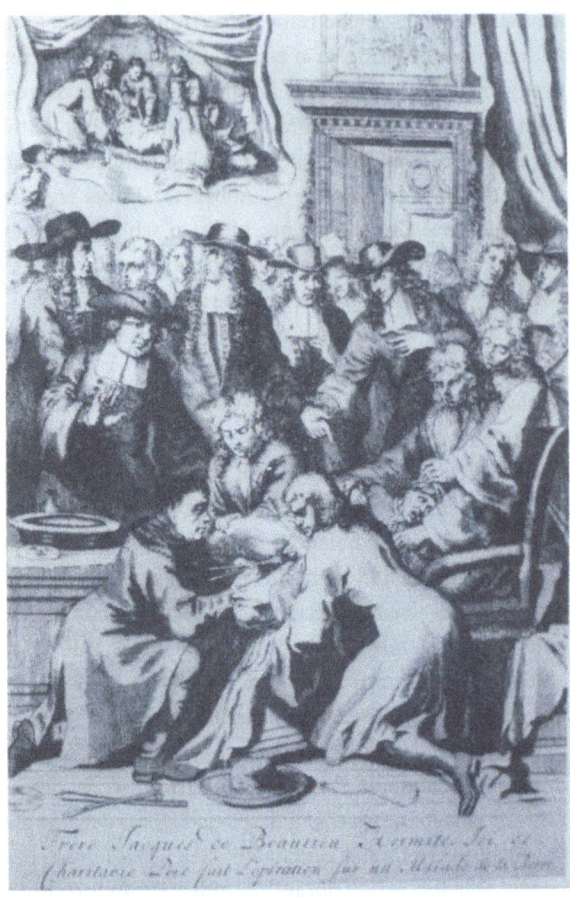

Abb. 2-20. Darstellung eines Blasensteinschnittes durch den »Bruder Jacob«. Zu beachten ist die im oberen Bildanteil dargestellte suprapubische Blasenpunktion

mag wohl aus dieser Zeit stammen: Von 60 »Geschnittenen« starben 25 und 31 überlebten, 22 von ihnen behielten jedoch eine Urinfistel zurück. Über das Schicksal der fehlenden 4 Patienten ist nichts bekannt. Alles in allem nicht eben ein begeisterndes Ergebnis. Sein Stern war im Verglühen, ehe er so hell zu leuchten begonnen hatte, wie der falsche Mönch es wünschte. Es ist wohl auch dies ein Grund dafür, dass er Frankreich ganz verließ und in der Folgezeit in den Niederlanden auftauchte, wo sich sein Schicksal nachhaltig wandeln sollte.

Einen besonderen Einfluss auf die Umgestaltung seines operativen Vorgehens hatte vermutlich der seinerzeit berühmte **Johann Jakob Rau** (1668–1719) in Leiden, einem europäischen Zentrum der Wissenschaften, zumal der Medizin, den wir später noch ausführlicher betrachten werden. Hier oder in Amsterdam, wo Rau zeitweise im Lazarett operierte, mögen sich der unliebenswürdige Professor und der falsche Mönch erstmals begegnet sein. In Leiden sahen sie sich nachweislich beim Operieren zu. Später unterzog Rau die von Beaulieu angewandte Operationsmethode einer scharfen Kritik und erarbeitete wohl gemeinsam mit ihm die »Sectio lateralis«, den Seitensteinschnitt, der die Anzahl der Komplikationen deutlich verringerte. Der später berühmte Habsburger Hofarzt **Gerhard van Swieten** (1700–1772), der damals in Leiden studierte, ist ein glaubhafter Zeuge, wenn er berichtet:

…Es wird aber bewiesen, daß der Bruder Jacob nicht ungelehrig gewesen ist, sondern aus den Erinnerungen der besten Männer, die das, was an seiner Methode als fehlerhaft und gefährlich gefunden wurde, angemerkt haben, Nutzen gezogen hat…Denn nachgehend hat er in verschiedenen Oertern Frankreichs den Steinschnitt weit glücklicher verrichtet.

Nach Frankreich zurückgekehrt wurde er jetzt endgültig zu einem erfolgreichen und hochgeachteten Steinoperateur. Mit einem Privileg Ludwigs XIV. reiste er erneut durch viele Gegenden Frankreichs, war aber auch in Norditalien, in Österreich, Holland und wie Bernoin 50 Jahre zuvor auch in Südwestdeutschland tätig. Der Magistrat der bedeutenden Stadt Amsterdam dankte ihm für die geretteten Bürger mit einer goldenen Schaumünze »pro servatis civibus«. Die letzten Lebensjahre verbrachte dieser bedeutende Steinschneider des beginnenden 18. Jh. »von so vielen Reisen müde« in seiner Heimatstadt Besancon und verstarb dort im Jahre 1719. Im Gedächtnis der Franzosen bleibt er jedoch durch ein populäres Lied lebendig:

Frère Jaques, Frère Jaques,
Dormez vous? Dormez vous?
Sonnez les matines, Sonnez les matines,
Ding dong ding, Ding dong ding.

Aber auch in Deutschland gibt es ein bekanntes Lied über einen Wanderarzt und Steinschneider. Wer kennt nicht diese Verse, die um die Welt gingen:

Ich bin der Doktor Eisenbarth
kurier die Leut nach meiner Art.
Ich mache, daß die Lahmen gehen
und daß die Blinden wieder sehn.

Schauen wir also wieder nach Deutschland zurück und wenden uns hier dem zur gleichen Zeit wirkenden **Doktor Eisenbarth** zu. Das kleine Lied hat seinen Namen durch die Jahrhunderte getragen und ihn unsterblich gemacht, sein Können als Arzt und Operateur geriet dabei aber zwangsläufig in Vergessenheit. Der 1663 in Oberviechtach im Bayrischen Wald als Sohn eines Steinschneiders geborene **Johann Andreas Eisenbarth** (1663–1727) kam nach dessen Tod im Alter von 10 Jahren in das etwa 160 km entfernte Bamberg zu dem dort ansässigen Wundarzt **Axel Biller**. Nach Absolvieren seines Probierstückes, wie in Franken die Gesellenprüfung genannt wurde, begab sich Eisenbarth 1684 auf die übliche Wanderschaft, die jedoch vergleichsweise kurz ausfiel und bereits 1 Jahr später in dem kleinen sächsischen Residenzstädtchen Altenburg endete. Hier fand er als Geselle Aufnahme bei dem Okulisten, Stein- und Bruchschneider **Johann Heinicke**, dessen Tochter er später heiratete. Altenburg wurde daraufhin bis 1702 zu einer Heimstadt für Eisenbarth, von der aus er seine Wanderfahrten unternahm. Später siedelte er nach Magdeburg über. Lange hielt es den strebsamen jungen Mann nicht als Gesellen an einem festen Ort. Die Erfahrungen der folgenden Wanderjahre festigten seine Fertigkeiten und bereicherten seine theoretischen Kenntnisse. So bescheinigen ihm schon die Prüfungsergebnisse durch Ärzte von 1686 in Altenburg und 1693 in Dresden gute operative Fähigkeiten und ein fundiertes medizinisches Wissen (Konert 1992). Das fachlich kompetenteste Urteil über Eisenbarths operative Tätigkeit besitzen wir vom bedeutendsten deutschen Chirurgen des 18. Jh. und späteren Professor für Chirurgie in Helmstedt, **Lorenz Heister** (1683–1758). Eisenbarth logierte und operierte in den Jahren 1700 und 1701 in Frankfurt/Main im Gasthaus des Vaters von Lorenz Heister. Im Jahr 1753 nahm dieser in seiner autobiographischen Schrift »*Medizinische/Chirurgische und Anatomische Wahrnehmungen…*«, die er »*zu besserem und mehrerem Nutzen für die lernenden oder zu kurieren und zu heilen anfangenden jungen Ärzten und Wundärzten*« herausgab, auch Operationsberichte von Eisenbarth auf:

Gleichwie in Frankfurt zu der Zeit, sowohl auf die Oster als Herbstmesse ordentlich herumreisende Ärzte und Operateurs, sonderlich Bruchschneider und Augen-Ärzte, worunter auch der in diesen Stücken damals sehr berühmte Eisenbarth gewesen, kamen um Leute, die mit Brüchen, Augen-Staren, Blasensteinen, Gewächsen, Hasenscharten und dergleichen Übeln behaftet waren, zu schneiden und zu curieren: weil damals in Frankfurt noch fast niemand, weder von Medicis noch Chirurgis, dergleichen Curen daselbst unternahm oder verrichtete: ich daher, nachdem ich die Nothwendigkeit und den Nutzen dieser und anderer dergleichen Curen bald erkannte, Gelegenheit suchte, solche Operationes, so viel wie möglich, mit anzusehen, und so viel es tunlich dabei zu sehen und zu lernen (Heister 1753).

Über das Aussehen und Auftreten eines Chirurgen ist Heister der gleichen Ansicht wie bereits 1500 Jahre früher **Celsus**, den er zitierte. Diese Personenbeschreibung stimmt recht gut mit dem »Erfurter Stich« Eisenbarths von 1692 (◘ Abb. 2-21) überein:

Er soll jung seyn, oder doch wenigstens nicht gar alt; eine veste, stete doch nicht grobe und plumpe Hand haben, welche nicht zittere, soll rechts- und linkshändig seyn, ein gutes scherfes Gesicht haben, unerschrocken seyn, und, wo es nöthig, unbarmherzig damit er sich durch das Schreien der Patienten nicht hindern lasse.

Heister schildert u. a. die Behandlung eines Darmbruches, eines Wasserbruches und die Entfernung eines kindskopfgroßen Speckgewächses durch Eisenbarth. Er, der die »*Curen*« vieler »*Quacksalber*« mit Distanz betrachtet, kann nicht umhin, Eisenbarth einen »*Arzt*« zu nennen, welcher »*sonderlich als Oculist und Steinschneider*« berühmt gewesen. Als unbestreitbare Tatsache muss somit anerkannt werden, dass Eisenbarth nicht bloß ein unternehmungs-

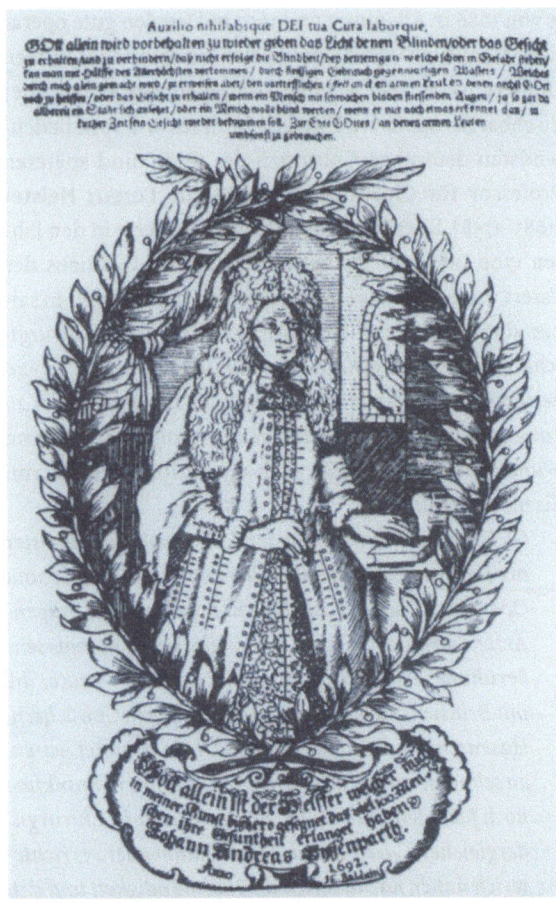

Abb. 2-21. Bildnis von Johann Andreas Eisenbarth nach einem Stich von J. E. Balduin aus dem Jahre 1692 auf dem Erfurter »Werbezettel"

lustiger, praktisch veranlagter Mann von natürlichem Verstand gewesen ist, sondern auch ein geschickter und tüchtiger Operateur mit sicherer Hand, der die meisten Kollegen seiner Zeit in mehr als einem Punkt übertraf.

Große Bedeutung in seiner operativen Tätigkeit nahmen die Steinerkrankungen ein. Sein operatives Vorgehen unterschied sich dabei nicht wesentlich von den zuvor geschilderten Methoden, wandte doch auch er überwiegend die so genannte »große Gerätschaft« an. Neben mehr als 4000 Steinen, die er im Lauf von 40 Berufsjahren herausgeschnitten haben wollte, verwies er aber auch immer nachdrücklich auf seine Heilerfolge ohne Schnitt.

Zweimal erregte die Eisenbarth-Truppe überregionales Aufsehen. So war sie 1702 maßgeblich am »Hallenser Theaterskandal« beteiligt. In der früher recht kunstfreudigen Saalestadt hatte nach deren Anschluss an Preußen 1680 der theaterfeindliche Pietismus als besonders strenge protestantische Strömung bedeutenden Einfluss erlangt. Vor allem ihre Machtposition an der jungen Universität und die guten Beziehungen zum preußischen Königshaus nutzend, setzten die Pietisten durch, dass in Halle an öffentlichen Stellen nicht mehr Theater gespielt werden durfte. Eisenbarth ignorierte anlässlich seiner Aufenthalte in Halle zu Beginn des 18. Jh. offensichtlich dieses Verbot, und der Magistrat sah keinen Anlass gegen den berühmten Arzt Eisenbarth vorzugehen. Daraufhin beschwerten sich die Theatergegner beim König. Daraus entwickelte sich ein umfangreicher Briefwechsel mit gegenseitigen Vorwürfen. Eisenbarth störte dies alles jedoch wenig, ließ er doch bei seinem nächsten Zwischenaufenthalt in Halle erneut seine Theatertruppe auftreten. Nun war das Maß voll. Der König erließ ein striktes Verbot für die Stadt Halle und in den nächsten 15 Jahren fand auch keine Theateraufführung mehr statt.

Zwei Jahre später griff er in Wetzlar in das politische Geschehen ein. Kurz zuvor war das Reichskammergericht vor den Franzosen nach Wetzlar ausgewichen, konnte aber auch hier keine wirkungsvolle Tätigkeit entfalten, da es im territorial zersplitterten Deutschland machtlos war und sich darüber hinaus infolge der Zwistigkeiten der beiden Kammerpräsidenten selbst paralysierte. Das war Eisenbarth eine willkommene Gelegenheit, mit seiner Schauspielertruppe die Schildbürgerei dieser kleinlichen Händel auf der Bühne zu verspotten. Schließlich wusste er aus Erfahrung, wie er seine Zuschauer anlocken und fesseln konnte. Was dort über die Bretter ging, hielt die streitenden Parteien in Atem, beschäftigte den Kaiser und den Reichstag in Regensburg, belustigte das Volk und füllte Eisenbarths Taschen, bis schließlich ganz Deutschland über diese Posse lachte.

Die Medizingeschichte verzeichnet Eisenbarth zwar nicht in den Reihen ihrer Pioniere, hat er doch keine bahnbrechenden Operationsverfahren erfunden oder wichtige Bücher hinterlassen. Nach verschiedenen Quellen aber hat er für den Starstich eine eigene Starnadel erfunden, gleiches gilt für einen speziellen Polypenhaken. Beide fanden später auch in seinem Wappen Aufnahme. Für ihn stand die Behandlung des »grauen Stars« und anderer Augenleiden in vorderer Reihe seiner therapeutischen Palette, was u. a. zur Berufung durch den preußischen König 1716 als behandelnder Chirurg für den Obristen Grävenitz führte, der an einer Augenverletzung litt. Von allen Chirurgen Preußens wurde Eisenbarth ausgewählt, ein eindeutiges Zeichen für die hohe Anerkennung, die er genoss. Den Auftrag führte er auch erfolgreich aus. Ein Nachfahre dieses Obristen schuf 220 Jahre später das Magdeburger Eisenbarth-Denkmal. Als Anerkennung wurde Eisenbarth 1717 zum preußischen Hofrat und »Hof-Oculisten« ernannt.

Zu Beginn des 18. Jh. hatte Eisenbarth den Höhepunkt seiner Bekanntheit erreicht. Nach 1720 verblasste sein Ruhm

Behandlung des Blasensteins

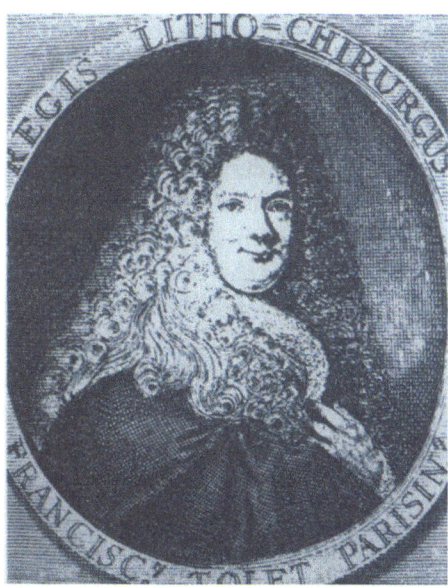

Abb. 2-22. Francois Tolet (1647–1724). Aus: Nöske (1979)

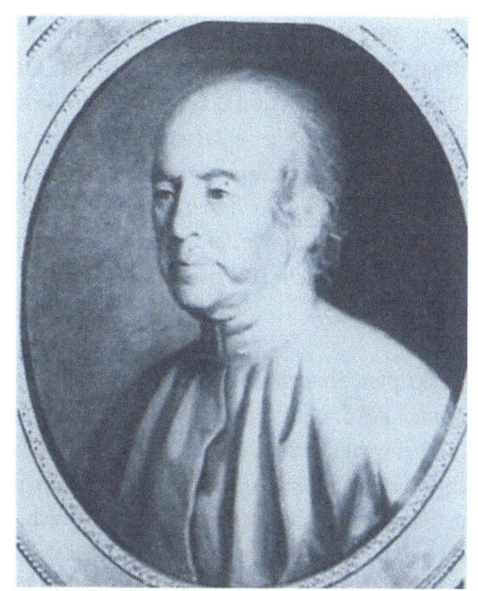

Abb. 2-23. Jean Baseilhac, bekannt als »Frère Cômte« (1703–1781)

aber rasch. Insgesamt scheinen die letzten Jahre für ihn nicht mehr so erfolgreich gewesen zu sein. Als er am 11. Novermebr 1727 in Hannoversch-Münden verstarb, wurde im Sterberegister lediglich verzeichnet: »*ein Fremder, Eisenbarth*«, keine rühmende glanzvolle Erwähnung mehr, wie er sie so liebte.

Gehen wir noch einmal zurück nach Frankreich. Zu Beginn des 18. Jh. müssen die Collots ihr Monopol in Paris mit den Tolets teilen. **Francois Tolet** (1647–1724) wird nun Lithotomist des Königs (Abb. 2-22) und legt seine praktischen Erfahrungen in dem Werk »Traité de lithotomie« nieder.

Mit **Jean Baseilhac** (1703–1781; Abb. 2-23), der im Gegensatz zum Frère Jaques als wirklicher Mönch den Namen »**Frère Cômte**« annahm, erreicht hier das Lithotomisten-Wesen seinen letzten Höhepunkt. Ihm gelang Mitte des 18. Jh. nochmals eine Modernisierung der Steinoperation. Er entwickelte ein spezielles Messer mit verdeckter Schneide, das »*Lithotome caché*«. Durch die Konstruktion bestimmter »*Pfeilsonden*« (Abb. 2-24), die durch die Harnröhre in die Blase eingeführt, über die Symphyse vorgeschoben wurden und auf die dann direkt zugeschnitten werden konnte, verringerte Baseilhac die Gefahr der Bauchfellverletzung beim hohen Steinschnitt erheblich.

2.2.2 Verschiedene Steinschnittvarianten

Unsere Kenntnis über die verschiedenen Operationsverfahren stammen aus Büchern von praktizierenden Steinschneidern, die seit Beginn der frühen Neuzeit zahlreich erschienen, was ein Beleg für den zum Teil sehr hohen Bildungsstand dieser Fachvertreter ist. Bereits 1522 verlässt eines der klassischen Werke der Urologie die Druckerpressen in Rom. **Mariano Santo** verfasste »*Das goldene Büchlein vom Blasensteinschnitt*« (Nöske 1974). In Deutschland folgte 1575 Georg Bartisch mit seinem »*Kunstbuch, darinnen ist der gantze gründliche ... bericht unnd Lehr des ... schmertzhafftigen, peinlichen Blasenn Steines*«.

Er war zu einem Wundarzt gereift, der nicht nur sein Handwerk auf überdurchschnittlichem Niveau beherrschte, sondern auch mit scharfem Blick den wesentlichen Problemen der damaligen Chirurgie auf den Grund ging. Der Titel des Manuskripts versprach nicht zu viel,

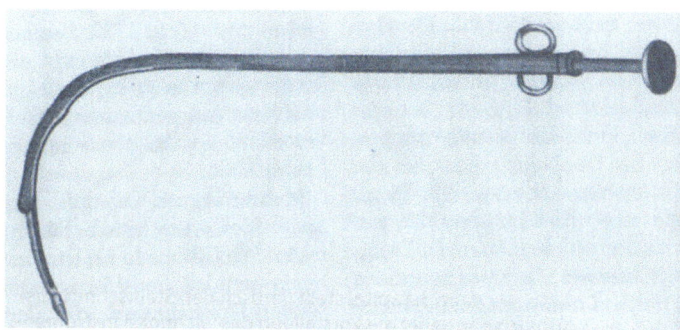

Abb. 2-24. Pfeilsonden des Frère Cômte

stand der Inhalt doch weit über dem Niveau ähnlicher zeitgenössischer Schriften. Darüber hinaus fordert der Autor an anderer Stelle Praxisbezogenheit und Erfahrung:

> Aber solche sachen, wie in diesem Buche verfasset, lassen sich nicht in hohen Schulen durch lesen und studieren lernen und fassen, Sondern mus durch lange ubung, reysen und wandern, und durch den augenschein begrieffen und erfahren werden« (Bartisch, Faksimile des Erstdruckes 1583, 1983).

Im 2. Band seines Manuskriptes versucht Bartisch »Ursprung und alle Umbstenden des Steines in Nierenn und Blasen« zu ergründen. Dabei wird deutlich, dass er trotz seiner großen praktischen Erfahrung seine Anschauungen und Beobachtungen unbedingt der herrschenden mystischen Zeitrichtung unterordnete (Haberling et al. 1929). Ganz anders gestaltete sich der 3. Band, in dem Bartisch sich mit der alten und neuen Kunst des Steinschneidens befasste. Hier erkennt man den hervorragenden Steinoperateur, der seine langjährigen Erfahrungen in Wort und Bild (Abb. 2-25) darlegt. Auffallend ist dabei die große Aufmerksamkeit, die er der Vorbereitung und Nachsorge seiner Patienten widmete. Er verlangte vor der Operation ein Klistier sowie die gründliche Reinigung des Patienten und des Instrumentariums. Die Nachbehandlung übernahm er in jedem Falle selbst, er kannte bereits Kampfer, Alaun und Lohe und erreichte durch ihre Anwendung eine gewisse antiseptische Wirkung und bessere Erfolge in der Wundheilung. Dass er aber auch hier nicht völlig frei von mystischen Vorstellungen war, zeigte seine Beschreibung der für eine Steinoperation günstigen Jahreszeiten sowie zahlreicher Sternbilder, denen er einen positiven Einfluss auf den Heilungsprozess zusprach.

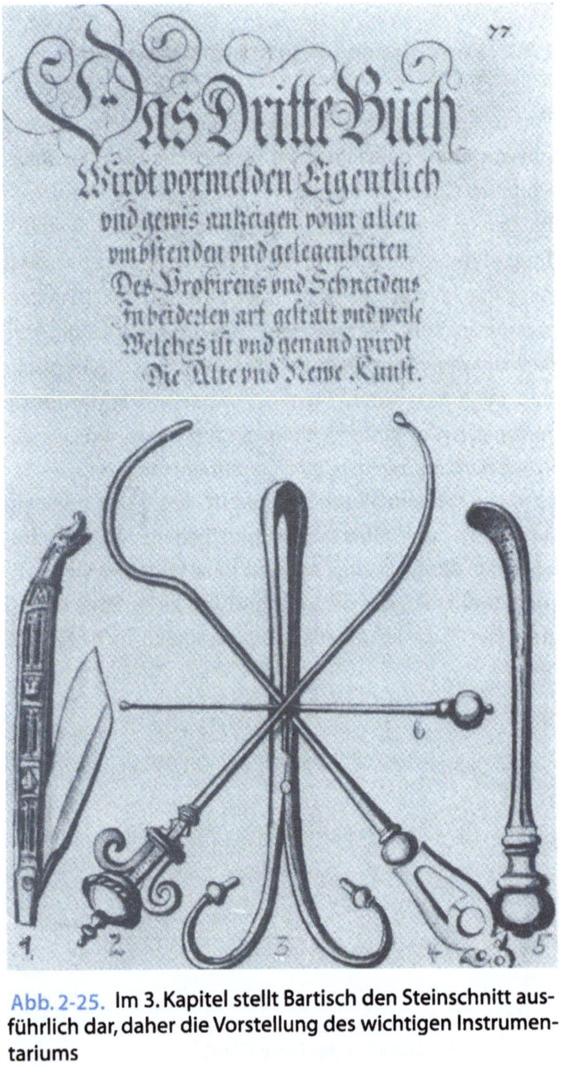

Das »Kunstbuch« blieb leider ein Manuskript und für 300 Jahre verschollen. Trotzdem handelt es sich hier um die »erste wirklich brauchbare deutsche Quelle über den Steinschnitt« (Keller 1957).

Das Werk von Georg Bartisch wird hier so ausführlich dargestellt, da es sowohl den allgemeinen Wissensstand zum Thema Steinschnitt in der zweiten Hälfte des 16. Jh. als auch den großen Erfahrungsschatz seines Autors aufzeigt, der in seinem Leben nachweislich mehr als 400 Steinschnitte durchgeführt hat.

Mit seinem im Jahre 1583 erschienen Werk »Ophthalmoduleia, das ist Augendienst«, wurde er als Verfasser des ersten deutschen Lehrbuches der Augenheilkunde in der Medizingeschichte bekannt. Über seine letzten Lebensjahre in Dresden wissen wir wenig. Er verstarb im Jahre 1607, seine Tätigkeit wurde in guter alter Familientradition von seinem Sohn Tobias fortgeführt.

Kurz zuvor war auch **Ambroise Paré** (1510–1590) in seinen »Dix livres de la chirurgie…« ausführlich auf den Blasensteinschnitt eingegangen. Zu Beginn des 17. Jh. verfasste **Fabricius Hildanus** sein in deutscher und lateinischer Sprache erschienenes Buch »*Über den Blasensteinschnitt*« (Abb. 2-26). Im 18. Jh. häuften sich dann derartige Publikationen und verbreiteten rasch das Wissen über Veränderungen der Vorgehensweise und neue Operationsmethoden. Aus diesen Veröffentlichungen wissen wir, dass bis zum Ausgang des 17. Jh. bereits mehrere Operationsverfahren bekannt waren, aber wohl nur die »*Methode nach CELSUS*« allgemein angewendet wurde.

Der celsesische Schnitt

Dieses Vorgehen ist schon den alten Kulturvölkern vertraut gewesen und vor allem in der indischen Medizin nachweisbar. Beschrieben wurde die schon lange bekannte Methode im Jahre 25 durch den römischen Enzyklopädisten Aulus Cornelius Celsus und trägt daher seinen Na-

Abb. 2-25. Im 3. Kapitel stellt Bartisch den Steinschnitt ausführlich dar, daher die Vorstellung des wichtigen Instrumentariums

Behandlung des Blasensteins

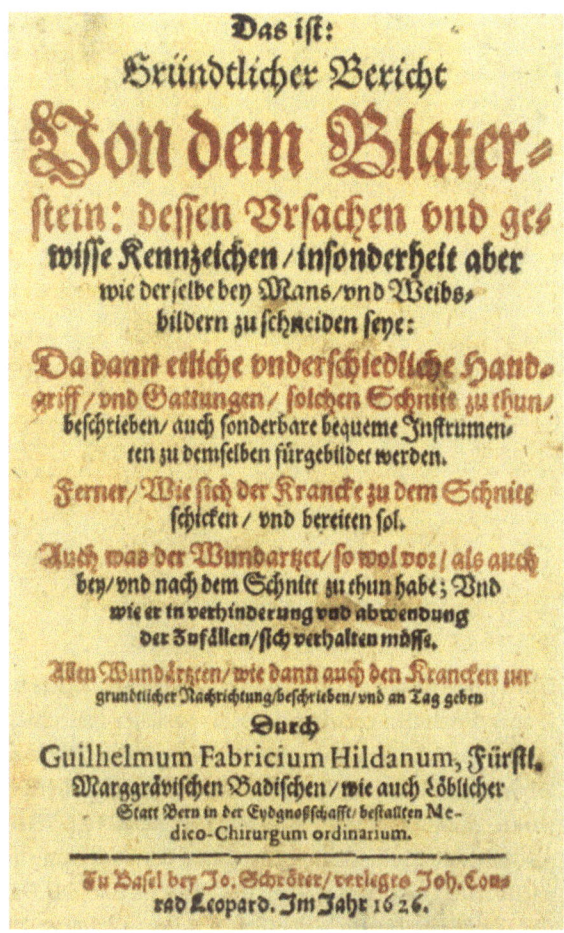

Abb. 2-26. Fabricius Hildanus' Buch über den Steinschnitt

men. Im 7. Buch seiner Enzyklopädie beschäftigt er sich ausführlich mit der Behandlung des Blasensteinleidens (s. auch Kap. 1.3.2):

> Jetzt scheint es das richtige zu sein, dass ich die Operation beschreibe, welche man bei Steinkranken vornimmt, falls man ihnen auf keine andere Weise helfen kann. Da diese Operation sehr gefährlich ist, darf man sie nie überstürzen. Auch darf man sie nicht in jeder Jahreszeit, in jedem Lebensalter oder bei jedem Leiden dieser Art vornehmen ... (Celsus, Ausgabe 1786 u. 1953).

Trotz der im Laufe der Jahrhunderte zahlreich eingeführten Veränderungen und neuen Schnittführungen blieb die von Celsus angegebene Schnittführung das einfachste und von den wandernden Lithotomisten fast ständig angewandte Verfahren. Es handelt sich dabei um die so genannte »Boutonnière«, den Harnröhrenschnitt. Der Patient wurde dazu in einer speziellen Rückenlage mit angewinkelten Beinen, die noch heute als »Steinschnitt-Lage« bekannt ist, von mehreren Helfern festgehalten (Abb. 2-27). Der Operateur führte zwei Finger der linken Hand in den Enddarm des Patienten ein und von hier aus ertastete er den Stein, um ihn nach vorn gegen das Schambein zu drücken. Danach stieß er mit dem Messer zwischen die Beine des Patienten und führte einen bogenförmigen Schnitt quer über der Harnröhre aus. Der Operateur schnitt dabei zumeist wahllos in die Dammgegend ein. Von der Anatomie der Beckenbodenmuskulatur und der Organe im kleinen Becken, sowie ihrer Funktionsweise wusste er ja so gut wie nichts. Der Schnitt wurde zwischen Hoden und After gesetzt und in Richtung der Blase erweitert (Abb. 2-28). Danach galt es, die Wunde und die miteröffnete Harnröhre in Richtung Blase zu spreizen (Abb. 2-29) und den durch die Finger der anderen Hand fixierten Stein mittels eines speziellen Hakens zu erfassen und aus der Blase zu ziehen. Eine abschließende Wundnaht unterblieb zumeist, lediglich mit einem kräutergetränkten Verband wurde die Wunde abgedeckt (Ellis 1982). Eine Nachbehandlung war im Allgemeinen nicht vorgesehen und oblag den Familienangehörigen.

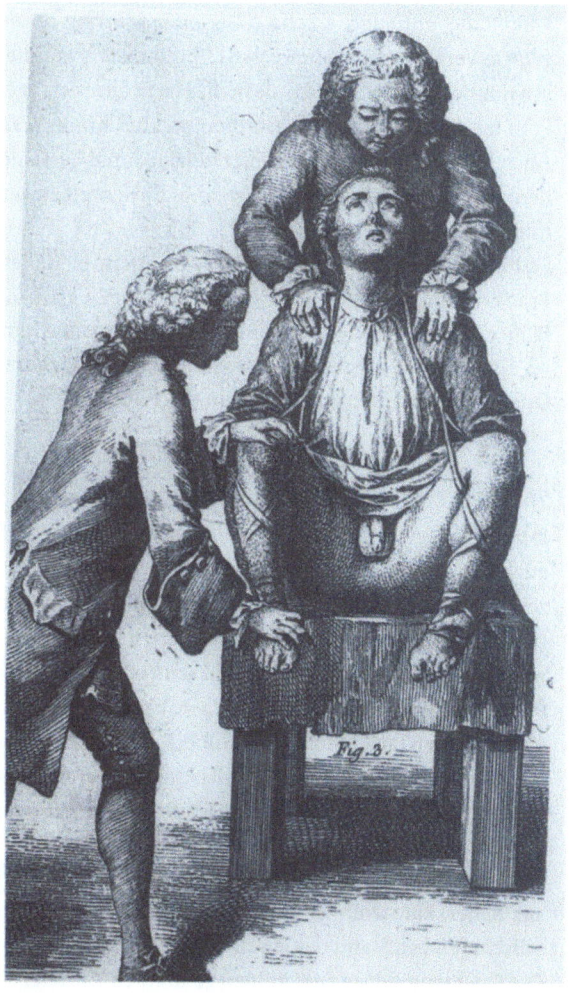

Abb. 2-27. Lagerung des Patienten zur Celsischen Operation

Im Vordergrund konnte unter diesen Umständen nicht das saubere und langsame, sorgfältige, mit Blutstillung verbundene Operieren stehen. Viel entscheidender war es, schnell und sicher zu handeln. Bei der zeitbedingten unzureichenden Schmerzstillung bestand immer die Gefahr eines schmerzbedingten Kreislaufschocks. Die durchschnittliche Operationsdauer lag entsprechend bei zwei Minuten.

Es konnte nicht ausbleiben, dass mit Messer und Dehninstrumenten die Harnröhre und die Schließmuskulatur der Blase in Mitleidenschaft gezogen wurden und der Patient, falls er diesen Eingriff überlebte, für den Rest seines Lebens an den Folgen der Behandlung litt. Vor allem eine fortbestehende Urinfistel trat häufig auf und beeinträchtigte nicht nur durch die Geruchsbelastung das tägliche Leben.

Zu diesem Eingriff wurden nur wenige Instrumente benötigt, und zwar Messer, Steinhaken und Fasszange, weshalb er auch »apparatus minor« oder »kleine Gerätschaft« (Juncker 1744) genannt wurde. Weitere gebräuchliche Namen waren »apparatus parvus«, »appareil petit«, »methodus antiqua«, »sectio celsi« oder »cutting on the gripe«. Verantwortungsbewusste Lithotomisten wandten ihn nur bei kleinen Steinen, die in die Harnröhre gelangen konnten oder bereits dort festsaßen und bei Kindern an. Auch haben sie versucht, die Fistelgefahr durch Verschieben der Haut über der Harnröhre beim Einschnitt zu vermindern.

Seit dem 16. Jh. haben Wundärzte vor allem in Italien, Frankreich und Deutschland versucht, den Eingriff mit Hilfe eines immer wieder optimierten Instrumentariums zu einen standardisierten und schnell durchführbaren Operationsverfahren zu entwickeln (Sachs 2000).

Marian-Methode oder großer Apparat

Der infolge seines umfangreicheren Instrumentenbedarfs auch als »großer Apparat« oder »apparatus major« bezeichnete Eingriff ist 1522 von **Mariano Santo de Barletta** (1489–1550) beschrieben worden. Weitere Bezeichnungen waren »Mariannischer Schnitt« und »cutting on the staff«. Für ihn waren erforderlich (Abb. 2-30): mehrere Sonden und Katheter (aus Metall oder Silber), besondere zweischneidige Stichmesser, 2 Condecktoren (gerade und krumme Zangen), ein Haken, ein Dilatorium (zum Erweitern der Wunde) und ein Steinlöffel mit Knopf (= bouton). Dieses Werkzeug war vor allem in der Zeit des Barocks oft aus Silber, kunstvoll verziert und symbolisierte den gesellschaftlichen Stand des jeweiligen Chirurgen.

Der Operateur führte zuerst einen gefurchten Katheter ein und schnitt dann gezielt auf diesem entlang (Abb. 2-31).

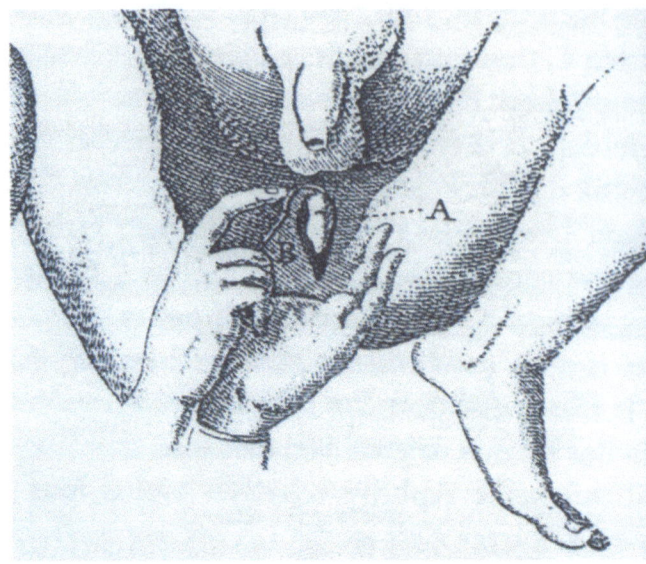

Abb. 2-28. Schnittführung beim celsischen Schnitt

Das weitere Vorgehen glich dann der ersten Methode, setzte aber durch den gezielten Einsatz spezieller Instrumente weniger Schäden. Der schnelle Wechsel der Geräte erforderte eine beachtliche Geschicklichkeit und Sicherheit, wirkte aber auf Umstehende sehr eindrucksvoll. Waren die Gefahren tödlicher Blutungen und der Verletzung benachbarter Organe, vor allem der Prostata und des Darmes, bei dieser Methode deutlich geringer, so blieben Impotenz und besonders die Urinfisteln doch auch weiterhin ständige Begleiterscheinungen. Diese Operationsmethode findet zahlreiche Anhänger und erfährt viele Modifikationen. Eines der aussagefähigsten Bücher über diese Operationsmethode stammt von **Alghisi** (1669–1713), der auch

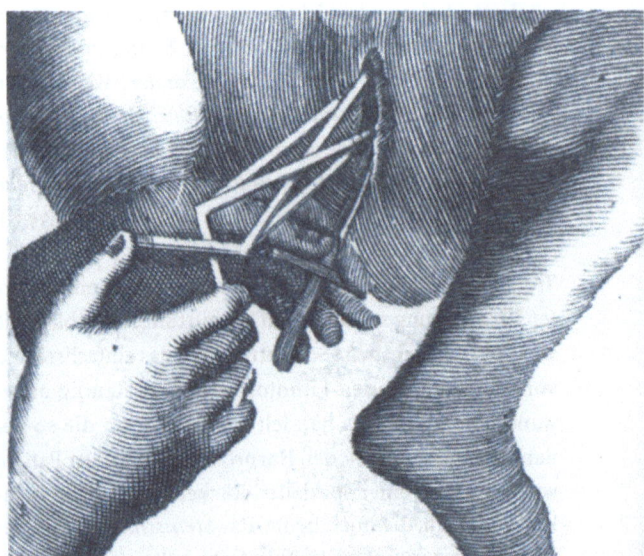

Abb. 2-29. Wundspreizung zur Entfernung des Steins

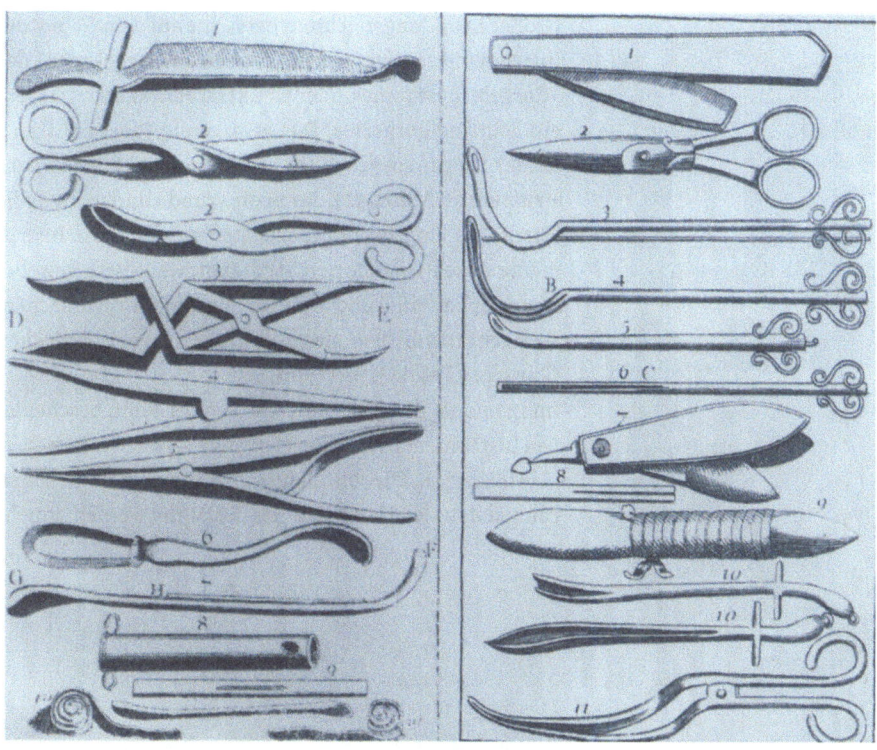

Abb. 2-30. Instrumente der »Großen Gerätschaft« nach Greenfeld

Leibarzt des nierensteinkranken Papstes **Clemens XI.** war. Er verbesserte seine Operationsergebnisse durch postoperatives Einlegen eines Harnröhrenkatheters. Aber auch dieses Operationsverfahren war insgesamt unbefriedigend.

Da auch diese Modernisierung nicht alle Probleme beseitigte, wurden im Laufe der Zeit noch andere Zugangswege zur Harnblase ausprobiert, so der Mastdarmblasenschnitt und der Scheidenblasenschnitt. Alle diese Techniken stellten jedoch keine überzeugenden Alternativen zum seitlichen Schnitt dar. So sind in der Folgezeit noch mehrere Verfeinerungen und Instrumente vorgeschlagen worden, die diesen Zugangsweg sicherer machen sollten, jedoch an den prinzipiellen Nachteilen und Gefahren dieser Methode nichts ändern konnten (Schultheiss 1999).

Seitensteinschnitt

Zu Beginn des 18. Jh. versuchte man die schweren Nebenwirkungen bei den Blasensteinoperationen zu umgehen, indem man den Schnitt links neben der Harnröhre führte und die Blase seitlich eröffnete. Das Messer drang hierbei ohne Kontakt zur Harnröhre und zum Schließmuskel seitlich in die Blase ein. Inkontinenz und Urinfistel waren bei diesem »*Sectio lateralis*«, »*taille laterale*«, »*lithotomia urethroprostatica*« oder »*cutting the neck of the bladder*« genannten Verfahren wesentlich seltener, da ein weitgehend ungestörter Urinabfluss auf normalem Wege eine günstigere Heilung der Operationswunde ermöglichte (Abb. 2-32). Das weitere Vorgehen bei der Extraktion des Steines glich weitgehend den anderen Methoden.

Dieser Zugangsweg war aber nicht neu, soll er doch ähnlich schon im alten Indien angewandt worden sein. Mit magisch-religiöser Vorstellung wird hier auch die Führung des Schnitts links von der Mitte erklärt. Verständlicher erscheint hingegen die Tatsache, dass es für den zumeist rechtshändigen Chirurgen einfacher war, am Patienten links zu schneiden (Rüster 1984). Infolge seiner vergleichsweise größeren Schwierigkeit konnte sich dieses Verfahren lange nicht durchsetzen und geriet sogar weitgehend in Vergessenheit. Zu Beginn des 18. Jh. entwickelt er sich rasch aus der »Marian-Methode« und wird binnen weniger Jahrzehnte zu einem wichtigen Bestandteil der

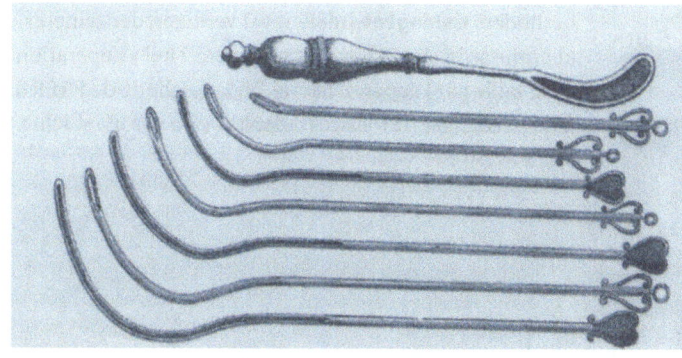

Abb. 2-31. Gefurchter Katheter als Führungshilfe beim Steinschnitt

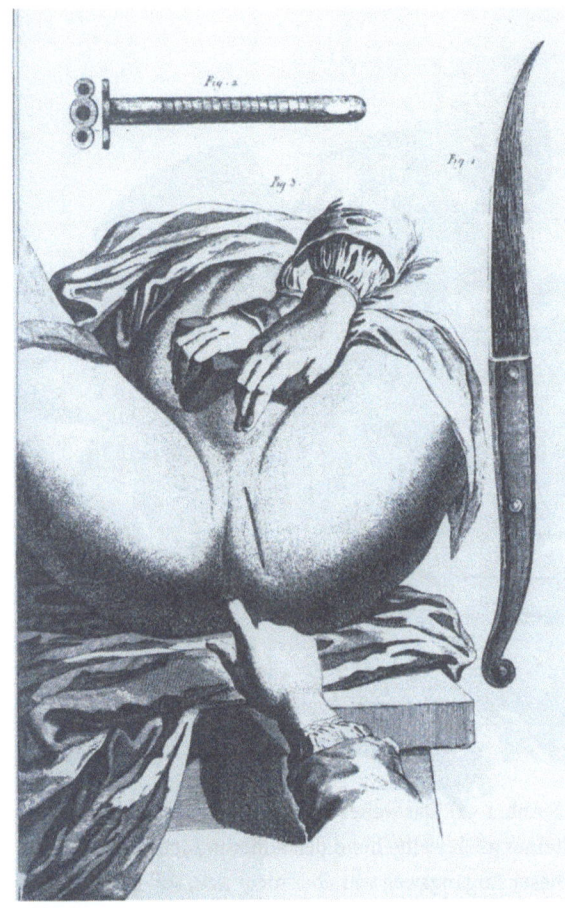

Abb. 2-32. Schnittführung bei der Sectio lateralis, dargestellt in Diderots »Enzyclopédie"

Großer Erfindungsreichtum herrschte auf dem Gebiet der Instrumente. So entwickelte 1742 **Le Cat** (1700–1768) das »Gorgeret cystitome«, oder **Sir Caesar Hawkins** (1711–1786) ein »cutting gorgerte«. Das »Gorgeret« (gorge = franz. Kehle) ist ein ausgekehltes oder gerinntes Führungsinstrument (Abb. 2-34), das in die Wunde und nicht in die Harnröhre eingelegt wurde. Später wurden diese Instrumente durch Dilatatorien verdrängt, weil diese gewebefreundlicher sind und weniger Blutungen verursachen. Das gebräuchlichste stammt von dem venezianischen Chirurgen **Pajola** (1741–1816).

Im 17. und 18. Jh. wird somit aus dem bis dahin bescheidenen Instrumentarium eine vielteilige »große« Gerätschaft (Abb. 2-35). Die bis dahin vorrangigen natürlichen Fähigkeiten der Hand und des Tastsinns werden zuneh-

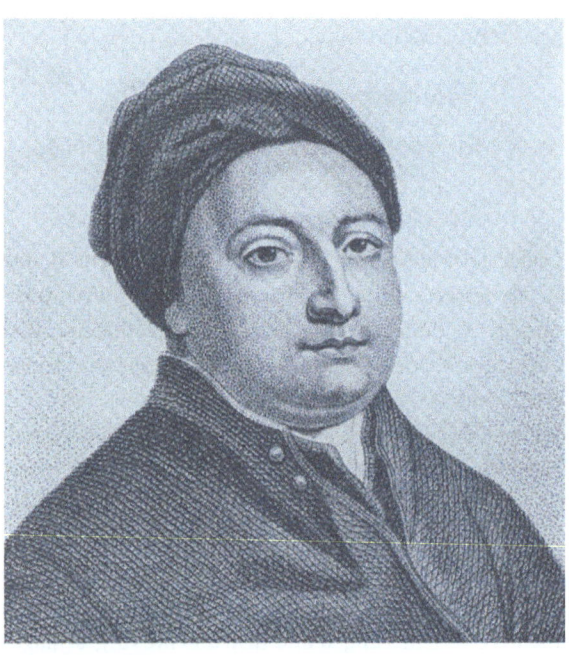

Abb. 2-33. William Cheselden (1688–1752)

nun wieder wissenschaftlich orientierten Chirurgie. Ob Beaulieu wirklich der erste war, der gemeinsam mit Rau diese Schnittführung in Europa wiederbelebte, ist nicht mit Sicherheit zu sagen, vermutlich entwickelte er das Vorgehen gemeinsam mit dem in Amsterdam wirkenden deutschen Chirurgen Johann Jakob Rau (1668–1719). Zu Beginn des 18. Jh. operierten auch der berühmte englische Chirurg **William Cheselden** (1688–1752; Abb. 2-33) nach dieser Methode. Um ihre Weiterentwicklung machte sich besonders **Garengeot** (1688–1759) verdient, der seine Erkenntnisse in einem Bericht unter dem Titel »L'operation de la taille par l'appareil latéral, ou la méthode de FRÈRE Jaques, corrigée de tous ces défauts« 1730 veröffentlichte.

mend zur Bedienung einer aufwendigen Mechanik degradiert, deren Kompliziertheit den Eingriff verlängert und neue Risiken und Unsicherheiten schafft (Nöske 1982). Es verwundert daher nicht, wenn am Ausgang dieser Epoche das Pendel wieder zurückschwingt. So schreibt der bekannte Anatom und Chirurg **Langenbeck** (1776–1851):

> *Keine Operation hat so sehr den Erfindungs- und Verbesserungsgeist der Wundärzte geweckt und beschäftigt, als der Steinschnitt. Teils dadurch, daß dreierlei Regionen am menschlichen Körper ausgedacht wurden, um Steine aus der im Becken verborgenen Blase herauszuholen (perneal, transurethral, suprapubisch), teils dadurch, daß man eine unzählige Meng von In-*

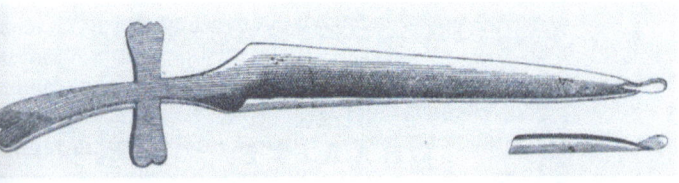

Abb. 2-34. Das Gorgeret

Behandlung des Blasensteins

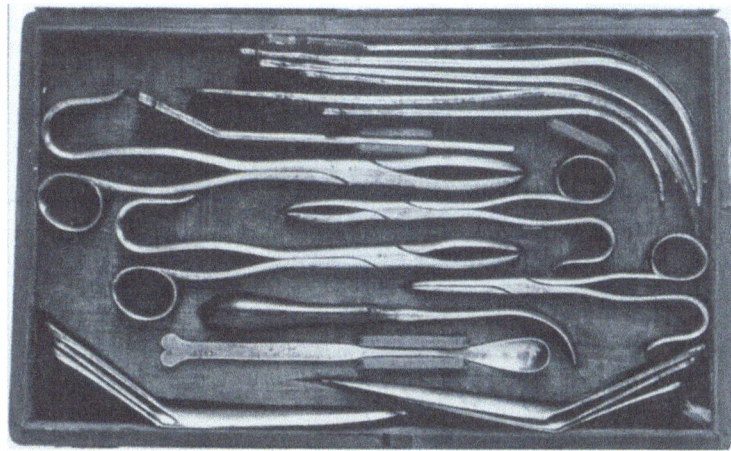

Abb. 2-35.
Das Steinschneidebesteck von Cheselden enthält die im 18. Jh. angewandten zahlreichen Instrumente. (Aus Nöske 1979)

strumenten und Handgriffen aussann, um jenen Zweck zu erreichen. Die Verbesserung des Steinschnittes ging mit der Kultur der Anatomie gleiche Schritte. Indessen konnte zur Verbesserung kein schlimmerer Weg eingeschlagen werden als der durch Vermehrung der Instrumente und Handgriffe. Wer erstaunt nicht beim Anblick der vielen Sonden, Steinmesser, Gorgerete, Sperreisen, Zangen, Steinbrecher u.s.w.? (Langenbeck 1802).

Bereits 1733 erschien in deutscher Sprache ein Buch, das die bis dahin bekannten Steinschnittverfahren verglich. Aber die Entwicklung ging rasch weiter.

Lithotome caché

Die gefürchteten Komplikationen des Steinschnittes mit der »großen Gerätschaft« traten immer dann auf, wenn das von außen nach innen geführte Messer infolge schmerzbedingter Bewegungen des Patienten aus der gefurchten Leitsonde herausrutschte und benachbarte Strukturen verletzte. Durch die bereits erwähnte Entwicklung eines so genannten verdeckten Messers (Lithotome caché; Abb. 2-36) durch Frère Cômte (1748 erstmals publiziert) konnten diese Komplikationen verringert werden. Das Messer wurde im geschlossenen Zustand über die Rinne eines Katheters in die Blase vorgeschoben und dort entsprechend der Steingröße und der anatomischen Gegebenheiten geöffnet. Es konnte dann eine in der Größe veränderbare Öffnung erzielt werden, über die der Stein entfernt wurde. Nach anfänglicher Ablehnung setzte sich dieses Instrument dann infolge der geringeren Verletzungsgefahr in der Praxis durch und fand eine weite Verbreitung, die bis in die Mitte des 19. Jh. reichte. Das Prinzip des weiteren Vorgehens entsprach aber dem des seitlichen Steinschnittes.

Der hohe Steinschnitt oder Sectio alta

Der Vollständigkeit halber soll noch eine weitere Steinschnittmethode Erwähnung finden, die schon lange bekannt war und gelegentlich angewandt wurde, jedoch keine allgemeine Verbreitung fand. Der suprapubische Zugang, die »Sectio alta«, »hoher Schnitt«, »Haut Appareil«, »taille franconienne« oder »Methodus Franconia« wird im Gegensatz zu den anderen Zugangswegen noch heute zur

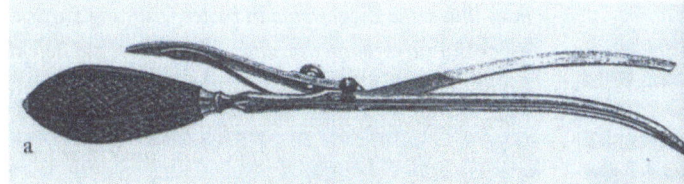

Abb. 2-36. Lithotome caché des Frère Cômte

operativen Steinentfernung aus der Blase eingesetzt. Die Geschichte dieses Zugangsweges beginnt mit der von zahlreichen Autoren angeführten nebulösen Episode des Bogenschützen von Meudon (Abb. 2-37):

Im Januar 1474 reichten die Pariser Ärzte und Wundärzte bei Ludwig XI. eine Bittschrift ein, worin sie vorstellten: »dass, da viele Standespersonen an Stein, Bauchgrimmen und Seitenstechen litten, es nöthig und nützlich sey, den Ort, wo sich diese Übel erzeugten, zu untersuchen; und da man ferner sich nicht zuverlässiger belehren könnte, als wenn man diese Operation an einem lebenden Menschen vornähme, so bäten sie um Auslieferung eines armen Sünders, eines Freischützen, der bereits zum Galgen verdammt, und von den genannten Übeln sehr geplagt sey«. Der König bewilligte ihr Gesuch in Gnaden, und die Operation, der erste Steinschnitt dieser Art, wurde öffentlich, auf dem Gottesacker der Kirche des heiligen Severinus, vorgenommen. »Nachdem...man lange genug untersucht, und in

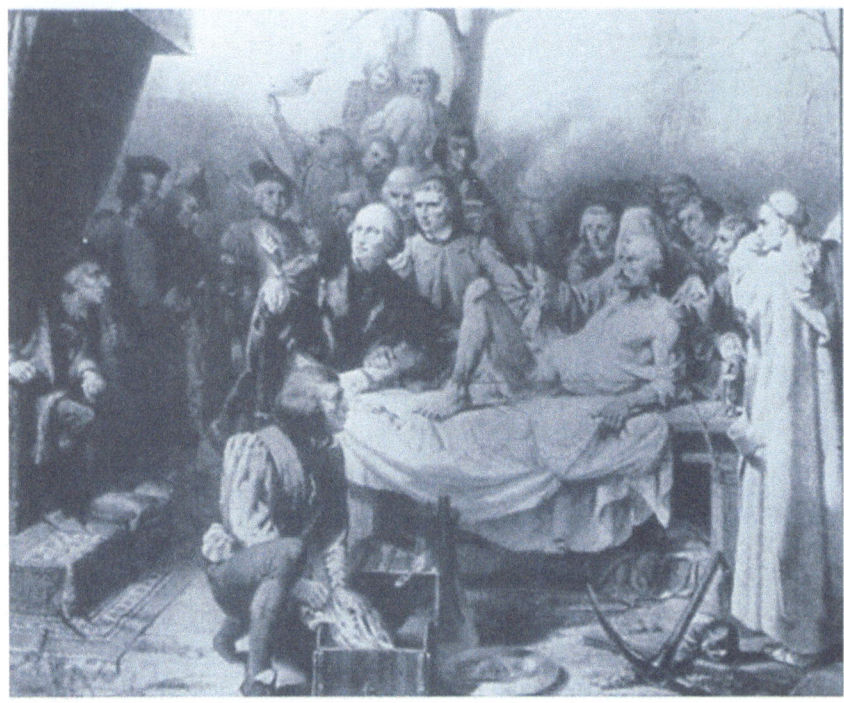

Abb. 2-37.
Der Bogenschütze von Meudon.
(Aus Nöske 1979)

dem Körper des Freischützen herumgewühlt hatte, gab man ihm seine Eingeweide in bester Ordnung zurück, nähte ihn zu, verband ihn, und pflegte seiner auf Befehl des Königs so gut, dass er in vierzehn Tagen geheilt war. Überdies erhielt er nicht nur Verzeihung seiner Verbrechen, und gänzlichen Kostennachlass, sondern er wurde auch noch reichlich beschenkt. »Sonderbare Fügung des Schicksals, das einen armen Teufel zum Galgen verdammen lässt, um ihn von Steinschmerzen zu befreien (Ritter von Kern, 1828).

Aber es musste noch ein Jahrhundert vergehen, bis ein wirklich fassbarer Nachweis vorliegt. Aus dem 16. Jh. stammt eine Schilderung des bekannten französischen Chirurgen **Pierre Franco** (1500–1573), der bei einem Jungen einen so großen Blasenstein vorfand, dass er ihn auf die übliche Methode nicht entfernen konnte. Er vollführte daraufhin eine für seine Zeit ungewöhnliche, ja tollkühne Tat, indem er die Bauchdecke oberhalb des Schambeines eröffnete und von hier aus in die Blase eindrang und den Stein entfernte. Er selbst warnte vor der Wiederholung dieses Vorgehens, wurde doch allgemein eine Verletzung des Bauchfells, das einen Teil der Blase überzieht, oder des Darmes mit tödlichen Folgen befürchtet. Eine weitere Gefahr bestand aus heutiger Sicht darin, dass nach Eröffnung der Blase Urin in den Bauchraum eindrang. Dieser ist beim Blasensteinleiden zumeist reich an Bakterien, was in der vorantibiotischen Ära unweigerlich zu tödlichen Infektionen führte. So blieb die Sectio alta eine »unheimliche Methode«. Daran ändern auch die erfolgreichen Leichenversuche **Rouseets** (1581) und die praktische Anwendung durch **Jean Riolan** (1560–16579 und die Holländer **Cornelis Solingen** (1641–1687) und **Antonius Nuck** (1650–1692) nichts. Erst durch die Untersuchungen des Anatomen **James Douglas** (1675–1742), die auch in der topographischen Anatomie des so genannten Douglas-Raums ihren Niederschlag finden (1717) und deren praktische Umsetzung durch seinen Bruder, dem Chirurgen **John Douglas** (gestorben 1759), weisen nach, dass der Eingriff an der gefüllten Blase extraperitoneal ohne Gefahr möglich ist (Nöske 1982). Gemeinsam mit William Cheselden kommt es zu einer kurzen Blütezeit dieser Operationsmethode in London. Letzterer legte seine Erfahrungen 1723 in dem Werk »Treatise on the high operation« nieder. Aber auch diese Operateure kehrten rasch zum Seitensteinschnitt zurück.

In diesem Zusammenhang sei noch kurz erwähnt, dass **Jean Méry** im Pariser Hôtel Dieu im Jahre 1701 die erste suprapubische Blasenpunktion gelang und sich dieses Verfahren bei Harnverhaltungen rasch durchsetzte. In Deutschland beschäftigt sich Lorenz Heister im 142. Kapitel seiner »Chirurgie« ausführlich mit der so genannten dritten Manier, den Stein suprapubisch zu schneiden. Zurückhaltend und kritisch analysiert er eine Methode, deren Wert er grundsätzlich anerkennt, für die die Zeit aber noch nicht reif ist.

In Paris versuchte **S. F. Morand** (1697–1773) in den 20er-Jahren des 18. Jh. den hohen Steinschnitt praxisfähig zu machen. Er lagerte dabei seine Patienten, um eine Verletzung des Peritoneums zu vermeiden, auf eine schiefe Ebene und nimmt damit die Beckenhochlagerung nach Trendelenburg um anderthalb Jahrhunderte voraus. Morand konnte sich aber ebenso wenig durchsetzen wie **Francken**, der eine fast akrobatische »Leiteroperation« erfand (❏Abb. 2-38):

> Der Patient wird dabei bäuchlings auf eine waagerecht in Manneshöhe liegende Sprossenleiter gelagert und von oben mit einem seitlich festgezurrten Brett fixiert. Der Operateur inzidiert von unten zwischen zwei Sprossen die leere Blase, indem er das Skalpell auf die tastbare Spitze eines transurethral eingeführt Katheters richtet. Nach Eröffnung der Blase werden die Wundränder durch bleischwere Haken markiert und gezügelt, der Katheter entfernt, und nach Wunderweiterung entleert sich der flüssige, in der Regel eitrig-blutige Blaseninhalt direkt nach unten; der Stein fällt dem Lithotomist vor die Füße. Die Blase wird mit lauwarmen französischen Wein gespült und die Wunde offen gehalten (Nöske 1979).

Es ist verständlich, dass diese Variante keine weite Verbreitung fand, aber sie zeigt den Ideenreichtum der Steinschneider, mit den ihnen zur Verfügung stehenden Mitteln das Beste zu erreichen und bekannte Gefahren zu umgehen.

Die von Jean Baseilhac konstruierte Pfeilsonde, »sonde à dard«, bringt die Methode einen Schritt voran. Sie stellt den Schlüssel zur Operation dar und besteht aus einem gekrümmten Silberkatheter mit einem Auge an der Spitze, durch das ein scharfes Trokar mandrinartig vorgeschoben

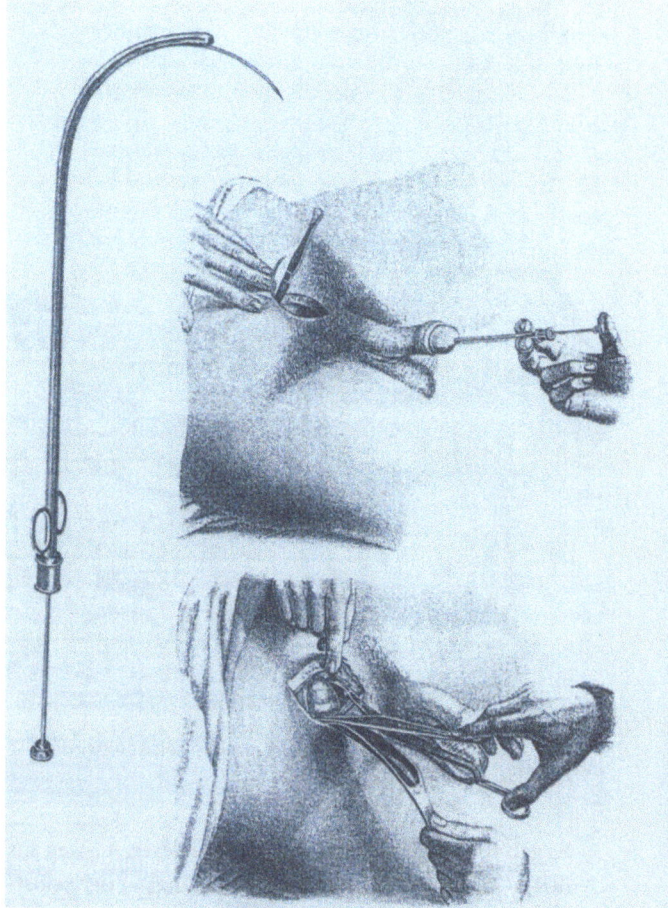

Abb. 2-39. Darstellung der Sectio alta mit Hilfe einer Pfeilsonde

werden kann. Dieses Instrument wird transurethral in die leere Blase geführt und nach oben durch das Blasendach gestoßen (❏Abb. 2-39). Diese Öffnung wird erweitert und der Stein entfernt. Die Methode soll vor allem das peinvolle Auffüllen der Harnblase überflüssig machen, ein durchschlagender Erfolg blieb ihr aber versagt (Nöske 1982). Somit bleibt der hohe Steinschnitt bei sehr großen Blasensteinen nur ultima ratio für einzelne verwegene Chirurgen. Dies alles machte das Verfahren erst in den letzten 100 Jahren praxisfähig.

Eine Mitte des 18. Jh. in Paris erhobene Statistik weist nach, dass in den beiden großen Krankenhäusern »Hôtel Dieu« und »Charité« von 812 Steinpatienten insgesamt 255 verstorben sind, das sind mehr als 30 Prozent. Aber auch viele der Überlebenden haben Urinfisteln zurückbehalten. Man erkennt deutlich, dass trotz aller Fortschritte unter den bedauernswerten Steinoperierten durch Infektion und Eiterung weiter zahlreiche Opfer zu beklagen waren. Daran änderte sich im Wesentlichen auch in den folgenden Jahrzehnten nichts.

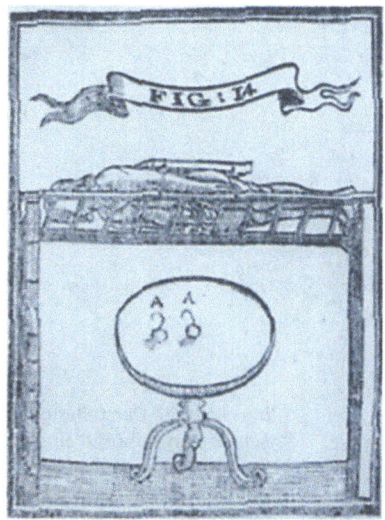

Abb. 2-38. Patientenlagerung nach der Operationsmethode von Franken, der »Leiter-Operation«. (Aus Nöske 1979)

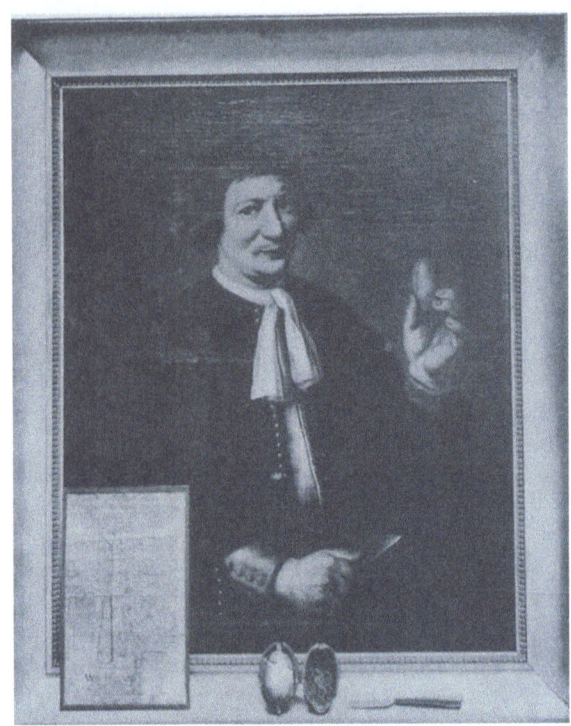

Abb. 2-40. Jan de Doot mit dem von ihm selbst exstirpierten Blasenstein

Es gab aber auch Männer, die keinen anderen Ausweg aus ihren Qualen wussten als die Verzweiflungstat der Selbstoperation. Van Swieten berichtet:

> Ein Schmid, ein Mensch von einer unerhörten Kühnheit, der schon zweymal den Steinschnitt ausgestanden hatte, setzte sich's, als er zum drittenmal mit dem Stein behaftet war, aus Unmuth über dieses Elend vor, sich selbst zu schneiden. Nachdem er sein Weib weggeschickt hatte, war niemand als sein Bruder sein Gefährte und Gehülfe, da der Kranke...vermittels eines Messers, das er heimlich zubereitet hatte, den Damm durchschnitt, und dreymal ansetzte, ehe die Wunde weit genug war, dass sie den Stein durchlassen konnte; weil nun dieses nicht ohne Beschwerlichkeit geschah, so zog er die Lefzen der Wunde mit den Fingern auseinander, bis ein Stein, größer als ein Hühnerey und vier Unzen schwer, mit dem größten Geräusche hervorsprang. Nachdem dies geschehen war, ließ er einen Wundarzt rufen, um die Heilung der Wunde zu besorgen; die auch erfolgte, aber nicht vollkommen; denn es blieb ein Geschwür, das beständig floß.

So unvorstellbar dieser Bericht auch ist, so beruhte er doch auf Tatsachen. Im Pathologischen Museum der Universität Leiden hängt ein »Bildnis des Jan de Doot«, das einen vierschrötigen Mann zeigt, der den Triumph über das, was er in seinen großen verschwielten Händen hält, nicht ganz verbergen kann (Abb. 2-40). Dieser machte allerdings seinem ominösen Namen glücklicherweise keine Ehre und blieb am Leben. Stein und Messer befinden sich heute in Leiden in der Sammlung von **Boerhaave**. Es handelte sich dabei keineswegs um einen Einzelfall. Bekannt ist auch die Geschichte eines deutschen Böttchergesellen, der sich in gleicher scheinbar auswegloser Lage den Stein selbst aus der Blase schnitt und die Wunde dann mit Bier ausspülte. Sicher zwei Ausnahmefälle, denn es war natürlich nicht allgemein üblich, sich selbst den Stein herauszuschneiden. Von Bedeutung sind sie aber insoweit, als sie kennzeichnende Schlaglichter auf die insgesamt fatale Situation der Chirurgie dieser Zeit warfen. Denn letzten Endes waren diese Selbstoperationen gewollte Handlungen von Menschen, die eine Selbstbehandlung immer noch für besser hielten, als sich den Steinschneidern auszuliefern. Die Situation sollte sich erst im 19. Jh. grundlegend ändern.

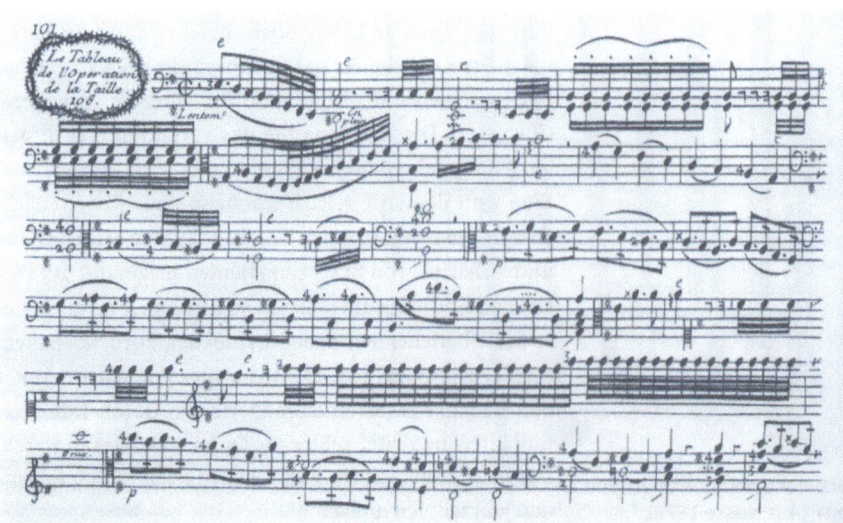

Abb. 2-41. Musikalische Darstellung der Schmerzen während einer Steinschnittoperation von dem Komponisten Marin Marais (1656–1728), der selbst im Jahr 1720 lithotomiert wurde. (Aus Marais 1725)

Der in Lyon lebende **Marin Marais** (1656–1728) schuf 1725 ein kleines Musikstück für Violine und Cembalo unter dem Titel »Le opération de la Taille« (Die Operation des Blasensteines; Abb. 2-41). Er setzte in diesem einmaligen Werk um, was ein Patient vor, während und nach einem Steinschnitt erleben musste. Wohl nicht ohne eigene Erfahrung auf dem Gebiet des Steinschnitts, wandelte er Angst, Schmerz und wohltätige Ohnmacht, aber auch die Situation nach erfolgreich beendeter Operation und fröhlichem Verlassen des Krankenlagers gelungen in Töne um. Das Stück beginnt mit der Betrachtung der zur Operation notwendigen Instrumente und dem Grausen des Patienten beim Anblick derselben. Der Not gehorchend entschließt er sich zum Besteigen des Behandlungstisches, wo schließlich Arme und Beine festgeschnallt werden. Mit scharfem Messer wird der Schnitt geführt und in höchsten Tönen erlebt man das Einführen der Fasszange und das Herausziehen des Steines mit. Eine wohltätige Ohnmacht überfällt den Patienten und man hört geradezu, wie das Blut unentwegt tropft. Der erste Teil endet mit der postoperativen Lagerung des Patienten, und der zweite Teil schließt gavotteartig mit einem fröhlichen Abgesang nach erfolgreicher Blasensteinentfernung das musikalische Werk ab.

Dies ist zwar ein Beispiel für eine besonders originelle künstlerische Verarbeitung dieser Problematik, aber keineswegs ein Einzelfall. Malerei und Literatur haben sich seit der Neuzeit wiederholt mit diesem Thema befasst.

2.2.3 Alternative Behandlungsmethoden

Die bisher geschilderten Zustände lassen leicht erahnen, dass der operative Eingriff zur Steinbeseitigung infolge seiner Schmerzhaftigkeit und der hohen Todesrate nur als Mittel der letzten Wahl angewandt worden ist. Seit alters her waren die Menschen deshalb bemüht, das Steinproblem konservativ, d. h. auf nichtoperative Weise zu lösen. Blättert man alte Kräuterbücher durch, so findet man eine Vielzahl von pflanzlichen Stoffen, die für die Behandlung der Steinkrankheit in ihren unterschiedlichen Formen, Nieren-, Harnleiter- oder Blasenstein, empfohlen wurden. Diese Aufzählungen sind zumeist mit einer ausführlichen Beschreibung der Zubereitung und der Form der Verabreichung verbunden (Konert 2001).

Die Behandlung mit Pflanzen, die Phythotherapie, ist die älteste Behandlungsform überhaupt. Sie war rein empirisch. Die gewonnen Erfahrungen wurden von Generation zu Generation weitergegeben, neue Erfahrungen ständig eingebaut und das Ganze, als man schreiben gelernt hatte, auf Papyrus, Tontafeln und später Pergament festgehalten. Bald nach Erfindung der Buchdruckerkunst mit beweglichen Lettern erschienen die ersten Kräuterbücher in größerer Auflage. Eines der ersten stammt von **Leonhardt Fuchs** (1501–1566), der als Begründer der modernen Botanik gilt. Die exakten Zeichnungen aus seinem 1543 erschienen Werk »New Kreüterbuch« finden in der Fachwelt noch heute Bewunderung. Rund 45 Jahre später erschien erstmals »*D. Jakobi Theodori Tabernae Montanus Neu vollkommen Kräuterbuch*«. Das von **Tabernae Montanus** (1525–1590) herausgegebene Buch enthält auf 1528 Großfolio-Seiten über 3000 Kräuter mit schönen Holzschnitt-Abbildungen. Darunter befinden sich auch 150 Beschreibungen von Blasen- und Nierenerkrankungen, die für uns

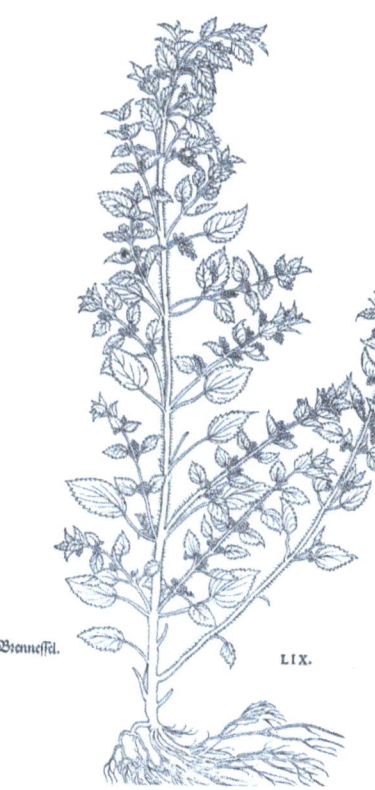

Abb. 2-42. Darstellung der heute noch in der Prostatabehandlung eingesetzten Brennnessel in L. Fuchs »New Kreüterbuch« von 1543

heute zum Teil aber recht unbekannt klingen (Hasenbach 1984).

All die empfohlenen Heilkräuter dienten im wesentlichen dazu, beim Steinleiden einen Abtreibungsversuch zu machen und schmerzlindernd zu wirken. Prüft man die empfohlenen Drogen aus heutiger Sicht auf ihre medizinisch-therapeutische Wirksamkeit, so stellt man vor allem harntreibende, schmerzlindernde, beruhigende, krampflösende und antientzündliche Eigenschaften fest. Von Bedeutung waren in diesem Zusammenhang vor allem Zubereitungen aus Birkenblättern, Petersilie, Baldrian, Bibernelle, Goldrute, Wacholder, Belladonna und Odermennig. Hinzu kommen Pflanzen, die bis in die Gegenwart hinein noch medizinische Anwendung finden, so beispielsweise die Bärentraubenblätter, die Kapuzinerkresse und die Brennnesselwurzel (Abb. 2-42). Auch das Schachtelhalmkraut fand schon früh wegen seiner harntreibenden Wirkung Beachtung. Seine Bezeichnungen im Volksmund als Zinnkraut, Fegekraut und Scheuerkraut erinnern an die Gepflogenheiten der Vergangenheit, in der diese Pflanze wegen ihres enormen Gehalts an Kieselsäure zum Putzen von Zinngegenständen und ähnlichem Hausrat benutzt wurde. Seit dem 17. Jh. werden auch die

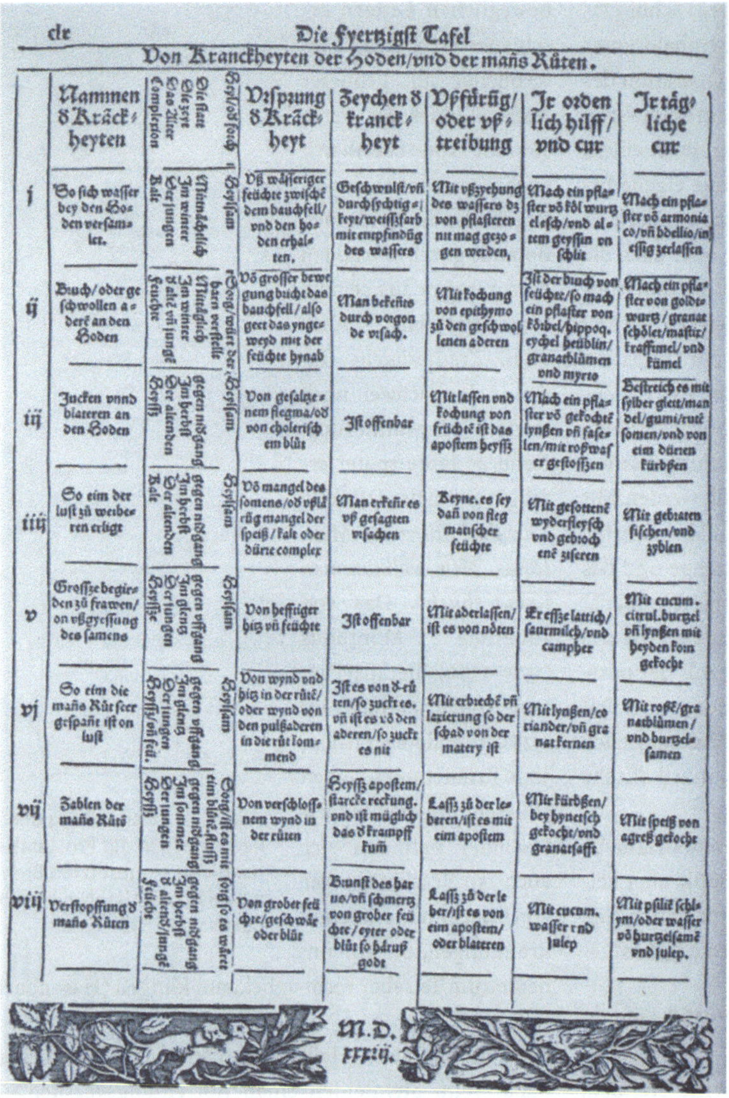
clx Die Fyertzigst Tafel

Von Kranckheyten der Hoden/und der mañs Rüten.

	Nammen d' Kränckheyten	Die statt / Die zeyt / Das Alter / Complexion	Beyläß/od' forch	Ursprung d' Kränckheyt	Zeychen d' kranckheyt	Ussfürüg/ oder uss treibung	Ir ordenlich hilff/ und cur	Ir tägliche cur
j	So sich wasser bey den Hoden versamlet.	Mittelschellich / Im winter / Der jungen / Kalt	Beyssam	Uss wässeriger feüchte zwischē dem bauchfell/ und den hoden erhalten.	Geschwulst/vñ durchsychtigkeyt/weisszfarb mit enpfindūg des wassers	Mit usszyehung des wassers dz von pflasteren nit mag gezogen werden,	Mach ein pflaster vō köl wurtz el esch/und altem geyssin on schlit	Mach ein pflaster vō armonia co/vñ bdellio/in essig zerlassen
ij	Bruch/oder geschwollen aderē an den Hoden	Mittelglich / Im winter / Kalt vñ jungē / Feüchte	Sorg/währt der barn verstelle	Vō grosser bewegung bricht das bauchfell/also geet das yngeweyd mit der feüchte hynab	Man bekeñts durch vorgonde ursach.	Mit kochung von epithymo zů den geschwollenen aderen	Ist der bruch von feüchte/so mach ein pflaster von körbel/hippoq. eychel heüblin/granatblůmen und myrto	Mach ein pflaster von goldtwurtz/granat schölet/mastix/kraffimel/und kümel
iij	Jucken unnd blateren an den Hoden	gegen nidgang / Im herbst / Der altenden / Heyss	Beyssam	Von gesaltzenem flegma/od' von cholerisch em blůt	Ist offenbar	Mit lassen und kochung von früchtē ist das apostem heyssz	Mach ein pflaster vō gekochtē lynßen vñ faselen/mit roßwasser gestosszen	Bestreich es mit sylber glett/mandel/gumi/rutē somen/und von eim dürren kürbsen
iiij	So eim der lust zů weiberen erligt	gegen nidgang / Im herbst / Der altenden / Kalt	Beyssam	Vō mangel des somens/od' usslūg mangel der speiß/kalt oder dürre complex	Man erkeñt es uss gesagten ursachen	Keyne. es sey dañ von flegmatischer feüchte	Mit gesottenē wyderfleysch und gebrochenē ziseren	Mit gebraten fischen/und zyblen
v	Grossze begirden zů frawen/on ussgyessung des samens	gegen uffgang / Im glentz / Der jungen / Heysse	Beyssam	Von hefftiger hitz vñ feüchte	Ist offenbar	Mit aderlassen/ist es von nöten	Er essze lattich/saurmilch/und campher	Mit cucum. citrul. burtzel vñ lynßen mit beyden korn gekocht
vj	So eim die mañs Rüt seer gespañt ist on lust	gegen uffgang / Im glentz / Der jungen / Heyss/vñ feü.	Beyssam	Von wynd und hitz in der rütē/ oder wynd von den pulßaderen in die rüt kommend	Ist es von d' rüten/so zuckt es. vñ ist es vō den aderen/so zuckt es nit	Mit erbrechē vñ laxierung so der schad von der matery ist	Mit lynßen/coriander/vñ granat kernen	Mit rosē/granatblůmen/und burtzelsamen
vij	Zablen der mañs Rütē	gegen nidgang / Im sommer / Der jungen / Heyss	Sorg/ist es mit eim blůt.flussz	Von verschlossnem wynd in der rüten	Heyssz apostem/starcke reckung. und ist müglich das d' krampff kum	Lassz zů der leberen/ist es mit eim apostem	Mit kürbßen/bey hynetsch gekocht/und granatsafft	Mit speiß von agreß gekocht
viij	Verstopffung d' mañs Rüten	gegen nidgang / Im herbst / d' altend'/jungē / Feüchte	sorg so es wäret	Von grober feüchte/geschwäre oder blůt	Brunst des harns/vñ schmertz von grober feüchte/eyter oder blůt so härusz godt	Lassz zů der leber/ist es von eim apostem/ oder blateren	Mit cucum. wasser und julep	Mit psilik schleym/oder wasser vō burtzelsamē und julep.

M.D. xxxiij.

Abb. 2-43. Urologische Seite aus den »Schachtafeln der Gesuntheyt« von 1533

Bereits in den frühen Zeiten verwendeten Ägypter; Chinesen, Inder, Griechen und Römer Edelsteine als Heilmittel gegen die verschiedensten Erkrankungen. So wurden »Schutzsteine« als Talisman getragen und »Heilsteine« in Medikamentenzubereitungen verarbeitet. Ein in diesem Zusammenhang besonders interessanter Stein ist die Jade. Seit über 5000 Jahren ist dieser Stein in China bekannt und begehrt. So glaubte man, dass Jade auf der bloßen Haut getragen vor Nierenerkrankungen und Harnsteinen schützen könne und eine normale Harnabsonderung gewährleiste. Im 16. Jh. brachten portugiesische Kaufleute den Stein von Macao mit nach Europa, wo der Glaube an seine heiltätige Kraft übernommen wurde. So geschah es, dass der Stein von den Portugiesen bald »pedra de mijada«, d. h. Pinkelstein genannt wurde, woraus dann durch Verballhornung das Wort Jade entstand. Im Nachbarland Spanien erhielt der Stein den Namen «pedra de los rinones«, d. h. »Nierenstein« (Otten 1987).

Abschließend sei auf eine bestimmte Literaturgattung verwiesen, die in der frühen Neuzeit Hochkonjunktur hatte, die »Hausväterliteratur«. Ihre medizinischen Inhalte stellen eine Fundgrube für das Krankheitsverständnis, auch in der Urologie, in der frühen Neuzeit dar. Damals wurde aus dem lateinischen »pater familias«, bekannt durch Luthers Bibelübersetzung, der »*Hausvater*«, der dieser Literaturspezies den Namen gab. Es handelt sich bei diesen vielseitigen, oft dickleibigen Werken um Sammlungen von Lehren für das häusliche Leben in seiner gesamten Vielfalt. Schließlich sollte ein »*kluger und rechtsverständiger Hausvater*« auch des »*Rechts und der Arzney kundig*« sein. Sie ermöglichten durch ihre Gesundheitserziehung auf breiter Ebene die Hilfe zur Selbsthilfe.

Zu den frühesten und markantesten Beispielen medizinischer Hausväterliteratur zählen die »*Schachtafeln der Gesuntheyt*«. Es handelte sich um drei ursprünglich arabische Schriften aus dem 11. Jh., die zunächst ins Lateinische und 1533 von dem Straßburger Stadtphysikus **Michael Herr** (etwa 1500–1550) ins Deutsche übersetzt wurden. Seine klare Gliederung macht das kulturhistorisch bedeutsame Werk, dessen schöne Holzschnitte von **Hans Weidnitz d. J.**

Kürbissamen arzneilich verwendet. Sie besitzen neben einer blasenkräftigenden Wirkung auch antientzündliche Effekte und wirken harmonisierend auf das Zusammenspiel der verschiedenen Blasenmuskeln.

Jedoch war die Phythotherapie dieser Zeit noch nicht frei von Aberglauben. So glaubte man, dass bei der Verordnung von Kräutern deren Form und Farbe eine Rolle spielten. Eine besondere Bedeutung nahm in diesem Zusammenhang die Alraune-Wurzel ein. Schon sehr frühzeitig hatte man erkannt, dass es auch Giftpflanzen gab, deren Wirkstoffe in richtiger Dosierung eine Heilwirkung besaßen. Bei der Kräutermedizin spielte neben der an die Medizin angelehnten Überlieferung vor allem die Selbstbehandlung eine entscheidende Rolle, die bei der armen Bevölkerung und in ländlichen Regionen vor allem den Frauen oblag, die hierbei auch in der Familie tradierte Kräuterzubereitungen einsetzten.

stammen, didaktisch so wertvoll. Gewissermaßen auf quadratischen Schachfeldern werden kurz und prägnant die wichtigsten Informationen zu den aufgeführten »*nicht natürlichen Dingen*« bzw. zu den Krankheiten erläutert. Bereits in der ersten Spalte »*heylsam oder nit*« steht die Prognose. Auf der Gegenseite stehen dann ausführlichere Behandlungserläuterungen. Das Urogenitalsystem wird auf drei Tafeln von den Nieren über die Blase bis zu Hoden und Penis abgehandelt (Abb. 2-43).

2.3 Andere urologische Erkrankungen

Auch wenn bisher vorwiegend von Steinerkrankungen die Rede war, so stellten diese niemals die einzige behandlungsbedürftige Erkrankung im Bereich der harnableitenden Wege und der männlichen Geschlechtsorgane dar. Aus diesem Grunde soll an dieser Stelle zur Vervollständigung kurz auf die historische Entwicklung anderer Behandlungsformen eingegangen werden. Zu den ältesten chirurgischen Eingriffen überhaupt gehört, wie bereits angesprochen, die Beschneidung der Vorhaut, oder Zirkumzision (Abb. 2-44). Diese Operation ist jetzt integraler Bestandteil der Urologie und lässt sich bis in die Frühgeschichte der Menschheit zurückverfolgen. Wie im jüdischen Kulturkreis wurde die rituelle Beschneidung auch in anderen Kulturen von Priestern oder Schamanen durchgeführt und erlangte erst im neuzeitlichen Europa ärztliche Aufmerksamkeit. Das operative Vorgehen aber entsprach anfänglich weitgehend dem rituellen und war für den Patienten recht schmerzhaft. Einer der bekanntesten »*Phimosen-Träger*« war der französische König **Ludwig XVI.** Seine Vorhautverengung hinderte ihn, die Ehe zu vollziehen, so dass er sich gezwungen sah, diesen kleinen Eingriff an sich vornehmen zu lassen. Er tat dies aber erst recht spät, nämlich sieben Jahre nach seiner Verheiratung mit der Habsburgerin Marie Antoinette, und drei Jahre nach seiner Thronbesteigung. Vermutlich war dies kein freiwilliger Entschluss, vielmehr wurde er durch die Forderung nach einem Thronfolger dazu gedrängt. Sein Zögern zeigt uns das Ausmaß der Furcht des Patienten, dem ja die besten Ärzte Frankreichs zur Verfügung standen. Der Eingriff war erfolgreich, im Jahr darauf wurde eine Tochter und später ein Sohn geboren. Der Lauf der Weltgeschichte wurde dadurch jedoch nicht aufgehalten, und Ludwig wurde wenige Jahre später von der Französischen Revolution entthront. An der eigentlichen Operationsmethode hat sich bis heute nicht allzu viel geändert, Schmerzbekämpfung und moderne Hygienestandards machen die Operation aber zu einem unkomplizierten kleinen Routineeingriff mit nur geringer Belastung für den Betroffenen.

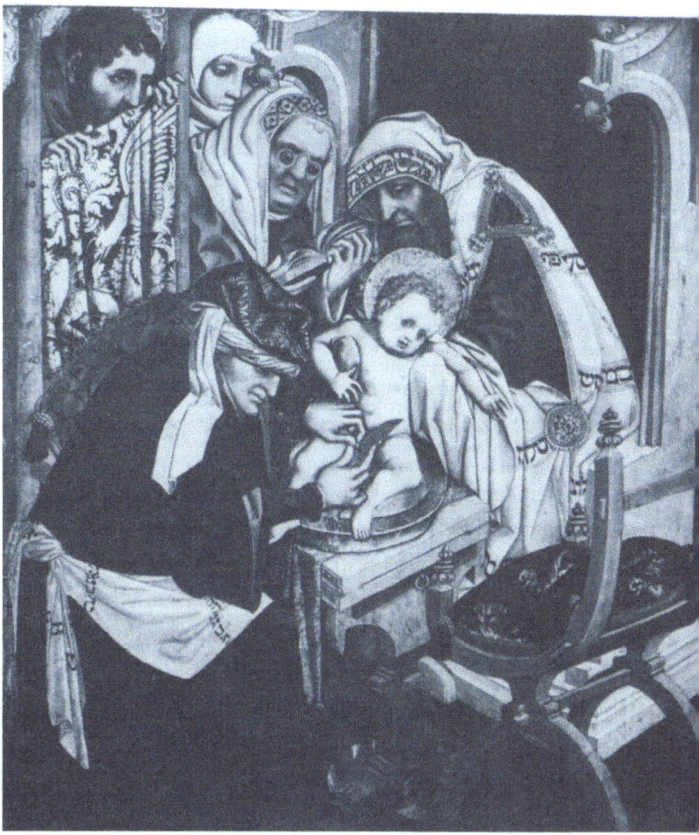

Abb. 2-44. Darstellung einer Zirkumzision. Meister des Tücheraltars

Ein heute ebenfalls relativ problemloser Eingriff ist die operative Behandlung der Hydrozele. Man hat im Laufe der Jahrhunderte verschiedenste Methoden ausprobiert. Als einfachste Methode, jedoch zumeist ohne anhaltenden Erfolg, wurde die manuelle Auspressung des Hodensacks und anschließende Versorgung mit einem Bruchband versucht. Die weitaus am häufigsten angewandte Behandlungsmethode war das örtliche Aufbringen von Salben und in spezielle Flüssigkeiten getauchten Tüchern. Neben Kampfer, Rosmarin, Rotwein und ätherischen Ölen wurde vor allem Bleiwasser eingesetzt.

Als wesentlich eingreifender ist die Punktion der Hydrozele anzusehen. Eine Errungenschaft des 18. Jh. ist **Percival Potts** (1713–1788) anatomische Erkenntnis, dass die Wassergeschwulst immer vor dem Hoden liegt. Scheinbar eine Banalität, die aber Bedeutung erlangte, da man von nun an wusste, dass die Hydrozele stets von vorne zu punktieren sei, damit man nicht aus Versehen den Hoden verletzte. Die Punktion wurde durch die Einspritzung verschiedenster Mittel erweitert, die durch Reizung und Entzündung zu einer Verklebung führen und somit ein erneutes Nachlaufen verhindern sollten. Die Spuren dieser Sklerosierungsbehandlung lassen sich bis ins 13. Jh. zurückverfolgen. Dabei kamen vor allem Karbolsäurelösung, Rotwein,

Zuckerlösung, Ingwer und später Chloroform und Jodlösung zum Einsatz, wobei letztere die wirksamste war.

> *Einige gewisse nicht verheiratete Mägde hatten einen bestimmten Knecht sehr in ihre Gunst genommen, weil er sich im Liebesduell zwar als tüchtiger Soldat erweisen konnte und trotzdem, da seine Hoden im Inneren verborgen waren, als Eunuch erschien. Die Weiberchen hatten die Hoffnung gefasst, dass er deshalb steril sein werde und sie nicht befruchtet werden würden …* (Müller 1957).

Diese Aussage einer medizinischen Abhandlung aus dem Jahre 1682 beschreibt eindrucksvoll das Krankheitsbild des Hodenhochstandes (Maldescensus testis), welches zu jener Zeit wenig bekannt und in seinen Auswirkungen kaum definierbar war. Bereits der Anatom **Andreas Vesalius** wies auf die Notwendigkeit der Hodenlage im Hodensack hin, aber erst der englische Anatom **John Hunter** (1728–1793) beschrieb erstmals die normale Wanderung des Hodens in den Hodensack, den Descensus testis, und betonte mögliche Gefahren beim Nichtabstieg der Hoden (Albrecht 2000). Behandlungsmöglichkeiten waren jedoch bis ins 19. Jh. nicht gegeben und sollen daher in einem späteren Kapitel erwähnt werden.

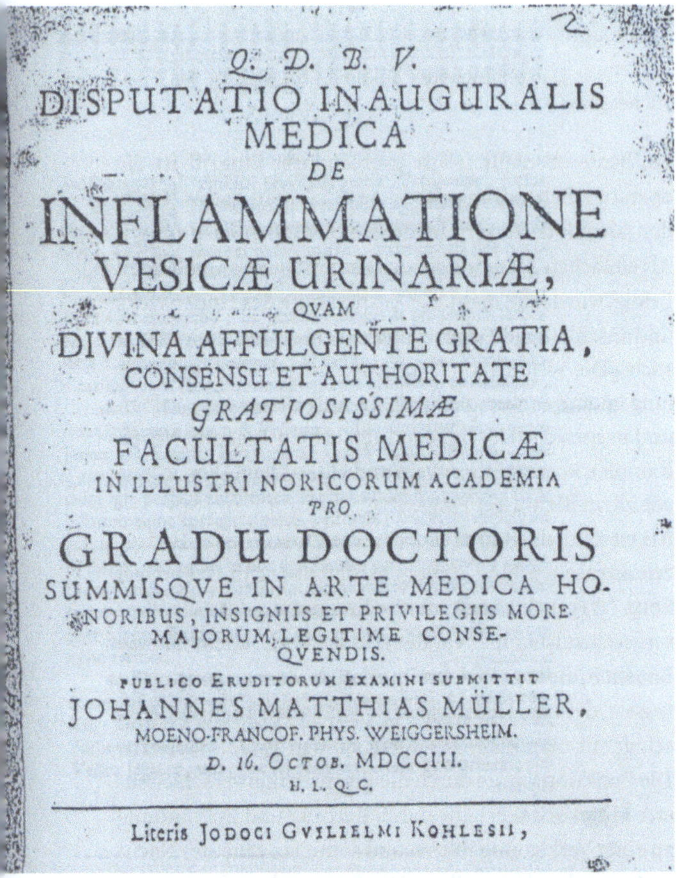
Q. D. B. V.
DISPUTATIO INAUGURALIS
MEDICA
DE
INFLAMMATIONE
VESICÆ URINARIÆ,
QVAM
DIVINA AFFULGENTE GRATIA,
CONSENSU ET AUTHORITATE
GRATIOSISSIMÆ
FACULTATIS MEDICÆ
IN ILLUSTRI NORICORUM ACADEMIA
PRO
GRADU DOCTORIS
SUMMISQVE IN ARTE MEDICA HONORIBUS, INSIGNIIS ET PRIVILEGIIS MORE MAJORUM LEGITIME CONSEQVENDIS.
PUBLICO ERUDITORUM EXAMINI SUBMITTIT
JOHANNES MATTHIAS MÜLLER,
MOENO-FRANCOF. PHYS. WEIGGERSHEIM.
D. 16. OCTOB. MDCCIII.
H. L. Q. C.
Literis JODOCI GVILIELMI KOHLESII,

Abb. 2-45. Titelblatt der von Johann Matthias Müller 1723 vorgelegten Dissertationsschrift über die Entzündung der Harnblase

Ebenfalls seit Beginn ihrer Geschichte leiden Menschen, vor allem Frauen, an Blasenentzündungen (Cystitis). Schon sehr früh hat man sich zwangsläufig auch diesem Problem zugewandt, dessen genauere Ursachen jedoch erst klar wurden, als man die Harnblase als Urinsammelbehältnis erkannte. Zur Untersuchung dienten dem Arzt seine Hände und der Harn. Diagnostische Merkmale waren »*… ein stechender, ziehender und brennender Schmerz, ebenso eine Verhärtung im Scham und Dammbereich*« sowie Veränderungen beim Wasserlassen, wie Brennen und verstärkter Harndrang. Die Behandlung der Harnblasenentzündung wurde nach humoralpathologischen Vorstellungen unter dem Aspekt der Wiederherstellung der Ordnung der Blutmasse durchgeführt, als Unterstützung der Natur. Dabei standen chirurgische, pharmazeutische und diätetische Möglichkeiten zur Verfügung (Abb. 2-45). Der allgegenwärtige Aderlass findet als chirurgische Maßnahme seine Anwendung.

> *Sie wird aber vorgenommen, um einen Teil des Blutes abzulassen, damit die übrige Blutmasse um so besser in Ordnung gebracht werden kann. Sie erfolgt auch am Anfang zum Zwecke der Ableitung an einem der beiden Unterarme, freilich nicht aus dem Grunde, weil durch eine Veneninzision der ganze Blutzufluss zu der entzündeten Körperpartie gehemmt werden könnte. Insofern jedoch die unteren Äste der Arterie infolge der Entzündung verstopft sind, während der Ast einer oberen Vene geöffnet wird, um eine bestimmte Menge Blut abzulassen, wird sich dieses Blut wegen des geringeren Widerstandes bereitwilliger nach oben bewegen als nach unten.*

Diese These folgt dem Prinzip des geringsten Widerstandes und soll der Ordnung der Bewegung dienen. Anstelle der Veneninzision wurde auch das Schröpfen an den oberen Körperpartien empfohlen.

Der gleichen Denkweise folgte die medikamentöse Behandlung, bei der anfänglich zerteilende Mittel zur äußeren Anwendung und schweißtreibende und lösende Mittel zur Einnahme empfohlen wurden. Von harntreibenden und abführenden Mitteln wurde hingegen abgeraten. Schon früh erkannte man die entzündungshemmende Wirkung bestimmter Pflanzen und setzte deren Extrakte ein. Hier fanden vor allem die Bärentraubenblätter und die Goldrute Anwendung. An dieser Grundtherapie veränderte sich über die Jahrtausende nur wenig.

Auch die anormale Harnentleerung ist schon seit eh und je Gegenstand ärztlicher Bemühungen gewesen (Abb. 2-46). Und obwohl der ungewollte Urinverlust, die Inkon-

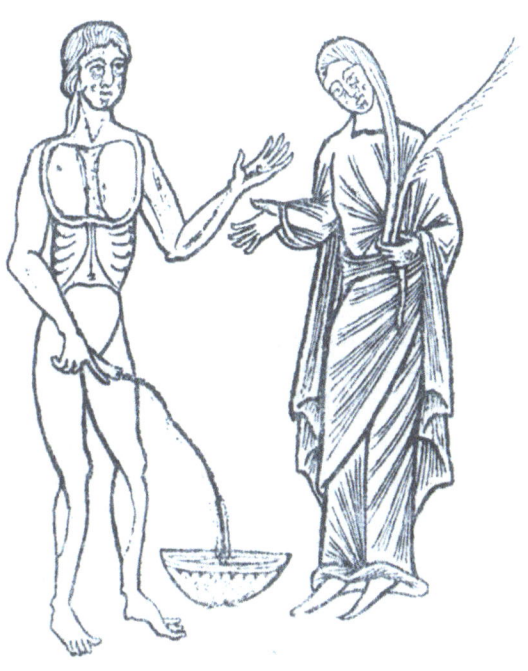

Abb. 2-46. Antike Miktionsdarstellung

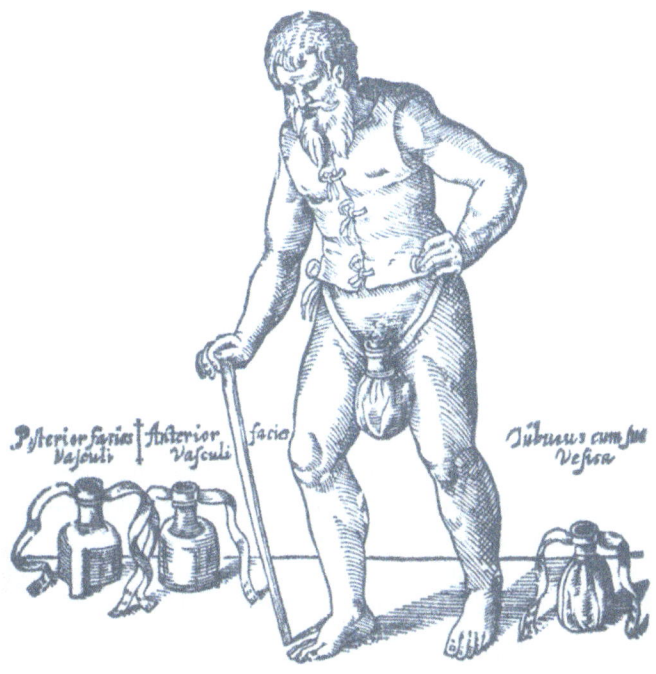

Abb. 2-47. Inkontinenzhilfen in der frühen Neuzeit

tinenz (Incontinentia urinae) ohne Zweifel auch schon in der Vergangenheit für viele Betroffene ein ernstes Problem bedeutete, existieren dennoch in der Literatur nur wenige Hinweise. Erst im 16. Jh. erlangt das anormale Wasserlassen wieder stärkeres Interesse. Eines der ersten Bücher über Kinderkrankheiten verfasste 1544 der Engländer **Thomas Phaer,** der darin auch ein Kapitel mit der Überschrift »*Of Pyssing in the Bed*« aufnahm. Er beschrieb damit das für Kinder und Eltern gleichermaßen unangenehme Bettnässen, die Enuresis nocturna. Das Problem selbst war aber bereits den alten Ägyptern geläufig.

Das Inkontinenzproblem der Erwachsenen blieb dagegen zum Beginn der Neuzeit noch weitgehend unbeachtet (Abb. 2-47). Ausgenommen hiervon waren lediglich jüngere Frauen kurz nach der Entbindung. In den Kräuterbüchern des 16. Jh. tritt der Begriff Harn- oder Urininkontinenz noch nicht auf, aber man trifft auf die Bezeichnung »Harnträufeln«. Hiergegen empfiehlt beispielsweise **Adam Lonitzer,** er nannte sich **Lonicerus,** im Jahre 1564 die Wurzel des Eibisch, die noch bis ins 19. Jh. in der Urologie Verwendung fand. Häufig erwähnt wird auch die Bärentraube, die ihren Platz in der Behandlung bis heute behaupten konnte.

Im 18. Jh. mehren sich dann die Stimmen zur Inkontinenz, wobei oft recht abstruse Behandlungen empfohlen werden. Nicht so bei Lorenz Heister, der unter anderem die Kompression der Harnröhre vom Damm aus, sowie den Einsatz von Bruchbändern und Penisklemmen empfiehlt (Abb. 2-48).

Am Ende des 16. Jh. veröffentlichte **Felix Platter** (1536–1614) einen Beitrag über die weibliche Anatomie und erwähnte dabei die postpartale Blasen-Scheiden-Fistel, ohne jedoch etwas über ihre Behandlung zu sagen. In der Folgezeit kam es zu langsamen Fortschritten in der Geburtshilfe. So berichtete **Friedrich Ruysch** (1638–1731) über »*unglücklich verlaufene sog. Hysterektomien bei Prolaps*«, bei denen ungewollt der Harnleiter mit unterbunden wurde. Dies veranlasste ihn zu der Forderung, vor einem derartigen Eingriff die Harnröhre durch einen eingelegten Katheter zu markieren. Im 18. Jh. beschrieb **Joseph Lieutaud** (1703–1780) das Blasendreieck, das Trigonum vesicae, das bei der Frau als Bereich zwischen den Harnleitermündungen und dem Beginn der Harnröhre oft Sitz von Entzündungen ist. Zwei Jahrhunderte später ergaben zytologische Forschungen, dass weibliche Hormone auch das Epithel der

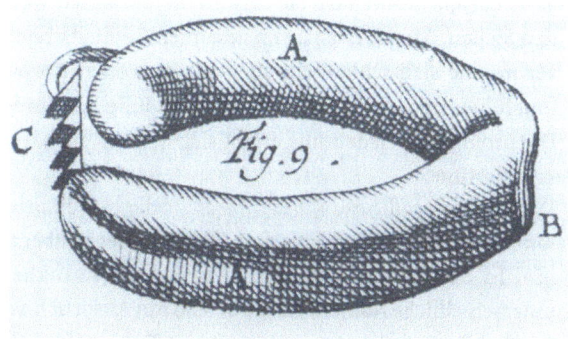

Abb. 2-48. Penisklemmen nach Paré

Harnröhre und des Blasendreiecks verändern und somit für entzündliche Beschwerden verantwortlich sind.

Die erste Naht einer Harnblasen-Scheiden-Fistel führte **Hendrik van Roonhysen** (1625–1672) im Jahre 1663 durch:

> Mit Zuhilfenahme eines Speculums wurden die Fistelränder sichtbar gemacht, angefrischt, mit Nadeln aus Schwanenkielen geschnitten, durchgestochen, worauf diese Nadeln mit karmesinroter Seide umschlungen wurden; schließlich Tamponade der Scheide. Bei inoperablen Fisteln wurde die Scheide durch Tampons verschlossen gehalten oder ein aus Silber gearbeiteter Harnrezipient getragen (Fischer 1924).

Über das Ergebnis ist jedoch nichts bekannt. Im Jahr 1752 scheint **Faitus** der Verschluss einer derartigen Fistel gelungen zu sein (Mahfous 1960).

Die Behandlungsergebnisse waren aber insgesamt im 18. Jh. noch völlig unbefriedigend. Die Ausdrücke Dysurie, Strangurie und Ischurie, mit denen seit den Zeiten eines Hippokrates mehr schlecht als recht umgegangen wird, dienen sowohl zur Bezeichnung von Symptomen als auch der unterschiedlichsten Erkrankungen, so dass allgemein Verwirrung herrscht. Außerdem erklären sich viele Irrtümer dieser Zeit dadurch, dass die eigentlichen Leiden des Urogenitalapparates durch die weit verbreiteten Geschlechtskrankheiten verdeckt oder verschlimmert werden.

2.4 Geschlechtserkrankungen und ihr Einfluss auf die Entwicklung der Urologie

Die frühe Neuzeit begann mit dem Auftauchen einer neuen Krankheit, die nicht ohne Auswirkungen auf die weitere Entwicklung der Urologie bleiben konnte. Nach dem spanisch-französichen Krieg, der 1493/94 in Italien tobte, brach erstmals eine Geschlechtserkrankung aus, die sich als »neapolitanische Krankheit« wie ein Buschfeuer über ganz Europa ausbreitete. Sie begann mit einzelnen wunden Stellen, dann Ausschlag im gesamten Genitalbereich, verbreitete sich schließlich über den gesamten Körper und führte mit scheußlichen Abszessen häufig zum Tode. Die urologische Bedeutung ergibt sich aus der primären Lokalisation.

Der »*Morbus gallicus*«, »*furia francese*« oder die »*Franzosenkrankheit*« begleitete von nun an die Haudegen überall hin. In den einzelnen Ländern erhielt die Krankheit unterschiedliche Namen, die die Schuld am Ausbruch der Seuche diesem oder jenem Volk zuwies. Dieser oft geübten Praxis setzte der Veroneser Arzt **Girolamo Fracastoro** (1478–1553) mit seinem Lehrgedicht »*Syphilis oder die Franzosenkrankheit*« ein Ende. In Verse kleidete er dabei die Geschichte des mythischen Hirten Syphilus. Dieser hatte sich gegen den Sonnengott Apollo aufgelehnt und wurde daraufhin mit fürchterlichen Gliederschmerzen und Hautausschlägen bestraft. Fracastoro beschreibt detailliert den Verlauf der Erkrankung, die vom verdorbenen Blut bis zu äußerlich sichtbaren Geschwüren reicht. Rettung nahte endlich in Gestalt einer Nymphe, die den gotteslästernden Hirten zu einem heilsamen Guajakbaum führte (Abb. 2-49). Geblieben ist der Name dieser Erkrankung, die seitdem als Syphilis bezeichnet wird. Schon bald hatte man erkannt, dass die Krankheit beim Geschlechtsverkehr übertragen wurde. Den Ruf »Fliehe die Dirnen« wandelte der Arzt **Jaques de Bethecourt** in den 20er-Jahren des 16. Jh. zu der Auffassung um, dass die Seuche nach ihrer Ursache, der »Dame Venus«, als *venerische Krankheit* zu bezeichnen sei. Die Fachwelt prägte den Begriff »*lues venera*«, volkstümlich sprach man fortan von der »*Lustseuche*«. Seitdem gehört ihre Geschichte zu den interessantesten Kapiteln der Medizin und hat vor allem die Zeit vom 16. bis 18. Jh. maßgeblich geprägt.

Da einige der in Neapel kämpfenden spanischen Soldaten zuvor Kolumbus auf seiner ersten Amerikareise begleitet hatten, wurde lange ein amerikanischer Ursprung der Erkrankung angenommen. Erst die fundierten Arbeiten des Medizinhistorikers **Karl Sudhoff** (1853–1938) erschütterten zu Beginn des 20. Jh. diese Auffassung. Geschlechtskrankheiten gab es jedoch schon vor dem 16. Jh.. Die am längsten bekannte ist die Gonorrhoe, deren Hauptsymptom, der eitrige Harnröhrenausfluss, bereits in antiken medizinischen Quellen auszumachen ist. Im 3. Jh. v. Chr. wurde das Alte Testament ins Griechische übersetzt und dabei der Ausfluss »Gonorrhö« genannt, eine Bezeichnung, die bis heute ihre Gültigkeit behalten hat. Mit der Zeit wurden sich auch die Ärzte des Abendlandes über die Entstehung des Ausflusses klar.

Von dem Pariser Arzt **Jean Fernel** (1504–1558) (Abb. 2-50) stammte eine exzellente Beschreibung der Gonorrhoe und ihrer Komplikationen. Zur Behandlung empfahl er Spülungen mittels Siphon, Sonde oder Einführung von Wachskathetern in die Harnröhre. Zu den Komplikationen rechnete er vor allem die Bildung von Wucherungen am Blasenhals, so genannte »*carunculae*«. Sie sollten durch Einführung einer Sonde behandelt werden, die bis zu 24 Stunden in der Harnröhre verbleiben musste und von außen mit Schnüren um die Lenden befestigt wurde. Auch andere Autoren seiner Epoche nannten diese Wucherungen *Fleischwarzen*. Aber diese Erkenntnis wurde längst nicht von allen akzeptiert, und die Diskussion über die Ansteckungskraft und Bedeutung der Gonorrhoe zog

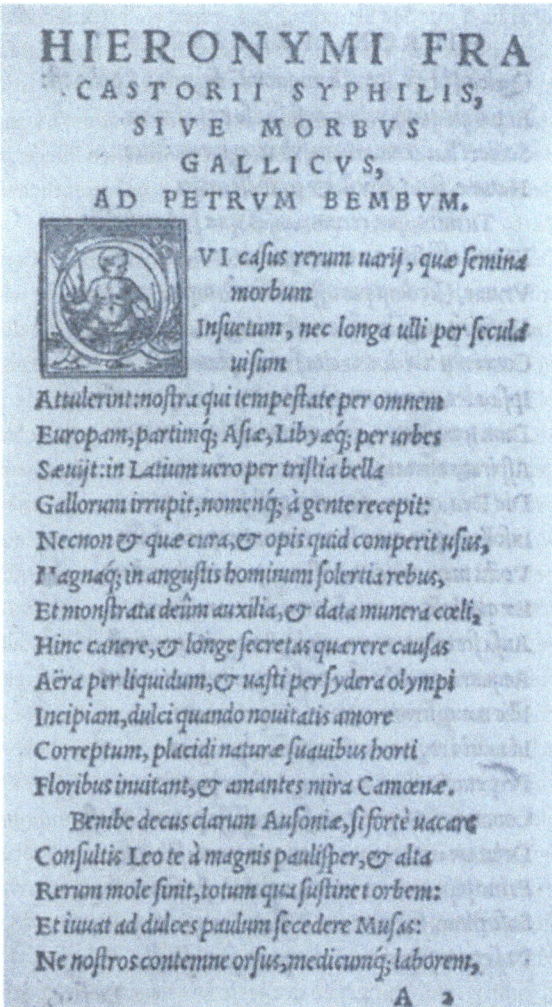

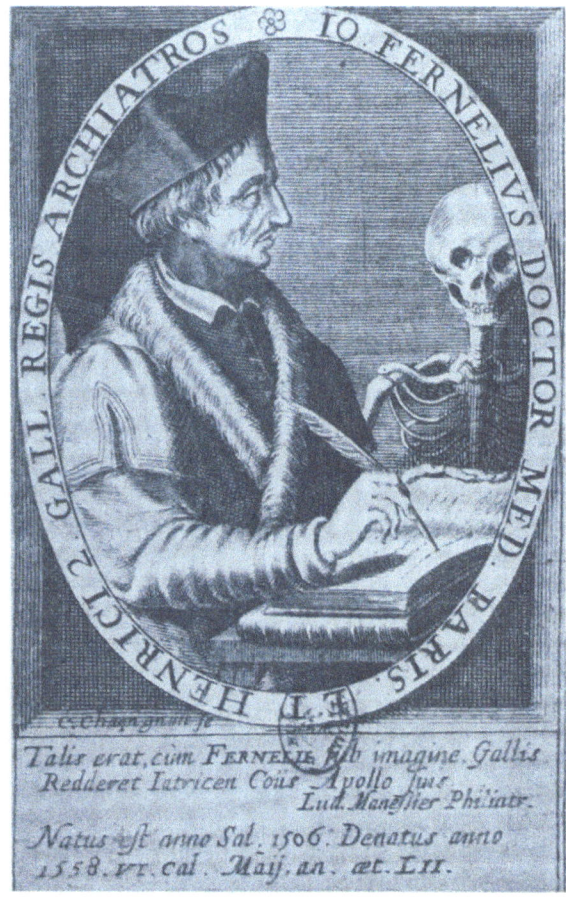

Abb. 2-50. Jean Fernel (1504–1558)

Abb. 2-49. Anfang des 1530 erschienenen Lehrgedichtes zur Syphilis von G. Fracastoro

sich noch über zwei Jahrhunderte hin. Die lange Geschichte der Gonorrhoe lässt sich dadurch erklären, dass sie extrem ansteckend ist und früher nicht zu heilen war. Genauso hartnäckig hielt sich die These von der Zusammengehörigkeit von Gonorrhoe und Syphilis. Paracelsus vertrat die Meinung, dass die »*Französischen Blattern*« ihren Ursprung in der Gonorrhoe hatten. Die Verwirrung um die Erreger der beiden Geschlechtskrankheiten fand ihren Höhepunkt in John Hunters Experiment. In der Annahme, sich Gonorrhoe zu inoculieren, infizierte er sich mit Syphilis und Gonorrhoe. Seine Beobachtungen veröffentlichte er 1786 in »Treatise on the Veneral Disease« (Abb. 2-51).

Medikamente in Salbenform (Sandelholz u. ä.) milderten zwar Entzündungserscheinungen und Ausfluss, konnten den Erreger jedoch nicht beseitigen. Spätfolgen, wie z. B. die gefürchteten Harnröhrenverengungen, konnten nur selten vermieden werden. Man versuchte dann, wie bereits seit Jahrhunderten die Verengungen durch Einführung von Stäbchen oder Kathetern aufzudehnen. Die Nähe zur Urologie wird hierbei besonders deutlich und die Behandlung der Harnröhrenstrikturen wurde zu einem wesentlichen Motor der Fachentwicklung.

Erst im 18. Jh. wurden sich die Ärzte in der Praxis langsam über Krankheitserscheinungen und Komplikationen der Gonorrhoe und ihre Gefährlichkeit klar. Bizarre Vorstellungen führten vorübergehend aber zu weiteren Verwirrungen. So nahm **Le Bru**, der von **Franz Anton Messmer** (1734–1815) und dessen Vorstellungen vom tierischen Magnetismus beeinflusst war, zwischen 1784 und 1792 an, dass das Gift der Geschlechtskrankheiten erst durch ein »*elektrisches Fluidum*« virulent werden könne. Das Fluidum entstand dabei auf verschiedene Weise, so durch Reibung beim Geschlechtsverkehr, Kuss oder sogar Bewegung der Augenlider. Und **Jean Caron** (1745–1824) vermutete, dass »*geheime Ausschweifungen*« zu einer morbiden Verfassung des Körpers führten, die der Anfang aller Krankheiten sei.

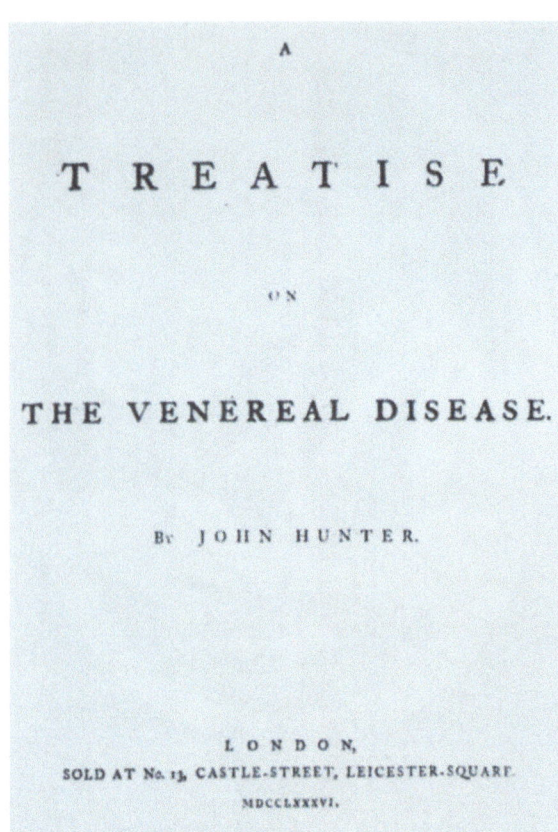

Abb. 2-51. Titelblatt von John Hunters Buch über die »Geschlechtskrankheiten« von 1786

2.5 Erkrankungen des Penis

Die Ärzte hatten es schon immer mit einem Körperteil zu tun, dem freiwillig oder gezwungenermaßen Liebe und Aufmerksamkeit zugewendet wird, und bei dessen Versagen sich der Mensch für rationelle Maßnahmen sehr oft als blind erweist. Schon früh hat sich die Erkenntnis in den Vordergrund geschoben, dass das männliche Glied mehr als ein Ornament darstelle und nicht nur der Urinausscheidung zur Verfügung stehe. Das objektive Wissen über die Störungen der männlichen Gliedsteife ist genauso alt wie die Kenntnisse über die Mechanismen der Erektion. Im ausgehenden 16. Jh. befasste sich erstmals Ambroise Paré (1510–1590; Abb. 2-52) wieder mit der Behandlung der Impotenz. Er erinnerte daran, dass die »*Hoden und der Kamm eines Hahnes sowie die Geschlechtsorgane eines Stieres und die Hoden eines Wildschweines große Kräfte besitzen*« und führte weiter aus: »*Der Mann reibe sich das Glied mit einer Mischung aus Honig, Pyrethrum und Pfeffer ein.*« Beizufügen seien auch in Kamillenöl gekochte Ameiseneier, wobei wahrscheinlich die in diesen Eiern enthaltene Ameisensäure, die ein Brennen verursacht, die stimulierende Wirkung auf die Sexualität erklärt. Ihm gelang auch mit der Erfindung der ersten vollständigen Penisprothese im Rahmen der Kriegschirurgie eine bahnbrechende Leistung (Abb. 2-53). Ebenfalls von ihm stammte der Hinweis auf die erektionsfördernde Wirkung des Kantharidin, des Wirkstoffes der spanischen Fliege. In den folgenden Jahrhunderten werden keine wesentlichen Fortschritte erzielt (Abb. 2-54).

Doch um kaum ein Aphrodisiakum ranken sich seit dem Altertum bis heute so viele wundersame Geschichten wie um die »*Mandragora*«, deren dicke fleischige Wurzel der Volksmund »*Alraune*« nannte (Abb. 2-55). Die breitblättrige, blassgelb bis violett blühende stengellose Pflanze, die biologisch zur Familie der Nachtschattengewächse gehört, ist besonders im östlichen Mittelmeerraum verbreitet. Händler hatten das seltene, meist im Verborgenen wachsende Gewächs und damit den Glauben an seine Zauberkraft ins Abendland gebracht. Nach einer orientalischen Legende geht die Entstehungsgeschichte der Pflanze, in deren bizarrer Wurzel viele eine menschliche Gestalt, wenn nicht gar einen Penis zu erkennen glaubten, direkt auf die Zeugungskraft und Fruchtbarkeit der ersten Menschen zurück. Ein mittelalterlicher Mythos ließ sie bevorzugt unter Galgen aus den Samentropfen Gehängter entstehen, worauf auch der verbreitete Name »*Galgenmännlein*« hinweist. Dabei wird noch ein anderer makabrer Zusammenhang sichtbar, soll doch auch die Kraft, die beim Erhängten nochmals eine Erektion auslöst, mit dem Verzehr der Pflanze übertragen werden. Biblischen Ursprung ist wohl hingegen der erste Hinweis auf die aphrodisische Wirkung der anthropomorphen Pflanze. In Genesis 30, Vers 14 bis 17 kommt eine Pflanze namens »*dudaim*« vor, die Martin Luther (1483–1546) mit »*Liebesäpfel*« übersetzte und von den meisten Forschern mit den Früchten der Mandragora gleichgesetzt wird (Konert 2001). Ungeklärt bleibt jedoch bis heute, wie die recht unscheinbare Pflanze zu ihrer Reputation als wirkungsvolles Aphrodisiakum und mächtiger Liebeszauber gelangen konnte. War es wirklich der Duft ihrer Früchte, regte ihr anthropomorphes Aussehen die sexuelle Phantasie an, oder war es die angeblich erotisierende Wirkung der Alkaloide *Atropin* und *Skopolamin*, die in der Alraunewurzel enthalten sind? Nur am Rande sei erwähnt, dass über die beschriebene Wirkung hinaus die Alraune über Jahrhunderte zu einem regelrechten Allheilmittel wurde.

Ab dem 17. Jh. beteiligte sich nun auch die Wissenschaft an der Suche nach Heilmitteln gegen die Impotenz. Die Erfolge blieben aber gering. Es nimmt daher kaum Wunder, dass sich der medikomagische Glaube weiter hielt und die alten Rezepte in Mode blieben. Ansätze zu neuen Wegen findet man im 18. Jh., als die ersten klinischen Werke über das Thema Sexualität und damit auch über Impotenz er-

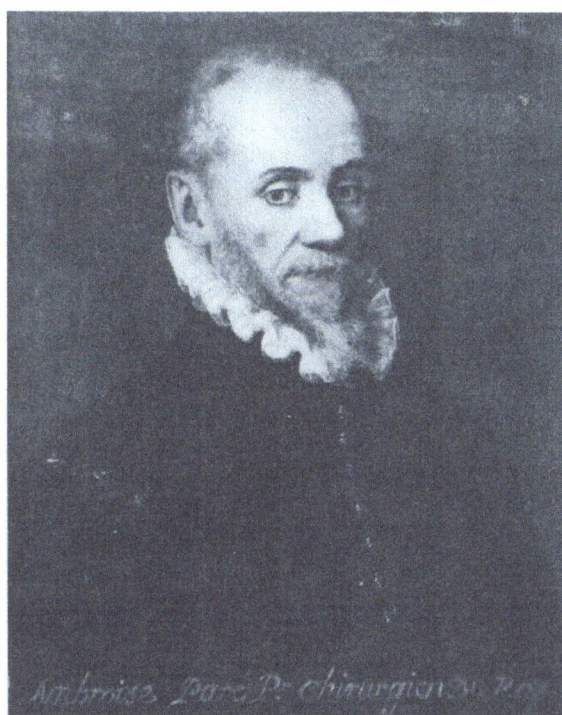

Abb. 2-52. Ambroise Paré (1510–1590)

lichen Denkens. Zahlreiche Methoden wurden hierbei praktiziert. Das heute allseits bekannte und im Aids-Zeitalter wieder sehr aktuelle Kondom war bereits in der Antike bekannt. Glaubt man den alten Mythen, schätzte bereits der König **Minos** von Kreta die Vorzüge des kleinen Säckchens. Neben der Empfängnisverhütung spielte dabei immer die Angst vor der Infektion mit beim Geschlechtsverkehr übertragbaren Krankheiten eine wesentliche Rolle. Am gebräuchlichsten war das »*Schafsdarmkondom*«, mit dem der Begriff »*Condom*« Mitte des 17. Jh. erstmals in der Literatur und in der Umgangssprache auftauchte, und das bis ins 19. Jh. hinein Verwendung fand. Angeblich hatte der englische König **Charles II.** die »Verhütungsmaschinen« von einem gewissen Dr. Condom anfertigen lassen und über Britanniens Grenzen hinaus bekannt gemacht. Daher nannte man sie in Frankreich auch »*Capotes Anglaises*« (englische Regenmäntel). Weitere Erklärungsversuche leiten sich aus dem lateinischen Wort »*Condus*« für Behälter ab, verweisen auf die französische Stadt Condom als möglichen Geburtsort des Präservativs, oder schlagen sogar eine Zusammenziehung des lateinischen »*Cum Domino*«, für »mit Gott« vor. Neben den einfachen Darmkondomen benutzte, wer es sich leisten konnte, exklusivere Modelle, gefüttert mit Samt und Seide, die hautfreundlicher und damit angenehmer zu tragen waren und eher dem Selbstverständnis der feinen Gesellschaft entsprachen. Einer der bekanntesten Protagonisten des Kondoms dieser Epoche ist **Giacomo Casanova** (1725–1798) gewesen. Trotzdem war die Verbreitung des Kondoms bis ins 19. Jh. deutlich begrenzt. Erst nachdem der als Reifenhersteller bekannte Amerikaner **Charles Goodyear** im Jahre 1855 das erste Gummikondom hergestellt hatte, waren die Weichen für eine industrielle Fertigung von relativ preiswerten Kondomen gestellt.

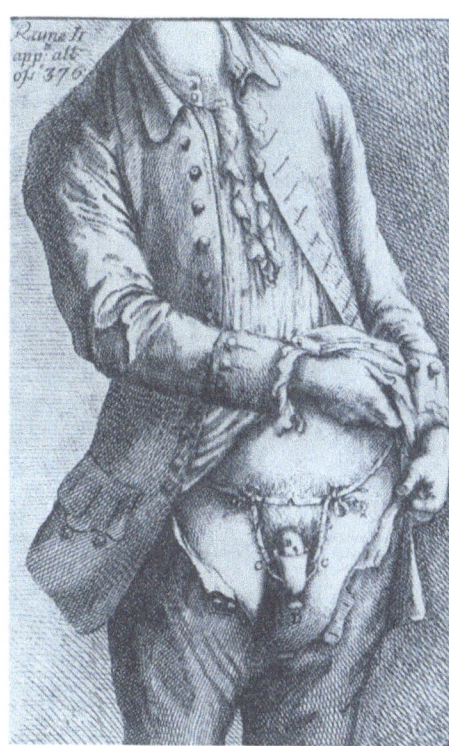

Abb. 2-54. Versorgung einer Penisverletzung im 18. Jh. (Aus G. Cabaccini 1762)

schienen. An erster Stelle ist hier der Engländer John Hunter mit seinem 1786 veröffentlichtem Werk »*Abhandlungen von den Geschlechtskrankheiten*« zu nennen. Er unterschied dabei eine durch »*Unvermögen aus Übereinstimmung unter der Verrichtung der verschiedenen Organe*« hervorgerufene Impotenz von einer durch »*Unvermögen aus moralischen Gründen*«.

Bei der gegenteiligen Problematik, dem Priapismus (Abb. 2-56) waren unsere Vorfahren bis in das letzte Jahrhundert hinein weitgehend hilflos. Paré beschreibt 1585 zwar die Ursachen, beschränkt sich therapeutisch aber auf Umschläge mit Kräuterextrakten (Jolidon 1985). Neben den Schwierigkeiten der Zeugung war seit alters her die Frage der Empfängnisverhütung Teil des mensch-

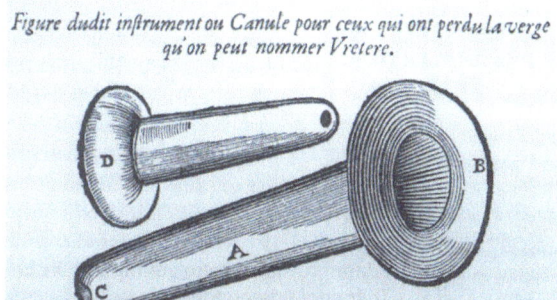

Abb. 2-53. Penisprothesen nach Paré aus dem 16. Jh.

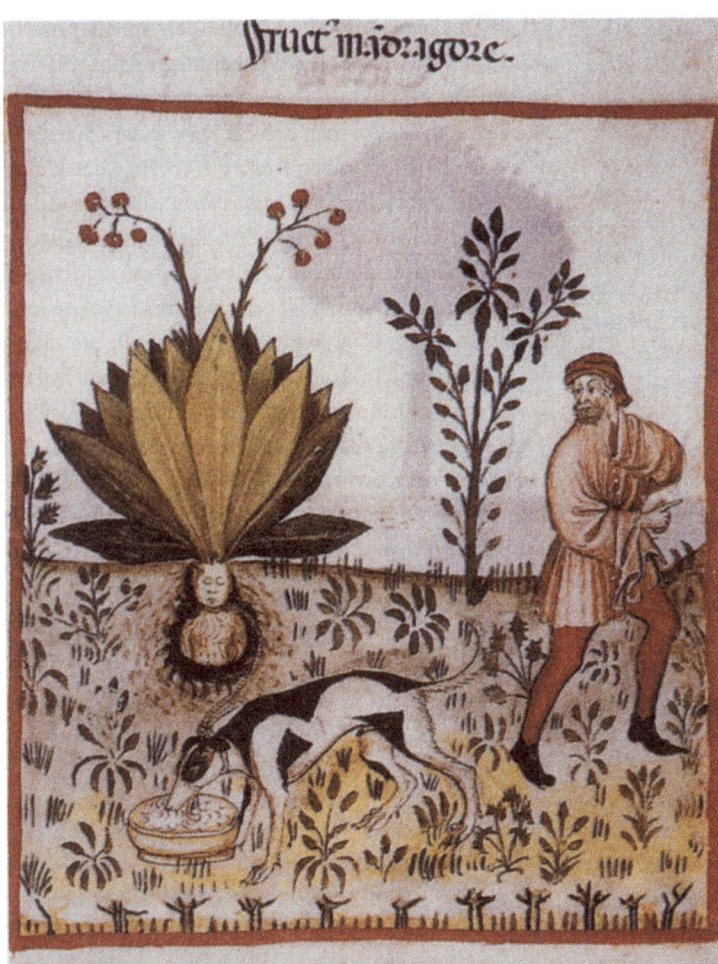

Abb. 2-55.
Liebe und Glück versprach der Besitz der seit der Antike bekannten Alraune. Miniatur aus dem »Tacuinum sanitatis in medicina«, 14. Jh., Codex Vindobonensis series nova 2644, fol. 40, Österreichische Nationalbibliothek Wien

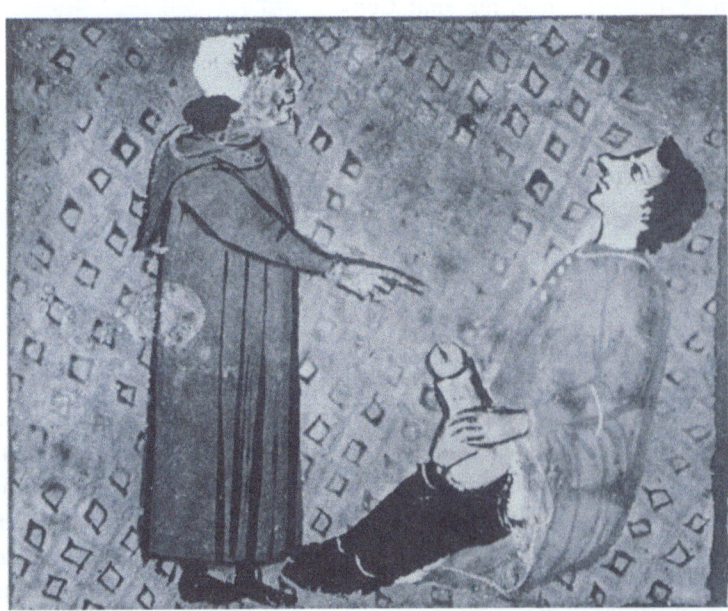

Abb. 2-56.
Priapismusdarstellung aus dem 13. Jh. bei Théodore Borgognone

Die Ursachen für eine unzureichende sexuelle Leistung wurden schon lange in der gestörten Funktion der Hoden gesehen, ist doch bereits seit der Antike der Zusammenhang zwischen männlicher Sexualität und einer intakten Hodenfunktion bekannt. In allen Kulturkreisen fanden sich immer wieder Hinweise darauf, dass Extrakte aus Hoden verschiedenster Lebewesen als sexuell anregende Mittel eingesetzt wurden.

Bei dieser großen Bedeutung der Hoden ist es auch nicht verwunderlich, dass die bewusste Entfernung der Hoden, die Kastration, schon immer angewandt wurde. Die Eunuchen und Kastraten erfüllten einmal Funktionen, die beinahe so vielfältig wie erstaunlich waren. Sie stellten Sklaven und Herrscher, Asketen und Lustknaben, gelehrte Ärzte, erfolgreiche Feldherren und päpstliche Chronisten. An manchen Höfen des Morgen- und Abendlandes gab es zeitweise kaum einen hohen Würdenträger, der nicht »verschnitten« war. Besonders im 17. und 18. Jh. wurden auch zahlreiche Knaben ihrer Genitalien beraubt, um aus ihnen Sänger mit herrlicher Sopranstimme zu machen. Diese waren auch im päpstlichen Chor und an den großen Höfen des barocken Europas sehr beliebt. Einer von ihnen war **Carlo Farinelli**, der angeblich durch seine knabenhafte Stimme 1737 den chronisch schwermütigen spanischen König **Philipp V.** von seinen Problemen befreien konnte. Er musste in der Folgezeit fast täglich dem König vorsingen, erhielt dafür ein fürstliches Gehalt und wurde für mehr als zwanzig Jahre einer der einflussreichsten Männer Spaniens.

In diesem Zusammenhang muss erwähnt werden, dass im Rahmen operativer Eingriffe lange Zeit auch die Hoden mit entfernt wurden. So war eine Leistenbruchoperation bis in das 18. Jh. hinein mit der Entfernung des Hodens der betroffenen Seite kombiniert, was bei beidseitiger Erkrankung einer Kastration gleichkam. Dieser Eingriff wurde häufig auch von den fahrenden Steinschneidern ausgeführt.

2.6 Beitrag der Anatomie und anderer Wissenschaften zur weiteren Entwicklung der Urologie

Am Beginn der Frühen Neuzeit bekam die Heilkunde Auftrieb durch die allgemeine geistige Wiedergeburt und zahlreiche Entdeckungen und Entwicklungen. Zunächst wurden die Anatomie und in ihrem Gefolge die Physiologie mit großem Interesse erforscht. Anfangs geschah dies noch hauptsächlich, um die überlieferten Thesen der antiken Autoritäten nachzuvollziehen. Doch schon bald wurde nun klar, dass sich im Zusammenspiel der einzelnen Körperteile einiges anders verhalten musste, als die antiken Ärzte angenommen hatten.

An erster Stelle sei hier an die Anatomie gedacht, die in diesen Jahrhunderten große Fortschritte machte. Lange Zeit war sie nur ein Vorzimmer im Palast der Medizin gewesen, nun verdankte die Anatomie ihren Aufschwung den Künstlern der Renaissance, die mehr und mehr von der Gestalt des menschlichen Körpers fasziniert waren und jene gegenständlichen, naturalistischen Techniken entwickelten, durch die sich dann die großartigen anatomischen Lehrbücher des 16. Jh. auszeichneten (Porter 2000). Zahlreiche Künstler und Universalgelehrte begannen sich von kirchlichen Dogmen zu lösen und sich mit dem menschlichen Körper, seinen Organen und seiner Funktionsweise zu befassen, um ihn realistischer abbilden zu können (Chastel 2002). In seinem Werk »*De statua*« (Über die Statue, 1430–35) vertrat der Humanist **Leon Battista Alberti** (1404–1472) den Standpunkt, die genaue Kenntnis der Körperteile sei für einen Künstler unerlässlich, da sie ihm Einsicht in die Proportionen des Menschen vermittle, welche die Harmonie von Natur und Kunst widerspiegelten. Schon bald gingen Maler der Anatomie als Studienfach nach. Vor allem **Michelangelo** (1475–1564), **Albrecht Dürer** (1471–1528) und **Leonardo da Vinci** (1452–1519) wandten ihr aus der Anatomie gewonnenes Wissen in der künstlerischen Gestaltung an.

Letzterer gilt als der Inaugurator der wissenschaftlichen Demonstrationszeichnung, von der sich bis heute Lehrbuchautoren inspirieren lassen. Er verbrachte manche »*Nachtstunde in der Gesellschaft dieser Leichname, zerlegt, gehäutet und schrecklich anzusehen*« (Chastel 2002). Seine wichtigsten anatomischen Werke schuf er nach 1506 vor allem in Mailand, wobei sein Augenmerk neben den Muskeln besonders der Embryonalentwicklung, sowie dem Nerven-, Gefäß-, Atmungs- und Urogenitalsystem galt. Aber er fertigte nicht nur vorzügliche Illustrationen zur Anatomie an, sondern verfasste auch scharfsinnige Untersuchungen zur Mechanik des menschlichen Körpers. Aus urologischer Sicht sind seine Darstellungen zum Urogenitaltrakt und seine Betrachtungen zum harnableitenden System von besonderem Interesse (Dietrich 1997). Von seinen anatomischen Studien sind etwa 150 Großfolioblätter erhalten geblieben, von denen sich mehrere mit der Anatomie des Urogenitalsystems befassen. Seine Konstruktions- und Anatomie-Skizzen versah der Linkshänder meist mit Vermerken in Spiegelschrift, die die Abbildungen erläuterten, aber den Blättern etwas Geheimnisvolles vermitteln. Sie offenbaren zum Teil bis heute gültige Entdeckungen, die das urologische Allgemeinwissen seiner Zeit weit übertrafen. Ausführlich wurden immer wieder männliche Geschlechtsorgane dargestellt, so z. B. die

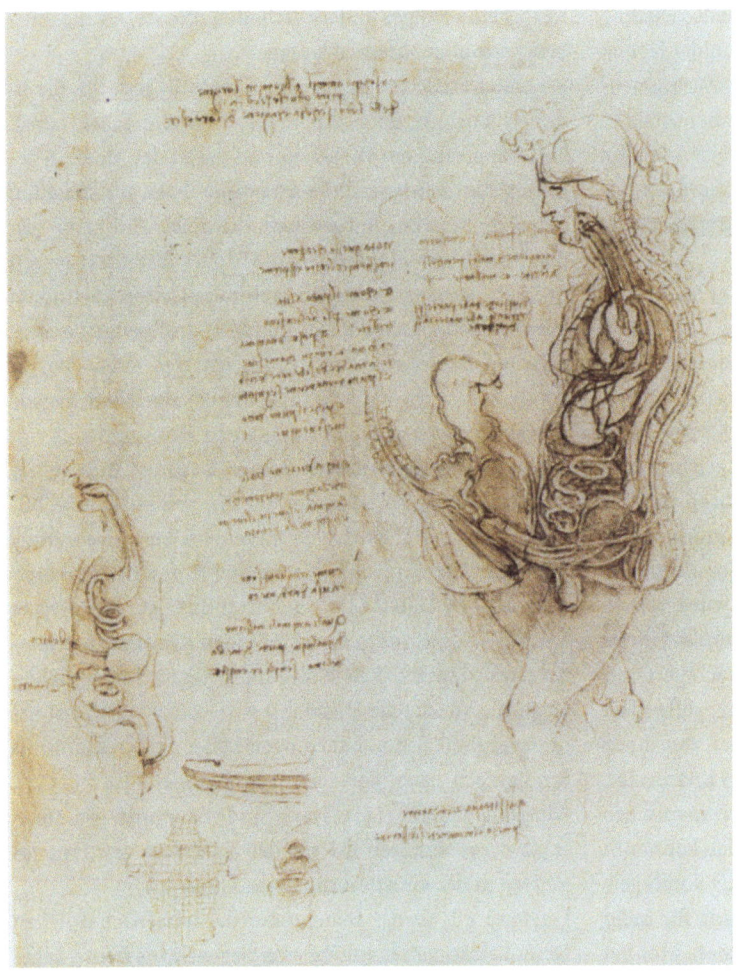

Abb. 2-57. Leonardo da Vinci (1452–1519): Darstellung eines Koitus. Feder mit brauner Tusche. Aus: The Royal Connection, Her Majesty Queen Elizabeth II

Rolle der Hoden als »Wahrzeichen der Zeugung« (Abb. 2-57). Diese Zeichnung zeigt neben einer Koitusdarstellung auch einen Teil der Blutversorgung der Harnblase und demonstriert die richtige Lage der Nieren, nämlich die rechte höher als die linke. Er erkannte auch, dass die Menge des produzierten Urins von der die Niere durchströmenden Blutmenge abhängig ist und beschrieb bereits den Verlauf der Harnleiter schräg durch die Blasenwand. Dennoch verraten seine Arbeiten auch noch überholte Denkweisen und falsche Schlussfolgerungen. Auf die zeitgenössische Medizin blieben sie allerdings ohne Einfluss, da keines seiner anatomischen Manuskripte vor dem ausgehenden 18. Jahrhundert veröffentlicht wurde.

Galens Theorie der Harnsekretion, in sich geschlossen und einleuchtend, wurde über Jahrhunderte nicht in Frage gestellt. Am Ausgang des Mittelalters wurden seine physiologischen Vorstellungen weiter vereinfacht. Die Nierenvenen wurden »venae emulgentes« (Melkadern) genannt, da man annahm, dass mit ihrer Hilfe die Nieren den Harn aus der Hohlvene ausmelken (Koelbing 1967). Darüber hinaus postulierten anatomische Schriftsteller wie **Gabriele Zerbi** (1468–1505) eine direkte Gefäßverbindung zwischen Leber und Niere, damit das Wasser, das nach dem Transport des »*Chylus*« in die Leber seine Aufgabe erfüllt hatte, auf dem schnellsten Wege wieder hinausbefördert werden konnte. Die eigentliche Harnfiltration, bei Galen die ungeklärte vitale Leistung der Nieren, wurde jetzt durch eine grobe mechanische Siebung im Nierenbecken erklärt.

Die eigentliche wissenschaftliche Anatomie aber begann im 16. Jh. Sie bekam Auftrieb durch die Entdeckung des ersten Teils von Galens »*Anatomisches Präparieren*«, das 1531 gedruckt wurde. Bedeutende Wegbereiter dieser Entwicklung waren **Antonio Benivieni** (etwa 1440–1502), der unter anderem die Muskelfasern der Harnblase und des Schließmuskels beschreibt, **Jean de Vigo** (1460–1525), der im ersten Teil seiner »*Practica copiosa*« 1503 ausführlich auch das Urogenitalsystem darstellt und **Jacobus Berengario da Carpi** (etwa 1470–1530), der als einer der ersten in der Anatomie die praktische Erfahrung der überlieferten Tradition vorzog und unter anderem den vas deferens auffführte. Auf diesem Fundament baut Andreas Vesalius (1514–1564; Abb. 2-58) auf. Sein großes Werk mit dem Titel »*De corporis humani fabrica*«, erschienen 1543, fasste das anatomische Wissen der Zeit zusammen und griff nachhaltig die Welt der scholastischen Medizin und ihrer zentralen Autorität Galen an, indem es auf zahlreiche Fehler in dessen Lehrgebäude hinweist. Die Fabrica wurde zum Grundstein einer Anatomie, die alleine auf Beobachtung beruhte, und verkündete ein neues Prinzip der Forschung und Wahrheitsprüfung, nach dem alle anatomischen Behauptungen am menschlichen Leichnam überprüft werden sollten. Die dadurch ausgelöste Anatomiereform führte zu einem Wandel des Bildes vom Menschen und damit der gesamten medizinischen Theorienbildung.

Nach Vesalius machte sich besonders **Bartolomeo Eustachi** (1510–1574) um die Anatomie der Nieren verdient. Durch eine Weiterentwicklung des Injektionsverfahren erkannte **Gabriele Falloppia** (etwa 1523–1562) die Blutversorgung der Nierentubuli. **Lorenzo Bellini** (1643–1704) entdeckte

Beitrag der Anatomie und anderer Wissenschaften zur Entwicklung der Urologie

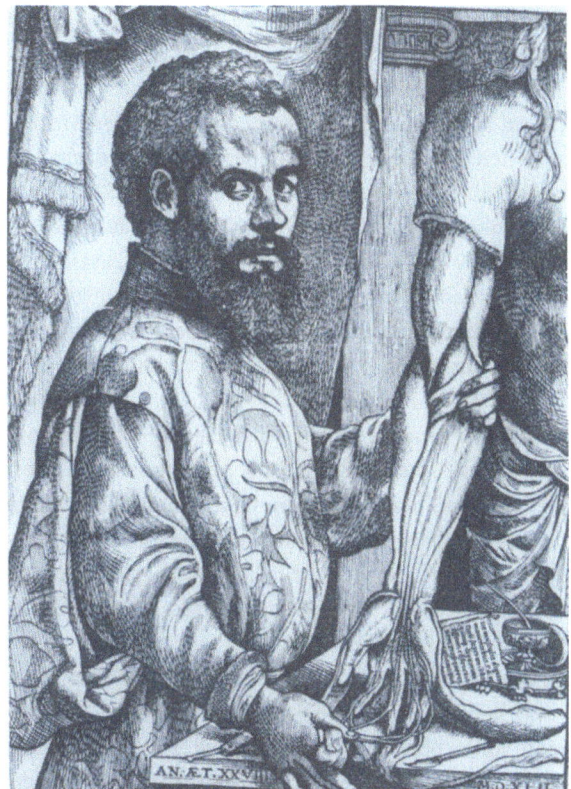

Abb. 2-58. Andreas Vesalius (1514–1564)

etwas später die nach ihm benannten Harnkanälchen (»*Exercitatio anatomica de structura et usu renum*«), die in die Nierenkörperchen münden. Damit bewies er die Verbindung zwischen dem Kanälchen- und dem Gefäßsystem. Außerdem erkannte er intuitiv den Filtermechanismus des Harns. Gründend auf den Arbeiten von **William Harvey** (1578–1657), der 1628 den Blutkreislauf entdeckte und erklärte, konnte dann **Marcello Malpighi** (1628–1694; Abb. 2-59) den Funktionsmechanismus der Nieren endgültig enthüllen. Sehr große Bedeutung erlangte in diesem Zusammenhang die Erfindung des Mikroskops durch **Zacharias Jansen** oder **Cornelius Drebbel** am Ausgang des 16. Jh. Mit diesem Hilfsmittel gelang es **Ruysch** (1638–1731), **Verheyen** (1648–1710) und anderen nach und nach, den Aufbau der Nieren bis ins kleinste Detail zu klären (Knight 1980).
Jean Méry (1645–1722) beschreibt 1684 erstmals die bulbourethralen Drüsen, deren Existenz 1702 von **William Cowper** (1669–1709) bestätigt wird und die nach ihm benannt werden. Vier Jahre später demonstriert **Littré** die urethralen Drüsen und Morgagni beschreibt 1761 die »*lacunae urethralis*«.
Mit **Giovanni Battista Morgagni** (1682–1771) (Abb. 2-60), einem gewissenhaften Beobachter, kompetenten Kliniker und überaus exakten Anatom, der sicher zu den bedeutendsten Anatomen des 18. Jh. gehört, wird eine neue Qualität in der Anatomie erreicht. Ende des Jahres 1715 wird er auf den Lehrstuhl der Anatomie in Padua berufen, der im 16. Jh. von Andreas Vesalius berühmt gemacht wurde. Zu seinen urologisch bedeutsamen Entdeckungen gehören unter anderem Arbeiten zur Muskelstruktur der Harnblase und der Harnröhre, die bereits erwähnten *Lacunae urethralis*, sowie die *Appendix testis*. Bedeutsamer für den Nachbetrachter aber sind seine pathologischen Beobachtungen.

Als das Bild des normalen menschlichen Körpers anatomisch feststand, war es nur ein folgerichtiger Schritt, sich nun auch den krankhaften Veränderungen zuzuwenden. Fast alle Anatomen des vorausgehenden 16. und 17. Jh. hatten pathologisch-anatomische Untersuchungen in ihren Werken verzeichnet. Im 17. Jh. fing man dann an, pathologische Präparate zu sammeln und zu beschreiben. Für die alte Medizin bot die Morphologie lediglich eine Schilderung des Schauplatzes der Krankheit. Dies änderte sich nun vor allem mit der Zunahme der Sektionen im 17. Jh. Handelte es sich bei diesen Sektionen nicht mehr nur um jüngere Hingerichtete, sondern zunehmend um ältere, an Krankheiten verstorbene Menschen, so fand sich zwangsläufig diese oder jene morphologische Absonderlichkeit. Daran entzündete sich der Sinn für das Einmalige, das »*Curiose*«, bevor man Regel und Zusammenhang mit den Erscheinungen am Krankenbett vermutete und erkannte

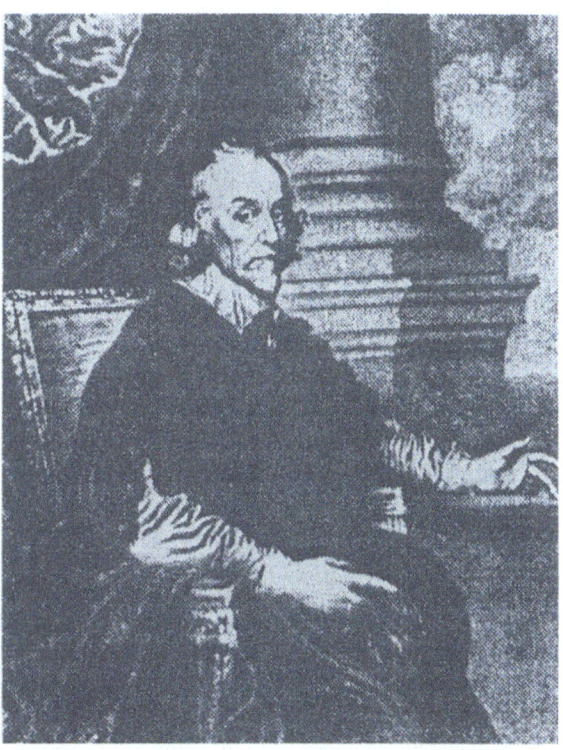

Abb. 2-59. Marcello Malpighi (1628–1694)

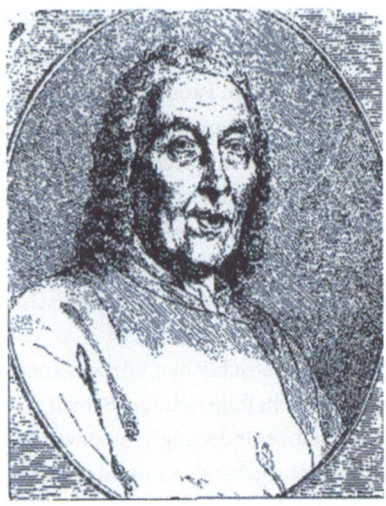

Abb. 2-60. Giovanni Battista Morgagni (1682–1761)

(Rothschuh 1978). Diese »*Morphopathologia curiosa*« war der frühe Ausgangspunkt der von Morgagni später zur vollen Geltung gebrachten »*Pathologischen Anatomie*« (Konert 2003). Der Gedanke taucht aber nicht erstmalig bei ihm auf, er hat seine Vorgänger. Bereits in der zweiten Hälfte des 15. Jh. kämpft der Florentiner Arzt Antonio Benivieni (etwa 1440–1502) für die Befreiung der Medizin aus den Fesseln der Scholastik, und es ist wohl kein Zufall, dass bei ihm erstmalig bewusst nach der organischen Läsion gesucht wird (Benivieni 1507). Mit den Worten jener Zeit: Die *Laesio* am Organ, der anatomische Schaden, musste eine *functio laesa* hervorrufen, einen Schaden in der Funktion, der eben jene Erscheinungen auslöste, aus denen sich ein bestimmtes Krankheitsbild zusammensetzte. Es galt daher einmal, diese anatomischen Veränderungen kennen zu lernen, und zum zweiten, sie sinnvoll mit den klinischen Erscheinungen zu verknüpfen.

Diese Art von Morphopathologie gewinnt im 17. Jh. als »*Anatomia practica*« mehr klinische Aspekte. Um 1650 gründete beispielsweise in Rom der Leibarzt von Papst **Clemens IX.**, **Giovanni Riva**, eine Gesellschaft zum Studium der krankhaften anatomischen Befunde. Das Urogenitalsystem ist von dieser Suche nach pathologischen Veränderungen selbstverständlich nicht ausgeschlossen. So beschreibt 1669 **Antonio Molinetti** die Doppelniere, während **Caspar Bauhin** (1560–1624) erstmals von einer Nierenektopie berichtet. Viel früher wurde bereits die Hufeisenniere von Jacobus Berengario da Carpi erwähnt (1522) und 1564 bei **Leonardo Botallo** (1519–1587) erstmals abgebildet (Abb. 2-61). **Felix Platter** (1536–1614) beschrieb die erste Nierenzyste, Thomas Willis (1621–1675) die Polzyste und Friedrich Ruysch stellte 1691 erstmals die Zystenniere dar (Abb. 2-62). Über die Hydronephrose berichtet 1641 Nierentumor (1593–1674). Die Wanderniere wurde zwar schon im 9. Jh. von **Johannes Mesue** (777–837) erwähnt, aber erst im 17. Jh. von **Jean Riolan** (1580–1657) wiederentdeckt. Der **Nierentumor** ist erstmals 1613 bei Daniel Sennert beschrieben, 1737 erkennt dann **J. L. Petit** den Zusammenhang von Nierentumor und Varikozele. Der Doppelureter findet 1563 bei Caspar Bauhin erstmals Erwähnung, 1679 beschreibt **Edward Tyson** das beiderseitige Auftreten. Kurz zuvor berichtet Bauhin (1668) zum ersten Mal über den vesikoureteralen Reflux. Der erste Bericht über eine Blasenextrophie stammt von **Schenck von Grafenberg** aus dem Jahre 1537, und die erste bildliche Darstellung von **Gockels** aus dem Jahre 1686 (Abb. 2-63). Eine kuriose Fehlposition des Urogenitalsystems finden wir 1697 bei **J. Groenevelt** (Abb. 2-64). Bauhin erwähnt 1614 das Blasendivertikel. Während die Hypospadie bereits von Oribasius im 4. Jh. beschrieben wurde und **Pierre Dionis** (1658–1718) in seinem Buch »Cours l'operations« Hinweise zur Behandlung gibt (Hauben 1984), ist die Epispadie erst seit 1761 bekannt. Die Induratio Penis Plastica wurde 1561 von **Fallopius** und Vesal beobachtet, 1652 von Nicolas Tulp beschrieben. Dennoch gilt **Francois de la Peyronie** (1678–1744) mit seiner 1743 veröffentlichten Schrift als deren Entdecker und im angloamerikanischen

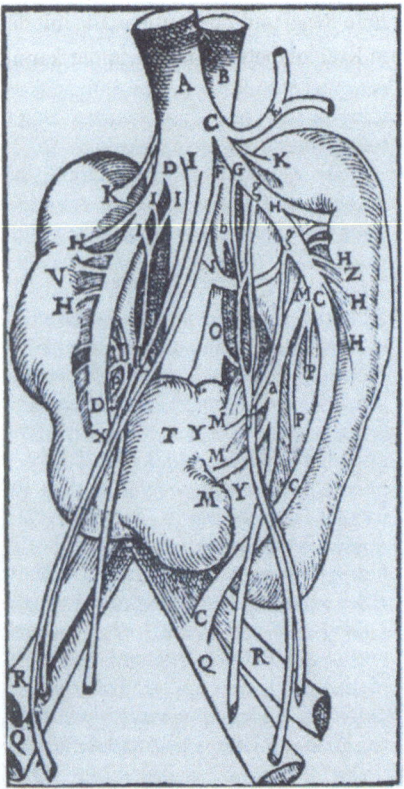

Abb. 2-61.
Älteste Darstellung einer »Hufeisenniere« in Botallos »Commentarioli Duo« aus dem Jahr 1565

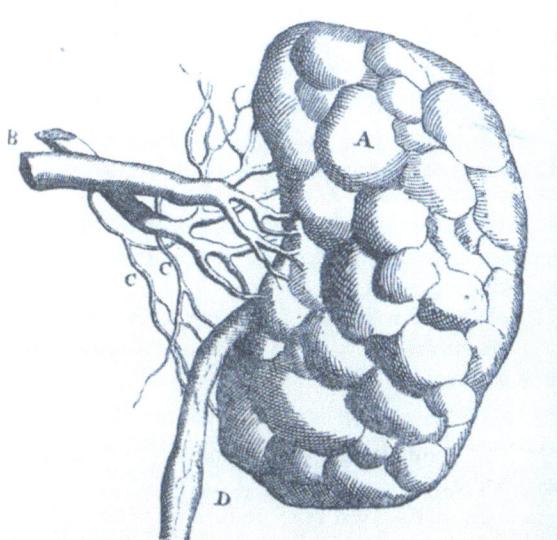

Abb. 2-62. Polizystische Nierenveränderung, 1691 erstmals von Ruysch in seinen »Anatomico-Chirurgicarum Centuriae« dargestellt

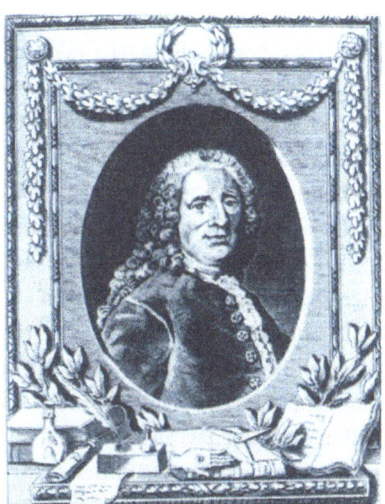

Abb. 2-64. Francois de la Peyronie (1678–1744)

Sprachraum trägt diese Erkrankung auch seinen Namen. Aber dies waren immer nur Einzelbeobachtungen. Es blieb Morgagni vorbehalten, die pathologischen Beobachtungen zu einem Gesamtkonzept zusammenzufassen. Als fast Achtzigjähriger legte der große Anatom jenes epochale Werk vor, das seine und seines Lehrers **Antonio Maria Valsalva** (1666–1723) Lebensernte enthielt. »*De sedibus et causis morborum per anatomen indagatis*« (Morgagni 1761) – Über den Sitz und die Ursache der Krankheiten aufgespürt durch die Kunst der Anatomie – war zugleich ein Programm, auf welchem Weg ein neuer Zugang zur Krankheitsätiologie zu gewinnen war. Dieses Werk krönte ein langes, unermüdlichen Studien und Forschungen gewidmetes Leben und wird allgemein als Ausgangspunkt der pathologischen Anatomie betrachtet.

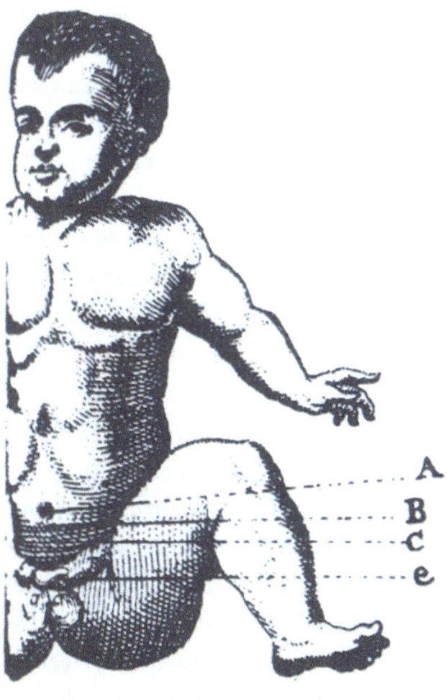

Morgagni wurde somit auch zum Begründer der pathologischen Anatomie des Urogenitalsystems. Er analysierte die verschiedenen Formen der Harnröhrenverengung, klassifizierte die Harnblasentumore und erörterte die Ursachen für Harnverhaltung und Harnzwang. Außerdem entdeckte und beschrieb er Nierengeschwülste und Nierenvereiterungen. Er berichtete erstmals über Einzelnieren und wies damit nach, dass Menschen mit nur einer Niere lebensfähig sind. Er beschrieb auch als Erster die Nierentuberkulose und die Erweiterung des unteren Harntraktes bei Blasenhalsobstruktionen.

Um die Mitte des 18. Jh. waren somit die anatomischen Grundlagen für die Weiterentwicklung der Urologie gelegt.

2.7 Von der menschlichen Fortpflanzung

Erst in den letzten 3 Jahrhunderten trat das Thema Zeugung zunehmend in das Blickfeld der Mediziner. Über die Jahrhunderte war der Ablauf der Zeugung weitgehend unbekannt. Die Ägypter glaubten, dass der Penis wie das Blut einen eigenen Kreislauf habe und die Hoden daran hingen. Die griechischen und römischen Denker wandelten diesen Gedanken später in ihre eigenen Empfängnis-

Abb. 2-63. Erste bildliche Darstellung einer Blasenextrophie aus dem Jahr 1686

theorien ab. Man war damals allgemein überzeugt, verschiedenste Körperorgane gäben eine Essenz oder flüchtige Substanz ins Blut ab. Diese verwandle sich dann in den männlichen Samen, das so genannte »*männliche Catamenia*«. Während des Geschlechtsverkehrs verbindet sich dieser mit dem weiblichen Samen, dem »*weiblichen Catamenia*«, für das man das Menstrualblut hielt. Aus der Mischung beider entsteht dann der Embryo. Die Essenzen aus den verschiedenen Körperorganen lassen dann bei dem im Mutterleib heranwachsenden Kind die neuen Organe entstehen. Dabei glaubten weder Hippokrates noch Aristoteles, dass die Hoden am Prozess der männlichen Samenbildung beteiligt seien. Erst Galen sah in den Hoden den Ort, wo aus dem Blut der Samen wird. Die Hoden waren eine deutliche Besonderheit des männlichen Geschlechtes und wurden somit auch als Träger der Männlichkeit interpretiert, ohne dass ihre eigentliche Funktion bekannt war. Diese Auffassung blieb über anderthalb Jahrtausende unwidersprochen. Dies verwundert wenig, handelt es sich hier doch um Strukturen, die mit dem bloßen Auge nicht zu erkennen waren. Somit ermöglichte erst die Entwicklung des Mikroskops im 17. Jh. neue Erkenntnisse. Antony van Leeuwenhoek (1632–1723), kein Arzt sondern ein schlichter Tuchhändler, der Mikroskope zum Zählen von Tuchfäden anfertigte, entdeckte und beschrieb 1677 die männlichen Samenzellen (Abb. 2-65). Aber ihre Funktion und Wirkungsweise blieb noch lange unklar. Noch zu Beginn des 18. Jh. heißt es, »*dieser so zusammengesetzte Samen kommt nicht nur von den Hoden und den kleinen Blasen, die ihn aufbewahren, er fließt außerdem vom ganzen übrigen Teil unseres Körpers, wie es Hippokrates, der älteste und aufgeklärteste von uns Ärzten, versicherte*«. Den Beweis hierfür sieht man in der körperlichen Schwäche nach dem Geschlechtsverkehr, der auf der Abziehung der Säfte aus Herz und Gehirn beruhe.

Eine andere, für den Zeugungsvorgang wichtige Entdeckung macht 1651 William Harvey, als er die Schöpfung und Fortpflanzung aus dem Ei beschreibt. Der Holländer **Regnier de Graaf** (1641–1673) befasste sich wissenschaftlich mit den menschlichen Geschlechtsorganen und beschrieb deren Aufbau und Funktion in seinem 1668 erschienen Werk »*Tractatus de virorum organis generationi inservientibus*«. Er machte viele wichtige Erstbeobachtungen und wies unter anderem nach, dass der Hoden eine zusammengebündelte Masse kleiner Röhrchen und nicht etwa ein amorpher Beutel von Brei sei, wie man früher geglaubt hatte. Etwa gleichzeitig beschrieb **Needham** die Ernährung der Leibesfrucht durch die Plazenta und 10 Jahre später entdeckte **Ham** die Spermatozoen. Wiederum hundert Jahre später wies **Lazzaro Spallanzani** (1729–1799) nach, dass Samenzellen in das weibliche Ei eindringen

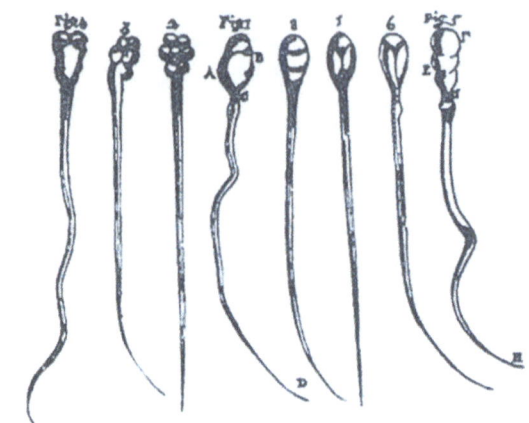

Abb. 2-65. Erstdarstellung der Samenzellen 1677 durch Leeuwenhoek

und dieses befruchten. Erst im 19. Jh. wurden dann die Strukturen des Hodens näher untersucht und seine Funktion endgültig erforscht.

2.8 Urologie in der akademischen Medizin des 16. bis 18. Jahrhunderts

Bisher haben wir uns überwiegend mit dem Harn und seiner Sammelstelle, der Harnblase, sowie mit den Komplikationen in Form von Steinen befasst. Das Harnbildungsorgan Niere war medizinhistorisch gesehen, lange unbedeutend. Die Nierenleiden sind bis in die jüngste Vergangenheit in erster Linie durch den Schmerz, nicht aber durch den Harnbefund gekennzeichnet gewesen, und nur selten war an einen Zusammenhang zwischen Wasseransammlung im Körper oder Harnsteinbildung und einer Erkrankung der Ausscheidungsorgane gedacht worden (Bleker 1972).

Selbst im Zeitalter der Renaissance basierten die Vorstellungen über die Körperfunktionen und Krankheiten, darunter auch der Nieren, noch vollständig auf den Lehren Galens. Daran änderte auch die Zunahme der durchgeführten Sektionen nichts, da infolge der humoralpathologischen Ausrichtung kein Anatom nach krankhaften Organveränderungen suchte und wenn er sie zufällig fand, schienen sie selten von Bedeutung. So lesen wir bei dem berühmten Anatomen Bartolomeo Eustachi:

In den Leichen jener, die durch die Macht der Krankheit gestorben sind, sind, je nach der verschiedenen Art der Krankheit, verschieden beschaffene Nieren zu finden, und es kommt sogar eine verschieden Färbung vor, freilich, weil sie sich, nicht anders als es bei den übrigen Organen geschieht, oft aus geringfügigen Gründen ändert. So scheint sie oft rot, hell und leuchtend, zuweilen dunkel und schwarz, nicht selten blassweiß. Die Substanz selbst dagegen wird bald schlaff, zerbrechlich und gleichsam morsch beobachtet, bald dicht, hart und dürr. Sehr oft scheint die Oberfläche varicös und wimmelt von unzähligen Höckerchen (Bonetus 1679).

Mit Paracelsus beginnt das langsame Umdenken in der Medizin. Er lehnte als einer der Ersten die Humoralpathologie des Mittelalters ab und begründete eine neue, chemisch-biologische Denkungsart über Leben und Krankheit. Nicht mehr die vier Elemente der Antike waren bei ihm für den menschlichen Körper entscheidend, sondern *Sulphur, Merkurius* und *Sal*. Auf dieser Basis äußerte er auch neue Ansichten über die Steinbildung im menschlichen Körper. In dem Buch über die »tartrischen« Krankheiten des Menschen behandelte er die krankhaften Ausscheidungen und Niederschläge des menschlichen Organismus, u. a. auch die Steine der Nieren und Blase und ihre Ursachen. Infolge der Ähnlichkeit der Steine der einzelnen Organe mit dem Weinstein prägte er für diese den Begriff des »*Tartarus*« (Paracelsus 1570). Der Druck dieses umfassenden Buches wurde lange verhindert und die darin geäußerten Ansichten noch lange Zeit angegriffen (Schneider u. Doberentz 1979). Die Denkweise der körpereigenen Funktionsabläufe aber blieb noch weitgehend unverändert. Das zentrale Organ des Körpers war weiterhin die Leber; die Niere als harnproduzierendes Organ wurde noch nicht anerkannt, und die Diagnostik ihrer Erkrankungen spielte eine untergeordnete Rolle.

Im Zeitalter des Barocks begannen dann die Naturwissenschaften das beherrschende Prinzip in der Medizin darzustellen. Der Mensch fing an, in die Geheimnisse der Natur ohne metaphysischen Hintergrund einzudringen. Daraus resultierten neue Entdeckungen der Chemie, Physik und Physiologie, die sich fördernd auf die Medizin auswirkten. Die iatrochemische und iatrophysikalische Richtung bereichern mit ihren konkurrierenden Theorien das medizinische Wissen. Anhänger der iatrophysikalischen Schule versuchen, mechanisch-physikalische Prinzipien auf die Erklärung der Organfunktionen zu übertragen und machen deren Störung für die Krankheiten verantwortlich. Chemisch orientierte Ärzte hingegen führen Erkrankungen auf einen gestörten »*Chemismus*«, auf die Bildung saurer und alkalischer »*Schärfen*« im Blut zurück.

Frank de la Boe, genannt **Sylvius** (1614–1672) war einer der Begründer der Iatrochemie. Durch den Begriff der Fermentation versucht er, Atmung, Verdauung und andere Vorgänge im Körper zu erklären. Die Beschaffenheit des Bluts steht im Vordergrund seiner neuen Humoralpathologie. Daneben sind die Sekretionsprodukte wie Galle, Lymphe und Urin von Bedeutung. Veränderung dieser Säfte können Ursache oder Symptome von Krankheiten sein. Nahrungsstoffe werden im Körper chemisch umgewandelt, ihre Endprodukte sind saure und alkalische Stoffe. Abweichungen vom normalen Verhältnis dieser Stoffe zueinander verursachen saure und alkalische Schärfen und bedingen somit die Krankheit.

Die Entdeckung des Blutkreislaufs durch William Harvey führte dazu, dass zahlreiche physiologische Vorgänge neu geklärt werden mussten, darunter auch die Rolle der Nieren bei der Harnbereitung. Da man nun erkannte, dass das Blut nicht angezogen, sondern durch die Kraft des Herzens durch die Nieren hindurchgetrieben wird, stellte sich als neue Frage, wie unter diesen Umständen die Ausscheidung des Urins zu erklären sei. Die Lösung dieses Problems wurde von zwei Richtungen aus versucht, gemäß den beiden aufblühenden Grundwissenschaften Chemie und Physik. Zu einer einigermaßen befriedigenden Lösung kam es aber erst, nachdem Bellini wie bereits erwähnt 1662 entdeckt hatte, dass die Substanz der Nieren »*nicht aus einer harten, festen, fleischigen Substanz bestehe*«, sondern »*nichts anderes als die Anhäufung unendlich vieler Gefäße besonderer Art*« (Bellini 1711) sei. Diese Entdeckung der »*Nierenkanälchen*« oder »*Nierentubuli*« (◨ Abb. 2-66) führte zu einer neuen Ausscheidungstheorie, die Bellini selbst folgendermaßen beschrieb:

Wenn also Blut aus den Arterien hervortritt, trifft es auf zwei Klassen von Gefäßen, die der Venen und der Nieren. Das Serum, vom Blut getrennt, geht in die Nierenkanäle und das Blut, vom serösen Humor befreit, geht in die Venen. Diese Abtrennung jedoch erfolgt weder durch Attraktion noch durch Verwandtschaft, noch durch Sympathie, sondern wird einzig und allein durch die dies fordernde Konfiguration der Gefäße vollendet (Bellini 1711).

Seither galten die Nieren nicht mehr als Hohlorgane, die den Harn auf mysteriöse Weise anziehen, sondern als ein den Gesetzen der Mechanik gehorchendes Röhrensystem mit Filtereigenschaften. Diese »*Filtrationstheorie*« als rein mechanische Auffassung der Nierenfunktion setzte sich überraschend rasch durch und blieb bis in das 19. Jh. hinein bestehen. Dies wird verständlich, wenn man bedenkt, dass es für die Medizin des 17. und 18. Jh. charakteristisch war, dass die neuen Denksysteme die praktische Heilkunde kaum betrafen. Infolgedessen kam es zu keiner wesentlichen Weiterentwicklung des Verständnisses der Nierenerkrankungen.

Am Anfang des 18. Jh. bemühten sich einige große Kliniker, die zahlreichen neuen Erkenntnisse in Anatomie, Histologie, Physiologie, Physik und Chemie mit der Klinik theoretisch zu koordinieren. Es war die Zeit der großen

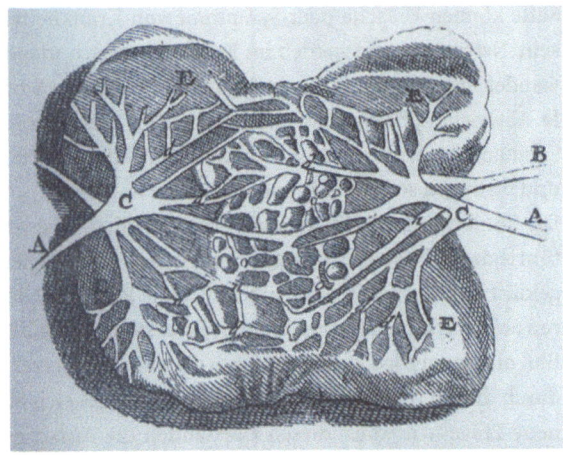

Abb. 2-66. Entdeckung der Nierenkanälchen durch Bellini 1728

Systematiker, die mit der alten Humoralpathologie nur noch lockeren Kontakt hielten. Ihre drei hervorragendsten Vertreter waren Georg Ernst Stahl und Friedrich Hoffmann, beide an der jungen Friedrichs-Universität von Halle/Saale tätig, und der Leidener Professor Hermann Boerhaave. Im Geiste der Frühaufklärung versuchten sie ein rationales System, eine »*wahrhafte Theorie*« der Heilkunde zu entwickeln. Stahl wurde der Begründer einer vitalistisch-animistischen Krankheitslehre, wonach die Seele des Menschen die Quelle seines Verstandes und Lenkerin der Lebensprozesse ist und ohne deren Tätigkeit der Körper in Gärung und Fäulnis verfällt. Hoffmann hingegen sah das Lebensprinzip in einem stofflich gedachten, in der Natur verbreiteten »*Äther*« (Lebensgeist), der den Organen in besonderen Kanälen der Nerven, durch das Blut und die Lymphe zufließt. Das Wesen der Krankheit liegt danach in einer Störung des physiologischen »*Tonus*« der festen Teile im Sinne einer zu starken Anspannung oder einer Erschlaffung. Boerhaave wiederum unterschied Krankheiten der festen Bestandteile des Körpers und Krankheiten der Säfte. Bei den festen Bestandteilen des Körpers stand er den Auffassungen von Hoffmann nahe, in der Humoralpathologie aber folgte er der iatrochemischen Lehre von den falschen Blutmischungen seines Leidener Vorgängers Sylvius.

Die neuen Erkenntnisse in Anatomie und Physiologie tragen dann in der zweiten Hälfte des 18. Jh. zum endgültigen Untergang der Humoralpathologie bei.

Charakteristisch für die neuen Denksysteme der Medizin des 17. und 18. Jh. war es jedoch, dass sie die praktische Heilkunde kaum betrafen. Es entstand sogar eine allgemeine Unsicherheit, eine Krise der Medizin, die auf dem Widerspruch zwischen theoretischem Wissen und praktischer Machtlosigkeit basierte und erst in der zweiten Hälfte des 19. Jh. gelöst werden konnte. Im 17. Jh. wurde eine verstärkte Zuwendung zur Empirie spürbar. Der bedeutendste Vertreter dieser Richtung ist **Thomas Sydenham (1624–1689)**, der »englische Hippokrates«. Sein medizinisches Konzept entsprach der Auffassung **John Lockes 1632–1704)**, dass alle Erkenntnis allein auf Erfahrung begründet sei. Die Erfahrung am Krankenbett, so lange Stiefkind der wissenschaftlichen Medizin, beginnt innerhalb der Heilkunde einen stetig wachsenden Raum einzunehmen. Die theoretischen Systeme liefern lediglich die pathogenetischen Theorien, durch die die neuen wissenschaftlichen Erkenntnisse mit den traditionellen Vorstellungen der klinischen Medizin verbunden werden. Gerade bei den Nierenkrankheiten ist es recht einfach, die alten Vorstellungen beizubehalten. Die von Bellini geprägte reine Filtrationstheorie der Nieren ist der alten Ausscheidungstheorie insoweit ähnlich, dass sie den Nieren ebenfalls keinen eigenen Einfluss auf die Beschaffenheit des Urins zugesteht (Bleker 1972). Damit spielen die Harnveränderungen in der Symptomatik der Nierenerkrankungen weiterhin eine untergeordnete Rolle. Grundsätzlich neue Behandlungsmethoden entstanden nicht und auch die Behandlung der Nieren- und Blasenerkrankungen blieb weiter spekulativ.

Das für alle sichtbarste Zeichen einer Nierenfunktionsstörung war die »*Wassersucht*«, die Einlagerung von Flüssigkeit im Körper mit sichtbaren Schwellungen an den Extremitäten, im Gesicht und Bauch (Abb. 2-67). Es dauerte jedoch sehr lange, bis die direkten Zusammenhänge geklärt wurden. Als erster deutete Jean-Baptiste Helmont (1577–1644) diese Wassersucht als Symptom einer gestörten Nierenfunktion. Am Ende des 17. Jh. fiel auch auf, dass Patienten mit ausgeprägter Wassereinlagerung oft einen sehr dünnen und klaren Harn ließen, der aber, wenn er gekocht wurde, das Aussehen und den Geschmack von Milch annahm. Diese Entdeckung des holländischen Arztes **Frederik Dekkers (1648–1720)**, der meinte, es handele sich dabei um eine Art sehr wässrigen »*Chylus*« (Dekkers 1694) erlangte aber auf die damalige Praxis keinen Einfluss und geriet wieder in Vergessenheit. Die Nierentätigkeit wurde auch im 18. Jh. noch als eine passive Filtration angesehen, so dass der Gedanke völlig fern lag, die Nieren könnten bei der Wassersucht miterkrankt sein. Erst die Experimente des englischen Chemikers **William Cruikshank (1745–1800)** brachten die Eiweißausscheidung im Urin wieder ins Blickfeld des medizinischen Interesses. Seine 1798 veröffentlichte Arbeit kann somit als Entdeckung der »*Albuminurie*« angesehen werden (Cruikshank 1798). Damit wurde aber nur ein weiteres Symptom einer Nierenerkrankung gefunden, das Organ selber war noch nicht Gegenstand der Betrachtung.

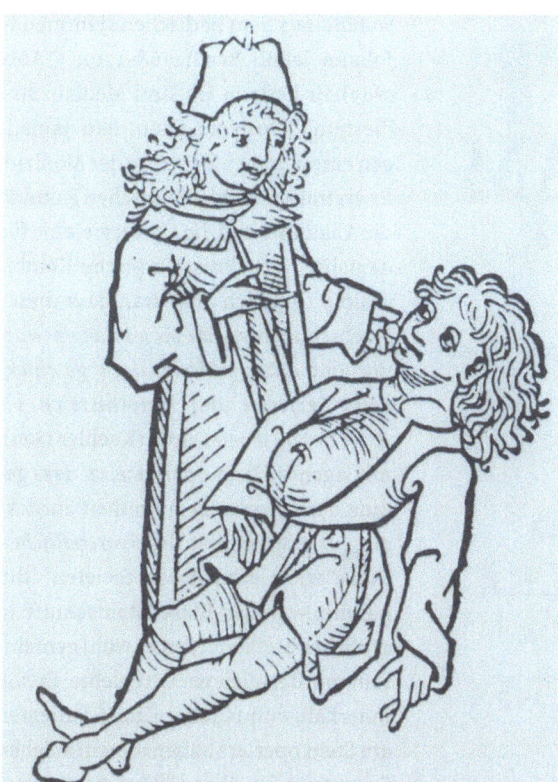

Abb. 2-67. Ein Aszites-Kranker mit Arzt. Holzschnitt aus dem Hortus Sanitatis. Inkunabel 1482. (Nach H. Schadewald 1967)

2.9 Urologie auf dem Wege zur Wissenschaft

Die anatomischen und physiologischen Erkenntnisse wirkten sich im 18. Jh. auch langsam auf die operative Behandlung aus, erste Ansätze gehen jedoch bis ins 16. Jh. zurück. Schon Ambroise Paré führte zahlreiche Neuerungen ein, so das Abklemmen und Unterbinden der Blutgefäße. Auch für die Urologie waren seine Auslegung der Symptome und seine technischen Neuerungen von Bedeutung. Im Jahr 1564 erschienen von ihm u. a. die Bücher »Über den Tripper«, »Über die Steine« und »Über den Harnverhalt«. Revolutionierende Neuerungen waren jedoch in dieser Zeit auf chirurgischem Gebiet wegen der fehlenden Betäubungsmöglichkeiten und der immer drohenden Wundinfektionen noch nicht möglich, so dass der Steinschnitt weitgehend unverändert blieb und noch zu Beginn des 18. Jh. führende Mediziner die Auffassung vertraten, dass der Steinschnitt nur eine Sache für die wandernden Lithotomisten sei. So führt noch der für unser Fach namensgebende **Johann Juncker** (1679–1756) in seiner »Therapia generalis« im chirurgischen Abschnitt zwar alle bekannten Methoden des Steinschnitts informationshalber auf, verweist aber nachdrücklich darauf, dass der Eingriff lediglich von einem spezialisierten Handwerkschirurgen durchgeführt werden sollte. Diese strikte Trennung von »ars medicinae« und »ars chirurgica« wurde auch noch von einem der bedeutendsten Ärzte dieser Zeit, Friedrich Hoffmann in seinem 1738 publizierten »Medicus politicus« hervorgehoben, wenn er ausführt: »Der Medicus soll nicht schneiden, brennen, noch Pflaster auflegen, weil es wider die Würde eines medici rationalis ist.« (Hoffmann 1738)

Das 18. Jh., anfänglich von Aufklärung und Absolutismus getragen, war angetreten, »Utilia ins Werk zu setzen«, also Nutzen zu bringen zur »Glückseeligkeit des Menschheitsgeschlechts«, wie es **Gottfried Wilhelm Leibnitz** (1646–1716) formulierte, oder zur Stärkung des Staates und seiner Armee, wie es der Ansicht des Preußenkönigs **Friedrich Wilhelm I.** entsprach. Für die allgemeine medizinische Situation zeigte sich aber nur eine begrenzte Wirkung. »Utilia« zu schaffen, statt »Curiosa« zu sammeln, stellte jedoch für die Wissenschaft in bezug auf die Chirurgie einen bedeutenden Impuls dar. Aber die weiterbestehende Bindung der Chirurgie an das Zunftwesen behinderte deren Entwicklung nachhaltig. Die Trennung der Heilkunde in eine gelehrte Medizin und eine praktische Chirurgie wurde zunehmend als Missstand empfunden.

Zu Beginn des 18. Jh. wurde die Kombination von Wanderarzt und sesshaftem Arzt zum Charakteristikum des Überganges zur wissenschaftlichen Chirurgie. Zur gleichen Zeit studieren zunehmend mehr Söhne von erfolgreichen Chirurgen und Wanderärzten an den Universitäten Medizin und tragen damit wesentlich zur Wiedereingliederung der Chirurgie in die akademische Medizin bei. Ein typisches Beispiel hierfür ist **Johann Michael Eisenbarth**, der Sohn von Johann Andreas Eisenbarth, der 1712 seine Dissertation an der Universität in Halle/Saale verteidigt (Abb. 2-68) und sich darin mit den verschiedenen Methoden des Steinschnittes befasst, d. h. praktisches familiäres Wissen akademisch umsetzt. Insgesamt findet man in dieser Zeit verstärkt urologische Probleme als Dissertationsthemen.

Gleichzeitig kommt es europaweit zur Errichtung von staatlich finanzierten Hospitälern, in denen die soziale Versorgung der Bedürftigen aller Art zunehmend von der qualifizierten medizinischen Betreuung der Kranken verdrängt wird. Ein typisches Beispiel hierfür ist die 1727 in Berlin eröffnete Charité. Diese neuen Krankenhäuser zeichneten sich durch eine gezielte Integration der Chirurgie aus, besaßen sie doch alle bereits neben Zimmern für die Innere Medizin große spezielle Räume für chirurgische Eingriffe. Mit der nun möglichen stationären Krankenbehandlung und der Unterweisung von angehenden

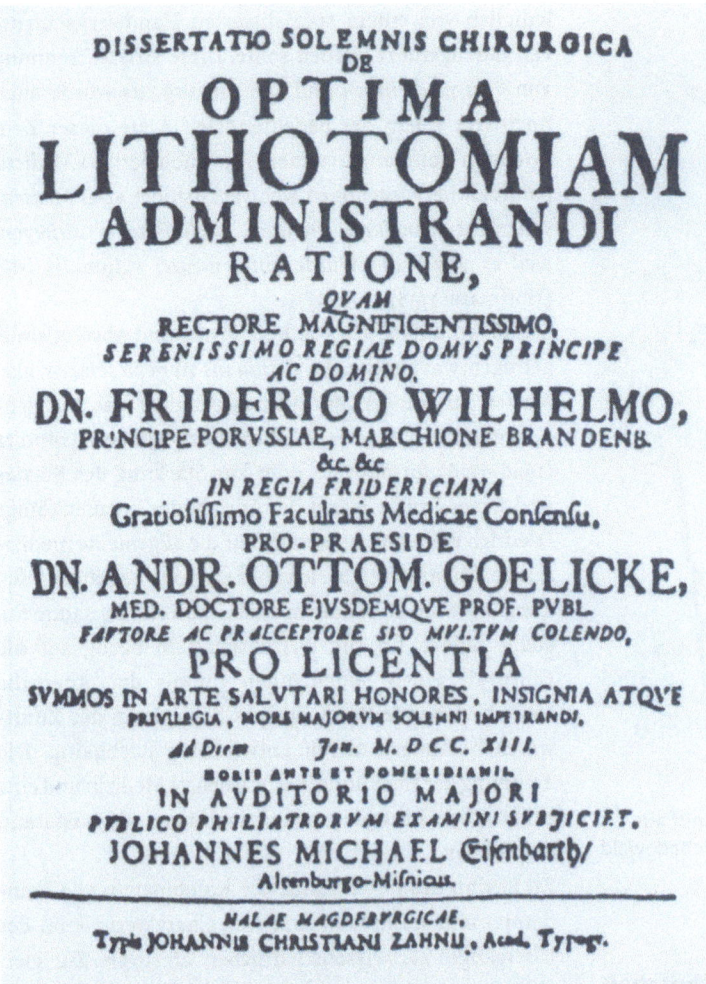

Abb. 2-68. Titelblatt der an der Friedrichs-Universität Halle vorgelegten Promotion des Sohnes von Johann Andreas Eisenbarth

Ärzten am Krankenbett kommt es zu einer spürbaren Verbesserung der ärztliche Ausbildung und zu einer Reformierung des Medizinalwesens. Die nun beginnende Wiederaufnahme der Chirurgie in die universitäre Medizin schafft die Voraussetzungen dafür, dass die in rascher Folge einsetzenden Erkenntnisse der Anatomie, Pathologie und Physiologie auch für die Chirurgie unmittelbar nutzbar werden und deren rasante Entwicklung hervorrufen. Künftig lehnen die jetzt langsam an Bedeutung gewinnenden und zum Teil bereits an Universitäten ausgebildeten Chirurgen den Steinschnitt nicht mehr ab. Mit ihnen wird dieser Eingriff von der öffentlichen Schaubühne in das Innere von Krankenhäusern und Privatwohnungen verlegt. An der Gefährlichkeit und den häufigen Komplikationen änderte sich vorerst aber wenig.

Einer der ersten akademisch gebildeten Ärzte, der sich dem Steinschnitt intensiver zuwandte, war der bereits erwähnte, aus dem Badischen stammende Johann Jakob Rau (1668–1719; Abb. 2-69). Er hatte in Holland Medizin studiert und lehrte in Leiden, dem damaligen europäischen Zentrum der Medizin. Er vertrat an der Medizinischen Fakultät die Anatomie und die Chirurgie, eine für damalige Verhältnisse typische Kombination. Unüblich aber war, dass dieser Hochschullehrer, der als »unliebenswürdig und unzuverlässig, doch geschickt beim Sezieren und kenntnisreich als Arzt« beschrieben wurde (Koehler 1899), mit eigener Hand operierte, ja, dass gerade darauf seine Berühmtheit zurückging. Die Spezialität des »vortrefflichen Rau«, wie Gerhard van Swieten ihn nannte, war der Blasensteinschnitt in seitlicher Methode, den er wohl gemeinsam mit Beaulien wiederbelebte. Er soll innerhalb von 15 Jahren 2000 Patienten am Stein operiert haben. Einem solchen Operateur, der über ein fundiertes anatomisches Wissen verfügte und dies mit handwerklicher Geschicklichkeit verbinden konnte, will man zutrauen, den Steinschnitt gut beherrscht und im Rahmen damaliger Möglichkeiten Erfolge erzielt zu haben.

In Deutschland war es vor allem Lorenz Heister (1683–1758; Abb. 2-70), der sich dieser Problematik zuwandte. Er hat zur oben geschilderten Zeit ebenfalls in Leiden studiert, kannte van Swieten und Rau und hat auch die bekannten Wanderärzte Beaulieu und Eisenbarth operieren sehen. Diese Eindrücke beeinflussten seine spätere Tätigkeit nachhaltig. Heister wurde später als Professor für Chirurgie in Altdorf und Helmstedt tätig, wo er sich um die Weiterentwicklung des Steinschnitts verdient machte. Er widmete sich besonders der Sectio alta. Trotz anatomischer Bearbeitung des Schnittweges und erfolgreicher Anwendung in der Praxis gelang es auch ihm nicht, dieses Verfahren zu etablieren. Die in dieser Zeit wachsende Orientierung an anatomischen Strukturen stellte einen wesentlichen Fortschritt dar, da die bewusst begrenzte Schnittführung beispielsweise die gefürchtete Urinausbreitung im kleinen Becken und die massiven Blutungen aus den Beckengefäßen vermied.

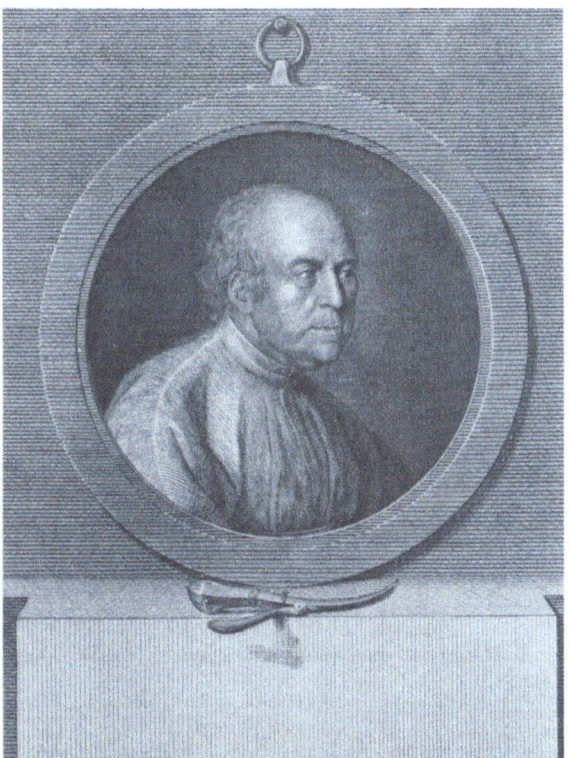

Abb. 2-69. Johann Jakob Rau (1668–1719), ein Mitbegründer des Seitensteinschnitts

2.9.1 Spezielle urologische Organoperationen

Über Nierenoperationen gibt es nur vereinzelte Berichte, von denen der älteste glaubhafte aus dem 16. Jh. von **Cardan von Mailand** (1501–1576) stammt. Zumeist sind es nur Behandlungen bei Verletzung mit Einbeziehung der Niere, vor allem als Waffenfolge, so bei **Petrus Forestus**. Im Jahr 1649 berichtet **Jaen Riolan** (1580–1657) über eine Abszessspaltung. In der zweiten Hälfte des 17. Jh. führten **Zambeccarius** (1670) und **Roonjuyzen** (1672) tierexperimentelle Lithotomien aus. Kurze Zeit später realisierte **Dominic de Marchetti** (1626–1688) die erste operative Nierensteinentfernung. Im 18. Jh. nehmen dann die Nephrolithotomien zu. **Lafite** schlägt 1734 ein zweietappiges Vorgehen vor. Lorenz Heister folgt 1745 und bereits 1757 fasst **Pruent Hevin** (1715–1789) seine Erfahrungen mit dem Nierensteinschnitt vor der »Royal Academy of Surgeons« kritisch zusammen. Insgesamt bleibt dieser Eingriff selten und verzweifelten Fällen vorbehalten.

Im Zusammenhang mit der Behandlung der Blasensteine sind jedoch bereits die frühen Kulturvölker mit dem Problem der Prostatavergrößerung unbewusst konfrontiert worden. Um so verwunderlicher ist, dass es über 1000 Jahre sehr ruhig um dieses kleine, aber so wichtige und problemreiche Organ bleibt. Sonden, Katheterröhren und

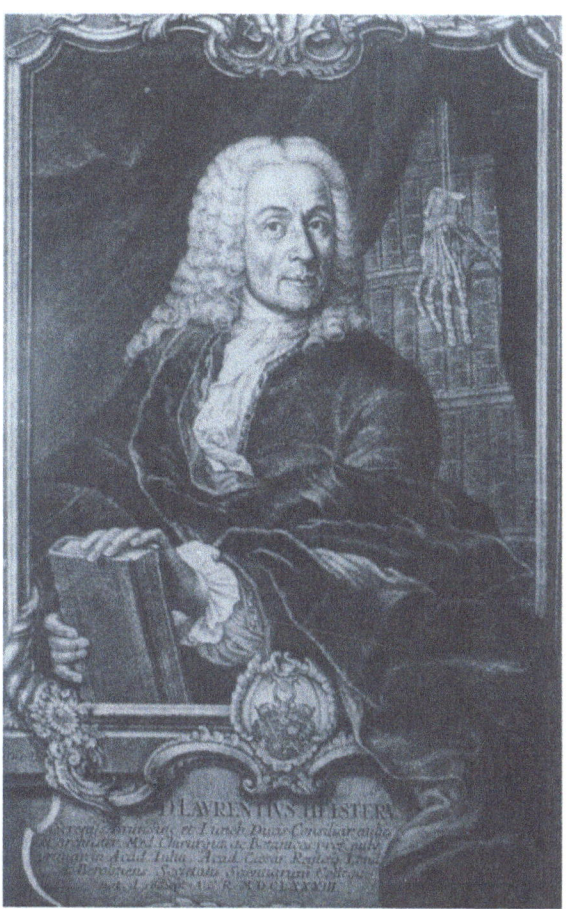

Abb. 2-70. Lorenz Heister (1683–1758), ein wichtiger Schrittmacher der wissenschaftlichen Chirurgie, der auch zahlreiche Steinschneider bei ihrer Arbeit beobachtet hat

seit dem 16. Jh. zunehmend barbarische, in die Harnröhre eingeführte Ätzmittel sind die einzigen Hilfsmittel gegen die Verengung oder gar vollständige Sperre der Harnröhre sowie vermutete »Fleischgeschwülste«.

Ferri von Neapel (1500–1560) veröffentlichte 1530 das Traktat »*De Caruncula sive callo queiquae cervici vesicae innascitur*«. Darin wurden 14 Ursachen der Erkrankung diskutiert, so auch prostatisch bedingte Harnabflussstörungen. Die Behandlung erfolgte zeittypisch mit Bougierungen und adstringierenden Instillationen (Hubmann 1997).

Erst in der Frühen Neuzeit begann die Kenntnis über dieses kleine, aber gefährdete Organ an Konturen zu gewinnen. Im Jahr 1536 scheint **Niccolo Massa** (1499–1569) als erster die altersbedingte gutartige Prostatavergrößerung entdeckt zu haben. Ihre erste Abbildung ist in den anatomischen Tafeln von 1538 des Andreas Vesalius enthalten (Abb. 2-71). Etwa zur gleichen Zeit erschien in Neapel »De caruncula sive callo queiquae cervici vesicae innascitur« des **Alfonso Ferro**, in dem er den Wissensstand der Zeit zusammenfasste (Rathert 1999) und neben den eigentlichen Harnröhrenverengungen unabsichtlich auch die prostatabedingten Harnröhreneinengungen mitbehandelte. Ferro galt als Meister der transurethralen Therapie. Er ätzte, bougierte, erweiterte und punktierte selbst im prostatischen Anteil der Harnröhre mit Kathetern, die eine schneidende Spitze hatten oder perforierte mittels eines Stiletts. Er erwähnte auch die Anwendung des Glüheisens und gebrauchte Stängel von Fenchel, Möhre und Petersilie zur Sondierung. **Marcellus Donatus** hat 1586 wahrscheinlich als erster über einen Prostatastein berichtet und Paré führt das Krankheitsbild der Strangurie auf die Hypertrophie der Prostata zurück (Otten 1986). Einer der ersten Anatomen, der eine genauere Beschreibung der Prostata lieferte, war Caspar Bauhin (1560–1624) in seinem 1621 in Wittenberg erschienen »*Theatrum Anatomicum*«. Darin wurde erstmals auch ausführlich auf die Aufgaben dieses kleinen Organs eingegangen:

> *Deren Nutz und Gebrauch ist/ daß sie eine Oelhaffte Feuchtigkeit in sich halten sollen/ welche fett und schlipferig ist; dies wird ausgedruckt/ so es vonnöthen/ zur Befeuchtung des Harn-Ganges in der Ruthe/ damit er vor der Schärffe des Harns und des Saamens versichert sey/ auf daß er auch nicht trucken werde und sich einziehe/ sondern feucht und schlüpfrig verbleibe/ wodurch ihn in dem Beyschlaff gar eilende und zugleich diese Feuchtigkeit mit dem Saamen gehet* (Bauhin 1621).

Im Jahr 1668 veröffentlichte Regnier de Graaf eine Illustration der Prostata und der Samenblasen. Der englische Chirurg John Hunter machte sich dann um die weitere Erforschung der Prostata verdient. Die Veränderung dieser Drüse schildert er so:

> *Die Anschwellung der Vorsteherdrüse kommt sehr häufig bei älteren Subjekten vor. Der Nutzen dieser Drüse ist nicht bekannt genug, um über die üblen Folgen, die ein Krankheitszustand derselben haben kann, urtheilen zu können. Wohl aber ist ihre Lage von der Art, daß die traurigen rein mechanischen Wirkungen ihrer Anschwellungen Jedermann einleuchten müssen. Man kann sie einen Theil des Harnkanals nennen; greift sie also durch ihre krankhafte Vergrößerung die Form und die Kapazität desselben an, so muß daraus ein Hindernis für den Durchgang des Urins erwachsen… Diese Stopfung reizt die Blase und bringt alle die Zufälle hervor, welche gewöhnlich durch eine Verengung oder einen Stein in diesem Organ hervorgebracht werden* (Hunter 1848).

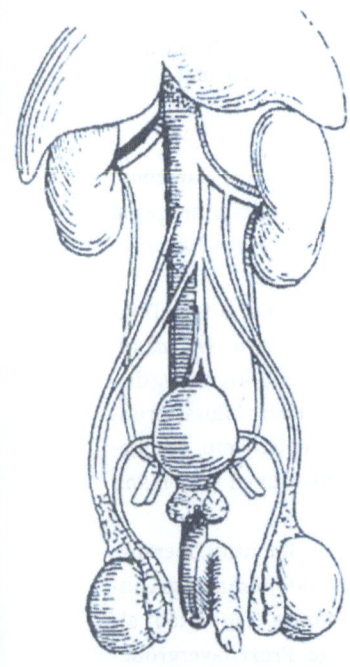

Abb. 2-71. Eine der ältesten Prostata-Darstellungen aus den anatomischen Tafeln des A. Vesalius von 1538

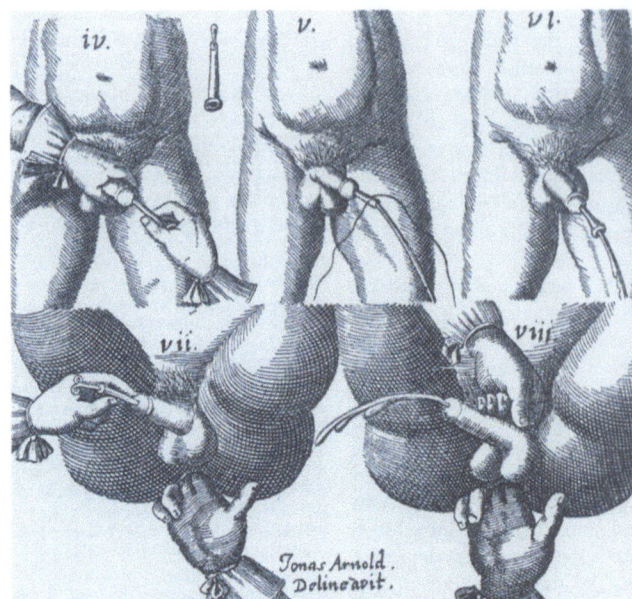

Abb. 2-72. Ausführliche Darstellung einer Katheterisierung in Scultetus »Armamentarium chirurgicum« aus dem Jahr 1666

Die Katheterisierung der Harnblase war seit der Antike die einzige wirkungsvolle Maßnahme zur Entlastung des Patienten bei Harnverhalt infolge vergrößerter Vorsteherdrüse mit massiver Einengung der Harnröhre. Dieser Harnverhalt war für den Betroffenen ein sehr schmerzhaftes Erlebnis und erforderte rasche Hilfe in Form der Blasenentleerung (Abb. 2-72), auch wenn über die stauungsbedingten Nierenschäden noch nichts bekannt war. Die Wahl des Kathetermaterials Silber hatte dabei mehrere Gründe. Neben seiner einfachen Verarbeitung und flexiblen Eigenschaften wurde ihm auch eine gewisse antiseptische Eigenschaft nachgesagt. Zu dieser Zeit war es zumeist üblich, das Einführen des Katheters beim Stehenden Patienten auszuführen. Die Katheter und Sonden des mehrfach erwähnten A. Paré z. B. sind über eine lange Strecke gebogen und zudem mit einem Führungsdraht versehen (Mattelaer 1998), der auch ein Verstopfen der Katheteröffnung durch Blutkoagel oder ähnliches verhindern soll. Die Folgezeit brachte keine wesentlichen Neuerungen. Erst im 18. Jh. macht sich dann der deutsche Ge-

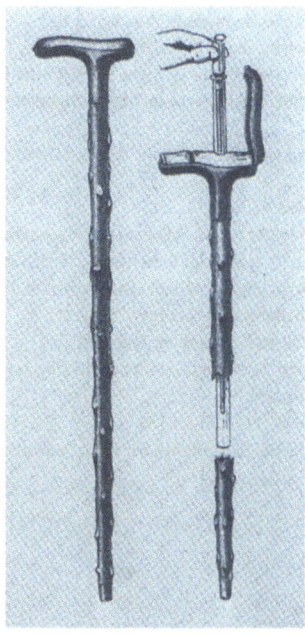

Abb. 2-73.
Eine originelle Lösung von Thompson, der Katheter im Schirmstock

neralchirurg **Johann Christian Anton Theden** (1714–1797) um die Etablierung eines brauchbaren elastischen Katheters aus Kautschuk verdient. Er schuf damit die Voraussetzungen für die bedeutsamen Weiterentwicklungen des 19. und 20. Jh. Bis dahin versuchte man die Situation der Betroffenen durch spezielle Entwicklungen zu erleichtern (Abb. 2-73).

Nachweislich im Jahre 1639 führt **Joseph Covillard** aus Lyon unwissentlich im Rahmen eines Steinschnitts mit dem Klappmesser eine vom Damm ausgehende, durch die Harnröhre zielende Prostataentfernung aus, die in der Folgezeit gelegentlich wiederholt wird. Freilich handelt es sich hierbei lediglich um Teil- oder Keilexzisionen, die beim Versuch der Steinentfernung versehentlich mitgemacht werden, den Harnfluss aus der Blase aber verbessern oder erst wieder ermöglichen. **Piere Joseph Desault** (1744–1795) entfernt auf gleichem Wege gezielt einen gestielten Tumor, wodurch der Patient von seinen prostatischen Beschwerden erlöst wird, so dass es sich bei dem Tumor möglicherweise um Prostatagewebe gehandelt hat.

Von wenigen frühen Einzelveröffentlichungen abgesehen, kann man das Ende des 18. Jh. auch als Beginn einer regelmäßig erscheinenden urologischen Fachliteratur ansehen. Zu dieser Zeit kommen die ersten umfassenden Abhandlungen über die Erkrankungen der Harnwege heraus, so 1791 »*Traite des Maladies urinaires*« von **Francois Chopart** (1743–1795), der neben P. J. Desault zu den eigentlichen Begründern der urologischen Chirurgie gehörte. Frankreich wurde in jener Phase zum Zentrum der weiteren Fachentwicklung.

Bis in die Mitte des 19. Jh. ändert sich an der aufgezeigten Situation wenig. In der Behandlung des Blasensteins beginnt man zwar neue Wege zu gehen, entscheidende Fortschritte werden aber erst in der 2. Jahrhunderthälfte erzielt. Darüber soll in den beiden folgenden Kapitel berichtet werden.

Literatur

Albrecht K, Schultheiss D (2000) Maldescensus testis – Eine historische Rückschau über die operative Versorgung. Urologe (B)40: 543–549

Bauhin C (1621) Theatrum Anatomicum. Wittenberg; Kap. 30: 248–249

Bellini L (1711) Exercitationes anatomicae due de structura et usu renum ut de gusto organo. Leyden, S 23.

Benivieni A (1507) De abditis nonnullis ac mirandis morborum et sanationum causis. Florenz

Bleker J (1969) Von der Uroscopie zur Urochemie. Aus dem Institut für Geschichte der Universität Münster/Westf., S 653–657.

Bleker J (1972) Die Geschichte der Nierenkrankheiten. Mannheim.

Bonetus Th (1679) Sepulchretum sive Anatomia Practica. Genf, S 1159

Castellus B (1721) Lexicon medicum. Batavia, S 782

Chastel A Trattato della pittura. In: Leonardo. Forscher-Künstler-Magier (2002) Orbis, München, S 224

Christofell H (1953) Grundzüge der Uroscopie. Gesnerus 10: 89–122

Cruikshank W (1798) Experiments on Urine and Sugar. In: Rollo J (ed) Cases of the Diabetes mellitus; with the Results and Trias of certain Acids and other Substances in the Cure of Lues Venera. 2nd edn, London, Cap. IV, Sect. I, 438–451

Dekkers F (1694) Exercitationes practicae circa medendi methodum. 2. Aufl, Leyden, S 338

Dietrich H (1997) Leonardo da Vincis (1452–1519) urologisch-anatomische Zeichnungen. Synthese von Wissenschaft und Kunst. Urologe(B) 37: 143–145

Fischer I (1924) Geschichte der Gynäkologie. In: Halban J, Seitz L (Hrsg.) Biologie und Pathologie des Weibes. Bd 1, Urban & Schwarzenberg, Berlin Wien

Hauben DJ (1984) The history of Hypospadias. Acta chirurgiae plastica 4: 196–199

Hausmann H (1985) Georg Bartisch (1535–1607). Zum 450. Geburtstag des bedeutenden Schnitt- und Wundarztes. Z. Urol. u. Nephrol. 78: 511–516

Hoffmann F (1752) Politischer Medicus, oder Klugheits-Regeln, nach welchen ein junger Medicus seine Studia und Lebensart einrichten soll, wenn er sich will berühmt machen, auch geschwinde eine glückliche Praxis zu erlangen und zu erhalten begehret. (In das Deutsche übersetzt D. Johann Moritz Auerbach). Fr. Lankinschens Erben, Leipzig, S 115ff

Hubmann R (1997) Die historische Entwicklung der Prostatachirurgie. Teil 1: Die perineale Prostataenukleation. Urologe (B) 37: 604–608

Hunter J (1848) Abhandlung von den venerischen Krankheiten. Deutsch von Fr. Bannis. Leipzig, S 334

Keil G (1969) Der »Kurz Harntraktat« des Breslauer »Codex Salernitatus« und seine Sippe. Med. Dissertation, Universität Bonn

Koelbing HM (1967) Der Urin im medizinischen Denken. J. R. Geigy AG, Basel

Koehler A (1899) Die Kriegschirurgie und Feldärzte Preussens und anderer deutscher Staaten in Zeit- und Lebensbildern. 1.Theil: Kriegschirurgen und Feldärzte des 17. und 18. Jahrhunderts. Berlin

Konert J (1992) Zur Stellung der Uroskopie zu Beginn des 18. Jahrhunderts am Beispiel von Friedrich Hoffmann (1660–1742). Urologe (B)

Konert J (1992) Der Wundärztliche Werbetext am Beispiel der Werbezettel des Johann Andreas Eisenbarth. In: Benzenhöfer U, Kühlmann W (Hrsg) Heilkunde und Krankheitserfahrung in der frühen Neuzeit. Studien am

Grenzrain von Literaturgeschichte und Medizingeschichte. Niemeyer, Tübingen, S 144–154

Kröll K (1992) Kurier die Leut auf meine Art…, Jahrmarktskünste und Medizin auf den Messen des 16. und 17. Jahrhunderts. In: Benzenhöfer U, Kühlmann W (Hrsg) Heilkunde und Krankheitserfahrung in der frühen Neuzeit. Studien am Grenzrain von Literaturgeschichte und Medizingeschichte. Niemeyer, Tübingen, S 155–186

Langenbeck CJM (1802) Über eine einfache und sichere Methode des Steinschnittes. Würzburg

Mattelaer JJ (1999) Blasenkatheterismus. In: Schultheiss D, Rathert P, Jonas U (Hrsg) Streiflichter aus der Geschichte der Urologie. Springer, Berlin Heidelberg New York Tokyo, S 83

Moll F, Marx FJ (1999) Historische Anmerkungen zur Therapie der Harnröhrenstrikturen. Urologe (B) 39: 121–126

Nöske HD (1974) Zur Entwicklung des Blasensteinschnittes. MMW 116: 1783–1788

Nöske HD (1979) Der Blasenstein: »Schinder und Satan«. Zur Geschichte einer Volkskrankheit. In: Damals 11: 953–970

Nöske HD (1982) Lithotomia vesicae. Zuckschwerdt, München, S 19

Nöske HD (2001) Das Wagnis der Sectio alta. Urologe (B) 41: 585–588

Otten HH (1987) Die operative Behandlung der Prostata. Ein historischer Rückblick. In: Wandelt Euch durch neues Denken. Tritsch, Düsseldorf, S 213–224

Rüster D (1984) Alte Chirurgie. Legende & Wirklichkeit. Volk und Gesundheit, Berlin

Schadewald H (1967) Kunst und Medizin. Köln

Schultheiss D (1999) Vom Steinschneider zum Urologen – Die Entwicklung neuzeitlicher Verfahren in der Therapie des Blasensteins. In: Schultheiss D, Rathert P, Jonas U (Hrsg) Streiflichter aus der Geschichte der Urologie. Springer, Berlin Heidelberg New York Tokyo, S 1–13

Sennert D (1628) Institutiones medicinae. Wittenberg, Praefatio

Stahl GE (1728) Collegium practicum. Aus dem Lateinischen ins Deutsche übersetzt von DJ Storchen. Leipzig

Theatrum Europaeum. Frankfurt 1635–1738; Bd. X, S 558

Zglinicki Fr v (1982) Die Uroskopie in der bildenden Kunst. G-I-T, Darmstadt

Etablierung operativer Eingriffe im wissenschaftlich-modernen Sinn zwischen 1860 und 1930

Holger G. Dietrich

3.1 Die Entwicklung der Urologie als Spezialgebiet – 94
3.2 Gustav Simon – Urogynäkologie und Nierenchirurgie – 98
3.3 Henry Morris und die Nebennierenchirurgie – 107
3.4 Bernhard Bardenheuer und Karl Pawlik – Pioniere der radikalen Harnblasentumorchirurgie – 111
3.5 Carl Thiersch und die Herausbildung der plastisch-rekonstruktiven Urologie – 118
3.6 Hugh Hampton Young und die operative Therapie des Prostatakarzinoms – 122
3.7 Friedrich Voelcker und die Samenblasenchirurgie – 127
3.8 James Israel – Mitbegründer der modernen operativen Urologie in Deutschland – 130
Literatur – 137

Von der handwerklichen Wundarzneikunde zur modernen Urochirurgie war es ein sehr langer und oftmals mühevoller Weg. Über die Tätigkeiten der Bader, Barbiere und Wundärzte und der die Entwicklung zusätzlich hemmenden Trennung der so genannten Inneren Medizin von der Chirurgie im hohen Mittelalter, kam es in den nachfolgenden Jahrhunderten nur sehr zögerlich zur Herausbildung der Chirurgie im Allgemeinen und mit ihr der Urochirurgie bzw. Urologie, so wie wir sie heute kennen.

3.1 Entwicklung der Urologie als Spezialgebiet

Von **Willard E. Goodwin** (1915–1998) stammt die scheinbar paradoxe Aussage: »*Die Urologie ist eines der ältesten und gleichzeitig eines der neuesten chirurgischen Spezialgebiete*« (Goodwin 1990). Eine Beschreibung über die Hintergründe der urologischen Entwicklung findet man 1923 bei **T. D. Moore**:

> *Wir haben gesehen, daß die Urologen vor dem 20. Jahrhundert gewöhnlich vor allem Chirurgen waren, und zu früheren Zeiten waren sie auch gelegentlich Friseure und Mönche, doch kann man feststellen, daß der Urologe seit Anfang dieses Jahrhunderts mehr Zeit benötigt, um sich vorzubereiten und um sich zunächst mit Krankheiten im allgemeinen und dann mit ihrer Beziehung zum Urogenitaltrakt vertraut zu machen, um mit dem Zystoskop und dem Harnleiterkatheter umzugehen; um sich mit Mitteln vertraut zu machen, anhand derer man zufriedenstellende Röntgenaufnahmen sowie eine korrekte Interpretation erhalten kann; um sich für solche Verfahren der physiologischen Chemie zu schulen, die sich als so wertvoll herausgestellt haben; und schließlich, doch keineswegs zuletzt, um die modernen Techniken der Urinuntersuchung und Bestimmung der Nierenfunktion zu erlernen, alles, was allgemein für die diagnostische Präzision erforderlich ist. Beherrscht er all diese Techniken, muß er sich entsprechend ausrüsten, damit er in der Lage ist, die rationalen, therapeutischen Maßnahmen durchzuführen, seien sie medizinischer, intravesikal-operativer oder hauptsächlich chirurgischer Art. Die Urologie hat sich wirklich zu einem Spezialgebiet entwickelt, und dies hat sich in das Gedächtnis der heute Lebenden eingegraben (Moore 1923).*

Obgleich bereits aus den antiken Hochkulturen kleine urologische Eingriffe wie die Zirkumzision und der Katheterismus überliefert sind, beschränkten sich bis ins 19. Jh. hinein die urochirurgischen Eingriffe, wie in Kap. 2 dargestellt, fast ausschließlich auf den Blasensteinschnitt. Besonders im deutschsprachigen Raum lag die »*herrliche Kunst und Wissenschaft der Chirurgie*« allerdings zunächst noch sehr im Argen (Killian u. Krämer 1951). Fundiertes ärztliches Wissen musste oftmals in anderen Ländern erworben werden.

> *Erst ganz allmählich wuchs durch das selbständige Streben … das Ansehen der Chirurgie auch in Deutschland. Kein Zweifel besteht allerdings darüber, daß die Meister der Chirurgie mit großem Ernst ihr Fach zu fördern suchten und sich auch die größte Mühe um das Ansehen ihres Standes gaben. Sie verloren niemals den Boden unter den Füßen und blieben der persönlichen Beobachtung und Erfahrung treu; sie betrachteten das Heilen als den Inhalt ihres Berufes. Das Handwerkliche, Technische wurde zwar gepflegt, vervollkommnet, aber doch stets nur als Mittel zum Zweck und nicht als Selbstzweck betrachtet. Ein Zeichen dieser Anstrengung ist die immer intensiver werdende Ausbildung, welche man forderte, die wiederholt verlängert werden mußte. Sie betrachteten ihre Kunst schlechthin als die höchste der Künste, gemessen am Grade der Verantwortung, der Entschlußfreudigkeit und erforderlichen Gewandtheit. Man verlangte von den Prüflingen gar vieles, sogar komplizierte chirurgische Operationen. Es wurden laut den Examensvorschriften der Baderzunft des Jahres 1586 den Kandidaten 83 Fragen vorgelegt …* (Killian u. Krämer 1951).

Interessant erscheint in diesem Zusammenhang eine deutsche Chirurgenordnung aus dem Jahre 1743. In ihr werden bereits exakte Richtlinien vorgegeben. So wurde beispielsweise die anatomische Ausbildung vorgeschrieben, die Lehrzeit festgelegt, bereits damals eine zusätzliche Weiterbildung über vier Jahre bei profilierten Chirurgen des Auslandes gefordert und ein kollegialer Verhaltenskodex aufgestellt (Krauss 1912).

Mitte des 18. Jh. begann sich die Wundarzneikunde – in Europa von Paris, London und später auch von Berlin ausgehend – als Chirurgie, die auch urologische Operationen umfasste, gleichberechtigt neben der theoretischen Medizin an den medizinischen Fakultäten der Universitäten zu etablieren. Die 1731 erfolgte Gründung der Académie Royale de Chirurgie in Paris war sicherlich richtungsweisend für die sich jetzt institutionell entwickelnde operative Medizin.

In den ersten Jahrzehnten des 19. Jh. wurden für die Arbeit in der klinischen Medizin zunächst die Erkenntnisse aus dem 18. Jh. übernommen. Die Urochirurgie selbst machte trotz ihrer Integration in die universitäre Medizin und des immer komplexer werdenden systematisch-anatomischen und anatomisch-topografischen Wissens zum Urogenitaltrakt nur langsam Fortschritte. Ursachen hierfür waren sicherlich der Mangel an anästhesiologischen Möglichkeiten mit den daraus resultierenden Schmerzen für die Patienten während eines Eingriffs sowie die berechtigte Furcht der Ärzte vor den in der damaligen Zeit oftmals tödlich verlaufenden peri- und postoperativen Infektionen.

Diese Situation änderte sich etwa ab der Mitte des 19. Jh. Die in jenen Jahren gemachten Entdeckungen auf den Gebieten der mikroskopischen Anatomie, der Physiologie, der pathologischen Anatomie, der Chemie oder der Pharmakologie werden jetzt miteinander verknüpft und mit den Beobachtungen am Krankenbett in Einklang gebracht.

Daneben konnte die klinische Arbeit durch die Einführung neuer diagnostischer Hilfsmittel sowohl für den Arzt als auch für den Patienten spürbar erleichtert und verbessert werden. Diese Gesamtentwicklung führte zwangsläufig zu einer zunehmenden Spezialisierung innerhalb der klinischen Medizin (Dietrich 2000, S. 232, Anm. 286).

3.1.1 Entdeckung der Narkosemöglichkeiten

Nachdem man sich auch in der Medizin des 19. Jhs. zunehmend von naturphilosophischen Einflüssen frei gemacht hatte, beeinflussten etwa seit der Mitte des Jahrhunderts rein naturwissenschaftliche Erkenntnisse die Fortentwicklung der Chirurgie und somit auch der Urologie in Deutschland. Durch die Entdeckung der Narkosemöglichkeiten mittels Äther, Chloroform oder Kokain und der Schaffung von Konzepten für ein antiseptisches und später dann aseptisches Vorgehen im Operationssaal war jetzt die Basis gegeben für komplikationsärmere Eingriffe und Operationen, die bisher nicht durchführbar waren.

Äther war bereits im Mittelalter bekannt. Um 1540 wird es von **V. Cordus** (1515–1544) in Nürnberg als Oleum Vitrioli dulce in seiner Schrift ›Dispensatorium pharmacorum omnium quae in usu …‹ beschrieben. Als Inaugurator der Äthernarkose gilt **W. T. G. Morton** (1819–1868). Am 16. Oktober 1846 demonstrierte er anlässlich einer Hämangiomentfernung im Halsbereich durch **J. C. Warren** (1778–1856) seinen Ätherinhalator das erste Mal in der Öffentlichkeit (Massachusetts General Hospital). In Europa wurde der erste größere operative Eingriff unter Äthernarkose durch **R. Liston** (1794–1847) am 21. Dezember 1846 in London durchgeführt (Beinamputation). Eine erste Veröffentlichung (Abb. 3-1, 3-2) zur Anwendung dieser Narkosemethode erfolgte durch den für die Urologiegeschichte nicht ganz bedeutungslosen **H. J. Bigelow** (1828–1890). Als

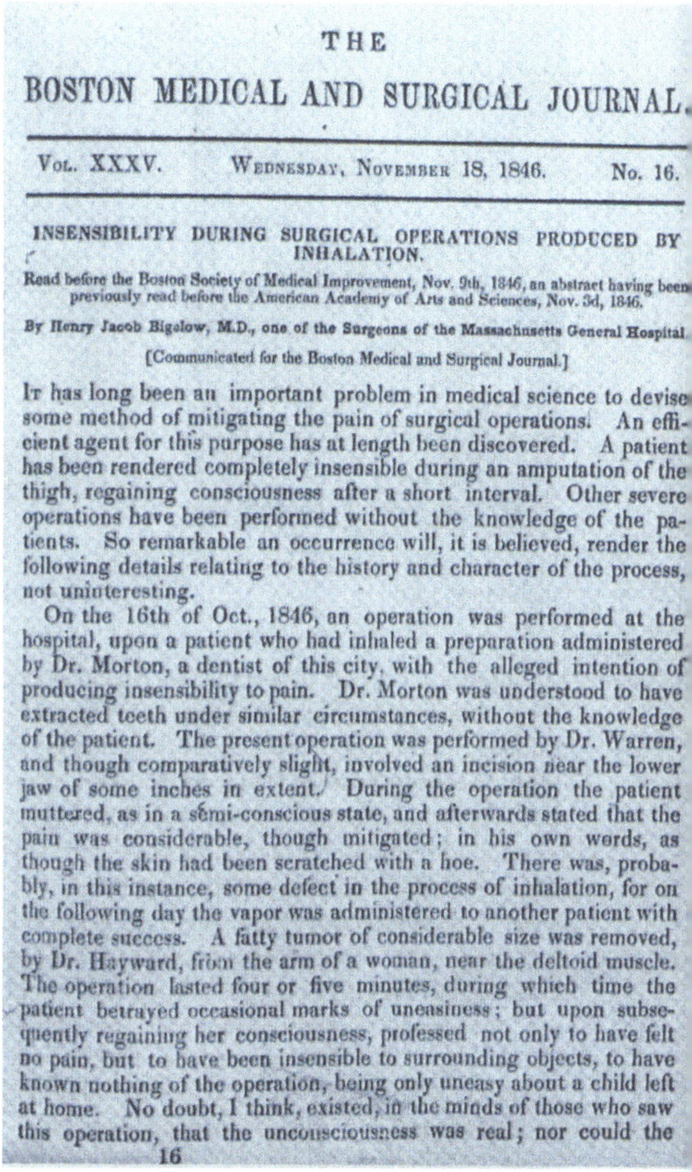

THE

BOSTON MEDICAL AND SURGICAL JOURNAL.

VOL. XXXV. WEDNESDAY, NOVEMBER 18, 1846. No. 16.

INSENSIBILITY DURING SURGICAL OPERATIONS PRODUCED BY INHALATION.

Read before the Boston Society of Medical Improvement, Nov. 9th, 1846, an abstract having been previously read before the American Academy of Arts and Sciences, Nov. 3d, 1846.

By Henry Jacob Bigelow, M.D., one of the Surgeons of the Massachusetts General Hospital.

[Communicated for the Boston Medical and Surgical Journal.]

It has long been an important problem in medical science to devise some method of mitigating the pain of surgical operations. An efficient agent for this purpose has at length been discovered. A patient has been rendered completely insensible during an amputation of the thigh, regaining consciousness after a short interval. Other severe operations have been performed without the knowledge of the patients. So remarkable an occurrence will, it is believed, render the following details relating to the history and character of the process, not uninteresting.

On the 16th of Oct., 1846, an operation was performed at the hospital, upon a patient who had inhaled a preparation administered by Dr. Morton, a dentist of this city, with the alleged intention of producing insensibility to pain. Dr. Morton was understood to have extracted teeth under similar circumstances, without the knowledge of the patient. The present operation was performed by Dr. Warren, and though comparatively slight, involved an incision near the lower jaw of some inches in extent. During the operation the patient muttered, as in a semi-conscious state, and afterwards stated that the pain was considerable, though mitigated; in his own words, as though the skin had been scratched with a hoe. There was, probably, in this instance, some defect in the process of inhalation, for on the following day the vapor was administered to another patient with complete success. A fatty tumor of considerable size was removed, by Dr. Hayward, from the arm of a woman, near the deltoid muscle. The operation lasted four or five minutes, during which time the patient betrayed occasional marks of uneasiness; but upon subsequently regaining her consciousness, professed not only to have felt no pain, but to have been insensible to surrounding objects, to have known nothing of the operation, being only uneasy about a child left at home. No doubt, I think, existed, in the minds of those who saw this operation, that the unconsciousness was real; nor could the

16

Abb. 3-1. Titelblatt zur ersten umfassenden Darstellung der Äthernarkose durch H. J. Bigelow vom 18. November 1846 (Brandt 1997, S. 65)

Entdecker des Chloroforms gilt **J. v. Liebig** (1803–1873). Durch den Gynäkologen **J. Y. Simpson** (1811–1870) wurde 1847 das Chloroform aufgrund der besseren Verträglichkeit gegenüber Äther erstmalig zu Narkosezwecken benutzt. Das 1855 entdeckte Kokain wurde 1884 vom Augenarzt **K. Koller** (1857–1944) erstmals zur örtlichen Betäubung am Menschen eingesetzt.

Die Antisepsis zielt darauf ab, vorhandene Keime in einer Wunde zu vernichten. Obgleich ihr Vorreiter **J. Lister** (1827–1912) noch glaubte, die Keime kämen aus der Luft, wurde die Antisepsis seit 1867 durch die Verwendung von Karbolsäure erfolgreich eingesetzt (Abb. 3-3). **L. Pasteur** (1822–1895) und **R. Koch** (1843–1910) wiesen wenig später

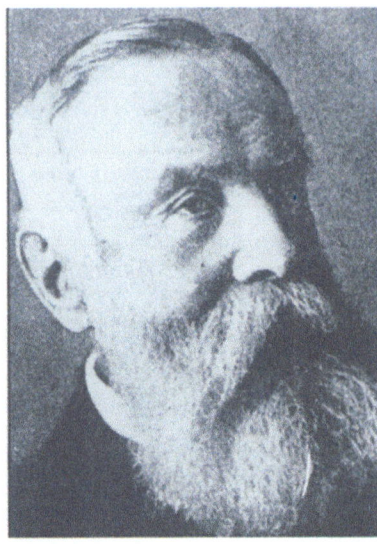

Abb. 3-2. Henry J. Bigelow (1818–1890) (Brandt 1997, S. 62)

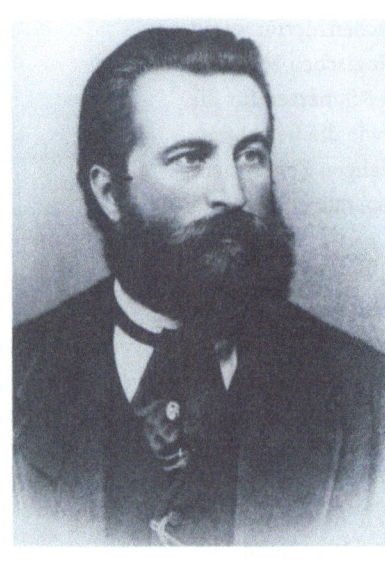

Abb. 3-4. Ernst von Bergmann (1836–1907) (Genschorek 1984)

nach, dass die Eiterkeime vorwiegend vom Fußboden, der Wäsche und den Händen der Operateure übertragen werden. Diese Erkenntnisse führten letztlich zur Asepsis. Mit ihr ist die Keimfreiheit aller Dinge, die mit einer Operationswunde in Berührung kommen, verknüpft. Der Siegeszug der Asepsis ist mit dem Chirurgen **E. von Bergmann** (1836–1907) verbunden (Abb. 3-4). Seine postoperativen Erfolge bestätigten letzten Endes die Arbeiten und Forderungen von **I. Ph. Semmelweis** (1818–1865) auf diesem Gebiet. Semmelweis ging von Kontaktinfektionen aus und versuchte, Chlorwasserwaschungen der Hände durchzusetzen. Das Problem der sauberen Hände wurde 1890 durch **W. St. Halsted** (1852–1922) mit der Einführung des Tragens von Gummihandschuhen definitiv gelöst.

Die seriöse chirurgische Grundausbildung fand seit dieser Zeit nur noch an den Universitäten statt. Jedoch spalteten sich zunächst die so genannten Grundlagenfächer wie Anatomie, Physiologie oder Pathologie von der bis dahin alles umfassenden Chirurgie ab. Diese vereinte allerdings noch immer alle operativ ausgerichteten Fachrichtungen. Schrittweise fanden aber auch diese Fächer, wie beispielsweise die Gynäkologie und Geburtshilfe, die Augen- und Hals-Nasen-Ohrenheilkunde, die Orthopädie und schließlich auch die Urologie ihren Weg in die Eigenständigkeit. Dies erklärt jedoch, dass die ersten wissenschaftlich-modernen operativen Eingriffe im Bereich des Urogenitaltraktes von Ärzten ausgeführt wurden, die alle noch das gesamte Spektrum der Chirurgie beherrschten. Das urologische Fachgebiet war zunächst noch vollständig in die Chirurgie eingebettet. Für **Ludwig Kielleuthner** (1876–1972) begann allerdings bereits mit dem Anfang des 19. Jh. für die Urologie der letzte große Entwicklungsabschnitt, nämlich eine »*Zeit der großen technischen Erfindungen und deren Auswertung*« (Stolze 1973).

Durch die Einführung bahnbrechender anästhesiologischer Möglichkeiten und der Entdeckung der Verantwortlichkeit von Mikroorganismen als Krankheitserreger konnten in der zweiten Hälfte des 19. Jh. sowohl die Entwicklung neuer Operationsmethoden in der Urochirurgie als auch ein neues Hygieneverhalten in allen chirurgischen Fächern ganz entscheidend forciert werden.

In Deutschland blieb Chloroform bis zum Ende des 19. Jh. das beliebteste Narkosemittel, obwohl seit 1894 nachweislich bekannt war, dass Chloroform gegenüber Äther die

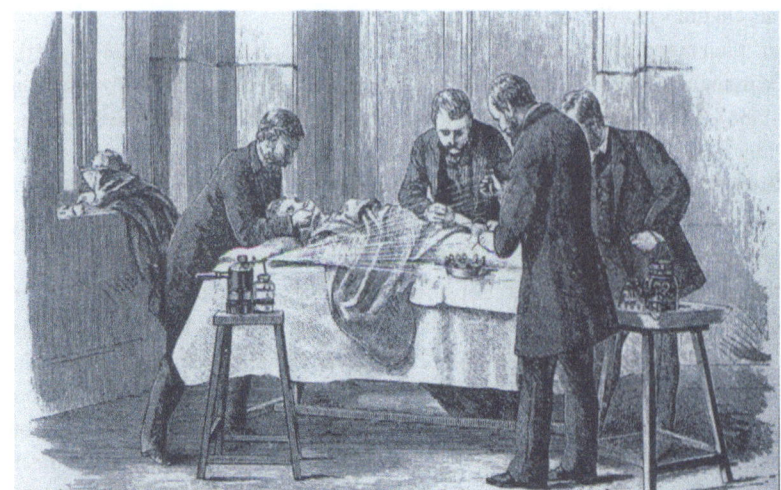

Abb. 3-3.
Zeitgenössische Darstellung des Einsatzes eines Karbolsprayapparats nach J. Lister während einer Operation (Brandt 1997, S. 82)

deutlich toxischeren Eigenschaften aufweist. Nachdem die Anästhesie zum Allgemeingut geworden war, erhöhte sich die Zahl der chirurgischen Eingriffe ganz erheblich. Gleichzeitig wurden die durchgeführten Operationen immer komplizierter.

3.1.2 Beginn der wissenschaftlichen Urologie

Die oben beschriebenen epochalen Neuerungen ermöglichten endlich schmerzfreie Eingriffe am äußeren Genitale sowie länger dauernde Operationen an parenchymatösen Organen wie der Niere. Aber auch große tumorchirurgische Eingriffe an der Harnblase und der Prostata waren nunmehr möglich. Auch der urologisch tätige Chirurg musste nun nicht mehr in erster Linie auf die Schnelligkeit seines Eingriffs achten und konnte unter Beachtung eines entsprechenden Hygieneregimes gefahrloser in tiefer gelegene Körperregionen vordringen.

So waren im letzten Drittel des 19. Jh. alle Voraussetzungen, einschließlich makroskopischer und topografischer Anatomie bzw. Pathologie, gegeben, den Bemühungen um die Patienten mit Erkrankungen im Bereich des Urogenitaltraktes eine neue, exakte wissenschaftliche Basis zu geben. Für die Medizinhistorikerin **Erna Lesky** (1911–1986) kam es nun darauf an, »*diesen glückhaften Augenblick in der Geschichte der Heilkunde richtig zu nutzen, die verschiedenen neuen Verfahren und Richtungen aufzugreifen und sie einem ganz bestimmten Ziele dienstbar zu machen*« (Lesky 1963).

Für die Etablierung der Urologie und ihrer Entwicklung zum Spezialgebiet innerhalb der klinischen Medizin war diese Zeit von ausschlaggebender Bedeutung.

Auch für **Viktor Blum** (1877–1954) fiel der Beginn der »*wissenschaftlichen Urologie*« in diese Zeit (Blum 1930). Dieser Beginn war für ihn mit drei bahnbrechenden Neuerungen verknüpft: »*1. Die Einführung der Listerschen Antisepsis…, 2. Die Einführung der Bigelowschen Evakuationspumpe, wodurch die Litholapaxie die Methode der Wahl beim Blasensteine wurde … und der 3. Markstein in der Entwicklung der Urologie fällt in die Jahre 1878–1880: Die ersten Versuche der Cystoskopie, die Nitze und Josef Leiter an Dittels Klinik ausführten…*« (Blum 1930).

Der Wiener Urochirurg **Anton R. v. Frisch** (1849–1917) postulierte bereits 1907:

> *… das Gebiet der Urologie ist zu einem selbständigen, in sich abgeschlossenen Ganzen herangewachsen, welches, wenn auch in engen Beziehungen zu den Hauptfächern der Heilwissenschaft, der Medizin und Chirurgie, doch die Existenzberechtigung einer auf breiter Basis aufgebauten Spezialwissenschaft errungen hat* (Lesky 1965).

Den wissenschaftlichen Werdegang der Urologie innerhalb der Medizin beschrieb der Berliner Urologe **Leopold Casper** (1859–1959) in seinem Eröffnungsvortrag auf dem 4. Kongress der Deutschen Gesellschaft für Urologie im Jahre 1913. Casper führte in seinem Vortrag aus:

> *Die ersten beiden Namen, mit denen die wissenschaftliche Urologie anhebt, fallen in den Anfang des vorigen Jahrhunderts. Der Engländer R. Bright legte 1823 als erster die Richtlinien von der Lehre der Nierenentzündung fest, und der Franzose Civiale verwirklichte im gleichen Jahre zum ersten Male die Idee der Blasensteinzertrümmerung. Die Lithotripsie wurde später vom Amerikaner Bigelow (1875) zur segensreichen Litholapaxie ausgestaltet. Durch sein epochemachendes Werk über die Nierenpathologie muß der Engländer Rayer mit unter denen genannt werden, denen die Urologie wertvolle Belehrung und Anregung verdankt. In den 50er Jahren des vorigen Jahrhunderts sind es die Franzosen Leroy d'Étiolles und Maissonneuve, die die Lehre von den Strikturen der Harnröhre und ihre Therapie wesentlich förderten. Das Gebiet der Prostata förderten zu jener Zeit der Franzose Mercier, die Engländer Sir Everard Home und Sir Benjamin Brodie. Unvergängliches für die Urologie haben geleistet Sir Henry Thompson, Ultzmann, Dittel und Guyon … Trendelenburg verdanken wir die Beckenhochlagerung bei der Sectio alta, Zuckerkandl den prärektalen Schnitt als Zugang zur Prostata, Bardenheuer macht als erster eine Totalexstirpation der Blase, und Gustav Simon wurde durch seine erste Nephrektomie der Begründer der Nierenchirurgie. Ihm folgten Tuffier, der die Nephrotomie schuf, indem er zeigte, daß man das Nierenparenchym einschneiden darf, Le Dentu, der die Naht der Niere kennen lehrte, und Israel, der den Ureter extraperitoneal freizulegen zeigte und damit den vordem gefährlichen Ureteroperationen die gefährlichste Seite nahm. Alle diese wohlverdienten Lehrer und Mehrer des urologischen Reiches werden aber überstrahlt durch M. Nitze, der durch seine Erfindung des Cystoskops (1879) zu den größten Wohltätern der Menschheit gezählt zu werden verdient. Hatte die Urologie, wie wir aus der eben gehörten Skizze ersehen, auch schon vordem durch die glänzende Ausarbeitung klinischer Krankheitsbilder und durch das vornehmlich den Chirurgen zu dankende Ersinnen von Operationsmethoden erkleckliche Fortschritte aufzuweisen, so wurde doch erst durch die Cystoskopie die wissenschaftliche Diagnose auf eine sichere Basis gestellt. Ist nun aber die Urologie als ein Zweig der Medizin von weittragender Bedeutung anerkannt – und ich kenne niemanden, der das bezweifelte –, so erwächst denen, welchen das Wohl*

ihrer Mitmenschen anvertraut ist, die unabweisliche Pflicht, sich mit den Errungenschaften dieser Disziplin vertraut zu machen (Casper 1913).

Die entscheidenden Impulse für unser Fach gingen zunächst von Frankreich, später auch von England aus. Doch schon bald übernahmen urologisch tätige Chirurgen aus dem deutschsprachigen Raum und aus Amerika eine Vorreiterrolle.

Die Chirurgie im Bereich des Urogenitaltrakts war in Bewegung geraten, was den Ordinarius der Chirurgischen Universitätsklinik in Marburg **Ernst G. F. Küster** (1839–1930) zu der Bemerkung veranlasste: »*Eine besonders glänzende Eroberung stellt die Chirurgie der Harnorgane dar.*« (Küster 1915).

Eine lückenlose und biobibliografisch vollständige Auflistung aller operativen Eingriffe im wissenschaftlich-modernen Sinn, welche zum Teil erstmaligen, zum Teil modifizierten Charakter tragen, muss einer derzeit noch nicht vorliegenden Gesamtdarstellung der Entwicklung des Fachgebiets Urologie vorbehalten bleiben. Die nachfolgend exemplarisch ausgewählten Operationen im Bereich des Urogenitaltrakts unterliegen somit der subjektiven Auswahl des Betrachters. Ganz bewusst werden die Verdienste um die operative Urologie in die Biografien ihrer Wegbereiter eingeflochten, damit persönliche, berufspolitische oder gesellschaftliche Zusammenhänge dieser Entwicklung hergestellt werden können. Wo immer möglich, erfolgen Quellenverweise auf bereits Vorhandenes oder Vertiefendes.

3.2 Gustav Simon – Urogynäkologie und Nierenchirurgie

Christoph Jacob Friedrich Ludwig Gustav Simon (◘ Abb. 3-5) wurde am 30. Mai 1824 in Darmstadt geboren (Dietrich 2000, S.234, Anmerkung 298). Nach Beendigung seiner Schulzeit studierte er in Heidelberg (◘ Abb. 3-6) und Gießen Medizin. Im Jahr 1848 wurde er in Gießen mit der Dissertation »Untersuchungen über den Luftgehalt der Lungen durch das Spirometer« zum Dr. med. promoviert. Nach Absolvierung seiner Militärzeit ging er 1851 zur Vervollkommnung seiner Ausbildung nach Paris. Für den Dresdner Urologen **Johannes Keller** (1899–1970) war der Lebensweg von Simon durch seine unerhörte Zähigkeit, Ideenreichtum und strengste Selbstkritik sowie Wahrheits- und Gerechtigkeitsliebe gekennzeichnet (Keller 1970).

In Paris hielt sich Simon vorzugsweise in der Klinik von **Antoine J. de Lamballe** (1799–1867) auf und erhielt hier ganz entscheidende Impulse auf dem Gebiet der gynäko-

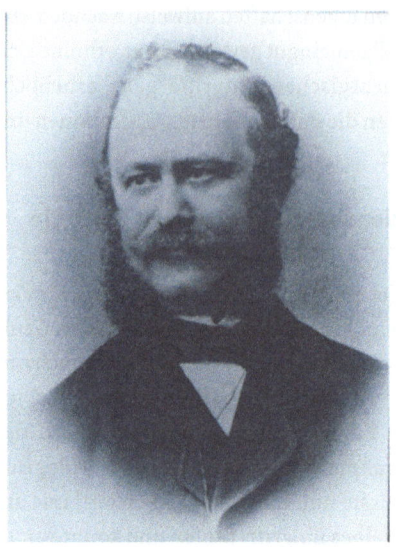

Abb. 3-5. Gustav Simon (1824–1876) (Archiv der Ruprecht-Karls-Universität Heidelberg, Personalakte Gustav Simon Neg.B21/7)

logischen und insbesondere der Fistelchirurgie. Nachdem Simon 1852 nach Darmstadt zurückgekehrt war, gründete er zusammen mit anderen Kollegen und Freunden in seiner Geburtsstadt ein kleines chirurgisches Krankenhaus. Im Jahre 1861 erreichte ihn ein Ruf aus Rostock an den Lehrstuhl der dortigen chirurgischen Universitätsklinik. Simon nahm diesen Ruf an und wurde in Rostock Nachfolger **Karl F. Strempels** (1800–1872). Am 28. Februar 1861 wurde er zunächst zum außerordentlichen Professor (◘ Abb. 3-7) und am 4. September zum ordentlichen Professor für Chirurgie an der Rostocker Universität ernannt (◘ Abb. 3-8). Obgleich durch ein Hüftgelenksleiden häufig ans Krankenbett gefesselt, erwarb er sich auch in Rostock sehr schnell den Ruf eines geschickten Operateurs.

Der Franzose Lamballe galt als der wohl beste Fisteloperateur im Paris des 19. Jh. Von ihm erhielt Simon zahlreiche Anregungen, die er mit nach Deutschland nahm. Dies war zweifellos eine entscheidende Voraussetzung, die Simon später zu einem der versiertesten Operateure auf diesem urogynäkologischen Spezialgebiet werden ließ.

Urogenitalfisteln im Allgemeinen und Harnblasen-Scheidenfisteln im Speziellen können bis heute gravierende Komplikationen einer Bestrahlung oder eines gynäkologisch-geburtshilflichen Eingriffs sein.

Bis weit ins 19. Jh. hinein ergaben sich die Frauen, welche unter einer Harnblasen-Scheidenfistel litten, in der Regel ihrem Schicksal und den daraus resultierenden hygienischen und psychosozialen Problemen. Eine eindrucksvolle Schilderung der damaligen Situation gab **Johann F. Dieffenbach** (1792–1847) im Jahre 1845 in seiner Monografie »Operative Chirurgie«. Sie ist bei Simon 1862 nachzulesen:

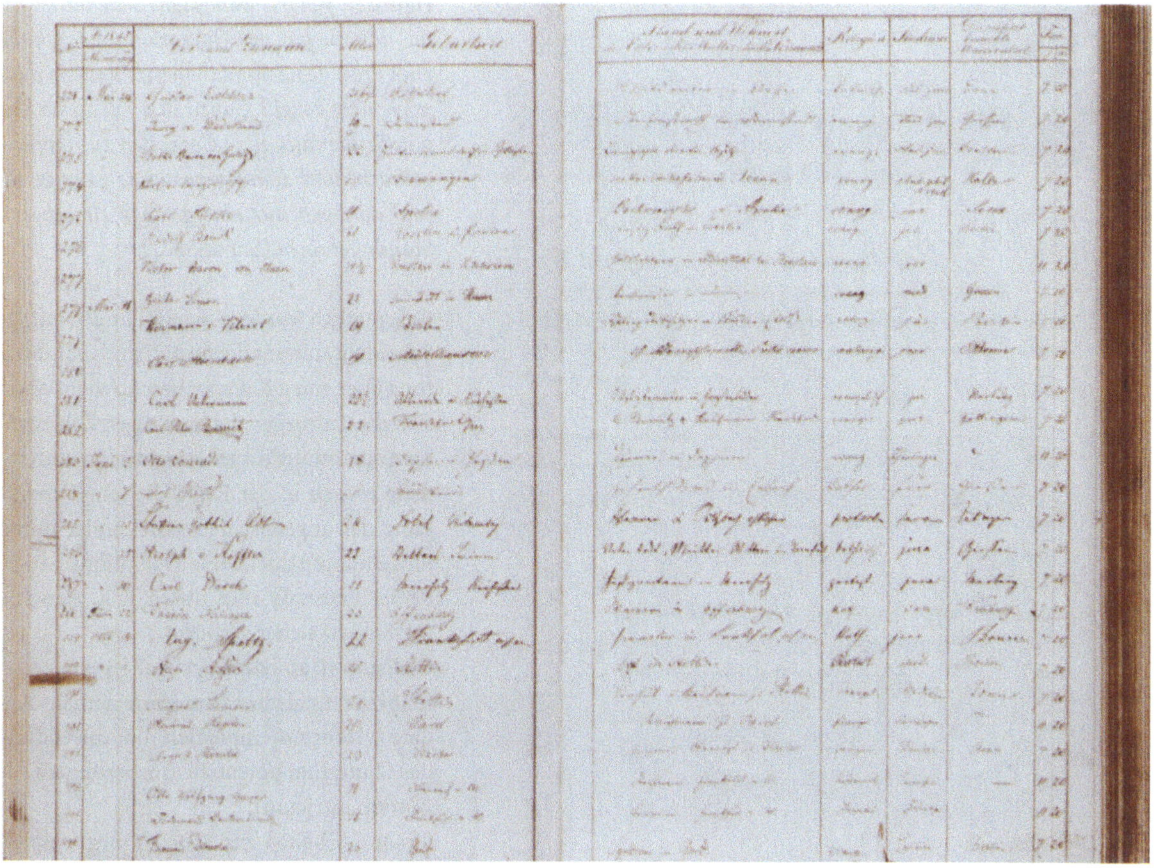

Gustav Simon – Urogynäkologie und Nierenchirurgie

Abb. 3-6.
Immatrikulationsnachweis von G. Simon an der Heidelberger Universität vom Mai 1845 (Archiv der Ruprecht-Karls-Universität Heidelberg)

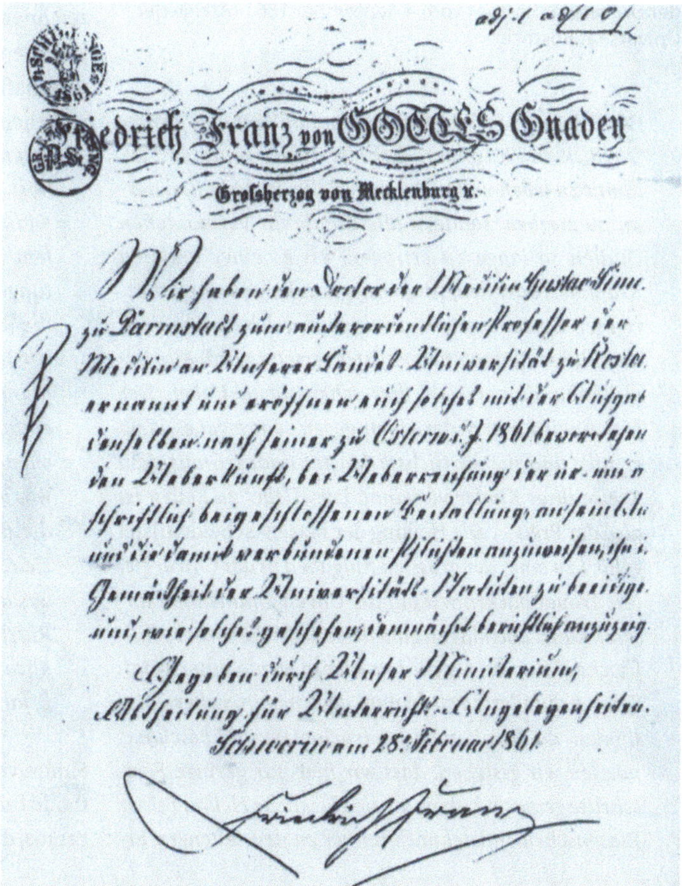

Abb. 3-7.
Berufungsurkunde G. Simons zum außerordentlichen Professor an der Universität Rostock vom 28. Februar 1861 (Archiv der Universität Rostock)

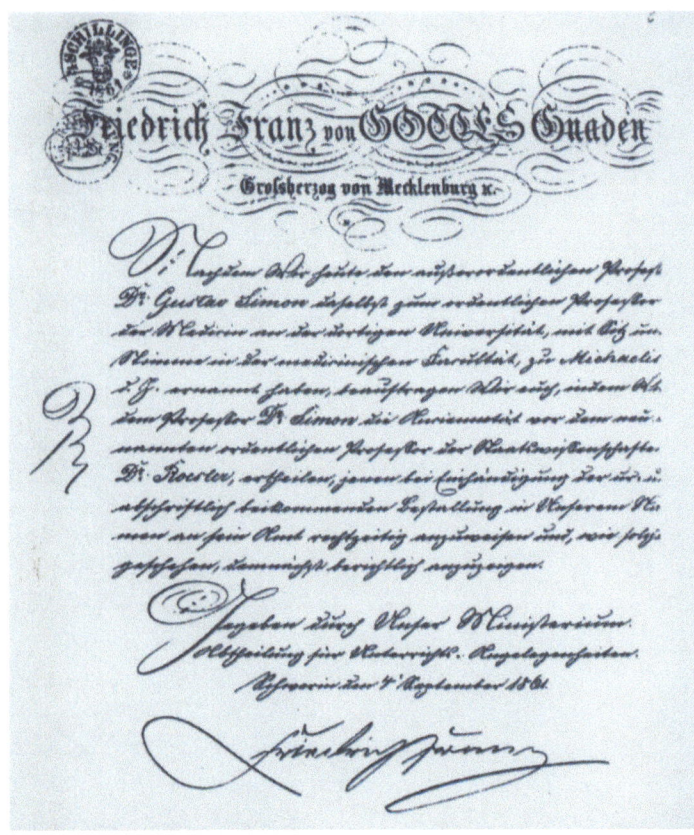

Abb. 3-8. Berufungsurkunde G. Simons zum o. Professor an der Universität Rostock vom 4. September 1861 (Archiv der Universität Rostock)

Eine Blasen-Scheidenfistel ist für ein Weib das grösste Unglück und besonders deshalb, weil es verdammt ist, damit zu leben und nicht einmal die Aussicht hat, daran zu sterben, sondern alle die damit verbundenen Qualen so lange zu ertragen, bis es einer anderen Krankheit oder dem Alter erliegt. Es kann keinen traurigeren Zustand geben, als den, in welchen eine Frau durch eine Blasenscheidenfistel versetzt wird. Alle Familienbande zerreisst dies scheussliche Uebel. Der Mann wird mit Widerwillen gegen sein eigenes Weib erfüllt, und die zärtlichste Mutter dadurch aus dem Kreise ihrer Kinder verbannt. Dies Uebel zu heilen ist also der Preis ... Die Heilung der Blasen-Scheidenfistel gehört zu einer der grössten Aufgaben in der Chirurgie. Mit Trauer blicken wir auf die Unvollkommenheit unserer Kunst und klagen bald diese, bald die sonst so hülfreiche Natur an, welche uns hier so wenig unterstützt. Seit Jahrhunderten sucht man nach neuen, sichern Methoden, da die alten Nichts fruchteten, und beschämt müssen wir gestehen, dass wir hier nur geringe Fortschritte gemacht haben, da die glückliche Heilung einer Blasenscheidenfistel noch immer zu den seltensten Er- *eignissen gehört, wenigstens seltener ist als das Misslingen der Operation ... Ich habe eine Frau achtzehnmal operirt und sie dennoch nicht geheilt. Ganze Säle voll dieser Unglücklichen aus allen Gegenden zusammengebracht und dem Gegenstande ganz gelebt und dennoch nur eine geringe Heilung zu Stande gebracht* (Simon 1862).

Gelegentlich wurden auch Heilungen mittels Scheidentamponade und Urindauerableitung über einen Katheter beschrieben. Wenn sich die Chirurgen der damaligen Zeit zu einem operativen Vorgehen entschlossen, handelte es sich in der Regel um eine Vereinigung der angefrischten Fistelränder durch Einzelknopfnähte. Diese Operationsmethode ist erstmals 1812 durch **F. K. Naegele** (1778–1851) sicher verbürgt.

Guillaume Dupuytren (1777–1835) verwendete 1832 erstmals das Cauterium actuale. Andere wiederum empfahlen die Anwendung des Cauterium potentiale (insbesondere Argentum nitricum).

Simons Arbeiten zur Fistelchirurgie gipfelten schließlich in seinem heute fast als klassisch zu bezeichnenden Buch »Ueber die Operation der Blasen-Scheidenfisteln durch die blutige Naht« (Abb. 3-9) und verschafften ihm auch auf diesem Schwerpunkt seiner beruflichen Tätigkeit Weltgeltung. Er selbst schrieb dazu:

Seit meiner ersten Publikation habe ich ... nicht aufgehört, der Fisteloperation meine Aufmerksamkeit zu widmen. Durch die Prüfung der (unterdessen veröffentlichten) Sims'schen Methode, durch neue Beobachtungen und Erfahrungen am Krankenbette und durch die Resultate bezüglicher Experimente geleitet, suchte ich fortwährend an meinem eigenen Verfahren das Mangelhafte zu verbessern und das Complicirte zu vereinfachen. So ist allmählig die Methode der Operation entstanden, welche ich in ihrer jetzigen Vollendung etwas länger als zwei Jahre befolge ... Zugleich bringe ich die Beschreibung der Resultate, welche ich damit erzielte und die (controlirt durch Professoren und Aerzte aus den verschiedensten Gegenden Deutschlands und Russlands) Zeugniss geben, dass meine Ansichten nicht nach Theorien gebildet sind, sondern auf praktischen Erfahrungen beruhen (Simon 1862).

Simon verglich die von ihm inaugurierte Operationsmethode mit allen bisher ausgeführten und kam zu dem Ergebnis, dass mittels seiner Methode

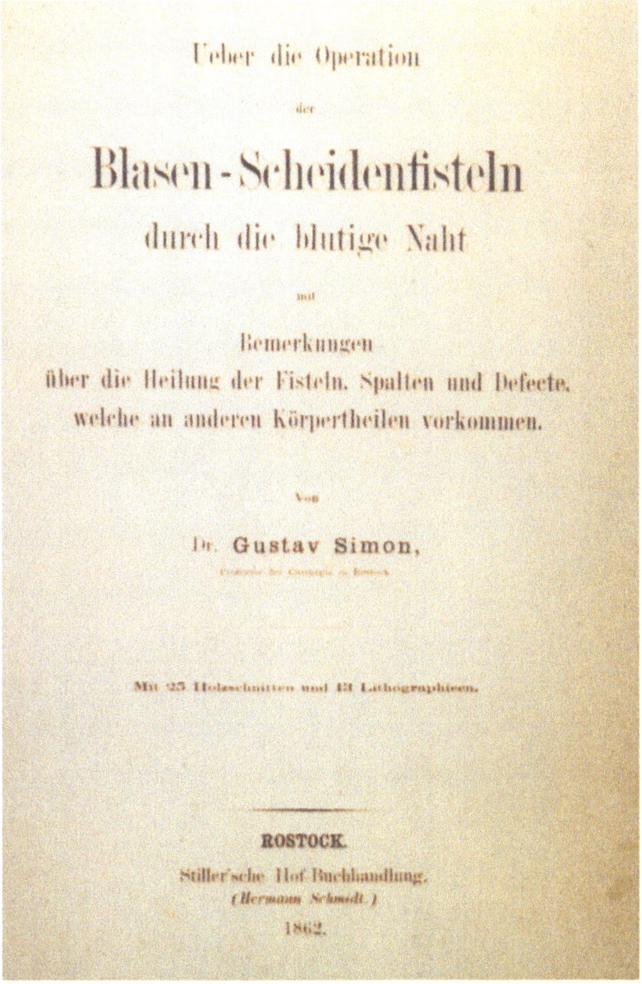
Ueber die Operation
der
Blasen-Scheidenfisteln
durch die blutige Naht
mit
Bemerkungen
über die Heilung der Fisteln, Spalten und Defecte,
welche an anderen Körpertheilen vorkommen.

Von
Dr. Gustav Simon,

Mit 25 Holzschnitten und 13 Lithographieen.

ROSTOCK.
Stiller'sche Hof-Buchhandlung.
(Hermann Schmidt.)
1862.

Abb. 3-9. Deckblatt zu G. Simon »Ueber die Operation der Blasen-Scheidenfisteln durch die blutige Naht« Rostock 1862 (Simon 1862)

> *die Lagerung der Patientin zweckmässiger, die Zutageförderung der Fistel vollkommener, die Anfrischung und Vereinigung einfacher und den Erfolg der Operation bei Weitem mehr sichernd, endlich ist die früher für den Arzt so ausserordentlich mühsam … und für die Patientin auf's Aeusserste quälende Nachbehandlung so erleichtert, dass fernerhin nicht einmal von einer Belästigung Beider die Rede sein kann* (Simon 1862).

Ausführlich ging er auf die Beschaffenheit des zu verwendenden Nahtmaterials (Fadenstärke, Art der Fäden, Knotentechnik) und den schonenden Umgang mit dem Gewebe hinsichtlich der zu erwartenden Wundheilung ein. An der Richtigkeit dieser grundsätzlichen Aussagen hat sich bis heute, unabhängig ob man einen vaginalen Zugangsweg zum Fistelverschluss oder ein abdominales Vorgehen bevorzugt, nichts geändert. Simons Wunsch, dass seine 1862 erschienene Schrift ihren Hauptzweck nicht verfehle und dazu beitragen möge, »*dass die verhältnissmässig noch sehr geringe Anzahl glücklicher Fistel-Operateure in Zukunft immer grösser werde, und dass auch die Resultate … sich künftighin immer noch besser gestalten*« (Simon 1862) ist, mehr als 140 Jahre später betrachtet, durchaus in Erfüllung gegangen. Die von ihm eingeführte Doppelnaht, mit der er gleichzeitig eine Vereinigung und Entspannung der Fistelränder erreichte, ging als so genannte Deutsche Methode in die Chirurgiegeschichte ein (Abb. 3-10). Simon selbst sah in seiner Operation »*eine der grössten Errungenschaften des neunzehnten Jahrhunderts in der operativen Chirurgie*« (Simon 1862).

Sechs Jahre nach seiner Berufung an die Universität der alten Hansestadt Rostock ging er zurück nach Heidelberg, um hier als Nachfolger **Karl O. Webers** (1827–1867) das Ordinariat der Chirurgischen Universitätsklinik zu übernehmen (Abb. 3-11).

Während seiner Tätigkeit als Professor für Chirurgie in Heidelberg konnte sich Simon chirurgisch und urogynäkologisch weiter profilieren. Seine hier durchgeführten Operationen festigten seinen europaweiten Ruf als Chirurg und verschafften ihm die bis heute bestehende Anerkennung innerhalb der Medizingeschichtsschreibung.

Im Jahre 1869 sah sich Simon in seiner Klinik mit einer ihm bereits seit längerer Zeit bekannten Patientin konfrontiert, welche als Komplikation einer Hysteroovariotomie eine Ureter-Scheiden- und Bauchfistel zurückbehalten hatte. Da die Frau sehr stark unter den hygienischen und sozialen Folgen, die diese Urinfistel mit sich brachte, litt, hatte sie sich hoffnungsvoll und nicht zuletzt aufgrund seines ausgezeichneten Rufes als Fisteloperateur 1868 erstmals bei Simon vorgestellt. Zunächst hatte dieser sich monatelang bemüht, die Fistel operativ zu verschließen (Abb. 3-12). Simon selbst beschrieb die Situation so:

> *Der Zustand der Patientin ist ein im höchsten Grade beklagenswerther. Der Urin dringt beständig durch Bauchwand und Scheide, er excoriirt die Bauchwand und innere Schenkelseite, so dass bei Bewegungen die heftigsten Schmerzen entstehen. Die Frau ist beständig durchnässt, sie riecht nach zersetztem Urin und ist ihrer Umgebung und sich selbst zum Ekel. Die Constitution der Patientin ist … durch das Wachsen des Ovarientumors, durch das Krankenlager nach der Ovariohysterotomie und durch die Folgen der Harnleiterbauchfistel heruntergebracht … Der jammervolle Zustand der Patientin, welcher durch die Harnleiterbauchfistel bedingt war, forderte uns auf, kein Mittel zu dessen Beseitigung unversucht zu lassen. Die Aufgabe der Behandlung musste auf die Wiederherstellung der Continentia urinae gerichtet sein …* (Simon 1871, S. 4f).

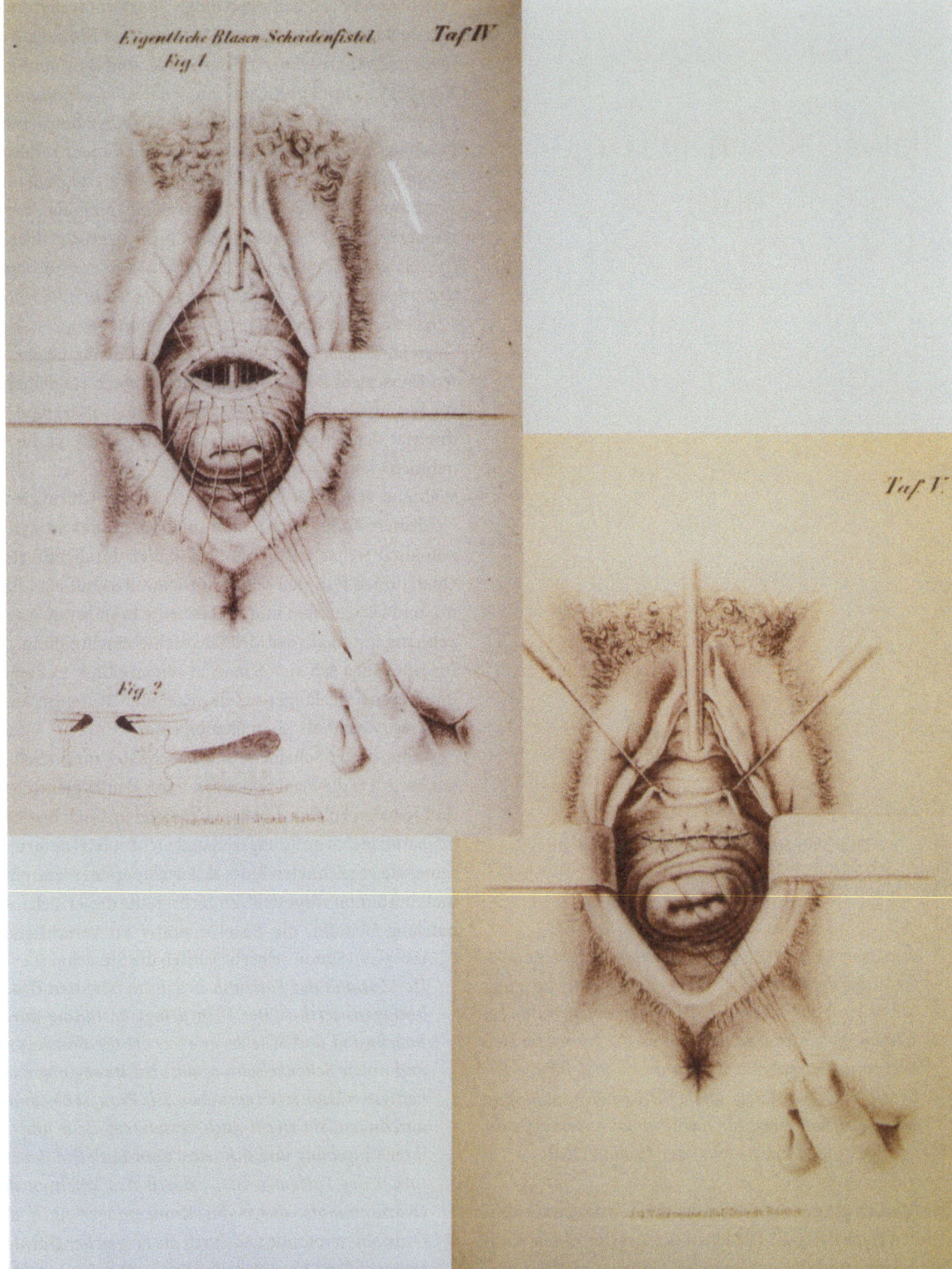

Abb. 3-10. Operationssitus mit Darstellung der Vereinigung der Fistelränder durch die Doppelnaht (Simon 1862)

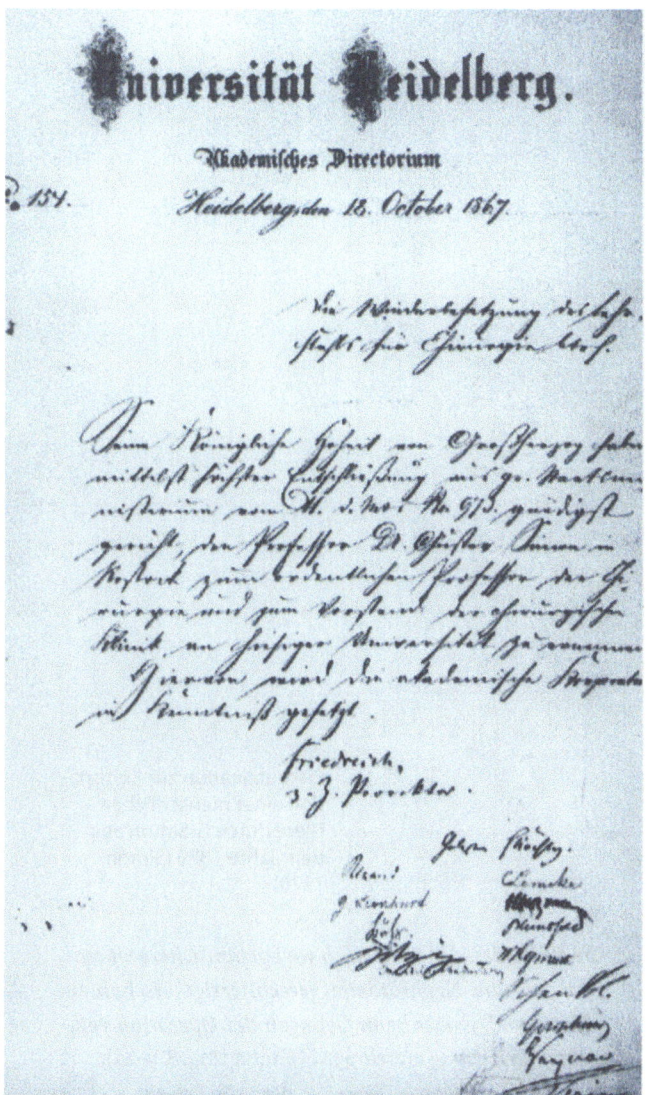

Abb. 3-11. Stellungnahme des Heidelberger Professorenkollegiums zur Berufung G. Simons zum ordentlichen Professor für Chirurgie an der Universität Heidelberg vom 18. Oktober 1867 (Archiv der Universität Heidelberg)

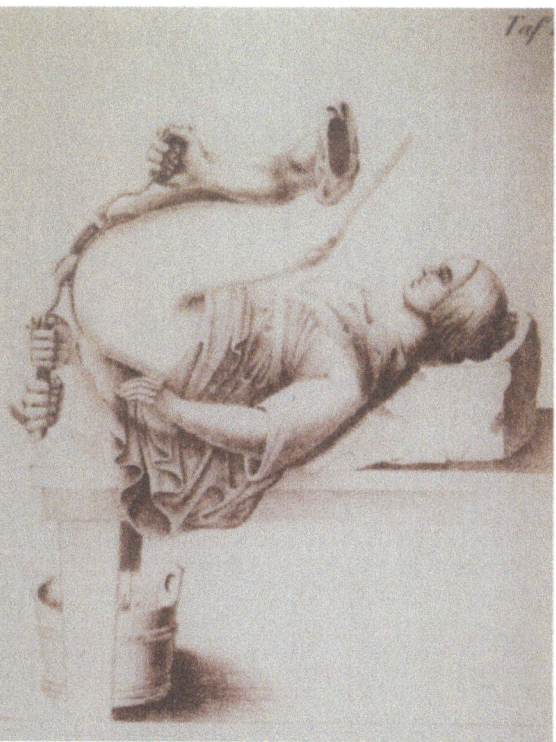

Abb. 3-12. Darstellung zur Lagerung der Patientin während des vaginalen Fistelverschlusses (Simon 1862)

Simon sah nur zwei Möglichkeiten, um der Patientin dauerhaft zu helfen. Entweder es gelang, die Fistel zu verschließen, so dass der Urin aus der linken Niere wieder in die Harnblase floss, oder es musste die »*Quelle der Urinproduktion* (d. h. die linke Niere) *zum Versiechen gebracht werden*« (Simon 1871, S. 5–7). Er operierte zunächst primär die Fistel. Nachdem allerdings zwei Operationen nicht den gewünschten Erfolg brachten, versuchte Simon, den linken Ureter zu verätzen. Er erhoffte sich dadurch eine Schrumpfung der linken Niere. Postoperativ entwickelte sich aber eine infizierte, hoch fieberhafte Harnstauungsniere, so dass Simon letztlich froh war, als der Ätzschorf abfiel und der Urin wieder abfließen konnte (Simon 1871, S. 8). So blieb ihm als letztes Mittel zur Heilung nur die Entfernung der linken Niere der Patientin. Dies stellte damals allerdings ein gefährliches Unterfangen dar, denn wie wir aus der historischen Entwicklung unseres Fachs wissen, besaß Simon seinerzeit noch keine sicheren Möglichkeiten, um sich von der Existenz einer zweiten gesunden Niere zu überzeugen. Obgleich die Nierenchirurgie bereits die Ärzte früherer Jahrhunderte beschäftigt hatte, bestanden keine ausreichenden Erfahrungen auf diesem Gebiet.

Bereits vor Simon hatten mehrere chirurgisch tätige Kollegen ungewollt, d. h. die Indikationsstellung zur Operation bezog sich nicht auf die Niere, nephrektomiert. Zu nennen wären hier **E. G. Wolcott** (1804–1880), der 1861 einen zystischen Lebertumor operierte, welcher sich postoperativ allerdings zur rechten Niere gehörend darstellte. **O. Spiegelberg** (1830–1881) entfernte 1867 im Rahmen einer Echinokokkuszystenoperation eine Niere und **E. R. Peaslee** (1814–1878) entfernte 1868 eine Niere im Glauben, eine Ovarialzyste vor sich zu haben. Alle Eingriffe nahmen für die Patienten einen tödlichen Ausgang. **Ch. P. Mathé** bemerkte 1933 dazu: »*... die daraus resultierenden Nephrektomien waren unbeabsichtigt und zufällig.*« (Ballenger et al. 1933, S. 294).

Ohne die entsprechenden Narkosemöglichkeiten und ohne exaktes anatomisch-physiologisches Wissen bestanden Eingriffe an der Niere in der Regel in oberflächlichen Abszesseröffnungen (Moll 1992).

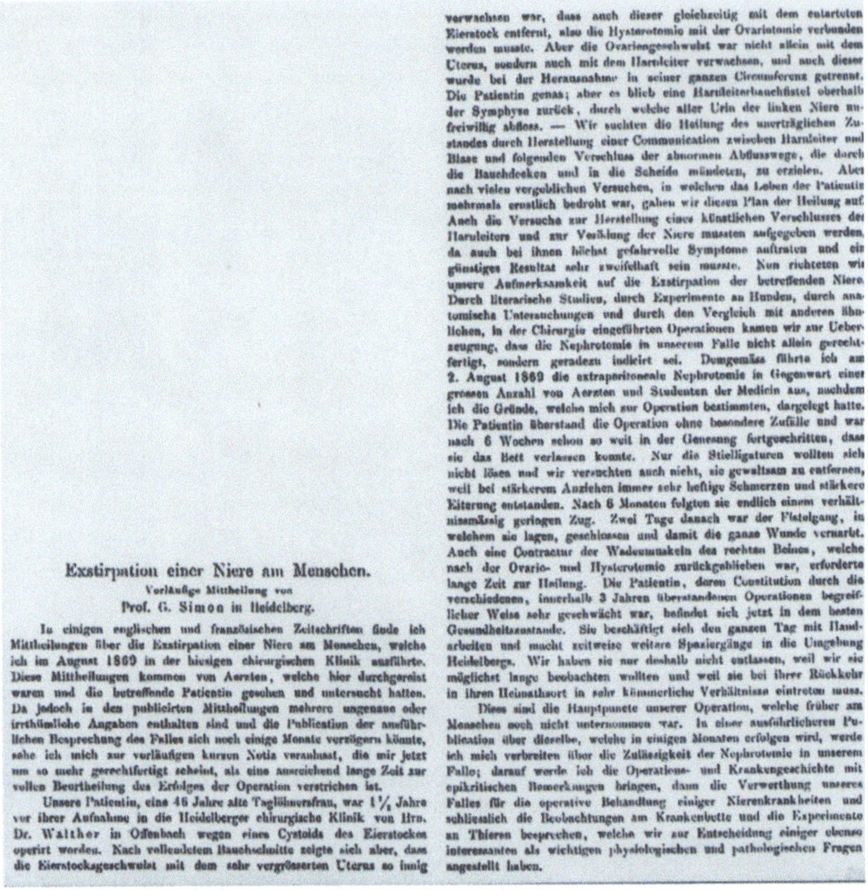

Exstirpation einer Niere am Menschen.

Vorläufige Mittheilung von

Prof. G. Simon in Heidelberg.

In einigen englischen und französischen Zeitschriften finde ich Mittheilungen über die Exstirpation einer Niere am Menschen, welche ich im August 1869 in der hiesigen chirurgischen Klinik ausführte. Diese Mittheilungen kommen von Aerzten, welche hier durchgereist waren und die betreffende Patientin gesehen und untersucht hatten. Da jedoch in den publicirten Mittheilungen mehrere ungenaue oder irrthümliche Angaben enthalten sind und die Publication der ausführlichen Besprechung des Falles sich noch einige Monate verzögern könnte, sehe ich mich zur vorläufigen kurzen Notiz veranlasst, die mir jetzt um so mehr gerechtfertigt scheint, als eine ausreichend lange Zeit zur vollen Beurtheilung des Erfolges der Operation verstrichen ist.

Unsere Patientin, eine 46 Jahre alte Taglöhnersfrau, war 1½ Jahre vor ihrer Aufnahme in die Heidelberger chirurgische Klinik von Hrn. Dr. Walther in Offenbach wegen eines Cystoids des Eierstockes operirt worden. Nach vollendetem Bauchschnitte zeigte sich aber, dass die Eierstocksgeschwulst mit dem sehr vergrösserten Uterus so innig verwachsen war, dass auch dieser gleichzeitig mit dem entarteten Eierstock entfernt, also die Hysterotomie mit der Ovariotomie verbunden werden musste. Aber die Ovariengeschwulst war nicht allein mit dem Uterus, sondern auch mit dem Harnleiter verwachsen, und auch dieser wurde bei der Herausnahme in seiner ganzen Circumferenz getrennt. Die Patientin genas; aber es blieb eine Harnleiterbauchfistel oberhalb der Symphyse zurück, durch welche aller Urin der linken Niere unfreiwillig abfloss. — Wir suchten die Heilung des unerträglichen Zustandes durch Herstellung einer Communication zwischen Harnleiter und Blase und folgenden Verschluss der abnormen Abflusswege, die durch die Bauchdecken und in die Scheide mündeten, zu erzielen. Aber nach vielen vergeblichen Versuchen, in welchen das Leben der Patientin mehrmals ernstlich bedroht war, gaben wir diesen Plan der Heilung auf. Auch die Versuche zur Herstellung eines künstlichen Verschlusses des Harnleiters und zur Verödung der Niere mussten aufgegeben werden, da auch bei ihnen höchst gefahrvolle Symptome auftraten und ein günstiges Resultat sehr zweifelhaft sein musste. Nun richteten wir unsere Aufmerksamkeit auf die Exstirpation der betreffenden Niere. Durch literarische Studien, durch Experimente an Hunden, durch anatomische Untersuchungen und durch den Vergleich mit anderen ähnlichen, in der Chirurgie eingeführten Operationen kamen wir zur Ueberzeugung, dass die Nephrotomie in unserem Falle nicht allein gerechtfertigt, sondern geradezu indicirt sei. Demgemäss führte ich am 2. August 1869 die extraperitoneale Nephrotomie in Gegenwart einer grossen Anzahl von Aerzten und Studenten der Medicin aus, nachdem ich die Gründe, welche mich zur Operation bestimmten, dargelegt hatte. Die Patientin überstand die Operation ohne besondere Zufälle und war nach 6 Wochen schon so weit in der Genesung fortgeschritten, dass sie das Bett verlassen konnte. Nur die Stielligaturen wollten sich nicht lösen und wir versuchten auch nicht, sie gewaltsam zu entfernen, weil bei stärkerem Anziehen immer sehr heftige Schmerzen und stärkere Eiterung entstanden. Nach 6 Monaten folgten sie endlich einem verhältnissmässig geringen Zug. Zwei Tage danach war der Fistelgang, in welchem sie lagen, geschlossen und damit die ganze Wunde vernarbt. Auch eine Contractur der Wadenmuskeln des rechten Beines, welche nach der Ovario- und Hysterotomie zurückgeblieben war, erforderte lange Zeit zur Heilung. Die Patientin, deren Constitution durch die verschiedenen, innerhalb 3 Jahren überstandenen Operationen begreiflicher Weise sehr geschwächt war, befindet sich jetzt in dem besten Gesundheitszustande. Sie beschäftigt sich den ganzen Tag mit Handarbeiten und macht zeitweise weitere Spaziergänge in die Umgebung Heidelbergs. Wir haben sie nur deshalb nicht entlassen, weil wir sie möglichst lange beobachten wollten und weil sie bei ihrer Rückkehr in ihren Heimathsort in sehr kümmerliche Verhältnisse eintreten muss.

Diess sind die Hauptpuncte unserer Operation, welche früher am Menschen noch nicht unternommen war. In einer ausführlicheren Publication über dieselbe, welche in einigen Monaten erfolgen wird, werde ich mich verbreiten über die Zulässigkeit der Nephrotomie in unserem Falle; darauf werde ich die Operations- und Krankengeschichte mit epikritischen Bemerkungen bringen, dann die Verwerthung unseres Falles für die operative Behandlung einiger Nierenkrankheiten und schliesslich die Beobachtungen am Krankenbette und die Experimente an Thieren besprechen, welche wir zur Entscheidung einiger ebenso interessanten als wichtigen physiologischen und pathologischen Fragen angestellt haben.

Abb. 3-13. Erstpublikation zur Exstirpation einer menschlichen Niere durch G. Simon aus dem Jahre 1870 (Simon 1870)

Es sprach für Simons Seriosität als Arzt und Wissenschaftler, dass er zunächst zahlreiche tierexperimentelle Untersuchungen durchführte, bevor er diesen Eingriff, der bis dahin am Menschen noch nicht gezielt vorgenommen worden war, vornahm (Simon 1871, S. 9–28). Er führte dazu aus:

> *Jetzt blieb nur noch die Exstirpation der Niere übrig, und in der That bin ich durch Schlüsse, welche ich aus pathologischen Beobachtungen, aus Experimenten an Hunden, aus dem Studium der Operation an der Leiche und aus Analogie mit anderen, in der Chirurgie eingebürgerten Operationen zog, zur Ansicht gekommen, dass der fragliche Eingriff in unserem Falle nicht allein gerechtfertigt, sondern geradezu indicirt ist* (Simon 1871, S. 8).

Ergebnis seiner umfangreichen theoretischen Untersuchungen und operativen Versuche waren drei Postulate, mit denen Simon aufgrund einer »wasserdichten« Indikationsstellung eine erstmals gezielt geplante Nephrektomie rechtfertigte:

> *1. die Exstirpation der Niere, welche in unserem Falle extraperitoneal und am gesunden Menschen ausgeführt werden soll, lässt voraussichtlich eine sehr günstige Prognose zu; 2. Das Leiden der Patientin ist ein so bedeutendes, das seine noch weit gefährlichere Operation als die Nephrotomie gerechtfertigt erscheinen dürfte und 3. dass beim Gelingen der Operation vollständige Heilung erzielt wird* (Simon 1871, S. 9-22).

Simon war sich der Gefahren und der möglichen Komplikationen im Rahmen dieses Eingriffs, wie beispielsweise des eventuellen Funktionsverlusts der Restniere; des Entstehens einer Peritonitis durch Verletzung des Peritoneums; der Gefahr einer starken intraoperativen Blutung durch das Zerreißen von Gefäßen oder der Niere bzw. einer postoperativen Nachblutung durch mangelhafte Ligatur des Nierenstieles bis hin zur Thromboembolie durchaus bewusst. Allerdings fühlte sich die Patientin »*… so unglücklich, dass sie dringend die Operation verlangt, selbst auf die Gefahr hin, das Leben zu verlieren.*« (Simon 1871, S. 22).

Nach der theoretischen Auseinandersetzung mit den möglichen Komplikationen wagte Simon am 2. August 1869 (Abb. 3-13) bei seiner Patientin die Nephrektomie (Simon 1870). Obgleich der Heidelberger Urochirurg die Niere vollständig entfernte, sprach er von Nephrotomie. Der heute gebräuchliche Begriff Nephrektomie bürgerte sich erst im letzten Drittel des 19. Jh. ein.

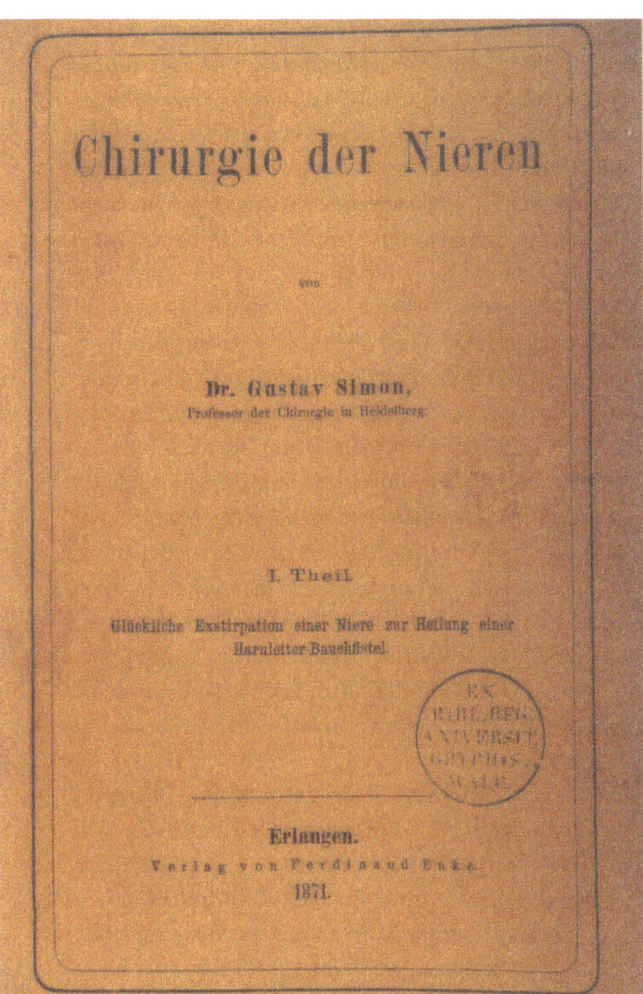

Abb. 3-14. Titelblatt zu Teil I der Erstausgabe »Chirurgie der Nieren« 1871 von G. Simon (Simon 1871)

Mit dieser Pioniertat – welche letztlich seinen Weltruhm begründete – war Simon ein ganz entscheidender Durchbruch innerhalb der Chirurgie des Urogenitaltrakts gelungen. Seine Erfahrungen zur Nierenchirurgie publizierte er in seiner zweibändigen Monografie »Chirurgie der Nieren« (Abb. 3-14).

Unmittelbar vor Beginn der Operation erläuterte er im Operationssaal den anwesenden Kollegen ausführlich die Anamnese der Patientin und sein geplantes Vorgehen. Er begann mit folgenden Worten:

> Meine Herren! Ich bin gesonnen, heute eine Operation auszuführen, welche bis jetzt am Menschen noch nicht unternommen wurde, nämlich die Exstirpation einer vollkommen funktionirenden Niere. Die Neuheit des Unternehmens, der Eingriff in Organe, welche zu den lebenswichtigsten gehören, und die hohe Verantwortung, welche wir dadurch übernehmen, dass wir eine noch nicht vorgekommene, und ... sehr gefährliche Operation ... unternehmen, bestimmen mich, ... Ihnen die Gründe zu entwickeln, welche mich ... bewegen (Simon 1871, S. 1).

Nachdem die Patientin mittels einer Chloroformnarkose anästhesiert und in Bauchlage gebracht worden war, erfolgte die Nephrektomie über einen Lumbalschnitt. Die Operation dauerte etwa 40 min und konnte bei nur minimalem Blutverlust erfolgreich beendet werden.

Simons Patientin – **Margaretha Kleb** (1820–1877) – hatte trotz aller Ungewissheit sofort in die ihr vorgeschlagene Nierenentfernung eingewilligt. Postoperativ kam es zu Wundheilungsstörungen und einer Pneumonie, die allerdings beherrschbar waren. Am 36. postoperativen Tag konnte M. Kleb ihr Bett verlassen. Rund 6 Monate später entfernte Simon die aus der Wunde geleiteten Nierenstielligaturen (Abb. 3-15).

Nachdem die Patientin, auch aus sozialen Gründen, in der Klinik geblieben und über ein halbes Jahr nachbeobachtet worden war, konnte sie im November 1870 vollständig geheilt nach Hause entlassen werden (Simon 1871, S. 29–38).

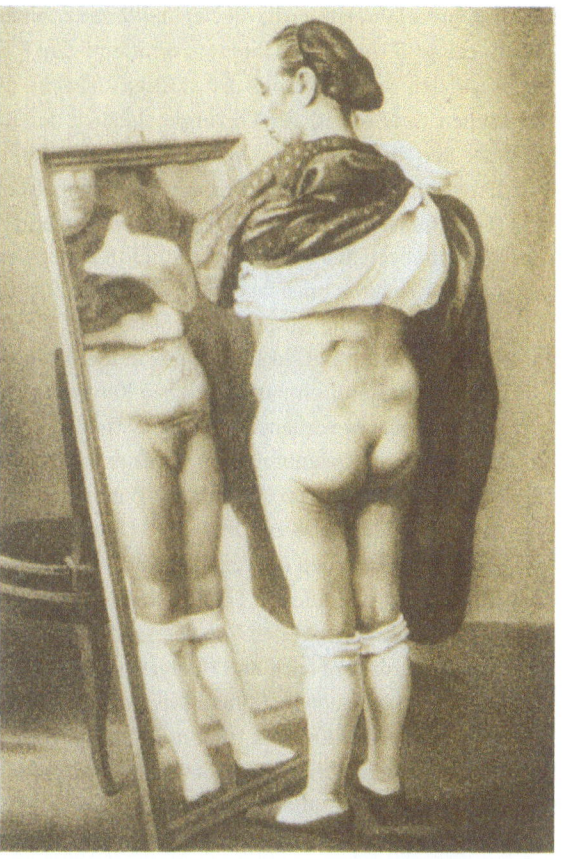

Abb. 3-15. Die »nephrotomierte Patientin nach der Heilung« bei der Betrachtung der Narbe vor dem Spiegel (Simon 1871)

Durch diesen Eingriff wurde Simon auch im englischen Sprachraum zum »Vater der Nierenchirurgie« und legte damit zweifelsfrei den Grundstein der modernen Nierenchirurgie in aller Welt (Ballenger et al. 1933, S. 280).

Ch. P. Mathé schrieb dazu: »*Simons Nierenentfernung, Grundlage für die moderne Entwicklung der Nierenchirurgie, die erste entwickelte, vorbereitete und geplante Operation zur Entfernung der Niere, stellt einen Meilenstein in der Geschichte der Medizin dar*« (Ballenger et al. 1933, S. 293).

Für Simon selbst war mit dem Erfolg seiner Nierenexstirpation »*die Ansicht von der Unantastbarkeit dieses Organes beseitigt*« (Simon 1971, Vorwort).

Bei **L. J. T. Murphy** können wir lesen, dass »*das Zeitalter der modernen urologischen Chirurgie mit der sorgfältig geplanten, von Gustav Simon im Jahre 1869 durchgeführten Entfernung der Niere*« beginnt (Murphy 1972, S.251). Für Keller stellte Simons erste Nephrektomie eine »geniale Notlösung« und eine »glänzende und kühne Tat« dar (Keller 1970).

Simons mutiger und zugleich bahnbrechender Schritt eröffnete der Chirurgie im Bereich des Urogenitaltraktes in der Folgezeit immer neue Wege. Es dauerte allerdings noch mehrere Jahrzehnte, ehe die Nephrektomie zu einem Routineeingriff wurde. Im Jahre 1901 veröffentlichte Küster – für den Simon sowohl der geistige Urheber der Deutschen Gesellschaft für Chirurgie als auch der Begründer der Nierenchirurgie war – in einem Rückblick zur Entwicklung der Nierenchirurgie eine Sammelstatistik (Literaturrecherche) mit 1209 Nephrektomien und einer Mortalität von nur noch 25,14%. Rund 16 Jahre zuvor betrug die Mortalität noch fast 45%. Als Gründe für diesen Fortschritt nannte Küster die verbesserten Operationstechniken und Möglichkeiten der Wundbehandlung, die größeren anatomisch-pathologischen Kenntnisse sowie die jetzt bereits vorhandenen diagnostischen Hilfsmittel zur sicheren Diagnosestellung (Küster 1901).

Bereits sehr frühzeitig kam es auch zu Diskussionen über die operativen Zugangswege zur Niere (Bönsch 1995). Schon recht bald wurden die Vor- und Nachteile der verschiedenen retroperitonealen Schnittführungen im Vergleich zum transperitonealen Vorgehen ausführlich beleuchtet. Insbesondere nach **Karl Hueters** (1838–1882) erster Tumornephrektomie bei einem Kind im Jahre 1876 in Greifswald, **Theodor Kochers** (1841–1917) erster Tumornephrektomie beim Erwachsenen 1877 in Bern und **Vincenz v. Czernys** (1842–1916) erster partiellen Nephrektomie aufgrund eines Nierentraumas 1887 in Heidelberg wurde diese Problematik zunehmend kontrovers besprochen (Dietrich 2000, S. 238, Anm. 325). Wenngleich die grundlegenden operativen Prinzipien zur radikalen Nephrektomie bei Vorliegen eines Nierentumors erst viele Jahrzehnte später von **C. J. Robson** im Jahr 1969 aufgestellt worden sind, zieht sich die Diskussion über den sinnvollsten und sichersten Zugangsweg seit fast 100 Jahren durch die urologische Fachliteratur. Von einigen Indikationen wie beispielsweise Abszess, Ausgussstein, Hydronephrose, Schrumpfniere oder Ren mobilis abgesehen, ist eine generelle Einigkeit auch nach jahrzehntelanger Diskussion bis heute nicht zu verzeichnen.

Seit dem Jahre 1870 führte Simon in Heidelberg für alle interessierten Kollegen gynäkologische Kurse durch, in denen er auch seine urogynäkologischen Kenntnisse systematisch weitergab. Neben der Vermittlung theoretischen Wissens und der Demonstration von Operationsmethoden legte er großen Wert auf die klinische Diagnosestellung. So verwies er beispielgebend immer wieder auf die große Bedeutung der digital-rektal-vaginalen Palpation. Sein Name ist u. a. auch mit der digitalen Erweiterung und Austastung der weiblichen Harnröhre, der so genannten Simonisierung, und der blinden, d. h. nur unter palpatorischer Kontrolle, Sondierung der Harnleiter verbunden (Simon 1875).

Im Jahre 1872 gründete Simon zusammen mit **Richard v. Volkmann** (1810–1887) die Deutsche Gesellschaft für Chirurgie. **Friedrich Trendelenburg** (1844–1924) schrieb dazu:

Von den drei Männern war es GUSTAV SIMON, der den Gedanken zuerst gefaßt und mit der ihm eigenen Energie verfolgt und verwirklicht hat. Ungewandt im Reden, im ›Schwätze‹, wie er es nannte, ist er auf den wenigen Kongressen, denen er noch beiwohnte, nicht so in den Vordergrund getreten wie LANGENBECK und VOLKMANN, und daß er der eigentliche intellektuelle Urheber der Gesellschaft gewesen ist, wurde in weiteren Kreisen erst lange nach seinem ... Tode bekannt (Trendelenburg 1923).

Aufgrund seiner Verdienste erhielt Simon bereits zu Lebzeiten zahlreiche Auszeichnungen (Krebs u. Schipperges 1968). Daneben konnte er durch Mitgliedschaften in der Gesellschaft für Natur- und Heilkunde in Dresden, der Amerikanischen Gynäkologischen Gesellschaft in New York, der Schwedischen Medizinischen Gesellschaft, der Geburtshilflichen Gesellschaft in London, der Société de Chirurgie in Paris oder auch des Naturhistorischen Vereins in Heidelberg – um nur einige zu nennen – regen wissenschaftlichen und gesellschaftlichen Anteil an den Ereignissen seiner Zeit nehmen. Er verstarb im Alter von 52 Jahren am 28. August 1876 an den Folgen eines Aneurysma der Aorta thoracica in Heidelberg.

Unabhängig von den Operationstechniken und -taktiken auf dem Gebiet der Nierenchirurgie, die sich nach Simons erster geplanter retroperitonealer Nephrektomie im Jahre 1869 herausbildeten, gebührt ihm das Verdienst, sich diesem klassischen urologischen Organ als erster gezielt und aufgrund einer klaren Indikationsstellung genähert zu haben. Gleichzeitig hatte er durch seine Operation erstmals bewiesen, dass der Mensch mit nur einer Niere leben kann. Seine wissenschaftlich exakte Herangehensweise und die gleichzeitig sehr ausführlichen publizistischen Äußerungen in Bezug auf das operative Heranwagen an ein inneres Organ waren innerhalb der Urochirurgie richtungsweisend. Dabei bildeten nicht zuletzt Simons anatomisch-topografische Überlegungen, die Prüfung präoperativ notwendiger Kenntnisse über die Mechanismen der Nierenfunktion und sein operativer Mut den Auftakt für die bis heute anhaltende wissenschaftliche Arbeit auf dem Gebiet der Nierenchirurgie.

Es ist davon auszugehen, dass diese Impulse auch auf die Nebennierenchirurgie fruchtbringend gewirkt haben. Da die Nebenniere aus anatomisch-topografischer Sicht eng mit der Niere verbunden ist, lag es nahe, dass man sich schon recht bald operativ an dieses – wie wir heute wissen, lebenswichtige – Organ heranwagte.

3.3 Henry Morris und die Nebennierenchirurgie

Henry Morris (◨Abb. 3-16) wurde am 7. Januar 1844 als Sohn eines Chirurgen in Pethworth (Sussex) geboren (Dietrich 2000, S. 239, Anmerkung 326). Seine Vorfahren waren walisisch-jüdischer Herkunft, die sich nach der Vertreibung der Juden aus England durch **Richard I.** (1157–1199) an der walisischen Grenze niedergelassen hatten.

Als einer der ersten Schüler überhaupt begann er 1855 am Epsom College seine Ausbildung. Anschließend besuchte er das University College von London und studierte hier zunächst Kunst und Philosophie. Im Jahr 1863 schloss er dieses Studium mit dem Abschluss zum B. A. ab und ging danach an die Medical School des Guy Hospitals. Dort war er nach seinem Abschluss zum M. B. (Bachelor of Medicine) im Jahre 1867 und M. A. im Jahre 1870 als Assistant medical officer bzw. House surgeon und für kurze Zeit als resident medical officer in der Ambulanz tätig. Bereits 1866 wurde er in das Royal College of Surgeons (M.R.C.S.) aufgenommen und 1873 zum Fellow of the Royal College of Surgeons (F.R.C.S.) bestellt. Im Jahr 1870 ging er ins Middlesex Hospital und wurde hier ein Jahr später Assistant surgeon und gleichzeitig Chirurg in der Krebsambulanz des Krankenhauses.

Noch 1871 wurde er Dozent für angewandte Chirurgie und wenig später zusätzlich Dozent für Anatomie. Seit 1879 war

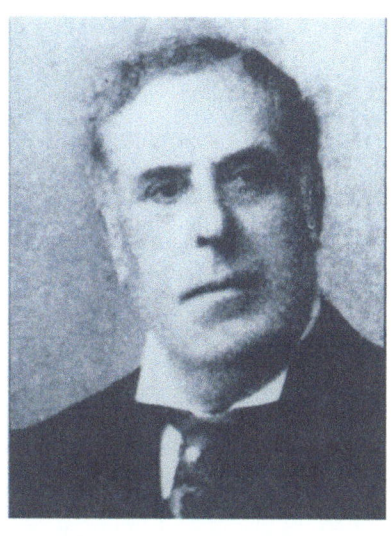

Abb. 3-16.
Henry Morris (1844–1926) (Anonym, Lancet 1926)

er Chefchirurg und Leiter der so genannten Krebsabteilung des Middlesex Hospitals. Einen ersten Meilenstein setzte er hier bereits ein Jahr später durch die von ihm erstmalig ausgeführte operative Entfernung eines Nierensteines (Nephrolithotomie, Morris 1881). Dazu schrieb Mathé: »*Er griff diese Operationsform wieder auf und verleiht ihr ein gutes chirurgisches Fundament. Morris definierte die Begriffe Nephrolithiasis, Nephrektomie, Nephrotomie und trug viel dazu bei, diese Operationen so zu klassifizieren, wie sie heute verstanden werden*« (Ballenger et al. 1933, S. 290).

Morris war Zeit seines Lebens wissenschaftlich, berufs- und bildungspolitisch außerordentlich aktiv. Er galt als ausgezeichneter Lehrer und Redner und veröffentlichte zahlreiche Artikel und Monografien. Diese hatten nahezu immer die Anatomie in Bezug auf ihre chirurgische Relevanz, die Chirurgie des Urogenitaltrakts oder die chirurgische Krebstherapie zum Inhalt. Zu nennen wären hier exemplarisch »The Anatomy of the Joints of Man« 1879, »Surgical Diseases of the Kidney« 1885, »A Treatise on Human Anatomy « 1893, »Injuries and Diseases of the Genital and Urinary Organs« 1895, und »Surgical Diseases of the Kidney and Ureter« 1901. Seine »Hunter-Vorlesungen« vor dem Royal College of Surgeons, welche der Nierenchirurgie gewidmet waren, wurden im 1. Band des British Medical Journals im Jahre 1898 veröffentlicht.

Daneben war Morris mehrere Jahre Sekretär und Vizepräsident der British Medical Association und stand 1895, obgleich er selbst Chirurg war, ihrer Sektion Anatomie und Histologie vor, seit 1893 Mitglied des Vorstandes des Royal College of Surgeons und von 1906–1908 Präsident dieser Gesellschaft. Anlässlich der Beendigung dieser Amtszeit wurde Morris geadelt und 1909 zum Präsidenten der Royal Society of Medicine gewählt. Gleichzeitig war er viele Jahre Vorsitzender der Prüfungskommission des

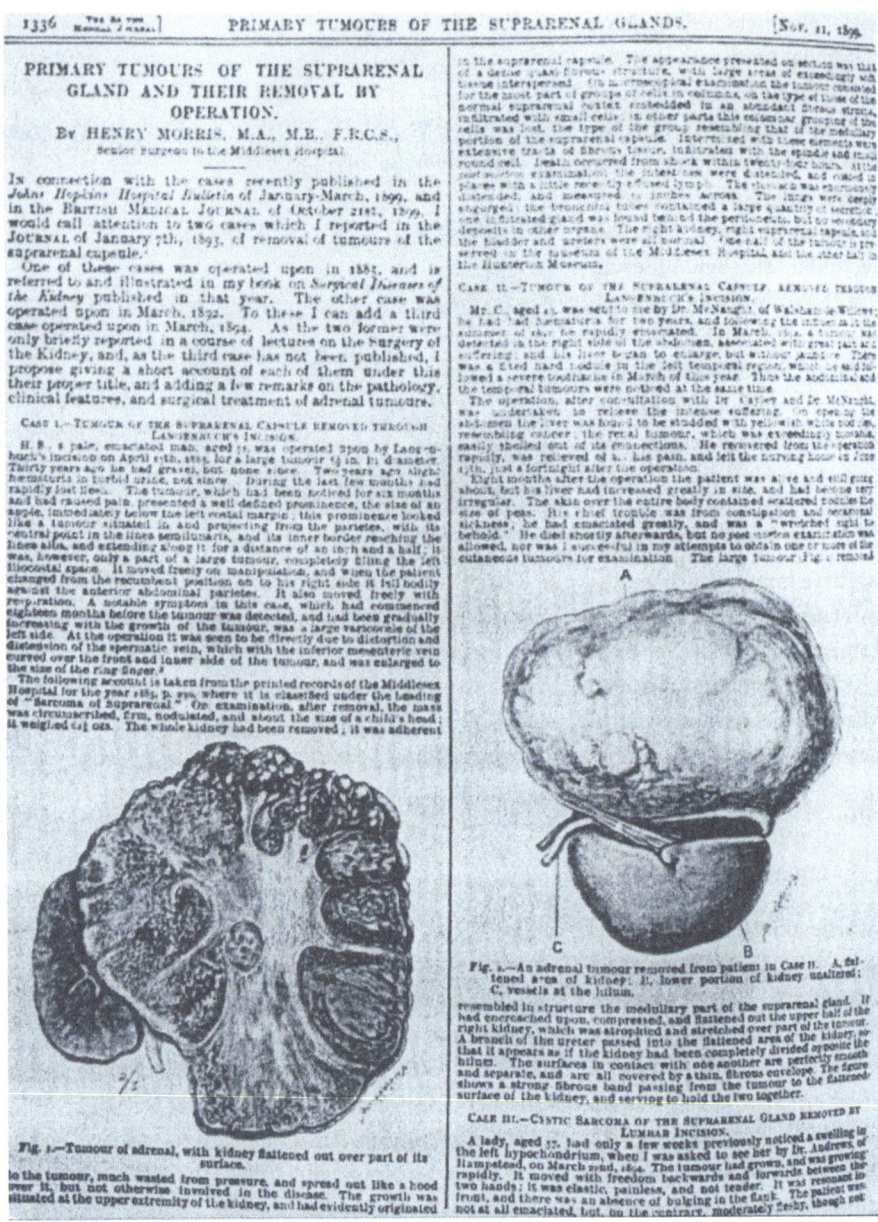

Abb. 3-17.
Titelblatt der Publikation zur ersten Adrenalektomie durch H. Morris vom 11. November 1899 (Morris 1899)

Royal College of Surgery, Prüfer im Fach Chirurgie an der Londoner Universität und Prüfer im Fach Anatomie an der Durham-Universität.

In seinem 1899 im British Medical Journal erschienenem 6-seitigen Aufsatz (Abb. 3-17) geht er ausführlich auf die Kasuistiken seiner operierten Patienten, auf die Symptomatik, die Diagnose- und Behandlungsmöglichkeiten sowie auf die Pathologie und die Prognose der malignen Nebennierentumoren ein (Morris 1899, S. 1336–1341). Aus dieser Publikation wird ersichtlich, dass der Engländer Morris bereits im Frühjahr des Jahres 1885 als Erster überhaupt einen Nebennierentumor operativ entfernt hatte. Dabei handelte es sich um einen 51-jährigen Patienten, welcher bereits mit den deutlichen Zeichen einer Tumorerkrankung zur stationären Aufnahme kam. Der Patient selbst hatte den Tumor, welcher ihm starke Schmerzen verursachte, ein halbes Jahr vorher erstmalig bemerkt. Die Geschwulst war atemverschieblich unter dem linken Rippenbogen etwa in Apfelgröße sichtbar und gegen die Bauchwand palpabel. Zusätzlich fiel eine linksseitige Varikozele auf, welche anamnestisch seit etwa 18 Monaten bestand und im Verlauf dieser Zeit spürbar an Größe zugenommen hatte.

Am 13. April 1885 fand die Operation im Middlesex Hospital statt. Nach einer Langenbeck-Inzision konnte Morris das gesamte Tumorgebiet explorieren und stellte fest, dass der Tumor den gesamten linken Iliokostalraum ausfüllte. Gleichzeitig fand er in der tumorbedingten Verdrängung und Stauung (Ringfingerdicke) der V. testicularis sinistra eine Erklärung für die Varikozele. Morris entfernte das gesamte Tumorpaket – kindskopfgroß, knotige Oberfläche, etwa 61,5 Unzen schwer – einschließlich der linken Niere. Diese war fest mit dem Tumor verwachsen und bedeckte ihn wie eine Haube. Der Tumor selbst befand sich am oberen Nierenpol und war entsprechend dem histomorphologischen Gutachten eindeutig der Nebennierenrinde zugehörig. Infolge eines postoperativen Schockgeschehens verstarb der Patient am 14. April 1885.

Nach der Schilderung später operierter Fälle ging Morris in seiner Publikation in exzellenter Form auf die Gesamtproblematik der Nebennierengeschwülste ein. So äußerte er sich unter Beachtung der bis 1899 in der Literatur beschriebenen Fälle zur Symptomatik und der damit verbundenen Schwierigkeiten zur Diagnosefindung folgendermaßen:

> *Kein Wunder, daß, wenn die anatomischen und mikroskopischen Merkmale für die Unterscheidung zwischen einer perirenalen und einer renalen Geschwulst – zwischen einem primären Nebennierentumor und einem primären Nierentumor mit akzessorischem renalem Ursprung – ungeeignet sind, nur wenig oder nichts, was als Unterscheidungsmerkmal dient, zu den Symptomen eines Nebennierentumors ausgesagt werden kann (Morris 1899, S. 1338).*

Ohne die Möglichkeiten der heute zur Verfügung stehenden bildgebenden Verfahren blieben den Ärzten für die Diagnosestellung maligner Nebennierentumore viele Jahrzehnte nur die Symptome. Diese sind allerdings oftmals unchareristisch und wurden von Morris auch als solche beschrieben. Insbesondere erwähnte er Abgeschlagenheit, Appetitlosigkeit, Gewichtsverlust, gastrointestinale Probleme, Schmerzen, einen bereits palpablen Tumor oder Hautveränderungen als Hinweis auf einen Morbus Addison. Die ableitenden Harnwege sind in der Regel nicht betroffen, dürfen aber nie außer acht gelassen werden.

> *Als Regel für Nebennierengeschwülste gilt, daß keine die Harnorgane betreffenden Symptome vorhanden sind, doch wenn der Tumor die Kapsel durchdringt (wie einige der aberrierenden Nebennieren sich durch die Lücken im unteren Teil ihrer Kapsel ausbreiten) und in die Niere eindringt, können beim Urin die gleichen Veränderungen auftreten, wie sie bei primären Nierentumoren vorkommen (Morris 1899, S. 1339f).*

An dieser Aussage hat sich bis heute nichts geändert. Daneben ging Morris ausführlich auf die Pathologie der Nebennierengeschwülste ein und setzte sich mit den Aussagen in der internationalen Literatur auseinander (Morris 1899, S. 1337f). Auch hier entspricht seine Publikation modernen Ansprüchen. Vor mehr als 100 Jahren stellte er fest, dass die Beschaffenheit der primären Tumoren der Nebenniere entweder eine reine glanduläre Proliferation darstellen, die von einigen Pathologen als Nebennierenstruma bezeichnet wird, adenomatöser Natur sind oder aber als Karzinome bzw. Sarkome zu klassifizieren sind (Morris 1899, S. 1337).

Morris war als anatomisch außerordentlich versierter Chirurg vorzugsweise im Bereich des Urogenitaltrakts tätig. Gleichzeitig galt sein besonderes Interesse der Onkochirurgie und musste daher nahezu zwangsläufig mit den Geschwülsten des Retroperitonealraumes in Berührung kommen.

Morris war sich bereits darüber im klaren, dass die Prognose maligner Nebennierengeschwülste schlecht und die Metastasierungsgefahr hoch ist. Dazu führte er aus:

> *Aufgrund des schnellen Wachstums, der Neigung zur Metastasenbildung und der Häufigkeit, mit der beide Drüsen betroffen sind, ist die Prognose für Nebennierentumore sehr ungünstig. Die Prognose ist sogar noch ungünstiger als bei bösartigen Nierentumoren (Morris 1899, S. 1340).*

Gleichzeitig wies er auf die Wichtigkeit der vollständigen Tumorentfernung wegen der Gefahr eines sich sonst schnell entwickelnden Lokalrezidivs hin.

Morris sah die einzige Therapiemöglichkeit der malignen Nebennierengeschwülste in deren schnellen und radikalen operativen Entfernung. Er empfahl die Exploration, warnte aber vor letalen Blutungen in Kenntnis der besonderen Gefäßversorgung der Nebenniere: Der arterielle Zufluss erfolgt aus 3 eigenständigen Gefäßen, der A. suprarenalis superior aus der A. phrenica inferior, der A. suprarenalis media direkt aus der Aorta abdominalis und der A. suprarenalis inferior aus der A. renalis; der venöse Abfluss wird dagegen nur über eine Vene gewährleistet, die V. suprarenalis sinistra mündet in die V. renalis sinistra; die V. suprarenalis dextra in die V. cava inferior. Er rät zum Abbruch der Operation, wenn sich intraoperativ herausstellt, dass die tumortragende Nebenniere nicht vollständig entfernt werden kann. Nur in Ausnahmefällen (nicht kupierbare Schmerzen) sollte trotz Inoperabilität eine Tumormassenverkleinerung vorgenommen werden (Morris 1899, S. 1340). Dies entspricht durchaus modernen onkologischen Grundsätzen. Für Morris hatten sowohl retroperitoneale als auch transperitoneale Zugangswege ihre Berechtigung. Oft hat er diese Zugänge kombiniert:

> *In Fällen von großen und adhärenten Tumoren, die ich jetzt hier nicht näher erläutern möchte, ist die kombinierte Methode sehr vorteilhaft, doch ist sie kaum für*

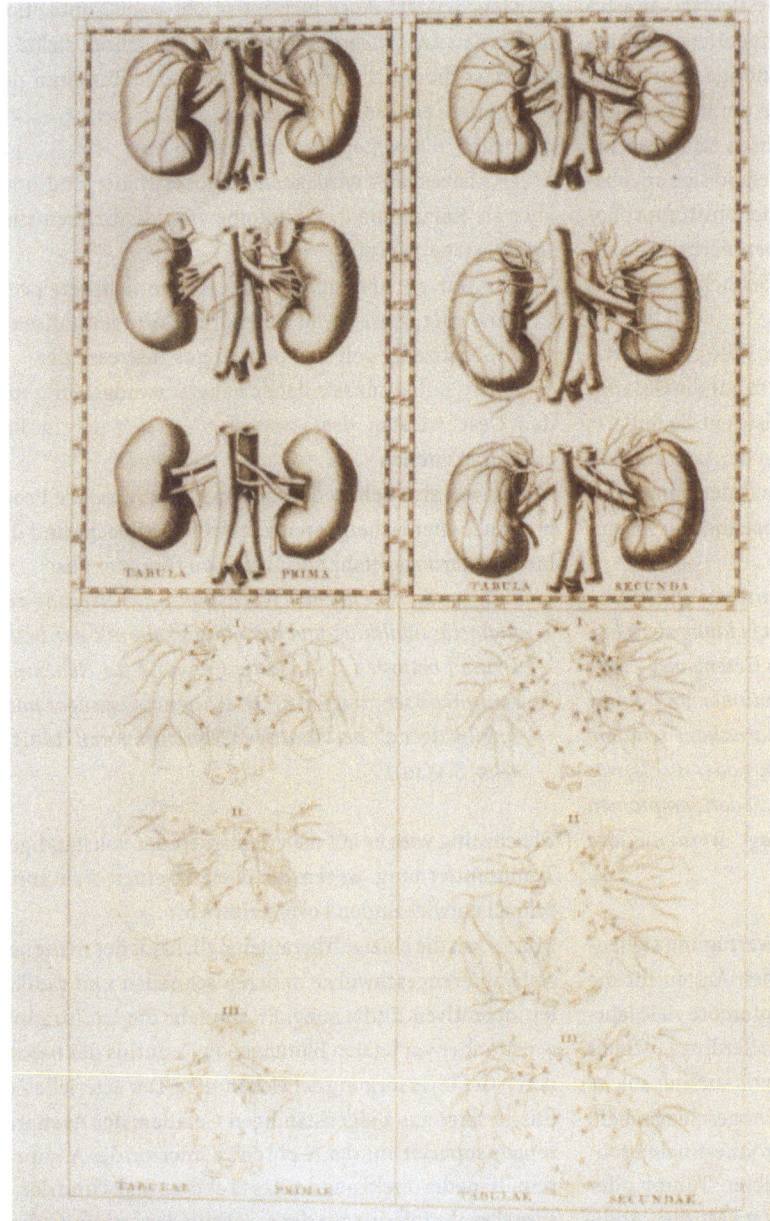

Abb. 3-18.
Erstmalige Darstellung der Nebennieren durch B. Eustachi 1564 (Aus: Bernardi Siegfried Albini explicatio tabularum anatomicarum Bartholomaei Eustachii 1744 Tab Prima et Secunda)

Chirurgen zu empfehlen, die sie noch nicht ausprobiert haben (Morris 1899, S. 1340).

Die postoperative Mortalität der Adrenalektomie entsprach seinerzeit in etwa jener der Nephrektomie. Es ist überliefert, dass Morris seine Operationen immer unter einer dichten Wolke Karbolspray, sehr sorgfältig und geschickt, keine Störungen zulassend und niemals in Eile ausführte. Für Küster war er im angelsächsischen Raum der hervorragendste Vertreter auf dem Gebiet der Nieren- und Nebennierenchirurgie (Küster 1901, S. 560). Im Jahre 1905 ging er in den Ruhestand, blieb aber als beratender Chirurg seinem Krankenhaus verbunden. Henry Morris verstarb am 14. Juni 1926 nach kurzem Krankenlager 82-jährig in London.

Im Jahre 1901 schrieb **W. L. Bogoljuboff** (geb. 1874), dass Nebennierentumoren relativ selten auftreten und das »operative Einschreiten bei Nebennierentumoren eine Errungenschaft der neuesten Zeit« sei (Bogoljuboff 1906; Dietrich 2000, S. 240, Anmerkung 340).
Im Jahr 1904 lassen sich 25 publizierte Fälle einer Nebennierenoperation nachweisen. Gleichzeitig nahm die Chirurgie der Nebennieren in den einschlägigen Lehrbüchern einen verschwindend geringen Platz ein (Dietrich 2000, S. 241, Anmerkung 341). Dabei wurde überwiegend der transperitoneale Zugang gewählt und nur 4-mal die ipsilaterale Niere im Situs belassen (Wendel 1904).
Obgleich die Nebennieren bereits vor über 300 Jahren entdeckt worden waren, galt ihre Funktion bis weit ins 19. Jh.

hinein als nicht genau geklärt. Die anatomische Erstbeschreibung der Nebennieren erfolgte durch den Italiener B. Eustachi (gest. 1574). Im Jahre 1564 erschienen in Venedig 8 Kupfertafeln (Opuscula anatomica), auf denen erstmals auch die Nebennieren abgebildet waren. Die Kupfer selbst sind aller Wahrscheinlichkeit nach bereits 12 Jahre vorher gestochen worden. Eustachi erkannte die Nebenniere bereits als paarig angelegtes Organ. Aufgrund seiner genauen Sektionsbefunde gab er der linken Nebenniere ein halbmondförmiges und der rechten Nebenniere ein kapuzenförmiges Aussehen. Er beschrieb sie als »*Glandulae renibus incumbentes; depressae, & oblongae, ac si effent duae placentulae*« und zeichnete die arterielle und venöse Versorgung der Nebennieren größtenteils richtig ein (◘ Abb. 3-18).

Dies führte zu immer wiederkehrenden Spekulationen und dürfte eine der Ursachen dafür sein, dass sich die Nebennierenchirurgie innerhalb der Urochirurgie erst relativ spät etablierte (Oehlecker 1913; Fuller 1922). Folglich entwickelten sich die Operationstechniken und Therapiemöglichkeiten zur Behandlung der insgesamt recht seltenen Erkrankungen dieses Organs erst im optimierten Zusammenspiel von Nierenchirurgie, Anästhesiologie und Endokrinologie. Insbesondere die physiologischen und pathophysiologischen Erkenntnisse einschließlich der pharmakologischen Errungenschaften unseres Jahrhunderts ermöglichten den Urochirurgen der Gegenwart erfolgreiche Operationen an diesem lebenswichtigen menschlichen Organ. Parallel zum Wissenszuwachs mehrten sich im 20. Jh. auch die Publikationen zu diesem Themenkomplex.

Nicht zuletzt durch die Entwicklung neuer bildgebender Verfahren in den letzten Jahrzehnten des 20. Jh. und der damit zwangsläufig verbundenen Häufung pathologischer Befunde (1–5 % aller abdominalen CT-Untersuchungen weisen einen Nebennierentumor nach) ist es hier zu einer Zunahme der operativen Intervention in der Urologie gekommen. Dabei bleibt der genaue anatomische Kenntnisstand über die Lage, Gefäßversorgung und Funktion dieses endokrinen Organs auch über 100 Jahre nach der ersten Operation eine Grundvoraussetzung für den operativ tätigen Urologen.

Nach Simons und Morris' Erstoperationen kam es in den darauffolgenden Jahren und Jahrzehnten im Bereich des Urogenitaltrakts zu weiteren großen und immer radikaleren Eingriffen. Dabei lässt sich ein rein deszendierendes Verhalten der Urochirurgen feststellnn, d. h. nach Niere und Nebenniere wagte man sich zunächst an die Harnblase, später an die Prostata und die Samenblasen, bevor man sich dann auch rekonstruktiven Eingriffen zuwandte.

3.4 Bernhard Bardenheuer und Karl Pawlik – Pioniere der radikalen Harnblasentumorchirurgie

Bernhard Bardenheuer (◘ Abb. 3-19) wurde am 12. Juli 1839 in Lamersdorf (Kreis Düren) geboren (Dietrich 2000, S. 241, Anmerkung 344). Nach Beendigung seiner Schulzeit begann er ein Medizinstudium in Würzburg, wechselte aber bereits kurze Zeit später nach Berlin. Hier fühlte sich Bardenheuer insbesondere durch das Wirken **Bernhard R. K. von Langenbecks** (1810–1887) inspiriert. Bereits während seines Studiums hielt er sich oft in dessen Klinik auf und bekam schon frühzeitig einen umfangreichen Einblick in die Chirurgie. Nach Abschluss seiner Promotion und bestandenem Staatsexamen im Jahre 1864 ging Bardenheuer zunächst als chirurgischer Assistenzarzt zu **Karl Busch** (1826–1881) an die Chirurgische Universitätsklinik nach Bonn. Drei Jahre später wechselte er, wie es auch zur damaligen Zeit üblich war, nach Heidelberg zum dortigen Ordinarius für Augenheilkunde **Otto Becker** (1828–1893), um sein klinisch-operatives Spektrum zu erweitern. Becker galt als einer der ausgewiesenen Schüler **Ferdinand R. von Arlts** (1812–1897). Neben seiner Tätigkeit in der ophthalmologischen Klinik Beckers wurde Bardenheuer Volontärassistent in der Chirurgischen Universitätsklinik, die von Simon geleitet wurde. In der Folge weihte dieser ihn in die Komplexität des chirurgischen Schaffens der damaligen Zeit ein. Für seinen weiteren chirurgischen Werdegang war es sicherlich nicht unerheblich, dass Bardenheuer neben **Heinrich Braun** (1847–1911) zu jenen Assistenten zählte, die Simon während dessen erster Nephrektomie zur Seite standen. Er konnte hier erstmals die wissenschaftliche Beschäftigung mit einem Organ des Urogenitaltrakts in der prä-, peri- und postoperativen Phase unmittelbar miterleben.

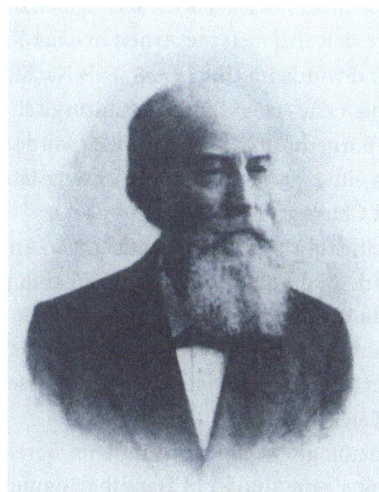

Abb. 3-19.
Bernhard Bardenheuer (1839–1913) (Pagel 1901)

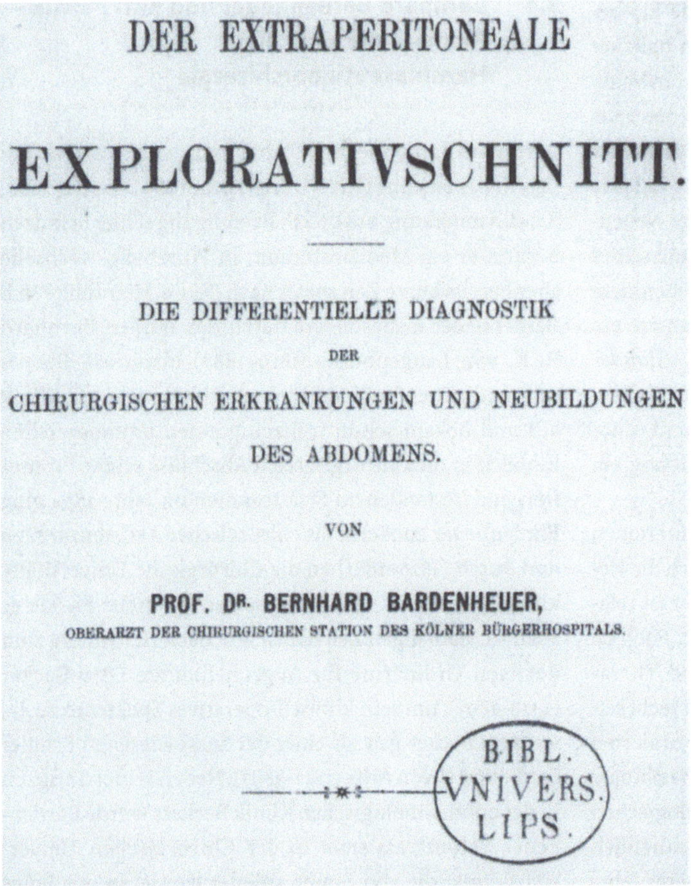

DER EXTRAPERITONEALE EXPLORATIVSCHNITT.

DIE DIFFERENTIELLE DIAGNOSTIK
DER
CHIRURGISCHEN ERKRANKUNGEN UND NEUBILDUNGEN
DES ABDOMENS.

VON

PROF. DR. BERNHARD BARDENHEUER,
OBERARZT DER CHIRURGISCHEN STATION DES KÖLNER BÜRGERHOSPITALS.

BIBL. VNIVERS. LIPS.

Abb. 3-20. Titelblatt »Der extraperitoneale Explorativschnitt« von B. Bardenheuer 1887

Zwischen 1869 und 1870 ging Bardenheuer zu Studienzwecken nach London, Paris und Wien und hatte hier Kontakt mit allen auf urologischem Gebiet führenden Persönlichkeiten. Während des Deutsch-Französischen Krieges war er als Chirurg in einem Lazarett der Stadt Köln tätig. Nach Beendigung des Krieges ging er für kurze Zeit noch einmal zurück an die Klinik Beckers in Heidelberg. Im Jahr 1872 ließ Bardenheuer sich zunächst als Augenarzt in Köln nieder, fühlte sich aber stets zur Arbeit in einer Klinik hingezogen und wurde im Oktober 1874 als Nachfolger von **Otto Fischer** (1810–1885) Leiter der Chirurgischen Klinik des Kölner Bürgerhospitals. Im Jahre 1884 wurde er, obgleich nicht an einer universitären Einrichtung tätig, zum Professor für Chirurgie ernannt.

Schon sehr frühzeitig führte Bardenheuer die Lister-Antisepsis und später dann die Sterilisation von Verbandmaterial in seiner Klinik ein. An seine Mitarbeiter stellte er zeitlebens hohe Anforderungen, wobei er deren klinische Ausbildung forcierte und die von ihm geforderte wissenschaftliche Arbeit stets förderte.

Neben der Traumatologie war die Chirurgie im Bereich des Urogenitaltrakts sein klinisches Hauptbetätigungsfeld. Die Nierenchirurgie – mit der er bei Simon in Berührung gekommen war – bereicherte er um den so genannten Explorativschnitt. Als retroperitonealer Türflügelschnitt zur Exploration gedacht, hatte er durch diese Schnittführung – ohne dass das Bauchfell eröffnet werden musste – Zugang zu den entsprechenden Organen. Zur damaligen Zeit bestand darin oftmals die einzige Möglichkeit zur Untersuchung der entsprechenden Organe. Dieses methodische Vorgehen änderte sich erst durch die Einführung des Ureterenkatheterismus, welcher in Verbindung mit dem Einsatz von Farbstoffen bzw. Röntgenkontrastmitteln um die Wende des 19. zum 20. Jh. eine seitengetrennte Nierenfunktionsdiagnostik ermöglichte. Im Jahre 1887 erschien Bardenheuers Monografie »Der extraperitoneale Explorativschnitt« (Abb. 3-20). Der Kölner Chirurg begründete die Notwendigkeit eines solch operativ-diagnostischen Vorgehens:

Gerade in dem Falle, wo die Diagnosis noch schwankt, und wo es sich zur Hebung des intraabdominalen Leidens um einen operativen Eingriff handelt, soll der extraperitoneale Explorativschnitt uns mehr Klarheit schaffen, uns den Weg zur Operation vorzeichnen, die Operation selbst erleichtern und die Gefährlichkeit derselben mindern. Es soll durchaus nicht gesagt sein, dass der extraperitoneale Explorativschnitt die voraufgehende äussere und innere, sowie combinirte Untersuchung überflüssig macht; im Gegentheil soll derselbe auf ersterer basiren und jene dort ergänzen, wo sie noch Lücken gelassen hat. Es sollen sich die Resultate des Explorativschnittes auf der durch die voraufgegangene, in dem weitesten Umfange angestellte Untersuchung gewonnenen Grundlagen weiter aufbauen und die voraufgegangene Diagnose ergänzen bzw. sichern. Es ist auch durchaus nicht gesagt, dass derselbe stets die Aufgabe der bestimmten und unfehlbaren Diagnosis löst. Es ist sogar möglich, dass man trotz des Explorativschnittes die Diagnose nicht absolut klarstellt, womit jedoch nichts verloren ist, da derselbe absolut gefahrlos ist. Unter dem Namen ›extraperitonealer Explorativschnitt‹ gestatte ich mir, einen Schnitt zu empfehlen, welcher an erster Stelle den Vortheil der Feststellung der weit sicherern Diagnose in sich schliesst, ohne hierbei die Gefahren zu theilen, welche mit der intraperitonealen Probeincision, der Eröffnung der Peritonealhöhle, verbunden sind, und wel-

cher an zweiter Stelle gleichzeitig für die evtl. folgende Operation auszunutzen ist (Bardenheuer 1887, S. IIIf und 26).

Ähnlich wie sein Lehrer Simon bei der Behandlung der Niere setzte sich Bardenheuer gründlich mit den bereits vorhandenen klinischen und tierexperimentellen Arbeiten zur Behandlung von Harnblasentumoren auseinander. Dieser Themenkomplex hatte die Chirurgen bereits in den 70er- und Anfang der 80er-Jahre des 19. Jh. beschäftigt. So lagen Bardenheuer die Erfahrungen von Kollegen vor, die bereits eine extraperitoneale Blasenteilresektion durchgeführt hatten. **Eduard Sonnenburg** (1848–1915) hatte bereits 1884 die erste Harnblasenteilresektion beschrieben. Ein Jahr später berichtete **Géza von Antal** (1846–1889) gleichfalls über Harnblasenteilresektionen über einen extraperitonealen Zugangsweg. Die tierexperimentellen Arbeiten gehen insbesondere auf **Themistocles Gluck** (1853–1942) und **Oscar Zeller** (1863–1949) zurück (Gluck u. Zeller 1881). Außerdem hatte er selbst zu den Fragen der notwendigen Harnleiterneuimplantation zahlreiche Tierexperimente unternommen. Daneben stand dem Kölner Urochirurgen nunmehr die sich durch das bahnbrechende Wirken Nitzes seit 1879 in Europa etablierende Zystoskopie zur genaueren präoperativen Diagnosestellung zur Verfügung. **B. C. Corbus** schrieb 1933: »*Man könnte sagen, daß die moderne Epoche der Diagnostik und Behandlung von Harnblasentumoren mit der Perfektion des Blasenspiegels 1879 durch Nitze begonnen hat.*« (Ballenger et al. 1933, S. 295). Ähnlich äußerte sich Murphy 1972: »*Die Erfindung des Zystoskopes revolutionierte die Untersuchung von Harnblasentumoren ...*« (Murphy 1972, S. 351).

Dies war die Ausgangsposition, in der sich Bardenheuer befand, als am 11. Januar 1887 der 57-jährige Schreinergehilfe **Th. Baum** (1830–1887) in stark reduziertem Allgemein- und Ernährungszustand in seine Klinik zur Aufnahme kam. Dieser berichtete anamnestisch über seit 5 Jahren bestehende rezidivierende dysurische Beschwerden und Makrohämaturie. Baum war bereits mehrfach stationär in verschiedenen Kliniken. Sein Leiden wurde aber als inoperabel betrachtet. Nachdem Bardenheuer den Patienten bimanuell untersucht hatte, war er sich im Zusammenhang mit den geschilderten Symptomen darüber im klaren, dass der Untersuchte an einem Harnblasentumor litt. In Anbetracht der Situation äußerte Bardenheuer: »*Ich habe mir bei Blasenkrebs stets die Frage vorgelegt, ob es nicht möglich wäre, die ganze Blase zu exstirpieren, in den Fällen, wo die ganze Blase oder die Ureterenöffnungen von der Geschwulst befallen sind*« (Bardenheuer 1887, S. 674).

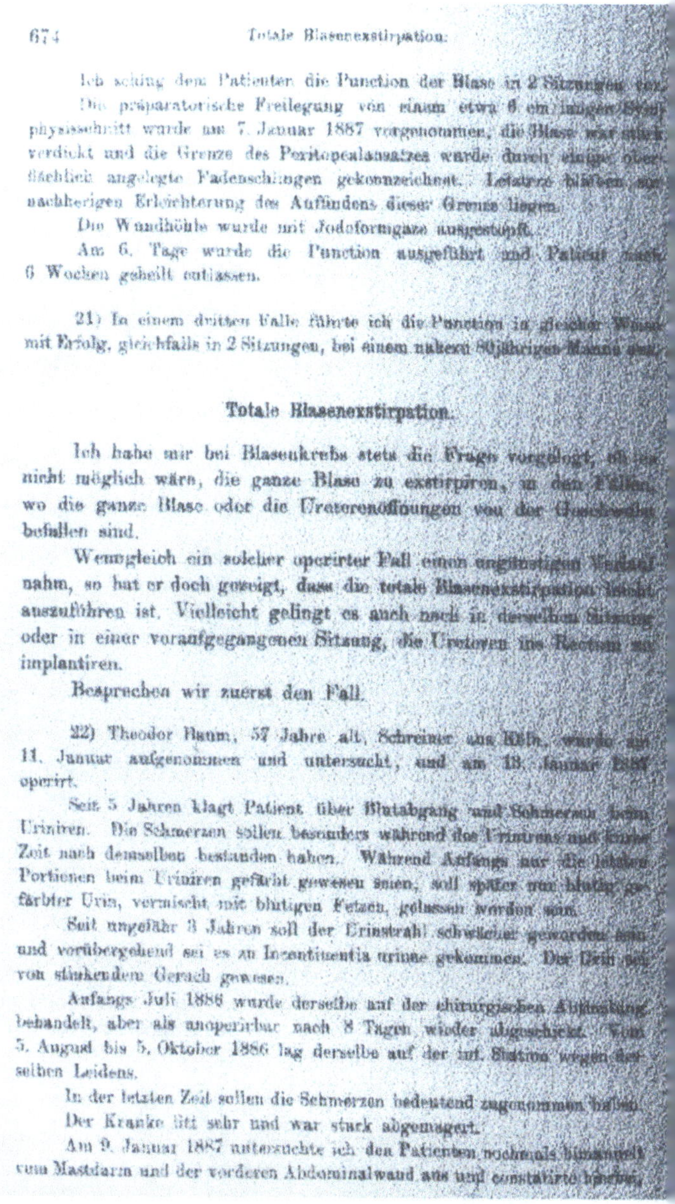

Abb. 3-21. Veröffentlichung zur ersten totalen Blasenexstirpation durch B. Bardenheuer aus dem Jahre 1887 (Bardenheuer 1887)

Da er diesen Eingriff für wissenschaftlich begründet hielt, entschied er sich im Sinne des stark leidenden Patienten zu dieser bisher noch nie durchgeführten Operation (Abb. 3-21). So fand am 13. Januar 1887 im Kölner Bürgerhospital die erste totale Blasenexstirpation der Medizingeschichte statt.

Auch Bardenheuer schilderte ausführlich sein Vorgehen während der Operation. Nachdem er die Harnblase mittels eines großen Schnitts, den man heute wohl als modifizierten Pfannenstielschnitt bezeichnen würde, freigelegt hatte, musste er aufgrund des ausgedehnten Tumorwachstums feststellen, dass eine Harnblasenteilresektion

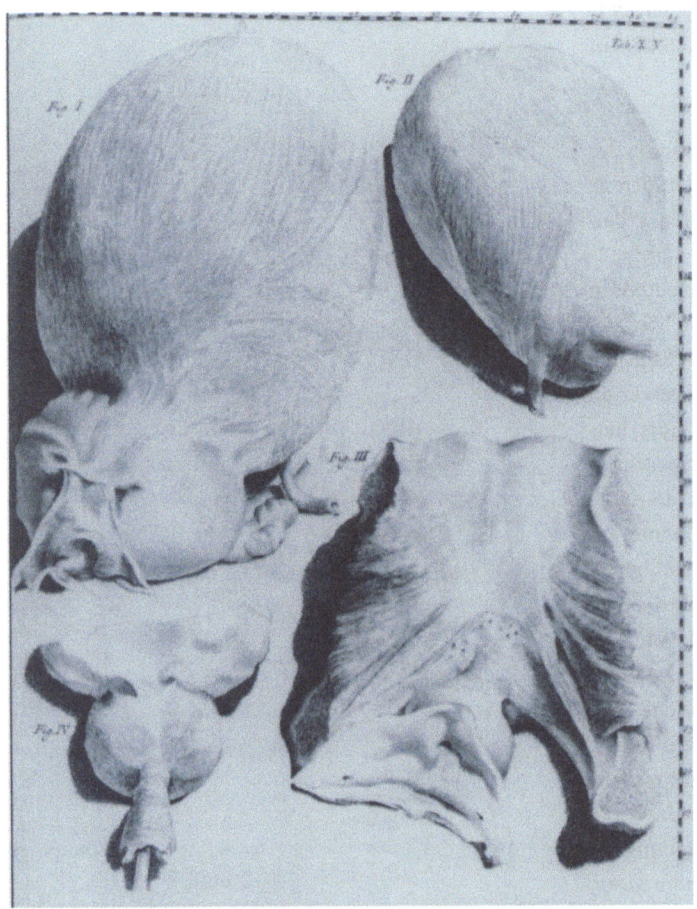

Abb. 3-22. Darstellung der männlichen Beckenorgane und des Plexus venosus vesicoprostaticus durch G. D. Santorini (Aus: Jo. Domenici Santorini anatomici summi septemdecim tabulae, quas nunc primum edit atque explicat iisque alias addit de structura mammarum et de tunica testis vaginali. Parma 1775 Tab. XV)

erst 38 Jahre nach seinem Tod von **M. Girardi** (1731–1797) unter dem Titel »*Jo. Domenici Santorini anatomici summi septemdecim tabulae quas nunc primum edit atque explicat iisque alias addit de structura mammarum et de tunica testis vaginali*« in Parma herausgegeben worden (Abb. 3-22).

Aufgrund des starken Blutverlusts und dem schlechter werdenden Zustand des Patienten beschloss Bardenheuer, den Eingriff nach der Zystoprostatektomie zu beenden.

Ich hatte vor, die beiden Ureteren in den Mastdarm zu implantieren, da ich indes den linken nicht fand, so gab ich dieses Bemühen auf, zumal der Patient sehr schwach war und das Bindegewebe stark venös blutete. Die Wundhöhle wurde daher mit Schwämmen ausgestopft, wodurch einestheils die Blutung gestillt wurde, anderntheils der Urin aufgefangen werden sollte (Bardenheuer 1887, S. 667).

Die Operation hatte 75 Minuten gedauert. Postoperativ gab es zunächst nur wenig Sorgen. Das Abdomen war klinisch unauffällig und der Patient wies nur subfebrile Temperaturen auf. Beim Wechseln der Schwämme zeigte sich, dass die linke Niere anscheinend klinisch stumm war. Über den rechten Ureter entleerte sich dagegen reichlich Urin. Vom 10. postoperativen Tag an fiel allerdings eine zunehmende Schläfrigkeit des Patienten auf. Am 27. Januar verstarb Bardenheuers Patient unter dem klinischen Bild einer Urämie.

im kurativen Sinne nicht mehr möglich war. Bardenheuer schrieb: »*Ich hatte daher die Absicht, die ganze Blase zu exstirpiren und die Ureteren entweder in den Mastdarm zu implantieren oder ruhig in der Wundhöhle zu belassen*« (Bardenheuer 1887, S. 676). Intraoperativ konnte er allerdings nur einen stark dilatierten rechten Ureter darstellen. Der linke Ureter blieb in der Annahme einer starken »*Obturation*« unversorgt. Die Mobilisation der Harnblase gelang relativ mühelos. Mehr Mühe machte Bardenheuer die Präparation im Bereich des Harnblasenhalses und der Prostata, welche aus Radikalitätsgründen mit entfernt werden musste. Er beschrieb hier starke Blutungen, deren Beherrschung den Eingriff erheblich erschwerten.

Wahrscheinlich handelte es sich hier um Blutungen aus dem Plexus venosus vesicoprostaticus. Dieses Gefäßbündel wurde durch den Italiener **G. D. Santorini** (1681–1737) zwischen 1724 und 1737 in Venedig erstmals beschrieben. Santorinis Kupfertafeln, auf denen auch der später nach ihm benannte Venenplexus dargestellt ist, sind allerdings

Trotz des letalen Ausganges hatte Bardenheuer mit dieser für die damalige Zeit kühnen Operation unserem Fachgebiet einen weiteren Meilenstein hinzugefügt. Er hatte bewiesen, dass die radikale Zystoprostatektomie bei entsprechender Indikation möglich war und führte dazu selbst aus: »*Wenngleich ein solch operirter Fall einen ungünstigen Verlauf nahm, so hat er doch gezeigt, dass die totale Blasenexstirpation leicht auszuführen ist*« (Bardenheuer 1887, S. 674).

Neben seiner klinischen Tätigkeit widmete Bardenheuer sich mit viel Engagement der ärztlichen Fort- und Weiterbildung und gehörte 1904 zu den Gründungsmitgliedern der Akademie für praktische Medizin, einer Vorläuferin der Medizinischen Fakultät in Köln. Hier wirkte er als Professor für Chirurgie in der Lehre und war bis 1907 gleichzeitig geschäftsführender Professor dieser Akademie.

Bardenheuer war mit Leib und Seele Chirurg. Sein ganzes Denken gehörte seiner Wissenschaft, und mit unermüdlichem Fleiß verfolgte er jede, auch die kleinste Neuerung, trug aber selbst zum Fortschritt seiner Wissenschaft so viel bei, daß er sich ein ehernes Denkmal in der Chirurgie gesetzt hat (Tilmann 1913).

Nach einem erfüllten Berufsleben verstarb Bernhard Bardenheuer am 13. August 1913 an einer Niereninsuffizienz in Folge von arteriosklerotisch veränderten Schrumpfnieren auf dem elterlichen Gut in Lamersdorf.

Der von ihm erstmals durchgeführte Eingriff zur Behandlung eines Harnblasentumors machte deutlich, dass zur Beherrschung dieser Operationsmethode zum einen das Wissen um die anatomischen Gegebenheiten im kleinen Becken im Zusammenspiel mit einer subtilen Operationstechnik unabdingbar notwendig sind, um die Gefahr unbeherrschbarer Blutungen oder einer Verletzung von Strukturen zu minimieren und dadurch die postoperative Mortalität zu senken. Zum anderen spielt die notwendig werdende Harnumleitung eine ganz entscheidende Rolle. Hier wurden in den darauffolgenden Jahrzehnten eine Vielzahl von Möglichkeiten inauguriert, von denen heute allerdings nur noch wenige Bestand haben.

In den Jahren 1890 und 1891 führten auch **H. Kümmell** (1852–1937) und Küster radikale Zystektomien mit einer entsprechenden Harnableitung durch. Man bevorzugte in diesen Jahren zunächst die Implantation der Ureteren in die Harnröhre, in die Bauchhaut oder in das Rektum. **C. Maydl** (1853–1903) implantierte 1892 erstmals die Harnleiter en bloc ins Colon sigmoideum. Von **R.C. Coffey** (1869–1944) wurde die Harnleiter-Darm-Implantation im ersten Drittel des 20. Jh. mehrfach verbessert und modifiziert. Gleiches gilt für die heute noch verschiedentlich Anwendung findende Ileozystoplastik von Goodwin. Aufgrund der hohen Mortalitätsrate bezeichnete **F. Voelcker** (1872–1955) die radikale Zystektomie allerdings »*als eine lebensgefährliche Operation, die für den Träger zeitlebens schwere, unangenehme Folgen besäße und deren Bewertung ein abschließendes Urteil verböte*« (Schultheiss et al. 2000). Auch Casper äußerte sich in seiner Monografie »Lehrbuch der Urologie mit Einschluß der männlichen Sexualorgane« zur Durchführung einer Zystektomie eher zurückhaltend: »*… dass die Kranken im allgemeinen besser ohne als mit der Operation leben könnten …*«. Im Jahr 1932 beschrieb **L. Seiffert** seine »Darm-Siphonblase«, welche letztlich **E. M. Bricker** (geb. 1908) 1950 zur Inauguration des Ileumconduits inspirierte. K. Scheele gab 1933 mit seiner Kugelblase bereits Anregungen für die heute zum Standardrepertoire der Harnableitung gehörenden »Neoblase« (Dietrich 2000, S. 243–247, Anmerkung 361).

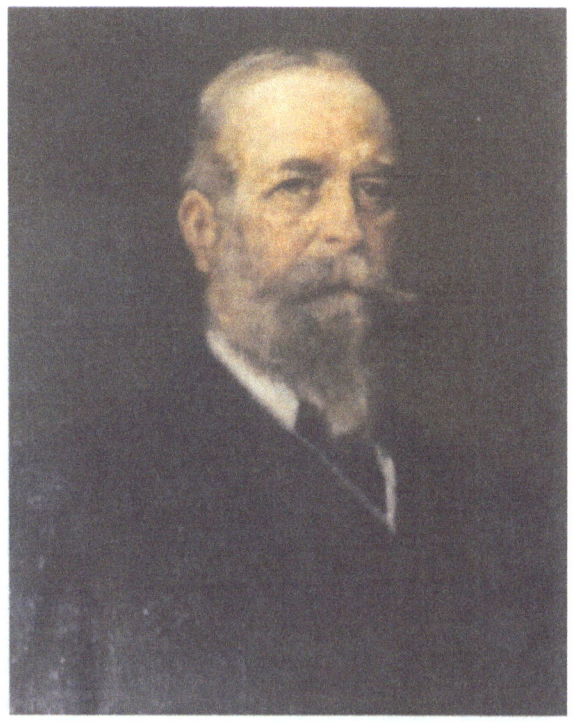

Abb. 3-23. **Karl Pawlik** (1849–1913/14) (Archiv der Universitätsfrauenklinik Prag)

An dieser Stelle soll noch die zweite in der Urologiegeschichte dokumentierte Zystektomie dargestellt werden. Zum einen wurden hier vom Operateur erstmals die Ureteren neu eingepflanzt, wenn auch in einer Form, die für uns heute nicht mehr akzeptabel ist, zum anderen überlebte die Patientin als erste überhaupt diesen radikalchirurgischen Eingriff.

Karl Pawlik (Abb. 3-23) wurde am 12. März 1849 in Klattau (Böhmen) geboren (Dietrich 2000, S. 243–247, Anmerkung 357). Nach Beendigung seiner Gymnasialzeit studierte er in Wien, zu jener Zeit eine Hochburg der modernen europäischen Medizin, die ihn nachhaltig prägte. Am 24. April 1873 wurde Pawlik hier zum Doktor der Medizin promoviert. Seine weitere klinische Ausbildung absolvierte er vorzugsweise bei **Th. Billroth** (1829–1894) und den Brüdern **Carl** und **Gustav Braun** (1822/1829–1891) an der Wiener Universität. Im Jahre 1881 konnte sich Pawlik hier für Gynäkologie und Geburtshilfe habilitieren. Fünf Jahre später wurde er Leiter der Allgemeinen Poliklinik der Universität. 1887 ging er nach Prag und wurde dort am 1. Oktober zum Professor an der Medizinischen Fakultät ernannt. Bis 1913 war er in der Universitätsfrauenklinik tätig.

Ein Arbeitsschwerpunkt Pawliks lag in der Chirurgie des Urogenitaltrakts. Seine digital-vaginale Harnleiterpalpation, seine Aerozystoskopie, aber auch die von ihm inaugurierte Nierenbeckenspülung mit antiseptischen Lösun-

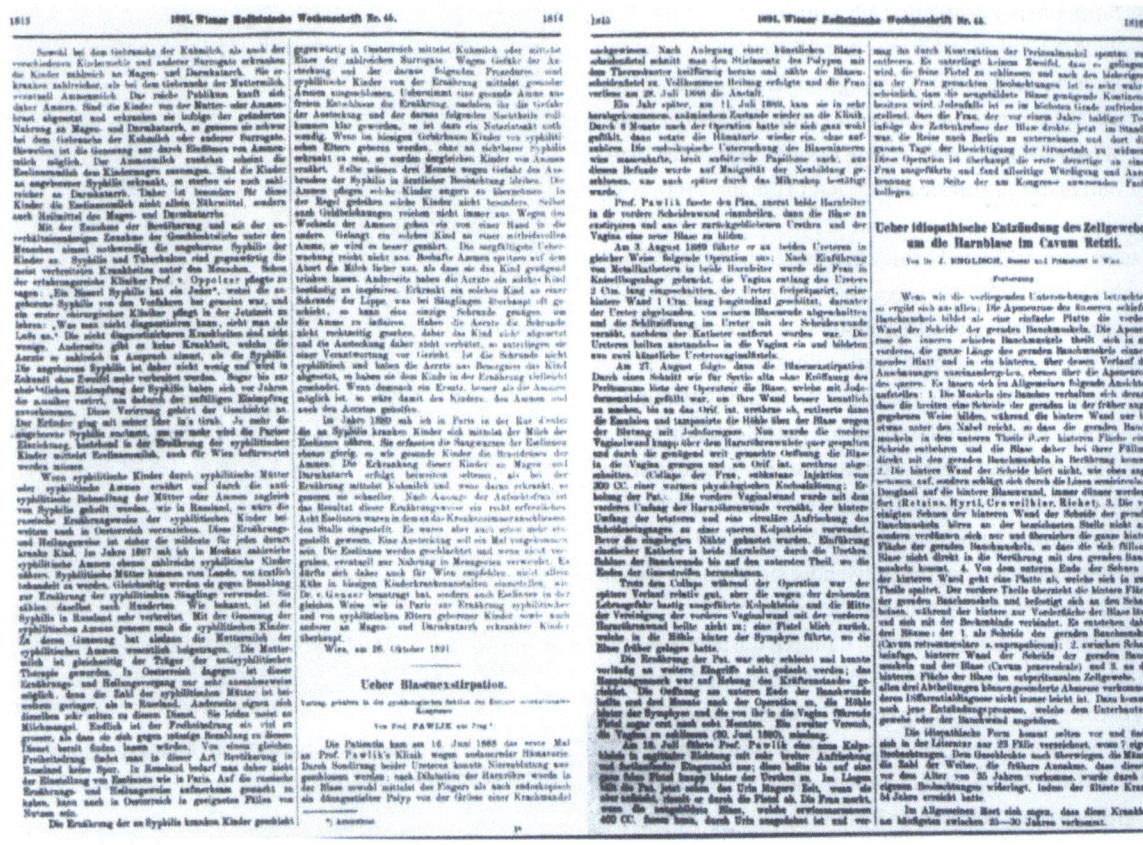

Abb. 3-24. Publikation von K. Pawlik über die erstmals erfolgreich durchgeführte Totalexstirpation der Harnblase mit Harnleiterneueinpflanzung bei einer Frau aus dem Jahre 1891 (Pawlik 1891)

gen bei eitrigen Pyelitiden sind in die Urologiegeschichte eingegangen. Nach Bardenheuer in Köln war Pawlik der zweite urologisch tätige Chirurg, der eine radikale Zystektomie wagte.

Der Prager Urochirurg hatte seine Patientin am 16. Juni 1888 zum ersten Mal gesehen. Diese klagte über eine persistierende Makrohämaturie. Pawlik konnte mittels digitaler Palpation über die Urethra bzw. zystoskopisch einen gestielten Polypen »von der Größe einer Krachmandel« in der Harnblase sichern. Noch im gleichen Monat wurde die Patientin durch Pawlik operiert. Er legte zunächst eine künstliche Blasenscheidenfistel an, schnitt anschließend mittels eines Thermokauters den Tumor aus der Harnblase heraus und verschloss die Fistel wieder. Am 28. Juli 1888 konnte die Patientin, scheinbar geheilt, die Klinik verlassen.

Aber bereits 1 Jahr später kam die Patientin in jetzt stark reduziertem Zustand zur erneuten stationären Aufnahme. Schon 4 Monate vorher war die Makrohämaturie erneut aufgetreten. Pawlik diagnostizierte zystoskopisch massenhafte Tumore, die nahezu die gesamte Harnblase ausfüllten. Er entschloss sich aufgrund dieses Befundes, der später histologisch als Malignom gesichert wurde, zu einem zweizeitigen Vorgehen. Zunächst wollte er beide Ureteren in die Vagina implantieren und dabei die Problematik von dadurch geschaffenen Ureterovaginalfisteln in Kauf nehmen. Danach sollte in einer zweiten Sitzung die Harnblase exstirpiert werden.

Am 3. August 1889 erfolgte wie geplant die erste Sitzung. Die Patientin wurde in Knie-Ellenbogen-Lage gebracht, und Pawlik präparierte von vaginal beide Ureteren, ligierte und durchtrennte sie blasennah und nähte die spatulierten Harnleiter anschließend in die Vaginalwand ein. Die Operation verlief problemlos. Am 27. August 1889 erfolgte die extraperitoneale Harnblasenexstirpation. Auch Pawlik hatte mit stärkeren Blutungen zu kämpfen. Er inzidierte die vordere Vaginalwand, zog die zuvor mobilisierte Harnblase in die Scheide und trennte die Harnblase am Orificium urethrae internum ab. Die Vaginalwand wurde mit der Harnröhre vernäht, eine quere Kolpokleisis durchgeführt und die Ureteren geschient. Aufgrund des Blutverlustes erlitt die Patientin einen hypovolämischen Schock, so dass Pawlik die Operation rasch beenden musste. Der Wundverschluss konnte nur situationsgerecht erfolgen und blieb unvollständig. Die Patientin überlebte den Eingriff. Postoperativ persistierte eine Fistel zwischen Vagina und Bauchhöhle. Ein am 20. Juni 1890 durchgeführter Versuch, diese Fistel zu verschließen, misslang Pawlik. Am 18. Juli 1890 führte er daher eine erneute Kolpokleisis mit breiter Anfrischung der Wundränder und fortlaufender Etagennaht durch. Diesmal heilte die Wunde nahezu vollständig ab. Im Liegen konnte die Patientin den Urin bereits längere Zeit halten. Die neue Blase (aus Vagina und zurückgebliebener Urethra gebildet) hatte ein Fassungsvermögen von etwa 400 ml. Die Patientin bemerkte den zunehmenden Füllungszustand des Urinreservoirs und war in der Lage, dieses durch die Kontraktion ihrer Perinealmuskulatur spontan zu entleeren. Zusammenfassend schrieb Pawlik später:

> ... nach den bisherigen an der Frau gemachten Beobachtungen ist es sehr wahrscheinlich, dass die neugebildete Blase genügende Kontinenz besitzen wird. Jedenfalls ist es im höchsten Grade zufriedenstellend, dass die Frau, der vor einem Jahr baldiger Tod infolge des Zottenkrebses der Blase drohte, jetzt imstande war, die Reise nach Berlin zu unternehmen und dort die ganzen Tage der Besichtigung der Grossstadt zu widmen (Pawlik 1891).

Er berichtete über diesen Fall (Abb. 3-24) erstmals 1890 vor dem Auditorium des Internationalen Ärztekongresses in Berlin (Pawlik 1891).

In einem Nachruf wird Pawlik als die herausragendste Persönlichkeit der tschechischen Medizin zur damaligen Zeit bezeichnet. Er galt als strenger Lehrer, Meister der Diagnostik und zugleich begnadeter Operateur. Nahezu legendär ist sein Verhalten vor, während und nach einer Operation. So wird berichtet, dass Pawlik sich vor jedem operativen Eingriff badete, besonders desinfizierte Unterbekleidung und Operationskittel trug und die Türklinken zum Operationssaal mit steriler Gaze einwickeln ließ. Seinen Assistenten begegnete er mit Strenge, achtete aber darauf, dass auch sie sich stets auf dem neuesten wissenschaftlichen Stand befanden und eine gründliche Ausbildung erhielten. Nach Beendigung der jeweiligen Operation hatte sich Pawlik angewöhnt, ein kurzes Resümee zu ziehen. Dies geschah noch im Operationssaal und fand bei allen Zuhörern großen Anklang. Pawlik konnte seine Ausführungen auf Deutsch, Englisch, Französisch, Russisch, Spanisch und Italienisch formulieren. Er beherrschte diese Sprachen so gut, dass er sogar in der Lage war, in jeder von ihnen zu publizieren. Pawlik war Mitglied der tschechischen Akademie der Wissenschaft und Kunst; der portugiesischen und französischen Ärztegesellschaft und Ehrenmitglied der amerikanischen Gynäkologengesellschaft. Er verstarb an den Folgen einer Thromboembolie in Prag. Über sein Sterbedatum gibt es unterschiedliche Angaben (8. September 1913 oder 7. Januar 1914).

Pawliks Vortrag 1890 in Berlin und seine Befunddemonstration fand die einhellige Anerkennung durch die Fachkollegen. Die Machbarkeit des Eingriffs und die Überlebensmöglichkeit nach Zystektomie waren somit bewiesen. In den nachfolgenden Jahren nahm die Zahl der Zystektomien deutlich zu. Die operative Mortalitätsrate war zunächst jedoch noch sehr hoch. Sie wurde zu Beginn des 20. Jh. mit etwa 50–65% angeben. Noch 1926 schrieben F. Voelcker und H. Boeminghaus (1893-1979):

> Die Blasenexstirpation ... ist immer noch ein relativ seltener Eingriff und hat auch heute noch eine hohe Mortalität. Es ist selbstverständlich, daß man sich zu diesem Eingriff nur ungern entschließt, einmal wegen der großen primären Operationsmortalität und dann auch weil der resultierende Zustand für die Patienten auch bei gelungenen Eingriffen gerade kein erfreuliches Los darstellt. Wie die Erfahrung gezeigt hat, ist die Totalexstirpation selbst nicht einmal das schwierigste Problem der Operation. Viel komplizierter ist die Frage der Ureterenversorgung ..., da eine erschreckend große Zahl der Patienten, ... kürzere oder längere Zeit nach dem Eingriff an sekundärer Pyelonephritis zugrunde gingen (Lichtenberg et al. 1926).

Um die Mitte des 20. Jh. lag die in der Literatur beschriebene Mortalität noch immer zwischen 35% und 66%. Ende der 70er-Jahre des 20. Jh. wurde sie allerdings bereits mit unter 5% angegeben. Nach Klärung des Operationsprozederes stand sehr schnell die Harnableitung im Mittelpunkt der experimentellen und klinischen Forschung. Heute stehen die Pouchbildung und der orthotope Harnblasenersatz bei Mann und Frau im Mittelpunkt des Interesses. Hierbei handelt es sich um hochspezialisierte urologische Eingriffe. Deren histo- und pathomorphologische Grundlagen wurden erst im letzten Drittel des 20. Jh. geschaffen. Gleichzeitig sind diese Operationen erst durch die sukzessive verfeinerten Operationstechniken in Kombination mit den heute zur Verfügung stehenden prä- und postoperativen Möglichkeiten durchführbar geworden.

Unabhängig vom Verlauf dieser Entwicklung und der relativ späten Etablierung der radikalen Zystektomie als erfolgreiche und sichere Behandlungsmethode des Harnblasenkarzinoms bei entsprechender Indikationsstellung kommt sowohl Bardenheuer als auch Pawlik das uneingeschränkte Verdienst zu, mit ihren erstmals durchgeführten totalen Harnblasenexstirpationen das Operationsspektrum im Bereich des Urogenitaltrakts ganz erheblich erweitert zu haben. Diese beiden Erstoperationen waren richtungsweisend. Dementsprechend gebührt diesen beiden Männern ein gewichtiger Platz innerhalb der Urologiehistoriografie.

3.5 Carl Thiersch und die Herausbildung der plastisch-rekonstruktiven Urologie

Nahezu parallel zur Etablierung radikalchirurgischer Eingriffe bemühten sich die Urochirurgen bereits in der zweiten Hälfte des 19. Jh. um die Rekonstruktion fehlgebildeter Organe im Bereich des Harntrakts. Im Gegensatz zu den Eingriffen, welche eine Entfernung des entsprechenden Organs zum Ziel hatten, lässt sich in der plastisch-rekonstruktiven Urologie eine aszendierende Vorgehensweise hinsichtlich des Heranwagens an einzelne Organe nachweisen. Im Vordergrund stand daher zunächst das äußere Genitale des Mannes.

Auf einen der bedeutendsten Wegbereiter soll an dieser Stelle näher eingegangen werden (Dietrich 1996).

Carl Thiersch wurde am 20. April 1822 als viertes Kind eines Professors für alte Literatur und dessen sehr künstlerisch veranlagten Gattin in München geboren (◻ Abb. 3-25). Nach Beendigung seiner gymnasialen Ausbildung begann er bereits mit 16 Jahren ein philosophisch-naturwissenschaftliches Studium in seiner Geburtsstadt. Nach vier Semestern Geschichte, Philosophie und Ästhetik schloss sich ein Medizinstudium an. Im Jahre 1843 promovierte Thiersch mit einer Dissertation »Zur Lehre der Arzneiwirkung« und schloss gleichzeitig sein Medizinstudium ab. Anschließend ging er zunächst nach Berlin, um dort insbesondere Johannes Müller (1801–1858), **Johann L. Schoenlein** (1793–1864) und den bereits erwähnten Dieffenbach zu erleben. Besonders Dieffenbach sollte ihn nachhaltig beeinflussen. Dass dieser bereits frühzeitig Thierschs Talent erkannte, geht aus einem Zeugnis hervor, in welchem Dieffenbach schrieb:

> *Herr Dr. med. et chir. Thiersch hat im Jahr 1843 meine chirurgische Klinik mit ausgezeichnetem Fleiß und größtem Interesse besucht. Mit Freuden stelle ich demselben dieß Zeugniß aus, ebenso, dass ich vielfältig Gelegenheit gehabt habe seine trefflichen Kenntnisse zu rühmen und sein tüchtiges chirurgisches Talent bei den von ihm am Lebenden vollzogenen Operationen zu beobachten ... Ich wünsche Ihnen von Herzen alles mögliche Glück, wie es ein so talentvoller, liebenswürdiger junger Mann verdient. Behalten Sie lieb Ihren ergebenen Freund und Collegen Dieffenbach* (J. Thiersch 1922, S. 16).

Im Jahr 1844 ging Thiersch nach Wien und erlebte in einer für ihn außerordentlich fruchtbaren Symbiose von Theorie und Praxis das Wirken von Männern wie **Joseph Skoda** (1805–1881), **Ferdinand Hebra** (1816–1880) und **Karl Rokitansky** (1804–1878), die für die Fortentwicklung der Medizin herausragende Bedeutung erlangen sollten. Im

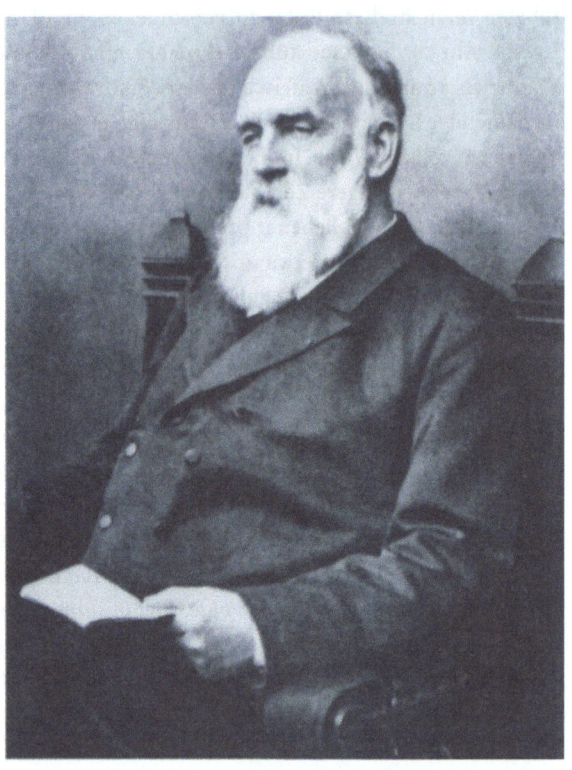

Abb. 3-25. Carl Thiersch (1822–1895) (Dietrich 1996)

Sommer 1845 erhielt Thiersch seine Approbation als Arzt. Zur Vervollkommnung seiner Ausbildung besuchte er bald darauf Paris. Die französische Hauptstadt galt zur damaligen Zeit als Hochburg der medizinischen Wissenschaften. In Paris war es ihm u. a. vergönnt, die Einführung der Äthernarkose hautnah miterleben zu dürfen. Nach München zurückgekehrt, wurde er 1847 zunächst chirurgischer Assistent bei **Franz Ch. Rothmund** (1801–1891), entschied sich aber bald für eine akademische Laufbahn und bekam 1848 die Prosektur für pathologische Anatomie an den Münchner Kliniken übertragen. Nie verlor er aber die Chirurgie als das Fach seiner Wahl aus den Augen. Im Jahr 1849 habilitierte er sich mit der Schrift »Pathologisch-anatomischen Beobachtungen über Pyämie nebst kritischen Bemerkungen über die Theorie der Pyämie« und wurde 1853 zum außerordentlichen Professor ernannt. Über Thierschs Münchner Zeit äußerte sich später einer seiner Schüler wie folgt: »*Thierschs Hauptverdienst während seiner Lehrzeit in München war die Einführung des Unterrichts der mikroskopischen Anatomie, ... und die praktische Unterweisung im Gebrauche des Mikroskopes. Ganz vorzüglich war sein Colleg über topographische Anatomie mit Anwendung auf operative Chirurgie*« (J. Thiersch, S. 41). Bereits in dieser Zeit erarbeitete sich Thiersch jene exzellenten Kenntiße über den Bau des menschlichen Körpers, die ihm später als Operateur von außerordentlichem Vorteil sein sollten.

In seiner Münchner Zeit kam er zum ersten Mal in nähere Berührung mit der Urologie. Während einer Sektion bei einem 28-jährigen Mann fand er eine Fehlbildung der Harn- und Geschlechtsorgane (◘ Abb. 3-26). In einer umfangreichen Publikation (C. Thiersch 1852) setzte er sich schon 1852 mit Problemen des sicherlich nicht einfachen und damals noch wenig erforschten urologischen Teils der Embryonalentwicklung auseinander. So beschrieb er bei diesem Mann das Fehlen von Niere und Harnleiter auf der rechten Körperseite. Gleichzeitig fand er rechts in Höhe des 4. Lendenwirbelkörpers ein kavernöses, bindegewebsartig umgewandeltes Organ, an das sich ein weiteres Hohlorgan anschloss. Mehrere Ausführungsgänge vereinigten sich zu einem größeren, der zur deutlich erweiterten rechten Samenblase zog. Zusätzlich mündete der rechtsseitige Ductus ejaculatorius blind in der Pars prostatica urethrae. Rechter Hoden und Nebenhoden erschienen pathomorphologisch normal. In den beschriebenen Hohlorganen fand Thiersch reichlich normale Samenflüssigkeit. Auf der linken Körperseite ergab sich ein normaler anatomischer Befund. Nur die Samenblase war deutlich kleiner als die rechte und enthielt keine Samenflüssigkeit. Nach Aufzeichnung dieser Befunde setzte er sich ausführlich mit der Differenzierung von Wolff- und Müller-Gang auseinander, wobei seine Kenntnisse dem heutigen Wissensstand durchaus standhalten. In geradezu vorbildlicher Weise führte er eine Literaturrecherche durch und verglich diese mit eigenen entwicklungsgeschichtlichen Untersuchungen und Ergebnissen, die er selbst an Schafsembryonen ausgeführt und gefunden hatte. Thiersch hatte richtig erkannt, dass bei diesem jungen Mann eine sehr seltene Fehlentwicklung des Geschlechtsteils der Urniere und des Wolff-Ganges vorlag.

Im Jahre 1854 nahm Thiersch einen Ruf als Ordinarius für Chirurgie nach Erlangen an. In seine Erlanger Zeit fallen u. a. seine bahnbrechenden Studien über die Epithelialtumoren. Damit wurde die Zellularpathologie **Rudolf Virchows (1821–1902)** mit dessen Auffassung, dass der Ausgangspunkt aller Geschwülste das Bindegewebe sei, von Thiersch widerlegt. Er bewies, dass der Ursprung des Epithelialkrebses ausschließlich die Epithelzellen selbst sind. Diese Erkenntnis wurde in den darauf folgenden Jahren immer wieder bestätigt.

Daneben führte er in Erlangen bereits plastisch-rekonstruktive Operationen aus. Für unser Fachgebiet besonders interessant ist beispielsweise eine von ihm erstmals ausgeführte und noch heute mit seinem Namen verbundene Phimosenkorrektur mit zirkulärer Durchtrennung des äußeren und Resektion des inneren Präputialblatts, so dass die adaptierenden Nähte innerhalb des verbleibenden Präputiums liegen.

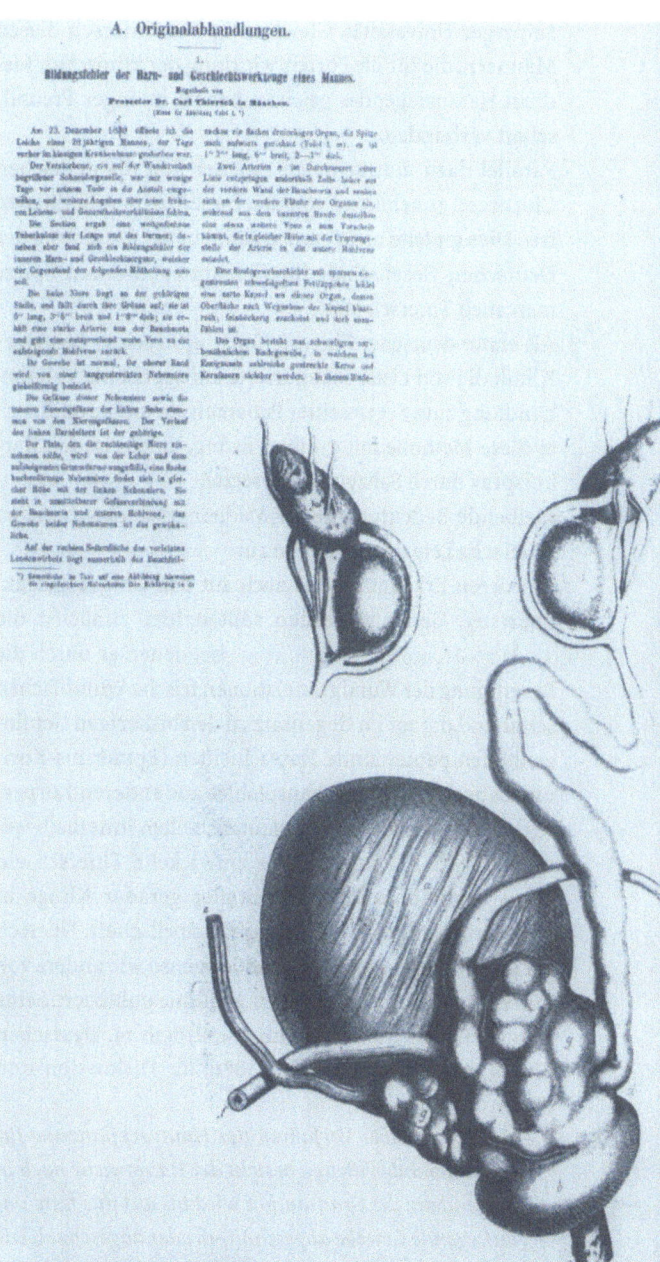

Abb. 3-26. Titelblatt und Sektionsbefund aus »Bildungsfehler der Harn- und Geschlechtswerkzeuge eines Mannes« von C. Thiersch 1852

Im Jahr 1867 wurde Thiersch auf den chirurgischen Lehrstuhl der Leipziger Universität berufen. Das Betätigungsfeld, das den Chrirugen in der sächsischen Universitätsstadt erwartete, war so umfangreich, wie er es bisher nicht gekannt hatte. Innerhalb dieses sehr großen Arbeitsgebietes konnte Thierschs chirurgisches Talent nun vollends zur Geltung und Entfaltung kommen. In den darauf folgenden Jahren gehörte Thiersch neben **Carl R. A. Wunderlich (1815–1877)**, **Ernst L. Wagner (1829–1888)**, **Heinrich Curschmann (1846–1910)** und **Carl F. W. Ludwig (1816–1895)** zu den führenden Köpfen der Medizinischen Fakultät der

Leipziger Universität. Gleichzeitig war Thiersch diesen Männern, die für die Fortentwicklung der klinischen Medizin Herausragendes geleistet haben, in enger Freundschaft verbunden.

Parallel dazu machten sich in jener Zeit die deutschen Chirurgen zunehmend von den französischen Einflüssen frei. Dies gipfelte nicht ganz zufällig in der Gründung der Deutschen Gesellschaft für Chirurgie, an deren Spitze man auch Thiersch fand.

Als erster deutscher Chirurg führte er in seiner Leipziger Klinik die von Lister inaugurierte antiseptische Wundbehandlung zum Segen seiner Patienten ein und modifizierte diese Methode mit großem Erfolg, indem er den Karbolspray durch Salizylsäure ersetzte.

Bleibende Bedeutung in der Medizingeschichte besitzen Thierschs Leipziger Arbeiten zur Transplantationschirurgie, deren Erkenntnisse er auch auf den Urogenitaltrakt übertrug. Genannt werden sollten hier zunächst die Thiersch-Hauttransplantationen, bei denen er durch die Beseitigung der Wundgranulationen frische Wundflächen schuf und darauf im Gegensatz zu den bisherigen Gepflogenheiten papierdünne Hautschichten (Epidermis-Korium-Lappen) als freies Transplantat aus anderen Körperregionen legte. Diese Transplantate heilten innerhalb weniger Tage ein. Speziell dafür entwickelte Thiersch ein Transplantationsmesser mit breiter gerader Klinge in rückseitig stumpfem Winkel zum Skalpellschaft. Thiersch hat diese bahnbrechende Methode ebenso wie andere von ihm erstmals durchgeführte Eingriffe nie publiziert. Seine Hauttransplantationen stellte er auf dem 15. Deutschen Chirurgenkongress im Jahre 1886 zur Diskussion und führte hier aus:

Das jetzt geübte Verfahren der Hautverpflanzung für granulierende Flächen besteht der Hauptsache nach in Folgendem: die Granulation wird bis auf das feste unterliegende Gewebe abgeschnitten oder abgeschabt. Die aufzusetzende Haut wird in der Art gewonnen, daß man mit einem Rasiermesser von der Haut des Patienten selbst möglichst dünne Lamellen abträgt (J. Thiersch 1922, S. 115f).

Bleibende Verdienste in der Urochirurgie erwarb sich Thiersch auch auf dem Gebiet der plastisch-rekonstruktiven Eingriffe im Bereich des äußeren männlichen Genitale. Seine Untersuchungen zu den bereits erwähnten Fehlbildungen der Harn- und Geschlechtsorgane haben sicherlich den Grundstock für die von ihm erstmals vorgenommenen Operationen bei Hypo- und Epispadie, bei der einzeitigen Versorgung von Harnröhrenstrikturen oder bei der plastischen Deckung der Harnblasenektopie gelegt. Noch sein Lehrer Dieffenbach hatte die Ektopie für nicht korrigierbar gehalten. Thiersch gelang es, einen Hohlraum vor der Harnblase zu schaffen, in dem der Urin mittels eines Kompressoriums zurückgehalten werden konnte.

Als richtungsweisend für nachfolgende Urologengenerationen ist seine Methode zur Beseitigung der Epispadie zu bezeichnen (Abb. 3-27, 3-28). Am 2. Sitzungstag des 4. Kongresses der Deutschen Gesellschaft für Chirurgie im Jahre 1875 referierte er ausführlich über die von ihm durchgeführten Epispadieoperationen. Er empfahl seinen Kollegen folgenden Operationsplan:

1. Plastische Behandlung der Eichel und Vorhaut in zwei Abschnitten. 2. Vorbereitung des seitlichen Brückenlappens zur Bedeckung der unteren Blasenhälfte. 3. Verpflanzung dieses Lappens quer über die untere Hälfte der Blase. 4. Vereinigung des Eichel- und Vorhautstückes mit dem unteren Rande des Querlappens, evtl. unter Beiziehung eines Brückenlappens aus der Scrotalhaut. 5. Vorbereitung des zweiten Seitenlappens und des für denselben bestimmten Granulationsbettes längs des oberen Blasenrandes. 6. Verpflanzung dieses zweiten Seitenlappens quer über den oberen Abschnitt der Blase und Vereinigung desselben mit dem ersten Seitenlappen. Zu Act 1. wird man beiläufig 4 Wochen, zu Act 2 ... 3 Wochen, zu Act 3 ... 3 Wochen, zu Act 4 ... 8 Wochen, zu Act 5 ... 3 Wochen, zu Act 6 ... 6 Wochen nöthig haben; rechnet man dazu noch ebenso viel Zeit an zufälligen Störungen und Unterbrechungen, so wird die Cur ein volles Jahr in Anspruch nehmen ... (C. Thiersch 1875).

Noch über 50 Jahre später kann man in einschlägigen urologischen Handbüchern dazu lesen:

Vor allem aber ist es das Verfahren nach Thiersch, dem bei der Epispadieoperation der Vorzug zu geben ist und welches zumeist auch bei den Operationen der Blasenspalte diesen angeschlossen zu werden pflegt. Thiersch läßt die dorsale Urethrarinne als Unterwand der neu zu bildenden Urethra in ihrer normalen Verbindung mit der Unterlage bestehen. Er bildet zu beiden Seiten der Rinne je einen gleichgerichteten rechteckigen Türflügellappen aus der Penishaut. Der eine dieser longitudinalen Lappen hat seine Ernährungsbasis an der Urethrarinne, er wird in der Breite angelegt, daß er nach Abpräparierung bis zur Rinne breit genug ist, um über einen liegenden Katheter geschlagen, die vordere Wand einer genügend weiten Urethra darzustellen. Der andere Hautlappen trägt seine Ernährungsbasis lateral. Ebenso lang wie jener und ebenso rechteckig zurechtgeschnitten, wird er weit genug seitlich mobilisiert, um den ganzen Defekt gut überdecken zu können. Nach Bildung dieser Türflügellappen wird der erstgenannte

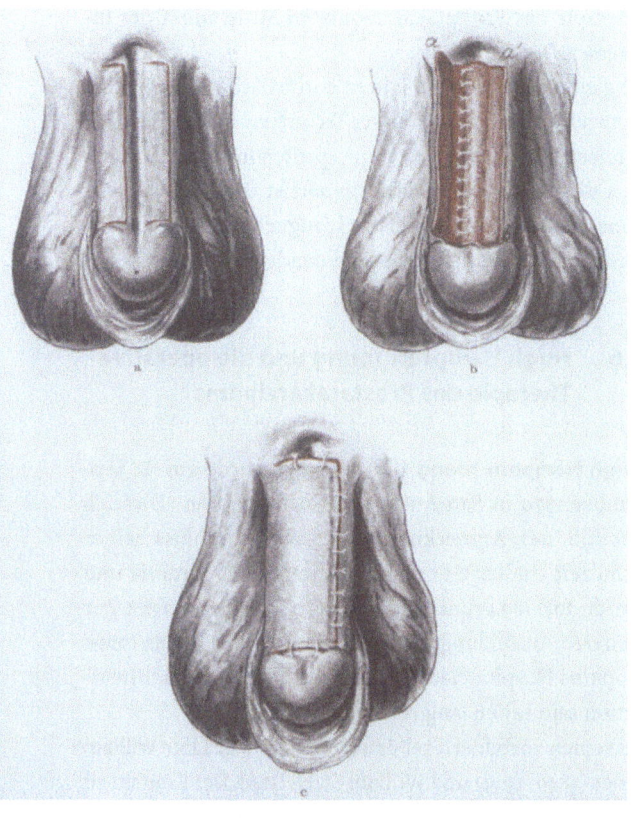

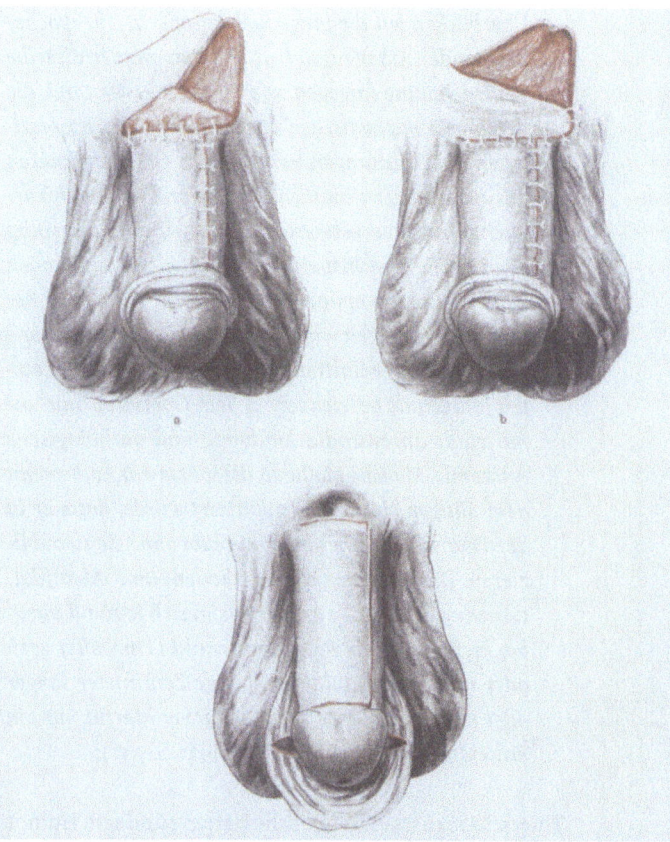

Abb. 3-27. Darstellung zur Bildung der Penisharnröhre nach Thiersch bei Epispadie (Lichtenberg et al. 1926)

Abb. 3-28. Darstellung der distalen und proximalen Fisteldeckung nach Thiersch (Lichtenberg et al. 1926)

mit seiner Hautfläche nach innen geschlagen und über den liegenden, nicht zu dicken ... Katheter hinweg so mit dem freien Wundrande des zum zweiten Lappen gehörigen Defektes vernäht, daß ein in sich geschlossener Hautschlauch entsteht. Über diesen wird der freie Rand des mobilisierten zweiten Lappens hinweggezogen und mit dem freien Rande des zum ersten Lappen gehörigen Hautdefektes vernäht, sodass die neugebildete Urethra ganz in der Tiefe verschwindet. Wenn die Heilung abgeschlossen ist, bleibt zumeist zwischen der neugebildeten Penisharnröhre und der Urethra glandis eine Fistel bestehen, zu deren Deckung man sich sehr gut des Präputiums bedienen kann ... Diese hypertrophische Vorhaut wird in ihrer Mitte quer incidiert und die Glans penis durch diese Öffnung hindurchgezogen. Nachdem man nun die Fistelränder angefrischt hat, werden die beiden Blätter der Vorhaut im Bereiche jener Fistel gespalten und mit dem vorderen bzw. dem hinteren Rand der Fistel vernäht; hierdurch wird nicht nur die Übergangsfistel geschlossen, sondern das Membrum erhält auch eine annähernd normale präputiale Ausstattung. Der Verschluß der proximalen Übergangsfistel wird durch Lappenbildung aus der Haut der

Regio pubica zu schließen sein ... Der sekundäre Defekt der suprapubischen Gegend kann nach Thiersch transplantiert werden ... (Lichtenberg et al. 1926).

Das plastische Korrekturprinzip Thierschs bei Hypospadie ist dem oben beschriebenen ähnlich und besteht darin, dass die fehlende Harnröhrenstrecke sowie die äußere Deckung durch zwei seitlich gestielte Hautlappen aus dem Penis gebildet wird. Das Gleiche gilt für die offenchirurgische Korrektur von Harnröhrenstrikturen. Die Bedeutung dieser von Thiersch inaugurierten Methoden kann man heute noch aus der Tatsache ablesen, dass sie Eingang in aktuelle urologische Standardoperationslehren gefunden haben. So schrieb E. Leiter 1994 in einem Kapitel zur Harnröhrenchirurgie: »*Obwohl die klassische Thiersch-Korrektur ... von vielen einzeitigen Verfahren verdrängt wurde, sind ihre Prinzipien Basis vieler neuer Konzepte geworden. Gelegentlich kann sie ... aber auch heute noch angezeigt sein ...*« (Hinman 1994).

Thiersch erhielt für seine ärztlichen Verdienste unzählige Auszeichnungen und Ehrenmitgliedschaften in der ganzen Welt. Sein Schüler **Heinrich Helferich** (1851–1945) schrieb über ihn:

> *Überblicken wir die lange Reihe großer z. Th. epochemachender Arbeiten, so tritt uns stets wieder dieselbe Wahrnehmung entgegen, wie Thiersch es verstand, die Ergebnisse methodischer, theoretischer und systematischer Untersuchungen von höheren Gesichtspunkten aus zu sichten, zusammenzufassen und für die chirurgische Praxis zu verwerten. Wenn wir den, der völlig neue, große Gesichtspunkte gewinnt, dem Wesen nach neue Methoden ersinnt und einführt, als genial bezeichnen, so dürfen wir Thiersch mit Recht als den originalsten und genialsten deutschen Chirurgen der letzten Jahrzehnte bezeichnen ... Sein Operieren war unmittelbar angewandte Anatomie und pathologische Anatomie. Manche Methode, die später von Andern mit dem nötigen Nachdruck publiziert wurde, hatte er in der That schon vorher in praxi geübt ohne sie zu publizieren. Das Feilschen um ›Methoden‹ und ›Modifikationen‹ war ihm ... zuwider. Wenn sich jemand darüber ereiferte, ob ein Resektionsschnitt 1 cm weiter vorn oder nach hinten zu legen, einige Zentimeter länger oder kürzer zu machen sei, so hatte er hierfür nur ein mitleidiges Lächeln (J. Thiersch 1922, S. 117f).*

Thierschs menschenfreundliche Haltung und sein Humor zeichneten ihn bis ans Lebensende aus. Wohl an den Folgen eines chronischen Cor pulmonale verstarb der Ehrenbürger der Stadt Leipzig hier am 18. April 1895. Eine der schönsten Charakterisierungen seines operativen Wirkens formulierte der Leipziger Medizinhistoriker Karl Sudhoff (1853–1938):

> *Sein Operieren war von intuitiver Genialität, geleitet von einer souveränen Beherrschung der anatomischen Verhältnisse der fraglichen Körperregion, die ihm Sicherheit verlieh und unverrückbare Ruhe, frei von jeder Hast und fern allem ausgeklügelten Schema oder der Zwangsjacke einer Norm. Höchste freischaffende Künstlerschaft und Selbstgewissheit führte den morphologisch und funktionell Wissenden sicher zum Ziele* (Sudhoff 1930).

Thierschs Bemühungen und Verdienste um die Entwicklung plastisch-rekonstruktiver Operationsverfahren im Bereich des Urogenitaltrakts haben ihm auf diesem Gebiet einen bleibenden Platz gesichert.

Neben der Beschäftigung mit rekonstruktiven Eingriffen bzw. Nieren- und Harnblasentumoren wandten sich die urologisch tätigen Chirurgen zu Beginn des 20. Jh. zunehmend der Prostatachirurgie zu.

Parallel zur operativen Behandlung der gutartigen Prostatavergrößerung standen schon bald die Indikationen und kurativen Möglichkeiten einer radikalen operativen Therapie des Prostatakarzinoms im Mittelpunkt des Interesses.

Obgleich in den letzten Jahren europäische Urologen die Entwicklung neuer operativer Techniken außerordentlich forciert haben (Laparoskopie), spielten in dem Zeitraum, den dieses Kapitel umfasst, zunächst die Urologen aus Amerika und England bei der Inauguration von Operationstechniken eine ganz entscheidende Vorreiterrolle.

3.6 Hugh Hampton Young und die operative Therapie des Prostatakarzinoms

Hugh Hampton Young (Abb. 3-29) wurde am 18. September 1870 in San Antonio (Texas) geboren (Dietrich 2000, S. 247, Anmerkung 363). Nach Abschluss seiner Schulzeit studierte er an der University of Virginia und wurde dort 1894 zum Doktor der Medizin promoviert. Zur weiteren Ausbildung ging Young anschließend ans Johns Hopkins Hospital nach Baltimore und sollte dieser Institution sein Leben lang verbunden bleiben.

Zu seinen Vorbildern gehörten hier in erster Linie **William Osler (1849–1919)** und William St. Halsted. Der Kontakt zu diesen Männern prägte die Arbeit Youngs nachhaltig. In der Folgezeit widmete er sich zunehmend urologischen Fragestellungen. Seit 1896 arbeitete er in der urologischen Ambulanz des Johns Hopkins Hospitals. Im Oktober des Jahres 1897 traf er unverhofft mit Halsted zusammen. Young schilderte dieses für seinen beruflichen Lebensweg entscheidendes Zusammentreffen folgendermaßen:

> *An einem Oktobertag des Jahres 1897 lief ich schnell den langen Korridor der Klinik entlang. Als ich um die Ecke bog, rannte ich mit voller Wucht in Dr. Halsted, sodass er fast auf den Boden fiel. Ich konnte ihn gerade noch auffangen, bevor er auf dem Boden aufschlug, und fing an, mich überschwenglich zu entschuldigen. Dr. Halsted, der immer noch außer Atem war, sagte: ›Sie brauchen sich nicht zu entschuldigen, Young. Ich war gerade auf der Suche nach Ihnen, um Ihnen mitzuteilen, daß es unser Wunsch ist, daß Sie die Leitung der Abteilung für Urogenitalchirurgie übernehmen.‹ Ich dankte ihm und sagte: ›Dies ist eine große Überraschung. Ich verfüge über keine Kenntnisse in der Urogenitalchirurgie.‹ Woraufhin Dr. Halsted erwiderte: ›Welch und mir ist bekannt, daß Sie wenig darüber wissen, wir sind jedoch der Meinung, daß Sie es lernen könnten‹* (Harvey McGehee 1974).

So wurde Young bereits 1897 Leiter des Department of Genitourinary Diseases im Johns Hopkins Hospital und war schon bald ein gesuchter Urologe. Den Hauptschwerpunkt

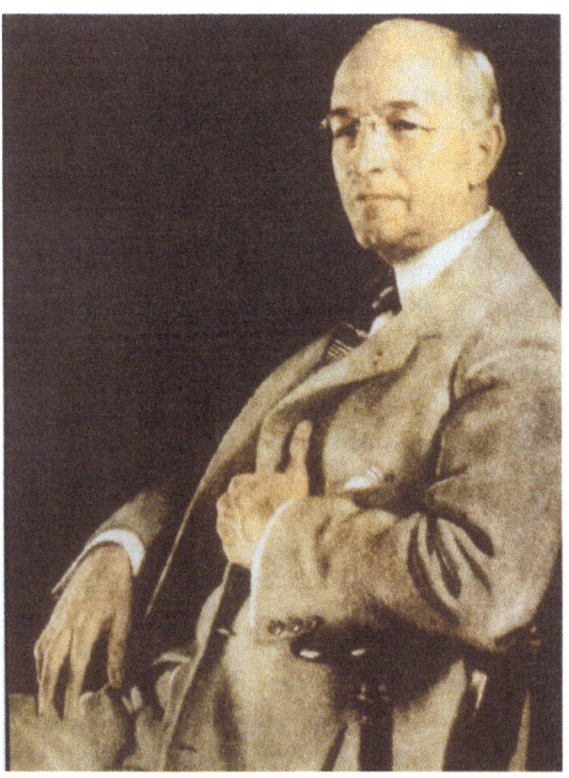

Abb. 3-29. Hugh Hampton Young (1870–1945) (Young 1940)

von Youngs operativer Tätigkeit bildete die Prostatachirurgie.

Während seiner klinischen Tätigkeit wurde Young immer wieder mit Harnblasenentleerungsstörungen als Folge einer subvesikalen Obstruktion durch eine vergrößerte Prostata konfrontiert. Etwa seit der zweiten Hälfte des 19. Jh. versuchte man in Europa und Amerika, geeignete Zugangswege zur operativen Behandlung der benignen Prostatahyperplasie zu finden.

Die subvesikale Obstruktion in Form einer Prostatavergrößerung und deren Folgen beschäftigte Anatomen und chirurgisch tätige Ärzte bereits seit vielen Jahrhunderten. Der Begründer der pathologischen Anatomie, G. B. Morgagni (1682–1771), beschrieb 1761 erstmals ausführlich und im wissenschaftlich-modernen Sinn die Vergrößerung der Prostata und deren Folgen. Von J. Hunter (1728–1793) wurden diese Erkenntnisse in der Folge weiter vervollkommnet. So beschrieb er als Folge der Prostatavergrößerung und der damit verbundenen Obstruktion die Hypertrophie der Harnblasenmuskulatur und Veränderungen im Bereich des oberen Harnhohlsystems. Hunters Schwager E. Home (1756–1832) verfasste im Jahre 1811 erstmals eine Monografie über Prostataerkrankungen, in der er auch die Forschungsergebnisse Hunters berücksichtigte. Bis ins 19. Jh. hinein war das operative Heranwagen an die Prostata eng mit den Zugangswegen des Steinschnitts verknüpft. Chirurgen aus England und Amerika hatten auf perinealem Weg zunächst partielle Entfernungen einer vergrößerten Prostata versucht, bevor **G. Goodfellow** (1855–1910) Ende September 1891 in Tucson als Erster (Abb. 3-30) eine komplette perineale Enukleation der Prostatainnendrüse durchführte. Diese Enukleation wurde später als »blinde median perineale, intraurethrale Hyperplasieenukleation« bezeichnet. Wenig später etablierte sich die perineale Enukleation der Prostata unter Sicht, wobei die Schnittführung häufig modifiziert worden ist. Als Beispiele seien hier nur die so genannte Prostatectomia lateralis von L. von Dittel (1815–1890, Abb. 3-31) bzw. die komplette extraurethrale Enukleation unter Sicht von **R. Proust** (1837–1935, Abb. 3-32) genannt. Über die Sectio alta entwickelte sich der transvesikale Zugangsweg zur vollständigen Entfernung der Prostata. Pionierarbeit leisteten hier zwischen 1889 und 1901 der Engländer **A. F. McGill** (1850–1890), der Amerikaner **E. Fuller** (1858–1930, Abb. 3-33) und der Londoner Chirurg **Sir P. Freyer** (1852–1921, Abb. 3-34). Ihre Techniken wurden von **H. Harris** (1880–1936) und **Th. Hryntschak** (1889–1952) modifiziert und weiter verfeinert, so dass die Technik der transvesikalen Prostataenukleation heute noch ihren Stellenwert besitzt. In Kenntnis dieser Entwicklung lag es nahe, dass man auch nach einem Zugangsweg suchte, bei dem

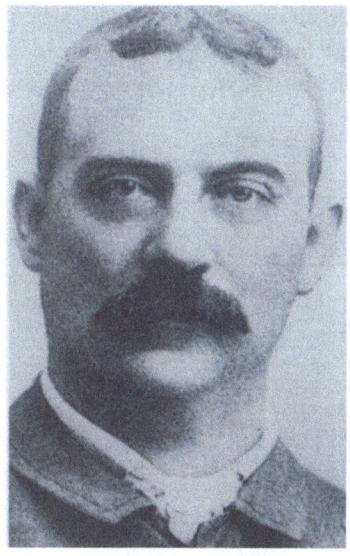

Abb. 3-30. Georg F. Goodfellow (1855–1910) (Schultheiss et al. 2000)

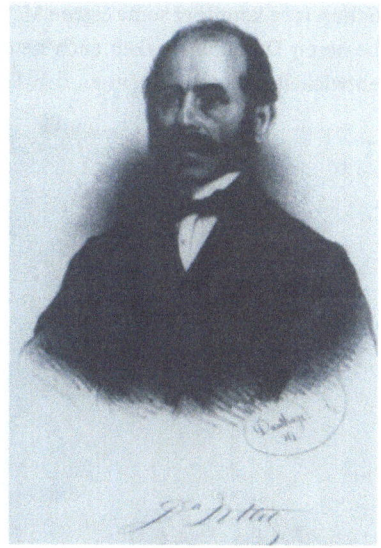

Abb. 3-31. Leopold von Dittel (1815–1890) (Schultheiss et al. 2002)

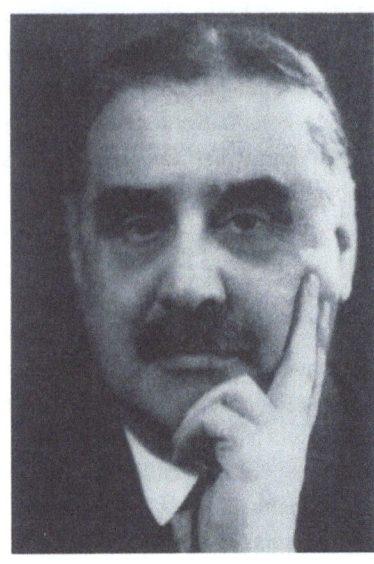

Abb. 3-32. Robert Proust (1873–1935) (Schultheiss et al. 2002)

die Harnblase nicht eröffnet werden musste. Als erster beschrieb der Holländer **W. J. von Stockum** (1862–1913) im Jahr 1908 die Technik eines retropubischen Vorgehens zur Entfernung der Prostata. Es dauerte allerdings mehrere Jahrzehnte, bis sich neben der transvesikalen auch die retropubische Prostatektomie zur Entfernung einer gutartigen Prostatavergrößerung in Europa durchsetzte.

Der Umstand, dass es bei diesen Operationen immer wieder zu starken Blutungen kam, an denen die Patienten häufig verstarben, veranlasste Young, eine bessere Operationsmethode zu suchen. Zu seiner Zeit war die perineale Prostatachirurgie am weitesten entwickelt, so dass es nahe lag, diesen Weg weiter zu verfolgen. Deshalb erprobte Young die verschiedensten Möglichkeiten der Prostataentfernung zunächst an einer Vielzahl männlicher Leichen im Anatomischen Institut des Johns Hopkins Hospitals. Schon 1902 konnte er seine eigene Methode, für die er zur besseren Durchführbarkeit auch neuartige Instrumente entwickelt hatte, bei einem an den Folgen einer Prostatahyperplasie erkrankten Patienten erfolgreich anwenden. Ein Jahr später entdeckte der Amerikaner in zwei Operationspräparaten Tumorzellen und es wurde ihm plötzlich bewusst, dass es mit seiner perinealen Methode möglich sein musste, die Prostata samt ihrer Kapsel und den Samenblasen im kurativen Sinne zu entfernen. Aufgrund pathologischer Studien wusste er inzwischen, dass zum Erreichen der notwendigen Radikalität die komplette En-bloc-Entfernung der Prostata samt Samenblasen, einschließlich eines entsprechenden Sicherheitsabstandes hin zum Trigonum vesicae und der Urethra, notwendig ist (Young 1914, S. 443). Nach einer ausführlichen Literaturrecherche musste er feststellen, dass eine derartige Operation bisher noch nicht durchgeführt worden war.

Als erster hatte Billroth (Abb. 3-35) 1867 in Zürich versucht, bei einem Patienten mit einem Prostatakarzinom über einen perinealen Zugangsweg die Prostata komplett zu entfernen (Dietrich 2000, S. 248, Anmerkung 369). Er musste diesen Eingriff allerdings abbrechen und konnte die Prostata nur partiell entfernen. Wenn man den Ausführungen **A. Steins** folgt, soll Czerny (Abb. 3-36) bereits am 30. November 1888 in Heidelberg eine nahezu komplette radikale perineale Prostatovesikulektomie durchgeführt haben (Dietrich 2000, S. 248, Anmerkung 368).

Am 1. April 1904 kam ein 70-jähriger Geistlicher zur stationären Aufnahme in Youngs Abteilung, der über perineale Beschwerden berichtete. Kurze Zeit vorher war bei diesem Patienten eine Elektrokauterisation im Bereich der Prostata durchgeführt worden. Bereits während der rektal-digitalen Palpation diagnostizierte Young ein Prostatakarzinom, das die Prostatakapsel allerdings noch nicht überschritten hatte. Er kam zu der Überzeugung, dass er diesem Patienten durch eine radikale Entfernung der Prostata helfen könne. Es spricht für Youngs Gewissenhaftigkeit, dass er die geplanten Operationsschritte zunächst aufzeichnete und mit Halsted besprach.

Von Halsted ermutigt, wagte Young am 7. April 1904 im Johns Hopkins Hospital erstmals eine radikale perineale Prostatovesikulektomie (Abb. 3-37). Halsted assistierte ihm bei diesem Eingriff. Der Patient überlebte die Operation, starb allerdings 9 Monate später an den Folgen einer Harnwegsinfektion nach unmittelbar vorher erfolgter Litholapaxie von zwei kleinen Blasensteinen.

Young beschrieb seine Operationsmethode wie folgt:

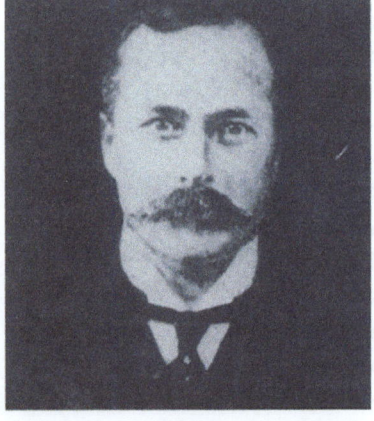

Abb. 3-33. Eugene Fuller (1858–1930) (Schultheiss et al. 2000)

Abb. 3-34. Peter Freyer (1852–1921) (Schultheiss et al. 2000)

Der Patient wird in eine prononcierte Steinschnittlage gebracht; darauf macht man einen umgekehrten V-förmigen Schnitt am Damm; ... Inzision der Pars membranacea der Urethra, einführen eines Hakens; ... freilegen der Hinterfläche der Prostata, ebenso der Samenblasen möglichst stumpf; ... durchtrennen der Urethra in der Pars membranacea; ... stumpfes abschieben des ... Venenplexus; ... durchtrennen der pubo-prostatischen Bänder nahe an der Vorderseite der Prostata; ... meist folgt eine ziemlich reichliche Blutung; ... Freilegung der Samenblasen; ... die Prostata wird möglichst weit nach außen gezogen und dadurch die Vorderfläche der Blase freigelegt; ... die Blase wird unmittelbar über der prostatovesicalen Vereinigung punktiert ... und anschließend das Trigonum freigelegt; ... halbkreisförmige Inzision durch das Trigonum; ... völlige Freilegung der Samenblasen; ... die Vasa deferentia möglichst hoch durchtrennt; ... die tieferen Verbindungen der Samenblasen werden daraufhin freigemacht und die ganze Masse, bestehend aus Prostata, Urethra, Blasenüberzug, Samenblasen und etwa 5 cm der Vasa deferentia, in einem Stück entfernt; ... einlegen eines Gummidauerkatheters; ... legen von Suturen, sodass eine Anastomose zwischen Blase und Pars membranacea urethrae entsteht und die Blasenwunde völlig geschlossen wird; ... nähen der Mm. levatores ani durch Catgutknopfnähte, um das Rektum vor einer postoperativen Nekrose zu schützen; ... Hautverschluß (Young 1914, S. 436–467).

Young wies bereits auf die Möglichkeit und die Notwendigkeit von intraoperativen Schnellschnittuntersuchungen zur Überprüfung der Radikalität hin. Die Problematik der positiven Absetzungsränder ist bis heute Gegenstand lebhafter Diskussionen. Auch im Hinblick auf die postoperative Nachsorge war Young sehr progressiv. Seine Patienten wurden bereits am 2. postoperativen Tag mobilisiert und der Dauerkatheter nach einer Woche entfernt. Er sah bei seiner Methode nie funktionell wirksam werdende Anastomosenstrikturen. Allerdings klagten seine Patienten zunächst alle über eine Stressharninkontinenz. Dieser Problematik stehen die Urologen bis heute gegenüber. Sie kann nur durch eine subtile Operationstechnik minimiert werden. Im Jahr 1905 publizierte Young die Daten (Abb. 3-38) der ersten vier von ihm mittels seiner neuen Methode operierten Prostatakarzinompatienten (Young 1905).

Im Jahr 1914 wurde Young zum Professor für Urologie an der Johns Hopkins University ernannt. Im Laufe seines Berufslebens publizierte er zahlreiche Artikel und Monografien. Beispielhaft sei hier nur seine »Practice of urology« erwähnt. Außerdem begründete er das Journal of Urology, das 1917 erstmals erschien. Hugh H. Young starb am 23. August 1945 an den Folgen eines Myokardinfarkts in Baltimore.

Bis in die Gegenwart hinein wird auf allen nationalen und internationalen Symposien zum Prostatakarzinom die Frage nach der sinnvollen Indikationsstellung zur radikalen Prostatovesikulektomie diskutiert, da diese Operation trotz mehrfacher Modifikationen bis heute mit einschneidenden Komplikationen für den Patienten behaftet sein kann. Ausschlaggebend kann hierbei nur das Langzeitüberleben der Patienten nach diesem Eingriff im Vergleich zu alternativen Behandlungsmöglichkeiten des Prostatakarzinoms sein. Young postulierte bereits auf dem 17. In-

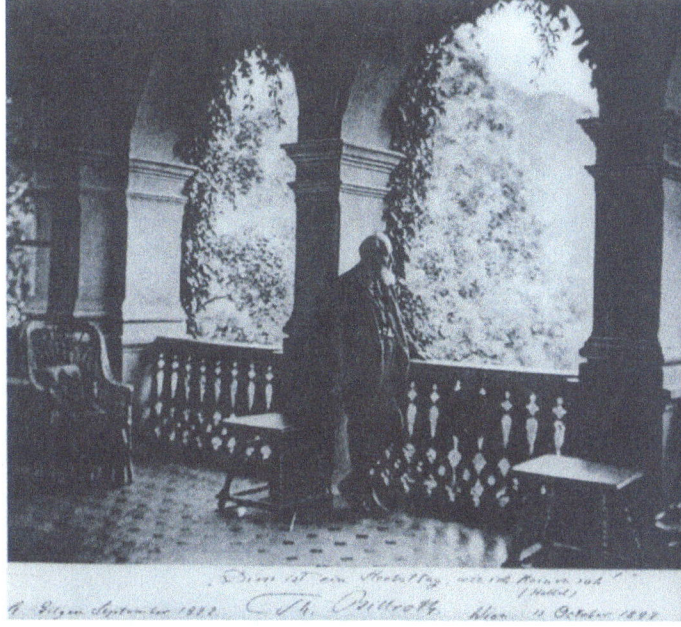

Abb. 3-35. Theodor Billroth (1829–1894) (Genschorek 1982)

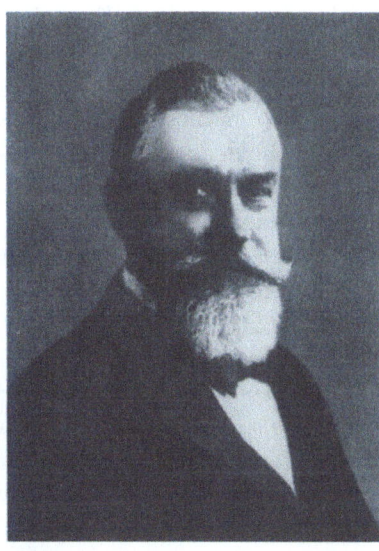

Abb. 3-36. Vincenz von Czerny (1842–1916) (Genschorek 1982)

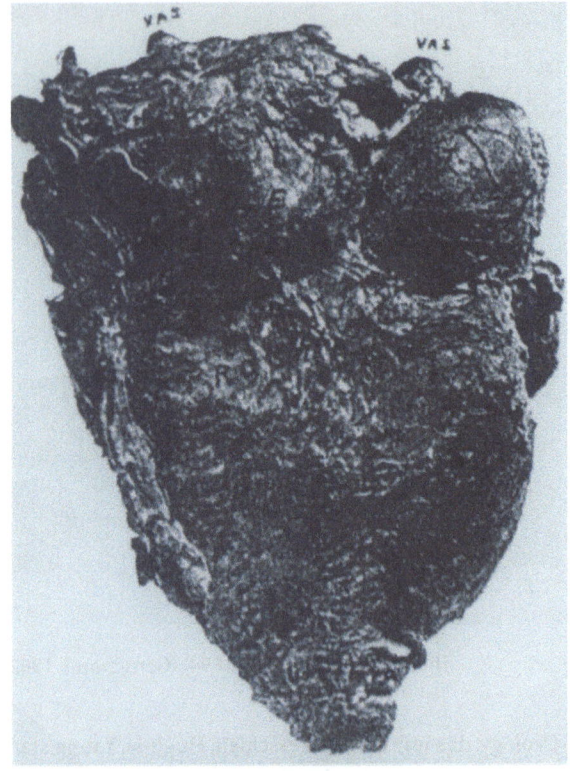

Abb. 3-37. Operationspräparat der ersten radikalen perinealen Prostatovesikulektomie durch H. H. Young vom 7. April 1904 (Young 1905)

Noch 1957 berichtete **R. Geissendörfer**:
In den anglo-amerikanischen Ländern hat sich die Radikaloperation des Prostatakarzinoms ... durchgesetzt. Im deutschen Schrifttum haben sich bisher nur einige wenige Autoren diesem Vorgehen angeschlossen (Fischer et al. 1957).

Erst durch **Terence J. Millin** (1903–1980) wurde 1945/46 eine weitere radikale Operationsmethode zur Behandlung des Prostatakarzinoms vorgestellt (retro- bzw. suprapubische Prostatovesikulektomie), welche nach ihrer Etablierung heute den gleichen Stellenwert hinsichtlich ihrer Durchführbarkeit und Radikalität besitzt (Millin 1945, 1947). Unabhängig davon ist der Aussage des amerikanischen Urologen Young aus dem Jahre 1905 urochirurgisch nichts hinzuzufügen: »*Die vier Fälle, in denen eine radikale Operation durchgeführt wurde, demonstrieren ihre Einfachheit, Effektivität und die bemerkenswert zufriedenstellenden funktionellen Resultate*« (Young 1905, S. 321).

Parallel zur operativen perinealen Prostatachirurgie entwickelte sich die Chirurgie der paarig angelegten Samen-

ternationalen medizinischen Kongress 1913 in London Indikationen, die auch über 90 Jahre später nichts von ihrer Gültigkeit eingebüßt haben. Für ihn waren Karzinominfiltrate im Bereich des Harnblasenauslasses, Infiltrationen in die Samenblasen oder Lymphknoten ebenso wie der Karzinomnachweis in der Pars membranacea urethrae und die Infiltration des Prostatakarzinoms ins Rektum Kontraindikationen zur Durchführung einer radikalen Prostatovesikulektomie hinsichtlich einer kurativen Zielsetzung. Gleichzeitig bewies er fundierte anatomische Kenntnisse, indem er schon frühzeitig auf die Bedeutung der Denonvilliers-Faszie im Hinblick auf die Karzinomausbreitung hinwies (Dietrich 2000, S. 250, Anmerkung 372). Die Inauguration der Methodik der radikalen perinealen Prostatovesikulektomie und die Aussagen über die stadiengerechte Indikationsstellung zur Radikaloperation beim Prostatakarzinom sind bleibende Verdienste Youngs in der Entwicklung der Tumorchirurgie des Urogenitaltrakts (Scott 1997). Murphy schreibt dazu:

Seinen Ruhm hatte er hauptsächlich seiner Entwicklung und Förderung der perinealen Prostataoperation zu verdanken, was Anlaß für den berühmt gewordenen Scherz von E. L. Keyes war, nämlich: ›Die Prostata macht die meisten Männer alt, doch sie machte Hugh Young (jung)‹ (Murphy 1972, S. 396).

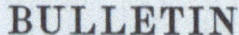

Abb. 3-38. Titelblatt der Erstpublikation zur radikalen perinealen Prostatovesikulektomie von H. H. Young aus dem Jahr 1905 (Young 1905)

blase. Gegen Ende des 19. Jh. beschäftigten sich die Urochirurgen erstmals mit der Möglichkeit, bei Vorliegen von pathologischen Befunden im Bereich der Samenblase diesen durchaus als eigenständiges Organ zu betrachtenden Teil des Urogenitaltrakts offen-chirurgisch anzugehen. So wurden in den darauf folgenden Jahrzehnten zahlreiche Operationsmethoden zur kompletten Entfernung der Samenblasen entwickelt. Um so mehr erstaunt es, dass in den bisher vorliegenden einschlägigen Monografien zur Geschichte der Urologie auf die Entwicklung der Chirurgie der Samenblasen überhaupt nicht oder nur marginal eingegangen wird. Die Operationstechniken, welche im deutschsprachigen Raum entwickelt worden sind, werden nirgendwo erwähnt.

Urologiehistorisch wird eine dieser Methoden immer mit dem Namen Friedrich Voelckers verbunden bleiben, der durch eine Vielzahl von Arbeiten ganz wesentlich an der wissenschaftlichen Etablierung unseres Faches zum Spezialgebiet innerhalb der klinischen Fächer beteiligt war.

3.7 Friedrich Voelcker und die Samenblasenchirurgie

Friedrich Voelcker (◻Abb. 3-39) wurde am 22. Juni 1872 in Speyer geboren. Sein Lebensweg spiegelt gleichzeitig ein Stück Urologiegeschichte wider. Da an anderer Stelle auf Voelckers Leistungen eingegangen wird, erfolgt hier eine Beschränkung auf wenige biografische Eckdaten (Dietrich 2000, S. 252, Anmerkung 381). Nach Beendigung seiner Gymnasialzeit studierte er in Berlin und München Medizin. Während seiner Berliner Studienzeit hatte Voelcker prägenden Kontakt zu E. von Bergmann.

Bergmann ist in der Chirurgiehistoriografie fest verankert. Offenbar stand er der Entwicklung des Fachgebiets Urologie sehr aufgeschlossen gegenüber. Ein Hinweis darauf sollte eine nach ihm benannte Hydrozelenoperation ebenso wie seine unmittelbare Hilfestellung sein, die er Casper bei dessen Demonstration des Ureterenkatheterismus vor der Berliner Medizinischen Gesellschaft im Januar 1895 leistete.

Im Jahre 1895 wurde Voelcker in München zum Dr. med. promoviert, ging anschließend für kurze Zeit als chirurgischer Assistent in die Pfalz nach Frankenthal und später nach Oggersheim. Im Jahre 1898 kam er an die Heidelberger Universitätsklinik für Chirurgie. Czerny wurde hier sein Förderer und Lehrer. **H. Krebs** und H. Schipperges schrieben dazu: »*Unter allen bedeutenden und berühmt gewordenen Czerny-Schülern aber gebührt Fritz Voelcker ein besonderer Platz*« (Krebs u. Schipperges 1968). Bereits 4 Jahre später konnte Voelcker sich in Heidelberg im Fach

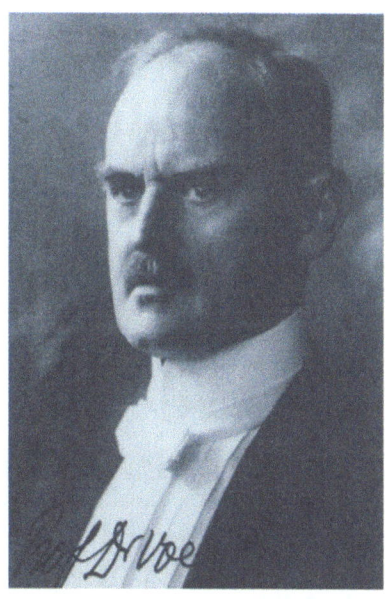

Abb. 3-39.
Friedrich Voelcker (1872–1955) (Archiv der Martin-Luther-Universität Halle-Wittenberg)

Chirurgie habilitieren. Zu Studienzwecken hielt er sich in dieser Zeit mehrfach in Paris auf und hatte dort insbesondere Kontakt zu den führenden französischen Urologen. Die während dieser Auslandsaufenthalte gewonnenen Erkenntnisse haben sicher dazu beigetragen, dass sich Voelcker zunehmend urologischen Fragestellungen widmete.

Gemeinsam mit **Eugen Joseph** (1879–1933) erarbeitete er in Heidelberg unter Verwendung des Farbstoffs Indigokarmin neue Möglichkeiten zur Nierenfunktionsprüfung. Aus dieser Tätigkeit ging 1903 die Inauguration der Chromozystoskopie hervor. Anschließend bemühte er sich gemeinsam mit **Alexander von Lichtenberg** (1880–1949) um die Verbesserung der urologischen Röntgendiagnostik. Daraus entstanden letztlich die bahnbrechenden Mitteilungen zur Zystographie und Ureteropyelographie 1905/06 (Moll 1995). Die präoperative Beurteilung der Nieren und der ableitenden Harnwege war nunmehr erstmals möglich geworden. Diese Untersuchungstechniken gehören heute zur urologischen Routinediagnostik. Im Jahr 1906 wurde Voelcker zum außerordentlichen Professor und 1910 zum Leiter der Chirurgischen Universitätspoliklinik ernannt. Daneben leitete er in Heidelberg eine chirurgische Privatklinik.

»*Die moderne Chirurgie, welche fast alle Organe des menschlichen Körpers in ihren Bereich gezogen hat, ließ die Samenblasen verhältnismäßig lange ganz unbeachtet liegen*« (Voelcker 1912, S. 102). Zwar wusste man von der Existenz der Samenblasen nachweislich seit Beginn des 16. Jh. Es dauerte allerdings noch mehr als 200 Jahre, ehe die makroskopische Anatomie der Samenblasen und die anatomisch-topografischen Beziehungen zu ihren Nachbarorganen wissenschaftlich exakt beschrieben wurden.

NEUE
DEUTSCHE CHIRURGIE.
HERAUSGEGEBEN VON P. V. BRUNS.
2. BAND.

CHIRURGIE
DER
SAMENBLASEN.
VON
Prof. Dr. F. VOELCKER
IN HEIDELBERG.
MIT 46 TEXTABBILDUNGEN.

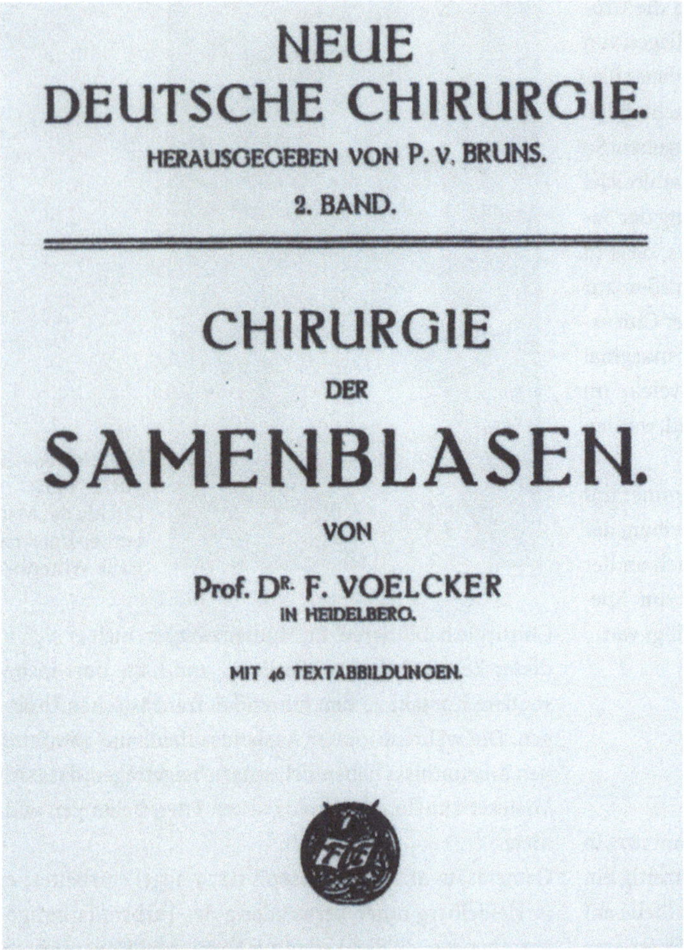

Abb. 3-40. Titelblatt »Chirurgie der Samenblasen« von F. Voelcker aus dem Jahr 1912 (Voelcker 1912)

Gleichzeitig begann in dieser Zeit die Beschreibung von pathologischen Veränderungen der Samenblasen infolge verschiedener Erkrankungen. Es dauerte allerdings nochmals über 150 Jahre, ehe man sich erstmals chirurgisch an die Samenblasen heranwagte. Näheres dazu findet man in Mitteilungen über die ersten Samenblasenexstirpationen innerhalb der Geschichte der Chirurgie des Urogenitaltraktes zwischen 1890 und 1902 (Voelcker 1912). Noch zu Beginn des 20. Jh. war man sich über ihre Funktion nicht völlig im Klaren. In Vorbereitung seiner umfassenden »Chirurgie der Samenblasen« (Abb. 3-40), die erstmals auch die von ihm inaugurierte Methode zu totalen Samenblasenexstirpation enthielt, schrieb Voelcker:

> *Der Gedanke … entstand mir, … als ich mich gelegentlich einschlägiger Krankenbeobachtungen in der Literatur über das Thema orientieren wollte. Bei dem Studium … gewann ich auf der einen Seite den Eindruck, daß die Erkrankungen dieser Organe mehr chirurgisches Interesse haben, als ihnen bei uns in Deutschland geschenkt wird, und daß manchem als unheilbar betrachteten Patienten durch eine Operation an den Samenblasen zu helfen ist. Nachdem ein neueres … Werk über den Gegenstand nicht existiert, hoffe ich … in diagnostisch-therapeutischer Richtung eine Anregung zu geben* (Voelcker 1912, Vorwort).

Bevor Voelcker seine neue Methode der kompletten Samenblasenexstirpation am Patienten anwendete, unternahm er zur Überprüfung und Vertiefung seines anatomischen Wissens zahlreiche Untersuchungen und präparatorische Übungen an Leichnamen. Hier schließt sich der Kreis zu seinen Vorgängern auf dem Gebiet der Inauguration bahnbrechender Eingriffe an Organen des Urogenitaltrakts. Voelcker war sich bewusst, dass die Operationen an den Samenblasen ihre hauptsächliche Schwierigkeit in ihrer versteckten, schwer zugänglichen Lage haben (Voelcker u. Wossidlo 1921). Da er beachtliche zeichnerische Fähigkeiten und ein ausgezeichnetes anatomisch-topografisches Verständnis besaß, fertigte er selbst Operationsskizzen an, die auch als Vorlage für die wissenschaftlichen Zeichner seiner Operationslehre dienen konnten.

Ob er seine ischiorektale Methode in Bezug auf die Samenblasenexstirpation bereits in den Jahren vor 1912 angewendet hat, ist nicht nachweisbar. »*Es lag ihm nichts daran, jeden … Fortschritt in … therapeutischer Hinsicht gleich zu publizieren*« (Boeminghaus 1942, S. 216). Im Jahr 1912 schrieb Voelcker: »*Diese Methode scheint mir aufgrund anatomischer Studien und operativer Erfahrung, die ich an Samenblasen- und Prostataerkrankungen habe sammeln können, bei weitem den Vorzug … zu verdienen*« (Voelcker 1912, S. 216). Er stellte an eine gute Operation drei Forderungen: »*1. Sorgfältige Blutstillung; 2. Entfernung der Samenblase in toto*« und »*3. Gute Uebersichtlichkeit des Operationsfeldes*« (Voelcker 1912, S. 159).

Auch bei Voelcker – welcher »*bei der Ausführung der Operation den größten Wert auf eine gute topographische Orientierung legt*« (Voelcker 1912, S. 217) – findet man eine exakte Beschreibung seines operativen Vorgehens (Abb. 3-41). Er beschrieb 1912 die einzelnen Operationsschritte wie folgt:

1. Bauchlage des Patienten mit erhöhtem Steiß, tiefgelagertem Oberkörper und herabhängenden Beinen; (zur Vermeidung von Infektionen) Verschluß des Rektums (der Patient mußte präoperativ abgeführt haben) für die Dauer der Operation mit einer subkutanen Schnürnaht ...; 2. Längsschnitt parallel der Mittellinie neben Steißbein und After bis 2–3 cm vor den Anus ... nach oben bis zur Höhe des letzten oder vorletzten Sakralwirbels ...; 3. Durchtrennung der unteren Faserbündel des Musc. Glutaeus max. und des Lig. tuberososacrum ... Durchtrennen des Fettes der Fossa ischiorectalis ...; 4. ... Fasern des Musc. levator ani müssen nun durchtrennt werden ... die Lücke, welche man in den Musc. levator ani anlegt, muß mindestens 5–6 cm lang sein ...; 5. ... ist der Musc. levator ani durchschnitten, so liegt das Rektum vor, aber es ist noch von einer Fascienschicht bedeckt, welche ... zu durchtrennen ist, ... Inzision ... am besten in Richtung der Längsachse des Darmes, ungefähr an der Grenze zwischen Rektum einerseits, Prostata und Samenblasen andererseits. Die Grenze ist sichtbar markiert durch die Blutgefäße des Plexus vesico-prostaticus ... dorsal davon macht man eine Inzision in die Fascie ... dann befindet man sich in dem lockeren Bindegewebsraum, der zwischen Rektum und Prostata liegt .... In diesem Raum kann man das Rektum ... zur Seite schieben. Prostata und Samenblasen liegen gut übersichtlich frei. Wenn man sich zur Exzision der Samenblasen entschließt, so ist es wohl richtig, dieselbe von oben nach unten auszuführen, also zuerst den oberen Pol auszulösen, die hier eintretenden Gefäße zu ligieren, das Organ nach unten umzulegen und es von der Prostata abzutragen ... (Voelcker 1912, S. 217–219).

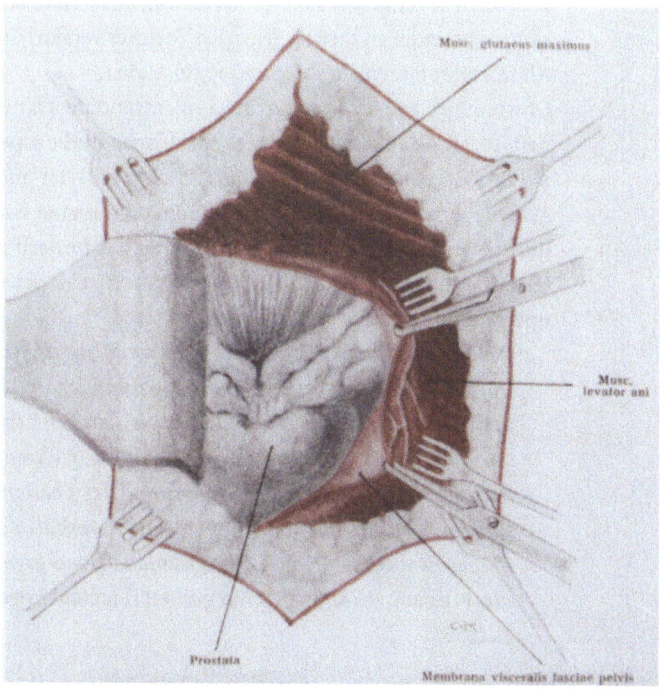

Abb. 3-41. Erstmalige Darstellung eines Operationssitus während der ischiorektalen Samenblasenexstirpation nach Voelcker (Voelcker u. Wossidlo 1921)

Voelcker hielt es für einen besonderen Vorteil gegenüber den anderen Methoden, dass seine Operationstaktik *»die Möglichkeit einer ausgiebigen Erweiterung des Schnittes bietet, sodass selbst für die schwierigsten Fälle ... ein ausreichender Ueberblick zu erzwingen ist«* (Voelcker 19912, S. 220).
Im Jahr 1919 erging an Voelcker ein Ruf aus Halle zur Besetzung des dortigen Lehrstuhls für Chirurgie. Insbesondere in **Erwin Payr** (1871–1946) fand er einen Fürsprecher. In einer Stellungnahme an den Hallenser Fakultätsrat schrieb dieser über Voelcker:

Schüler von Czerny und Narath; ist ein ganz ausgezeichneter chirurgischer Praktiker, vorzüglicher Techniker, ... ist klinisch voll und ganz ausgebildet. In den letzten Jahren hat sich Voelcker besonders intensiv mit der urologischen Chirurgie beschäftigt. Er genießt mit Recht ... großes Ansehen. Eine ungewöhnlich sympathische Persönlichkeit« (Kaiser u. Stolze 1972).

Voelcker nahm den Ruf an und wurde am 2. Oktober 1919 als Nachfolger **Viktor Schmiedens** (1874–1945) Direktor der Chirurgischen Universitätsklinik in Halle (Abb. 3-42). Hier fand er in den darauffolgenden Jahren in **Franz Volhard** (1872–1950) und **Otto Kneise** (1875–1953) gleichwertige Partner, mit denen er die Urologie voranbrachte. *»Als Wissenschaftler ist Voelcker trotz einer stattlichen Anzahl von Arbeiten nie ein Vielschreiber gewesen«* (Boeminghaus 1942, S. 192). An dieser Stelle sollen nur seine »Chirurgie der Samenblasen«, die gemeinsam mit **Hans Wossidlo** (1854–1918) herausgegebene »Urologische Operationslehre« und das gemeinsam mit A. von Lichtenberg und **Hans Wildbolz** (1873–1940) herausgegebene »Handbuch der Urologie« genannt werden.
Obgleich die Arbeiten zum Urogenitaltrakt zweifelsfrei Voelckers Weltruf begründeten, fühlte er sich immer als Allgemeinchirurg. Der zunehmenden Loslösung unseres Fachs von der Chirurgie brachte er nur wenig Verständnis entgegen. In Anerkennung seiner Verdienste wurde er zum Ehrenmitglied zahlreicher urologischer und chirurgischer Gesellschaften in der ganzen Welt ernannt. Einen Höhepunkt seiner wissenschaftlichen Anerkennung stellte die im Herbst 1924 erfolgte Ernennung zum Mitglied in der Deutschen Akademie der Naturforscher (Leopoldina) dar. Aufgrund zunehmender politischer Unstimmigkeiten innerhalb seiner Klinik bzw. der Universität gab er seinen

Lehrstuhl in Halle 1937 auf eigenen Antrag hin ab und zog sich ins Privatleben zurück. Friedrich Voelcker verstarb im Alter von 83 Jahren am 19. März 1955 in Mainz.

Obwohl die Samenblasen durchaus eigenständige Krankheitszustände aufweisen können (spezifische und unspezifische Entzündungen, Tumoren), ist aufgrund der ausgesprochenen Seltenheit dieser Erkrankungen eine isolierte Vesikulektomie bis heute selten erforderlich (Boeminghaus 1972). Im Jahr 1926 konstatierten Voelcker und Boeminghaus:

> *Bezüglich der Indikationsstellung für die chirurgischen Eingriffe gehen die Ansichten noch auseinander, und es besteht ein merklicher Unterschied zwischen den Ländern englischer Sprache und Deutschland. Während dort die Samenblasen häufig Gegenstand der Therapie sind und auch Samenblasenoperationen verhältnismäßig oft vorgenommen werden, ist man bei uns gegen diese Organe viel konservativer gesinnt* (Lichtenberg et al. 1926).

Im Verlauf der letzten 100 Jahre wurden verschiedene operative Zugangswege zu den Samenblasen vorgestellt (Heise u. Hienzsch 1969, S. 124–129). Nach Sichtung der Literatur wird dabei der ischiorektalen Methode nach Voelcker der Vorzug gegeben, da man mit ihr »nicht nur einen guten Überblick gewinnt, sondern auch sauber anatomisch präparieren kann, sodass die Ektomie technisch einfach ist.« (Heise u. Hienzsch, S. 126).

Allerdings finden die Operationsmethoden zur Samenblasenchirurgie bis heute in allen gängigen deutschsprachigen urologischen Operationslehren nach wie vor nur am Rande Erwähnung. Man wird abwarten müssen, ob es durch die bildgebende Diagnostik, die sich in den letzten Jahren erheblich verbessert hat, zu einer Zunahme operationspflichtiger Samenblasenbefunde kommt.

Den Abschluss des hier besprochenen Entwicklungsabschnittes sollen die Arbeiten des Berliner Urologen James Israel bilden, welcher durch sein Lebenswerk zum Mitbegründer der modernen Urologie in Deutschland wurde. Nicht zuletzt durch seine operativen Fähigkeiten hat er in der ersten Hälfte des 20. Jh. ganz entscheidend zur Etablierung der bis dahin inaugurierten Operationsmethoden und somit zur Spezialisierung der Urologie innerhalb der klinischen Medizin beigetragen.

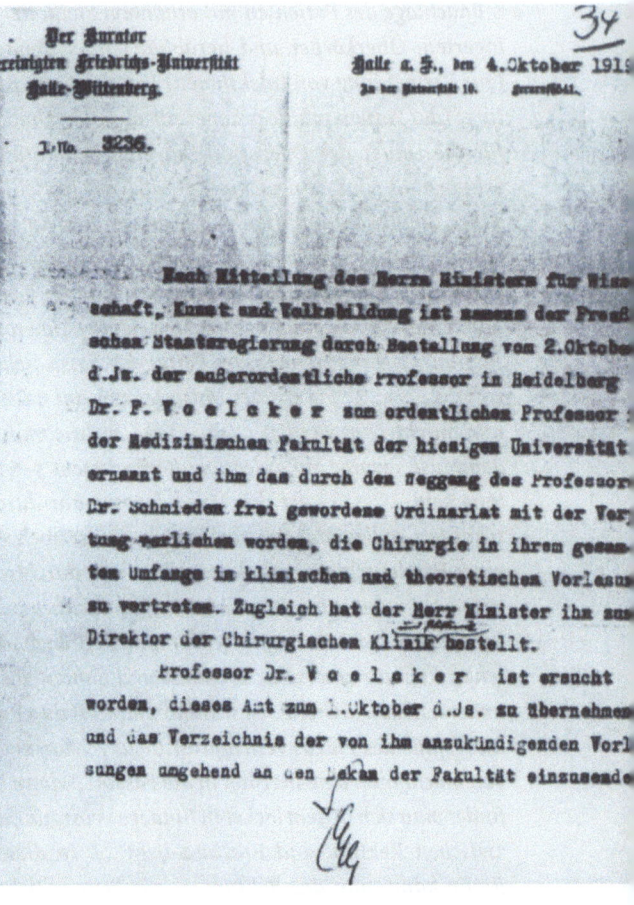

Abb. 3-42. Mitteilung zur Berufung F. Voelckers als Direktor der Chirurgischen Klinik der Friedrichs-Universität Halle-Wittenberg vom 4. Oktober 1919 (Archiv der Martin-Luther-Universität Halle-Wittenberg)

3.8 James Israel – Mitbegründer der modernen operativen Urologie in Deutschland

James Adolph Israel (Abb. 3-43) wurde am 2. Februar 1848 als Sohn einer alten jüdischen Kaufmannsfamilie in Berlin geboren (Lehmann 1977, Dietrich 1996, Schultheiss et al. 2002). Von 1857 bis 1865 besuchte er das Friedrich-Wilhelms-Gymnasium, um nach Erhalt seines Reifezeugnisses im 17. Lebensjahr mit dem Studium der Medizin in seiner Geburtsstadt zu beginnen. Während seiner Studienzeit übten **Albrecht von Graefe** (1828–1870) und **Ludwig Traube** (1818–1876) besonderen Einfluss auf ihn aus. Bereits in seiner Dissertation, welche er am 3. Juni 1870 öffentlich verteidigte, beschäftigte sich Israel mit der diffusen Nephritis aus urologisch-nephrologischer Sicht (Abb. 3-44). Noch vor seinem Staatsexamen meldete er sich als Sanitätsoffizier zum Militärdienst. Nach Beendigung des Deutsch-Französischen Krieges absolvierte er

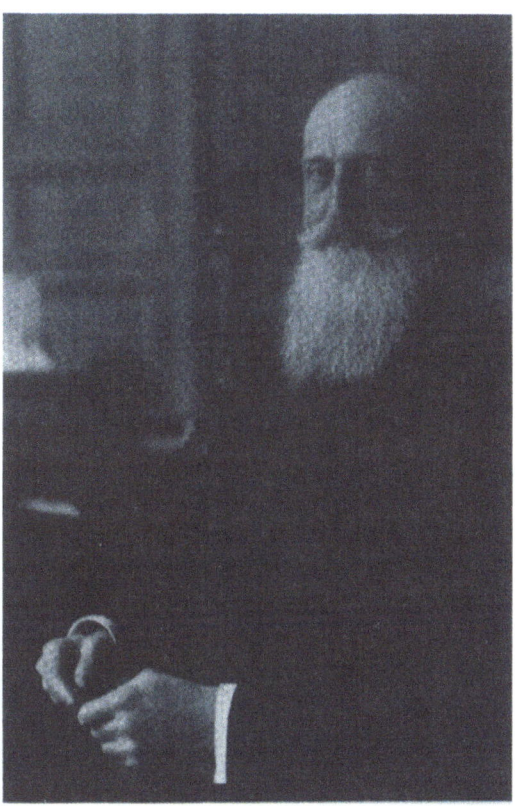

Abb. 3-43. James A. Israel (1848–1926) (Dietrich 1996)

1871 sein Staatsexamen und ging anschließend für ein Jahr nach Wien, um dort mit seinem feinen Gespür für den medizinischen Fortschritt die »neue Wiener Schule« kennen zu lernen und diese Lehren während seines weiteren beruflichen Lebens zum Wohle seiner Patienten anzuwenden.

Im Jahre 1872 trat Israel als Assistenzarzt in das Krankenhaus der Jüdischen Gemeinde in Berlin-Mitte ein. Außer zu Traube bekam er hier sehr bald Kontakt zu Langenbeck. Beide Mediziner übten neben ihrer Lehrtätigkeit an der Berliner Universität eine Chefarztfunktion in der Inneren bzw. Chirurgischen Abteilung des Jüdischen Krankenhauses aus. Sie bemerkten rasch die Begabungen Israels und förderten dessen Entwicklung. Insbesondere durch die Mitarbeit in der Abteilung von Langenbeck, der zweifelsfrei zu den berühmtesten und besten Chirurgen seiner Zeit zählte, konnten sich Israels chirurgische Fähigkeiten voll entfalten. So erkannte er beispielsweise sehr schnell die Bedeutung der Lister-Antisepsis und hielt sich 1874 zur Vertiefung dieser Erkenntnisse mehrere Monate bei Lister in Edinburgh auf. Aus Schottland zurückgekehrt, erhielt Israel die Möglichkeit, diese Methode in Langenbecks Abteilung einzuführen. Damit konnten die häufigen Wundheilungsstörungen ganz entscheidend minimiert werden. Bereits im Jahr 1875 wurde Israel auf Empfehlung seines Chefs »Stellvertreter des dirigierenden Arztes für die chirurgische Station der Krankenverpflegungsanstalt der jüdischen Gemeinde zu Berlin«.

In den darauffolgenden Jahren ging er intensiven wissenschaftlichen Studien nach, die ihm durch die erstmalige Beschreibung einer nicht ansteckenden und meist chronisch verlaufenden Infektionskrankheit frühzeitig bleibenden Ruhm einbringen sollten. Durch seine sehr exakte klinische Beobachtungsgabe und umfangreiche mikrobiologische Untersuchungen von Operationsmaterial gelang es Israel, den heute nach ihm benannten Strahlenpilz (Actinomyces israelii) als Erreger der Aktinomykose beim Menschen zu identifizieren (Israel 1878). Nachdem er seine Erkenntnisse im Juni 1878 auf einer Sitzung der Berliner Medizinischen Gesellschaft vorgestellt hatte, konnte er seine Ergebnisse noch im gleichen Jahr in Virchows Archiv erstmals publizieren (Abb. 3-45). In den darauffolgenden Jahrzehnten wurden seine Ausführungen, zu denen bis heute nichts Wesentliches hinzuzufügen ist, mehrfach bestätigt. Im Jahre 1899 gelang es Israel außerdem, erstmals einen Fall von primärer Nierenaktinomykose zu beschreiben und erfolgreich zu therapieren, was zur damaligen Zeit nicht ganz einfach war (Abb. 3-46).

Er schrieb später dazu:

> *Die Behandlung der einseitigen ... Nierenaktinomykose kann nur eine chirurgische sein. Fast alle Krankengeschichten betonen, wie sehr die schwielige und schwartige Entartung der Kapseln und ihrer Umgebung die Aushülsung der Niere erschwert. Es kann großer Kraftanstrengung bedürfen, um das Organ aus seinen Verwachsungen zu befreien. Nach Beendigung der ... Nephrektomie sind Fistelgänge, sowie Schwarten mit eingesprengten Aktinomykoseherden so gründlich wie möglich zu beseitigen. Nach der Operation können monatelang Fisteln bestehen bleiben ...* (Israel u. Israel 1925).

Nicht unerwähnt sollten Israels Bemühungen um die Aufklärung der Urogenitaltuberkulose bleiben, welche schon zur damaligen Zeit die häufigste extrapulmonale Organmanifestation darstellte. Er korrigierte die seinerzeit vorherrschende Lehrmeinung, dass die Urogenitaltuberkulose immer eine aszendierende Infektionskrankheit sei. Anhand vieler Fälle konnte er außerdem den Nachweis erbringen, dass es durchaus eine primäre Nierentuberkulose geben kann und bei Erkrankungsbeginn in der Regel nur eine Seite betroffen ist. Dies stellte in einer Ära ohne

Fünf Fälle von diffuser Nephritis.

INAUGURAL-DISSERTATION,

ZUR

ERLANGUNG DER DOCTORWÜRDE

IN DER

MEDICIN UND CHIRURGIE

VORGELEGT DER

MEDICINISCHEN FACULTÄT

DER FRIEDRICH-WILHELMS-UNIVERSITÄT

ZU BERLIN

UND ÖFFENTLICH ZU VERTHEIDIGEN

am 3. Juni 1870

VON

James Israel

aus Berlin.

OPPONENTEN:

A. Fränkel, Dr. med.

H. Lewy, Dr. med.

J. Lazarus, Cand. med.

BERLIN.

BUCHDRUCKEREI VON GUSTAV LANGE (OTTO LANGE).

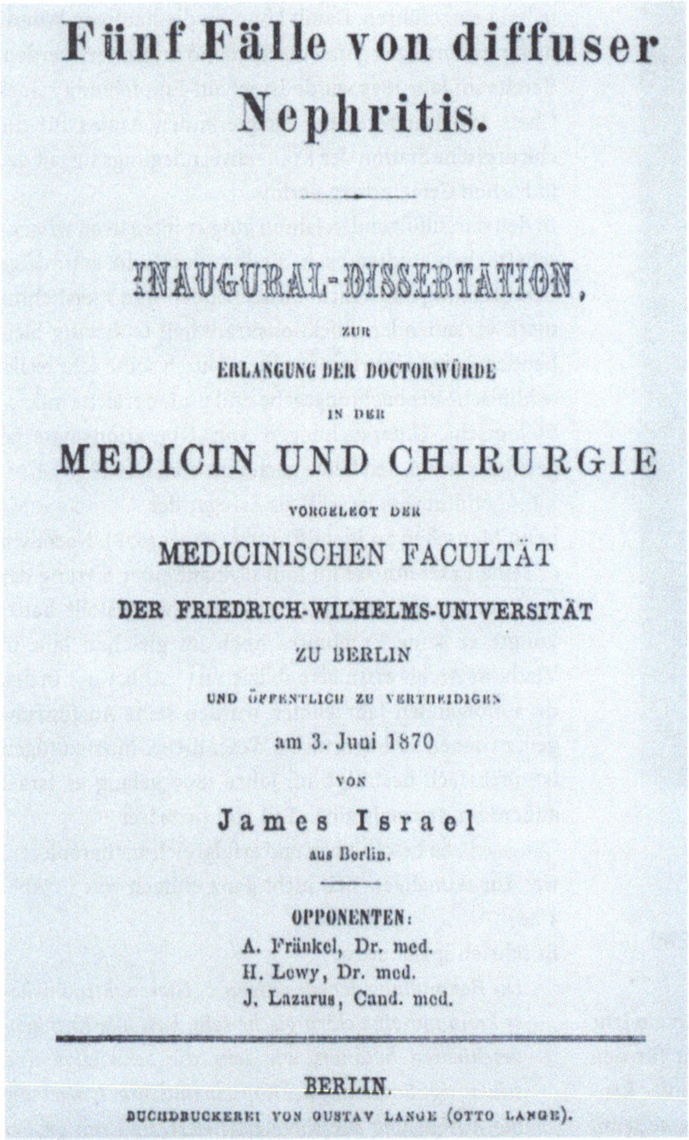

Abb. 3-44.
Deckblatt der Dissertation von J. Israel aus dem Jahre 1870 (Israel 1870)

antituberkulotische Medikamente und einer hohen Sterberate durch Tuberkulose eine richtungsweisende Erkenntnis dar. So konnte nunmehr bei rechtzeitiger Diagnosestellung durch die operative Sanierung der betroffenen Seite das Leben der Patienten gerettet werden.

Nachdem Langenbeck im Jahre 1880 aus gesundheitlichen Gründen aus dem Jüdischen Krankenhaus ausgeschieden war, bekam Israel offiziell die Position des Chefarztes der Chirurgischen Abteilung übertragen. Ab 1886 war er zusätzlich in einer von ihm gegründeten Privatklinik tätig.

In den darauffolgenden Jahren wurde Israel allein durch seine manuellen und methodischen Fähigkeiten zum unübertroffenen Diagnostiker auf dem Gebiet der Nierenerkrankungen. Neben der bekannten bimanuellen Palpation der Niere in Rückenlage des Patienten und dem von Felix J. C. Guyon (1831–1920) in die Praxis eingeführtem Ballottement rénal entwickelte er ein eigenes Palpationsverfahren, bei dem der Patient sich in Seitenlage befand und Israel zusätzlich die Atemexkursion des Patienten während der Palpation ausnutzte. Hier stand der Berliner Urologe im Gegensatz zur Meinung zahlreicher Kollegen, konnte aber die Richtigkeit und den Stellenwert seiner Untersuchungstechnik während der von ihm durchgeführten Operationen demonstrieren und damit in der Regel seine bereits durch Palpation gestellten Diagnosen bestätigen. Diese diagnostische Fähigkeit war in einer Zeit, in der weiterführende endourologische bzw. radiologische Untersuchungsmöglichkeiten fehlten, von besonderer Wichtigkeit und die einzige Möglichkeit, ohne eine explorative Freilegung der Niere zur richtigen Diagnose zu gelangen. Ein Fall, der bei seinen Assistenten besondere Hochachtung hervorrief, war die Palpation eines etwa kirschgroßen Nierentumors bei einer seiner Patientinnen, dessen Größe sich operativ bestätigte. Aus diesem Blickwinkel heraus

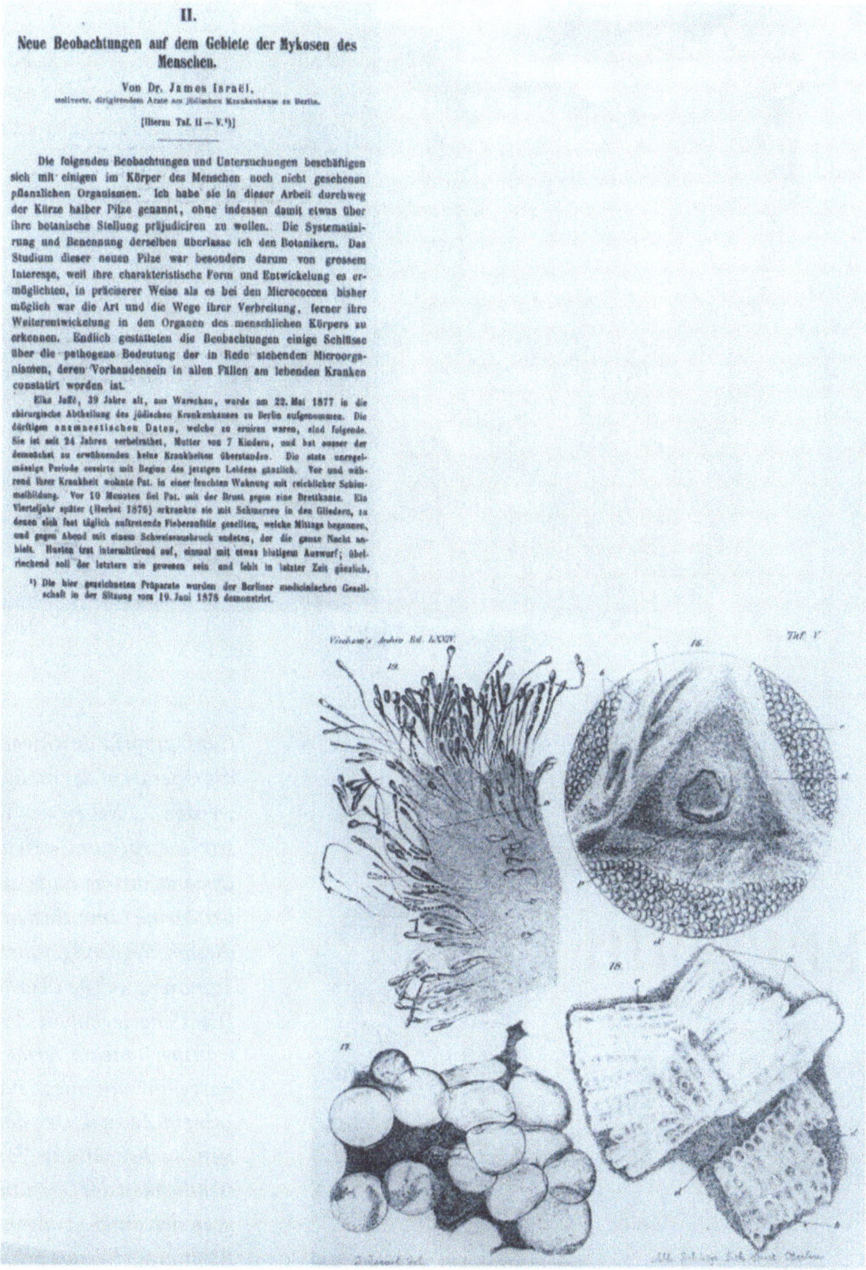

II.

Neue Beobachtungen auf dem Gebiete der Mykosen des Menschen.

Von Dr. James Israël,
stellvertr. dirigirendem Arzte am jüdischen Krankenhause zu Berlin.

[Hierzu Taf. II – V.[1]]

Die folgenden Beobachtungen und Untersuchungen beschäftigen sich mit einigen im Körper des Menschen noch nicht gesehenen pflanzlichen Organismen. Ich habe sie in dieser Arbeit durchweg der Kürze halber Pilze genannt, ohne indessen damit etwas über ihre botanische Stellung präjudiciren zu wollen. Die Systematisirung und Benennung derselben überlasse ich den Botanikern. Das Studium dieser neuen Pilze war besonders darum von grossem Interesse, weil ihre charakteristische Form und Entwickelung es ermöglichten, in präciserer Weise als es bei den Micrococcen bisher möglich war die Art und die Wege ihrer Verbreitung, ferner ihre Weiterentwickelung in den Organen des menschlichen Körpers zu erkennen. Endlich gestatteten die Beobachtungen einige Schlüsse über die pathogene Bedeutung der in Rede stehenden Microorganismen, deren Vorhandensein in allen Fällen am lebenden Kranken constatirt worden ist.

Elka Jaffé, 39 Jahre alt, aus Warschau, wurde am 22. Mai 1877 in die chirurgische Abtheilung des jüdischen Krankenhauses zu Berlin aufgenommen. Die dürftigen anamnestischen Daten, welche zu eruiren waren, sind folgende. Sie ist seit 24 Jahren verheirathet, Mutter von 7 Kindern, und hat ausser der demnächst zu erwähnenden keine Krankheiten überstanden. Die stets unregelmässige Periode cessirte mit Beginn des jetzigen Leidens gänzlich. Vor und während ihrer Krankheit wohnte Pat. in einer feuchten Wohnung mit reichlicher Schimmelbildung. Vor 10 Monaten fiel Pat. mit der Brust gegen eine Brettkante. Ein Vierteljahr später (Herbst 1876) erkrankte sie mit Schmerzen in den Gliedern, zu denen sich fast täglich auftretende Fieberanfälle gesellten, welche Mittags begannen, und gegen Abend mit einem Schweissausbruch endeten, der die ganze Nacht anhielt. Husten trat intermittirend auf, einmal mit etwas blutigem Auswurf; übelriechend soll der letztere nie gewesen sein und fehlt in letzter Zeit gänzlich.

[1]) Die hier gezeichneten Präparate wurden der Berliner medicinischen Gesellschaft in der Sitzung vom 19. Juni 1878 demonstrirt.

Abb. 3-45.
Titelblatt der ersten Publikation zur Aktinomykose des Menschen mit eigenhändiger Illustration von J. Israel aus dem Jahre 1878 (Israel 1878)

lässt sich Israels anfängliche Zurückhaltung und Skepsis gegenüber neuen Untersuchungstechniken zur Diagnosestellung wie beispielsweise den durch Casper eingeführten Ureterenkatheterismus erklären. Zum einen befürchtete er eine iatrogene Schädigung der zu untersuchenden Organe und zum anderen eine zunehmende Vernachlässigung der klinischen Beobachtung. Hatte Israel noch im Hinblick auf Antisepsis und Asepsis frühzeitig Weitblick bewiesen, akzeptierte er die neuen instrumentellen und uroradiologischen Hilfsmittel erst zum Ende seines Berufslebens.

Aber nicht nur auf diagnostischem, sondern auch auf dem therapeutisch-operativen Sektor der Nieren- und Harnleitererkrankungen entwickelte er eine wahre Meisterschaft und war wesentlich an der Fortentwicklung und Verbreitung neuer Operationstechniken beteiligt. Es zeichnete Israel aus, dass er seine umfangreichen urochirurgischen Kenntnisse auch publizistisch aufarbeitete und damit einer Vielzahl von Kollegen zugänglich machte. So erschienen bereits 1894 seine »Erfahrungen über Nierenchirurgie« (Abb. 3-47). Hier beschrieb er beispielsweise seine radikale Tumornephrektomie wie folgt:

Ich schäle dann zunächst die Niere stumpf aus ihrer Fettkapsel aus, entferne sie und exstirpire erst dann die gesamte Capsula adiposa aufs Sorgfältigste, da sie nicht selten Keime der Geschwulst birgt, besonders wenn die

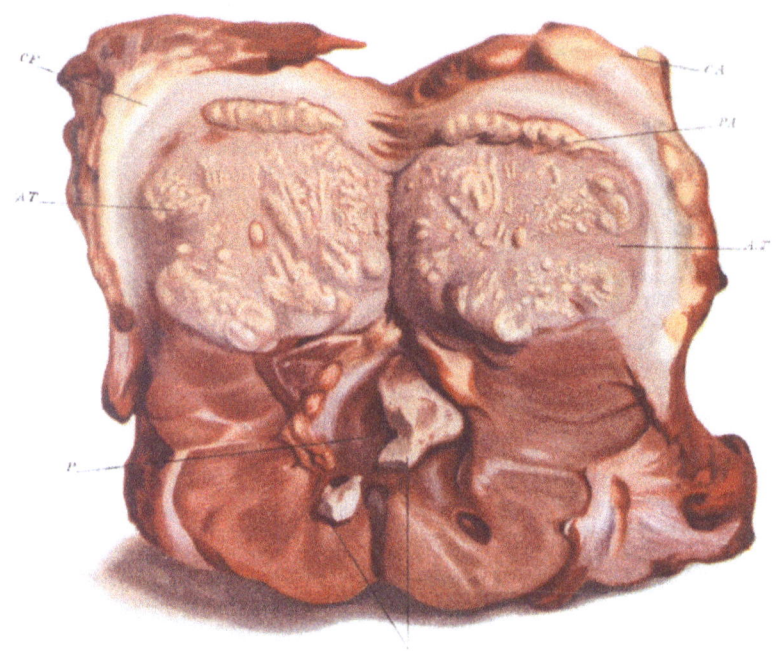

Abb. 3-46. Nierenpräparat mit primärer Aktinomykose (Israel u. Israel 1925)

Erfahrungen

über

NIERENCHIRURGIE.

Von

Prof. Dr. James Israel,

dirigirender Arzt am Krankenhause der jüdischen Gemeinde zu Berlin.

Hierzu 2 Tafeln und 2 Holzschnitte.

BERLIN 1894.
Verlag von August Hirschwald.
N.W. Unter den Linden No. 68.

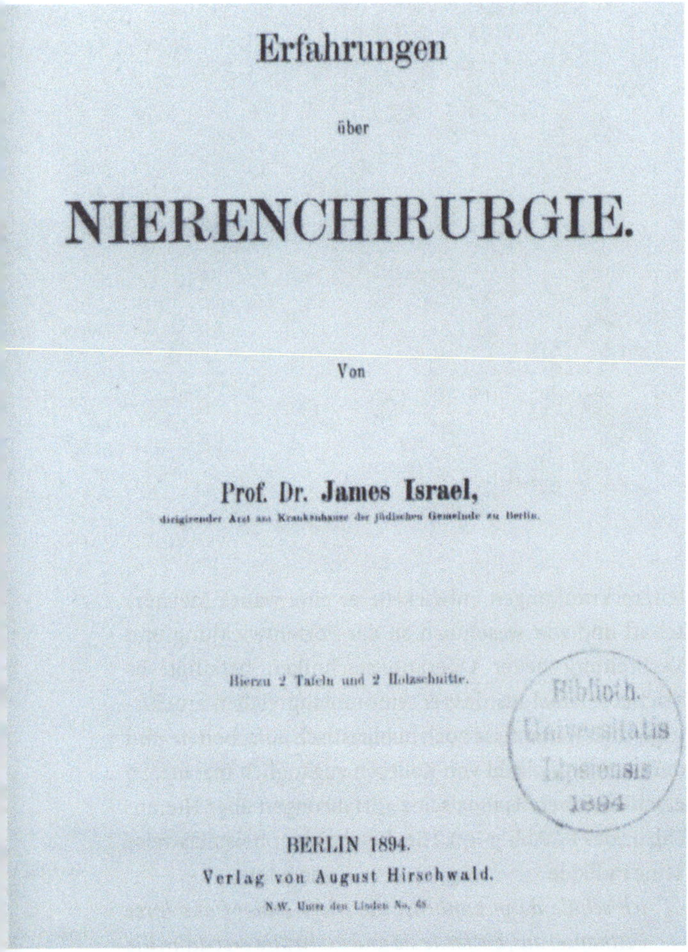

Abb. 3-47. Titelblatt »Erfahrungen über Nierenchirurgie« von J. Israel aus dem Jahr 1894 (Israel 1894)

Caps. propria durchwachsen war. Dieser Act sollte für die Operation der malignen Nierentumoren … typisch werden … Neben der Vervollkommnung der Diagnostik … trägt am wesentlichsten die extraperitoneale Opeerationsmethode zur Verbesserung der Resultate bei. Meine sämmtlichen Nierenexstirpationen sind auf diesem Wege ausgeführt worden, auch bei den größten Tumoren, welche überhaupt entfernt werden können. Die Ueberlegenheit des extraperitonealen über das transperitoneale Verfahren in Beziehung auf Operationsgefahr unterliegt nach den bisherigen Statistiken keinem Zweifel. Der den transperitonealen Operationen nachgerühmte Vortheil einer grösseren Uebersichtlichkeit des Operationsgebietes besteht nicht, wenn man sich durch genügend grosse und in entsprechender Richtung geführten Schnitten bei der extraperitonealen Methode das Terrain freilegt (Israel 1894).

Diese Aussage Israels ist besonders vor dem Hintergrund interessant, dass bis heute unter den Urologen keine Einigkeit hinsichtlich des zu favorisierenden Zugangsweges bei diesem Eingriff besteht.
Israels Klinik im Jüdischen Krankenhaus wurde zunehmend zum Anziehungspunkt der internationalen Ärzteschaft und zu einem bedeutenden Ausbildungszentrum auf dem Gebiet der Chirurgie des Urogenitaltraktes. Welch hohe Wertschätzung er genoss, lässt sich auch am Ruf auf einen chirurgischen Lehrstuhl der Berliner Universität ablesen. Israel lehnte diese Berufung und die damit verbundene Professur allerdings aus Glaubensgrün-

den ab, denn das deutsche Gesetz der damaligen Zeit erlaubte nur Angehörigen einer christlichen Religion eine derartige universitäre Laufbahn. Im Jahre 1894 wurde er trotzdem zum außerordentlichen Professor ernannt. Ohne jemals ein akademisches Lehramt zu bekleiden, bekam er ausschließlich aufgrund seiner vorzüglichen klinisch-wissenschaftlichen Arbeiten als erster Jude in Deutschland diesen Titel zuerkannt.

Im Jahre 1901 fasste Israel seine Erfahrungen und den aktuellen Stand der Nierenchirurgie in der Monografie »Chirurgische Klinik der Nierenkrankheiten« erneut zusammen, die er »Herrn Geheimen Medicinalrath Prof. Dr. Ernst von Bergmann in Verehrung« widmete (Abb. 3-48). Im Vorwort zu diesem über 600 Seiten umfassenden Werk, das deutlich Israels Berufsauffassung widerspiegelt, schrieb er: »*Vorliegende Arbeit ist das Resultat 16jähriger mit dem Jahre 1884 beginnender Erfahrungen. Der glückliche Umstand, dass mir in dieser Entwicklungsperiode der Nierenchirurgie ein besonders reiches Beobachtungsmaterial zugeflossen ist, legt mir die Pflicht auf, Rechenschaft über seine Verwaltung zu geben und das daraus Gelernte mitzutheilen*« (Israel 1901). Mit diesem Werk verfolgte er noch nicht die Absicht, ein systematisches Lehrbuch zu schreiben,

> *…sondern das aus eigener Erfahrung Gelernte zum Nutzen derer, die lernen wollen, mitzutheilen. Unter diesen hatte ich nicht nur diejenigen im Sinne, welche eine chirurgische Thätigkeit ausüben, sondern eben so sehr die innern Mediciner und die praktischen Aerzte. Denn wesentlich bei ihnen, als den ersten Berathern, liegt das Geschick der Nierenkranken. Vermögen sie mit sicherem Blick die Operationsbedürftigen von den medicinisch zu behandelnden zu unterscheiden, um sie rechtzeitig der chirurgischen Fürsorge zu überweisen, dann leisten sie den Kranken ebensoviel wie der Chirurg mit der Ausführung des Eingriffs. Deshalb gebe ich diesem Buche den Wunsch als Geleit, dass es zu seinem bescheidenen Theile das Zusammenwirken von Medicin und Chirurgie auf dem hier behandelten Grenzgebiete fördern möge* (Israel 1901).

Die vor über 100 Jahren geäußerten Ansichten des Berliner Urologen erscheinen im Hinblick auf die derzeit geplante Gesundheitsreform mit der Einführung neuer Hausarztmodelle aktueller denn je.

Aber auch die von ihm vorgelegte Mortalitätsstatistik ist beeindruckend. So hatte er die Letalität seiner von ihm nephrektomierten Patienten bereits zu einer Zeit, in der diese von Czerny mit etwa 51% oder von Küster noch mit etwa 28,5% beschrieben wurden, auf 16,2% gesenkt.

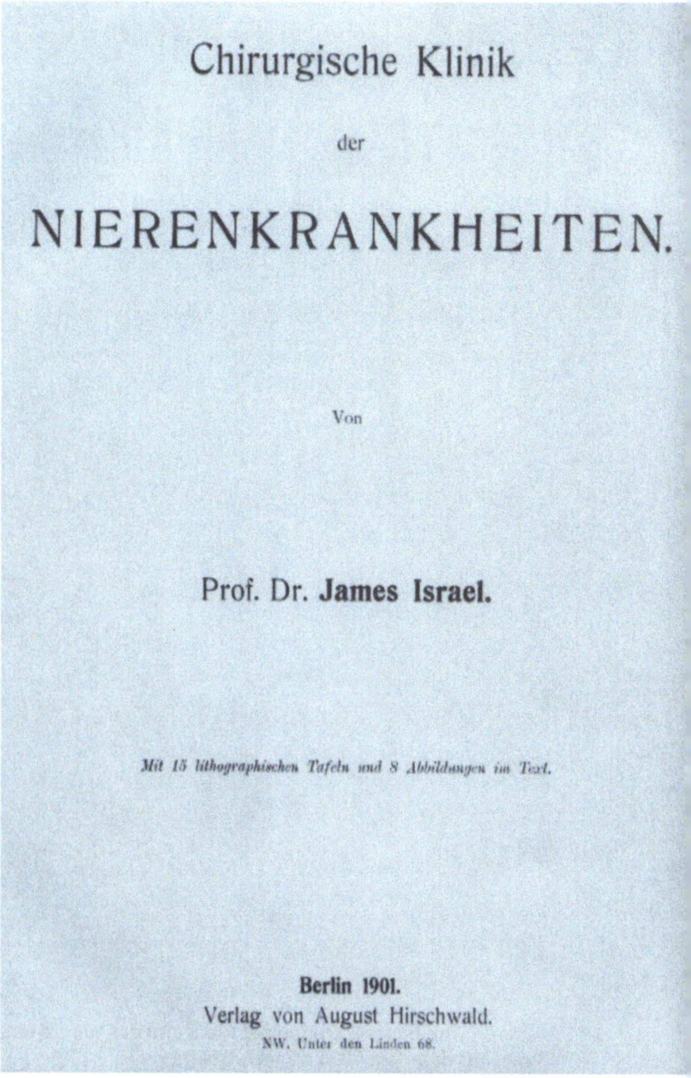
Chirurgische Klinik
der
NIERENKRANKHEITEN.
Von
Prof. Dr. **James Israel.**
Mit 15 lithographischen Tafeln und 8 Abbildungen im Text.
Berlin 1901.
Verlag von August Hirschwald.
NW. Unter den Linden 68.

Abb. 3-48. Titelblatt »Chirurgische Klinik der Nierenkrankheiten« von J. Israel aus dem Jahr 1901 (Israel 1901)

Wenige Jahre später konnte Israel eine noch beeindruckendere Statistik vorlegen. Bis zum Jahre 1906 hatte er die operative Letalität bereits auf etwa 5% gesenkt und war damit einer der erfolgreichsten Urochirurgen seiner Epoche.

Im Jahre 1925 erschien unter Mitarbeit seines Sohnes **Wilhelm Israel** (1881–1959) ein systematisches Lehrbuch zur »Chirurgie der Niere und des Harnleiters« (Abb. 3-49). Wie im Vorwort zu lesen ist, gründet das Buch hauptsächlich auf eigenen Erfahrungen, »*… ergänzt durch Verwertung der uns wichtig erscheinenden, am Schlusse jeden Kapitels angeführten Arbeiten.*« Die endourologischen und radiologischen Untersuchungsmöglichkeiten im Bereich des Urogenitaltraktes wurden nur am Rande gestreift. Dies begründeten die Herausgeber wie folgt:

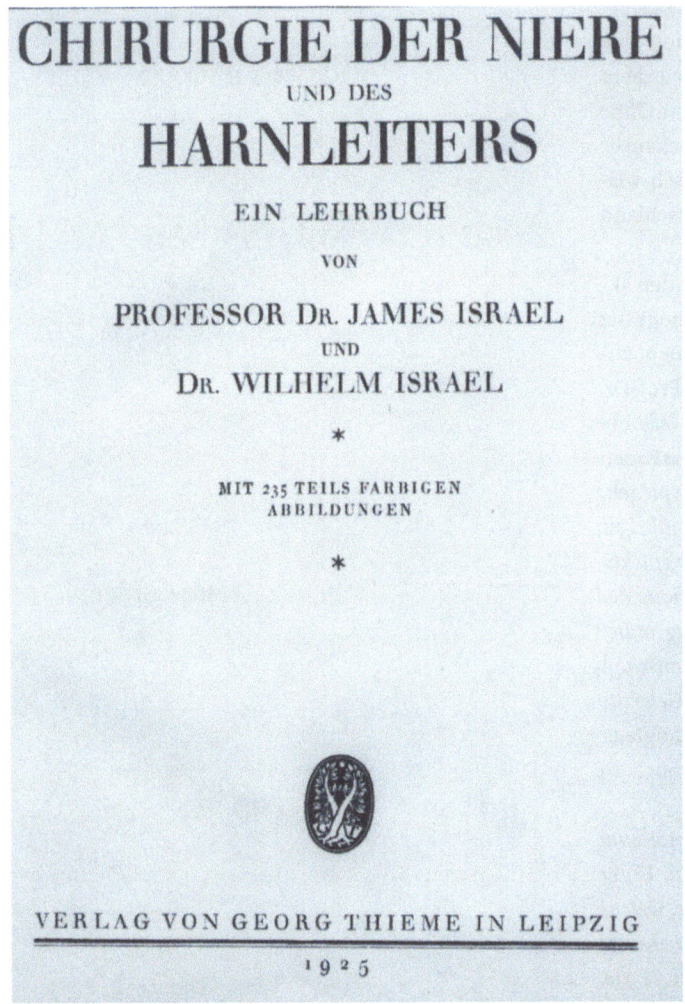

Abb. 3-49. Titelblatt »Chirurgie der Niere und des Harnleiters« von J. und W. Israel aus dem Jahr 1925 (Israel u. Israel 1925)

Da dem Umfange des Buches bestimmte Grenzen gesetzt waren, glaubten wir von einer Darstellung der urologischen Untersuchungsmethoden Abstand nehmen zu dürfen … Auch haben wir auf eine Beschreibung und kritische Würdigung der funktionellen Prüfungen verzichtet, weil wir bei dem unfertigen, im Flusse befindlichen Zustande dieses Gebietes noch nicht in der Lage sind, dem Leser feste, dem Charakter eines Lehrbuches entsprechende Richtlinien zu geben (Israel u. Israel 1925).

Indirekt ist dies durchaus ein Hinweis auf Israels Zurückhaltung gegenüber der Ureteropyelographie oder Funktionsprüfungen mittels intravenöser Farbstoffgabe. Für ihn war die Beherrschung der Anatomie Grundvoraussetzung für jedwede operative Tätigkeit. In diesem Sinne schrieb er: »*Als Ergänzung haben wir im letzten Kapitel eine von bildlichen Darstellungen unterstützte Beschreibung derjenigen topographisch-anatomischen Verhältnisse gebracht, die für die Freilegung der Niere, der Nierengefäße, des Nierenbeckens und des Harnleiters in Betracht kommen. Die am Operationstische mit großer Treue gezeichneten Abbildungen sollen durch Anschauung längere Ausführungen ersetzen*« (Israel u. Israel 1925, V f).

Ausführlich gehen Vater und Sohn auf die operativen Eingriffe im Bereich von Niere, Nierenbecken und Harnleiter sowie der Nebenniere ein. Dabei werden sowohl rekonstruktive als auch tumorchirurgische Eingriffe einschließlich ihrer Zugangswege in allen Einzelheiten abgehandelt. Auch der von Israel inaugurierte extraperitoneale Lumboabdominalschnitt wird dargestellt (Abb. 3-50). Sämtliche Kapitel spiegeln den erreichten urochirurgischen Wissensstand im ersten Drittels des 20. Jh. wieder. Damit fand Israels urochirurgische Tätigkeit publizistisch und wissenschaftlich ihren krönenden Abschluss. Die Urologie verfügte nunmehr über ein Standardwerk, auf das in den darauf folgenden Jahrzehnten immer wieder Bezug genommen werden konnte und in dem auch heute noch mit Gewinn gelesen werden kann.

Israel war aber nicht nur klinisch tätig. Durch sein nationales und internationales berufspolitisches Engagement trug er wesentlich zur Etablierung der Urologie bei. Als Begründer der Folia Urologica (erste internationale Zeitschrift für Urologie) im Jahre 1907 fasste er über Jahre den Wissensstand der Urologie zusammen und machte durch das Erscheinen in deutscher, russischer, englischer, französischer und italienischer Sprache dieses Wissen einer breiten Kollegenschaft zugänglich. Daneben wurde er neben Guyon zum Präsidenten der »Association internationale d'Urologie« gewählt und war Ehrenmitglied der Berliner Medizinischen und Urologischen Gesellschaft ebenso wie der Deutschen Urologischen bzw. Chirurgischen Gesellschaft. Seine Bibliografie umfasst annähernd 500 Beiträge zu allen Gebieten der Medizin, wobei allein auf die Nierenerkrankungen mehr als 150 entfallen. Nach kurzem Krankenlager verstarb James Israel am 20. Februar 1926 in Berlin. Sein Weggefährte Casper beschrieb in einem Nachruf noch einmal sehr persönlich das Wesen dieses Mannes, der auch heute noch eine so große Bedeutung für die Urologie besitzt:

Konnte man von ihm sagen, daß er in früherer Zeit der führende Vertreter der Nierenchirurgie, seines Lieblingsgebietes, gewesen ist, so ist er in seinen späteren Jahren, als er die modernen Untersuchungsmethoden mit heranzog, zu dem größten Kenner und unbestrittenen Meister aller Meister der Nierenpathologie und Therapie geworden. Dazu hat ihn sein leuchtender Verstand, seine hervorragend kritische Begabung und sein Bienenfleiß verholfen. Er war ein Arzt und Lehrer von Gottes Gnaden, ein Arzt von Gottes Gnaden für seine zahlreichen Kranken, die er hoch und niedrig, arm und reich mit gleicher Liebe und Sorgfalt beriet, ein Lehrer von Gottes Gnaden, von dem die Jünger aller Zeiten lernen und immer wieder lernen können. Er war der unseren einer, auf den wir stolz sein dürfen, und zu dessen Meisterschaft wir nie aufhören werden, bis zum letzten Atemzuge bewundernd emporzublicken (Casper 1926).

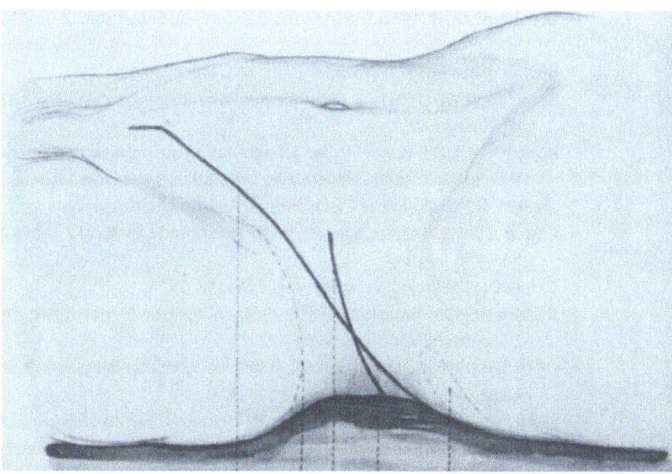

Abb. 3-50. Schematische Darstellung der von J. Israel inaugurierten lumboabdominalen Schnittführung (Israel u. Israel 1925)

Mit einer Aussage Friedrich Voelckers, die auf alle hier besprochenen Operationen im Bereich des Urogenitaltraktes zutrifft, sollen die historischen Betrachtungen zu diesem Entwicklungsabschnitt der Urologie enden: »*Die Chirurgie hat überall dort den schönsten Aufschwung genommen, wo man sich entschloß, durch ausreichende Schnittführung das krankheitsverdächtige Organ so freizulegen, daß man es bequem untersuchen und je nach dem erhobenen Befunde die weiteren Maßnahmen treffen kann*« (Voelcker u. Wossidlo, S. 216).

Der in diesem Kapitel besprochene Entwicklungsabschnitt umfasst einen Zeitraum von nur knapp 70 Jahren. In diese Zeit fallen alle erstmals wissenschaftlich exakt geplanten und durchgeführten Eingriffe an Niere, Nebenniere, Harnblase, Prostata und Samenblase, die eine komplette Entfernung dieser Organe zum Ziel hatten. Gleichzeitig werden diese Operationen innerhalb dieser vergleichsweise kurzen Periode der Urologiegeschichtsschreibung bereits modifiziert und verbessert. Daneben begannen die Urochirurgen frühzeitig, sich erfolgreich den nicht immer einfach zu lösenden Problemen der plastisch-rekonstruktiven Eingriffe im Bereich des Urogenitaltraktes zu nähern.

Sämtliche hier beschriebenen Unternehmungen stellen Meilensteine innerhalb der Entwicklung der operativen Urologie dar. Sie haben, neben ihrer Erstmaligkeit, operationstechnisch und operationstaktisch richtungsweisenden Charakter hinsichtlich der Zugangsfindung zu den entsprechenden Organen des Urogenitaltraktes.

Alle Operateure zeichnete aus, dass sie auch anatomisch ambitioniert waren. Zum Teil betätigten sie sich neben ihrer praktischen Tätigkeit als Anatomielehrer an ihren Einrichtungen. Gemeinsam ist fast allen, dass sie, bevor sie die entsprechenden Eingriffe wagten, ihre Operationsplanung im anatomischen Präpariersaal überprüften. Bei der Beschäftigung mit den biografischen Daten dieser Männer wird eine weitere Gemeinsamkeit deutlich. Sie alle besitzen nicht nur aufgrund der von ihnen hier dokumentierten Operationen bleibende Bedeutung für unser Fach. Ihr Name ist gleichzeitig mit einer Vielzahl anderer, durch sie inaugurierter, diagnostischer oder operativer Methoden innerhalb der Urologie verbunden.

Bei der Herausbildung der operativen Urologie im wissenschaftlich-modernen Sinn werden zahlreiche Entwicklungsperioden sichtbar. Diese Etappen sind eng mit der schrittweisen Loslösung der Urologie von der Chirurgie verbunden. Die urologische Chirurgie konnte, entsprechend der technischen Möglichkeiten, erst in der zweiten Hälfte des 19. Jh. ihren umwälzenden Durchbruch vollziehen. Um nicht mehr nur empirisch tätig zu sein, benötigten die Urochirurgen für das Eindringen in die tieferen Regionen des menschlichen Organismus als weitere Grundlage ihres Handelns die Neuerungen auf anästhesiologischem und mikrobiologischem Gebiet ebenso wie Erkenntnisse aus der pathologischen Anatomie. Erst als alle diese Voraussetzungen gegeben waren, konnten Entscheidungen über das operationstechnisch Machbare und therapeutisch sinnvolle Prozedere gefällt werden.

Literatur

Anonym (1926) Sir Henry Morris. Lancet June 19 T1: 1227
Ballenger EG, Frontz WA, Hamer HG, Lewis B (1933) History of Urology. Bd I, Baltimore
Bardenheuer B (1887) Der extraperitoneale Explorativschnitt. Stuttgart
Blum V (1930) Die geschichtliche Bedeutung der Wiener Urologie. Z Urol Chir 29: 143

Boeminghaus, H (1942) Friedrich Voelcker zum 70. Geburtstag. Z Urol 36: 194

Boeminghaus H (1972) Urologie. 4. Aufl, Bd 2, München, S 412

Bogoljuboff WL (1906) Zur Chirurgie der Nebennierengeschwülste. Arch klin Chir 80: 49

Bönsch FW (1995) Wandel in der Schnittführung zu urologischen Operationen: Der Zugang zur Niere. Med Disseration, Universität Aachen

Brandt L (1997) Illustrierte Geschichte der Anästhesie. Stuttgart

Casper L (1913) Die Urologie als Wissenschaft und Lehrfach. Z Urol VII: 786-790

Casper L (1926) Nekrolog James Israel. Z Urol XX: 231 f

Dietrich H (1996) James Israel (1848-1926) – Mitbegründer der Urologie in Deutschland. Akt Urol 5: A 26 f

Dietrich H (1996) Carl Thiersch (1822-1895) – Wegbereiter der plastisch-rekonstruktiven Urologie. Urol B 2: 125-128

Dietrich H (2000) Der Urogenitaltrakt in der anatomischen Darstellung vom 16. bis 19. Jahrhundert und die ersten operativen Eingriffe im wissenschaftlich-modernen Sinn vor der Institutionalisierung des Faches Urologie. Habilitationsschrift, Universität Leipzig, 2 Bde

Fischer AW, Gohrbrandt E, Sauerbruch F (1957) (Hrsg) Bier-Braun-Kümmell. Chirurgische Operationslehre. 7. Aufl, Bd V, Leipzig, S 462

Fuller HG (1922) Malignant disease of the adrenal with report of a case. J Urol VII: 77-83

Genschorek W (1984) Wegbereiter der Chirurgie. Leipzig, S 160f

Gluck T, Zeller A (1881) Ueber Exstirpation der Harnblase und Prostata. Arch klin Chir 26: 916-924

Goodwin WE (1990) The development of Urology as a Scientific and Clinical Discipline. Am J Kidney Dis XVI: 553

Harvey McGehee A (1974) Early contributions to the surgery of cancer: William S. Halsted, Hugh H. Young and John G. Clark. Johns Hopkins Med J 135/6: 411

Heise GW, Hienzsch E (1969) Urologische Operationslehre. Lieferung I Leipzig: 124-129

Heusch K (1958) Fünfzig Jahre ›Deutsche Gesellschaft für Urologie‹. Z Urol (Sonderband): 13-21

Hinman F (1994) Atlas urologischer Operationen. Stuttgart, S 56

Israel J (1870) Fünf Fälle von diffuser Nephritis. Med. Dissertation, Universität Berlin

Israel J (1878) Neue Beobachtungen auf dem Gebiete der Mykosen des Menschen. Virch Arch 74: 15-53

Israel J (1894) Erfahrungen über Nierenchirurgie. Berlin, S 20 f

Israel J (1901) Chirurgische Klinik der Nierenkrankheiten. Berlin, V f

Israel J, Israel W (1925) Chirurgie der Nieren und des Harnleiters. Leipzig, S 399 f

Kaiser W, Stolze M (1972) In memoriam Friedrich Voelcker (1872-1955) Z Urol 65: 723

Keller J (1970) Zur 100jährigen Wiederkehr der ersten Nephrektomie in der Welt durch Gustav Simon in Heidelberg am 2.8.1869. Z Urol 63: 81-85

Killian H, Krämer G (1951) Meister der Chirurgie und die Chirurgenschulen im deutschen Raum. Stuttgart, S 9f

Krauss H (1912) Eine Chirurgenordnung aus dem Jahre 1743. Mitt Gesch Med Natur XI: 247-252

Krebs H, Schipperges H (1968) Heidelberger Chirurgie. 1818-1968. Springer, Berlin Heidelberg New York, S 52

Küster E (1901) Die Nieren-Chirurgie im 19. Jahrhundert. Ein Rück- und Ausblick. Arch klin Chir 64: 559-578

Küster E (1915) Geschichte der neueren deutschen Chirurgie. Stuttgart, S 86

Lehmann H (1977) James Israel (1848-1926) – Biobibliographie eines Berliner Chirurgen und Urologen. Med. Dissertation, Universität Berlin

Lesky E (1963) Wiener Urologie in der Zeit Billroths. Klinische Medizin (Sonderdruck) 18: 222

Lesky E (1965) Wien und die europäische Urologie um die Jahrhundertwende. Verhandlungsbericht der Deutschen Gesellschaft für Urologie. 20. Tagung vom 16. bis 19. September 1963 in Wien. Springer, Berlin Heidelberg New York, S 6

Lichtenberg A, Voelcker F, Wildbolz H (1926) Handbuch der Urologie. Bd I, S 127 f

May F (1958) Die Entwicklung der Urologie in den letzten 50 Jahren. Z Urol (Sonderband): 21-27

Millin T (1945) Retropubic prostatectomy. A new extravesical technique. Report on 20 cases. Lancet 2 Dec 1: 693-696

Millin T (1947) Retropubic Urinary Surgery. Edinburgh

Moll F (1992) Gustav Simon. Chirurgie der Nieren. Akt Urol 23: 255

Moll F (1995) Friedrich Voelcker, Alexander v. Lichtenberg. Pyelographie. Akt Urol 26: 70-74

Moore TD (1923) A history of the development of urology as a specialty. J Urol X: 116 f

Morris H (1881) A case of nephrolitotomy or the extraction of a calculus from an undilated kidney. Transactions Clinical Society 14: xiv 31

Morris H (1899) Primary tumours of the suprarenal gland and their removal by operation. Brit Med J Nov 11: 1336-1341

Murphy LJT (1972) The history of urology. Springfield II, p 251

Oehlecker F (1913) Zur Klinik der malignen Tumoren der Nebenniere. Z Urol Chir 1: 44-74

Pagel J (1901) Biographisches Lexikon hervorragender Ärzte des 19. Jahrhunderts. Berlin, Wien, S 90

Pawlik K (1891) Ueber Blasenexstirpation. Wien Med Wschr 45: 1816

Schultheiss D, Rathert P, Jonas U (2000) Streiflicher aus der Geschichte der Urologie. Springer, Berlin Heidelberg New York Tokyo, S 28

Schultheiss D, Rathert P, Jonas U (2002) Wegbereiter der Urologie. Springer, Berlin Heidelberg New York Tokyo, S 60-72

Scott WW (1997) Origins of Radical Perineal and Nerve-Sparing Retropubic Prostatectomy. The Prostate 32: 149-151

Simon G (1862) Ueber die Operation der Blasen-Scheidenfisteln durch die blutige Naht. Rostock, S IIIf

Simon G (1870) Exstirpation einer Niere am Menschen. Dt Klinik XXII/15: 137f

Simon G (1871) Chirurgie der Nieren. Bd I, Erlangen, S 4ff

Simon G (1875) Über die Methoden, die weibliche Urinblase zugängig zu machen, und über Sondierung des Harnleiters beim Weibe. In: Volkmann R (Hrsg) Sammlung klinischer Vorträge. Leipzig, Heft 88/III: 649-676

Stolze M (1973) Ludwig Kielleuthner. Zum Gedächtnis. Z Urol Nephrol 66: 454

Sudhoff K (1930) Sächsische Lebensbilder. Leipzig, S 377-386

Thiersch C (1852) Bildungsfehler der Harn- und Geschlechtswerkzeuge eines Mannes. Illustrirte Medizinische Zeitung 1: 7-16

Thiersch C (1875) Verhandlungen der Deutschen Gesellschaft für Chirurgie. IV. Kongreß, S 21f

Thiersch J (1922) Carl Thiersch. Sein Leben. Leipzig, S 16

Tilmann (1913) Nachruf Geh.-Rat Prof. Dr. Bardenheuer. Ärztl Fortb 10: 575

Trendelenburg F (1923) Die ersten 25 Jahre der Deutschen Gesellschaft für Chirurgie. Berlin, S 2

Voelcker F (1912) Chirurgie der Samenblasen. Stuttgart, S 102

Voelcker F, Wossidlo H (1921) Urologische Operationslehre. Leipzig, S 216

Wendel W (1904) Zur Chirurgie der Nebennierengeschwülste. Arch klin Chir 73: 1001f

Young HH (1905) Early diagnosis and radical cure of carcinoma of the prostate. Bull Johns Hopkins Hosp XVI/175: 315-321

Young HH (1914) Diagnose und Behandlung der Frühstadien maligner Erkrankungen der Prostata. Z Urol Chir 2: 443

Young HH (1940) A surgeon's Autobiography. New York

Entwicklung der Endourologie

Matthias A. Reuter

4.1 Anfänge der Endourologie – 140
4.2 Fortschritte der Endoskopie – 145
4.3 Entwicklung der endoskopischen Chirurgie – 155
4.4 Transurethrale Elektrochirurgie der Blase und Prostata – 161
4.5 Transurethrale Prostatektomie (TURP) – 163
4.6 Endoskopische Lithotripsie der Harnsteine – 174
4.7 Endoskopie des oberen Harntrakts – 179
4.8 Lehre der Endourologie – 185
Literatur – 190

Dieses Kapitel über Endourologie beschreibt die wesentlichen Protagonisten und Ereignisse sowie beispielhafte Details der geschichtlichen Entwicklung der Endourologie. Es wird kein Anspruch auf Vollständigkeit erhoben. Weitere detaillierte Informationen finden sich im Atlas und Lehrbuch der Geschichte der Endoskopie (Reuter et al. 1998/2003). Dieses Kapitel schreibe ich auch im Andenken an meinen am 18. 4. 2003 verstorbenen Vater und Lehrer **Hans Joachim Reuter**. Seine Instrumentensammlung und Bibliothek und sein unermüdlicher Eifer haben diese Publikationen erst möglich gemacht.

4.1 Anfänge der Endourologie

Endourologie ist aus den Begriffen Endoskopie und Urologie entstanden. Der Ausdruck »Urologie« geht, wie noch darzustellen ist, auf Johann Junker zurück. Der Ausdruck »Endoskop« impliziert Endoskopie und wurde von **Desormeaux** erstmals formuliert, als er ein Instrument unter diesem Namen der Pariser Akademie 1853 demonstrierte (Desormeaux 1865).

Endourologie bedeutet, pathologische Zustände durch natürliche oder kleine iatrogene Öffnungen, so genannte Schlüssellöcher, zu untersuchen, zu diagnostizieren und zu behandeln. Der Begriff Endourologie umfasst so die diagnostische Endoskopie, die Urethrozystoskopie, Ureterorenoskopie, perkutane Nephroskopie und perkutane Zystoskopie, die Laparoskopie einschließlich der Prä- und Retroperitoneoskopie mit endoskopischen, perkutanen und laparoskopischen Operationsverfahren.

Jede Körperregion hat spezielle Gegebenheiten: Der Harntrakt ist normalerweise mit Flüssigkeit gefüllt – Urin – und wird daher am besten mit Flüssigkeit gespült. Peritoneale und extraperitoneale Räume werden künstlich erweitert, hier ist Gas am besten geeignet. Die Entwicklung der Endoskope spiegelt das wider. Sie leiten sich alle von ein und derselben ursprünglichen Konstruktion ab. Sie vereint Übertragung von Licht und Bild sowie des Spülmediums (Flüssigkeit oder Gas) und das Operationsinstrument. Der Schaft besteht aus steifen oder biegsamen Röhren.

Diese Bestandteile waren bereits im Mittelalter bekannt. Im Jahr 1806 entwarf **Bozzini** seine Idee der »*Endoskopie*« und setzte die Bestandteile zu einem Instrument zusammen. Im Jahr 1886 hat Nitze das Instrument aktualisiert und mit einer Optik versehen. Er verwirklichte das erste brauchbare Endoskop, das im Sinne der Wissenschaft reproduzierbare Untersuchungsergebnisse ermöglichte.

Von der ersten Untersuchung von Körperöffnungen mit Instrumenten bis zu den modernen endoskopischen Eingriffen vergingen mehrere Jahrhunderte. Die Ideen waren immer weit ihrer Zeit und der technischen Machbarkeit voraus. Dies galt besonders für Bozzini, der seinen »*Lichtleiter*« 1806 publizierte (Reuter 1988). Nahezu 90 Jahre später, 1894, ermöglichte Nitzes Operationszystoskop einer größeren Zahl von Ärzten erfolgreiche endoskopische Eingriffe. Um das Instrument weiter zu verbreiten, mussten die Materialien und nach der Erfindung der Mignonlampe durch **Edison** die Beleuchtung verbessert werden. Heute, nahezu 2 Jahrhunderte später, sind wir auf dem besten Weg, Bozzinis Idee zu verwirklichen und jedes Organ durch eine natürliche oder künstliche Öffnung mit einem entsprechend angepassten Endoskop zu erreichen und zu behandeln. Technischer Fortschritt, die Entwicklung brauchbarer Operationsverfahren und Trainingsmethoden sind Faktoren, die immer noch die Fähigkeiten des Endoskopikers auf seinem Weg in den menschlichen Körper bestimmen.

Im Altertum und im Mittelalter waren nur einfache und eher primitive Eingriffe durch die natürlichen Körperöffnungen möglich. Es wurden Spekula, Sonden, Messer und Scheren verwendet. Damals führten die Ärzte die Eingriffe ohne jede technische Hilfe nur unter Kontrolle mit dem bloßen Auge oder dem palpierenden Finger aus. Der Fortschritt begann mit der Geburt der Idee der Endoskopie (Bozzini 1806). Der erste endoskopische Idealist war Philipp Bozzini (1773–1809) aus Frankfurt. Schon 1806 veröffentlichte er seine Ideen von der Endoskopie: Untersuchung natürlicher Öffnungen und Hohlräume mit den dazugehörigen Organen sowie Entfernung von Fremdkörpern aus diesen Hohlräumen. Er wollte den Uterus operieren und Steine aus der Harnblase entfernen. Dafür baute er ein Instrument, das er »Lichtleiter« nannte. Er kombinierte dafür die technischen Neuerungen seiner Zeit, wie sie bereits 1710 durch **J.M. Conradi**, Nürnberg in seinem Aufsatz »*Der dreyfach geartete Sehe-Strahl*« publiziert wurden (Conradi 1710).

4.1.1 Der dreyfach geartete Sehe-Strahl

Die bereits im Jahr 1710 vom Coburger Kastellan Johann Michael Conradi verfasste Arbeit zeigte die Wurzeln der Endoskopie in einfacher Weise auf und fasste die Entwicklung der Geräte vorangegangener Jahrhunderte zusammen. Sie führte eine Anzahl optischer Geräte auf, die damals bekannt waren. Sie beinhaltete bereits ein Jahrhundert vor der ersten Bekanntmachung der Idee eines Endoskops durch Bozzini (1806) alle dafür erforderlichen Teile, mit Ausnahme der Verbesserungen durch die Elektrizität. Zudem veranschaulicht der Zeitabstand von einem Jahrhundert, der bis zum nächsten Schritt, nämlich der Konzeption des modernen Endoskops, erforderlich war, wie langsam und schwierig die Verbreitung der Ideen und deren Umsetzung in Erfindungen und Konstruktionen, sowie die Entwicklung von Methoden und Geräten damals war und wie schnell dies mittels der Technik und der Kommunikationsmittel heute geschieht.

Das Titelbild der Arbeit über den »*dreyfach gearteten Sehe-Strahl*« stellt zusammenfassend die Grundinstrumente dar, die zur medizinischen Geräteentwicklung bis hin zur Endoskopie geführt haben und veranschaulicht so die Grundlagen der Strahlenoptik (Abb. 4-1).

Die gemeinsame Darstellung der Schirmherrin des Handwerks Minerva und des Schutzgottes für den Handel Merkur ist als eine Allusion auf die Förderung der kunstfertigen Herstellung und des erfolgreichen Vertriebs optischer Geräte zu verstehen. Auf dem Bild tritt von rechts Merkur in die Szene und zeigt auf den Titel, wobei er eine dreigesichtige Minerva anblickt. Die Bildidee ist eine allegorische Darstellung dieser Wissenschaft und zeigt ihre drei Hauptaspekte:

- Das »*Sehen mit bloßem Auge durch gerade Strahlen*«,
- das »*Sehen durch zurückgeschlagene Strahlen*«,
- das »*Sehen durch gebrochene Strahlen*«.

Minerva hält in der rechten Hand einen Spiegel, in den das erste Gesicht auf der rechten Seite blickt. Das dritte, dem Beschauer frontal zugekehrte Gesicht erscheint ohne optisches Hilfsmittel. Es versinnbildlicht den Visus des bloßen Sehorgans. Dieses Gesicht vergegenwärtigt die Inspektion, die neben der Palpation, Auskultation und Perkussion zum traditionellen Quadrivium der physikalischen Befunderhebung zählt. Das zweite Gesicht auf der linken Seite versinnbildlicht die Mikroskopie und die Endoskopie im weitesten Sinne. Das in den Spiegel blickende Gesicht auf der rechten Seite symbolisiert die katoptrische Introspektion. In der unteren linken Ecke findet sich eine Camera obscura (um 1500, Leonardo da Vinci).

In der Mitte des unteren Bildrandes ist eine Linsenschleifmaschine, in der rechten Bildmitte sieht man ein Lampengehäuse. Auf dem Tisch liegt ganz links ein Flohglas (»*Perspicilium pulicarium ex unico vitro*«). Rechts daneben steht ein einfaches Mikroskop und eine eingefasste gestielte Lupe. Sie diente zur Unterstützung der visuellen Befunderhebung bei der Krankenuntersuchung, speziell in der Augenheilkunde und in der Dermatologie. Neben der Lupe liegt mitten auf dem Tisch ein Prisma, wie es von dem Instrumentenmacher **Gustave Trouvé**, Paris (1873)

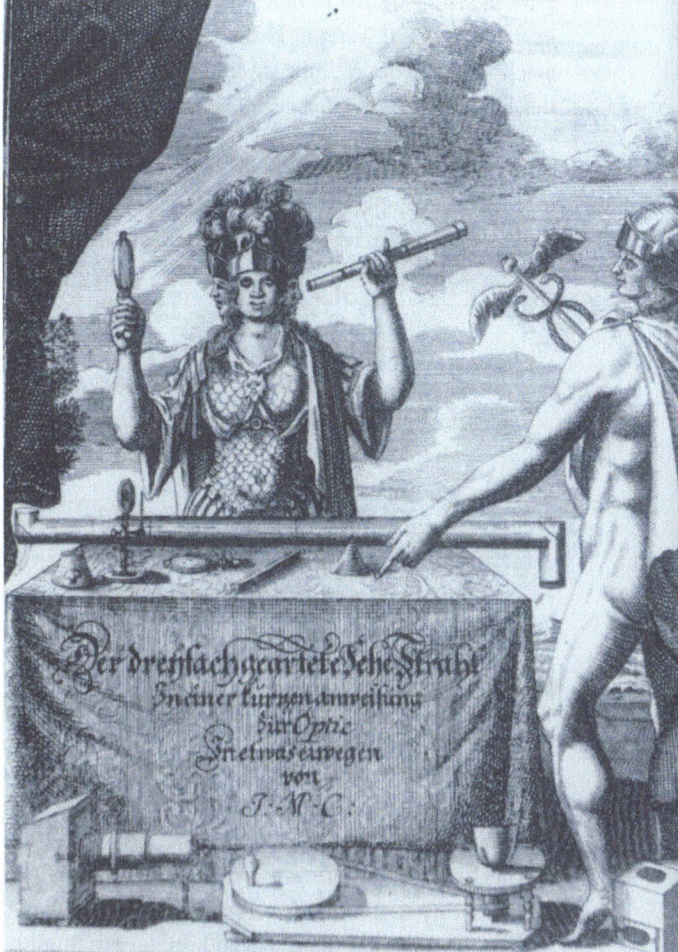

Abb. 4-1. »*Der dreyfach geartete Sehe-Strahl*«: Die ersten optischen Instrumente als allegorische Darstellung. (Aus: Reuter u. Reuter 1998–2003)

und von Maximilian Carl Friedrich Nitze (1848–1906) Dresden/Berlin im Zystoskop und ebenso im Gastroskop (1879) verwendet wurde. Neben dem ausgestreckten Zeigefinger des Merkur befindet sich ein konischer Spiegel von der Gattung der Zerrspiegel, wie ihn **John Brunton** (1836–1899) seit 1865 für den Lichteinfall seines Ohrspiegels verwendet hatte (»*Otoscope, Speculum auris*«). Auf dem hinteren Rand liegt quer auf dem Tisch ein Periskop oder auch »*Polemoskop*« genanntes Instrument, das als »*Wallgucker*« bekannt geworden ist. Es wurde als Fernrohr zur Beobachtung verdeckter Ziele entwickelt und zählt als »*Quartum genus*« zu den Tubi optici. **John D. Fisher** hat ein ähnliches Gerät zur Beleuchtung dunkler Hohlorgane entworfen (1827). Bloßes Auge, »*Camera obscura*«, Spiegel und »*Zerrspiegel*« (plan und gebogen), Linse, Lupe und Prisma sowie die daraus entstandenen Geräte »*Tubus opticus*« beziehungsweise Teleskop und Mikroskop sind die erforderlichen Vorstufen für endoskopische Instrumente, die in den zurückliegenden Jahrhunderten entwickelt wurden. Lediglich die Elektrizität, die erst im 19. Jh. in der Technik Anwendung finden sollte und der Endoskopie mit einer leistungsfähigen Beleuchtung zum Durchbruch verholfen hat, fehlt in der Aufstellung.

4.1.2 Philipp Bozzini – der erste endoskopische Idealist

Die Historiker sind sich einig: dieses Instrument, das mit künstlichem Licht, einer Kerze und verschiedenen Spiegeln und Röhren arbeitet, ist der Beginn einer weitverzweigten Familie von Endoskopen (Mann 1973).

Philipp Bozzini wurde am 25. Mai 1773 in Mainz geboren. Sein Vater Nicolaus Maria Bozzini de Bozza stammte aus einer vornehmen italienischen Familie und musste um das Jahr 1760 infolge eines fatalen Duells nach Deutschland fliehen. In Mainz gründete er ein Geschäft und heiratete eine Frankfurterin mit dem italienischen Namen Anna Maria Florentin de Cravatte (Roediger 1972).
Bozzini ging in Mainz zur Schule und begann hier auch sein Medizinstudium. Einer seiner Lehrer war der Anatom und Chirurg **Thomas Samuel Soemmering** (1775–1830), der bereits vor Bozzini nach Frankfurt umzog, weil die Mainzer Universität 1798 von den Franzosen aufgelöst wurde (Soemmering 1809). Bozzini setzte sein Studium 1794 in Jena fort, wo er Schüler von **Gottfried Gruner** (1744–1815), einem bekannten Hippokratiker und von **Christoph Wilhelm Hufeland** (1762–1836) wurde, der als einer der fruchtbarsten Schriftsteller und Wissenschaftler seiner Zeit das »*Journal der practischen Arzneykunde und Wundarzneykunst*« in Berlin herausgab. Bozzini veröffentlichte 1806 seinen ersten ausführlichen medizinischen Bericht über den »*Lichtleiter*« in eben dieser Zeitschrift (Bozzini 1806). Er kehrte 1796 nach Mainz zurück und wurde im selben Jahr von der medizinischen Fakultät zum außerordentlichen Assessor ernannt (»*Assessor extraordinarius*«). Die Ärzte der medizinischen Fakultät praktizierten ebenso wie die ordentlichen Stadtärzte (»*Physicus ordinarius*«). Neben den angestellten Ärzten arbeiteten die freien Heilkünstler (»*medicus*«) ohne Gehalt. Bozzini promovierte 1796 zum Doktor der Medizin und konnte sich damit als praktischer Arzt in der Stadt Mainz niederlassen. Er reiste nach Frankreich und in die Niederlande, um dort zeitweise zu praktizieren und sich beruflich weiterzubilden. Nach der Eroberung von Mainz durch die Franzosen Ende 1797 führte er seine Praxis weiter und heiratete 1798 Margarete Reck, die Tochter des Kurmainzischen Forstrats Franz Reck. Sie schenkte ihm drei Kinder.

Während der Koalitionskriege diente Bozzini bei der kaiserlichen Feldarmee als Arzt und übernahm die Leitung des 120 Betten starken Feldlazaretts in Mainz. Der zuständige Major **E. von Grasz** stellte ihm ein vorzügliches Zeugnis aus. Seine hervorragende Leistung wurde Erzherzog **Karl von Österreich** (1771–1847) bekannt. Dieser protegierte später Bozzinis wichtigste Erfindung, den Lichtleiter. Der Frieden von Lunéville (1801) zwischen **Napoleon** und **Kaiser Franz** beendete den 2. Koalitionskrieg mit der Abtretung des linken Rheinufers an Frankreich. Die neue Regierung in Mainz ließ Bozzini weiter praktizieren. Um jedoch nicht als Franzose eingebürgert zu werden, wollte er nach Frankfurt übersiedeln (Lesky 1966; Mann 1972, 1973; Volke 1987).

Bürgerrecht in Frankfurt

Bozzini betrieb mit allen Kräften seine Einbürgerung. Die zeitbedingten bürokratischen Schwierigkeiten sind auch heute noch verständlich, wenn man an ähnliche Probleme unserer europäischen Gemeinschaft denkt. Ein Hindernis war z. B. seine Familie; er konnte so nicht mehr mit einer Bürgerstochter oder Witwe Frankfurts verheiratet werden, wie es bei einer Einbürgerung die Regel war. Auch bevorzugte die Stadt wohlhabende Anwärter; er aber besaß nur 500 Gulden in bar und hatte nur bescheidene Einkünfte in Aussicht. Erzherzog Karl von Österreich unterstützte Bozzinis Einbürgerungsgesuch vom Sommer 1802 mit einem Schreiben vom 24. Oktober 1802 an den Rat der Stadt Frankfurt und wies auf seine Tätigkeit im Mainzer Feldlazarett hin. Der Rat antwortete am 19. November 1802 und verwies wieder auf den Antragsweg. Der zuständige städtische Sanitätsrat betrachtete Bozzini als unliebsamen Konkurrenten und lehnte den neuen Antrag am 25. Dezember 1802 ab.
Im Dezember 1802 legte Bozzini seine Vermögensverhältnisse offen, angeblich erwartete er 30.000 Gulden aus Familienvermögen; er wies seine Mutter als Frankfurter Bürgerstochter aus und erwähnte das durch sie erworbene Bürgerrecht seines Vaters. Auch hatte er Verwandte in Frankfurt. Er spielte noch auf den älteren Dr. Gaudelius an, dem in gleicher Lage das Bürgerrecht »*ex gratia*« gewährt worden war und bot ärztliche Dienste für eine öffentliche Anstalt oder Stiftung an, ohne Erfolg. Bei einem zweiten Vorstoß berief sich Bozzini erneut auf den Erzherzog und wurde aufgefordert ein Sanitätsexamen abzulegen. Der prüfende Sanitätsrat ließ Bozzini am 10.01.1803 durchfallen und bescheinigte ihm nur »*mittelmäßige medizinische Kenntnisse*«. Die rein theoretische Prüfung betraf Bereiche, die der bereits über 6 Jahre Praktizierende nicht mehr voll beherrschte. Die Einbürgerung wurde erneut abgelehnt. Erst der massive Druck des Erzherzogs und die Pro-

tektion des Kaiserlichen Residenten in Frankfurt, des Präsidenten **von Mölck** verhalfen Bozzini nach einem erneuten Gesuch (17.01.1803) und einem weiteren, zufriedenstellenden Examen zum Bürgerrecht (10.05.1803). Mit der Aufnahme in die Ärzteschaft erhielt er nun auch das Niederlassungsrecht. Sein späterer Freund, Verteidiger und behandelnder Arzt **Dr. C.F. Brumhard** arrangierte es einfacher: Er wurde auf Umwegen eingebürgert, indem er sich – bar jeder Kenntnisse dieses Geschäfts – als Weinhändler niederließ. Er wurde nach dem Examen anstandslos als Arzt zugelassen.

Bozzinis Wirken in Frankfurt

Die neugegründete Praxis Bozzinis blieb unter den widrigen Zeitumständen bescheiden, obwohl er auch hochgestellte Patienten wie den Fürstprimas **Karl von Dalberg** behandelte. Auf seiner Vorliebe zur Geburtshilfe gründete sich sein Interesse für die Endoskopie. Sein Wissensstand in Mathematik, Philosophie und Chemie war beachtlich. Aeronautische Studien und Zeichnungen zu einer Flugmaschine gingen leider verloren. Sein überdurchschnittliches Talent als Künstler und Zeichner bewies er in der vorliegenden Monographie (Bozzini 1807), vor allem mit den wissenschaftlichen Aquarellzeichnungen und mit einem Selbstporträt (Abb. 4-2). Wie viele Idealisten blieb er in kaufmännischen Angelegenheiten unerfahren, dagegen widmete er sich mit Begeisterung wissenschaftlichen Studien, deren Schwerpunkt sich spätestens 1804 auf den Lichtleiter konzentrierten. Obwohl er um seine Existenz und Anerkennung kämpfen musste, klagte oder resignierte er nicht. Sein Freund, »*beider Rechte Doktor*«, Rechtsberater und Gerichtsprokurator **Friedrich Siegmund Feyerlein**, schilderte ihn als geistig regen und gewandten Arzt, der durch seine scharfsinnigen Äußerungen und Beobachtungen in jeder Gesellschaft den Mittelpunkt bildete. Trotz der heftigen Auseinandersetzungen um den Lichtleiter wurde Bozzini am 30.04.1808 auf Wunsch seines Patienten, des obersten Landesherrn Fürstprimas Karl von Dalberg mit der Ernennung zum »*Physicus extraordinarius*« ausgezeichnet. Damit war er jetzt einer der vier Stadtärzte von Frankfurt, die mit den schlecht bezahlten amtlichen Aufgaben der Gesundheitsfürsorge betraut waren. Bozzini hatte die umliegenden Landgemeinden zu versorgen und war gleichzeitig Pestarzt. Diese Aufgaben waren nicht nur mühevoll, sondern auch gefährlich; so war bereits sein Vorgänger **Dr. Zeitmann** während einer Typhusepidemie an dieser Infektion gestorben. Wie sein Vorgänger erkrankte er schon im darauffolgenden Jahr an Typhus, nachdem er bereits 42 Personen erfolgreich behandelt hatte. Sein Freund Feyerlein berichtete, wie er ohne Rücksicht auf seine Infektion die Kranken besuchte.

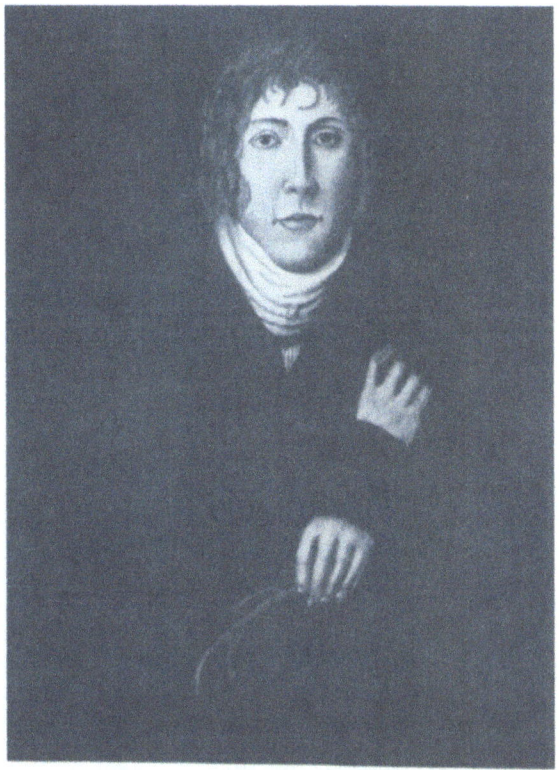

Abb. 4-2. Selbstbildnis von Bozzini (1773–1809). (Aus: Reuter u. Reuter 1988)

Am 4.4.1809 starb Bozzini im Alter von 35 Jahren an dieser Infektion. Er hinterließ seine Witwe, die ihm ein halbes Jahr später folgte, in ärmlichen Verhältnissen. Die drei kleinen Kinder wurden von Freunden aufgenommen (Feyerlein 1809; Lesky 1966; Mann 1972).

Lichtleiter

Die Idee, »*die inneren Höhlen des lebenden animalischen Körpers zu erleuchten*«, reicht bis in die Antike zurück. Bozzini nahm sie auf und kündigte seine Erfindung im Kaiserlich Privilegierten Reichs-Anzeiger, einer weitverbreiteten Tageszeitung an; laut Otto Ringleb konnte man dem Artikel viele technische Einzelheiten entnehmen. Er beschrieb eine Vorrichtung, »*mit der man in alle inneren Höhlen des lebenden Körpers genau sehen und die Vorgänge im Innern beobachten könne*«, »*es ließen sich damit auch innen Operationen unter Leitung des Auges vornehmen*«. Sein Bericht über den Lichtleiter erregte großes

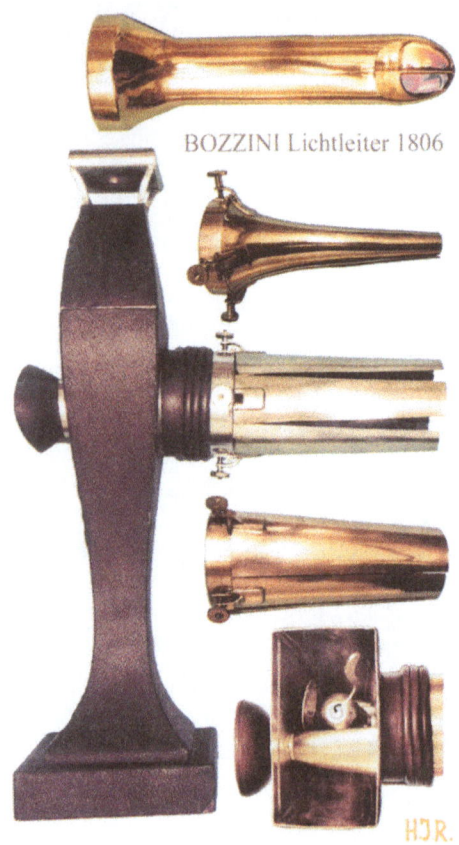

Abb. 4-3. Lichtleiter von Bozzini, das Instrument mit verschiedenen Röhren (aus Reuter 2003)

Aufsehen. Er konstruierte als erster ein eigenständiges Endoskop. In dieser Zeit informierte er einige Freunde, vor allem Geburtshelfer, über den Lichtleiter, die damit auch vereinzelt klinische Versuche anstellten. Mehrere Kollegen äußerten sich enthusiastisch, andere druckten anonym oder unter einem Pseudonym negative oder sarkastische Berichte über die Methode.

Ursprünglich plante er, einen phosphoreszierenden Körper mit besonderer Leuchtkraft in die Körperhöhle zu bringen; er dachte dabei an den Laternenträger der Indianer (Vulgora laternaria). Dann wollte er den Lichtstoff durch Röhren einleiten und reflektieren, daher seine Bezeichnung »*Lichtleiter*«. Bozzinis erste wissenschaftliche Abhandlung erfolgte 1806 in der Hufeland-Zeitschrift: »*Lichtleiter, eine Erfindung zur Anschauung innerer Theile und Krankheiten nebst der Abbildung*« (Bozzini 1806, 1807; Figdor 2002; Rathert et al. 1974). Inhalt und Abbildungen unterschieden sich deutlich von denen in der Monographie, die ein Jahr später erscheint: »*Der Lichtleiter oder die Beschreibung einer einfachen Vorrichtung und ihrer Anwendung zur Erleuchtung innerer Höhlen und Zwischenräume des lebenden animalischen Körpers*« (Bozzini 1807). In der eindrucksvollen Vorrede zur Monographie beschreibt Bozzini, wie er die inneren Höhlen des lebenden animalischen Körpers zu erleuchten gedenkt. Im Gegensatz zu den meist naturphilosophisch orientierten zeitgenössischen Ärzten und ihrer vitalistischen Krankheitsauffassung war er an einer exakten wissenschaftlichen, insbesondere physiologischen Erforschung der Probleme interessiert. Die Handzeichnungen zum Lichtleiter fertigte er selbst an und stach sie in Kupfer.

Der Lichtleiter (Abb. 4-3) besteht aus zwei Teilen:
1. Dem Lichtbehälter mit dem optischen Teil und
2. dem mechanischen Teil, also den Sehröhren, welche den anatomischen Zugängen des zu untersuchenden Organs angepasst sind.

Den Apparat bildet ein vasenartiges, etwa 35 cm hohes, hohles Blechgefäß, das mit Papier und Leder überzogen ist. An seiner Vorderseite ist eine größere runde Öffnung, die durch eine vertikale Scheidewand in zwei Teile geteilt wird. In die eine Hälfte kommt eine Wachskerze, die durch eine Federvorrichtung stets in gleicher Höhe brennend gehalten wird (wie bei den Laternen der Pferdekutschen). Hinter der Kerze sind Hohlspiegel angebracht, welche das Licht der Kerze durch die eine Hälfte der Ansatzröhre in Richtung des zu untersuchenden Objekts werfen; das Bild wird von diesem zurück durch die andere Hälfte der Röhre zum Auge des Beobachters reflektiert. Gegen den Lichtleiter hin ist eine Sammellinse eingefügt. Für direkte Beobachtungen konstruierte Bozzini verschieden starke Ansatzröhren oder »*Lichtleiter*«. Je nach der Weite der zu untersuchenden Höhlen (wie z. B. dem Ohr, der Harnröhre, der weiblichen Harnblase, Schusskanälen), gibt es verschiedene Spekula. Sie bestehen aus Blättern, welche durch Schraubenvorrichtungen gespreizt werden können, um so die Kanäle zu erweitern. Für Körperregionen, welche einer geraden Besichtigung nicht zugänglich sind, konstruierte er eine »*Winkelleitung*«: In einer geraden, durch eine Scheidewand unterteilten Röhre befindet sich distal an der einen Seite ein Hohlspiegel, in der anderen ein Planspiegel; beide sind auswechselbar und gegeneinander verstellbar. Mit solchen »*Winkelleitungen*« machte er sich die Speiseröhre, den Kehlkopf und den hinteren Nasenrachenraum zugänglich (Mann 1973; Reuter u. Reuter 1998; Roediger). Zur Untersuchung der Harnröhre führte er Instrumente zum Tupfen, Bestreichen oder Ätzen durch einen seitlich geschlitzten Metallkatheter ein. Der Katheter zur Blasenspiegelung der Frau ist durch ein schräg eingekittetes Glasfenster abgedichtet. Der Lichtleiter wurde u. a. vom Mechanikus J.G. Wiessner in Leipzig für 10 Thaler gefertigt und »*mit viel unerlaubtem Gewinn für 4, 5, 6 und mehr Carolin verkauft*«, wie ein Anonymus 1809 berichtet (Roediger).

Die Anwendung des Lichtleiters

Bozzini hatte bestimmte Vorstellungen, welche Organe mit seinem Lichtleiter untersucht werden können: »*Die Öffnungen des Mundes und der Nase, der Ohren, der Scheide, des geöffneten Muttermundes, die weibliche und männliche Harnröhre, der Sphinkter der weiblichen Urinblase, die weibliche Urinblase, der Mastdarm*«. Die männliche Harnblase erwähnte er nicht, anscheinend hatte er sie nicht auf natürlichem Wege (transurethral) untersucht, sondern nur an der Leiche nach Zystotomie (Ringleb 1923).

Bozzini dachte von vornherein an Eingriffe (endoskopische Operationen) über die natürlichen Körperwege und richtete daher die vierteilige Lichtleitung (Spekulum) so ein, dass man ihre Blätter einzeln entfernen konnte (Bozzini 1806). Jetzt konnte er einen Finger oder ein Instrument einbringen oder auch Messer einschieben, sowie Beckenmesser und sonstige Instrumente an den Blättern anbringen. Neben den Winkelleitungen (Spekulum mit abgewinkeltem Strahlengang mittels Spiegel) konnte eine gekrümmte Sonde angebracht werden, um das Sichtfeld auszudehnen, zu spannen oder zurückzuhalten, wie z. B. im Ösophagus. Bozzini hatte auch irreal anmutende Ideen; er zeichnete z. B. einen Apparat zur Exstirpation des Uterus, um diese Operation mit Hilfe des Lichtleiters zu erproben. Durch Spiegelung von Wunden im Unterleib wollte er Verletzungen der Eingeweide erkennen; eingedrungene Fremdkörper entfernen und Läsionen örtlich behandeln (Naht, Unterbindung zerrissener Gefäße u. a.). Blasensteine sollten nach dem Schnitt auf ihre Lage, Gestalt und Beschaffenheit mit dem Lichtleiter untersucht werden; inkarzerierte Steine wollte er unter Sicht befreien. Hier ist von besonderem Interesse, dass **E. Hurry Fenwick** in London noch nahezu 100 Jahre später (1894) ein Spreizspekulum erfand, um dieselbe Idee zu realisieren (»*expanding caisson*«). Bozzini erkannte auch klar, dass man in der weiblichen Harnröhre mit einer schmalen Röhre nur einen kleinen Punkt auf einmal sehen kann. Dies war ja das Hauptproblem der Blasenspiegelung, das erst Max Nitze durch die geniale Idee der Sichtfelderweiterung mit Hilfe der Optik gelöst hat (Nitze 1879).

Im Juni 1806 wurde der Lichtleiter in dem Privatentbindungsinstitut von **Prof. Ludwig Friedrich von Froriep** (1779–1847) in Halle an Lebenden einem Kreis von Hochschullehrern und Ärzten vorgeführt. Er spiegelte die Vagina und fand, dass das Instrument wirklich schon sehr viel leiste und noch mehr zu leisten verspräche.

Entgegen aller Kritik war es Bozzini doch gelungen, mit seinem unzulänglichen Lichtleiter eine internationale Diskussion anzuregen und seine Idee einem großen Kreis von Ärzten nahe zu bringen. Dies geht auch aus **Josef Grünfelds** Buch hervor: »*Zur Geschichte der Endoskopie und der endoskopischen Apparate*« mit über 100 Literaturzitaten vor 1879 (Grünfeld 1881, 1879). Bozzinis Prinzip

1. künstliches Licht (Kerzenflamme),
2. Lichteinspiegelung auf das zu untersuchende Objekt,
3. Lichtleitung für getrennte Lichtein- und Rückstrahlung zum beobachtenden Auge

war wegweisend.

Der Schwachpunkt aller Apparate nach dem Bozzini-Prinzip war die Lichtquelle. Vor allem störte die Hitze der Lampe, welche die Stirn oder den Schenkel des Patienten verbrennen konnte, der Docht musste beschnitten und das Instrument senkrecht gehalten werden, lästig war auch der Qualm der Lampe. Sie wurde daher auch am häufigsten variiert. Die Lichtquelle stand später getrennt neben dem Endoskop. Das Licht wurde mittels eines gelochten konkaven Reflektors (z. B. Stirnreflektor oder Stirnlampe) über optische Linsen in den Körper eingespiegelt.

Der Schritt von der Idee zur technischen Verwirklichung ist oft schwierig und weit. Bozzinis Instrument ist ein sehr gutes Beispiel für die Tatsache, dass die Ideen oft ihrer Zeit weit vorauseilen. Die technischen Fähigkeiten der Feinmechaniker, Instrumentenmacher und Ingenieure waren im frühen 19. Jh. sehr begrenzt. Die ihnen bekannten Materialien erlaubten nur die Anfertigung von groben, schweren und großen Instrumenten. Nur ein sehr gewandter Endoskopiker konnte diese Instrumente von Bozzini und seinen Nachfolgern guten Gewissens am Menschen anwenden und ein positives Ergebnis erwarten. Mit zunehmender Länge und Verfeinerung der Instrumente eroberte die Endoskopie allmählich die Harnröhre zur Blase und bis in die Niere.

4.2 Fortschritte der Endoskopie

Die Anatomie wurde über die Jahrhunderte durch praktische Exploration erarbeitet. Dieses Prinzip gilt auch heute noch für die Endoskopie. Der Harntrakt wurde zunächst durch Inspektion des Harnröhrenmeatus und mit Spekula untersucht. Dann wurden mit der Urethroskopie Zangen, Kautersonden, Messer, chemische Agenzien und Dilatatoren mit Wachsinstrumenten angewandt (Bougie: Kerze, davon abgeleitet: bougieren). Mit Endoskopen wurden in der Folge die Harnröhre, die Blase und Harnleiterostien untersucht. Schließlich wurde das Harnleiterlumen bis zum Nierenhohlsystem mit der Ureterorenoskopie und perkutanen Nephroskopie sichtbar gemacht. Gegenwärtig werden die operative Laparoskopie und Prä-, Retroperitoneoskopie sowie der Effekt unterschiedlicher Energien wie Elektrizität, Laser, Ultraschall, Schockwelle und Wasserstrahl weiterentwickelt.

Harnröhrenspiegel

Die Urethroskopie begann mit Bozzini (1805), Ségalas (1826), Desormeaux (1853) und Grünfeld (1872) als reine Lufturethroskopie mit Lichteinspiegelung. Bozzini, Desormeaux, **Cruise** und **Fürstenheim** hatten bereits Operationsschlitze für Hilfsinstrumente an ihren Schäften angebracht und auch an der Spitze gefenstert (Reuter u. Reuter 1988; Reuter et al. 1998/2003).

Die spätere Beleuchtung an der Endoskopspitze mit Platinglühlicht begründete 1873 Trouvé in Paris (s. auch Abb. 4-6). Doch erst die erneute Verwendung des ursprünglich wassergekühlten Trouvé-Lichtträgers durch Nitze (1876) und dessen Ersatz durch die ungekühlte Mignonlampe durch **David Newman** (1883) und **Valentine** (1899) war der bisherigen Lichteinspiegelung überlegen (Casper 1898/1923, Reuter et al. 1998/2003). Es folgte die Luftirrigation von Antal (1888) und die Wasserirrigation mit Optik von **Goldschmidt** (1906) bei proximal gefenstertem Schaft. **Bransford Lewis** (1911) und **McCarthy** (1923) konstruierten noch Luftzystoskope (Lewis 1911; McCarthy 1923).

4.2.1 Antonin Jean Desormeaux – Der erste Endoskopiker

Antonin Jean Desormeaux (1815–1882, Abb. 4-4), der Nachfolger Civiales am Hôpital Necker führte am 20.07.1853 an der medizinischen Akademie in Paris ein neues Instrument vor, das er Endoskop, französisch »*l'endoscope*« nannte; es war etwa 48 cm hoch und (ohne Tubus) 12 cm lang. Gedacht war es für die Spiegelung von Urethra, Vagina, Darm und Wundkanälen. Am 29.11.1853 erhielt er einen Teil des Argenteuil-Preises von der Académie Impérial de Médecine in Paris, vor deren Kommission er die Urethra am Lebenden exploriert hatte. Dieser Apparat hatte auch ein Rohr, mit dem die Blase gespiegelt wurde und das mit einem Glasfenster an der Spitze verschlossen war (»sonde prostatique«).

Verbesserungen

Die »*Sonde coudée*« war eine wichtige Erfindung, die den Urin zurückhielt und die Kontaktendoskopie der Blase ermöglichte. Sie wurde von Grünfeld 1873 vollends verbessert (Fürstenheim 1863). Die Streustrahlen verhinderte er durch Schwärzung der Innenfläche des Schaftes (Ebermann 1865). Das Endoskop wurde von dem berühmten Pariser Instrumentenmacher **Charrière** in einer Stückzahl von mehreren hundert Exemplaren hergestellt und von Charrière und **Amatus Lüer** noch bis 1874 gebaut. Die Fa. **Georg Tiemann**, New York führte das »*Endoscope*« noch im Katalog von 1872. Vor allem bei der Urethroskopie wurden erstmals einigermaßen brauchbare Resultate erzielt. Blasensteine und Gefäße der Blasenhinterwand wurden gesehen (Bockshammer 1863). Den entscheidenden Vorteil dieses Endoskops brachte die Gasogenlampe, die eine hellere und transparentere Flamme als eine Kerze erzeugte und sich daher zur Spiegelung besser eignete. Diese ersten praktischen Erfolge honorierten seine englischen Kollegen, indem sie Desormeaux »*Vater der Endoskopie, father of endoscopy*« (Hillemand u. Gilbrin 1976, Warwick 1867) nannten, obwohl sich seine Erfahrungen auf die Harnröhrenspiegelung beschränkten, denn andere Untersuchungen hatte er nicht bewältigt. Das Instrument, ein Kilo schweres umständliches Ungetüm von 48×12 cm Größe hat sich jedoch nicht durchgesetzt. Rußend und rauchend musste es senkrecht zwischen den Beinen des Patienten gehalten werden. Dazu kam die Angst, das Gesicht des Arztes und die Beine des Patienten zu verbrennen. Bei Harndrang löschte der Urin die Flamme und machte die Untersuchung zunichte. Die Lagerung

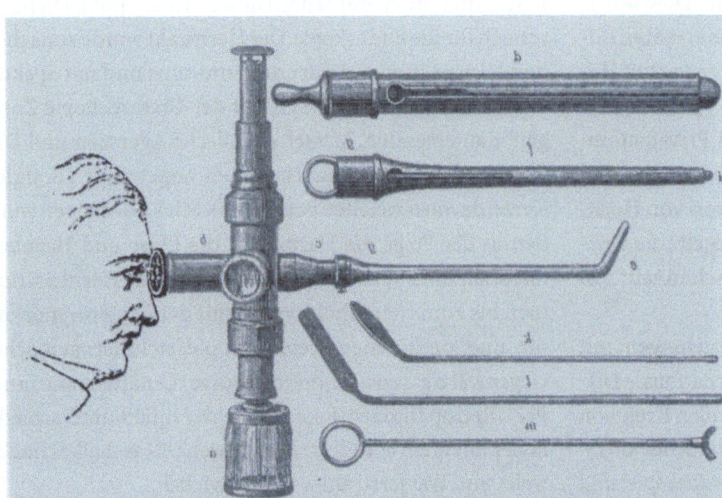

Abb. 4-4.
Desormeaux mit seinem Instrument.
(Aus Reuter et al. 1998)

des Kranken auf der Bettkante war höchst unbequem. Die Operationsinstrumente waren nur sehr schwer zu dirigieren, wenn sie von der Seite in die Schlitze des Schaftes eingeführt wurden.

Desormeaux veröffentlichte 1865 eine Arbeit über Krankheiten der Harnröhre und Harnblase, ihre Diagnose und Therapie, die »*unter den Chirurgen rechtes Erstaunen hervorrief*« (Desormeaux 1865; Grünfeld 1881). Dazu konstruierte er Sonden mit Urethrotom und Stylets, mit denen er die erste Urethrotomie und die erste Exzision eines Harnröhrenpapilloms ausführte. Dazu stellte er Watteträger und eine bewegliche Sonde zum Watteentfernen her (Murphy 1972). Ein Schaft diente zur Rektoskopie und als Vaginalspekulum. Das Endoskop von Desormeaux mit Konkavspiegel als Reflektor und dem in der Mitte durchbohrten Planspiegel bildete die Grundlage aller weiteren Konstruktionen mit einer eingespiegelten Lichtquelle, bis **Julius Bruck** in Dresden (1867) und Gustave Trouvé in Paris (1873) die ersten Versuche mit der intrakorporalen, elektrischen Lichtquelle unternahmen (Bruck 1867; Trouvé 1893, 1877).

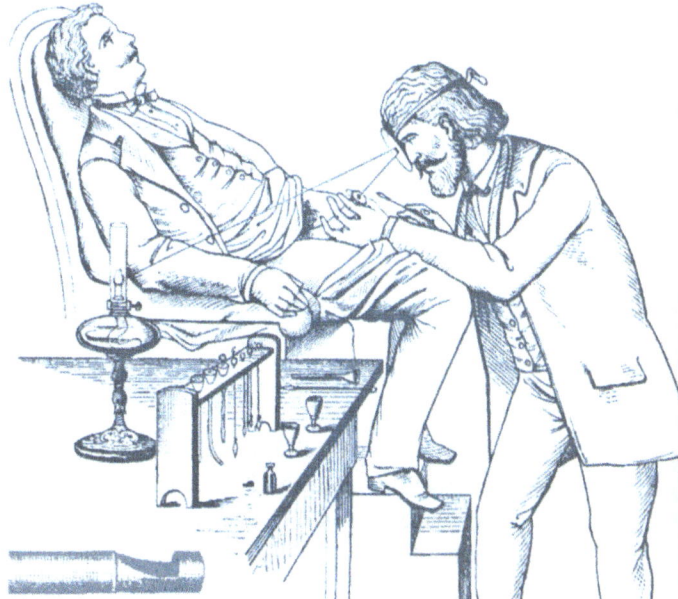

Abb. 4-5. Grünfeld bei der Urethroskopie mit reflektiertem Licht. (Aus: Reuter et al. 1998)

Lufturethroskopie mit Lichteinspiegelung

Pierre Franco (1500–1579) aus Lyon, bekannt als Lithotomist, hat die Basis zur Urethroskopie gelegt. Er konstruierte ein zweiblättriges Schraubenspekulum, mit dem er die weibliche Urethra besichtigte. **Kelly** und **Stoeckel** improvisierten ein Spekulum, indem sie zwei stumpfwinklig abgebogene Haarnadeln mit zwei Klemmen fassten (Knorr 1908). Der Lichtleiter von Bozzini eignete sich in erster Linie zur Rachen-, Scheiden- (Kolposkopie) und Enddarmspiegelung (Proktoskopie). Dagegen wurden die von Ségalas und Desormeaux sowie seinen Schülern konstruierten Apparate vorwiegend zur Besichtigung der Harnröhre verwendet. Der Nachteil dieser Geräte war ihre Schwerfälligkeit durch die kompakte Bauweise, d. h. Lichtquelle, Reflektor und Endoskop waren fest miteinander verbunden. Befriedigende Ergebnisse wurden erst 1873 erzielt (Frisch u. Zuckerkandl 1904; Reuter u. Reuter 1988). Der Hautarzt **Joseph Grünfeld** (1840–1910), geb. in Györke in Oberungarn, begründete die moderne Harnröhrenspiegelung (Urethroskopie) an der Klinik für Syphiliskranke am Allgemeinen Krankenhaus unter der Leitung von **Carl Ludwig von Sigmund** (1810–1883; Grünfeld 1879). Er wurde 1872 vom Werk des Syphilidologen **Benjamin Tarnowsky** (1838–1906), St. Petersburg über die Tripperkrankheit mit seinen chromolithographierten Bildern angeregt. In den Jahren 1885 bis 1907 leitete er die neugeschaffene Abteilung für Syphilis und Erkrankungen der Harnorgane an der Poliklinik und wurde mit einem Lehrauftrag für Endoskopie betraut. Grünfeld vollbrachte dort die bedeutendste Leistung in der Endoskopie seit Bozzini und vor Nitze (Reuter u. Reuter 1988).

Grünfeld trennte wie **Haken** in Riga das Licht vom Endoskopschaft (Tubus, Katheter, Rohr), weil er dem Patienten die Schmerzen ersparen wollte, die beim Aufsetzen des Lichtgehäuses auf den bereits in die Harnröhre eingeführten Schaft entstanden (Reuter et al. 1998/2003). Er verwendete einen Planspiegel für die Reflexion des direkten Sonnenlichts und für künstliches Licht, sowie einen konkaven Hohlspiegel mit zentralem Sehloch, wie 1841 von Friedrich Hofmann beschrieben. Er befestigte ihn wie zur Laryngoskopie mit einer Binde an der Stirn (1872; Abb. 4-5). Den offenen Harnröhrentubus verschloss er am Schnabel mit einem schrägen Glasfenster (vgl. Bozzini und Desormeaux) und konnte damit die untere und hintere Blasenwand mittels Kontaktendoskopie sehen. Er vergrößerte das Bildfeld mittels Konkav- und Konvexlinsen, die er auch kombinierte und die er in einer Fassung aus Metall oder Kautschuk mit der Hand vor oder hinter den Reflektor hielt. Die Fa. Plössl fertigte ihm eine Lupe, eine Linsenkombination in einem Tubus. Zuletzt fügte er ein Konvexglas von kurzer Brennweite in das Endoskop ein und setzte ein Konkavglas hinter den Reflektor (Grünfeld 1881).

Er erfand einen neuen Harnröhrenspiegel, das »*Fensterspiegelendoskop*«. Dazu brachte er im Tubus einen kleinen Spiegel in einem Winkel von 45° an, um damit die seitliche Wand der Harnröhre besser beobachten zu können. Sein kleinstes Kaliber betrug 22 Charr und seine Länge

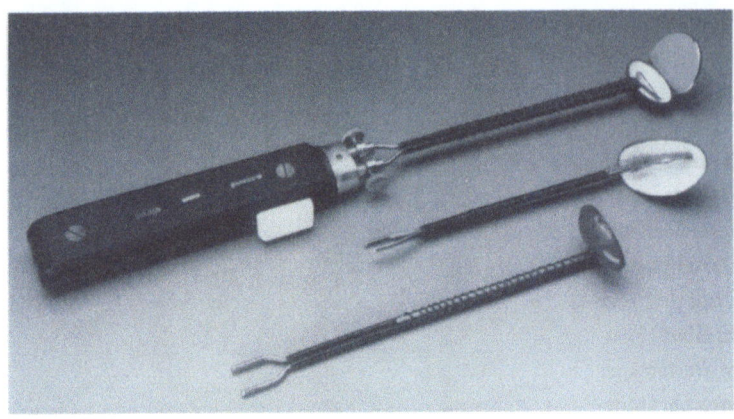

Abb. 4-6.
Trouvé-Polyskop mit der ersten distalen Lichtquelle auf einem Lichtstab.
(Aus: Reuter et al. 2003)

6–10 cm. Das Bild stellte sich spiegelverkehrt dar. Er untersuchte möglichst immer bei Sonnenlicht. Seine Patienten waren daher immer auf dem Sprung zur Untersuchung, wenn die Sonne in Wien hinter den Wolken hervorkam.

Grünfeld verwendete zur endoskopischen Lokaltherapie einen Wattetamponträger, den Ätzpinsel und den Ätzmittelträger für »*Lapis en crayon, Cuprum sulfuricum und Alaunstifte*«, sowie einen Pulverbläser, Messer, Schere, Pinzette, einen Tropfapparat, der aus einem Schaft mit Röhrchen bestand. Strikturen schnitt er endoskopisch mit einem geknöpften 1,5 cm langen Messer auf, das an einem Draht mit Handgriff angebracht war (1875). Er war mit seiner Methode so erfolgreich, dass die Endoskopie der Harnröhre bis in die heutigen Tage den Urologen von den Dermatologen streitig gemacht wird (Grünfeld 1877, 1881, 1879, 1876, 1874, 1879).

Als Erster entfernte er kleine Blasentumoren durch einen offenen Tubus unter Sicht (Grünfeld 1885). Er konstruierte einen *Polypenschnürer* und hielt eine Brücke-Lupe mit der Hand vor den Urethroskopschaft. Elektrisches Licht spiegelte er erst 1888 ein. Glasinstrumente (Endoskope, Katheter, Sonden) wendete er ab 1896 an; sie sind widerstandsfähiger gegen Chemikalien und damit besser zu desinfizieren.

Grünfeld hat das Caput gallum als erster mit seinem geraden, einfachen 12 cm langen Endoskop gesehen (1878). Das Ureterostium fand er als erster regelmäßig auf – allerdings nur bei der Frau – mit einem Bildfeld von 8 mm Durchmesser und einem scheinbaren Abstand von 8–18 cm unter Kontaktendoskopie und in direkter Sicht (1876; Grünfeld 1876; Ringleb 1923). Dabei drückte er das gerade Fenster in der halbgefüllten Blase der Frau gegen die Schleimhaut und machte sie so blutleer. Das Andrücken des Fensters an die Blasenwand war notwendig, weil sonst »*die Trübung des Harns hinderlich war*«. Er gab auch seine neben dem Endoskop eingeführte »*Harnleitersonde*«, einen Vorgänger des Albarran-Hebels an, zu der ihn die Kürette von Leroy d'Étiolles inspiriert hatte. Er schob aber den Hebel bis zu 15 cm in den Ureter hoch und hielt auch das Einführen eines Katheters zur Uringewinnung für durchführbar. Dies hat dann **Brenner** realisiert (1887).

Grünfeld berichtete auch über die aufgeschlossene Haltung der Amerikaner gegenüber der Endoskopie, wogegen Engländer, Franzosen und Deutsche, mit Ausnahme von Fürstenheim, ablehnender Meinung gewesen seien (Grünfeld 1881).

Punch-Instrument (cold punch)

Grünfeld perfektionierte das Punchprinzip, das bereits zur Behandlung von Strikturen und Prostatabarren seit etwa 100 Jahren verwendet wurde (Paré, Reybard, Mercier, Leroy d'Étiolles 1853; Reuter 2003) und schon von **Ebermann**, St. Petersburg (1865) angegeben worden war (Ebermann 1865; Fenwick 1888/1889). Er gab eine Übersicht der Polypen der Harnröhre (Grünfeld 1881) und ihrer Behandlung mit Schlingenschnürer, endoskopischer Schere, Zange, sowie der *Polypenkneipe*. Von dieser so genannten endoskopischen Polypenkneipe stammen alle weiteren Punchinstrumente ab (s. Abb. 4-5).

Elektrourethroskopie in Luft mit distaler Beleuchtung

Nach den wegweisenden Erfindungen von Gustave Trouvé in Paris, dem Pantoscope, Polyscope und Urethroscope (1868–1877; Abb. 4-6) mit der ersten distalen Lichtquelle an einem Lichtstab und der Optik nach G. Galilei wurde das **Elektrourethroskop** 1877 von Max Nitze, zusammen mit Deicke in Dresden verbessert (Trouvé 1869, 1877, 1893). Er brachte die Lichtquelle wie Trouvé als Platinglühschlinge »*distal*« d. h. an der Spitze eines in das Endoskop einschiebbaren modifizierten »*Lichtstabes*« an, also intrakorporal im Gegensatz zu bisherigen Instrumenten.

Rutenberg publizierte 1876 das erste offene Urethrozystoskop (Rutenberg 1876). Er versah das Simon-Spekulum mit einem 8 mm dicken und 16 mm breiten Glasfenster und blies die Harnröhre mit Luft auf. Mit Simon war er bei zwei betäubten Frauen in der Lage das linke Harnleiterostium zu erkennen.

Irrigation mit Wasser

Hans Goldschmidt übernahm die Vorgaben von Antal (1907), aber anstelle von Luft dehnte er die Harnröhre mit dem Druck einer Wassersäule. Er hat als erster eine Optik für die Urethroskopie verwendet (Goldschmidt 1906, 1907, 1910, 1909, 1908, 1907). Er revolutionierte die Urethroskopie, weil sein Irrigationsendoskop es erlaubte, die hintere Harnröhre und den Samenhügel erstmals ohne Schwierigkeiten einzusehen.

4.2.2 Max Nitze – der Schrittmacher der Endoskopie

Maximilian Carl Friedrich Nitze (Abb. 4-7) wurde am 18. September 1849 in Berlin als Sohn des Regierungs-Assessors und Spezialkommissars Gustav Nitze und dessen Ehegattin Berta, geb. Kreyenberg geboren (Gorke 1980). Sie war von besonderem Einfluss auf ihren Sohn, bis in seine letzten Lebenstage. Seine Jugenderziehung fand in Belzig und Brandenburg statt. Schon als Kind war er nur wenig zugänglich und auffallend zurückhaltend bis schwierig, ein offenbarer Mangel an Ordnung und Sorgfalt wurde gerügt (Ringleb 1933). Ab 1860 besuchte er das Gymnasium in Breslau und 1867 das Gymnasium in Wernigerode, an dem er 1869 das Abitur bestand. Sein medizinisches Studium absolvierte er von Oktober 1869 bis Oktober 1874 an den Universitäten in Heidelberg, Würzburg und Leipzig. Im Frühling 1874 bestand er in Leipzig das Staatsexamen, das ihn zur Ausübung der ärztlichen Praxis für das deutsche Reich berechtigte. Im nächsten Semester wurde er mit seiner Dissertation »*Über das Blutadergeäst im Menschenfusse*« beim Anatom Wilhelm Braune zum Doktor der Medizin promoviert. Als Medizinstudent erlebte er in Heidelberg die erste, von Simon ausgeführte Nephrektomie, was möglicherweise sein Interesse an der Urologie weckte (Wershub 1970).

Er absolvierte eine einjährige Militärpflicht und wurde in deren zweiter Hälfte als Arzt an das Garnisonslazarett nach Leipzig kommandiert. Im November 1875 begann er als Externarzt auf der Inneren Abteilung des Dresdner Stadtkrankenhaus in Friedrichstadt. Er arbeitete dort parallel als fleißiger und strebsamer Arzt bei dem Gynäkologen **Justus Schramm-Vogelsang**, Oberarzt an der Poliklinik des Carola-Krankenhauses. Dieser demonstrierte, angeregt von der Publikation von **Lazarewitsch** über die Diaphanoskopie zur Durchleuchtung der Beckenorgane

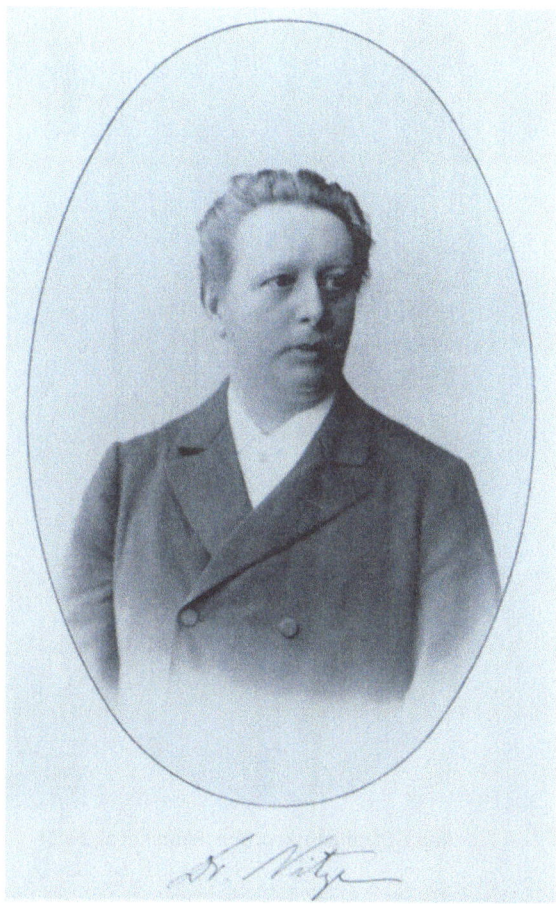

Abb. 4-7. Portrait von Maximilian Carl Friedrich Nitze (1849–1906). (Aus: Reuter et al. 2003)

(1875), am 4.3.1876 vor der Gesellschaft für Natur- und Heilkunde zu Dresden sein verbessertes Diaphanoskop an zwei Frauen. Er stellte den Uterus als Schattenriss durch die Bauchdecken dar, nachdem er die Lichtquelle in die Vagina oder das Rektum eingeführt hatte (Grünfeld 1879; Lewandowski 1891).

Bei diesen wenig erfolgversprechenden Versuchen lernte Nitze indirekt die Bruck-Beleuchtungsmethode mit dem wassergekühlten Platindraht kennen (Abb. 4-8). Dabei müssen ihm die ersten Gedanken zur Verwirklichung der Blasenspiegelung gekommen sein (Keller 1949).

Nach kurzer Zeit auf der Geisteskranken-Abteilung arbeitete er bis 1878 auf der chirurgischen Abteilung bei F.C. Leonhardi in Dresden. Dort bewährte er sich und beschäftigte sich, angeregt von Schramm, »*mit der Begründung einer neuen Untersuchungsmethode tiefgelegener Hohlorgane des menschlichen Körpers*«, vor allem der Blase und Harnröhre, und konstruierte eine Anzahl von Instrumenten zur Ausübung dieser Methode (1876). Ein optisches Erlebnis brachte Nitze seinem Ziel näher. »*Ein*

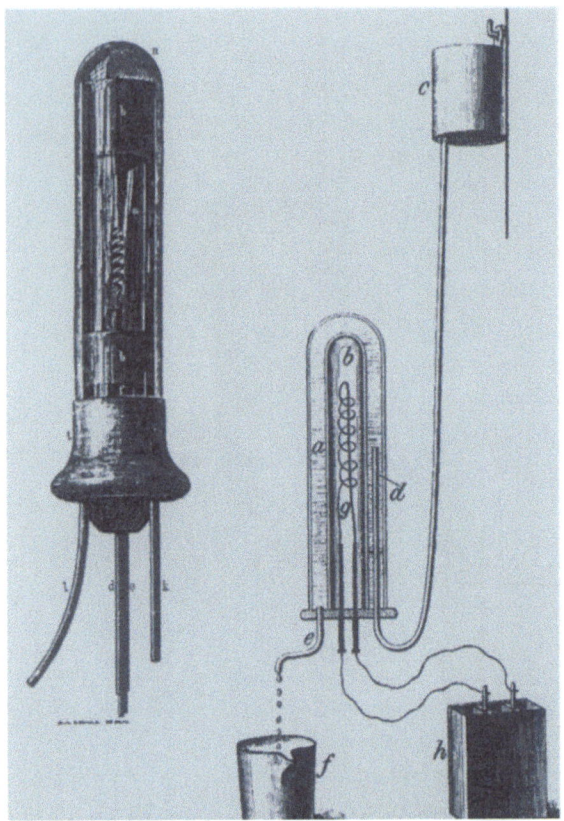

Abb. 4-8. Bruck-Diaphanoskop. (Aus: Reuter et al. 2003)

glücklicher Zufall sollte mich auf den richtigen Weg führen« (Nitze 1906). Eines Tages putzte er das verstaubte Okular seines Mikroskops, blickte prüfend hindurch und sah dabei stark verkleinert und umgekehrt das Bild der gegenüberliegenden Matthäus-Kirche. Wie ein Schleier fiel es ihm von den Augen, dass es möglich sein müsste, mittels einer Art von Fernrohr das vergrößerte Bild des Inneren einer Körperhöhle zu gewinnen. Von vornherein hatte Nitze dabei die Konzeption, möglichst alle zugänglichen Körperhöhlen zu betrachten, wie ehedem Bozzini.

In weiser Voraussicht beschränkte Nitze sich anfangs konsequent auf die Sichtbarmachung des Harnröhren- und Baseninneren und deren Untersuchungs- und Behandlungsmöglichkeiten. Schramm bestätigte dies, als er seine Versuche mit der hellen Edison-Lampe wieder aufnahm (134. Sitzung der Gynäkologischen Gesellschaft zu Dresden am 01.03.1888). Bei dieser Gelegenheit beschwerte er sich über Nitze, der in seinen Publikationen die Versuche von Schramm ignoriert hatte, welche der Erfindung des Zystoskops vorausgegangen waren. Schramm sprach auch über seine Wasserleitung zur Kühlung der Lampe. Daraus könnte man schließen, dass Nitze von der Bruck-Lampe tatsächlich nichts wusste, wie er behauptete (Keller 1968; Reuter u. Reuter 1988). Außerdem unterschied sich Nitzes Vorgehen zunächst in einem entscheidenden Punkt von der Methode Brucks: Nitze kühlte lediglich den Lichtstab, also das Metall des Endoskops (beim Urethroskop und Enteroskop), während Bruck die Wärmestrahlen des Glühdrahts absorbieren ließ (wie Nitze unnötigerweise beim Zystoskop). Nitze leitete seine Technik erwiesenermaßen von Trouvé ab.

Zu dieser Zeit nahm der verschlossene Junggeselle Nitze auch seine grundlegenden Arbeiten über die Verbesserung des Urethroskops und die Erfindung des modernen *»Photenphoro-Kystoskops«* auf (Nitze 1889, 1906). Die erste Phase seines Schaffens begann in der Zusammenarbeit mit dem Messerschmied und Feinmechaniker **Wilhelm Heinrich Deicke** in Dresden und dem Universitätsoptiker und Feinmechaniker **Louis Bénèche** in Berlin vom physikalischen Institut der Universität. Bénèche erledigte diese Aufgabe genial und lieferte nach längeren Besprechungen und Probieren eine empirisch zweckvoll gebaute Optik mit direkter (prograder) Bildwirkung in der Art eines terrestrischen Fernrohres. Mit ihren drei Linsen ergab sie in 6 cm Objektabstand ein Bildfeld von 6 cm². Diese fertigte er bis zum Jahre 1906 unverändert an (Keller 1954; Schadewaldt 1988).

Schon Mitte 1876 besaß Nitze Instrumente zur Beleuchtung der Harnblase, die allerdings noch ziemlich unvollkommen waren. Im Herbst 1877 waren diese für die Harnröhre, Harnblase und den Kehlkopf so weit vollendet, dass sie eine Anwendung am Lebenden gestatteten. Er konnte damit den Samenhügel erkennen. **Oberländer** als Kollege Nitzes hat sie *»allmälig entstehen sehen«* und sie an Kranken angewendet.

Nitze machte Versuche mit der Geissler-Röhre und dem Pacqelin-Thermokauter. Er entschied sich schließlich für den Platinglühdraht, den er mittels einer Bunsen-Batterie erhitzte (Keller 1968). Er konnte aber den dünnen Platindraht von Trouvé nicht verwenden, weil seine lichtschwache Optik einen dickeren, helleren Draht erforderte. Daher glaubte er fälschlicherweise, ihn auch beim Zystoskop wie beim Urethroskop kühlen zu müssen.

Bei **von Winkel** in der Entbindungsanstalt in Dresden arbeitete er bis einschließlich November 1878. **Von Winkel** hatte nach Simon (1875) ebenfalls den Ureter der Frau sondiert (1877; Keller 1949). Felix M. Oberländer ist dort Nitzes Assistent und Freund (Oberländer 1879). Im Alter von 28 Jahren, am 02.10.1877 demonstrierte Nitze zusammen mit seinem Assistenten **Alexander Schwede** das erste, mit viel Mühe und Entbehrungen von Deicke gebaute Urethroskop und das Zystoskop vor den Mitgliedern des königlich-sächsischen Landesmedicinalcollegiums in der pathologischen Anstalt zu Dresden-Friedrichstadt an der Leiche. Die Teilnehmer, darunter der Pathologe Felix

V. Birch-Hirschfeld, später in Leipzig Pathologe, waren sich wohl kaum bewusst, an einer historischen Stunde von großer Tragweite für die Entwicklung der Medizin teilgenommen zu haben. Birch-Hirschfeld erkannte übrigens sofort, dass in die Blase zur Demonstration Gallensteine eingebracht worden waren.

Es war die Geburtsstunde der modernen Urologie, auch wenn E. Lesky feststellte: »*Mit der Demonstration dieses neuen cystoskopischen Monstrums hat sicherlich die neue Ära der Urologie noch nicht begonnen*« (Lesky 1966; ◘ Abb. 4-9). Damit wurde der Grundstein für die klinische Endoskopie gelegt, die heute in allen Sparten der Medizin Anwendung findet. Und sie hat in ihren Grundprinzipien bislang noch keine Änderung erfahren.

In der Folge wurden die neuen Endoskope für die Harnblase, Harnröhre, den Kehlkopf und den Nasenrachenraum, die Speiseröhre und den Magen zusammen mit **Schwede** auch an Kranken in der Frauenklinik erprobt. Sie besaßen bereits folgende zwei zukunftsweisende Eigenschaften:

1. Die Lichtquelle saß an der Spitze bzw. im Schnabel,
2. der optische Apparat (Fernrohr) erlaubte die Betrachtung einer erweiterten Bildfläche im Blaseninnern.

Nitze nahm mit vier namhaften Firmen Verbindung auf und erhielt von allen Zusagen zur fabrikmäßigen Herstellung seiner Instrumente. Deicke empfahl seinen Freund Josef Leiter in Wien, mit dem sich Nitze am 29.6.1878 brieflich in Verbindung setzte. Leiter kam im Sommer 1878 selbst nach Dresden und wurde dort in alle technischen Fragen der Deicke-Modelle eingeweiht. Mehrere Monate arbeitete Leiter laut Nitze mit dem ihm eigenen Feuereifer und ungeheurem Aufwand an Fleiß und Geld an der Anfertigung ausgereifter Instrumente.

Am 12.10.1878 berichtete er Nitze, »*dass die Instrumente vollkommen zur praktischen Anwendung ausgeführt seien*«. Noch im Oktober brachte er diese Instrumente selbst nach Dresden. Dort staunte man über die Menge des Geschaffenen, die vorzügliche Arbeit und über einzelne wertvolle technische Änderungen. Nitze aber war bitter enttäuscht, weil nicht ein einziges Instrument brauchbar war. Aufgrund dieses Misserfolgs entschloss er sich, dem Wunsche Leiters folgend im Dezember 1878 nach Wien überzusiedeln. Er wohnte in der Mariannengasse 12 schräg gegenüber der Leiter-Fabrik. Die weitere Anfertigung der Instrumente leitete er persönlich in fast täglichen Konferenzen. So konnten die technischen Probleme unter der Aufsicht Nitzes in Wien zufriedenstellend gelöst werden. In kurzer Zeit wurden dort die bereits vorhandenen Instrumente »rekonstruiert«. Leiter setzte sich mit fanatischem Arbeitseifer und mit enormen Geldauslagen, sowie mit seinem ganzen Wissen und Können für die Herstellung der neuen Instrumente ein. Innerhalb eines knappen Jahres konnte er einen ganzen Katalog neuer elektroendoskopischer Instrumente vorstellen. Im Jahr 1880 wurde die berühmte Monographie Josef Leiters herausgegeben: »*Elektro-endoskopische Instrumente, Beschreibung und Instruction zur Handhabung der von Dr. M. NITZE und J. LEITER construierten Instrumente und Apparate zur direkten Beleuchtung menschlicher Körperhöhlen durch elektrisches Glühlicht*« (Leiter 1985). Leiter beschrieb die Anfangsphase der modernen Endoskopie und kommentierte die ersten Instrumente, u. a. den Magen-, Mund-, Nasen-, Vaginal-, Rektum-, Kehlkopf-, Ohren- und Speiseröhrenspiegel, vor allem das Urethroskop und das Zystoskop. Einige Änderungen an den Instrumenten rührten von Leiter selbst her.

Leopold von Dittel, chirurgischer Primarius des Allgemeinen Krankenhauses und späterer Begründer der Wiener urologischen Schule, ein vorbehaltloser Förderer Nitzes, demonstrierte u. a. Thompson aus London das Zystoskop in Wien (Herbst 1879). Er sprach von »*oft entzückend schönen Bildern*« (Dittel 1889, 1886) und berichtete über seine reichen Erfahrungen mit der Zystoskopie. In der Sitzung der k. k. Gesellschaft der Ärzte am 09.05.1879 (Reuter u. Reuter 1998/2003) in Wien führte Leopold von Dittel unter Assistenz von Nitze und Leiter das erste Nitze-Leiter-Zystoskop, Urethroskop und Rektoskop vor und erhielt dafür größten Beifall. Nitze hielt einen Vortrag »*Über eine neue Beleuchtungsmethode der Höhlen des menschlichen Körpers*« (Nitze 1879). Der in der Wiener medizinischen Wochenschrift im Jahre 1879 veröffentlichte Vortrag war thematisch schon präzisierter und lautete: »*Eine neue Beobachtungs- und Untersuchungsmethode für die Harnröhre, Harnblase und das Rectum*« (Nitze 1879). Damit war das Instrument vor der Weltöffentlichkeit an hervorragendem Ort in die Hände der Ärzte gelegt worden. Die wissenschaftliche Welt horchte auf.

Im Hinblick auf die schnell bekannt gewordene Erfindung des »*Kystoskopes*« und Erkennung ihrer Tragweite schloss

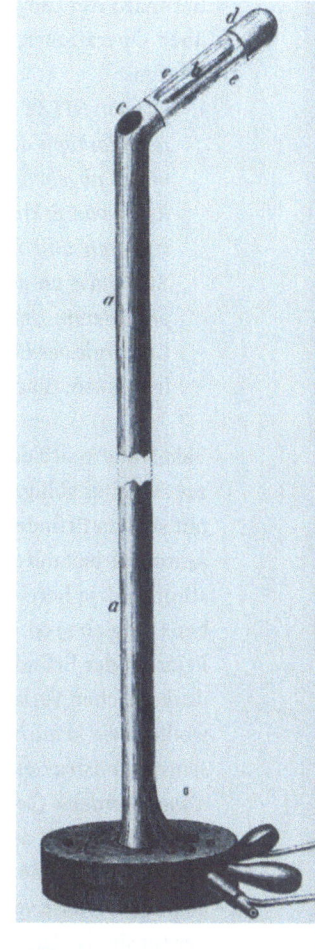

Abb. 4-9.
Nitze-Cystoskop N° 1.
(Aus: Reuter et al. 2003)

Bernhard von Langenbeck seine weltberühmte Vorlesung über Operationen an den Harnwegen mit folgenden Worten:

> *Die von NITZE ersonnene und mit großem Eifer geübte Endoskopie der Harnwege dürfte ein wichtiges Hilfsmittel abgeben, indem sie es ermöglichen wird, eine Reihe von Erkrankungen frühzeitig exakt zu diagnostizieren und somit die Indikationen zu operativen Eingriffen an den Harnwegen mit großer Schärfe zu präzisieren. Unter der Voraussetzung dürfen wir der Chirurgie der Harnorgane ein günstiges Horoskop stellen«* (1880; Glück 1888).

Bald änderte sich das bisher so erfreuliche Verhältnis Nitzes zu Leiter völlig. Der Instrumentenbauer zerstritt sich mit seinem Erfinder. Der Umstand, dass Nitze in der Zusammenarbeit mit den Instrumentenbauern durchaus bestimmend, ja herrisch auftrat, mag dazu beigetragen haben (Ringleb 1933). Leiters Ehrgeiz war so groß, dass er die Priorität der Erfindung der Zystoskopie und anderer endoskopischer Verfahren für sich in Anspruch nehmen wollte, »*wie ja auch Mikroskope und Schießgewehre nach seinem Konstrukteur und nicht nach dem Ideenträger genannt werden*« (Leiter 1985). Nitze betrachtete die Broschüre Leiters als den Versuch, sich das geistige Eigentum an der Konstruktion seiner Instrumente anzueignen. Erstaunlicherweise verzichtete er auf jede Erwiderung, indem er sie als Machwerk bezeichnete, das den Stempel der Gehässigkeit und Fälschung trage, und glaubte auf seine gerechte Sache vertrauen zu können. Laut Nitze gingen die vorzüglichen Zeichnungen des Leiter-Katalogs und die wissenschaftlich aufgemachten Texte mit ihren unwahren Angaben und falschen Darstellungen in medizinische Schriften über, wobei wohl vor allem die von **Rudolf Lewandowski**, einem Kollegen und engen Mitarbeiter Leiters, gemeint waren (Lewandowski 1891). Nitze betonte zu Recht, dass Leiter an der eigentlichen Konzeption der Instrumente keinen Anteil hatte, weil alle wesentlichen Schwierigkeiten bereits in Dresden gelöst waren. Die Änderungen Leiters wären dagegen verschwindend klein.

Der völlige Bruch zwischen beiden wurde unvermeidlich, da Leiter vor keinem Mittel der öffentlichen Polemik gegen Nitze zurückschreckte. Vor allem die Nichtachtung seiner Prioritätsansprüche erbitterten Nitze. Hinzu kamen die finanziellen Probleme infolge des geschäftlichen Misserfolgs der Endoskope (Leiter 1985; Oberländer 1893).

Im Jahr 1880 eröffnete Nitze als 32-jähriger Junggeselle in Berlin seine Praxis für Harn- und Nierenkrankheiten und im Humboldt-Haus die erste Urologische Privat- und Poliklinik (1896). An beiden Adressen hielt er seine Kurse der Zystoskopie ab, die von zahlreichen in- und ausländischen Ärzten besucht wurden. In den folgenden Jahren zog sich Nitze infolge des zunächst eingetretenen Misserfolgs der Endoskopie und der Ablehnung, ja häufig bösartigen Kritik von Seiten seiner Kollegen enttäuscht zurück (Ringleb 1939). Die komplizierte und teure Wasserkühlung des Glühdrahts erwies sich als fataler Irrweg, weil sie unnötig war. Leiter erkannte dies kurz vor der Einführung der Mignonlampe (1886), wie zuvor Trouvé, **F. Samuely, F. Müller** und **B. Fränkel** (Posner 1928).

Die Forschungen seiner endoskopischen Instrumente für Rachen, Ösophagus, Magen und Rektum brach Nitze gänzlich ab. Dagegen studierte er die physiologischen und pathologischen Besonderheiten von Blase und Niere. Erst 1886 wurde er wieder aktiv, nachdem das neue Mignonlämpchen (nach der Erfindung der Glühlampe durch Thomas Alva Edison 1879) letztlich der Zystoskopie und der gesamten Endoskopie zum Durchbruch verhalf. Am 15.01.1887 trat Max Nitze nach langer Zeit wieder vor die Berliner Medizinische Gesellschaft mit einem Vortrag über die »*Physikalische Untersuchung der Harnblase*«. Am 15.04.1887 stellte Nitze sein neues Mignonlampen-Zystoskop in einem Vortrag über das »*Elektroendoskop mit Mignonlämpchen*« (Abb. 4-10) auf dem 16. Chirurgenkongress in Berlin vor. Gleichzeitig wurde Dittels Wiener Modell durch A. Brenner vorgeführt. Die kleine Glühlampe hat aus dem infolge Nitzes Irrweg komplizierten und teuren Zystoskop mit einem Schlag ein einfaches, billiges und leicht zu handhabendes Gerät gemacht (Nitze 1887). Von Bergmann lobte das Zystoskop in der Diskussion (Keller 1954). Mit Genugtuung erlebte Nitze die schnelle Verbreitung seiner Untersuchungsmethoden.

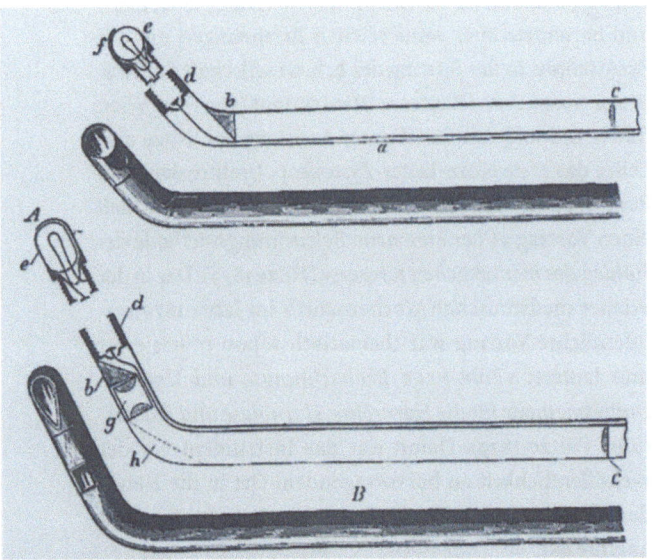

Abb. 4-10. Nitze-Zystoskop – Konstruktionsdetail mit Mignonlampe N° 1 (*oben*) und N°2 (1887)

Die Polemik zwischen Nitze und Leiter um die Priorität der elektrischen Glühlampe ist heute gegenstandslos geworden, da bereits 1883 der Glasgower Arzt David Newman diese Beleuchtungsmethode an seinem primitiven Frauenzystoskop realisiert (Abb. 4-11) und im selben Jahr Gustave Trouvé in Paris sein Polyskop mit einer Glühbirne ausgestattet hatte. Am 20.09.1887 sprach Nitze auf der 60. Versammlung der Dt. Naturforscher und Ärzte »*Über Symptomatologie und Therapie der Blasengeschwülste*«. Er deutete hier bereits auf die Entfernung von Blasenpolypen durch ein Operationszystoskop hin (Ringleb 1933).

Das »*Lehrbuch der Kystoskopie*« von Nitze erschien in Wiesbaden 1889 als erstes Buch dieser Art, in dem er auch Bozzini würdigte (Nitze 1889 u. 1906). Nitze suchte am 10.02.1889 bei der Berliner Medizinischen Fakultät um seine Habilitation nach. Sein Buch wurde durch E. von Bergmann begutachtet und die Habilitation befürwortet (04.11.1889). Er würdigte die Verdienste Nitzes, erwähnte den Streit mit Leiter und den Zeugen Dr. Schwede; auf 10 Seiten erörterte er den Nutzen und die Entwicklung der Zystoskopie. Nach einer Probevorlesung 1889 über die Bedeutung der Zystoskopie für die Nierenchirurgie, wurde Nitze 1900 zum »*außerordentlichen Professor*« ernannt und erhielt einen Lehrauftrag für Urologie. Diesen Lehrauftrag hatte er noch 6 Jahre bis zu seinem Tod inne (Nitze 1889, 1906). Um die Jahrhundertwende konnte er das größte klinisch-urologische Krankengut nachweisen, er führte mehrere Blasen- und Nierenoperationen in der Woche aus (Rothschild 1928). Über die Galvanokaustik der Prostatahypertrophie veröffentlichte Nitze 1897. Die mangelnde Anerkennung durch seine Fachkollegen verbitterte ihn, so dass er sich vorkam »*wie eine Fackel, die nach unten gehalten wird, leuchtet und selbst verbrennt*« (Weihnachten 1894; Ringleb 1933).

Nitze und Casper, die in Berlin in derselben Straße wohnten, setzten sich wegen des Ureterzystoskops gerichtlich auseinander. Beide verloren ihre Klagen vor Gericht und mussten eine Strafe wegen Verleumdung bezahlen. Nach Nitzes Tod lobte Casper jedoch Nitzes Verdienste in zahlreichen Publikationen.

Kutner fertigte 1891 in seinem Auftrag die ersten Blasenphotos an (Kutner 1891). Im Jahr 1894 erschien bei J.F. Bergmann in Wiesbaden das Lehrbuch »*Kystophotographischer Atlas*« von Dr. Max Nitze, Privatdozent an der Universität Berlin, mit 10 Tafeln und 60 Abbildungen, sowie Photogravuren; es war das erste bahnbrechende Werk auf diesem Gebiet (Nitze 1894). Zusammen mit den Berliner Instrumentenmachern **Détert, Paul Hartwig, Hirschmann** und ab 1896 **Louis** und **Heinrich Loewenstein** konstruierte Nitze zahlreiche Endoskope, wie z. B. das Irriga-

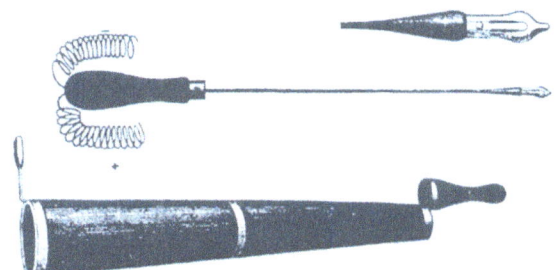

Abb. 4-11. David Newmans einfaches Frauencystoskop mit Mignonbirne, 1883. (Aus: Reuter 1999)

tions- (1889) und das Photographierzystoskop (1893). Das Operations- und Harnleiterzystoskop mit seiner abgebogenen Spitze und dem zystoskopischen Evakuationskatheter (»*Evacuationskystoskop*«; Abb. 4-12) wurde bei der Fa. Hartwig gebaut (1897; Nitze 1897). Stundenlang konnte er mit H. Loewenstein über eine Verbesserung oder die Konstruktion eines neuen Instrumentes beraten und seine Ausdauer besiegte stets alle Hindernisse, die sich ihm entgegenstellten (Klose 1928).

Später erkannte er die Überlegenheit des Albarran-Hebels und verwendete ihn auch in seinen Zystoskopen (1897).

Der endovesikalen Diagnostik folgte jetzt die endovesikale Therapie. Er begründete mit dem neuen Operationszystoskop (1891) die endoskopische Chirurgie mit der Behandlung von Blasengeschwülsten. Mit der Schlinge von **Middeldorpf** (1854) wurden sie abgeschnürt und mit glühenden Spiraldrähten abgebrannt und koaguliert (vgl. Abb. 4-15 und 4-18). Guyon aus Paris stellte er Patienten nach Papillomkoagulation vor (1896). Er behandelte 150 Blasentumoren mittels seines Operationszystoskops, wobei er nur zwei Misserfolge und einen Exitus zu verzeichnen hatte. Fremdkörper und Steine wurden mit zangenartigen Instrumenten entfernt, wie z. B. dem zystoskopischen Lithotriptor (Nitze 1889 u. 1906). Er führte die Zystoskopie in die Nierendiagnostik ein (1895) und begründete (nach Brenner bei der Frau 1887) den Ureterka-

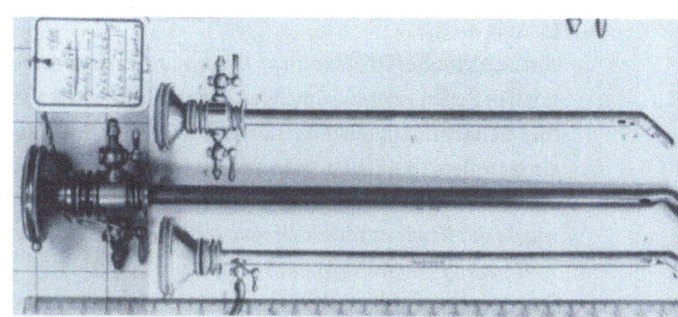

Abb. 4-12. Nitze-Rückflusszystoskop. (Aus: Reuter et al. 2003)

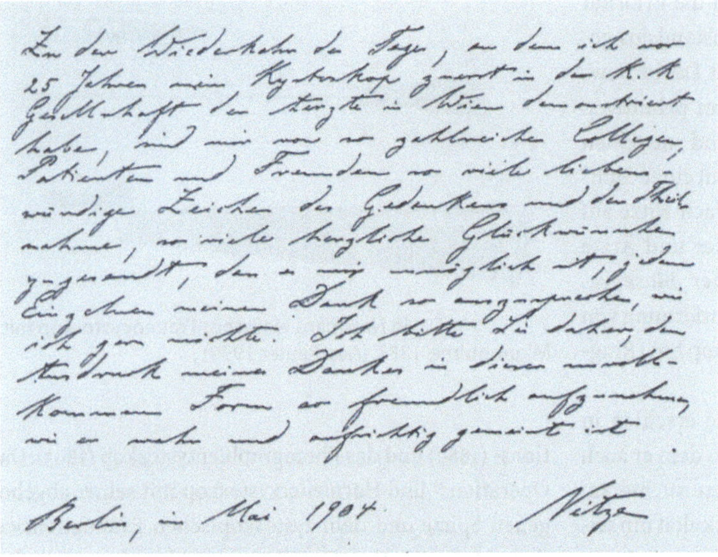
Zu der Wiederkehr des Tages, an dem ich vor 25 Jahren mein Kystoskop zuerst in der K.K. Gesellschaft der Ärzte in Wien demonstriert habe, sind mir von so zahlreichen Collegen, Patienten und Freunden so viele liebenswürdige Zeichen des Gedenkens und der Theilnahme, so viele herzliche Glückwünsche zugesandt, dass es mir unmöglich ist, jedem Einzelnen meinen Dank so auszusprechen, wie ich gern möchte. Ich bitte Sie daher, den Ausdruck meines Dankes in dieser unvollkommenen Form so freundlich aufzunehmen wie er wahr und aufrichtig gemeint ist.

Berlin, im Mai 1904. Nitze

Abb. 4-13.
Nitzes Dankesbrief für den *»Grand Prix«*, verliehen auf dem Internationalen Medizin Kongress in Paris 1879. (Aus: Reuter et al. 1999)

theterismus beim Mann (1895). Der Harnleiterokklusivkatheter wurde in den Ureter der kranken Niere eingeführt, so dass nur der Harn der gesunden Seite aufgefangen wurde (1905). Dies war seine letzte Erfindung!

Seit 1886 gab er das *»Centralblatt für die Krankheiten der Harn- und Sexualorgane«* heraus und seit 1905 den *»Jahresbericht über die Erkrankungen der Urogenitalorgane«*, dessen Erscheinen er jedoch nicht mehr erlebte. Nach seinem Tod wurden die oben genannten Zeitschriften zur *»Zeitschrift für Urologie«* vereinigt (1906), auch wurde gleichzeitig die *»Deutsche Gesellschaft für Urologie«* gegründet, was Nitze bereits 1896 auf einer Sitzung der *»Gesellschaft Deutscher Naturforscher und Ärzte«* angeregt hatte.

Im Jahr 1902 wurde er zum Ehrenmitglied der amerikanischen Urologengesellschaft (A.U.A.) in New York ernannt (Reuter u. Reuter 1988). Im Jahr 1904 wurde ihm der *»Grand Prix«* als Anerkennung seiner Leistung anlässlich des Internationalen Medizinischen Kongresses im Hôpital Necker in Paris verliehen. Zum 25. Jahrestag der ersten Demonstration des Zystoskops am 09.05.1879 in Wien ehrten ihn die Urologen der ganzen Welt mit einer Grußadresse (1904), worauf er ein Dankschreiben verfasste (Abb. 4-13).

Am 21.02.1906 erlitt Nitze im 57. Lebensjahr in seinem Domizil in Berlin einen zweimaligen Hirnschlag. Von den sofort benachrichtigten Angehörigen war noch niemand eingetroffen, so dass nur sein Diener Hermann und sein Schüler Rudolf Jahr bei ihm waren: *»Gegen 11 Uhr abends wurde der Kranke zyanotisch und verschied nach kurzem Todeskampf in unseren Armen«* (am 22.02.1906).

Seine Leiche wurde nach Eisenach, dem Wohnsitz seiner von ihm hochverehrten Mutter überführt, eingeäschert und auf dem dortigen Friedhof beigesetzt.

Seine wichtigsten Schüler waren: **S. Jacoby, R. Jahr, B. Klose**, R. Kutner, O. Ringleb, **A. Rothschild, C. Posner, L. Görl, R. Kutner und M. Weirich** (Gorke 1980). Auch F.C. Valentine in New York bezeichnete sich als sein Schüler. **F. Schlagintweit** hatte sich, wie er berichtete, durch *»einen Kurs bei Meister NITZE«* zum Urologen gemacht.

Max Nitzes Verdienste

Max Nitze gilt als der Begründer der modernen Endoskopie und als erster Urologe, wobei er sich große Verdienste um die gastroenterologische Endoskopie (Ösophagoskopie, Gastroskopie, Enteroskopie, Rektoskopie) sowie die Oto- und Laryngoskopie, die Rhinoskopie, die Stomatoskopie, die Vaginoskopie und die Hysteroskopie erwarb (Leiter 1985). Sein Hauptverdienst war, neben der Entwicklung des ersten brauchbaren Zystoskops (1878; s. Abb. 4-9, 4-10) auf der Grundlage des Trouvé-Polyskops (1873) mit wasserdichter Glühlampe im Schnabel, die Konstruktion der ersten bilderweiternden Optik. Sie wird als starre Optik bis heute in den Endoskopen fast aller Fachgebiete angewandt. Sein Evakuationszystoskop ist im Prinzip noch Vorbild der meisten Zystoskope, der optische Lithotriptor das Basisinstrument für die späteren Lithotriptoren. Durch die Anwendung des Dove-Prismas (erstmals von Gustave Trouvé gebraucht) gelang ihm die Übersichtszystoskopie und die Betrachtung der Harnleitermündungen aus der Vogelperspektive. Er brachte 1887 die Mignonlampe an seinen Endoskopen an und strebte nach einem durch Kochen entkeimbaren Gerät, wobei er sich aber auf die Desinfektion mit Seifenspiritus und später mit Formalingas beschränkte. Er passte die Instrumente der Weite der Harnröhre an (7–8 mm Dicke). Er beobachtete erstmals das Ulcus cystoscopicum (Blasenverbrennung durch die heiße Zystoskoplampe) und behandelte als erster endoskopisch mit Erfolg Blasenpapillome sowie deren Rezidive. Er empfahl, Übungen einschließlich der Ureterkatheterung am Blasenphantom vorzunehmen (1889), nachdem von Dittel bereits 1887 ein Blasenphantom zur Zystoskopie beschrieben hatte (Leiter 1985, s. dort Abb. 69). Seine letzte Erfindung war ein Ureterballonkatheter (1905) mit dazugehörigem Okklusivureterenzystoskop. Nitzes Kompromisslosigkeit führte zu einer gravierenden Fehlleistung: Die Wasserkühlung des Glühdrahts setzte er beharrlich durch, ohne auf die Stimmen von Trouvé, Samuely und F. Müller zu hören, die sie zu Recht als überflüssig erachteten. Die schwierige Handhabung und die Verteuerung des Zystoskops durch die komplizierte Technik dieser Kühlung stürzte die Zystoskopie in eine schwere Krise, die erst 10 Jahre später durch die Mignonlampe beendet wurde.

Wenn Nitzes technische Lösungen später von anderen Konstruktionen überholt wurden, so tut dies seinen genialen neuen Operationsmethoden keinen Abbruch. Sie haben die erste praktikable Endourologie eingeleitet. Im Handbuch der praktischen Chirurgie von Bergmann und Bruns legte er seine Erfahrungen nieder. Die Trokarzystoskopie von Nitze schuf die Grundlagen für die Laparo- und Thorakoskopie (Jacobaeus 1913), die Arthroskopie (Tagaki, Bircher 1921) und die Trokar-TURP Reuter 1968 (Reuter 1980/1988).

Nitze ist der Begründer der Urologie, der endoskopischen Chirurgie und damit auch der minimal-invasiven Chirurgie.

Das beginnende 20. Jh. wurde von den Nachfolgern Max Nitzes bestimmt, vor allem von seinem Schüler Otto Ringleb. In Übersee, vor allem in New York, bildete sich eine eigene Schule heraus, deren Instrumente vor allem von Josef Leiter, gegründet 1862 in Wien, von **Reinhold Wappler** in New York (1905) und E.S.I. (Electro-Surgical Instrument Co. in Rochester N.Y., 1896), sowie Vincenz Mueller, Chicago (1895) und Kny-Scheerer Co. in New York (1890) gebaut wurden. Die amerikanische Schule ging unter dem Einfluss von Kelly zum Teil einen eigenen Weg (Direktsicht in Luft oder Wasser ohne Optik nach Josef Grünfeld), auch bei der Urethroskopie, den Punchinstrumenten und später den Elektroresektoskopen.

4.3 Entwicklung der endoskopischen Chirurgie

Vorläufer der endoskopischen Chirurgie in der Antike und im Mittelalter waren die blinden Operationen in der Harnröhre (z. B. mit Steinfasszangen oder mit dem Steinbohrer nach Hunter). Die Strikturbehandlung mit Sonden, Ka-

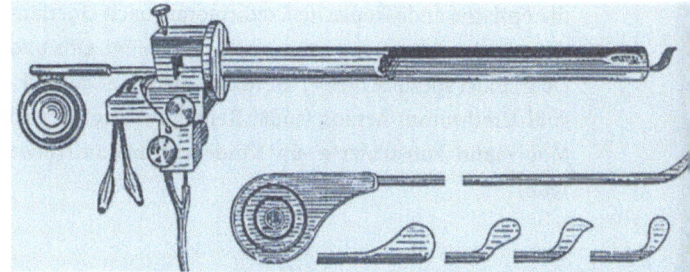

Abb. 4-14. Erstes Urethrotom von Oberländer 1893. (Aus: Reuter et al. 2003)

thetern und Messern initiierte Heliodorus im 1. Jh. und wurde von **Maisonneuve** letztlich perfektioniert (1823). Tumorextraktionen (1860) wurden z. B. mit dem Lithotriptor von Jean Civiale vorgenommen oder von Gustav Simon in Heidelberg nach Dehnung der weiblichen Harnröhre mit dem Spekulum. Nach Austastung der Harnblase der Frau mit dem Finger wurde der Tumor mit der Fasszange blind extrahiert (Thompson). Simon gelang es Blasentumoren, welche durch den ausfließenden Harnstrom in das Spekulum getrieben wurden, zu besichtigen und mit der Fasszange abzureißen (1875; Simon 1875). Beim Mann wurde diese Methode übrigens zuerst von dem deutschen Chirurgen Richard von Volckmann, Halle (1882) nach Urethrotomie und später von Henry Thompson, London systematisch zur Exploration der Blase mit dem Finger ausgeführt (Landes et al. 1976, Nicholson 1982, Nöske 1973, Stolze 1982, Wershub 1970). Sänger hat noch 1892 mit der Simon-Methode gearbeitet und einen Divertikeltumor bei einer Frau vor der Harnröhre abgebunden (Sänger 1892).

Endoskopische Chirurgie der Harnröhre

Sie begann mit den Versuchen Bozzinis, mit dem Lichtleiter instrumentelle Eingriffe vorzunehmen; sogar Uterusexstirpationen wollte er auf diesem Wege ausführen (1806). Die endoskopische Dehnung und Schlitzung von Strikturen der Harnröhre wurde bereits von Ségalas (1826) und Desormeaux (1853) routinemäßig vorgenommen. Ebermann in St. Petersburg konstruierte dann das erste Punchinstrument für Polypen der Harnröhre, welches von Grünfeld in Wien perfektioniert wurde (so genannte Polypenkneipe). Aus diesen Instrumenten ist dann das Punchresektoskop (1909) für das Prostataadenom von **Hugh H. Young** (1870–1945) und der Punchlithotriptor von **Mauermayer** (1967) hervorgegangen. Das erste endoskopische Urethrotom wurde von Felix M. Oberländer (1849–1915) in Dresden entwickelt (1893). Es unterscheidet sich im Prinzip nicht wesentlich von den heutigen Urethrotom-Endoskopen (Abb. 4-14; Grünfeld 1879; Keller 1954; Murphy 1972; Young 1913). H. Sachse, Nürnberg hat die optische endoskopische Urethrotomie nach Oberländer (1893) erneuert. Zur Meatotomie gaben **F.N. Otis** und Oberländer spezielle Messer an. Reuter gab das erste Rückspül-Urethrotom heraus (1968; Reuter 1980/1988) und **Moormann** konstruierte ein Kinderurethrotom (etwa 1980).

Endoskopische Chirurgie der Blase

Sie begann mit der Blasentumorbehandlung (Grünfeld 1885) und der Zertrümmerung von Blasensteinen mit optischen Lithotriptoren (Nitze 1891). Ihre Leistungsfähigkeit ist begrenzt, es können damit bis heute nur Steine bis etwa 2 cm Durchmesser zerbrochen werden. Tumoren der Blase und Ulzera wurden endoskopisch von Grünfeld durch das offene Urethroskop (1885), dann mit Brenners einläufigem Ureter- und Operationszystoskop angegangen. **D. Felsenreich** und **G. Kolischer**, beide in Wien, führten damit kleinere endovesikale Eingriffe bei der Frau durch (z. B. Kaustik mit Silbernitrat, 1894; Kolischer 1895). Die Operationszystoskope von Max Nitze wurden mit Schlingen und Elektrokautern zur Blasentumorbehandlung versehen (Abb. 4-15). So konnte auch der Mann endoskopisch operiert werden (1891–1895; Grünfeld 1879, Nitze 1889 u. 1906).

Karel Pawlik (1886) und Howard A. Kelly in Baltimore verbesserten die Luftzystoskopie von Rutenberg (Rutenberg 1876; Abb. 4-16) und von **A.J.C. Skene**, New York (Skene 1878) Sie untersuchten vorwiegend in Knie-Ellenbogen-Lage mit Hilfe eines Harnröhrenspekulums, auch nach Dilatation der Urethra. Vor dieser Zeit wurde die Urethra mit dem Schrauben-Spreiz-Spekulum und dem Simon-Spekulum (1875) inspiziert (Kelly 1895; Pantaleoni 1869; Rubeska 1896).

G. Kolischer, Wien (Chicago ab 1898), **Mirabeau** und **Latzko**, Wien, vervollständigten das Instrumentarium; ersterer mit Scheren, Kauter und Schlingen für das Brenner-Ureterzystoskop, letzterer durch Operationsinstrumente, die er bei der Frau neben dem Zystoskop einführte. H. T. Herring behandelte Papillome mit der transurethralen Injektion von Lapis-Lösungen (1904).

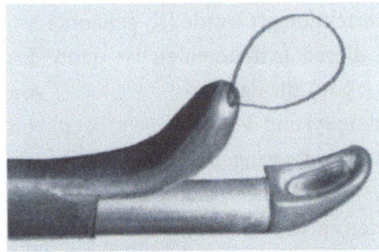

Abb. 4-15. Nitze-Operationszystoskop, Spitze mit Drahtschlinge

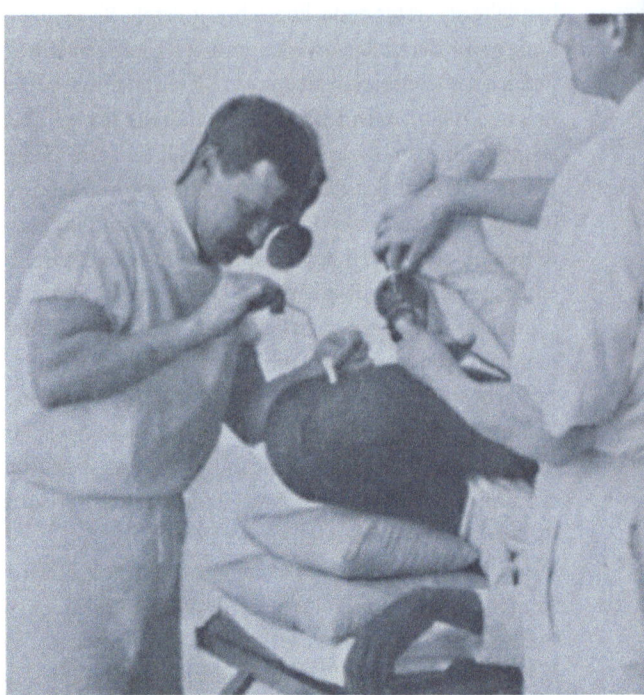

Abb. 4-16. Kellys Aero-Urethroskopie. (Aus: Reuter et al. 1999)

Zystoskopische Therapie (operative Zystoskopie)

Die erste endoskopische Operation in der Blase wurde von Josef Grünfeld in Wien ausgeführt, der bei der Frau mittels eines offenen urethroskopischen Tubus kleine Geschwülste aus der Blase gänzlich oder teilweise entfernte (Grünfeld 1885; s. Abb. 4-5).

Max Nitze gelang es nach Zystoskopie bei einer amerikanischen Patientin, ein in der Blasenwand festsitzendes Fadenkonglomerat mit dem Lithotriptor blind zu erfassen und herauszuziehen (1887; Nitze 1889 u. 1906). Daraufhin schlug Nitze vor, die gleiche Technik zur Entfernung von polypösen Neubildungen in der Blase zu benützen (1887). **Geza von Antal** hat diese Methode zum ersten Mal mit Erfolg angewandt (1888; Nitze 1889 u. 1906). Für die Entfernung von Fremdkörpern aus der weiblichen Blase hat Max Nitze folgende Methode angegeben: Er führte ein Häkchen neben dem Zystoskop in die Blase ein und extrahierte damit z. B. eine Haarnadel (Nitze 1889 u. 1906). Nitze konstruierte nun in jahrelangen Bemühungen die ersten Operationszystoskope und begründete damit die operative Zystoskopie im speziellen und die endoskopische Chirurgie im allgemeinen (1891–1894).

Max Nitze versuchte wie A.Th. Middeldorpf (1854), **R. Voltolini** (1871) und **A. Hedinger** (1879), für endonasale und endopharyngeale Operationen die glühende Platinschlinge endovesikal anzuwenden. Zusammen mit dem Instru-

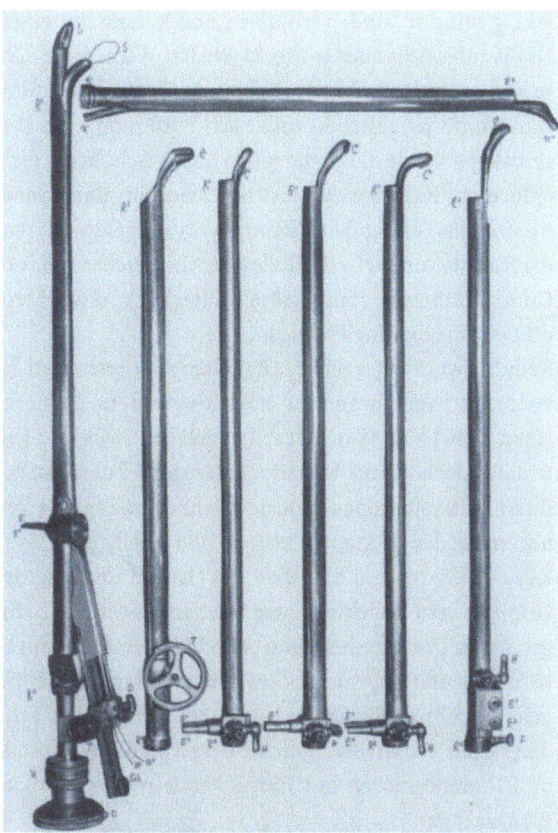

Abb. 4-17. Nitze-Operationszystoskop. (Aus: Reuter et al. 2003)

mentenmacher Paul Hartwig in Berlin konstruierte er mehrere 21–23 Charr starke Operationszystoskope (1891–1896; Hartwig 1892; Nitze 1891, Nitze 1889 u. 1906; Abb. 4-17). Am 26.03.1895 demonstrierte Nitze die neuen Endoskope auf dem Medizinischen Kongress in Rom (Görl 1896). Sie können in 3 Gruppen eingeteilt werden:
1. Instrumente zum Fassen und Zertrümmern von Fremdkörpern,
2. Instrumente zum Abbrennen von Geschwülsten (Galvanokauter) und
3. Instrumente zum Abtragen derselben mit der Drahtschlinge.

Die Optik war 6 mm dick und mit 31 cm ungewöhnlich lang. Die unvermeidlich kleinere Eintrittspupille der Optik führte zu einer weiteren Schwächung des Lichts. Die Optik wurde durch den schlingentragenden Schaft eingebracht und dann erst die Birne aufgeschraubt. Zur Endoskopie wurde die Optik im Schaft vorgeschoben. Das Operationszystoskop hatte zwei Optiken mit drei verschiedenartigen Lampen, drei verschiedenen Hülsen mit Schlingenträgern, einen Walzapparat, drei verschiedenen Hülsen mit Galvanokautern, zwei Hülsen mit zangenartigen Branchen. Der Walzapparat (Schlitten) diente zum Öffnen der Drahtschlinge. Mit diesem Endoskop konnte man in der Blase unter Kontrolle des Auges schneiden, brennen, abtrennen, kauterisieren. Der Draht bestand aus Platin-Iridium und hatte einen Durchmesser von 0,3 mm. Als Stromquelle diente ein Akkumulator, ein Spülkanal ermöglichte die Irrigation der Blase während der Operation, die in mehreren Sitzungen vorgenommen wurde und zwar im allgemeinen ambulant in der Sprechstunde von Nitze. Die Harnröhre wurde »*cocainisiert*«. Mit dem elastischen Katheter wurde die Blase entleert und mit 150 ml Flüssigkeit gefüllt, bevor das Zystoskop in die Blase eingeführt wurde. Dann wurde die Drahtschlinge galvanokaustisch (auch in der wassergefüllten Blase) glühend gemacht, die Schlinge um die Geschwulst gelegt, zugezogen und die Galvanokaustik eingeschaltet. Die heiße Schlinge schnitt das Gewebe und koagulierte die Blutung. Die Geschwulst in der Blase konnte auch mit dem Galvanokauter abgebrannt werden. Dazu hat Nitze ein Operationszystoskop konstruiert, dessen Spitze mit einem spiraligen Glühdraht versehen war. Diese Spirale wurde glühend gemacht und einfach auf die Geschwulst aufgedrückt (Abb. 4-18).

Nitze hat damit 150 Patienten behandelt, wobei nur ein Exitus zu verzeichnen war (1897; Kollmann 1894; Nitze 1897, 1889 u. 1906). Bereits 1895 hatte er über 100 Blasentumoren gesehen, 36 nach Sectio alta mit der kalten oder glühenden Schlinge abgeschnitten. Ambulant hat er 21 Patienten zum Teil in mehreren Sitzungen operiert (4 Frauen und 17 Männer), die Kokainisierung genügte (Nitze 1889 u. 1906). **Kollmann** berichtete als erster über Nitzes Methode zur Papillomentfernung.

Harnleiterkatheterung und Ureterzystoskope

Die Nierenchirurgie hatte im ersten Jahrzehnt des 20. Jhs. einen gewaltigen Aufschwung genommen, den sie nicht zuletzt der Zystoskopie und der Harnleiterkatheterung verdankte. Die Zystoskopie allein war zur Beurteilung der Nierenkrankheiten unzureichend. Zwar genügte sie zur Feststellung, ob eine funktionierende Niere vorhanden und ob ihr Sekret klar, eiter- oder bluthaltig war. Eine Trennung des Urins beider Ureteren war jedoch nicht

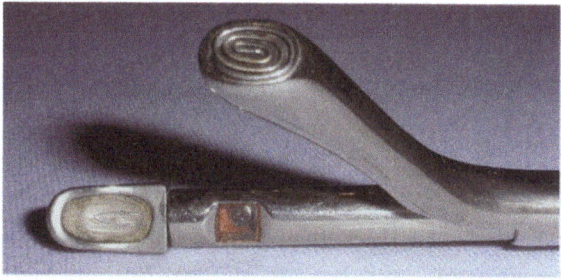

Abb. 4-18. Nitze, endovesikaler Kauter

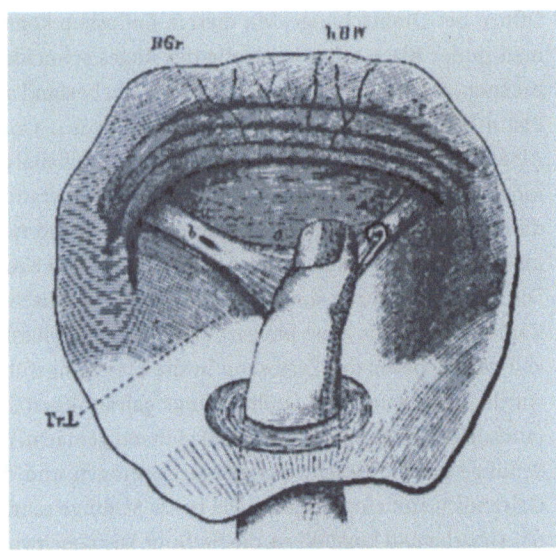

Abb. 4-19. Simon 1875, blinde Katheterisierung des Ureterostiums

möglich. Die Diagnostik der Nierenkrankheiten war vor der Ära der Harnleiterkatheterung sehr schwierig und problematisch.

Die erste Katheterung des Ureters gelang Gustav Simon. Er sondierte den Harnleiter blind, nachdem er zuvor die Harnröhre in Narkose dilatiert hatte (Abb. 4-19). In »Chirurgie der Nieren« (Simon 1871) schreibt er:

> Über die Sondierung und allmähliche Erweiterung des Harnleiters beim Weibe und deren Nutzung in der Steinkrankheit der Nieren und bei der Hydronephrose ... ... den Muttermund ... als Leiter gebrauche. Schiebt man ... den Katheter unter Controle des Fingers auf dem Blasengrunde gegen den bezeichneten Punkt nach oben und außen, so gelangt man in das Orificium vesicale (gemeint ist Harnleiterostium, d. Verf.).

Josef Grünfeld in Wien gelang die erste endoskopische Sondierung mit Hilfe seines gefensterten Urethroskops bei der Frau (Grünfeld 1876). Zusammen mit dem Instrumentenmacher **Reiner** in Wien konstruierte er eine metallene, hohle Sonde. Eine kurze Röhre an der Spitze war ge-

lenkig mit der Sonde verbunden und konnte mit einem Draht aufgestellt oder gestreckt werden. Wenn diese Röhre außen am Endoskop vorbei in das Ostium eingeführt war, wurde sie gestreckt und nach Entfernung des Urethroskops wurde die Uretersonde hochgeschoben – nicht jedoch ein Katheter, den erst Newman 1883 und danach Brenner 1887 anwendeten (Ringleb 1939). Dies erinnert an die Kürette von Leroy d'Étiolles, der im gleichen Jahr den Gummikatheter erfand (1836; Güterbock 1894; Leroy d'Étiolles 1849; Ringleb 1927).

Kelly hat von Sänger gelernt, die Falten der Ureteren an der vorderen Vaginalwand zu erkennen und zu palpieren (1887, Kelly 1888/1889). Erst später gelang Pawlik und Kelly die endoskopische Ureterkatheterung bei der Frau mit ihren Luftzystoskopen in Knie-Ellenbogen-Lage als Verbesserung der Grünfeld-Methode (1893; Kelly 1895, 1894). Kelly sondierte und dilatierte das Ostium und fing den Urin mit dem Kollektor unter Sicht am Ostium auf. Ihm gelang die Ureterkatheterung beim Mann erst 1898 mit einem Luftendoskop von 15,5 cm Länge und mit eingespiegeltem Licht (Kelly 1895). Noch 1892 wurden oft Fehldiagnosen durch die übliche Ureterpalpation gestellt und Nierentumoren mit Harnleitersteinen verwechselt (Sänger 1892).

Alexander Brenner, Wien hat das erste einläufige Ureterzystoskop, 26 Charr angegeben (1887). Er hat an der Unterseite am Okulartrichter des Nitze-Leiter-Zystoskops Nr. II mittels einer Gabel ein dünnes Rohr befestigt, durch das der Harnleiterkatheter geschoben werden konnte. Danach wurde der Kanal in den Schaft integriert und mit Hahn und Mandrin versehen; das ovaläre Instrument wurde von Josef Leiter gebaut (Nitze 1889 u. 1906; Abb. 4-20). Zunächst gelang es nur, den Ureter bei der Frau zu katheterisieren.

Das Megaloskop von **Boisseau du Rocher**, Paris, wurde 1889/1890 angegeben. Das 27 Charr starke Instrument bestand aus dem Katheter (Schaft) und dem optischen Apparat und diente als Spül-, Ureter- und Operationszystoskop. Es hat sich nicht durchgesetzt, blieb aber Vorbild für weitere Konstruktionen (T.F. Brown 1899; B. Lewis 1906; Boisseau du Rocher 1890, 1892, 1894, 1898).

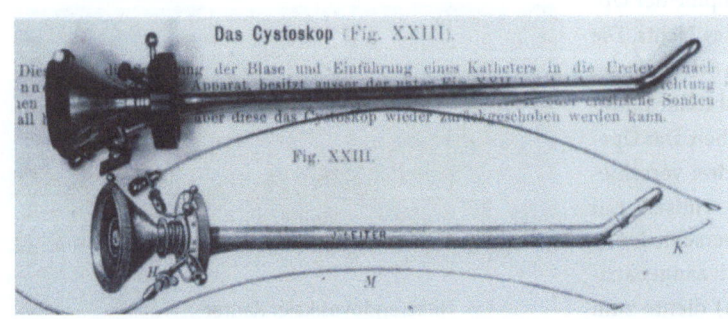

Abb. 4-20. Brenner, Ureterzystoskop (1887). (Aus: Reuter et al. 1999)

Das Nitze-Ureterzystoskop stellte eine eindeutige Verbesserung gegenüber dem Brenner-Zystoskop dar (1891–1894; Nitze 1889 u. 1906). Nitze demonstrierte das Operationszystoskop im Jahr 1894 in Wien, in Berlin und in Rom (Nitze 1895; s. Abb. 4-17). Er erkannte, dass der Winkel zwischen der Harnröhre und der Ureterachse beim Mann das Eindringen der Katheterspitze in das Ostium verhindert. Er konstruierte daher ein Ureterzystoskop, das mit Hilfe eines gebogenen Tubus diesen Winkel umgeht. Es bestand aus zwei Teilen:
1. der Optik mit Lampe und Leitung und
2. dem ovalen Schaft; dessen Oberteil distal in ein abgebogenes Röhrchen ausläuft; durch dieses wird der Ureterkatheter geschoben.

Das Lämpchen konnte erst aufgeschraubt werden, nachdem die Optik in den Schaft eingeführt war. Da das Instrument nicht befriedigte, entwickelte Nitze das Zystoskop Nr. I mit zwei auswechselbaren Schienen, deren eine zur Führung eines Katheters mit Albarran-Hebel und deren andere zur Irrigation diente (1897; Nitze 1889 u. 1906). Das doppelläufige Ureterzystoskop folgte, ebenso ein Kinder-Ureterzystoskop. W. Stoeckel hatte das Ureterzystoskop Nitzes mit gutem Erfolg ein Jahr lang benützt: »man konnte damit bereits um die Ecke schießen«. Er widerspricht damit Casper, der dieses Endoskop, wohl aus eigenem Interesse, für unbrauchbar erklärte (Stoeckel 1904, 1903 u. 1910).

L. Casper hatte nämlich 1895 ein eigenes Ureterzystoskop bei der Firma W.A. Hirschmann gebaut. Es war das erste Instrument, mit dem der Ureterkatheter aktiv dirigiert und so in eine beliebige Krümmung gebracht werden konnte (Casper 1895, Abb. 4-21). Das Casper-Ureterzystoskop war ein weiterer Fortschritt (1895). Der Sondenkanal am oberen Teil des Instrumentes konnte durch einen herausziehbaren Deckel in eine Rinne verwandelt werden, eine Vorrichtung, die Casper seinem Mitarbeiter **Dr. Rehfisch** verdankte (Casper 1898/1923). Je mehr der Deckel vorgeschoben wurde, um so stärker gebogen kam der Ureterkatheter zur Öffnung heraus. Die Lampe war nach **Lohnstein** in den Winkel zwischen Schaft und Schnabel verlegt, um Verbrennungen des Blasenbodens zu vermeiden (Casper 1898, 1898/1923, 1908 u. 1909). Casper arbeite-

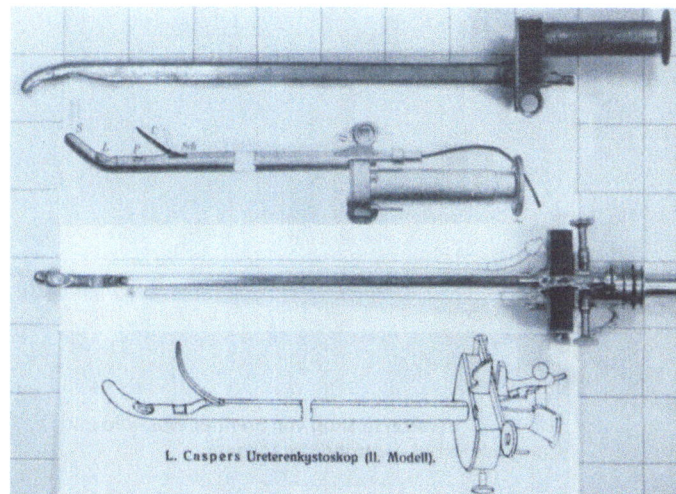

Abb. 4-21. Casper, Ureterzystoskop (1895)

te zusammen mit **G. Oelsner** an der Poliklinik des Franziskus-Krankenhauses in Berlin.

Albarran-Hebel

Joaquin Maria Albarran fand mit dem steuerbaren Führungshebel die ideale Lösung zum Dirigieren des Ureterkatheters (Fa. Collin 1897, Abb. 4-22). Sein Ureter- und Irrigationszystoskop bestand aus drei Teilen, nämlich dem Zystoskop und zwei Hülsen, die – ähnlich dem ersten Nitze-Ureterzystoskop – auf das Zystoskop aufgesetzt wurden; eine Schiene trug die entscheidende Erfindung, nämlich den Albarran-Hebel, der bis heute noch routinemäßig in Gebrauch ist. Der Albarran-Hebel verdrängte alle anderen Methoden zur Ureterdiagnostik, auch Nitze und Casper adoptierten diese Lösung sofort. Er dient heute vor allem der Operationszystoskopie. Für die Ureterkatheterung ist er bequem, aber entbehrlich (Albarran 1897, 1897, 1897, 1905).

Das ältere Brenner-Prinzip (prograde Optik, direkte Sondierung des Ostiums) wurde vor allem in den USA weiter entwickelt (F.T. Brown 1899; B. Lewis 1900; **L. Buerger** 1908). Die direkte Sondierung wird heute häufig geübt (z. B. bei der Ureterorenoskopie), setzt aber eine techni-

Abb. 4-22. Albarran-Hebel-Zystoskop

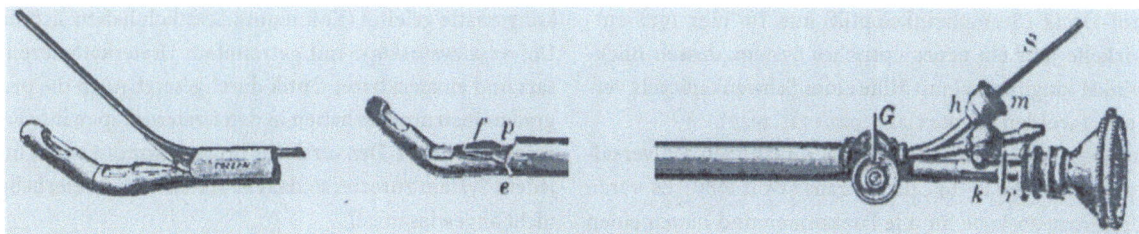

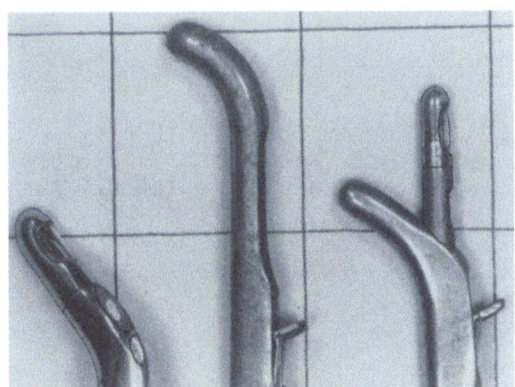

Abb. 4-23. Ureterzystoskop von Brenner, Wossidlo und Young mit Hebel – »*gefährliche Länge*«

sche Perfektion voraus, die im letzten Jahrhundert noch nicht Allgemeingut war und die vorwiegend die Gynäkologen beherrschten (Brown 1900; Buerger 1909; Lewis 1900). Das Albarran- und das Brenner-Zystoskop wurden mit zwei Kanälen zur gleichzeitigen Katheterung beider Ureteren versehen und von **Schlifka,** Kolischer, Kollmann, Bransford Lewis und Ringleb modifiziert (Brown 1900; Kollmann 1900; Ringleb 1909, 1910).

Schädliche Länge von Harnleiter- und Operationszystoskopen – eine Kuriosität

Als »*schädliche Länge*« bezeichnete Jahr den Abstand von der Zystoskopspitze bis zur Austrittsöffnung des Ureterkatheters. Sie wird von der Länge des Albarran-Hebels, dem Sitz der Optik (Prisma) und der Lampengröße bestimmt (◻Abb. 4-23). Da die schädliche Länge die Manövrierfähigkeit des Instruments bei Manipulationen in der Blase entscheidend beeinflusst, versuchte schon Leo Buerger in seinem »*close vision cystoscope*« (1911) und im Brown-Buerger-Zystoskop (1908), dies zu berücksichtigen.

Rudolf Jahr, Freiburg hat fast 20 Jahre später diese Idee wieder aufgegriffen (1925–1927). Nachdem er die Lampen für Zystoskope um 5 mm verkürzt hatte (1925), konstruierte er ein Harnleiter- und Operationszystoskop (1927), dessen schädliche Länge um 4,5 cm auf 3,0 cm verkürzt wurde. Er erreichte dies durch ein Fenster im Albarran-Hebel, welches den Durchblick für das optische Prisma freigab. Außerdem stattete er das Instrument mit einer 110°-Optik (Stumpfwinkeloptik) aus. Im Jahr 1928 entwickelte Jahr ein neues optisches System, dessen Blickwinkel longitudinal mit Hilfe eines Schwenkspiegels verändert werden konnte (Jahr 1927, 1925, 1927).

Im Jahr 1953 brachte **R. Wolf** in Knittlingen Universalzystoskope von 17–24 Charr heraus (Wolf 1989). Es waren Urethrozystoskope für alle Funktionen und hatten einen geraden, konvexen und konkaven Schaftschnabel mit Lampe, sowie ein- und doppelläufigem Kathetereinsatz und eine 60°-, 80°-, 90°-, 100°-, 110°- und 135°-Optik.

Die Entwicklung der Katheterisierung der Harnleiter

Heute wird das Ureterzystoskop als Operationszystoskop bevorzugt. Es löste damit die kompliziert konstruierten Operationszystoskope Nitzes und Caspers ab. Der einzige Unterschied zwischen beiden besteht in dem größeren Kaliber der Operationszystoskope infolge des größeren Durchmessers des Operationskanals von bis zu 12 Charr. Die reinen Ureterzystoskope konnten dagegen dünnkalibrig gehalten werden, weil sie nur für Ureterkatheter von 5–6 Charr durchgängig sein mussten. Bald wurden verschiedene Standardmodelle entwickelt:

1. Das direkte, prograde Ureterzystoskop (Typ Brenner, s. ◻Abb. 4-21). Hierzu zählen auch die Direktsicht-Zystoskope ohne Optik:
   - offene Endoskope vom Typ Grünfeld, Pawlik oder
   - geschlossene Endoskope mit Okularfenster vom Typ Rutenberg, B. Lewis, die vor allem in den USA und in Frankreich verwendet wurden.
2. Die Ureterzystoskope mit indirekter, 90°-Optik.

Sie traten ihren Siegeszug an, als der Albarran-Hebel sich binnen kurzer Zeit durchgesetzt hatte. Ein großes Problem stellte die Position der Lampe dar. Diese war ursprünglich im konkav gebogenen Schnabel untergebracht, der später auch konvex bzw. konvex-lateral angebracht wurde. Weiterhin wurde sie im Schaft vor dem Prisma und an der Spitze der Optik angesetzt (Güterbock). Ein weiteres Problem waren die Konstruktion und Bedienung des Albarran-Hebels, der ursprünglich an komplizierten Röhren und Schienen befestigt war. Ein Draht im Katheterkanal zur Steuerung oder ein vom Zystoskop getrennter Einsatz mit Schiene für die Optik vereinfachten das System (Freudenberg). Die Verkleinerung des Operationsfensters wurde mit einem verkürzten, durchbrochenen und über das Prisma gesetzten Albarran-Hebel erreicht. Ebenso wurden die Lampen verkürzt, um den Schnabel möglichst klein zu halten (Buerger, Pilcher), ja sogar das Prisma proximal der Lampe angebracht. Schließlich wurde auf den Albarran-Hebel ganz verzichtet und der Ureterkatheter durch Röhren mit gebogener Spitze oder über eine Ablenkungsmatte geleitet (Kollmann). Letztlich haben sich die Universalzystoskope mit getrenntem Ureterkathetereinsatz und einsteckbarer Optik durchgesetzt. Auch die prograden Instrumente haben in den Ureteroskopen ihre Renaissance erlebt. Der versierte Urologe kommt heute mit jedem System zurecht, so dass er auf einen Katheterhebel nicht angewiesen ist.

4.4 Transurethrale Elektrochirurgie der Blase und Prostata

Die transurethrale Prostataoperation hat eine jahrhundertelange Tradition. Zunächst dominierten blinde Eingriffe. Ambroise Paré (1510–1590) tunnelierte den Mittellappen am Blasenhals, indem er ihn durchbohrte und einkerbte (Vorläufer der Punchoperation). John Hunter (1728–1793) und **George de la Faye** verwendeten trokarähnliche Metallkatheter. **Reybard** und Leroy d'Étiolles führten Punchoperationen mit ihrem »*Exciseur*« durch (1835, Reybard 1853). Dann folgten der Prostata-Inziseur auf der Basis des Urethrotoms (**George J. Guthrie**, A.L. Mercier, J. Civiale u. a.). Ebermann und Grünfeld (1881; Grünfeld 1881) begannen die Punchoperation, die von Young perfektioniert wurde.
Enrico Bottini, Pavia, begann die elektrische Prostataoperation (1874). Erstmals wurde der elektrische Strom als Galvanokaustik in der Chirurgie von **Philipp** zur Operation eines Aneurysmas (1832) und von **Pirogoff** angewendet. Sie war eine Verbesserung der Kaustik, d. h. das Abbrennen von Wunden und Geschwülsten mit dem Glüheisen. Auch die Chemokaustik wurde mit Hilfe von Silbernitratlösungen (Argentum nitricum) oder »*Höllenstein*« ausgeführt, so z. B. von Leroy d'Étiolles in Paris zur Behandlung von Harnröhrenstrikturen. Nachdem der Physiker **C.H. Taff** den Platindraht elektrisch zum Glühen gebracht hatte (1828), brannte der Zahnarzt **Moritz Heider** in Wien damit eine Zahnpulpa aus (1845). Nach Vorversuchen bis 1841 wendete der Finne **Gustav Samuel Crusell** in St. Petersburg einen glühenden Platindraht für chirurgische Inzisionen an (1846). **Bertani** und **Milani** operierten damit Varizen (1847). **John Marshall**, London brannte und schnitt mit dem Glühdraht (1850), ebenso später **Nelaton** und Leroy d'Étiolles in Paris (1855, Leroy d'Étiolles 1849). Im Jahr 1843 wurde die Galvanokaustik mit den von **L. Galvani** entdeckten Strömen (1786) von dem Physiker **Steinheil** in München angegeben und von Middeldorpf in die Medizin eingeführt (1854). Max Nitze benutzte die Galvanokaustik erstmals zur Behandlung von Tumoren in der wassergefüllten Blase und zwar mit Hilfe der Glühschlinge und der Glühspirale in speziell konstruierten Operationszystoskopen (1891, s. ◻Abb. 4-18).

Galvanokaustik und Elektrolyse der Prostata

Bottini erfand seinen Prostata-Kauter und den Inzisor (1874, ◻Abb. 4-24; Bottini 1877), eine Weiterentwicklung des von Leroy d'Étiolles angegebenen »Scarificateurs« (1833). Bottini stattete seine Instrumente mit einer Dauerspülung zur Kühlung aus (1882; Reuter 2003). Die geeig-

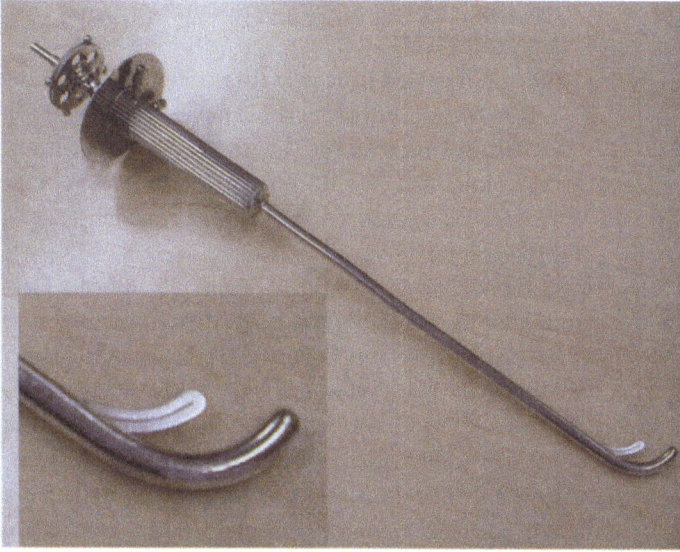

Abb. 4-24. Bottini-Exzisor (modifiziert nach Lichtenberg)

nete Batterie wurde in der Fa. **G. Campostano** in Mailand hergestellt; sie hatte ein Gewicht von 15 kg. In den ersten Jahren bevorzugte Bottini den Kauter, wogegen er den Inzisor nur bei »*außerordentlich großen Anschwellungen*« anwendete. In den letzten Jahren erkannte er, dass die Inzision schneller zum Erfolg führte als das Kautern. Dieses ist kleineren Adenomen ohne großen Mittellappen vorbehalten. Die Erfolgsquote gab er mit 60–70% an, Besserung bei 20–30% und die Letalität mit etwa 6%. Rezidive nach 1 bis 4 Jahren waren nicht selten (Jahr 1911).
Freudenberg fügte dem Bottini-Kauter eine Optik hinzu, so dass die Operation endoskopisch kontrolliert werden konnte (Freudenberg u. Bierhoff 1900). E. Wossidlo veröffentlichte sein Inzisionszystoskop im selben Jahr. Weitere Entwicklungen kamen von Schlagintweit (1909), Goldschmidt (1911), **Wishard** (1892), **Chetwood** und Young.

Elektrokoagulation der Prostatahypertrophie

G. Luys, Paris (1914), **A. Rosenburg**, Berlin (1928), **J.G. Remiynse**, Holland (1927), **J.A. Weijtdland**, Holland (1929), **M. Stern**, USA (1926), **Hoffmeister**, Deutschland (1930) und **Cappis** haben die Methode der Elektrokoagulation begründet (Hoffmeister 1930; Madsen et al. 1973; Rosenberg 1928, 1929; Seemen 1932; Stern 1927). Meist wurde das Resektoskop von Stern und das Urethroskop zur Koagulation der »hinteren« Harnröhre verwendet. Albert Rosenburg konstruierte eine »*Diathermie-Messersonde*« zur Behandlung der Prostata (1928, Rosenburg 1928).
G. Luys, Paris wendete die »*Forage*« an (1914). Im Jahr 1926 berichtete er über 100 elektrochirurgische Eingriffe bei der »Prostatahypertrophie«. Er setzte mit einer kolbenförmigen Elektrode umfangreiche Nekrosen in die Prostata;

die Blase und hintere Harnröhre entfaltete er mit einer Luftpumpe (Luys 1926).

Kropeit, Hamburg berichtete, dass er die »*endoskopische kaltkaustische Einkerbung des Blaseneingangs bei Harnverhaltung*« mit einer 3 cm langen Drahtschlinge aus Platin-Iridium und dem Hochfrequenzapparat »*Thermus*« von der Fa. Reiniger, Gebbert & Schall ausführte (1924, Kropeit 1927).

Clyde W. Collings, USA (1928) schnitt mit Hilfe des Elektrotoms 1,5 cm tiefe Kerben in den Mittellappen und zwar von der Barre bis zum Colliculus seminalis sowohl in der Mitte (6 Uhr), als auch seitlich (5-7 Uhr). Er füllte dabei die Blase mit flüssigem Paraffin (Paraffinum liquidum) und hat nie Nachblutungen gesehen. Collings exzidierte außerdem mit Hilfe der Elektrochirurgie fibröse Narben der Prostata nach Prostatektomie und bei karzinomatösem Barren (Collings 1932).

Elektrochirurgie mit Hochfrequenzströmen

Elektrochirurgie ist die Sammelbezeichnung für alle mit Hochfrequenzströmen ausführbaren chirurgischen Eingriffe. Wird eine plattenförmige Elektrode fest auf das Gewebe aufgesetzt und danach ein starker Strom durchgeleitet, so tritt in wenigen Sekunden eine Eiweißgerinnung und Weißfärbung des berührten Gewebes ein. Dies wird Elektrokoagulation genannt. Unter Fulguration versteht man eine elektrische Behandlung mit den überspringenden langen Funkenbüscheln.

Die drei Etappen der Hochfrequenztherapie:
- Die erste Etappe ist die der d'Arsonval-Apparatur mit hochgespannten und hochfrequenten Tesla-Strömen zwischen 1892 und 1907. Der Ingenieur **Tesla** und der Physiologe **d'Arsonval** haben die Wirkung der Hochfrequenzströme auf den menschlichen Körper zuerst beschrieben. Die »*Forestisation*« oder Lichtbogenoperation zum elektrischen Schneiden führte **de Forest** in die Chirurgie ein. **De Keating-Hart,** Marseille behandelte Karzinome durch Sideration mit seinem Fulgurationsapparat (1906-1908, Seemen 1932). **Rivière** bezeichnete die Behandlung mit dem überspringenden Funken als Sideration. **Pozzi** führte den Namen Fulguration ein (Keyser 1931). **Oudin,** ein Pariser Urologe, konstruierte den Resonator mit monopolarer Fulguration (»*étincelle*«). Er hat erstmals damit Hautwarzen entfernt (Oudin 1910; Nicholson 1982).
- Die zweite Etappe der Elektrochirurgie wurde von der Therapie mit den Diathermieapparaten von **R. von Zeynek,** Prag (1908, Albarran 1909) und dem Instrumentarium für chirurgische Diathermie von Franz Nagelschmidt, Berlin bestimmt (Fa. Siemens und Halske, 1908). Hierbei wurden eine große und eine kleine Elektrode verwendet (Nagelschmidt). Der »*Multiplex*«, Aschaffenburg (1908) war ein fahrbarer Apparat für die Elektromedizin (Galvanisation, Elektrolyse, Kataphorese, Endoskopie, Kaustik), V. von Czerny versah Koagulationselektroden mit Gummi-isolierten Zwischenstücken (1910, Fleiner 1922).
- Die dritte Etappe begann 1910 mit dem Oudin-Resonator von **Edwin Beer** (1876-1938), New York. Beer machte das Ureterzystoskop zum bevorzugten Instrument für die Behandlung von Blasentumoren. Er koagulierte als erster Blasentumoren mit Hochfrequenzstrom mit seinem Gerät (1911; Beer 1910, Frank 1914).

Dann wurde die »*Excell*« Hochfrequenz-Maschine von Wappler (1910-1913) produziert. Koagulation mit der Knopfelektrode und bipolarer Hochfrequenzstrom (nach **Keyes,** New York) wurde von **E.R.W. Frank,** Berlin erstmals angewendet (1911). In den USA machten sich **Ward, Wyeth, Keyes** die Erfahrungen mit Rundfunkapparaten zunutze, wobei sie Glühkathodenröhren anstelle der Funkenstrecken (Strecke mit ungedämpften Schwingungen) verwendeten. **H. Cushing** und **W.T. Bovie** veröffentlichten 1928 ihre elektrochirurgische Apparatur mit getrenntem Strom für Koagulation und Schneiden (Cushing u. Bovie 1928). Der »*Surgical Unit*« von Wappler nach McCarthy arbeitete als erster mit getrennten Systemen für Schneiden (gedämpfte Schwingungen einer Funkenstrecke) und Koagulation (ungedämpfter Röhrenstrom; 1931); diese Methode hat sich bis heute durchgesetzt.

Trotz der starken Opposition der Chirurgen hat die endoskopische Resektion frühere Operationsmethoden der Blasentumorchirurgie während der folgenden Dekaden nahezu komplett ersetzt; vor allem nachdem das Elektroresektoskop erfunden war (Stern-McCarthy 1925/1931).

Theodore M. Davis (1889-1973, Greenville, South Carolina) war zunächst Elektroingenieur und absolvierte das Medizinstudium 1914 an der Universität von Maryland. Schwierigkeiten mit der Koagulation mit Sterns Resektoskop veranlassten ihn, zwei bereits in Gebrauch befindliche Stromarten mit einem Gerät zu erzeugen: Hochfrequenzschneidestrom und Niederfrequenzkoagulationsstrom. Das Gerät wurde mit einem selbstgebauten Fußschalter mit Doppelpedal (Davis 1937) bedient, wie er noch heute in Gebrauch ist.

Da Wappler überzeugt war, dass Sterns Instrument gut arbeitete, und dass der Elektrogenerator seiner Firma ohne Beanstandung funktionierte, war er nicht interessiert, für Davis ein neues Gerät zu konstruieren. Das war ungewöhnlich, da Wappler immer an Neuerungen interessiert war. Deshalb wandte sich Davis an eine andere Firma, und so wurde sein erster Generator bei **Liebel** zusammen mit dem Ingenieur **Bovie** in Boston gefertigt 1928 (Creevy u. Reiser 1963). Dieser Generator war der Vater der elektrochirurgischen Apparate von Bovie, welche bis in die 80er-Jahre benutzt wurden.

G. Flachenecker, München hat gezeigt, dass die elektrische Leitfähigkeit des Gleitgels für die Harnröhre ausreichend hoch sein muss, um eine strikturerzeugende Stromdichtekonzentration vornehmlich in der bulbären Harnröhre zu vermeiden (1977; Flachenecker 1977). Zusammen mit **K. Fastenmeier** hat er mit seinen transistorisierten Hochfrequenzgeneratoren mit automatischer Stromregulierung neue Maßstäbe gesetzt (Autocon-TUR, Fa. **K. Storz** und Erbotom, Fa. **Erbe**, 1985; Flachenecker 1977). Sie führten einen verbesserten Generator für die TUR ein, der wesentlich weniger elektrischen Strom für Schneiden und Koagulieren benötigt als bisherige Geräte (1988; Reuter 1980/1988). Damit konnte präziser geschnitten werden, die Koagulationsleistung wurde schonender und effektiver und die Tiefennekrosebildung reduziert. Die Gefahr der Strikturbildung in Prostataloge und Harnröhre und von Spätblutungen durch Nekrosenabstoßung wurde wesentlich verringert (Flachenecker 1988).

Instrumente

Die Einführung der Zystoskopie ermöglichte endoskopische operative Eingriffe zur Entfernung von Blasensteinen und -tumoren. Nitze, Berlin begann mit der systematischen endoskopischen Behandlung von Blasentumoren. Er konstruierte zwischen 1891 und 1894 sein Operationszystoskop (Nitze 1891, 1897, s. Abb. 4-17). Er hat als erster Blasenpapillome mit der heißen Birne der Mignonlampe des Zystoskops koaguliert. Er erfand kalte und heiße Drahtschlingen für die Galvanokaustik als Hilfsinstrumente (Nitze 1897, 1889 u. 1906). Mit einer besonderen Röhre konnte der Ureter katheterisiert werden, kleine Blasensteine wurden mit dem Zangeneinsatz zerbrochen. Zahllose Ärzte haben in der Folge sein Zystoskop modifiziert. Obwohl Schlingeninstrumente noch heute in Gebrauch sind, war die Behandlung mit Nitzes Operationszystoskop und seiner Drahtschlinge nicht erfolgreich. Grünfelds »*Polypenkneipe*«, das erste Punchinstrument 1885 (Grünfeld 1881), und der Punchkatheter von Whitehead, Manchester 1908 haben keinen Stellenwert in der Tumorbehandlung. Allerdings wurde Grünfelds Instrument mit Erfolg für Prostataoperationen von Hugh H. Young, Baltimore (1870–1945; Young 1909, 1913) modifiziert. Er verschloss die Sichtöffnung und spülte das Operationsfeld mit Wasser (1909). Maximilian Stern, New York (1877–1946; Schlagintweit 1902) konstruierte 1926 das erste Resektoskop. Sein Aufbau und die Funktionsweise waren jedoch unzureichend. Erst als J.F. McCarthy, New York (1874–1965) 1931 einen Hebel verwendete, um die Schneideschlinge zu bewegen, wurde dieses Instrument für die Routine brauchbar (McCarthy 1931, 1932, 1932). Dieses Resektoskop nach Stern und McCarthy wird noch heute produziert. Mit weiter verbesserten Resektoskopen wurde die transurethrale Elektroresektion der Prostatahyperplasie und von Blasentumoren zur Standardoperation.

4.5 Transurethrale Prostatektomie (TURP)

Alles, was man durch die suprapubische, retropubische oder die konservative Form der perinealen Prostatektomie erreichen kann, erreicht man auch durch die TURP (Flocks 1969)

Endoskopische Koagulation des Prostataadenoms

Max Nitze begründete die endoskopische Chirurgie mit der Koagulation von Blasentumoren (1890). Die endoskopische Koagulation des Prostataadenoms wurde von George Luys, Paris 1913 als so genannte »*forage de la prostate*« mit einer Knopfsonde und einem Ureterzystoskop ausgeführt. Behandelt wurden kleine Adenome des Mittellappens und Sklerosen des Blasenhalses; befriedigende Resultate erzielte er angeblich bei mehr als 90% der Patienten. Die Methode wurde vor allem in Frankreich und in Deutschland angewendet (Luys 1926).

Prostatapunch

Der erste Punch des 20. Jhs. wurde 1909 von Hugh Hampton Young (1870–1945) am Johns Hopkins-Hospital Baltimore entwickelt (Young 1909, 1913; Abb. 4-25). Nachdem er die suprapubische Exzision einer Blasenhalsverengung ausgeführt hatte, bekam der Patient postoperative Komplikationen, welche zu einer neuen Verengung, Urämie und Sepsis führten, woran der Patient verstarb. Dieses schlechte und enttäuschende Ergebnis veranlasste

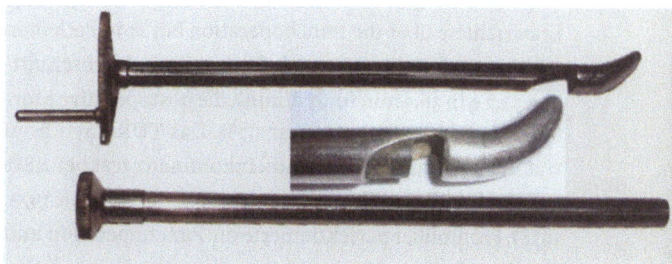

Abb. 4-25. Young-Punch (1909)

H.H. Young in seiner Werkstatt ein neues Urethroskop zu entwickeln. Die Spitze des Instruments machte er stabil, vergrößerte das Fenster um etwa 2 cm und bewegte das Rundmesser, einen hohlen inneren Schneideschaft aus Stahl, longitudinal zum Schnabel. So ließen sich Gewebestücke herausstanzen. Er führte seine erste Punchoperation am 11.04.1909 aus. Als es Beer 1910 gelungen war, mit Hochfrequenzstrom unter Wasser zu arbeiten, entwickelte Young 1911 einen Kauter, mit dem das Gewebe geschnitten und koaguliert werden konnte. Lokalanästhesie mit Kokain war meistens ausreichend.

Während er 1911 in Berlin war, konstruierte Loewenstein für ihn ein Punchinstrument, das mit einer elektrischen Schlinge schneiden konnte. Ein Sperrring sicherte den Schneidemechanismus. Young benützte außerdem eine Wasserkühlung für sein letzteres Instrument, das durch einen Platinring elektrisch rotglühend gemacht wurde. Bei einer späteren Modifikation dieses Punchinstruments rotierte die Spitze mittels eines Motors, so dass das Gewebe schneller ausgeschnitten werden konnte. Er stellte jedoch fest, dass dies eine kompliziertere Technik erforderte und sich der Zuwachs an herausgeschnittenem Gewebe nicht lohnte. Nach dem Stanzen wurde das prostatische Gewebe mit einer Zange extrahiert und das Prostatabett kauterisiert. Dies konnte wiederholt werden, bis das kranke Gewebe vollständig entfernt war.

Mit den frühen Prostataresektionen wurde nur ein Kanal geschnitten (»channel cutting«). Sie mussten deshalb oft wiederholt werden. Youngs Methode fand weite Verbreitung über mehrere Generationen von nachfolgenden Punchinstrumenten, welche in Amerika entwickelt wurden.

Die Punchoperation kam spät nach Deutschland. **Hubert Frohmüller**, Würzburg erlernte 1962 die Punchoperation bei Emmet an der Mayo-Klinik. Er verwendete das Thompson-Resektoskop, ein Stanzgerät für die transurethrale Prostatektomie. Er betonte, dass die Erlernung der TURP so schwierig sei, dass sie nicht von Chirurgen, sondern nur von Urologen ausgeführt werden sollte. Einige statistische Daten: In 1,5 Jahren nahm er 230 TURP und nur 8 suprapubische Prostatektomien (3,4%) vor. Die größte entfernte Adenommenge betrug 150 g und das Durchschnittsgewicht der entfernten Gewebsmenge 41 g. Er berichtete über die Punchoperation bei 1490 Patienten (davon 229 Karzinome, 1978). Er resezierte durchschnittlich 34,7 g in 36,5 min (0,95 g/min), die postoperative Mortalität bei den Adenomen war 1,7%. Das TURP-Syndrom trat bei 2,1% (31 Patienten) auf. Inkontinenz trat bei 2,8% auf (Frohmüller u. Thompson 1962, Frohmüller 1976, 1973, 1978). Frohmüller perfektionierte die Punchoperation und erzielte wie Emmet eine echte transurethrale Prostatektomie.

Das Resektoskop

Die moderne Geschichte der Resektion von Blasenhalsverengungen und pathologischen Veränderungen der Blase beginnt mit Edwin Beer (1876–1936), der 1910 entdeckte, dass unter Wasser elektrisch koaguliert werden kann, ohne dass das Endoskop beschädigt wird. Trotz einer anfänglichen Skepsis begriff Reinhold Wappler sehr schnell das neue Konzept und arbeitete mit den Konstrukteuren von elektrochirurgischen endoskopischen Instrumenten zusammen.

Edwin Beer wurde am 28.03.1876 in New York City geboren, wo er auch zur Schule ging. Er erhielt 1899 seinen Doktorgrad von der Columbia Universität, dann ging er einige Studienjahre nach Prag, Wien und Berlin. Nach seiner Rückkehr arbeitete er an verschiedenen Hospitälern in New York City.

Er entwickelte die endoskopische Behandlung von Blasentumoren mit Hochfrequenzkauterisation. Außerdem publizierte er umfassend über die Harnwegserkrankungen von Kindern.

In Anerkennung seiner Entwicklung der endoskopischen Elektrokoagulation von Blasentumoren erhielt er die erste Goldmedaille auf dem ersten Internationalen Urologenkongress in Brüssel 1927. Beers Erfindung ebnete den Weg für weitere Verbesserungen der Punchinstrumente und die Konstruktion der modernen Resektoskope. Edwin Beer starb 1936 in New York.

Viele Urologen versuchten verschiedene Wege, um das Prostataadenom zu behandeln. Diathermie und Hitzeanwendung waren einige davon.

Auch Maximilian Stern (1873–1946), New York arbeitete eine Reihe von Jahren an der Modifikation der vorhandenen Instrumente zur Entfernung von Prostatagewebe (Stern 1927; Scott 1947). Er präsentierte 1925 Diathermieinstrumente zur Behandlung der Prostata. Young stellte fest: »*1926 veränderte STERN meinen Punch durch die Einführung eines Zystoskops und einer Platinumschlinge*«; er verwies dabei eindeutig auf ein Instrument, das er mit Loewenstein 15 Jahre zuvor entwickelt hatte. Stern kombinierte die Fähigkeit des elektrischen Schneidens mit der Idee des Stanzens, um einen Teil des Prostatagewebes zu resezieren. Mit Wapplers Hilfe schuf er das erste Instrument, das eine elektrische Schlinge zum Entfernen von Prostatagewebe benutzte. Wie in allen vorhergehenden Punchinstrumenten war das Arbeitsfenster nahe der Spitze, nur länger. Die dünne Tungsten-Drahtschlinge war genau im Blickfeld des Teleskops zu sehen und zwar während des gesamten Schneidevorgangs im distalen Ende des Fensters. Sie wurde mit einem Griff auf einem Federschlitten – »*rack & pinion*« – in der Nähe des Auges vor- und rückwärts bewegt (Abb. 4-26). Die Prototypen

Transurethrale Prostatektomie (TURP)

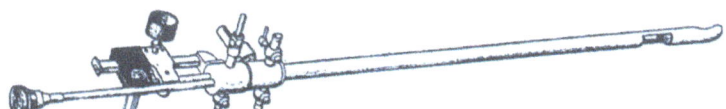

Abb. 4-26. Stern-Resektoskop

hatten zwei Optiken: eine mit indirekter Sicht für die Untersuchung vor der Operation und eine Direktsichtoptik für die Operation. Sein Instrument war bipolar, deshalb war keine neutrale Elektrode erforderlich. Geschnitten wurde mit diesem Instrument in Richtung zur Blase. Der vom ACMI konstruierte Generator erzeugte Hochfrequenzstrom mit Niedervolt und wurde »Resecto-Therm« genannt. Da er keine überspringenden Funken erzeugte, konnte bipolarer Strom verwendet werden. Er präsentierte dieses Instrument vor der Genito-Urinary Section of the New York Academy of Medicine 1926 und berichtete, dass diese Neueinführung »fähig ist, im Wasser zu operieren ... ausgerüstet mit einem schmalen Ring oder einer Schlinge aus Tungsten-Draht ... fähig einen spaghetti-ähnlichen, länglichen Gewebestreifen zu entfernen ... Dieses Instrument habe ich **Resektoskop** genannt«.

Stern berichtete, er habe keine Blutung oder irgendwelche unguten Reaktionen bei den ersten 46 Operationen gehabt, obwohl alles ältere unselektierte Patienten waren. Maximilian Stern (1873–1946), erhielt den medizinischen Doktorgrad vom Physicians and Surgeons College of Columbia in New York. In den frühen 30er-Jahren, in denen er wahrscheinlich das Stern-Resektoskop entwickelt hat, verlegte er seine Praxis nach Südflorida. Er praktizierte jedoch einen Teil des Jahres weiter in New York City bis 1937. In dieser Zeit bewarb er sich um die Mitgliedschaft in der A.U.A. und wurde 1935 auf die Warteliste gesetzt, um 1936 erneut zurückgesetzt zu werden. Im Jahr 1937 wurde sein Antrag erneut abgelehnt, wahrscheinlich wegen seiner Forderung von 5 Dollar Lizenzgebühr, die jeder Urologe, der sein Instrument benützte, bezahlen sollte. Es gibt keinen Beweis dafür, dass er seinen Antrag wiederholte. Er starb am 21.01.1946 im Alter von 68 Jahren in Daytona Beach.

Stern-McCarthy-Elektrotom

Joseph F. McCarthy hatte ein brennendes Interesse an diagnostischen Verfahren. So erstaunt es nicht, dass seine Geradeausoptik »foroblique« eines seiner bekanntesten Instrumente ist. Er entwickelte sie zusammen mit Reinhold Wappler von A.C.M.I. (McCarthy 1923, 1931, 1931, 1932). Vor allem aber beschrieb McCarthy ein neues Instrument, für das er die Konstruktion des Instruments von Stern und Davis übernahm und dessen wichtigste Veränderung die McCarthy-Geradeausoptik war. Außerdem hatte sein Instrument anstelle eines Metallschafts einen Bakelitschaft mit geschwungener Öffnung an der Spitze in Form eines Schnabels (Abb. 4-27, 4-28). Er beschrieb die operative Technik in seinen Veröffentlichungen sehr detailliert und lobte die besondere Technik, »aber die Anwendung sollte Urologen vorbehalten bleiben, die in den endourethralen Methoden qualifiziert sind. Ihre klinische und chirurgische Ausbildung sollte qualifizierte Auswahl der Fälle erlauben ... «. Er beschrieb auch ein neues Gerät mit einer besonderen Elektrode zum Schneiden mit einem elektrischen Lichtbogen. Bei der Beschreibung seines Resektoskops mit dem neuen Diathermiegerät stellte er fest »es wird hier nicht versucht die technischen Einzelheiten darzustellen, die wenn sie nicht den Leser so doch den Autor verwirren würden«. In dieser Publikation wurden weder Stern noch Davis erwähnt (Davis 1937).

Das endoskopische Prostataelektrotom von Stern und McCarthy hatte drei besondere Merkmale:

- das »*Telescopic System*« oder die McCarthy »*foroblique*«-Optik,
- der Schaft aus Bakelit von 8 Inch Länge mit Isolationsscheibe kurz vor seiner Spitze und
- die wichtigste Verbesserung war, dass die geschwungene Operationsöffnung nicht mehr seitlich, sondern an der Spitze des Schafts angebracht war.

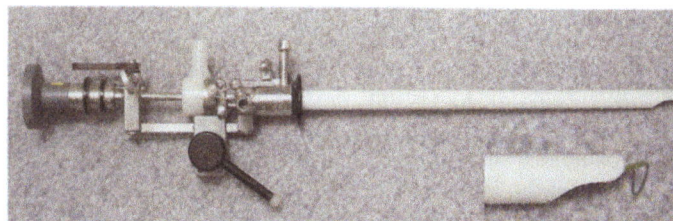

Abb. 4-27. Standard Stern-McCarthy-Elektrotom

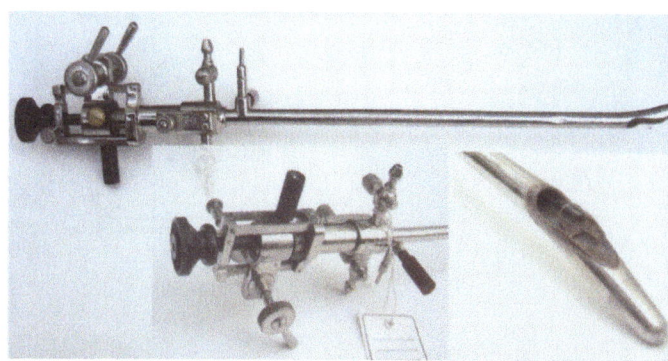

Abb. 4-28. Bitschai-Modifikation des Stern-McCarthy-Elektrotom

Die Schlinge wurde durch einen Zahnradtrieb in der Längsrichtung etwa 1 Inch weit bewegt. Alle Anschlüsse waren am Ende des Instruments angebracht, um so ein Verwickeln beim Drehen des Schafts oder des Instruments zu verhindern. Das »*McCARTHY Multiple Model Elektrom Set*« bestand aus Schäften mit 24, 26 oder 28 Charr und passenden Schlingen in unterschiedlichen Farben.

Joseph Francis McCarthy wurde am 12.06.1874 in Yonkers, New York geboren. Nach dem Doktor der Pharmazie (1896) trat er in die Columbia University of Physicians and Surgeons ein, wo er 1901 sein Medizinstudium abschloss. Zur Ausbildung war er auch an den urologischen Kliniken in Berlin, Wien und Paris. Im Jahr 1917 wurde er zum Professor der Urologie ernannt und war von 1918 bis 1940 Direktor der urologischen Abteilung der New Yorker Policlinic Medical School and Hospital. Für die Konstruktion seiner urologischen Instrumente erhielt er 1941 den **Francis-Amory-Preis** von der Amerikanischen Akademie für Kunst und Wissenschaft. Sein Resektoskop zog zahlreiche Modifikationen nach sich, die alle auf seinen Entwurf zurückgehen und heute noch vielerorts in Gebrauch sind. Wenig ist über sein persönliches Leben bekannt. Joseph McCarthy starb am 21.06.1965.

T.J. Kirwin entwickelte 1931 ein Rotationsresektoskop (Kirwin 1931), dessen absolute Neuheit seine Schlinge war. Sie wurde nicht axial im Schaft bewegt, sondern mit Hilfe eines Handrads am Instrumentenschaft um ihre Achse rotiert.

Nesbit und Iglesias – Modifikationen des Resektoskops

Reed M. Nesbit (Ann Arbor, Michigan) stellte 1938 eine wesentliche Modifikation des Stern-McCarthy-Resektoskops vor (Nesbit 1939; Nesbit u. Glickman 1948). Es war als erstes einhändig zu bedienen und ermöglichte dem Operateur mit einer Hand rektal zu tasten, um so bis auf die Prostatakapsel resezieren zu können. Der Operateur bewegte dabei die Schlinge gegen den Druck einer Feder, die zwischen dem beweglichen Arbeitselement mit Daumenring und dem Schaft angebracht war.

José Iglesias de la Torre, Havanna, Cuba, präsentierte 1948 eine weitere Modifikation des Resektoskops, das den typischen Nesbit-Daumenring und den federgetriebenen Schlitten aufwies (Iglesias 1948). Zwei Fingerringe waren am Schaft angebracht, und ein T-Hahn mit einem Kugelventil kontrollierte durch Fingerdruck den Zufluss des Spülwassers. Später wurde die bis heute gebräuchliche Metallblattfeder hinzugefügt. Das Resektoskop, ein Einhandinstrument, war sehr einfach und unkompliziert und ersetzte bisherige Konstruktionen. Ein Daumenring am Ende des Schlittens und ein Zweifingerhalter am Schaft machten dieses Instrument zum Prototypen moderner Resektoskope (Abb. 4-29).

Im Jahr 1952 veröffentlichte Iglesias einen Artikel über »*Transurethral Prostatectomy*«, in dem er sein modifiziertes »*IGLESIAS resectoscope*« vorstellte (Iglesias 1952). In der gleichen Publikation erklärte er, dass er 1937 zum ersten Mal den Ausdruck »*transurethrale Prostatektomie*« verwendet hat. Am Ende dieser Publikation erklärte er:

> … wenn nicht das ganze Adenom und die Drüse reseziert sind, kann man keine befriedigenden postoperativen Resultate erwarten. Wir sollten nicht länger über Ausschälen, sondern über die echte transurethrale Prostatektomie reden.

William W. Scott (1913–2000), Johns Hopkins Hospital, Baltimore, stellte fest, dass es während einer Resektion mit konventionellen Resektoskopen mehrere Probleme gibt:

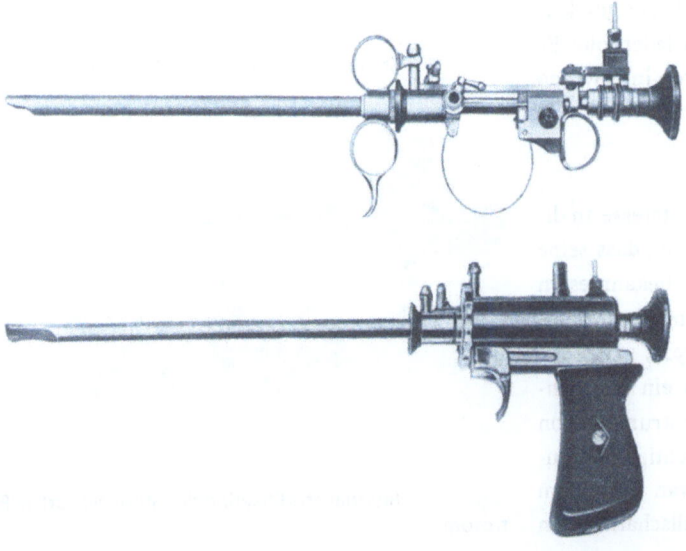

Abb. 4-29.
Iglesias-Resektoskop

Abb. 4-30.
Scott-Rotationsresektoskop

Transurethrale Prostatektomie (TURP)

So können sich z. B. die elektrischen Kabel und die Wasserleitung rund um das Instrument wickeln und müssen dann zeitraubend entwirrt werden (Scott 1947). Der Operateur muss beim Resezieren des ventralen Teils der Blasenhalsobstruktion eine unbequeme Haltung einnehmen und seine Handposition wechseln. So entwickelte er in den 40er-Jahren an der Universität Chicago den Prototyp eines rotierenden Resektoskops (◘ Abb. 4-30), das wahrscheinlich 1946 in Produktion ging. Es war gekennzeichnet durch den Gibson-Pistolengriff mit einem breiten Rad zum Drehen des Arbeitseinsatzes um eine ganze Umdrehung.

TUR-Syndrom

C.D. Creevy erkannte 1947, dass die transurethrale Resektion zu Urämie und anderen Störungen führen kann (Creevy 1947, 1948, 1957, 1963), wie es schon Emmet angedeutet hatte, *»wenn steriles Wasser während der transurethralen Resektion als Spülwasser benutzt wird, könnte es in die prostatischen Venen eindringen und Hämolyse erzeugen, was die Nieren schädigt, genau wie bei einer inkompatiblen Bluttransfusion«*. Dies führte zur Entdeckung des so genannten »TUR-Syndroms«: Die Wasserabsorption durch offene Venen verursacht eine Wasserintoxikation mit nachfolgender Hämolyse, Brechreiz, Herzarrhythmie, Nierenversagen und Schock. Creevy hatte schon 1948 versucht, durch den Zusatz von Glyzin zur Irrigationsflüssigkeit das TUR-Syndrom zu verhüten. **Paul O. Madsen**, Madison, Wisconsin war einer der ersten, der die Abhängigkeit der Wasserabsorption vom intravesikalen Druck aufzeigte. Er empfahl daher, den Irrigationsbehälter niedriger zu hängen, um dadurch den Irrigationsdruck zu verringern (Madsen 1973).

Die Einführung der TURP in Deutschland

Alfred Kropeit, Hamburg, hatte bereits 1911 versucht, das Prostataadenom mit Hochfrequenzstrom zu zerstören. Dazu konstruierte er einen »*Unterwasserkaltkauter*« mit der Fa. Reiniger, Gebbert & Schall, Hamburg. Er schnitt und koagulierte mit Hochfrequenzstrom mit seinem Kauter, einem isolierten Draht, dessen Platin-Iridium-Spitze abgebogen war (Kropeit 1927).
Die Einführung der TURP in Deutschland stand unter keinem guten Stern. Am 01.11.1927 hielt Stern einen Vortrag in der Sitzung der Berliner Urologischen Gesellschaft, in dem er die Indikation nur gegeben sah für »*bestimmte Gruppen und besonders solche Fälle ..., bei denen eine radikale Heilung ... unmöglich ist ...*«. Er stellte sein Resektoskop und einen neuen Diathermieapparat »*Resectotherm*« vor und erläuterte die Technik der TURP, ihre Indikation und die Ergebnisse von 60 Resektionen. Fünf

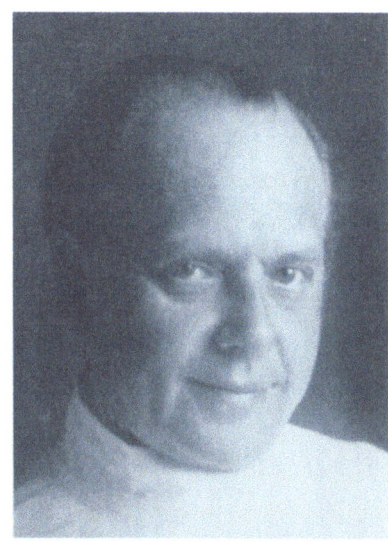

Abb. 4-31.
Porträt von Lichtenberg (1880–1949)

Patienten mussten nachreseziert werden, Ein zufriedenstellender Erfolg konnte in 54 Fällen erreicht werden. Stern resezierte mehrere Kranke an der chirurgischen Abteilung von Joseph an der Berliner Universitätsklinik in der Ziegelstrasse. »*Nicht alle Fälle gingen ganz glatt*«, zwei Patienten verstarben nach der Resektion. Daher löste die neue Methode keine Begeisterung in Deutschland aus (Joseph 1927; Stern 1927), und in der Folge fiel die Entwicklung der TUR in Deutschland mindestens 15 Jahre hinter die USA zurück.

Alexander von Lichtenberg (1880–1949; ◘ Abb. 4-31) war seit 1922 an der Urologischen Abteilung des St. Hedwig-Krankenhaus, Berlin mit 200 Betten tätig. Er war der Ansicht, dass das Problem der palliativen Behandlung des Prostataadenoms in Amerika durch Exzision, dagegen in Deutschland durch Weiterentwicklung der Bottini-Operation im Sinne einer Elektrokoagulation gelöst werde. Das erste deutsche Resektoskop modifizierte von Lichtenberg nach dem Stern-Resektoskop, zusammen mit **Walter Heynemann**. Nach 4 Jahren Versuchszeit konstruierte er aus 11 verschiedenen Modellen ein neues Instrumentarium zur TURP (1932; ◘ Abb. 4-32, 4-33). Es wurde unter dem Namen von Lichtenberg-Heywalt-Blaseninstrumentarium vertrieben. Die Bezeichnung Elektrotom wurde von McCarthy übernommen. Der Resektoskopschaft von 25 Charr hatte eine kleine Glühbirne im Schaftfenster; er wurde vom Wossidlo-Urethroskop von 1907 abgeleitet. Das Resektoskop besaß eine Dauerspülung, ähnlich den heutigen Rückspülinstrumenten; koaguliert wurde mit einer besonderen Elektrodensonde. Für den Einsatz waren beide Hände erforderlich. Da die Schneideschlinge nur wenige Millimeter Durchmesser hatte, konnten nur kleinste Gewebestücke entfernt werden. Daher war nur eine palliative Operation des Prostataadenoms möglich.

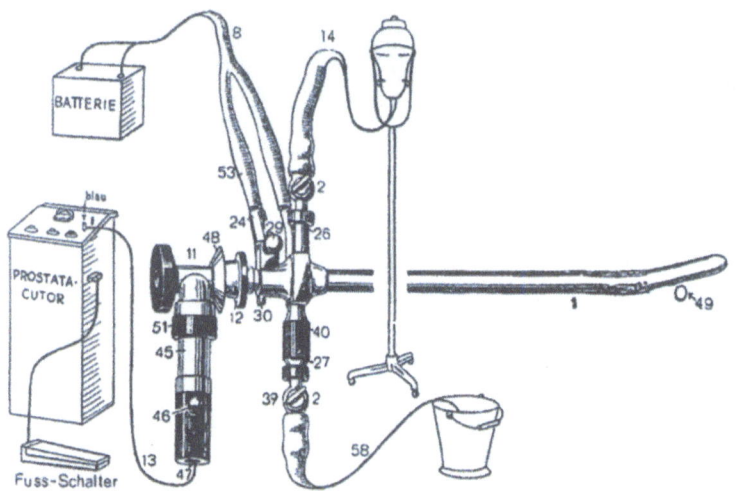

Abb. 4-32.
Lichtenberg-Heywalt-Instrumentarium, schematisches Diagramm der Anschlüsse

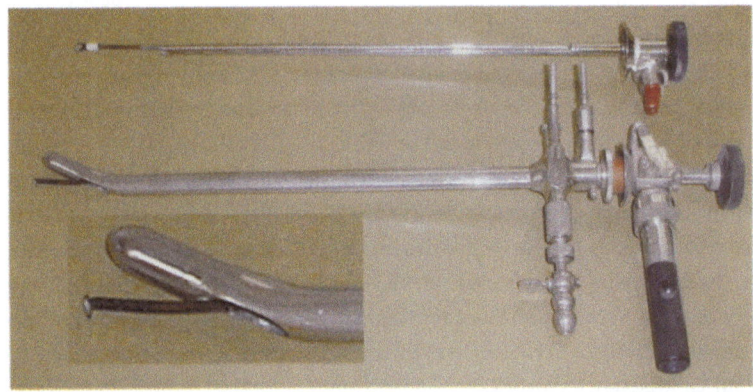

Abb. 4-33.
Lichtenberg-Heywalt-Instrumentarium 1932

Lichtenberg diskutierte auf der Berliner Urologensitzung am 24.11.1931 über seine ersten Erfahrungen mit der TURP (Lichtenberg 1932). Er hatte das Kirwin-Resektoskop in Funktion gesehen und beobachtet, wie das koagulierte Gewebe auch herausgeschnitten wurde. Lichtenberg wies darauf hin, dass in Europa Diathermiestrom verwendet würde, mit dem zwar koaguliert, aber nicht unter Wasser geschnitten werden könne. Daher könne man die amerikanischen Instrumente hier nicht so wie in Amerika anwenden. Er berichtete über die neuesten, von Wappler konstruierten amerikanischen Resektoskope nach Collings, Kirwin und vor allem über das Resektoskop von McCarthy, mit denen auch unter Wasser geschnitten werden konnte.

Lichtenberg und Schultheis sahen die ausgedehnte Verwendung transurethraler Operationen amerikanischer Autoren skeptisch (Lichtenberg u. Schultheis 1934). Die chirurgische Prostatektomie sei so befriedigend, dass man »nur mit gewissen Hemmungen die neuen Wege beschritten hat«. Lichtenberg betonte, dass dieser Standpunkt den Berichten aus den USA entgegenstünde, aus denen »eine unerhörte Verschiebung des Verhältnisses zwischen operierten und elektrotomierten Fällen hervorgeht«. Er meinte, dass die chirurgische Prostatektomie auch in Zukunft die Operation der Wahl bleiben wird. Der Grund liege in dem palliativen Effekt der TURP. Auch konnte sich Lichtenberg nicht vorstellen, »dass durch diesen Eingriff dieselbe Wirkung auf den allgemeinen Körperzustand ausgeübt werden könnte, als durch die Entfernung des Adenoms«. Im Jahr 1932 war das Lichtenberg-Resektoskop und der Prostata-Cutor einsatzbereit, bis 1934 wurden 47 Patienten reseziert. Bei 38 Patienten waren eine bis drei Sitzungen notwendig, bei 9 Patienten waren vier bis sieben Sitzungen notwendig, viermal trat ein Exitus ein. Bei 24 Patienten wurde ein gutes, funktionelles Resultat erreicht, lediglich gebessert wurden 12 Patienten, bei 7 war die Resektion ein Misserfolg. Diese ersten, ungünstigen Erfahrungen veranlassten von Lichtenberg, die Indikation zur »Elektrotomie« erheblich einzuschränken.

Erstaunlicherweise haben weder von Lichtenberg noch W. Heynemann die von Lichtenberg in den USA gesammelten Erfahrungen der amerikanischen Urologen umgesetzt. Sie haben aufgrund falscher Vorstellungen ein völlig ineffizientes Resektoskop konstruiert. Die fehlende praktische Erfahrung mit dem amerikanischen Resektoskop führte offensichtlich zu dieser Fehleinschätzung.

Frühe Resekteure in Europa

Während die Mehrheit der deutschen Urologen der Meinung Lichtenbergs folgten, gab es einige, die die amerikanischen Erfahrungen nutzen. So modifizierte **J. Bitschai**, Berlin 1932 das McCarthy-Resektoskop zusammen mit der Firma Georg Wolf, Berlin. Die Spitze des 27 Charr-Resektoskopschafts war nach oben gebogen und hatte ein 23 mm langes seitliches Operationsfenster. Die Irrigation der Blase erfolgte ab 1934 mit einer Dauerspülung nach **Usadel** (Usadel 1931). Der Schnabel trug eine Glühbirne, die Optik war um 10° abgewinkelt, die Schneideschlinge war wesentlich größer als die des Resektoskops von Lichtenberg. Wie beim McCarthy-Resektoskop wurde die Schneideschlinge durch ein Zahnrad mit Hebelbedienung vor- und rückwärts bewegt, der Schaft diente als negative Elektrode (Abb. 4-28).

Ernst Kornitzer, Wien hielt operative Eingriffe am Blasenhals für das aktuellste Problem der urologischen Chirurgie (Kornitzer 1935). Die elektrischen Schnittoperationen hätten gegenüber den Punchoperationen die Oberhand gewonnen. Am 17.12.1934 berichtete Kornitzer auf einer Sitzung der österreichischen Urologengesellschaft über ein neues Instrumentarium zur transurethralen Operation am Blasenhals. Er übertrug das Kirwin-Rotationsprinzip auf die Schneideschlinge (1935; Abb. 4-34).

Theodor Hryntschak, Krankenhaus Ottakring, Wien teilte mit, dass sich das anfänglich verwendete Kornitzer-Resektoskop nicht bewährte, dagegen wären die Bitschai-Resektoskope von Wolf, Berlin und Heynemann, Leipzig brauchbar (Hryntschak 1943). Auch das von Leiter modifizierte McCarthy-Resektoskop arbeite ausgezeichnet. Mindestens 100 Resektionen seien notwendig, um die TURP zu beherrschen.

Hans Marberger, Innsbruck übte seit 1941 die TURP lediglich als Notlösung aus (Marberger 1972, 1973). Im Jahr 1952 hielt er sich zwei Jahre bei **Flocks** in Iowa auf. Danach führte er die transurethrale Prostatektomie mit dem Stern-McCarthy-Resektoskop von 26–28 Charr, nach 1968 von 24 Charr Durchmesser in Innsbruck ein und löste damit die palliative TURP ab. Mit dem Siemens-Radiotom gelang es ihm, 2–3 g/min zu entfernen und somit auch große Adenome innerhalb einer Stunde zu resezieren. Von 1957 bis 1971 wurden 2588 Prostatiker operiert. Die postoperative Mortalität betrug 2,4%. Die TURP wurde meist nach 45 min beendet und die Resektionszeit auf max. 60 min limitiert, um das TUR-Syndrom zu vermeiden. Die Mortalität betrug 2,1%. Er beschrieb die Hyponatriämie infolge der Einschwemmung von Spülwasser, sowie die Perforation von Prostatakapsel und Blasenwand. Die Perfektion der TURP von Flocks schien ihm »*heute noch schwer erreichbar (1973)*«.

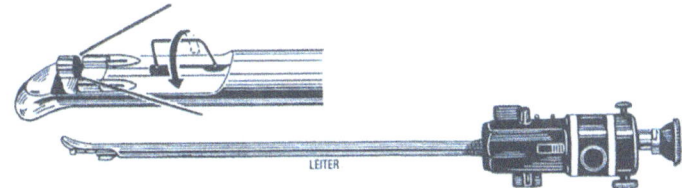

Abb. 4-34. Kornitzer-Resektoskop

In Deutschland waren die Stimmen skeptisch. Felix Schlagintweit, München gab zu bedenken, dass regelmäßiges Kathetern die Operation dauerhaft ersetzen kann (Schlagintweit 1935). Bei einer Mortalität der Prostatektomie von 6% meinte er, »*lieber das ganze Leben kathetert als einen Tag gestorben*«. Viele deutsche Urologen (Heckenbach, Vorschütz, Hennig) sprachen 1940 der TURP mit folgenden Argumenten jeden Wert ab:

1. Bei der Teilresektion wachse das Geschwulstgewebe nach,
2. beim großen Adenom sei die Elektroresektion so schwierig und gefährlich, dass das Risiko höher als bei der Prostatektomie sei,
3. Krebsnester im Adenom würden nicht – wie bei der Prostatektomie – beseitigt,
4. die Elektroresektion fördere den Krebs und die Metastasierung.

Daher bleibe die souveräne Methode die Prostatektomie, während die Elektroresektion gute Erfolge bei inoperablen Patienten zeige (Heckenbach 1939, Hennig 1939). **Friedrich** widersprach dieser Auffassung und hielt die Elektroresektion für weniger gefährlich, obwohl sie auch nicht bei allen inoperablen Patienten möglich sei.

Friedrich resümierte 1941:

> *Die Elektroresektion wird in Deutschland noch nicht genügend gewürdigt. Nur eine bescheidene Zahl deutscher Chirurgen und Urologen empfehlen sie warm, die anderen halten sie für wenig wertvoll und entbehrlich.*

Laut Friedrich sei die Elektroresektion schwer zu erlernen, daher sei es für die meisten Chirurgen einfacher, die Prostata chirurgisch zu entfernen.

W. Deisting, Aarhus, wollte 1956 die TURP durch die transurethrale Dilatation der Prostata ersetzen (Denis 1959). Dies wurde bereits von Civiale, Mercier (Mercier 1856), Bottini und von Franck versucht. Die transurethrale Dilatation der Prostata hat sich infolge ihrer schlechten Spätresultate nicht durchgesetzt.

Nach dem zweiten Weltkrieg änderte sich die Meinung über die TURP in Deutschland durch den verstärkten Aus-

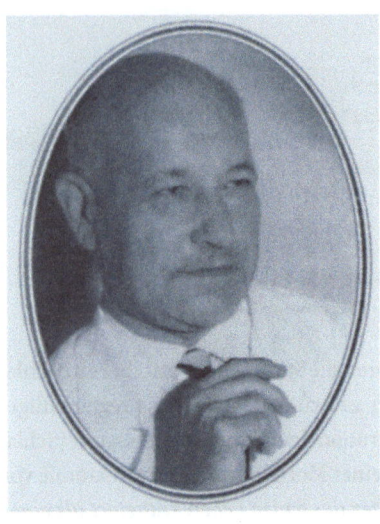

Abb. 4-35. Porträt von Werner Staehler (1908–1984). Aus: Völter 1990)

tausch der Erfahrungen mit den amerikanischen Urologen. In der Folge entwickelten sich drei Resektionsschulen in Tübingen, München und Ulm.

Werner Staehler und die Tübinger Schule

Werner Staehler (1908–1984; Abb. 4-35) war mit dem Resektoskop nicht zufrieden, das er als Gastarzt bei von Lichtenberg kennen gelernt hatte. Es gelang max. 15 g zu resezieren. Staehler konstruierte daher zusammen mit Walter Heynemann ein neues Resektoskop (1939; Staehler 1939). Nach ersten Erfahrungen an 130 Kranken mit dem alten Lichtenberg-Resektoskop wurde das neue an 30 Patienten erprobt. Staehler resezierte damit Gewebsmengen bis 24,5 g. Mit einem Zweiwegehahn zwischen Zu- und Abflussschlauch konnte intermittierend gespült werden. Den Schaft von 27 Charr passierten auch größere Gewebsstücke. Mit der linken Hand wurde der Schaft gehalten und die Spülung bedient, die rechte Hand hielt das Elektrotom. Mit dem neuen Elektrotom konnten große Gewebsstücke von 6 cm Länge und 1 g Gewicht entfernt werden.

Er veröffentlichte 1941 das erste wissenschaftliche Handbuch über die transurethrale Elektroresektion mit seinen Erfahrungen, »*Operative Cystoskopie*« (Staehler 1941). Er beschrieb die Technik der partiellen TURP und verschiedene Resektoskope in ausgezeichneten Farbillustrationen (Abb. 4-36). Gefahren, Komplikationen und Erfolgsraten wurden im Detail erörtert.

Wolfgang Mauermayer und die Münchner Schule

Ferdinand May begründete die Münchner Schule. Wolfgang Mauermayer (1919–1994; Abb. 4-37) trat am 01.01.1948 bei ihm ein. Er verbrachte einen sechsmonatigen Studienaufenthalt bei J.L. Emmet, R.H. Flocks, R. Barnes, Marshall, Goodwin, Scott und R.M. Nesbit in den USA, um die Technik der TURP zu studieren. Am 01.02.1952 wurde er Oberarzt in der Urologischen Klinik rechts der Isar und führte dort die partielle TURP ein. Er entwickelte mit dem Vertreter R. Laber der Fa. Heynemann und dem Konstrukteur Fuhrmann ein eigenes einhändiges Resektoskop mit zwei Lichtquellen. Die Schlinge wurde mit dem Daumen bewegt (Abb. 4-38). Zu- und Ablauf wurden mittels eines Zweiwegehahns im Schlauchsystem reguliert. Er erläuterte an histologischen Schnitten die Vorteile des getrennten Schneidens und Koagulierens bei der TURP (Mauermayer 1955, 1956) und beschrieb die arterielle Blutversorgung der Prostata sowie die Technik der Koagulation bei der TURP (Mauermayer 1956).

Mauermayer berücksichtigte wie Flocks die arterielle Gefäßversorgung der Prostata. Er propagierte die Methode nach Nesbit, der die Resektion bei 12 Uhr begann und die Methode nach Flocks, der von 3–9 Uhr resezierte. Er betonte, dass die transurethrale Technik noch weiterentwickelt werden müsste.

Mauermayer konstruierte 1970–1973 zusammen mit Karl Storz eine einhändige Modifikation des McCarthy-Resektoskops – ein verbessertes, offenes Resektoskop von 24 Charr mit der neuen Hopkins-Optik ohne den störenden gebogenen Schnabel seines ersten Instruments. Die intermittierende Irrigation wurde mit einem Hebel am Schaft gesteuert. Er übernahm ansatzweise die Nieder-

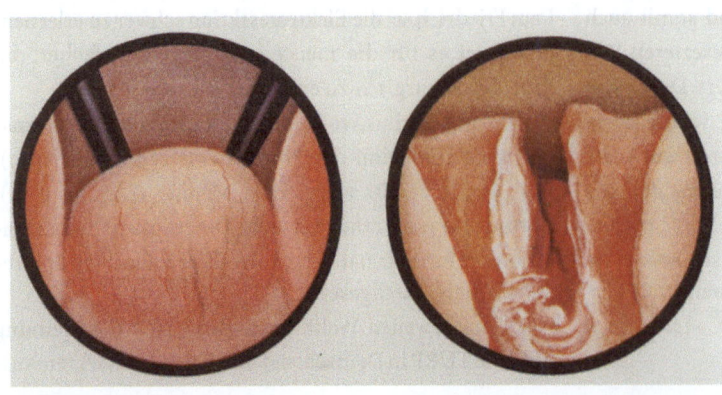

Abb. 4-36. Staehler-Farbillustrationen. (Aus: Staehler 1959)

Transurethrale Prostatektomie (TURP)

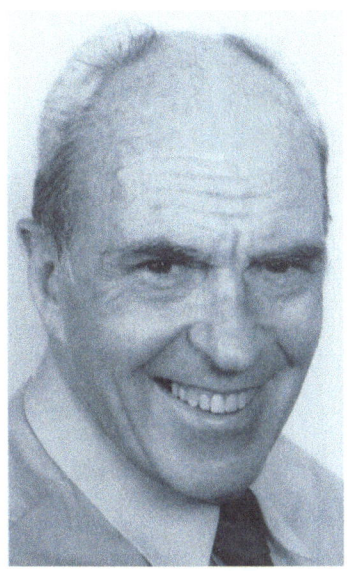

Abb. 4-37. Porträt von Wolfgang Mauermayer (1919–1994)

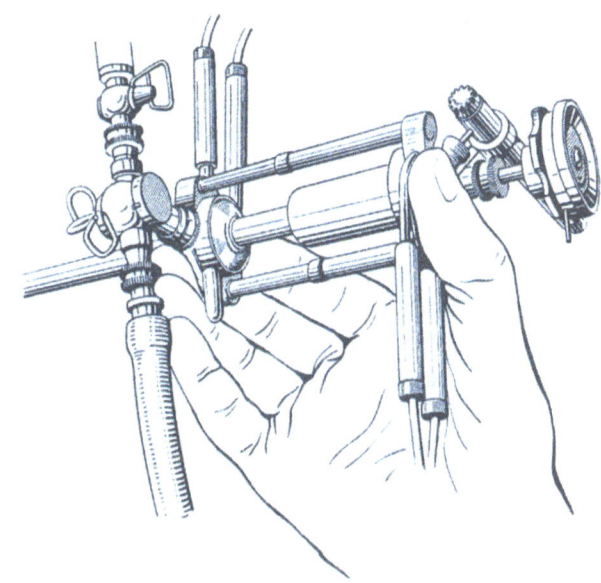

Abb. 4-38. Mauermayer-Resektoskop für Einhandbedienung, die andere Hand ist frei für die rektale Kontrolle. (Aus: Mauermayer 1981)

druckirrigation, indem er den Irrigator auf 50 cm senkte. Mit einer Blasenfüllung von max. 350 ml wurden 10–15 Schnitte ausgeführt. Größere Adenome als 60 g sollten nur reseziert werden, wenn der Operateur etwa 3 g/min entfernen konnte. Mauermayer gab an, dass ein geübter Operateur 100–150 g Gewebe in 1 Stunde resezieren könne. Große Bedeutung maß er dem neuen elektrochirurgischen Hochfrequenzgenerator bei, der von den Ingenieuren **K. Fastenmeier** und G. Flachenecker, München in Zusammenarbeit mit **Erbe** und **Storz** konstruiert wurde (Flachenecker u. Fastenmeier 1988). Die Qualität des Schneidens wurde damit dem kalten Skalpell sehr nahe gebracht.

Max Hösel und die Ulmer Schule

Max Hösel (1906–1971; ◻Abb. 4-39) gründete 1949 in Ulm im ehemaligen Standortlazarett am Michelsberg die größte urologische Klinik mit 260 Betten, 24 Ausweichquartieren in Privathäusern und 10 Assistenzärzten (Marquardt 1980). In den Krankenzimmern lagen 6–7 Patienten und ebenso viele in amerikanischen Feldbetten auf den langen Fluren. Auch das Untergeschoss wurde belegt.

Vor der TURP wurde der Patient vasektomiert. Die TURP wurde in Periduralanästhesie ausgeführt. Hösel resezierte im Stehen, ein Assistent schaltete den Strom ein, indem er den Fußtritt, Fifi genannt, trat. Gespült wurde mit Leitungswasser. Wie **Albert Frei** (seit 1946 Assistenzarzt an der Klinik) berichtete, erlaubte der stark koagulierende Funkenstreckenapparat nur die Resektion von 10–20 Streifen, also eine palliative TURP. Die Glühlampe brannte oft durch, Blutungen mussten manchmal offen versorgt werden. Der Patient lag im Durchschnitt etwa 6 Wochen in der Klinik.

Obwohl Hösel seit 1939 über das umfangreichste endoskopische Operationsgut und die größte Erfahrung in der TURP verfügte, trat er nie auf Kongressen in Erscheinung. Er schrieb nur einen Fachartikel (1939) und eine Mitteilung über sein Resektoskop (1955) und übersetzte das Buch von R. Denis, Lyon über die TURP (1964; Denis 1959). Hösel führte von 1949 bis 1963 insgesamt 13.850 Resektionen

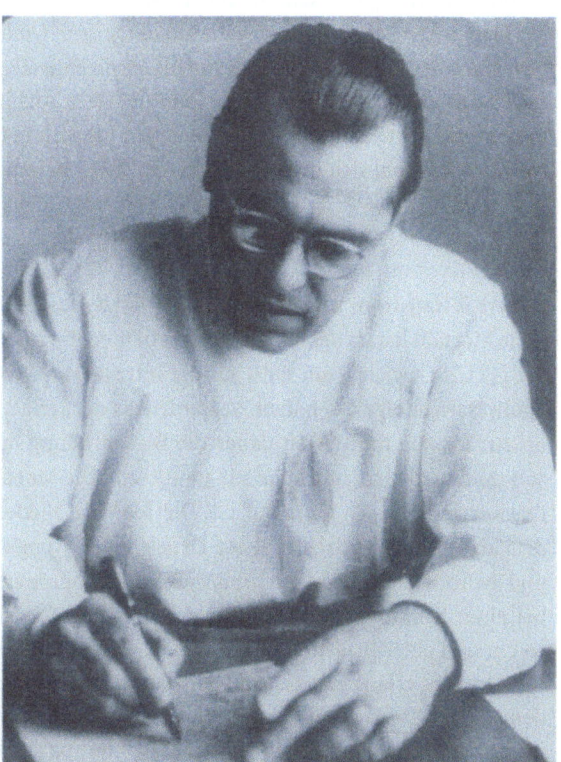

Abb. 4-39. Portrait von Max Hösel

mit einem Durchschnittsgewicht von 30 g und einer Mortalität unter 1% aus. Er resezierte in den ersten 10 Jahren einen Kegel aus dem Adenom, so dass die Darstellung der Kapsel nicht entscheidend war. Hösel hat seine Assistenten nicht aktiv ausgebildet. Er empfahl ihnen seine Technik mit den Augen zu stehlen! Hösel übernahm nach 1958 infolge einer internen Intrige bei der Stadt die Privatklinik Johanneum in Ulm und gründete später eine Urologische Klinik in München, die nach seinem Tod von seinem Schwiegersohn weiter betrieben wurde.

Hans Boeminghaus, Düsseldorf ließ von der Fa. R. Wolf ein neues Resektoskop herstellen, denn die bisherigen Instrumente »*entsprachen seit langem nicht mehr dem Stand, den diese Geräte inzwischen im Ausland erreicht hatten*« (Stern, Scott, Nesbit 1953; Boeminghaus 1953). Vor allem wurde die störende gebogene Spitze beseitigt, das Resektoskop konnte einhändig bedient und der Schaft gedreht werden. Der Revolvergriff wurde dem Scott-Resektoskop von A.C.M.I. (1947) entnommen, die Optik um 172° (entspr. 8°) abgelenkt und die Glühbirne an einem Lampenträger, getrennt von der Optik, angebracht. Die Dauerirrigation nach Usadel wurde übernommen, die Schnittlänge betrug 2,5 cm. Der Schaft diente als negative Elektrode. Die Modifikation dieses Resektoskops durch Hösel (1955) war besonders geeignet zur TURP großer Adenome.

Hösel schrieb in dem Geleitwort zu dem Atlas seines Schülers Reuter (1963; Reuter 1980/1988), dessen Entwurf er ohne Änderung übernahm: »*Die Ära der chirurgischen Urologie ist vorbei, seitdem sich die endoskopische Urologie im letzten Jahrzehnt in ungeahntem Maße entwickelt hat …* «. Diese Aussage erregte die Gemüter der Urochirurgen und führte zu heftigen Diskussionen bis zum heutigen Tag, obwohl sich die Aussage immer mehr bewahrheitet.

Hans J. Reuter und die Niederdruck-TURP

Robert S. Hagstrom und **John A. Shaw** führten 1960 die hohe Mortalitätsrate der TURP (2002 Patienten mit bis zu 212 g TUR-Gewicht) von 1,4% auf die Intravasation von Spülwasser infolge des hohen Wasserdrucks der Irrigation zurück. Sie limitierten daher die Blasenfüllung auf 300 ml und die Irrigatorhöhe auf 50–100 cm. Die Mortalität verringerte sich dann auf 1%. Die Idee der Niederdruckirrigation (hydrostatischer Druck unter 5 cmWS und hydrodynamischer Druck max. 30 cmWS) konnte erst bei einer Senkung des Wasserspiegels im Irrigator auf 30 cm und einer Blasenfüllung von max. 50 ml realisiert werden. Dies gelang erstmals mit der Dauerirrigation mit dem Reuter-Trokar und dessen Selbstreinigungsmechanismus, mit dem die Probleme mit der Blockierung anderer suprapubischer Harnableitungen (Bergmann, Adair, Truss u. a.) optimal gelöst wurden (1968; Bergmann 1971; Adair 1972; Truss 1967).

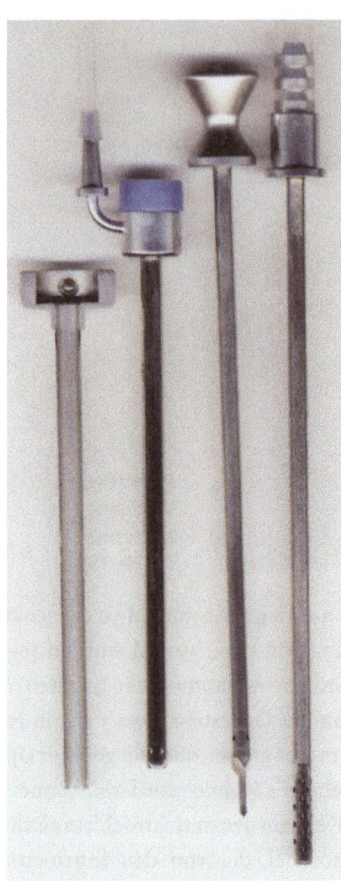

Abb. 4-40. Reuter-Trokar für suprapubische Ableitung der Irrigationslösung

Der suprapubische Trokar

Hans Joachim Reuter, Stuttgart (1923–2003) führte die Niederdruckirrigation mit Hilfe eines Dosiergeräts und eines suprapubischen Trokars mit Selbstreinigungsmechanismus der Firma R. Wolf an 2000 endoskopischen Operationen aus (1974; Reuter 1974, 1986; Reuter u. Jones 1974; ◘ Abb. 4-40). Dabei hielt sich der Blasendruck in physiologischen Grenzen unter 10–12 cm Wasserdruck. Die kontinuierliche Blasenirrigation erleichterte die TURP, verminderte die Blutung und verkürzte die Resektionszeit um etwa 30%.

Die Trokar-TURP funktioniert nur, wenn folgende Regeln eingehalten werden:

1. Einstich etwa 5 mm über der Symphyse bei mindestens 300 ml Blasenfüllung,
2. Blasenfüllung während der TURP bis 50 ml,
3. Wasserdruck des Zuflusses 30 cm (Wasserspiegel im Irrigator weniger als 30 cm über der Symphyse),
4. Einlegen eines suprapubischen Ballonkatheters zur Dauerspülung nach der TURP und zur Verhütung eines Lecks an der Einstichstelle.

Das Wassersyndrom trat nach Trokar-TURP nur bei Nichtbeachtung dieser Regeln auf. **L.W. Jones,** Urologe am US Army Hospital in Stuttgart-Bad Cannstatt und P.O. Madsen, Madison übernahmen den Trokar und propagierten ihn in den USA (Madsen 1973; Reuter u. Jones 1974).

Physikalische Grundlagen der TUR

Matthias A. Reuter, Freiburg legte 1979 seine Inauguraldissertation über »*Physikalische Grundlagen der Blasenspülung während der transurethralen Resektion (TUR), Druck- und Flussbestimmungen zum Vergleich verschiedener Spülsysteme*« vor (Reuter 1978, 1979; Truss 1967). Er verglich die physikalischen Grundlagen der Blasenspülung mit Druck- und Flussbestimmungen während der transurethralen Resektion (TUR). Er zeigte, dass der intravesikale Druck vom Blaseninhalt und der dynamische Druck (Druck des Spülstrahls) von der Höhe des Wasserspiegels im Reservoir bestimmt wird. Außerdem wirkt der dynamische Spüldruck zusätzlich zum statischen Blasendruck.

Die Statistik von 3.000 Operationen verglich die konventionelle TURP mit der Niederdruck-TURP (1978; Reuter 1980/1988). Am auffälligsten war der Rückgang der postoperativen Mortalität von 1,3% auf 0,3%. Dabei spielte das Ausbleiben der Embolie die Hauptrolle. Die Bluttransfusionsrate sank von 40% (1970) auf 1,3% (1978). Der postoperative Aufenthalt verkürzte sich um etwa 30%. Das durchschnittliche Adenomgewicht betrug bei 1.000 TURP 39,2 g (Frohmüller erreichte mit der Punchoperation 34,7 g, hatte jedoch eine Mortalität von 2,1%; Frohmüller 1976). Eine Stressinkontinenz war bei 3,5% zu beobachten, nach 8 Monaten waren alle Patienten kontinent (Reuter 1980/1988). Als Nebeneffekt konnte der transurethrale Katheter am 1. postoperativen Tag entfernt werden und die suprapubische Drainage bis zur Stabilisierung der Wunde und Überwindung der Blasenhypotonie belassen bleiben. Es konnten Adenome bis 250 g Gewicht in einer Sitzung reseziert werden. Die postoperative Mortalität war selbst bei großen Adenomen weit geringer als bei schnittchirurgischen Verfahren (Reuter 1964).

Dauerspülresektoskop (Continuous Flow Resectoscope, CFR)

Die Rückflussirrigation war keine neue Erfindung. Im 19. Jahrhundert wurde das erste Irrigationszystoskop von **M.B. Berkeley-Hill** zusammen mit Josef Leiter in Wien konstruiert (1889). Es folgten die Irrigationszystoskope von Max Nitze (1889), von L. Casper (1905), Heynemann und Motz (1911). Die amerikanischen Resekteure arbeiteten ohne Rückflusskanal, da dieser unzureichend funktio-

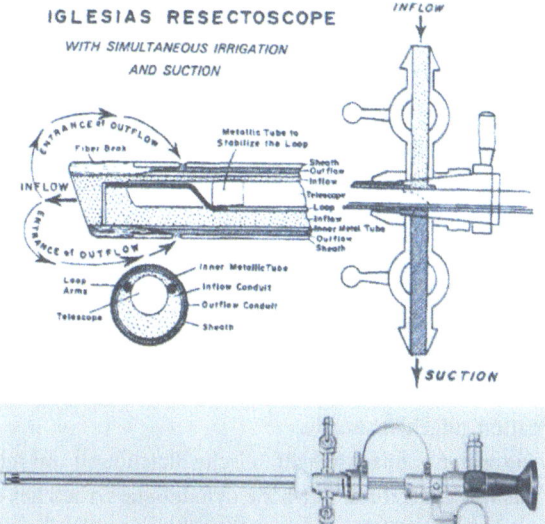

Abb. 4-41. Iglesias-Rückflussresektoskop – Flussdiagramm. Aus: Reuter et al. (2003)

nierte und so die Resektion auch infolge der kleineren Drahtschlinge behinderte. Dagegen waren die ersten deutschen Resektoskope mit Rückflusskanälen ausgestattet (s. Abb. 4-32). Die deutschen, chirurgisch orientierten Operateure sahen in der Dauerirrigation einen Vorteil, da sie nur wenige, kleine Gewebestreifen palliativ entfernten. Dagegen waren die Amerikaner für die Resektion größerer Gewebsmengen auf leistungsfähige Instrumente mit großen Drahtschlingen angewiesen. Die Rückflussinstrumente wurden daher von allen deutschen Operateuren aufgegeben, als sie zu einer qualifizierteren, partiellen TURP übergingen. Dies begann mit dem Resektoskop von Staehler, die Resektoskope von Hösel und Mauermayer folgten.

José J. Iglesias de la Torre (Flüchtling aus Havanna/Cuba), Newark bei New York besuchte im Juli 1968 die Reuter-Klinik in Stuttgart, um die Niederdruck-TURP kennen zu lernen. Hans J. Reuter entwickelte damals ein Dauerspülresektoskop zusammen mit der Fa. K. Storz und führte es Iglesias vor. Dieser führte die Methode an seinem Hospital in Newark ein und übernahm auf Reuters Rat hin die »*Suction and Low Intravesical Pressure*«.

Während des A.U.A.-Kongresses in Washington 1972 stellte Iglesias sein »*resectoscope with clear irrigation*« von A.C.M.I. auf der wissenschaftlichen Ausstellung vor. Am 03.07.1972 erhielt Iglesias das US- Patent auf ein CFR mit der Referenz von Wappler.

Reuter sah 1973 das Iglesias-Resektoskop bei einem Besuch in Newark in Betrieb und erkannte sofort, dass die Distanz der Ausflussröhren an der Spitze zu kurz war. Dadurch floss nur klare Flüssigkeit zurück, so dass das Operationsgebiet nicht gespült wurde. Nachdem Iglesias und

Reuter dieses Problem diskutiert hatten, wurden CFR-Instrumente produziert, die den Rückflussschaft nach Reuter mit dem Arbeitselement nach Iglesias kombinierten. Im Jahr 1975 publizierte Iglesias simultan im amerikanischen und britischen *Journal of Urology* (Iglesias et al. 1975): »*New IGLESIAS Resectoscope with Continuous Irrigation, Suction and Low Intravesical Pressure*«, produziert von Storz, Deutschland (Abb. 4-41). Er erwähnte Reuters Niederdruck-TURP mit dem suprapubischen Trokar. Aber er berichtete nicht über die Tatsache, dass er das Reuter-CFR von Storz 1973 persönlich in Stuttgart kennen gelernt und über die physikalischen Grundlagen der Irrigation aufgeklärt wurde.

Die später publizierte hydraulische Blutstillung von Iglesias war ein Irrtum: Der hohe dynamische Druck bei einer Irrigatorhöhe von 90 cm bewirkte eine Einschwemmung in Venen und perivesikales Gewebe mit der Folge des TUR-Syndroms (Iglesias et al. 1977).

M. Schaefer quantifizierte 1988 die Absorption der Spülflüssigkeit mit Glyzin (Schaefer et al. 1988, 1990) und bestätigte die Ergebnisse von Madsen (144). Er wies bei einer normalen Resektion mit dem IGLESIAS CFR eine Absorption von 376,6 ml Spülflüssigkeit nach, bei der Niederdruck-Trokar-TUR konnte keine Absorption festgestellt werden.

Das Dauerspülresektoskop (CFR) ist das heute weltweit am meisten gebrauchte Resektoskop. Es ist vor allem für die Resektion von Blasentumoren und kleinen Prostataadenomen bis 10 g geeignet.

4.6 Endoskopische Lithotripsie der Harnsteine

Die endoskopische Lithotripsie von Blasensteinen war eine Weiterentwicklung der blinden Lithotripsie. Zystoskop und Lithotriptor wurden zu einem Instrument kombiniert, um die Steinzertrümmerung durch direkte Beobachtung der Operation sicher und ungefährlich zu machen. Der blinde Lithotriptor konnte aber auch mit der Trokarzystoskopie kombiniert werden. Daraus resultierte bei dieser so genannten Trokarlithotripsie eine wesentliche Verbesserung der Beobachtung aus der Vogelperspektive im Gegensatz zur Froschperspektive bei der transurethralen Zystoskopie (1972; Cazenave 1846). Die Lithotripsie hat die chirurgische Blasensteinoperation weitgehend verdrängt. Ihre Bedeutung lässt sich am besten an der Letalitätsstatistik ablesen: 1888 hatte der hohe Steinschnitt eine Sterblichkeit von 28%. Nach Einführung der Asepsis betrug sie 22%. Der seitliche Steinschnitt hatte 12% und die Lithotripsie nur 3–6% Letalität.

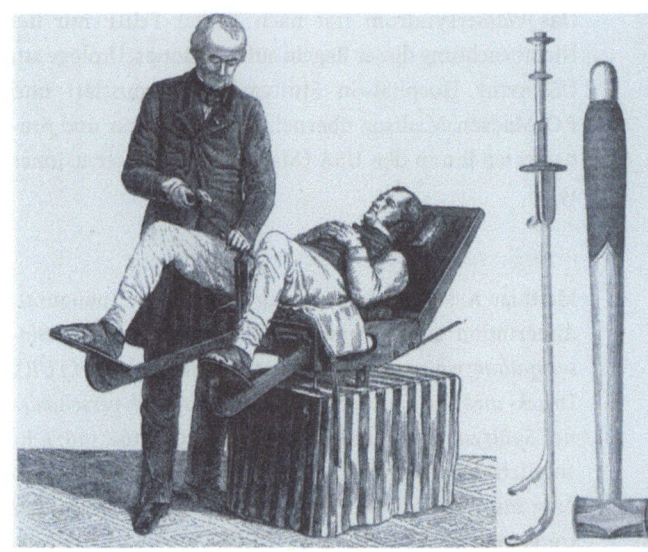

Abb. 4-42. *Percuteur courbé à marteau*, Lithotriptor von Charles-Louis Stanislas Heurteloup

Die erste überlieferte Steinzertrümmerung wurde von dem hellenistischen Lithotomen **Ammonios**, geb. 276 v. Chr., nach perinealer Zystotomie mit einer Art Schere durchgeführt. Auch wurde von Diamantsplittern berichtet, die an Metallsonden befestigt wurden, um Blasensteine zu zerstören. Spätere Instrumente waren die »*Organa*«, des heiligen **Theophanes**, Ambroise Paré (1510–1590) gab eine Kugelzange, »*tire de balles*« an, ein Vorbild späterer Lithotriptoren. **Santorio Santorio** (1561–1636) konstruierte 1625 eine Steinzange mit drei Branchen zur eigenen Behandlung. **Francois Fournier de Lempdes** (1783–1843), konstruierte den Litholept, **Franz von Gruithausen** (1774–1852) stellte 1813 seinen Steinbohrer vor, **Alphonse Amusat** (1796–1862) konstruierte 1817 ein Instrument zur Steinextraktion und 1822 ein weiteres zur Steinzerquetschung, das er »*brise pierre à endiquetage*« nannte. J. Leroy d'Etiolles (1798–1860) stellte im selben Jahr seinen »*Lithoprione*« vor, einen Drahtschlingenkorb mit Rotationsfräse, und seinen »*Litholabe*« nach dem Kugelzieherprinzip. Jean Civiale (1792–1867) demonstrierte die Lithotripsie zum ersten Mal vor anderen Ärzten am 13.01.1824 in Paris mit seinem »*Litholabe*« oder »*Trilabe*. Auf **Charles-Louis Stanislas Heurteloup** (1793–1864) geht der »*percuteur courbé à marteau*« zurück, von dem die späteren Steinzangen abgeleitet sind (Heurteloup 1858; Abb. 4-42). Er prägte auch den Begriff »*Lithotripsie*«. Die blinde Lithotripsie fand 1876 ihre höchste Vollendung, als die Litholapaxie in Narkose von Henry J. Bigelow (1818–1890), Boston mit seinem Lithotriptor und leitungsfähigen Kathetern mit Aspirationsballon entwickelt wurde (Bigelow 1878; Abb. 4-43).

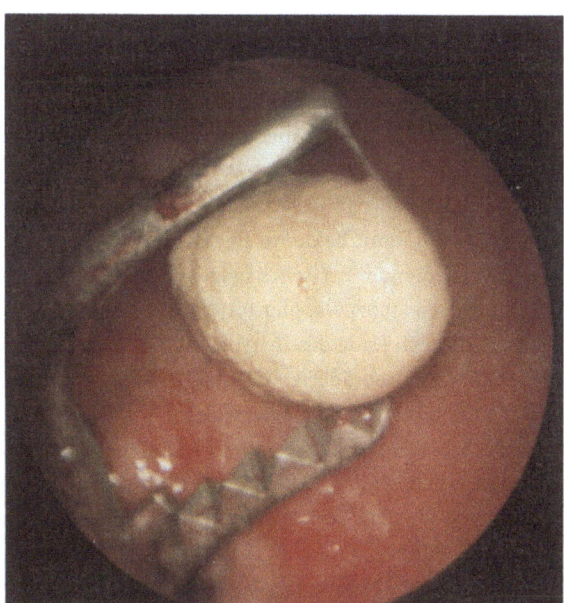

Abb. 4-43. Endoskopische Sicht durch das Trokarzystoskop (s. Abb. 4-45) Bigelow-Lithotriptor in Aktion. (Aus: Reuter 1980/1988)

Optische Lithotripsie

Ebenso wie die blinde hat auch die optische Lithotripsie verschiedene Entwicklungsstufen durchlaufen. Von Beginn an waren die folgenden Schwierigkeiten zu überwinden: die Enge des Zugangs in die Blase und des Raumes in der Blase, die Härte und Größe des Blasensteins und die Opposition der Chirurgen.

Die Gegner der Lithotripsie waren zahlreich, vor allem unter den Chirurgen. So schrieb der kaiserliche Leibarzt in Wien, **Vincenz von Kern**, die Lithotripsie anstelle des Steinschnitts sei »*Hochverrat gegen die Kunst und die Menschheit*« (1828; Völker u. Wossidlo 1924). Die führenden deutschen Chirurgen, wie z. B. Bergmann, Küster, **König, Volkmann** u. a. verhielten sich feindlich gegen die neue Methode. Erst Bigelow verhalf ihr mit seiner Litholapaxie zum Durchbruch (1878). In Österreich übten sie von Dittel, Billroth, Ultzmann, von Frisch und Zuckerkandl aus und in Russland **Sat Deygallieres** (1831, Ultzmann 1890).

Die Enge des Zugangs führte zunächst dazu, dass der Eingriff blind durchgeführt wurde. Die Entwicklung der blinden Lithotripsie, die sich über gut 2000 Jahre erstreckt, hat zu einem leistungsfähigen Verfahren geführt, das im Instrument von Bigelow 1876 seinen Höhepunkt erfahren hat. Die Festigkeit des Materials, aus dem die Instrumente gebaut waren, musste laufend verbessert werden, um den Anforderungen der harten Blasensteine gerecht zu werden. Welche Kräfte angewendet werden müssen, um einen Blasenstein zu zertrümmern, wird im Bild von Heurteloups »*percuteur courbé à marteau*« eindrucksvoll gezeigt.

So ist verständlich, dass das erste zystoskopische Instrument zur Steinzertrümmerung, 1891 von Max Nitze konstruiert, noch nicht sehr erfolgreich war. Die Positionierung der Optik und die Festigkeit der Zange verursachten Probleme. So besaß das zangenförmige Operationszystoskop eine Röhre, die zwei seitliche, schwache, bewegliche Arme trug (1891; Abb. 4-44). Danach konstruierte er zum selben Zystoskop eine Fremdkörperzange auf der Basis des Hunter-Prinzips. Diese Konstruktion hatte den Nachteil, dass die Zange sich nicht weit genug öffnete, eine große Distanz benötigte und sich beim Schließen vom Stein weg bewegte (1895; Nitze 1897). Letztendlich gelang Nitze die Konstruktion eines optischen Lithotriptors mit einer indirekten Optik. Nachteilig war, dass das Blickfeld bei überstehender Optik von der proximalen Branche verdeckt war, so dass der Vorgang der Lithotripsie nicht ausreichend beobachtet werden konnte. Zudem waren die Branchen klein und ungeschickt konstruiert (1895; Völker u. Wossidlo 1924). Als erster wendete Nitze das seitliche Triebrad zur Bewegung der Branchen an, das er von Heurteloup übernommen hat. Nitze konstruierte auch das erste Evakuationszystoskop zum Ausspülen der Steinreste und zur Erfolgskontrolle (1897; Nitze 1889 u. 1906).

Um diese Nachteile zu umgehen, bestellte Fenwick bei Leiter in Wien ein Trokarzystoskop (1904; Fenwick 1904). Damit war eine gute Übersicht über die Blase möglich. Bereits existierende funktionstüchtige Lithotriptoren wie das Instrument Bigelows konnten sicher zur Steinzertrümmerung angewendet werden und ein Unterbauchkatheter angelegt werden (Abb. 4-45, s. auch Abb. 4-43). Allerdings waren dazu zwei Instrumente zu manipulieren. Obwohl die Trokarzystostomie bei richtiger Anwendung (volle Blase >400 ml Füllung, nahe an der Symphyse) nur geringfügige Risiken hat, war die erforderliche Stichinzision für viele Endoskopiker ein Grund sie abzulehnen.

Nach und nach wurden die Instrumente in der Konstruktion und im Material verbessert. Parallel dazu entwickelten sich die Methoden der Energieapplikation zur Zertrümmerung des Steins. Bereits im letzten Jahrhundert

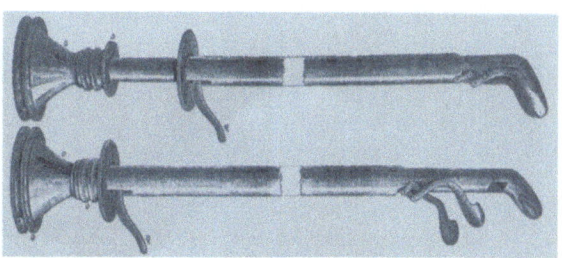

Abb. 4-44. Nitzes optischer Lithotriptor (1891)

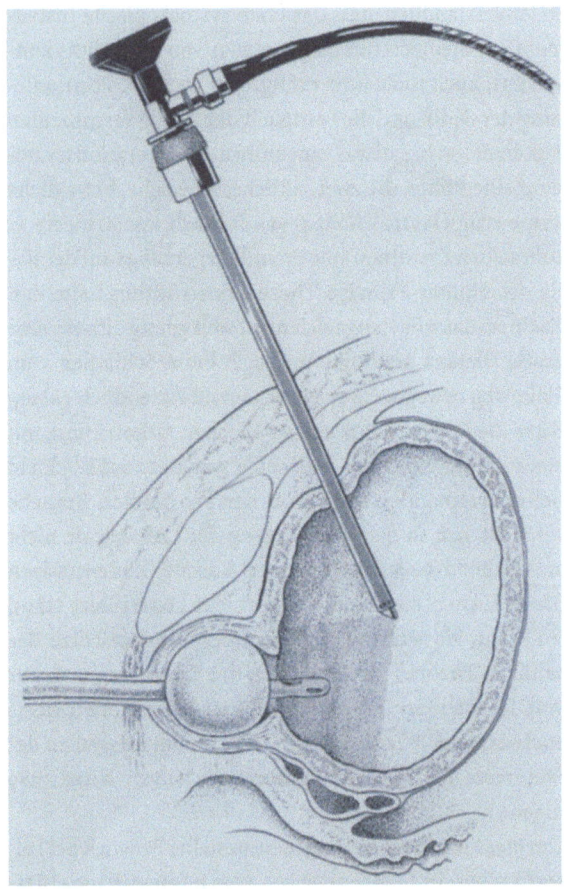

Abb. 4-45. Reuter, suprapubische Trokarzystoskopie.
Aus: Reuter (1980/1988)

beschrieb der Engländer **George Robinson**, Newcastle-Tyne die »*Electro-Lithotrity*« (Robinson 1855). Erst 1959 wurde die elektrohydraulische Lithotripsie und im Folgenden die Ultraschall-, Laser- oder Presslufthammer-Lithotripsie entwickelt.

Leopold Casper, Berlin verbesserte 1895 den Nitze-Lithotriptor, indem er sich mehr an die Grundkonstruktion von Heurteloup hielt und daher einen günstigeren Schnabel zum Fassen der Steine konstruierte. Diese Zange war ebenso wie die von Nitze nur zum Zertrümmern von kleinen weichen Steinen geeignet, da die Branchen nicht stabil genug waren. Das seitliche Triebrad (wie bei Nitze) war zu klein und die Optik ebenso ungünstig angeordnet (1897).

Walker platzierte das Prisma zwischen die geöffneten Branchen, die somit beide im Blickfeld erscheinen. Dies war ein bedeutender Fortschritt gegenüber den bisherigen Lithotriptoren (1907; Wappler 1918). Das Triebrad befand sich am distalen Ende des Instruments, im Gegensatz zu den seitlichen Triebrädern von Nitze und Casper. Die Belastungsfähigkeit der Branchen wurde auf 175 Pfund verbessert. Ihr Abstand betrug 0,75–1 Inch; somit konnten kleinere, weiche Steine, jedoch keine harten Oxalatsteine zerbrochen werden. Zum Absaugen diente ein Gummiballon mit Hahn.

Civiale benützte bereits das Rohr seines ersten Lithotriptors zur Irrigation, indem er das Spülwasser aus der Blase ablaufen ließ. So gerieten die Steinbruchstücke von selbst in die Branchen (1824; Völker u. Wossidlo 1924). Die vom Heurteloup-Lithotriptor abstammenden Instrumente hatten zunächst keinen Kanal. Erst Thompson erfand den ersten hohlen zweischenkligen Lithotriptor, wobei er das Spülwasser durch die männliche Branche ablaufen ließ und dann wie Civiale die zwischen die Branchen fallenden Bruchstücke zerkleinerte (etwa 1875; Völker u. Wossidlo 1924).

Ein wesentlicher Beitrag zur Entwicklung der Lithotripsie kam von H. H. Young. Er konstruierte einen kräftigen blinden Lithotriptor als Modifikation des Bigelow-Lithotriptors. Um den häufigen Wechsel von Spülkatheter und Lithotriptor zu vermeiden, versah er ein zweites Modell – ähnlich wie beim Casper-Lithotriptor 1897 – mit einem Kanal nach **Chismore**, durch den er eine Optik führte (1908; Abb. 4-46; Bergmann 1971). Beide Branchen waren aus Stahlröhren gefertigt, wodurch ihre Stabilität verbessert wurde. Die männliche Branche hatte ein Lumen von 25 Charr, die Steinpartikel konnten sowohl durch ihre konvexe als auch durch die konkave Seite abgesaugt wer-

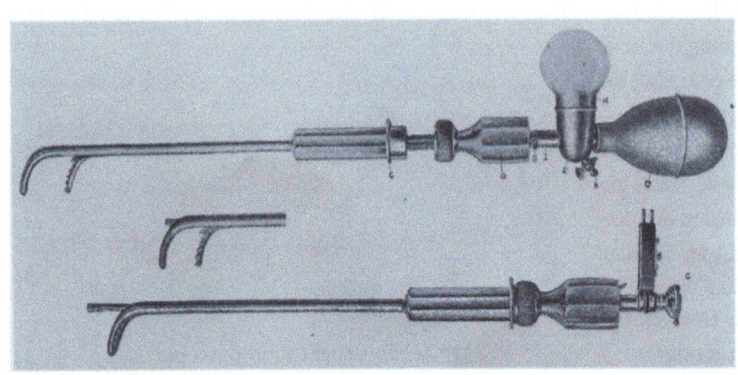

Abb. 4-46.
Optischer Lithotriptor nach Young (1908)

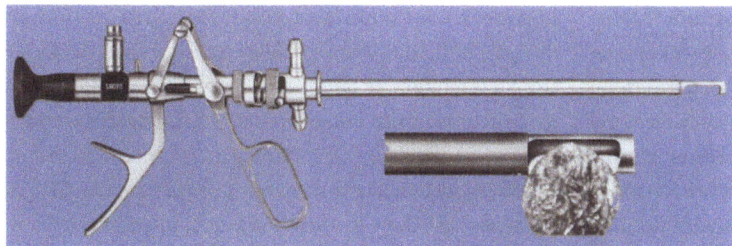

Abb. 4-47.
Punchlithotriptor nach Mauermayer (1967)

den. Der distale Handgriff war durch einen glockenartigen Aufsatz – wie mit einer Kappe – verschlossen, der zur Evakuation abgenommen wurde. Der Lithotriptor hatte einen Umfang von 30 Charr, am Knie sogar von 36 Charr. Der Sehapparat war um 12° vom rechten Winkel geneigt, damit die geöffnete weibliche Branche keinen Schatten warf. Die rundum drehbare Optik erleichterte die Zystoskopie. Die Lithotripsie selbst führte Young blind aus, der Saugballon blieb am Instrument und saugte die Bruchstücke fortlaufend an. Zuletzt wurden die Steinreste mit der Optik aufgespürt und unter Sicht zertrümmert. Der Bigelow-Evakuator war zu schwer, und Chismores Evakuator erwies sich ebenfalls als unbefriedigend, so dass Young einen eigenen konstruierte. Er versah ihn mit einem Luftablasshahn und einem abnehmbaren Glasbehälter, sowie einem beweglichen Sieb, das die Bruchstücke vom Ballon bzw. Katheter abhielt. Das Gewicht war 8 Unzen gegenüber 24 des Bigelow-Evakuators.

Mit dieser Methode verminderte Young das Trauma, weil das Instrument nicht gewechselt werden musste. Das fortwährende Absaugen beschleunigte die Operation und die abschließende Zystoskopie garantierte, dass keine Steinreste zurückblieben. Der Young-Lithotriptor war – im Gegensatz zu den bisherigen – groß genug, um angeblich alle Blasensteine zu zertrümmern (Young 1912).

Aktuelle Situation

Ein bis heute verwendetes Konstruktionsprinzip eines Lithotriptors führten Wolfgang Mauermayer und R. Hartung, München 1967 ein. Die Punchlithotripsie basierte auf der Technik der Punch-TUR (Fa. K. Storz, Mauermayer 1976, Abb. 4-47). Das entsprechende Punchinstrument wurde bereits 1873 von Grünfeld angegeben. Vorläufer hatte es schon 1564 von Ambroise Paré, 1846 von Mercier und 1853 von Reybard und Leroy d'Étiolles sowie 1908 von Young gegeben. Die Bewegung der Branchen war wie bei den blinden Lithotriptoren nach Civiale longitudinal, was die beweglichen Teile stabiler machte. Das Objektivfenster lag am Ende des Außenschaftes bei geöffneten Branchen und erlaubte daher einen guten Überblick. Beim Zerbrechen des Steins wurde die Optik zurückgezogen und so geschützt. Dennoch blieb eine ausreichende

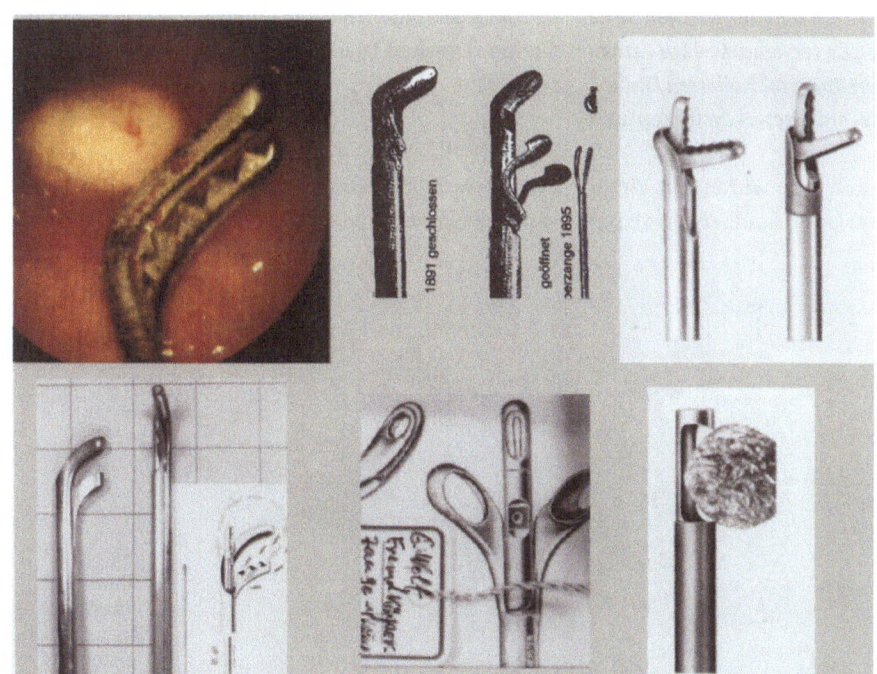

Abb. 4-48.
Die Entwicklung der Funktionsweisen der Lithotriptoren: longitudinal blind/optisch, axial, longitudinal-gewinkelt, Punch

Kontrolle des Vorgangs möglich. Dieses Instrument wurde auch durch den Operationsschaft des Resektoskops geschoben, durch den die Trümmer dann abgesaugt werden konnten. Auf diese Weise wurde das Harnröhrentrauma minimiert. Angewendet wird dieses Instrument noch heute für kleine Steine bis etwa 1,5 cm Durchmesser und für entsprechende Trümmer nach elektrohydraulischer, Ultraschall-, Laser- oder Presslufthammerlithotripsie.

Die optischen Lithotriptoren waren nur bei kleineren Steinen bis etwa 2 cm Durchmesser anwendbar. Größere Steine mussten zuerst blind zertrümmert werden. Ihre Optik war mangelhaft, das Spülwasser trübte häufig durch Blutungen und Steinstaub ein. Der Spülkanal war oft nicht ausreichend, weder für die Dauerspülung noch für die Aspiration. Die Steinpartikel mussten mühsam zerkleinert werden, um sie absaugen zu können. Das gesamte Instrumentarium war unhandlich und umständlich zu bedienen. Daher war die Erfindung des Punchlithotriptors ein Fortschritt (Abb. 4-48). Die Lithotripsie großer Steine über 2 cm Durchmesser wird heute nach dem Prinzip des Presslufthammers, kleinere Steine und Steinfragmente von 0,5–2 cm Durchmesser werden mit dem Steinpunch zertrümmert.

Elektrohydraulische Lithotripsie

Bereits im 19. Jh. beschrieb der Engländer George Robinson, Newcastle upon Tyne die »*Electro-Lithotrity*« (1855). Er zerbrach verschiedene Harnsteine »*by repeated discharges of a LEYDEN jar*«. Wappler berichtete in seinem Katalog über die elektrische Behandlung von Blasensteinen (Wappler 1918): »*Wenn dieser Funke in Kontakt gebracht wird mit beiden, der harten und der weichen Sorte der Blasensteine zerfallen sie*«. Er verwendete dazu »*einen dünnen, mit einem besonderen Material isolierten Draht*«, also eine Koagulationssonde, ein Ureter-Zystoskop und seinen Oudin-Resonator.

Die elektrohydraulische Lithotripsie wurde von **Victor Goldberg** in Riga neu entdeckt (1959; Goldberg 1979). Der Ingenieur **L.A. Yutkin** vom Polytechnischen Institut Leningrad hatte das Prinzip dieser Schlagwellen patentiert (1950). Nachdem er beobachtet hatte, wie ein Blitzschlag einen Baumstamm unter Wasser zertrümmerte, wendete er dieses Prinzip zur Zertrümmerung von Feldsteinen an. Goldberg zerbrach damit am 07.05.1959 den ersten Stein in der Blase und danach auch den ersten intramuralen Ureterstein.

Reuter hat die Methode auf internationalen Kongressen in Stuttgart, Barcelona, Paris und San Francisco in den Jahren 1968 und 1969 publiziert (Huttmann 1988; Reuter 1969, 1970, 1973). Sie setzte sich aufgrund ihrer Vorteile entgegen ursprünglichen Bedenken infolge von Tierversuchen (G. Kierfeld 1969; Kierfeld u. Mellin 1969) rasch durch. Steine beliebiger Größe konnten relativ schnell zertrümmert und ausgespült werden. Da die sowjetische Originalsteinsonde zu zahlreichen elektrischen Störungen und Gefahren führte, wurde von Reuter der so genannte Lithoklast konstruiert (Fa. R. Wolf 1968), bei dem die elektrische Einrichtung in die starre abgewinkelte Spitze (von 12 Charr Oberfläche) des Instruments eingebaut war. So konnte die Optik nicht mehr bei Berührung mit der Sonde zerstört werden (Reuter 1980/1988). Die ersten Uretersteine wurden von H.J. Reuter und **A. Fabiano**, Bari mit derselben Methode blind zertrümmert. Dazu diente eine 6 Charr starke elektrohydraulische Steinsonde, die transurethral eingeführt wurde. **A.M. Raney** 1975, **Faxe** 1977 und **Peter Alken** 1977 wendeten die Methode auch bei der perkutanen Lithotripsie im Pyelon an (Alken u. Altwein 1979; Raney u. Handler 1975).

E. Matouschek, Karlsruhe gelang erstmals die elektrohydraulische Lithotripsie im Ureter unter Sicht mit dem Ureterorenoskop (nach **Perez-Castro**, 1983; Matouschek 1985, 1987).

Ultraschalllithotripsie

Die Ultraschalllithotripsie basiert auf dem Prinzip von **Langevin**. Er verwendete hochfrequente Schallwellen zur

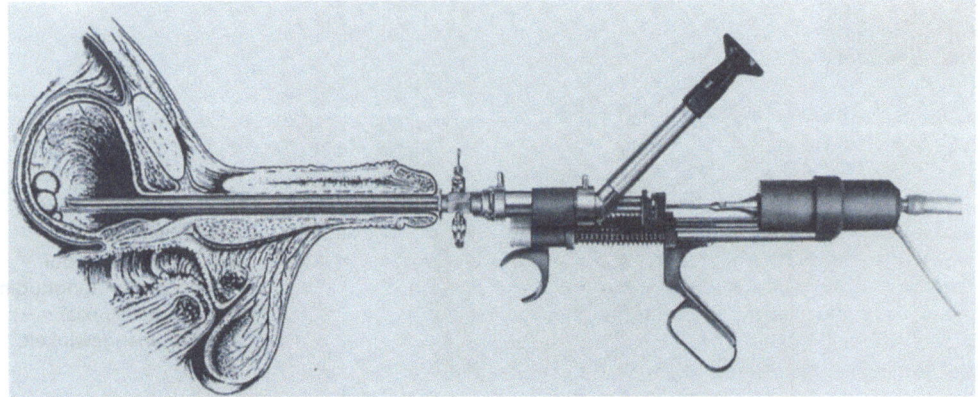

Abb. 4-49. Ultraschalllithotriptor Modell Aachen nach Lutzeyer (1968)

Identifizierung von Unterseebooten (1917; Coats 1956). Sie wurde von **H.J. Suby** 1957 für Blasen- und Uretersteine empfohlen (Suby 1957). Die endoskopische Anwendung wurde technisch erst 1968 möglich mit dem Ultraschalllithotriptor für die Blase nach **W. Lutzeyer**, Aachen (Abb. 4-49). **K.H. Gasteyer** (1970) und **B. Terhorst** (1972) verbesserten die Methode (Gasteyer 1970). Die Steinfragmente wurden dabei durch das Lumen der Ultraschallsonde abgesaugt. Diese Methode war bei größeren Blasensteinen zeitraubend. Sie hat sich daher nur bei der perkutanen Zertrümmerung von Nierenbeckensteinen mit dem Nephroskop durchgesetzt (P. Rathert 1976; K.H. Kurth 1977; Kurth 1977; Rathert et al. 1976).

4.7 Endoskopie des oberen Harntrakts

Ureteroskopie und Renoskopie kamen zur Anwendung, als die Technologie die Produktion entsprechend geeigneter Instrumente ermöglichte. Der übliche Ablauf bei der Entwicklung neuer Methoden in der Endoskopie orientierte sich an der Anatomie: zunächst Inspektion von außen, dann endoskopische Erkundung des Kanals und schließlich Entwicklung von Operationsmethoden. Deren Techniken wurden ständig verfeinert durch neue Ideen von Operateuren aus der Praxis.

Die erste Entwicklungsphase der Endoskopie des oberen Harntrakts zu Beginn des 20. Jhs. war beschränkt auf blinde Manipulation zunächst mit Hilfe der verbesserten Operationszystoskope (1887). Später ermöglichte die Röntgenkontrolle eine gewisse Orientierung (**Röntgen** 1895; Theodore Tuffier 1897). Vor allem retrograde Kontrastmitteluntersuchungen (F. Voelcker und A. von Lichtenberg, 1906; Völker u. Joseph 1904; Völker u. Wossidlo 1924) und die Erfindung der intravenösen Urographie (**Rowntree**, Mayo Klinik, 1923) sowie die Durchleuchtung (**A.J. Crowell**, 1921) erlaubten eine erschwerte, indirekte Beobachtung des Operationsvorganges. Diese Methoden hatten einen merklichen Erfolg mit den verfügbaren Sonden, Steinextraktions- und Bougierungsinstrumenten. Albarran konnte so schon 1896 eine Ureterfistel mit Hilfe eines Ureterkatheters heilen, den er über 10 Tage belassen hatte (Albarran 1909).

Felix Schlagintweit (1868–1950), München konstruierte flexible Hilfsinstrumente, die er durch sein eigenes Ureterzystoskop einführte (1900; Schlagintweit 1902). Er versah einen Ureterkatheter mit einer Drahtschlinge, einer Zange und der Möglichkeit zu kauterisieren. Diese Prototypen waren klein und schwach. Sie wurden allerdings schnell verbessert und sind zumindest vom Prinzip her bis heute im Gebrauch. Howard H. Kelly (1858–1943), Balti-

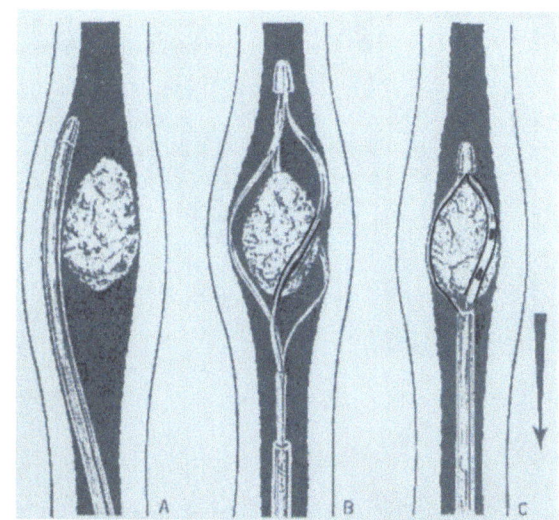

Abb. 4-50. Steinkörbchen von Dormia (1958)

more publizierte 1895 über die endoskopische Behandlung eines Harnleitersteins: er hatte einen Steinkrümel mit dem Auge eines Ureterkatheters extrahiert (Kelly 1895). Gustav Kolischer (1863–1942), Chicago hat als erster einen Stein aktiv behandelt, indem er einen Katheter mit Metallspitze über einen distalen Ureterstein hochschob und 30 ml sterilisiertes Öl injizierte, um die Steinpassage zu erleichtern (Kolischer 1895). Der Stein ging tatsächlich eine Stunde danach ab (1896). Nachfolgende Autoren schlitzten das Ureterostium, entwickelten verschiedene Schlingen, Katheter und Drahtkörbchen und dilatierten die Passage für den Stein (Kelly, Buerger, Livermore, Davis, Council, Dormia, Zeiss; Dormia 1958, Zeiss 1935, 1937).

Alexander Brenner (1889), Max Nitze (1894), L. Casper (1895) and Joaquin M. Albarran (1897) konzipierten die ersten brauchbaren Ureterzystoskope, mit denen man auch männliche Patienten behandeln konnte. Nitze sondierte Uretersteine mit einen Katheter mit Metallspitze während er ein Ohr auf den Bauch des Patienten legte. So konnte er das Berührungsgeräusch hören. Nitze warnte vor beidseitigem Katheterismus der Harnleiter. Damals wurde die Endoskopie zur Verbesserung der Diagnosestellung für die chirurgische Therapie durchgeführt. Von der exakten Erkennung der Steinlokalisation und der Wahl der richtigen Operation hing der Erfolg entscheidend ab.

Steinkörbchen

Die Körbchen-Instrumente leiten sich letztlich von dem mittelalterlichen Kugelfänger ab, den 1825 bereits J. Leroy d'Étiolles, Paris als Urethradilateur für die Behandlung von Blasensteinen umkonstruiert hat (Lithoprione). G. R. Livermore präsentierte das erste Steinkörbchen (1922; Livermore 1922). **E. Pflaumer** ließ aus einer Poly-

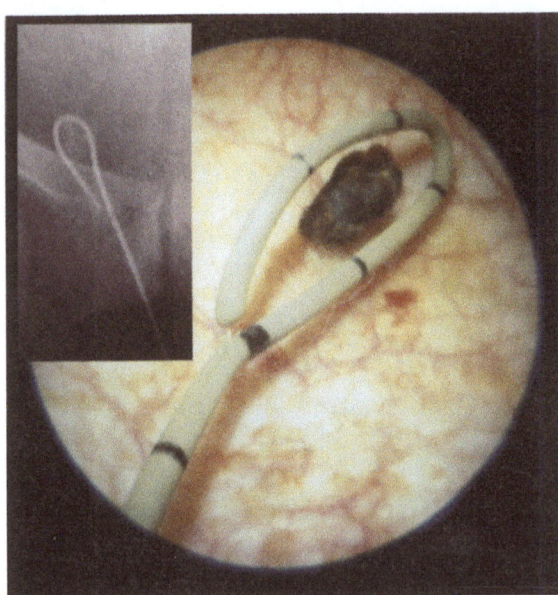

Abb. 4-51. Zeiss-Schlinge, Röntgenkontrolle vor und Endoskopie nach Extraktion. Aus: Reuter (1980/1988)

penschlinge bei G. Wolf einen Steinfänger herstellen, indem er eine zweite Drahtschlinge hinzufügte und so ein Körbchen bildete (1924; Pflaumer 1924). Das verbesserte Instrument besaß einen flexiblen Metallschaft. Ein Schieber, der mit dem Daumen bedient wurde, fuhr die Schlinge aus und ein. **Enrico Dormia**, Mailand konstruierte eine Steingreifzange und das erfolgreichste Steinkörbchen mit einem spiraligen bzw. schneckenhausartigen Fangkorb (1958; Dormia 1958; Abb. 4-50).

Schlingenkatheter

Der nächste entscheidende Fortschritt wurde durch die Konstruktion brauchbarer Schlingenkatheter geprägt. F. Voelcker entwickelte den Vorläufer der Schlingenkatheter; er brachte mehrere Seidenfäden in der Spitze eines Ureterkatheters wie bei einer Geißel an, die den Stein einfangen sollten (1913; Völker 1904). G.R. Livermore veröffentlichte die erste Steinschlinge (1922; Livermore 1922). Ludwig Zeiss, Bad Wildungen entwickelte einen Schlingenkatheter, der sich in Europa rasch durchgesetzt hat und noch heute mit großem Erfolg verwendet wird (1937; Zeiss 1935, 1937). Der Fortschritt bestand in der Rückführung des Zugfadens in das Lumen des Katheters, 3–6 cm von der Spitze entfernt; dies bewirkte eine voraus bestimmbare Größe der Schlinge, die zudem verstärkt war, wodurch ihre Biegung konstant erhalten blieb (Abb. 4-51). Die Schlinge wurde entweder im Pyelon, oberhalb des Steins oder direkt um den Stein gebildet.

Beurteilung der endoskopischen Steinfangmethoden

Die Vielzahl der Erfindungen zeigte die unbefriedigende Leistung der einzelnen Methoden an. Am einfachsten und ungefährlichsten war das passive Einlegen eines Ureterkatheters, jedoch gelang die Passage des Ostiums über den Stein nicht immer. Auch das geschlitzte oder bougierte Ostium ließ nicht jede Sonde passieren. Noch kritischer war die obligatorische Überwindung der spastischen oder echten Stenose in der Umgebung oder unterhalb des Steinbetts, von der letztlich der Erfolg des Eingriffs abhing. Dies galt auch für alle anderen Fanginstrumente. Die physiologische Peristaltik wurde bei der Schnellextraktion missachtet. Nur die Harnableitung mit dem Ureterkatheter und der Dauerschlinge berücksichtigte diese. Sie haben sich daher in Europa gegenüber dem Dormia-Körbchen durchgesetzt. Letzteres war in Amerika beliebter. Alle aktiven Methoden hatten ein erhöhtes Risiko von Komplikationen wie Perforation und Ruptur des Ureters; das Dehnen mit Bougies und Ballonsonden garantierte keinesfalls den Spontanabgang; die Injektionen von Öl, Glycerin oder Luft sind unphysiologisch und gefährdeten die Niere (Pyelonephritis, Schock). Zängchen und Bohrer waren nur im intramuralen Bereich erfolgversprechend, wobei eine hohe Misserfolgs- und Komplikationsrate in Kauf zu nehmen war. Das Körbchen war noch gefährlicher, Perforationen bei der Passage des Steins und Schleimhaut-, sogar Ureterabrisse waren nicht selten, ebenso die Inkarzeration mit der Notwendigkeit der chirurgischen Intervention. Das Körbchen soll nur im untersten Ureterdrittel und bei Steinen bis 5 mm Durchmesser angewendet werden.

Mit Abstand am erfolgreichsten und arm an Komplikationen hatte sich der Schlingenkatheter (z. B. nach Zeiss) erwiesen, wenn auf eine Schnellextraktion verzichtet wurde und der Stein mit der Dauerschlinge zum Abgang kam. Aber auch hierbei musste zuerst die Passage der Schlinge über den Stein gelingen.

Die Meatotomie mit dem elektrischen Messer war erfolgreich beim intramuralen Stein, jedoch durfte das Ostium nicht zu hoch geschlitzt werden, um einen Reflux zu vermeiden.

Die modernen elektrohydraulischen, Ultraschall- und Laser-Methoden haben die älteren instrumentellen Methoden weitgehend abgelöst. Die Steine werden unter direkter Sicht mit dem Ureterorenoskop zerstört. Die extrakorporale Stoßwellenlithotripsie (ESWL) hat sich zur Behandlung der größeren Uretersteine durchgesetzt, so dass die Mehrzahl der Steinfanggeräte heute nur noch historischen Wert hat.

4.7.1 Endoskopische Exploration des oberen Harntrakts

Nach ersten Ureteroskopien 1911 durch Young und der Erfindung des flexiblen Ureteroskops durch Marshall 1960 wurde erstmals 1968 ein flexibles Instrument für die Routineanwendung mit Operationskanal von **Takayasu** und **Aso** vorgestellt. Im Jahr 1980 folgte das rigide Ureterorenoskop von Perez-Castro für eine breitere diagnostische und operative Anwendung bei geringerer Reparaturanfälligkeit. Der perkutane Zugang wurde 1977 von Alken für routinemäßige endoskopische Eingriffe am Nierenhohlsystem verwendet. Offen chirurgische Eingriffe für Harnleiter- und Nierensteine wurden zur Ausnahme. Heute werden Steine endoskopisch mit pneumatischer, Laser- oder Ultraschallenergie oder mit extrakorporaler Stoßwellenlithotripsie (ESWL) zertrümmert (Perez-Castro 1980; Reuter u. Reuter 1983). Die ESWL kommt ohne die Option endoskopischer Eingriffe nicht aus: Vor allem bei Obstruktion oder bei großen Steinmassen sind adjuvante endoskopische Eingriffe erforderlich.

Flexibles Ureteroskop

Der Weg für die Harnleiter- und Nierenspiegelung wurde von Victor F. Marshall (1894–1955), New York eingeleitet, als er 1960 ein 9 Charr flexibles Fiberskop mit etwa 100.000 Fibern und einem Durchmesser von 3 mm entwickelte (Marshall 1963). Der praktische Wert war gering, weil das Fiberskop zu teuer und seine Reparaturanfälligkeit sehr hoch war. Dies änderte sich erst, als das japanische flexible Pyeloureteroskop mit Fiberoptik und Operationskanal nach H. Takayasu, Y. Aso, T. Tagaki, T. Go herauskam (1968; ◘ Abb. 4-52; Aso u. Takayasu 1986; Takayasu et al. 1971). Es war für die Diagnostik und für die Extraktion von Steinen geeignet.

Rigides Ureterorenoskop

Die Ureteroskopie mit rigiden Endoskopen wurde erstmals 1912 von H.H. Young bei einem Kind mit einem Hydroureter und Hydronephrose ausgeführt. **E.S. Lyon**, Chicago gelang es 1977 mit Hilfe eines Kinderzystoskops den distalen Ureter zu explorieren und Tumoren dieses Ureterabschnittes zu resezieren (Lyon 1978). E. Perez-Castro konstruierte 1980 ein 12 Charr starkes, 50 cm langes rigides Ureterorenoskop mit einem Operationskanal von 4 Charr (Fa. K. Storz, ◘ Abb. 4-53), mit dem er den gesamten Ureter und das Pyelon endoskopierte und auch als erster endoskopische Operationen im oberen Ureter und Pyelon bei Tumoren, Steinen und Stenosen ausführte (Perez-Castro et al. 1980). Reuter hat ein Kompaktendoskop von 9,5 Charr Durchmesser entwickelt (1982). Dieses In-

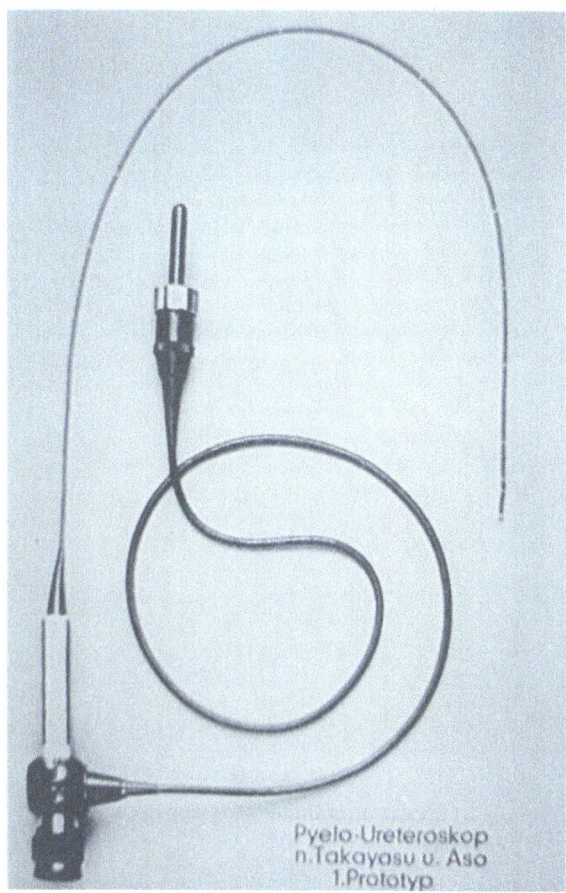

Abb. 4-52. Prototyp eines flexiblen Ureterorenoskop nach Takayasu and Aso (1968)

strument wurde dann auf 11,5 Charr erweitert, mit einem ovalären Operationskanal versehen und mit Schrägblickoptik ausgestattet, so dass auch gerade Operationsinstrumente (Lithotripsiesonden, Zangen) eingeführt werden konnten (Reuter u. Vallejos 1983; Reuter 1982; Reuter u. Reuter 1983; Reuter 1980/1988). Die starren Ureterorenoskope mit Stablinsen hatten den Nachteil, dass das Blickfeld beim Biegen des Instruments halbmondförmig eingeschränkt wurde. Diese feinen Instrumente waren öfter defekt bis hin zum Abbruch. Daher wurden seit 1986 semiflexible Instrumente gebaut. Sie stellen einen Kompromiss dar mit der Stabilität des starren Schafts und der Flexibilität einer Fiberoptik, die zwar eine geringere optische Qualität als die Stablinse hatten, aber das Blickfeld nicht einschränkten.

4.7.2 Nephroskopie und perkutane Nierensteinbehandlung

Die intraoperative Endoskopie der Niere mit Hilfe des Urethrozystoskops wurde mehrfach versucht. Die Extraktion eines Nierensteins durch eine operativ angelegte

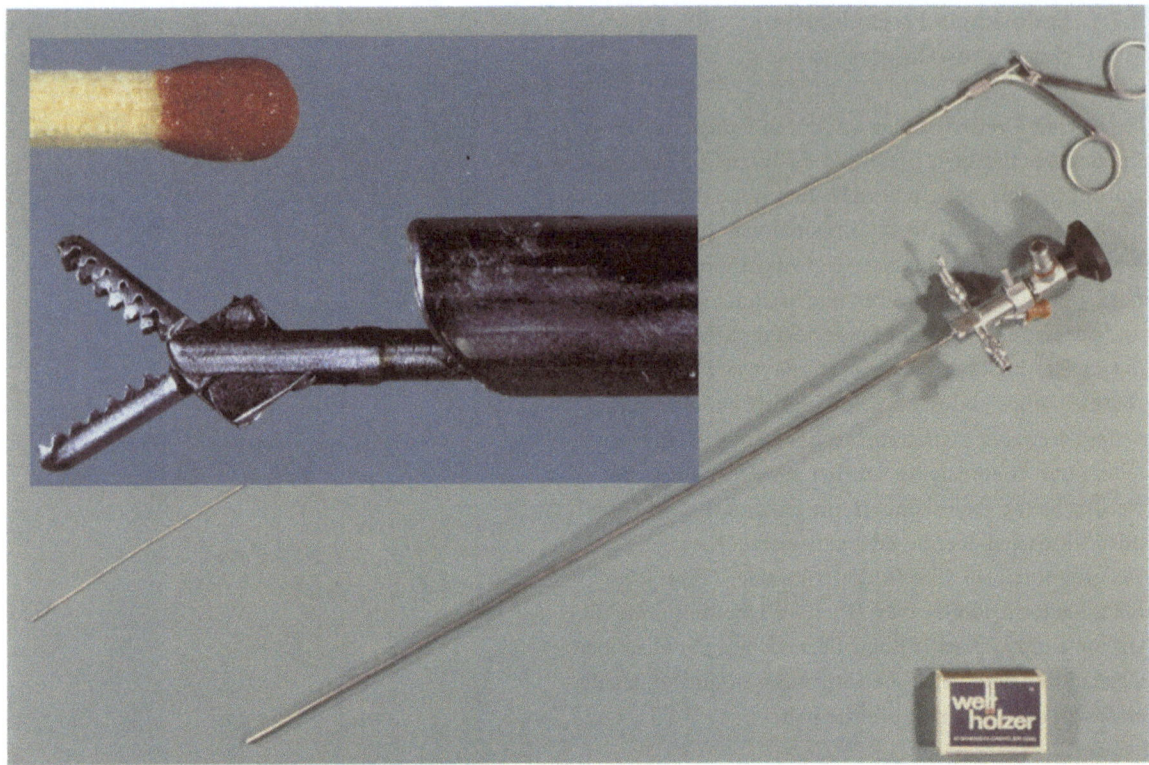

Abb. 4-53. Erstes starres Ureterorenoskop nach Perez-Castro (1980)

Nephrostomiefistel wurde erstmals von **E. Rupel** und **R. Brown** als »*Nephroscopy*« beschrieben (1942; Rupel u. Brown 1942).
N.K. Bissada berichtete 1974 über seine Erfahrungen mit einem Standardendoskop und einem Resektoskop, welche er durch eine Nephrostomiefistel eingeführt hat (Bissada et al. 1974).
H. Trattner, Cleveland konstruierte 1947 ein starres Pyeloskop mit Glühlampe (Trattner 1948). Es diente der intraoperativen Pyeloskopie. Er verwendete ein ovales Nephroskop von 24 Charr mit direkter und indirekter Optik, Fasszange mit Geradeaus-Optik, Fulgurationselektrode und Biopsiezange (Abb. 4-54). **A. Vatz** und **G. Berci**, Los Angeles verwendeten ein starres Nephroskop von K. Storz (Vatz et al. 1972). Der 5 cm lange und 5 mm dicke Schnabel ging rechtwinklig ab, ein Kanal diente der Irrigation, die Hopkins-Optik wurde mit Fiberglas beleuchtet. **L.V. Wagenknecht** verwendete ein flexibles Choledochoskop (1974) von 16 Charr. Zwei Kanäle dienten der Irrigation und den Hilfsinstrumenten (Stein- und Biopsiezangen).
R. Wittmoser veröffentlichte 1965 die endoskopische Retroperitoneoskopie, die er ursprünglich für die lumbale Sympathikotomie entwickelt hatte (1962; Wittmoser 1973; Abb. 4-55). Dabei wurden auch Ureter, Niere und paraaortale Lymphknoten zugänglich.
H. Bay-Nielson und **A. Schultz** haben daraus 1982 die transkutane lumboskopische Entfernung von hohen Harnleitersteinen mittels eines Laryngoskops von 2 cm Durchmesser weiterentwickelt (Bay-Nielson u. Schultz 1982). Die

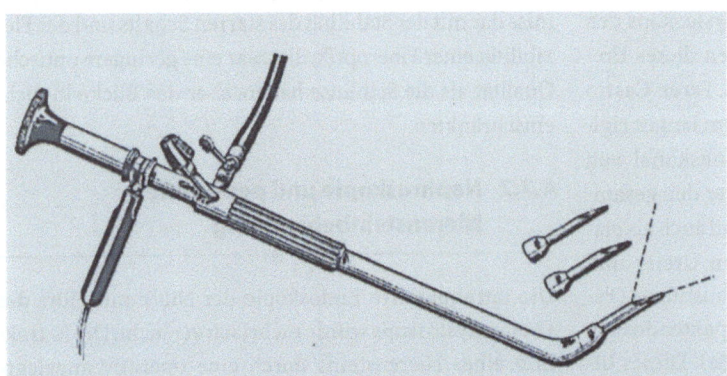

Abb. 4-54. Trattner, intraoperative Pyeloskop-Modifikation nach Weidner (1961)

Lumboskopie von Sommerkamp war ein Vorläufer der perkutanen Nephroskopie. Sie wurde um 1980 für die Nierenbiopsie entwickelt.

Perkutane Nephrostomie

Als entscheidender Fortschritt wird die perkutane Nephrostomie angesehen, die erstmals 1868 von Gustav Simon, Heidelberg bei Hydronephrosen und dann wieder 1955 von W.E. Goodwin, Los Angeles angelegt wurde (Simon 1871, Goodwin et al. 1955). Die perkutane Punktion der Niere mit Einlegen eines Katheters wurde gelegentlich ausgeübt (Goodwin und Casey 1955; Bartley 1965; Vela Navarete 1971; Molin und Ulmstein 1971; Saxton 1971; Jonsson 1972). Almgard und Fernström entwickelten 1974 eine neue Technik (Almgard u. Fernström 1974). Sie veröffentlichten 55 Fälle mit Ureterobstruktionen; bei 51 Patienten konnte das Pyelon erfolgreich drainiert werden. Einem 9 cm langen, 2,2 mm dicken Stylet mit scharfer Spitze wurde ein Polyäthylenschlauch von 5,5 cm Länge und 3,5 mm Durchmesser übergestreift. Dieser Schlauch wurde gestreckt, um sich eng dem Stylet anzulegen, seine Spitze wurde im Winkel von 90° abgebogen. Zunächst wurde das Pyelon mit einer 9 cm langen Anästhesienadel punktiert und unter Röntgenkontrolle mit Kontrastmittel gefüllt und danach in derselben Richtung das Stylet mit dem Schlauch nachgeschoben. Wenn das Instrument in das Pyelon eingedrungen war, wurde das Stylet herausgezogen und die Lage der Schlauchspitze korrigiert. Dazu wurde ein J-Draht benötigt, wie er bei der Herzkatheterung gebraucht wird. Nach einigen Tagen wurde der Fistelkanal aufgedehnt und ein Ballonkatheter von 12 Charr eingelegt, dazu wurden zwei Führungsdrähte aus der Angiographie durch den Schlauch in den oberen Ureter gebracht. Die Technik der perkutanen Nephrostomie und Litholapaxie wurde 1976 von J. Fernström und B. Johannsen ausgebaut (Fernström u. Andersson 1976). Sie orientierten sich an der Technik von Burhenne (1973), mit der dieser Gallensteine entfernte, und dilatierten den perkutanen Fistelkanal mit jeweils 0,5 mm größeren Couvelaire-Kathetern ohne Anästhesie, bis dieser groß genug für die Extraktion des Steins mit dem Dormia-Extraktor oder der Steinzange war. Drei Tage nach der Steinextraktion wurde der Katheter entfernt (1974; Fernström u. Andersson 1976).

Auf dieser Technik beruht die moderne perkutane Nierensteinbehandlung, die von P. Alken (1977; Alken u. Altwein 1979), M. Marberger, später von K. Korth, J.E.A. Wickham, C. Carson, J.W. Segura, A.D. Smith und H.J. Reuter (1982/83) und anderen Autoren weiterentwickelt wurde. Während in Europa der perkutane Operationskanal vorwiegend von den Urologen selbst angelegt wurde, überließen andere Urologen diesen schwierigen Teil des Eingriffs dem Röntgenologen. Mit dieser Methode können erstmals auch Tumoren des Nierenbeckens endoskopisch behandelt werden; der Chemolyse von Harnwegssteinen hat sie neuen Auftrieb gegeben.

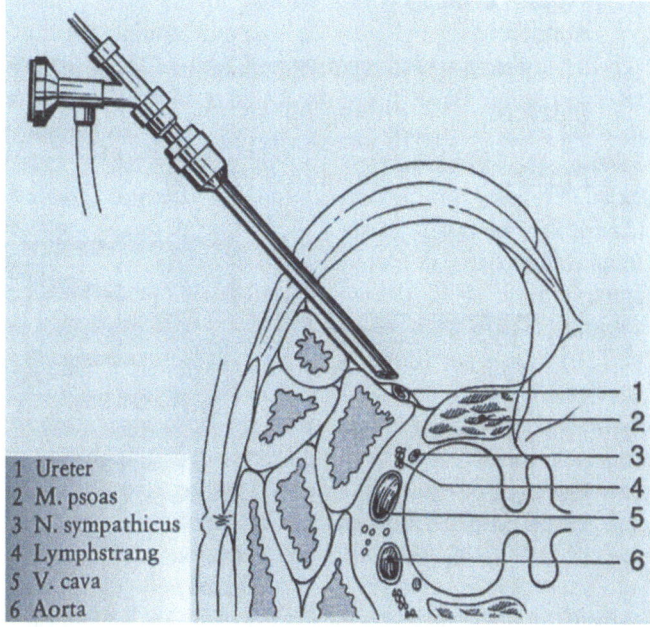

Abb. 4-55. Retroperitoneoskopie nach Wittmoser (1965). Aus: Reuter (1980/1988)

1 Ureter
2 M. psoas
3 N. sympathicus
4 Lymphstrang
5 V. cava
6 Aorta

Instrumentarium zur perkutanen Nephrostomie und Litholapaxie

P. Alken hat das perkutane Nephroskop 1977 zusammen mit der Fa. K. Storz entwickelt (Alken u. Altwein 1979, Abb. 4-56). Mit dem Teleskopdilatator wurde der Fistelkanal angelegt. Das Okular ist rechtwinklig abgesetzt. Ein Doppelschaft von 26 Charr ermöglichte die Dauerspülung, ein Schaft von 24 Charr die intermittierende Irrigation. Eine dreiarmige optische Zange nach dem Hunter-Prinzip diente der Steinextraktion. Eine Schrägblickoptik mit Operationskanal ließ gerade Sonden und Instrumente passieren. Ein kleinkalibriges Nephroskop von 18 und 21 Charr diente zur Diagnostik und Operation. Im Amplatz-Schaft aus Kunststoff kam ein ovales Operationsnephroskop zur Anwendung. Für flexible Instrumente wurde ein Einsatz mit Hebelmechanismus und für die Faszien- bzw. Infundibuluminzision ein Messereinsatz konstruiert. Gerade Zangen wurden für den direkten Operationskanal hergestellt.

Marberger, Wien entwickelte mit der Fa. Wolf zwei Niederdruckuniversalnephroskope nach dem Vorbild der von Reuter 1968 angegebenen Niederdruck-TURP (Reuter 1980/1988). Der Blickwinkel der Optik wurde auf 25° eingestellt im Gegensatz zu den Storz-Endoskopen mit 0°-

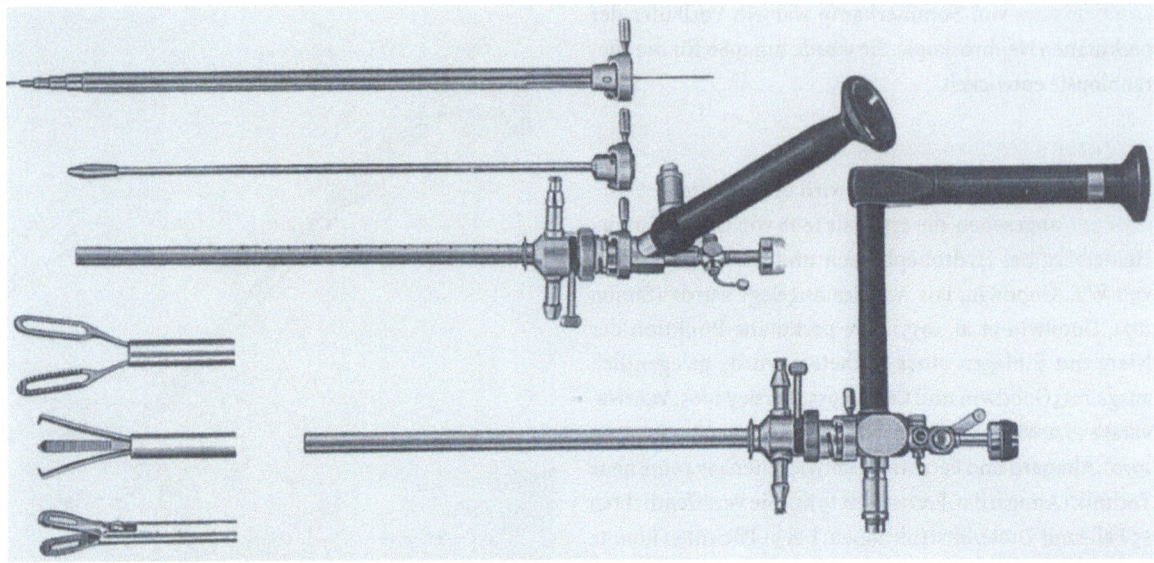

Abb. 4-56. Perkutane Nephroskope nach Alken (rechtwinkelig) und Wickham (schräg) mit Steinfasszange und Schaft

Optik. Lutzeyer konstruierte bei K. Storz einen Ultraschallbohrer und Mauermayer einen Steinpunch. Die Fa. R. Wolf brachte ein Faszienskalpell und ein Dilatationsbesteck heraus. Reuter nephrostomierte in Rückenlage, um gleichzeitig transvesikale Manipulationen vornehmen zu können (Abb. 4-57; Reuter 1982).

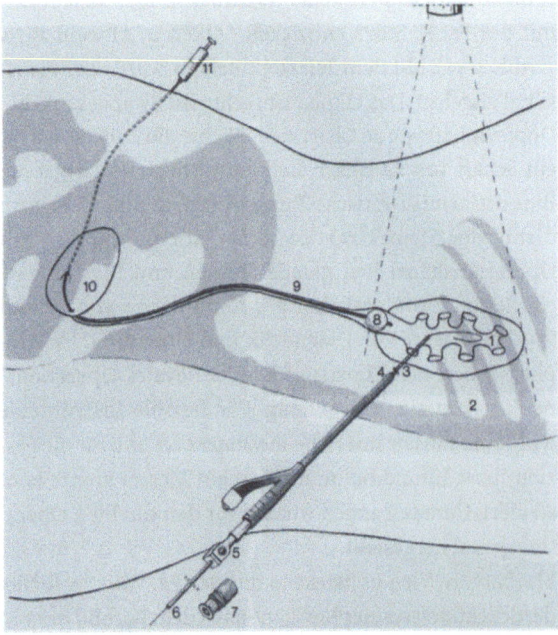

Abb. 4-57. Schräge Rückenlagerung für kombiniert transurethralen und perkutanen Zugang nach Reuter. (Aus: Reuter 1980/1988)

Laser-, Tumor- und Steinbehandlung

Die theoretische Existenz von Laser (Light amplification by stimulated emission of radiation) wurde von **Albert Einstein** vermutet (1917; Matouschek 1985). **T.H. Maiman** entdeckte das Laserprinzip des Rubinkristalls, mit dem Gewebe geschnitten und koaguliert werden kann (1960). **L. Goldman** begründete die Lasermedizin (1967). Der Neodym-YAG-Laser wurde 1961 von **L.F. Johnson** und **K. Nassau** mittels eines Yitrium-Aluminium-Granat-Kristalls entwickelt (Johnson u. Nassau 1961). Der Rubinlaser (T.H. Maiman 1960) wurde in der Ophthalmologie angewendet (Zaret 1961), ebenso der Argonlaser (**F.A. L'Esperance** 1965). Der CO_2-Laser wurde von der Fa. American Optical Co. durch ein Endoskop geleitet, das jedoch nicht für die Anwendung in der Blase geeignet war (1969; Müssiggang 1983).

In der Urologie wurden die ersten experimentellen Untersuchungen von **S.E. Fine** am Hamster (1963) und von **R.L. Parsons** am Hund (1966), sowie von **W.P. Mulvaney** mit dem Rubin- und CO_2-Laser an Harnsteinen in vitro vorgenommen (1968; Nöske 1978). Letzterer verkochte 1968 mit dem Rubinlaser ein Urethramalignom (Mulvanay u. Beck 1968). Die Fa. Messerschmidt-Bölkow-Blohm (MBB), München konstruierte 1972 einen 60 Watt Neodym-YAG-Dauerstrichlaser (mediLAS) als Koagulationsgerät für berührungslose Gewebezerstörung zur Routineanwendung in der urologischen Endoskopie (Müssiggang 1983).

Laserzystoskop

Müssiggang und **Katsaros**, München erprobten die Laserlichtleitung durch Glasfaserbündel der Fa. Schott, Mainz (1970; Müssiggang 1983). Die starke Erhitzung der Glasfasern durch den Lichtverlust von >60% erforderte eine Wasserkühlung. Die Lichtleitung durch eine monofile Quarzfaser von 200 µm Durchmesser wurde als Ausweg gefunden (G. Naht 1971). Müssiggang konnte dann einen Blasentumor endoskopisch mit dem Neodym-YAG-Laser zerstören (1976; Müssiggang 1983). **C.F. Rothauge, H.D. Nöske** und **J. Kraushaar**, Gießen haben am 04.02.1976 das erste Blasenkarzinom mit einem Argonlaser behandelt (Rothauge u. Nöske 1977). Als die flexiblen Quarzfasern 0,6 mm im Durchmesser (nach NATH) hergestellt wurden, konnte der Laser durch das Operationszystoskop mit Albarran-Hebel geführt werden (A. Hofstetter, Hofstetter u. Frank 1979). In Gießen führte Rothauge die erste Laser-Urethrotomie am Menschen 1978 mit Argonlaser aus (Rothauge u. Nöske 1977). Neuerdings steht die transurethrale Laserkoagulation und -resektion der Prostatahyperplasie im experimentellen Stadium.

Laserlithotripsie

William P. Mulvaney experimentierte am Laser Laboratory von Goldman in Cincinatti, Ohio erstmals mit CO_2- und Rubinlasern an Harnsteinen. Er schmolz zunächst die Steinmasse, indem er sie aufheizte und vaporisierte. Das Verfahren war klinisch unbrauchbar (1968, Mulvaney 1968). **G.M. Watson** und **J.E.A. Wickham** leiteten längere Pulse und niedrigere Leistungsschichten mittels des blitzlampengepulsten Farbstofflasers durch dünne Quarzglasfibern (Watson 1986). Der direkte Kontakt mit dem Stein ließ diesen infolge der mechanischen Stoßwelle auch bei der klinischen Anwendung zerbrechen. Die laserinduzierte Stoßwellenlithotripsie wurde mit dem Neodym-YAG- und dem Farbstofflaser ausgeführt. **Stephen P. Dretler** (1986) und J.E.A. Wickham, sowie J.W. Segura (1988) verwendeten erstmals feine Fasertransmissionssonden von 0,8 Charr im Ureterorenoskop von 9,5 und 7,2 Charr. Durchmesser zur Zerstörung von Harnleitersteinen an (Dretler 1988, 1986, Segura 1988). Der Alexandritlaser wurde erprobt (Hofstetter u. Frank 1979) und von Hofstetter, München durch ein Dormia-Körbchen geführt (1993). Besondere Laserzystoskope wurden für die gezielte Applikation konstruiert, Sonden wurden mit Spiegeln und Glasprismen zur Ablenkung versehen.

Lichtquellen

Parallel zu Entwicklung und Perfektionierung der Zystoskope wurden die Lichtquellen immer weiter verbessert. Bozzini verwendete eine Kerze als Lichtquelle und spiegelte ihr Licht in die zu untersuchende Öffnung. Später wurden andere Substanzen verwendet und mit unterschiedlichen optischen Zusätzen kombiniert wie Carbid, Petroleum, »Gasogen« und Magnesiumdraht. Die Qualität der Beleuchtung war essentiell für den Erfolg der Endoskopie. Ein sehr wichtiger Beitrag in der Entwicklungsreihe war das »*Polyscope*«, entwickelt 1873 von Gustave Trouvé (1839–1902; Trouvé 1869, 1893). Trouvé wurde daher oft Erfinder der »Elektroendoskopie« genannt. Er gab der Endoskopie einen bedeutenden Impuls, da er die Lichtquelle von außen an die Spitze des Endoskops brachte. Seine Lichtquelle war weißglühender Platindraht an der Spitze des Polyskops. Noch zu Beginn des 20. Jhs. verwendete Howard Kelly (Kelly 1894) bei seiner Arbeit bei Frauen ein kurzes Zystoskop mit Sonnen- oder elektrischem Licht, das mit einem Kopfspiegel in die Blase reflektiert wurde. Die entscheidende Idee kam von Nitze, als er 1877 Bozzinis Instrument mit der Lichtquelle von Trouvé verband und eine optische Linse an die Spitze des Endoskops montierte. So wurde das Blickfeld in der Blase von wenigen Millimetern auf Zentimeter erweitert. Aber auch Nitzes Zystoskop konnte erst auf breiter Basis Anwendung finden, als es mit der Mignonlampe von Edison das Blickfeld genügend beleuchtete.

Karl Storz brachte den entscheidenden Durchbruch in der Endoskopbeleuchtung: Er verwendete ein Glasfaserkabel an Stelle eines Quarzstabes (1963). Anfänglich wurden die Lichtfasern in den Endoskopschaft eingebaut, damit die Optik unabhängig vom lampentragenden Instrument eingesetzt werden konnte. A.C.M.I. produzierte 1963 das erste Kaltlichtzystoskop, das mit Glasfasern zur Lichtleitung ausgestattet war. R. Wolf folgte im selben Jahr. Die Güterbock-Optik mit Glühbirne an der Spitze wurde durch die Lichtfaseroptik mit zirkulär im Schaft fixierten Glasfasern ersetzt. Anfänglich wurde das Licht von Diaprojektoren eingespiegelt, später wurden besondere Halogenlampenprojektoren entwickelt und produziert, zunächst von K. Storz und später von A.C.M.I. und R. Wolf.

4.8 Lehre der Endourologie

Die Lehre der Endoskopie begann schon früh mit der Konstruktion von Phantomen. Das am besten bekannte Blasenphantom stammt von L. von Dittel (Abb. 4-58). Kutner verwendete 1903 einen Demonstrationsapparat für 2 Betrachter. **R.R. Landes** stellte 1955 einen »*periscopic viewer*« her, ein Spiegeltubus für die Zystoskopie von Bettlägerigen. Dieses Gerät kam einem Demonstrationsinstrument schon sehr nahe (Landes 1976). **Raimund Wittmoser**, Düsseldorf baute 1969 die »*Gliederoptik*« mit Karl Storz. Die Lichtübertragung durch über Gelenke verbundene Röhren war den Glasfaseradaptern überlegen, lediglich die schlecht zu kontrollierende Veränderung der Bildachse war störend (Ottenjann 1970; Abb. 4-59). Nachfol-

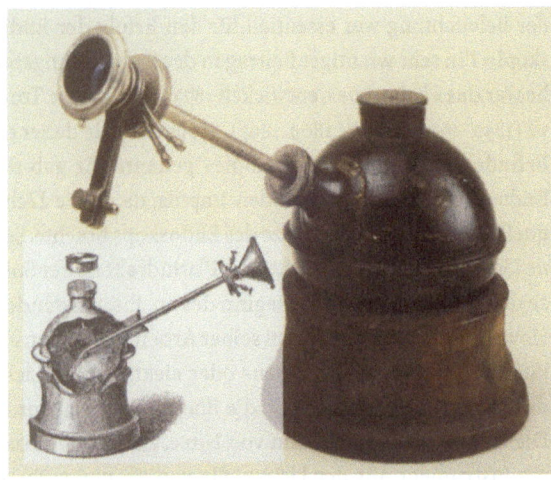

Abb. 4-58. Blasenphantom nach Dittel. (Aus: Reuter et al. 2003)

gende Beobachtungsadapter waren mit echten Glasfaseroptiken ausgestattet und daher das erste Mal biegbar (Wappler A.C.M.I. Co., 1963; R. Wolf Co., 1965; K. Storz, Winter & IBE, 1965). Im Jahr 1978 veröffentlichte Iglesias einen Beobachtungsadapter, dessen Konstruktion eindeutig auf Wittmosers Instrument basiert. Iglesias stellte fest, dass bei den vorhandenen Beobachtungsadaptern ein Lichtverlust von bis zu 60% durch die zahlreichen Prismen und Strahlteiler auftritt. Er reduzierte die Gelenke auf ein einziges und stellte fest, dass so 15% des Lichts zum Beobachter und 85% zum Operateur geleitet werden. Der Apparat war also weniger flexibel als das Vorbild und es ist einigermaßen überraschend, dass Iglesias den Autor Wittmoser nicht als Referenz in seiner Publikation von 1978 angab. Es gab Versuche mit elektronisch-optischen Systemen von Schmuckler und Muschkin und später von A.C.M.I. in New York unter Verwendung eines Projektionszystoskops (1949, Keller 1954). Die Videokamera mit Darstellung des Bildes auf einem Videomonitor machte schließlich seit 1978 nach der Demonstration von Matouschek Beobachtungsadapter überflüssig (Matouschek 1987).

4.8.1 Lehrbücher zur Endourologie

Maximilian Nitze veröffentlichte das erste umfassende Lehrbuch 1889/1906 und brachte 1894 einen Atlas mit Farbzeichnungen und zystoskopischen Schwarzweißphotographien heraus (Nitze 1894, Nitze 1889/1906). Staehler, Tübingen hat ein umfassendes Werk geschrieben über »*Klinik und Praxis der Urologie*« (Staehler 1959; Abb. 4-60). Es enthält eine Vielzahl von farbigen Zeichnungen. Unter anderem publizierte er hier seinen Prostatektomie-Index, den er zusammen mit der Länge der hinteren Harnröhre zur Indikationsstellung für die TURP heranzog.

Auf der Basis der Erfahrung von über 2000 TURPs in 10 Jahren hat Mauermayer sein Werk über »*Die transurethralen Operationen*« publiziert (Mauermayer 1962), unter anderem weil sich die transurethralen Operationen gegenüber den chirurgischen Verfahren nicht überall durchgesetzt hatten. Mauermayer schrieb in seinem Vorwort:

Das Herzstück der operativen Urologie wird heute noch von vielen Urologen scheel angesehen oder gar abgelehnt, halbherzig erlernt und suboptimal angewandt.

Das Buch ist das Fazit von 3 Jahrzehnten Erfahrungen in der Entwicklung der transurethralen Chirurgie. Mauermayer sah es als seine Aufgabe an, die TURP und die TURB zu lehren und veranstaltete daher zahlreiche Fortbildungskurse. Dabei zeigte Mauermayer auch H.J. Reuter erstmals die Struktur der Prostatakapsel (1953). Im Jahr 1981 erschien die 2. Auflage (Abb. 4-61; Mauermayer 1981). Mauermayer verdeutlichte, dass eine schulmäßige Ausbildung in der TUR erst mit Beobachtungsadaptern möglich geworden ist. Bevor ein Assistent zunächst 10, dann 20 min resezieren durfte, musste er wenigstens bei

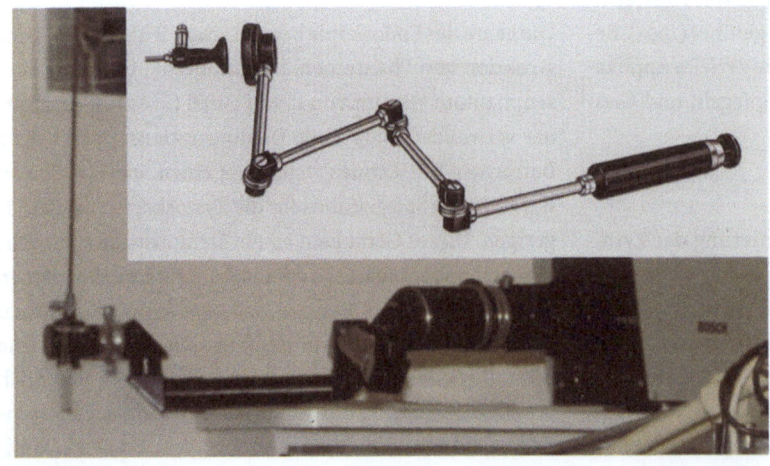

Abb. 4-59. Mehrarmiger artikulierter Beobachtungsadapter, Wittmoser 1969 (Teaching Adapter – moderne Version *oben*)

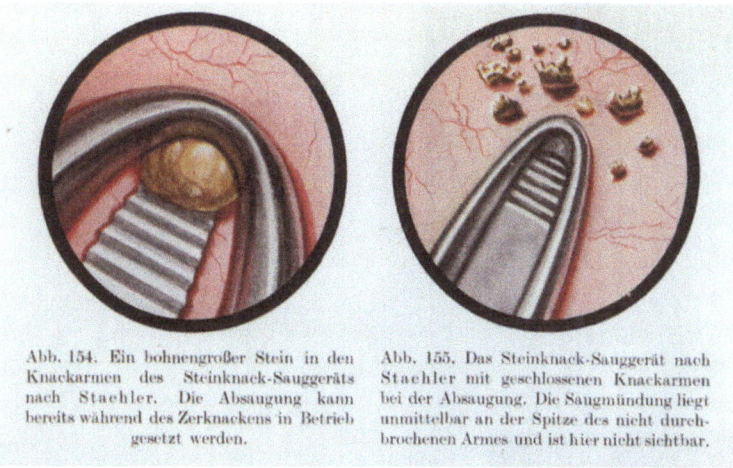

Abb. 4-60.
Farbillustration einer Lithotripsie.
Aus: Staehler (1959)

100 TURPs assistiert haben und bei weiteren 100 zugeschaut haben. Er analysierte und kommentierte die operativen Komplikationen von über 10.000 transurethralen Operationen (Mauermayer 1985).
Reuter hat den ersten »Atlas der Urologischen Endoskopie« mit naturgetreuen Farbphotographien 1963 veröffentlicht (Reuter 1982, Reuter 1963–1965). Eine 2. revidierte Auflage mit einem 2. Band über die diagnostische und operative Endoskopie mit Farbphotographien wurde 1980 publiziert und durch ein Kapitel über Kältechirurgie ergänzt. Der Atlas wurde in vier Sprachen übersetzt (Englisch, Spanisch, Italienisch und Chinesisch; Abb. 4-62).

Erich Matouschek, Karlsruhe veröffentlichte eine Monographie über urologisch-endoskopische Operationen (Matouschek 1987). Das Verfahren der TURP wurde im Detail mit ausführlicher Darstellung unter anderem der Komplikationen in Farbphotographien beschrieben (Abb. 4-63). Er fand die Niederdruckresektion mit dem Trokar wegen des geringen Risikos und der hohen Effizienz des Verfahrens überzeugend. Eine neue Dimension transurethralen Operierens sei möglich: z. B. könnte in der gleichen Zeit dreimal soviel Gewicht reseziert werden wie mit konventioneller Technik (1,83 g vs. 0,6 g/min). Die Blutung sei signifikant geringer.

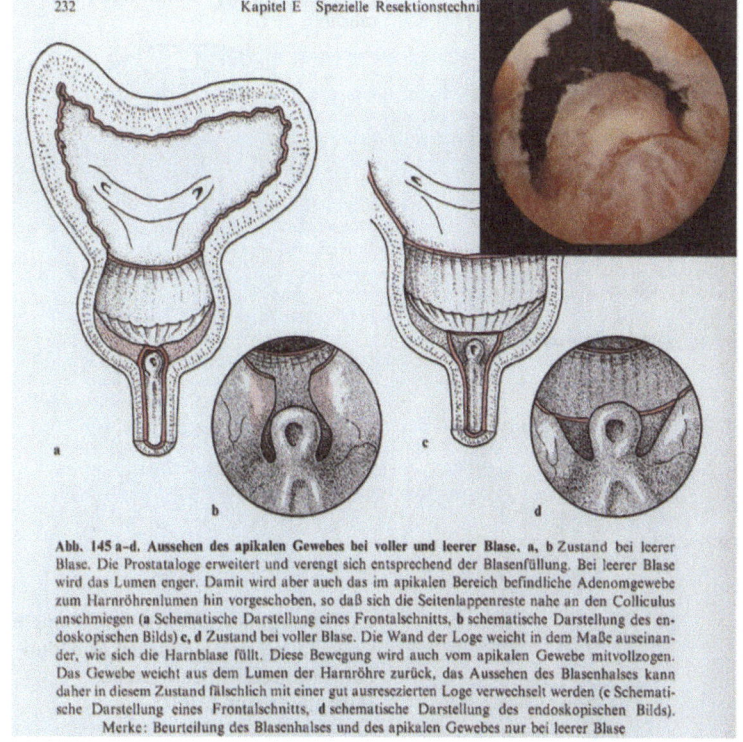

Abb. 4-61.
Illustrationen aus Mauermayer (1971), sehr lehrreiche Abbildungen: TURP am Apex, eingeblendet Photo der Sphinkterregion am Ende der TURP. (Aus: Mauermayer 1981)

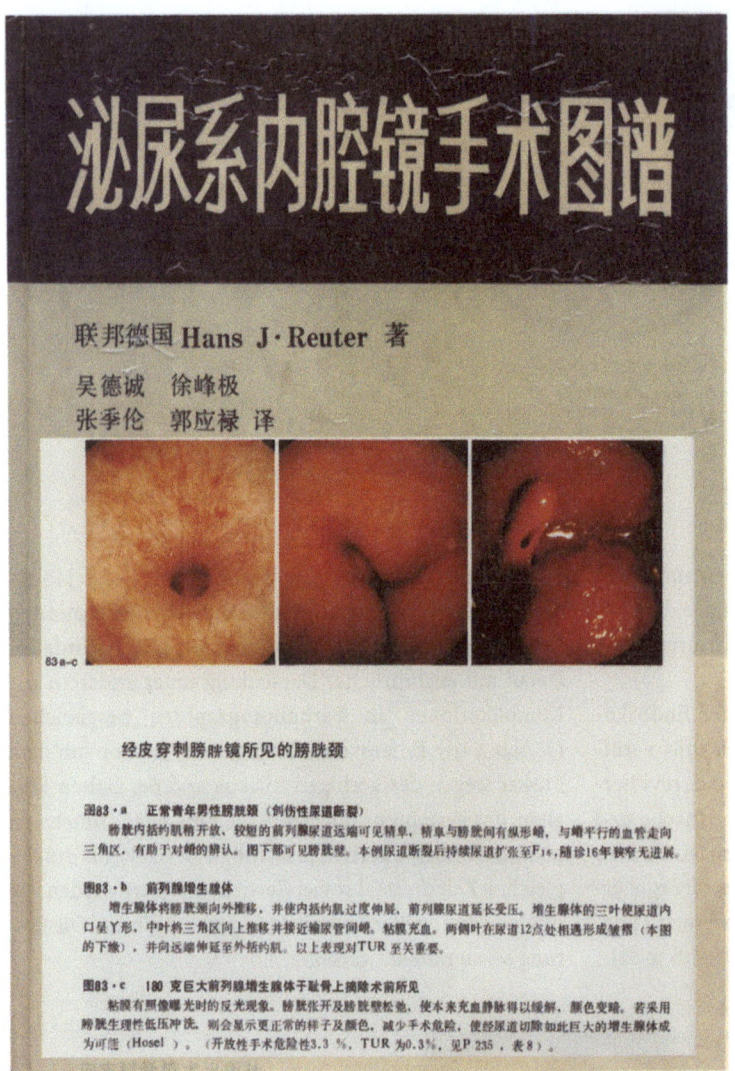

Abb. 4-62.
Chinesische Ausgabe des Atlas der Urologischen Endoskopie, Reuter (1987). (Aus: Reuter 1980/1988, eingeblendet photographische Abbildungen des Prostataapex)

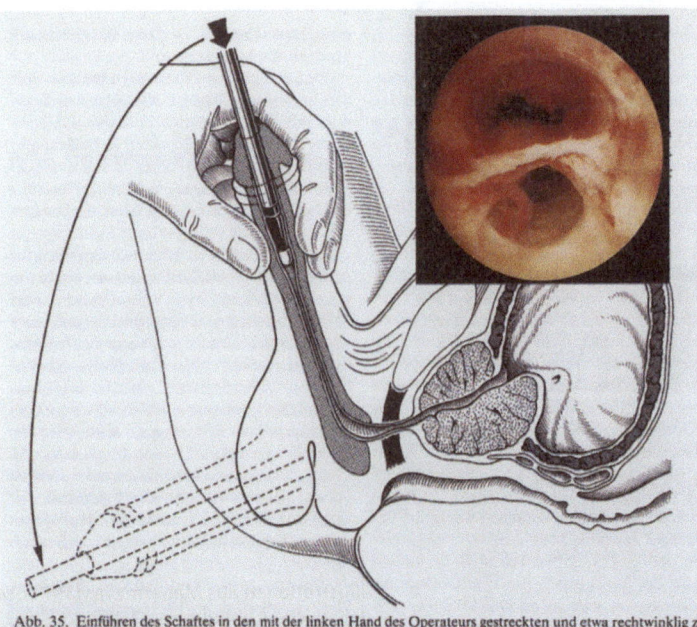

Abb. 4-63.
Komplikationen der Endoskopie und ihre Vermeidung sind auf diesen Abbildungen eindrucksvoll dargestellt.
(Aus: Matouschek 1987)

4.8.2 Dokumentation in der Endourologie

So wie Instrumente und Lichtquellen verbessert wurden, entwickelten sich auch die Methoden der visuellen Dokumentation. Am Anfang wurden Künstler gebeten zu malen, was sie in einem Spiegel vom Kehlkopf oder vom Inneren der Harnblase gesehen hatten. Bald gab es rudimentäre Photographien vom Larynx (J. Czermak 1860, Czermak 1879), von der Harnröhre (S.Th. Stein, Stein 1874) und in der Harnblase (A. Kollmann, Kollmann 1891). Erneut begrenzten die technischen Möglichkeiten das Endergebnis. Erst nach dem 2. Weltkrieg, als die Filme ausreichend lichtempfindlich wurden, war es in den frühen 60er-Jahren möglich, einen endoskopisch-photographischen Atlas zu veröffentlichen (H.J. Reuter, Reuter 1980/1988). Heute verfügen wir über Filmproduktionen und Live-Videoübertragungen, die geeignet sind die Effektivität und Verbreitung endoskopischer Operationen und die Fähigkeiten endoskopischer Operateure zu verbessern.

Endophotographie

Die Spiegelung des Kehlkopfes erlaubte die Verwendung einer damals gebräuchlichen Routinekamera. So hat **Johann Nepomuk Czermak** die ersten Versuche der Endophotographie zusammen mit dem Photographen **H. Lackerbauer** in Paris unternommen (1860). Auf der Platte zeigten sich »*unverkennbare photographische Bildspuren vom Kehlkopf*«.
Theodor S. Stein baute zwei Beleuchtungsapparate, die er »*Photoendoskop*« nannte (Stein 1874). Das Wort »Photo« bezieht sich hierbei sowohl auf »Licht« als auch auf Photographie. Er erneuerte Cruises Instrument und verwendete eine helle offene Gasflamme, verstärkt durch einen Argand-Gasbrenner. Gewicht (180 g) und Preis waren deutlich geringer als bei der älteren Konstruktion. Desormeaux' schweres Instrument (395 g) wurde mit einem Magnesiumlicht versehen für die Endophotographie. Der Magnesiumdraht war 2 mm dick und wurde von einem Uhrwerk herausgeschoben. Stein erfand bald die erste bekannte **Endokamera**: ein automatischer photographischer Apparat mit Kassette, den er »Heliopictor« nannte (Abb. 4-64; Stein 1873). Im Jahr 1874 beschreibt er, wie er Bilder der Harnröhrenschleimhaut von etwa 0,5 Inch Durchmesser aufnimmt. Sie wurden ohne direkte optische Kontrolle (TTL) mit der Camera obscura aufgenommen, »*welche der Tätigkeit des einblickenden Auges analog ist*« (Stein 1873).

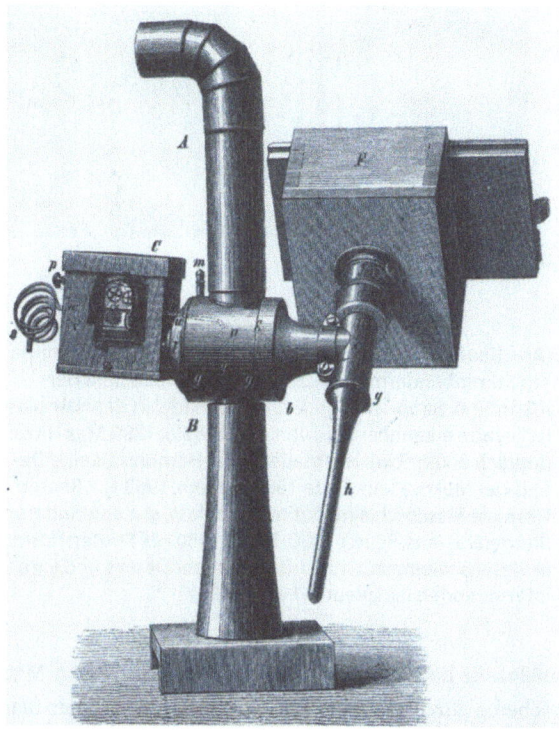

Abb. 4-64. Der Heliopictor, ein photographisches Monstrum von Stein. (Aus: Stein 1873)

Photographische Resultate

Stein hat leider nur endoskopische Bilder des Kehlkopfes veröffentlicht. Die genaue technische Beschreibung seiner Apparaturen und ihrer technischen Arbeitsweise lässt jedoch durchaus glaubwürdig erscheinen, dass er nahe an die damals erreichbare Qualität photographischer Dokumentation gekommen ist. Endophotographische Bilder der Harnröhre, Blase und anderer Körperhöhlen waren jedoch sehr wahrscheinlich nicht möglich. Max Nitze beschäftigte sich mit der zystoskopischen Photographie, » … *Weil es überaus schwierig ist, cystoskopische Bilder durch Zeichnung oder gar farbig wiederzugeben*« (Nitze 1894). Im Jahr 1894 wurde das »*Photographierkystoskop*« in Berlin von Nitzes Instrumentenmacher Paul Hartwig gebaut. Auf einer runden Glasscheibe, die bereits Benecke für die mikroskopische Photographie erfunden hatte, wurden 10 Photogramme mit einem Durchmesser von 2,8 mm belichtet. Die Belichtungszeit betrug 3/10 s bei einer maximal belasteten Glühlampe an der Spitze des Photozystoskops. Das Bild selbst wurde blind, also ohne direkte Beobachtung belichtet. Für den Druck im Atlas, veröffentlicht 1889, wurde es um das 10- bis 12fache vergrößert (Nitze 1894, 1889 u. 1906).

Die erste, nach den Versuchen von Stein (1873) bekannt gewordene endophotographische Aufnahme in der Urologie stammte allerdings von **Bela Hermann** 1888 (von Antal

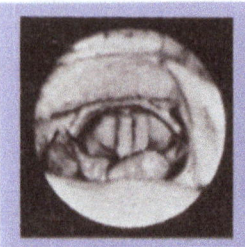 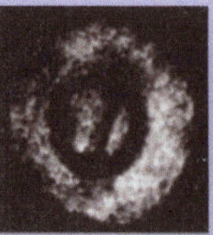 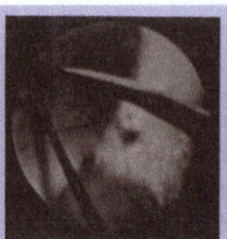 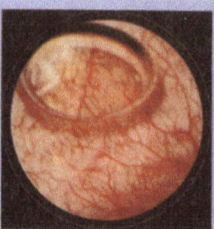 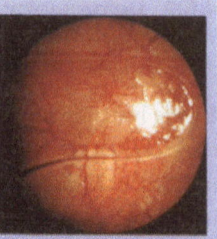

Abb. 4-65. Entwicklung der Endophotographie bis heute. (Aus: Reuter 2000), 1879 Czermak: Larynx mit gut erkennbaren Stimmbändern. (Aus: Czermak 1879), 1888 Bela Hermann: Endoskopisches Bild: eine Haarnadel in der Harnblase ist gerade erkennbar (aus: von Antal 1889), 1889 Max Nitze: deutlich erkennbare Haarnadel in der Harnblase, keine Details der Mukosa (aus: Nitze 1889 u. 1906), 1963 H.J. Reuter: Normale Blasenschleimhaut mit Luftblase, gut erkennbare Blutgefäße (aus: Reuter 1980/1988), 1980 H.J. Reuter: Normale Blasenschleimhaut mit Luftblase, mehr Details und Farbinformationen (aus: Reuter 1980/1988)

1889). Er hatte mit Hilfe einer lichtempfindlichen Mattscheibe durch ein Zystoskop eine Haarnadel in der Blase photographiert. Die Belichtungszeit betrug 1 min. Die Haarnadel ist eben noch auf dem entwickelten Bild zu erkennen, jedoch sind Einzelheiten der Schleimhaut nicht auszumachen (Casper 1898). R. Kutner befasste sich ab 1891 mit der Zystophotographie und übernahm die theoretischen Grundlagen Nitzes. Die Ergebnisse waren unbefriedigend, weil das Korn des Films zu grob und die Expositionszeit zu lang waren.

Die Farbphotographie rückte erst mit der Erfindung des Agfacolor-Films durch den Chemiker **R. Fischer** mit seinen 3 Farbschichten in greifbare Nähe (1936). Im Jahr 1939 nahmen die Gynäkologen **F. Hoff** und **T.C. Neff**, Würzburg zystoskopische Farbbilder auf Agfa-Umkehrfarbfilm auf (Reuter 2000). **A. Gütgemann** belichtete sogar fast gleichzeitig den ersten Colorfilmstreifen (zur Kinematographie) und **Funfack** einen Schwarzweißfilm aus der Leichenblase (1938/39; Casper 1898; Gaca 1961; Kremling u. Drescher 1955). Endoskopische Routinephotographie war erst nach 1954 möglich, als die Filmempfindlichkeit und die Lichthelligkeit der Optiken weiter verbessert wurden (Porges et al. 1929, Reuter u. Welker 1960) und der intrakorporale Elektronenblitz von **Calamé**, Genf 1954 nach dem europäischen Kongress für Gastroenterologie in Paris zur Verfügung stand.

Die Fortschritte in der Qualität der Endophotographie ermöglichten bald die Publikation der ersten photographischen Bücher. Werner Staehler, Tübingen veröffentlichte in seinem Handbuch der Urologie 1959 die erste Serie Endophotographien in vernünftiger Qualität. Im Jahr 1961 folgte ein bronchoskopischer Atlas von **A. Huzly**, Stuttgart und 1963 ein urologisch-endoskopischer Atlas von H.J. Reuter, Stuttgart (Reuter 1963/1988). Die Photographie war den bisher üblichen handkolorierten Zeichnungen in Qualität überlegen, so dass diese ihren wissenschaftlichen Wert sofort verloren (Abb. 4-65).

Die Entwicklung der Endourologie ist noch lange nicht abgeschlossen. Die Technik der transurethralen Elektroresektion des Prostatakarzinoms ist nahezu perfektioniert (Flocks 1969). Die Ergebnisse in bezug auf Morbidität, PSA-freies Überleben und Lebensqualität sind sehr vielversprechend. Die Miniaturisation der Instrumente erlauben es, immer mehr Organe und Regionen des menschlichen Körpers minimal-invasiv zu behandeln. Die Feststellung von **Flocks** für die operative Behandlung der Prostata aus dem Jahr 1969 (s. Motto; Flocks 1969) ist auf dem besten Weg, Realität für alle chirurgischen Eingriffe zu werden.

Literatur

Adair EL (1972) Suprapubic shunt. J Urol 108: 449–452
Albarran J (1897) Ein neues Ureterkystoskop und dessen Anwendung. Centrbl Harn Sex Org 8: 697–707
Albarran J (1909) Médicine opératoire de voies urinaire. Paris 1909
Albarran J (1897) Über den Katheterismus der Ureteren. Centrbl Chir 24: 1037
Albarran J (1897) Cystoscope urétérale. Bull Acad Medic C.R. 12. Int Congress of Med Moscow
Albarran J (1905) Exploration des fonctions rénales. Paris, p 290
Alken P, Altwein J E (1979) Die perkutane Nephrolitholapaxie. Verh dt Ges Urol 31: 109–112
Almgard LE, Fernström J (1974) Percutaneous Nephrostomy. Acta radiologica Diagnosis 15: 288–294
Antal G von (1889) Eine Haarnadel in der Harnblase. Centrbl Harn- u Sex org 1: 18–24
Aso Y, Takayasu H (1986) Desarollo del nuevo nephroureteroscopio quirurgico de fibra optica. Arch Esp Urol 39 [Suppl 1]: 9–14
Bay-Nielson H, Schultz A (1982) Endosc. retroperit. removal of stones from the upper half of the ureter. Scand J Urol Nephr 16: 227
Beer E (1910) Removal of neoplasm's of the urinary bladder; a new method, employing high frequency (Oudin) currents. JAMA 54: 1768
Bergmann M (1971) Die suprapubische Drainage bei der TUR. Urologe 10: 110
Bigelow HJ (1878) Rapid lithotripsy with evacuation. Boston, New York
Bissada NK, Meacham KR, Redman JF (1974) Nephrostoscopy with removal of renal pelvic calculi. J Urol 112: 414–416
Bockshammer (1863) Der Harnröhrenspiegel von Dr. Desormeaux. Med Cor-Bl d württemb ärztl Ver Stuttgart: 252

Literatur

Boeminghaus H (1953) Ein neuzeitliches Resektionsgerät. Z f Urol 46: 591–594

Boisseau de Rocher (1890–1898) I. Perfectionnements à la cystoscopie. II. Cystoscopie et cathétérisme des uretères. Annal de Mal Org Genitourin 8 (1890): 65–93, 10 (1892): 413–434, 12 (1894): 51–56; 16 (1898): 474–593

Boisseau du Rocher (1898) Cystoscopie et cathétérisme des uretères. Centr bl Harn- u Sex org 9: 521

Bottini E (1877) Radikale Behandlung der auf Hypertrophie der Prostata beruhenden Ischurie. Arch klin Chir Berlin: 1–24

Bozzini P (1806) Lichtleiter. J der pract Arzneykunde und Wundarzneykunst. C.W. Hufeland 24: 107

Bozzini P (1807) Der Lichtleiter oder die Beschreibung einer einfachen Vorrichtung und ihrer Anwendung zur Erleuchtung innerer Höhlen und Zwischenräume des lebenden animalischen Körpers. Verlag des Landes Industrie Comptoir, Weimar

Brown FT (1900) A new double catheterizing direct vision cystoscope. J Cutan Genito-Urin Dis N.Y. 18: 409

Bruck J jr (1867) Das Urethroskop zur Durchleuchtung der Blase und ihrer Nachbarteile durch galvanisches Glühlicht. Breslau

Buerger L (1909) A new indirect irrigating observation and double catheterizing cystoscope. Centrbl Chir 36: 881, Ann Surg 49: 225–237

Cazenave JJ (1846) Nouveau mode d'exploration de l'urètre à l'état pathologique. Paris

Casper L (1895) Demonstration eines Uretercystoskops. Berl klin Woschr 29: 65–66

Casper L (1898) Demonstration seines veränderten Uretercystoskops. Centrbl Chir 25: 177

Casper L (1898, 1905, 1911, 1921, 1923) Handbuch der Cystoskopie. Leipzig

Casper L (1908, 1909) Mein verbessertes Ureter- und Operationscystoskop. Centrbl Chir 36 (1909): 1759, Z f Urol 2 (1908): 938–946

Coats EC (1956) The application of ultrasonic energy to urinary and biliary calculi. J Urol 75: 865–874

Collings CW (1932) Transurethral Electrosurgery for the Relief of Prostatic Obstruction. J Urol 28:529

Conradi, JM (1710) Der dreyfach geartete Sehe-Strahl. Thurnau

Creevy CD (1947) Hemolytic Reactions During Transurethral Prostate Resection. J Urol 58:125

Creevy CD (1948) The Importance of Hemolysis During Transurethral Resection: A Clinical Investigation. J Urol 59:1217

Creevy CD, Webb EA (1947) A Fatal Hemolytic Reaction Following Transurethral Resection of the Prostate Gland. Surgery 21:56

Creevy CD, Reiser MP (1963) The Importance of Hemolysis in Transurethral Prostatic Resection: Severe and Fatal Reactions Associated with the Use of Distilled Water. J Urol 89:900

Cushing H, Bovie WT (1928) Electrosurgery as an aid to removal of intracranial tumors. Surg Gynecol Obstret 47: 751–784

Czermak JN (1879) Gesammelte Schriften. Leipzig

Davis TM (1937) Technique of Prostate Resection. J Urol 37:763

Deisting W (1958) Die transurethrale Dilatation der Prostata. Verh d Dt Ges für Urologie: 331

Denis R (1959) Adenomectomie endourétrale de l'adénome prostatique .... Paris

Desormeaux AJ (1865) De l'endoscope et de ses applications au diagnostic et au traitement des affections de l'urètre et de la vessie. Paris

Dittel L (1888/89) Über Endoskopie der Blase. Wiener med Blätter Nr. 22/23., Centrbl Chir 16: 813

Dittel L (1886) Wien Med Wo Schr 22: 794

Dormia E (1958) Due nuovi apparecchi per la rimozione dei calcoli dall' uretere. Urologia 25: 225–233

Dretler SP (1988) Laser lithotripsy, a review of research and clinical applications. Lasers Surg Med 8: 547

Dretler SP (1986) Laserlithotripsy for ureteral calculi. J Endourol 1: 13f

Ebermann AWF (1865) Sitzung vom 16.2.1865. Endoskopröhre zum Guillotinieren von Excrescensen der Harnröhre. St. Petersb Med Z 8: 252–253, 327–338

Fenwick, EH (1888/1889) The electric illumination of the bladder and urethra. London

Fenwick, EH (1904) A handbook of clinical electric light cystoscopy. London

Fernström L, Andersson W (1976) Percutaneous nephrolithotomy. Scand J Urol 10: 257–259

Feyerlein FS (1809) Nachruhm des Verdienstes. Nationalzeitung der Deutschen v. 11.05.1809

Figdor PP (2002) Philipp Bozzini. Endo-press K. Storz, Tuttlingen

Flachenecker G et al. (1977) Zur Frage des Gleitmittels bei der transurethralen Prostataresektion unter Verwendung von Metallschäften. Urologe A 16: 168–171

Flachenecker G, Fastenmeier K (1988) HF-Generator mit automatischer Leistungsregelung für Schneiden und Koagulieren. Verh Ber d dt Ges für Urologie 39

Fleiner W (1922) Zu Adolf Kussmauls 100. Geburtstage. MMW 69: 276–278, 313–358

Flocks RH (1969) Surgical Urology. German translation by Bauer K H Urologische Operationslehre. Schattauer, Stuttgart

Frank ERW (1914) Behandlung der Blasenkarzinome. Centrbl Chir 41:100

Freudenberg A, Bierhoff F (1900) Ein kystoskopischer Prostata-Incisor für die Bottini'sche Operation. Centrbl Harn-u Sexorg 11: 571–579

Frisch A von, Zuckerkandl O (1904) Handbuch der Urologie. Wien

Frohmüller H, Thompson GJ (1962) Transurethrale Prostata-Resektion mit dem Thompson-Resektoskop. Der Urologe 1: 171–174

Frohmüller H (1976) 1550 transurethrale Prostata-Resektionen unter Direktsicht. Fortschr. in der Endoskopie, W. Rösch, Erlangen

Frohmüller H (1973) Direktsichtinstrumente in der Urologie. Verh d dt Ges f Urol: 331–334

Frohmüller H, Bülow H (1978) Die transurethrale Stanz-Resektion der Prostata. Med Klinik 73: 715–721

Fürstenheim E (1863) Notizen über das Endoskop und seine Verwerthung besonders in Krankheiten der Harnwege. Dt Klinik 32: 313–314

Gaca A (1961) Endovesikale Farbbilddokumentation mit einer neuen Elektronenblitzapparatur. Verhandlungsbericht der Dt Ges Urol 4.–6. Sept.: 100

Gasteyer KH (1970) Blasensteinzertrümmerung mit Ultraschall. Verh dt Ges Urol 23: 178

Glück T (1888) Vorlesungen über Akiurgie, Berlin, S 625

Goldberg V (1979) Eine neue Methode der Harnleitersteinzertrümmerung durch elektrohydraulische Lithotripsie. Urologe B 19: 23

Goldschmidt H (1906) Die Endoskopie der Harnröhre. Centrbl Chir 33: 1131, Berl klin Wo schr 33 Nr. 6

Goldschmidt H (1907) Die Irrigations-Urethroskopie. Fol Urol 1: 97–110 und 196–221

Goldschmidt H (1910) Ein Irrigations-Urethrokystoskop. Fol Urol 4: 725–729

Goldschmidt H (1909) Galvanokaustische Eingriffe in der Urethra. Centrbl Chir 36: 1422, Berl klin Woschr 46: 645–647

Goldschmidt H (1908) Instrumente für die Irrigations-Urethroskopie. Fol Urol 2: 704–719

Goldschmidt H (1907) Photographien von Bildern wie sie mittelst des Irrigations-Urethroskops gesehen wurden. Fol Urol 1: 107–110

Goodwin WE, Casey C, Woolf W (1955) Percutaneous trocar (needle) nephrostomy in hydronephrosis. JAMA 157: 891

Gorke I (1980) Dr. med. Max Nitze. Med. Dissertation, Technische Hochschule Aachen

Görl L (1896) Zottengeschwulst der Blase. Operation mit dem Nitze'schen Operationskystoskop. Centrbl Harn- u Sexorg 7: 129–136 und 196–201

Grünfeld J (1885) Polypen der Harnblase, auf endoskopischem Wege diagnostiziert und operiert. Wien Med Presse: 89–91

Grünfeld J (1877) Der Harnröhrenspiegel. Wiener Klinik

Grünfeld J (1881) Die Endoskopie der Harnröhre und Blase. Stuttgart

Grünfeld J (1879) Die Methoden der künstlichen Beleuchtung im Allgemeinen und zu endoskopischen Zwecken im Besonderen. Allg Wien Med Zeitung 24: 278–279

Grünfeld J (1876) Die Sondierung des Harnleiters mit Hilfe des Endoskops. Wien med Presse 17: 891–921, 949–952

Grünfeld J (1874) Zur endoskopischen Untersuchung der Harnröhre und Harnblase. Wien med Presse 15: 225–228, 249

Grünfeld J (1879) Zur Geschichte der Endoskopie und der endoskopischen Apparate. Med Jahrb Wien: 237–291

Güterbock P (1890) Die Krankheiten der Harnblase. Leipzig Wien

Güterbock P (1894) Steine und Fremdkörper der Harnblase und Harnröhre. Leipzig Wien

Hartwig P (1892) Operationscystoskop. Ärztl Polytechnik, März 1892

Heckenbach W (1939) Über die Sphinkter-Sklerose. Z f Urol 33: 204–225

Hennig O (1939) Enukleation oder Elektroresektion des Prostataadenoms. Z f Urol 33: 668–681

Heurteloup le Baron (1858) Lithotripsie. Paris, pp 6, 20, 25

Hillemand P, Gilbrin E (1976) Antonin-Jean Desormeaux (1815–1894). Le créateur de l'endoscopie. Bull. Acad Nat Méd 160: 95–100

Hoffmeister (1930) Elektrokoagulation bei Prostatahypertrophie. Arch Klin Chir 167: 46

Hofstetter H, Frank F (1979) Ein neues Laser-Endoskop zur Bestrahlung von Blasentumoren. Fortschr Med 97: 232–234

Hösel M (1955) Ein neues Resektoskop. Der Chirurg 26: 191–192

Hryntschak T (1943) Zur Indikation und Technik der Prostataresektion. Z f Urol Chir und Gyn 46: 322–341

Huttmann A (1988) Von der transurethralen elektrohydraulischen Lithotripsie zur extrakorporalen Stoßwellenzertrümmerung von Harnsteinen. Urologe B 28: 220

Iglesias JJ (1948) Modification of the Resectoscope. J Urol 59: 890

Iglesias JJ et al. (1977) Hydraulic Hemostasis in Transurethral Resection of the Prostate Using the Iglesias Continuous Suction Resectoscope. J Urol 117: 306

Iglesias JJ (1952) Transurethral Prostatectomy. Archivos Cubanos De Cancerologia, January–June

Iglesias JJ et al. (1975) New IGLESIAS resectoscope with continouous irrigation. Simultaneous suction and low intravesical pressure. J Urol 114: 929–933 und Brit J Urol 47: 683–686

Jahr R (1911) Die Krankheiten der Harnorgane. Wiesbaden

Jahr R (1927) Ein neuartiges Harnleiter- und Operations- Cystoskop. Z f Urol 21: 764

Jahr R (1925) Kürzere Lampen für Cystoskope. Z f Urol 19: 721

Jahr R (1927) Lückenlose Cystoskopie, Stumpfwinkeloptik statt Rechtwinkeloptik. Z f Urol 21: 641–646

Johnson LF, Nassau K (1961) Infrared fluorescence and stimulated emission von Nd3+ in CaWO4. Proc IRE 49: 1704–1706

Joseph E (1927) Neuerungen in der amerikanischen Urologie. Z f Urol 21: 372–374

Keller J (1968) Die Bedeutung der Urologie für Dresden. 1. Urologenkongress in Dresden

Keller J (1954) Die Erfindung des Blasenspiegels. Verhandlungsber dt Ges f Urol. Z f Urol Sonderheft: 24–52

Keller J (1949) Die Erfindung des Cystoskops. Das dt Gesundheitswesen 9: 1–8

Kelly HA (1895) Diagnosis of renal calculus in women. Med News 67: 593–596

Kelly HA (1894) The direct examination of the female bladder ... the catheterization of the ureters under direct inspection. Centrbl Harn- u Sexorg 5: 441, Amer J of obstr 29: 1–19

Kelly HA (1888/1889) Über Palpation der Ureteren. Centralbl Gyn 12 (1888): 673, 13 (1889): 535

Kelly HA (1895) Das Cystoskop. C Blatt Gyn 46: 860f

Keyser F (1931) Die Elektrochirurgie. Leipzig

Kierfeld G, Mellin P, Daum H (1969) Blasensteinzertrümmerung durch hydraulische Schlagwellenwirkung im Tierversuch. Urologe A 8: 99

Kirwin TJ (1931) Vesical Neck Obstruction: Presentation of a New Instrument for its Relief. SG & O, 52: 1007

Klose B (1928) Persönl. Erinnerungen an Max Nitze. Z f Urol: 750–752

Knorr R (1908) Die Cystoskopie und Urethroskopie beim Weibe. Wien

Kolischer G (1895) Ein Instr. zu kleinen endoskop. Eingriffen beim Weibe. Zbl Gyn 21: 577f, 46: 1231f

Kollmann A (1891–1894) Die Photographie des Harnröhreninneren beim lebenden Menschen. Centrbl Harn- u Sexorg 2 (1891): 227 u. 391. Int med photogr Monschr 1 (1894) Heft 2: 51–60, Heft 3: 41–43

Kollmann A (1900) Uretercystoskop mit übereinanderliegenden Gängen. Centrbl Harn- u Sexorg 11: 471–474

Kollmann A (1895) Zur Nitze'schen Methode der intravesikalen Entfernung gutartiger Blasengeschwülste. Centrbl Harn- u Sexorg (1895) 6: 225–226, Wien med Woschr (1894) 1: 305, 370

Kornitzer E, Leiter F (1935) Ein neues Instrumentarium zur transurethralen Elektrotomie am Blasenhals. Z f Urol Chir 40: 462–467

Kremling A, Drescher H (1955) Ergebnisse der Farbphotographie in der gynäkologischen Urologie. Phot u. Wiss 4: 6

Kropeit A (1927) Das »Diathermieschneiden« unter Wasser zur Behandlung der Prostatahypertrophie. Z f Urol 21: 253–256

Kurth KH, Hohenfellner R, Altwein JE (1977) Ultrasound litholapaxy of a staghorn calculus. J Urol 117: 242

Kutner R (1891) Über Photographie innerer Körperhöhlen, insbesondere der Harnblase und des Magens. Dt med Wo schr 7: 1311

Landes RL, Bush RB, Zorgniotti AW (1976) Perspectives in Urology. Hoffmann La-Roche

Leiter FF (1928) Ein neues Harnleitercystoskop für Blasen geringen Fassungsvermögens. Z f Urol 22: 863

Leiter J (1985) Elektroendoskopische Instrumente. Wien 1880. Reprint mit Kommentar in dt., engl. und franz. Sprache von Reuter HJ, Reuter MA, Max-Nitze-Museum

Leroy d'Etiolles (1849) Thérapeut. des rétrécissements de l'urètre. Paris

Lesky E (1966) Vom Lichtleiter zum Zystoskop. Med Monatsspiegel Merck IV: 76–80

Lewandowski R (1891) Das elektrische Licht in der Heilkunde

Lewandowski R (1891) Zur Elektro-Kystoskopie. Wiener Klinik 17: 353–387

Lewis B (1900) A ureter cystoscope (for male or female) built on a new model. J. Cutan. Genito-Urin. Dis. N.Y. 18: 420–424

Lewis B (1911) Die Bransford-Lewis Kystoskope. Z f Urol 5: 413–425

Lichtenberg A von, Heynemann W (1932) Über ein neues Instrument für Diagnostik und Operationen am Blasenhals. Z f Urol Chir 35: 485–491

Lichtenberg A (1932) Diskussion Berliner Urol Ges 24.11.1931. Z f Urol 26: 641

Lichtenberg A (1932) Erste Erfahrungen mit der TURP. Z f Urol 26: 637–642

Lichtenberg A von, Schultheis T (1934) Elektrotomie bei obstruierenden Blasenhalsveränderungen. Z f Urol 28: 361–406)

Livermore GR (1922) Presentation of an instrument for removal of ureteral calculi. South Med J 15: 316–318

Luys G (1926) Behandlung der Prostatahypertrophie mittels Forage. Verh Ber dt Ges Urol, S 274

Lyon ES et al. (1978) Transurethral ureteroscopy in woman. J Urol 119 (1978) 35

Madsen PO et al. (1973) The importance of the pressure in the prostatic fossa and absorption of irrigant fluid during TURP. J Urol 109: 446–452

Mann G (1972) Altes Neues zu Philipp Bozzini (1773–1809). Medizinhist J 7: 201–203

Mann G (1973) Der Frankfurter Lichtleiter: Neues über Ph. Bozzini und sein Endoskop. Medizinhist J 8: 105–130

Marberger H et al. (1972) Indications and techniques of TURP. Int Urol and Nephrol 4: 241–250

Marberger H et al. (1973) Fortschritte und Verbesserungen endoskopischer Operationen. Verh d dt Ges für Urologie, S 326–331

Marquardt HD (1980) Über die Entwicklung des TUR-Instrumentariums von 1949 bis 1979. Urologe B 20: 175–177

Marshall V (1963) Fiber optics in urology. J Urol 91: 110–114

Matouschek E (1985) Endourologie. But Verl. Baden-Baden

Matouschek E (1987) Urologisch-endoskopische Operationen, Schattauer, Stuttgart

Mauermayer W (1955) Hochfrequente Ströme für transurethrale Operationen. Urol Internat 1: 293–314

Mauermayer W (1956) Das Problem der Blutstillung bei transurethralen Eingriffen. Urol Internation 2: 98–125

Mauermayer W (1954) Neue Gesichtspunkte in der transurethralen Technik. Verh Ber der dt Ges für Urologie, S 68
Mauermayer W (1962) Die transurethralen Operationen. Lehmanns, München
Mauermayer W (1981) Transurethrale Operationen. Springer, Berlin Heidelberg New York
Mauermayer W, Hartung R (1976) Der Steinpunch, ein neues Prinzip zur Sichtlithotripsie. Urologe A 15: 164
Mauermayer W (1985) Operative Komplikationen bei transurethralen Operationen. Analyse von 10.000 transurethralen Eingriffen und ihre Vermeidung und Behandlung. Urologe A 24: 180–183
McCarthy JF (1923) A new type observation and operating cystourethroscope. J Urol 10: 519–523
McCarthy JF (1931) A new apparatus for endoscopic plastic surgery of the prostate, diathermy and excision of vesical growths. J Urol 26: 695
McCarthy JF (1931) Suggestions as to Procedure in the Use of the McCarthy Visualized Prostatic Electrotome. J Urol 27:265
McCarthy JF (1932) A Technical Consideration of Endoscopic Revision of the Obstructing Prostate. J Urol 28:519
Mercier AL (1856) Recherche sur le traitement des maladie des organes urinaire. Paris 1856
Mulvaney WP, Beck CW (1968) The laser beam in urology. J Urol 99: 112–115
Murphy JT (1972) The history of urology. Springfield
Müssiggang H (1983) Die Entwicklung der Lasertherapie in der Urologie. München
Nagelschmidt KF Über Diathermie. MMW 56
Nesbit RM (1939) A Modification of the Stern-McCarthy Resectoscope Permitting Third Dimensional Perception During Transurethral Prostatectomy. J Urol 41: 646
Nesbit, RM, Glickman SI (1948) The Use of Glycine Solution as an Irrigating Medium During Transurethral Resection. J Urol 59:1212
Nicholson P (1982) Problems encountered by early endoscopists. Urology 19: 114–119
Nitze M (1894) Atlas der Kystophotographie. Bergmann, Wiesbaden
Nitze M (1887) Beiträge zur Endoskopie der männlichen Harnblase. Archiv klin Chir 36 Heft 3
Nitze M (1891) Das Operationskystoskop. Vorläufige Mitteilung. Centrbl Chir 18: 993–997
Nitze M (1879) Eine neue Beleuchtungs- und Untersuchungsmethode für die Harnröhre, Harnblase und Rektum. Wien med Woschr 24: 649
Nitze M (1897) Modifikationen des Operations-Kystoskops. Centrbl Harn- u SexOrg 8: 294–297
Nitze M (1891) Sur la chirurgie intra-vésicale. Ann mal org genito-urin 9: 829–834
Nitze M (1895–1897) Über intravesicale Operationen von Blasengeschwülsten. Centr bl Chir 22 (1895): 971, Centrbl Harn- u Sexorg 7 (1896): 377–378, (1897): 469–500
Nitze M (1895) Über kystoskopische Diagnostik chirurgischer Nierenerkrankungen mit besonderer Berücksichtigung des Harnleiterkatheterismus. Berl klin Woschr 1: 371–375
Nitze M (1889 u. 1906) Lehrbuch der Kystoskopie. Bergmann, Wiesbaden
Nitze M (1879) Über eine neue Beleuchtungsmethode der Höhlen des menschlichen Körpers. Wien med Presse: 851–858
Nöske HD (1978) Die Laseranwendung in der Urologie. Z f Urol Nephrol 71: 351–356
Nöske HD, Breitwieser P (1973) Zur Geschichte der urologisch-endoskopischen Diagnostik. MMW 115: 1927–1931
Oberländer FM (1879) Die Nitze-Leiter'schen urethro- und cystoscopischen Instrumente und ihre Anwendungsweise. Berl Klin Wochenschr 48: 709–713
Oberländer FM (1893) Lehrbuch der Urethroskopie. Thieme, Leipzig
Ottenjann R (1970) Fortschritte der Endoskopie. Bd 2. Stuttgart
Oudin PM (1910) Action de l'étincelle de haute fréquence sur les tissus. Ann Électr Biol et Radiol
Pantaleoni D C (1869) On endoscopic examination of the cavity of the womb. Cannst Jahresb, S 582–584

Perez-Castro E, Ellendt E, Martinez P (1980) La ureterorenoscopia transureteral. Arch Esp Urol 33: 3–6
Pflaumer E (1924) Steinfänger für Uretersteine. Z Urol Chir 15: 122–123
Porges O, Heilpern J, Back Fr (1929) Über Gastrophotographie. Wien klin Woschr: 89–91
Posner C (1928) Max Nitze zum Gedächtnis. Z f Urol 22: 739–740
Raney AM, Handler J (1975) Electrohydraulic nephrolithotripsy. Urology 6: 439
Rathert P, Stumpff U, Pohlmann R, Lutzeyer M (1976) Ultraschalllithotripsie von Ureter- und Nierensteinen: experimentelle und 1. klinische Untersuchungen. Verh dt Ges Urol 28: 365
Rathert P, Lutzeyer W, Goodwin WE (1974) Philipp Bozzini (1773–1809) and the Lichtleiter. Urology 3: 113–118
Reuter HJ, Jones LW (1974) Physiologic low-pressure irrigation for transurethral resection: suprapubic trocar drainage. J Urol 111 210–212
Reuter HJ (1969) Electric lithotripsy, a new method for transurethral treatment of bladder stones. Endoscopy 1: 63–67
Reuter HJ (1970) Electronic lithotripsy, transurethral treatment of bladder stones in fifty cases. J Urol 104: 834
Reuter HJ, Kern E (1973) Electronic lithotripsy of ureteral calculi. J Urol 110: 181
Reuter HJ, Reuter MA (1988) Bozzini und die Endoskopie des 19. Jahrhunderts. Max Nitze, Stuttgart, engl. Ausgabe Museum, Stuttgart
Reuter HJ, Vallejos T (1983) Neue Instrumente zur Ureterorenoskopie. Acta medico techn 31: 49–51
Reuter HJ (1982) Atlas of Urologic Endoscopy. Thieme, Stuttgart, (1982) Atlas of Urologic Endoscopic Surgery. Saunders, Philadelphia
Reuter HJ (1974) Die permanente TUR unter physiol. Blasendruck (Niederdruckirrigation und kontinuierliche Wasserableitung). Urologe A 13: 114–118
Reuter HJ (1986) Ein neuer suprapubischer Trokar zur kontinuierlichen Irrigation bei der TURP. Urologe B 26: 189–192
Reuter HJ, Welker H (1960) Urologische Endophotographie und Kinematographie. Medizinalmarkt 8:199
Reuter HJ (1964) Transurethrale Prostatektomie bei Riesenadenomen. Z f Urol 57: 363–366
Reuter MA, Reuter HJ (1983) Die transurethrale Extraktion eines hohen Uretersteins unter Sicht. Akt Urol 14: 21–23
Reuter MA, Reuter HJ (1978) Prevention of irrigant absorption during TURP. Int Urol and Nephrol 10: 293–300
Reuter MA (1979) Physikalische Grundlagen der Blasenspülung während der TUR, Druck- und Flussbestimmungen zum Vergleich verschiedener Spülsysteme. Med. Dissertation, Universität Freiburg
Reuter MA, Reuter HJ, Engel R (1998–2003) History of Endoscopy, Max-Nitze-Museum, Karl Krämer, Stuttgart vol 1–4, 1999, vol 5–8, 2003. Geschichte der Endoskopie, Karl Krämer, Stuttgart, Bd 1–4, 1998, Bd 5–8, 2003
Reuter HJ (1963–1988) Atlas der urologischen Endoskopie, Atlas of Urologic Endoscopy, (1. Aufl in 4 Sprachen), Thieme, Stuttgart 1963–65, (2. Aufl in 6 Sprachen) Thieme, Stuttgart New York 1980–1988
Reuter MA (2000) The historical development of endophotography. World J Urol 18: 299–302
Reybard JF (1853) Traité pratique des rétrécissements du canal de l'urètre. Paris
Ringleb O (1927) Lehrbuch der Cystoskopie. München
Ringleb O (1939) Maximilian Nitze und die Erfindung des Cystoskops. Z f Urol 33: 579–590
Ringleb O (1909) Über Ureterenkystoskope. Fol Urol 3: 203
Ringleb O (1910) Über Ureterenkystoskope. Fol Urol 4: 203
Ringleb O (1933) Zur Erinnerung an Max Nitze. Z f Urol Chir 36: 1–15
Ringleb O (1923) Zur Erinnerung an Philipp Bozzini und seinen Lichtleiter. Z f Urol 16: 321–330
Robinson G (1855) On Electro-Lithotrity. London, reprint in Reuter MA (1999) History of Endoscopy
Roediger E (1972) Der Frankfurter Arzt Philipp Bozzini der Erfinder des Lichtleiters (1773–1809). Alt Frankfurt

Rosenburg A (1928) Die endovesikale Thermokoagulation. Neue Indikationen, neue Operationsmethoden und neue Instrumente. Erg Chir 21: 271–337

Rosenburg A (1929) Die Verwendbarkeit der Thermokoagulation bei der Prostatahypertrophie im 3. Stadium. Verh dt Ges Urol: 109–117

Rothauge CE, Nöske HD (1977) Einjährige Erfahrungen mit der transurethralen Lasertherapie des Harnblasentumors. MMW 119: 593

Rothschild A (1928) Max Nitze und die Urologie, Z f Urol 22: 743–750

Rubeska W (1896) Prof. H.A. Kelly und seine Erfindungen auf dem Gebiete der Harnkrankheiten. C blatt Gyn 19: 92–97

Rupel E, Brown R (1942) Nephroscopy with removal of stone following nephrostomy for obstruct. calcul. anuria. J Urol 46: 177–182

Rutenberg DC (1876) Ein Blasenspiegel beim Weibe. Dt Zeitschr f prakt Medicin 7: 73–77

Sänger M (1892) Zur Chirurgie der weiblichen Harnröhre. Centrbl Gyn 16: 716–719

Schadewaldt H (1988) Maximilian Nitze und die von ihm entwickelte Endoskopie. DGU-Mitteilungen 1: 7–10

Schaefer M, Brühl G, Liappis N, Porst H (1988) Elektrolyte und Glyzin im Serum bei transurethraler Prostataresektion mit Glyzinspüllösung. Urologe B 28: 85–87

Schaefer M, Brühl P, Liappis N (1990) Trokar-Niederdruckresektion versus Iglesias-Saugresektion. Urologe A 29: 209–212

Schlagintweit F (1902) Die endourethrale kaustische Excision der Prostata. Centrbl f d Krh der Harn- und Sexorg 13: 321–323

Schlagintweit F (1935) Kritik der Blasenhalsoperationen, insbes. bei Prostatahypertrophie. Z f Urol 29: 827–836

Schlifka M (1900) Ein neues Kystoskop zum Katheterismus der Ureteren. Wien klin Woschr 13: 11f

Scott WW (1947) A Rotating Resectoscope: A Modification of the Stern-McCarthy Instrument. J Urol 57: 145

Seemen H von (1932) Elektrochirurgie. Berlin

Segura JW (1988) Pulsed dye laser of ureteral calculi. Urol Clin North Am 15: 257

Shelley H (1974) Endoscopy. The American Urol. Ass. Hoffmann La Roche

Simon G (1871) Chirurgie der Nieren. F. Enke Verl., Erlangen, S 291

Simon G (1875) Über die Methoden, die weibliche Urinblase zugänglich zu machen und über die Sondierung des Harnleiters beim Weibe. Sammlung klin Vortr Nr. 88, Leipzig, S 674

Skene A J C (1878) Endoscope for the female urethra and bladder. Am J Obst N.Y.: 508–510

Soemmering ST (1809) Abhandlung über die schnell und langsam tödlichen Krankheiten der Harnblase und Harnröhre bei Männern im hohen Alter. Frankfurt

Staehler W (1939) Ein neues, verbessertes Blasenhals-Elektro-Schneidgerät. Z f Urol 33: 245–252

Staehler W (1939) Die Technik der endovesicalen Prostataresektion. Z f Urol Chir. und Gyn 44: 115

Staehler W (1941) Operative Cystoskopie. Leipzig

Staehler W (1959): Klinik und Praxis der Urologie. G. Thieme, Stuttgart

Stein ST (1874) Das Photo-Endoskop. Berl klin Woschr 47: 31–33

Stein ST (1873) Der Heliopiktor, automatisch-photographischer Apparat zur Darstellung von mikroskopischen, anatomischen und chirurgischen Abb. Berl Klin Wochenschr 46:: 551f

Stern M (1927) Resektion bei Prostatahypertrophie mittels Resektoskop. Z f Urol 21: 362–371

Stern M (1926) Minor Surgery of the Prostate Gland – A New Cystoscopic Instrument Employing a Cutting Current Capable of Operation in a Water Medium. Int J Med Surg 39: 72

Stern M (1926) Resection of Obstructions at Vesical Orifice. JAMA 87: 1726

Stern M (1925) New Electrodes for the Application of Diathermy to the Prostate. J Urol 13: 545

Stoeckel W (1904) Die Cystoskopie des Gynäkologen. Leipzig

Stoeckel W (1903, 1910) Lehrbuch der gynäkologischen Cystoskopie und Urethroskopie. Berlin

Stolze M (1982) Notizen zur historischen Entwicklung der Cystoskopie. Allg. und spez. Urologie. Heise-Hienzsch-Mebel-Krebs Bd 3, Leipzig

Suby HJ (1957) Ultrasound lithotripsy. J Urol 77: 364

Takayasu H, Aso Y, Tagaki T Go T (1971) Clinical application of fiberoptic pyeloureteroscope. Urol Int 26: 97–104

Thompson H (1877) Die chir. Krankh. der Harnorg. Berlin

Trattner HR (1948) Experimental visualization of the renal pelvis and its communications. J Urol 60: 817–828

Trouvé G (1877) Description des machines et procédés ... sous le régime de la loi du 5. Juillet 1844. 110 (1869) 5–6: Polyscope électrique et lampe de sûreté. J les Mondes: 607

Trouvé G (1893) Manuel d'électrologie médicale. Paris

Trouvé G (1877) Polyscope électrique et lampe de sûreté pour poudrières et mines. Les Mondes 44: 611–615

Truss F (1967) Elektroresektion unter Sichtverbesserung und Blasendruckkontrolle. Der Urologe 6

Ultzmann R (1890) Die Krankheiten der Harnblase. Stuttgart

Usadel W (1931) Ein neues Dauerspülcystoskop. Chirurg 3: 950

Vatz A, Berci G et al. (1972) Operative Nephroscopy. J Urol 107: 355–359

Volke M (1987) Philipp Bozzini. Med. Dissertation, Technische Hochschule Aachen

Völker F, Joseph E (1904) Chromocystoskopie. Dt med Woschr 15: 16, Centrbl Harn- u Sexorg 15: 490f

Völker F, Lichtenberg A von (1906/1907) Cystographie und Pyelographie. Centrbl Chir 1907, 34: 750–751. MMW 1906, 3

Völker F, Wossidlo HR (1924) Urologische Operationslehre, 2. Aufl. Leipzig

Walker G (1907) A new combined lithotrite with cystoscope. Ann Surg 46: 452–458

Wappler R (1909/1918) Catalog of Wappler Electric Manufactoring Co. Nr. 1, 1909, Nr. 2, 1918, p 64

Wallace FJ (1963) Fiberoptic endoscopy. J Urol 90: 326–334

Warwick RA (1867) A new form of endoscope. Brit Med J Aug 1 7: 124

Watson GM (1986) Initial experience with a pulsed dye laser for ureteral calculi. Lancet 1: 1357

Wershub LP (1970) Urology, from antiquity to the 20th Century. St. Louis

Wittmoser R (1973) Die Retroperitoneoskopie als neue Methode der lumbalen Sympathicotomie. Fortschr. der Endoskopie, Schattauer, Stuttgart, S 219–223

Wolf R (1989) 100 Jahre Cystoskop. Eigenverlag Richard Wolf, Knittlingen

Young HH (1912) Eine neue Kombination von Cystoskop und Lithotriptor. Z Urol 6: 587–603

Young HH (1909) Operative urethroscopy. Demonstration of new instruments. Trans Am Urol Ass 3: 101–105

Young HH (1913) A new procedure (punch operation) for small prostatic bars and contracture of the prostatic orifice. J Am Med Assoc 60: 253–257

Zeiss L (1935) Kons. Harnleitersteinbehandlung. Z Urol 29: 282

Zeiss L (1937) Weiterer Beitrag zur konservativen Harnleitersteinbehandlung. Z Urol 31: 681–683

Entwicklung der bildgebenden Diagnostik in der Urologie

Friedrich Moll, Peter Rathert

5.1 Erste Entwicklung radiologisch-urologisch bildgebender Diagnostik – 196
5.2 Erste Kontrastdarstellung der ableitenden Harnwege mit Kathetern – 200
5.3 Entwicklung der retrograden Pyelographie – 200
5.4 Weitere uroradiologische Fortschritte – 204
5.5 Entwicklung der Ausscheidungsurographie – 206
5.6 Computertomographie – 211
Literatur – 212

In das Innere des menschlichen Körpers Einblick zu nehmen, gehört zu den ältesten medizinisch-ärztlichen Tätigkeiten. Hierauf baut eine Vielzahl diagnostischer und auch therapeutischer Verfahren wie der transurethrale Katheterismus, der seit mehr als 2500 Jahren in Gebrauch ist, auf. Die Entwicklungsgeschichte der medizinischen Endoskopie belegt dies anschaulich. Zu Beginn des 19. Jhs. begann ein neuer medizinischer Innovationsschub, der durch die Entwicklung des »Lichtleiters« durch den Frankfurter Arzt Philipp Bozzini eingeleitet wurde. Weitere kulturhistorische Entwicklungsstränge im 19. Jh. sind die Einführung des Gasglühlichtes sowie die Konstruktion gläserner Ausstellungs- und Industriehallen, z. B. der Kristallpalast auf der Londoner Weltausstellung 1851. Ergänzt wurden diese Innovationen durch neue Medien, wie die Fotografie (**Daguerre**, 1838) und Kinematografie (Gebrüder **Lumière**, 1895).

5.1 Erste Entwicklung radiologisch-urologisch bildgebender Diagnostik

Schon eineinhalb Jahre lang hatte der als »liberales Nordlicht« geltende Physiker und Würzburger Ordinarius für Experimentalphysik, Professor **Wilhelm Conrad Röntgen** (1845–1923) (Abb. 5-1) das Verhalten von Kathodenstrahlen, die der in München lehrende Physiker und Chemiker **Wilhelm Hittorf** (1824–1914) im Jahr 1869 entdeckt hatte, untersucht. Am Abend des 8. November 1895 beobachtete er das Aufleuchten einiger Barium-Platin-Zyanid-Kristalle beim Einschalten der abgedeckten Röhre im verdunkelten Raum.

Im Rahmen der nachfolgenden Experimente wurden bald auch erste medizinische Röntgenaufnahmen angefertigt. Nach über 20 min Belichtungszeit konnte der Physiker am 22. November 1895 die Hand seiner Frau Bertha auf einer konventionellen Fotoplatte ablichten.

Seine erste »vorläufige Mitteilung« reichte er nach 7 Wochen intensiver Forschung am 28. Dezember 1895 dem Sekretär der Würzburger Physikalisch-Medizinischen Gesellschaft als Manuskript ein: »Über eine neue Art von Strahlen«. Wegen der Weihnachtsferien wurde der Artikel ohne vorherigen Vortrag, wie sonst in dieser Fachgesellschaft üblich, gedruckt. Bereits vor seinem wegweisenden Vortrag am 23. Januar 1896 auf Einladung des Würzburger Professors der Hygiene **Lehmann**, dem Jahresvorsitzenden der Gesellschaft, schickte Röntgen Briefe an befreundete Physiker und fügte diesen zur Information auch erste Röntgenaufnahmen bei. Insbesondere sein Freund und Kollege Professor **Franz Exner** (1849–1926), Vorstand des 2. Physikalisch-Chemischen Institutes in Wien, trug durch Information von weiteren Kollegen und insbesondere der

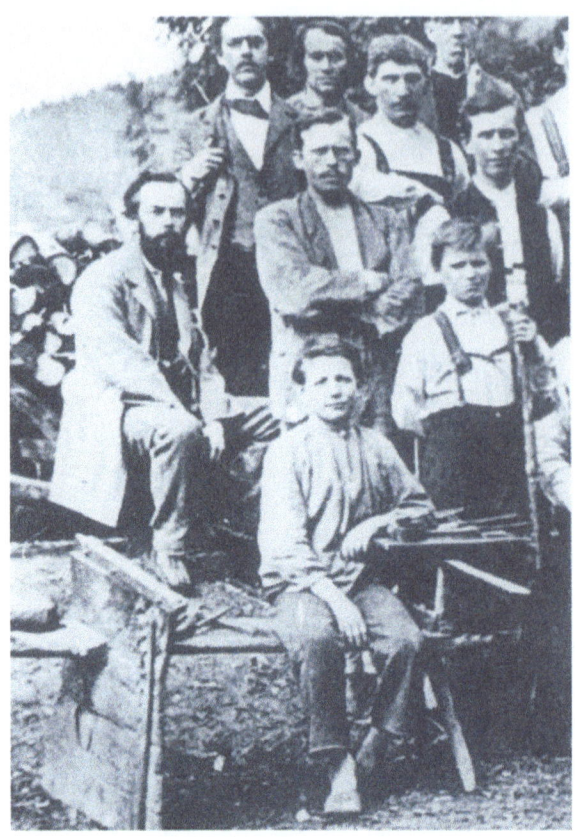

Abb. 5-1. W. C. Röntgen mit Arbeitern der Fa. Greiner u. Friedrichs etwa 1895 (Privatbesitz Frau E. Gommlich, geb. Greiner, Köln)

Presse entscheidend dazu bei, dass schon ab dem 5. Januar 1896 weltweit in sensationeller Aufmachung über die Entdeckung Röntgens berichtet wurde. Und so ließ sich auch der deutsche Kaiser **Wilhelm II.** bereits am Sonntag, dem 13. Januar 1896 im Sternensaal des Berliner Schlosses noch vor dem Würzburger Vortrag von Röntgen dessen Entdeckung, insbesondere in kriegstechnischer Hinsicht, erläutern. Erste enthusiastische Resonanz fanden die neuen Strahlen in der Medizin und ihren Publikationsorganen nach Vorträgen in der Berliner Medizinischen Gesellschaft von **F. König** (1832–1910) am 5. Januar 1896 und in der Gesellschaft für Innere Medizin von **M. Jastrowitz** (1838–1912) am 6. Januar 1896. Auf der denkwürdigen und historisch berühmt gewordenen Sitzung der Würzburger Physikalisch-Medizinischen Gesellschaft wurde dann am 23.01.1896 das berühmte Röntgenogramm der Hand des Anatomen Geheimrat Professor **Rudolf Albert von Kölliker** (1817–1905) angefertigt. Er war es auch, der in der gleichen Sitzung die Bezeichnung Röntgenstrahlen für die von Röntgen selbst angegebenen X-Strahlen prägte (Abb. 5-2, 5-3, 5-4).

Noch nie zuvor hatte eine technische Entdeckung ein derart großes Presseecho erfahren und eine so rasche welt-

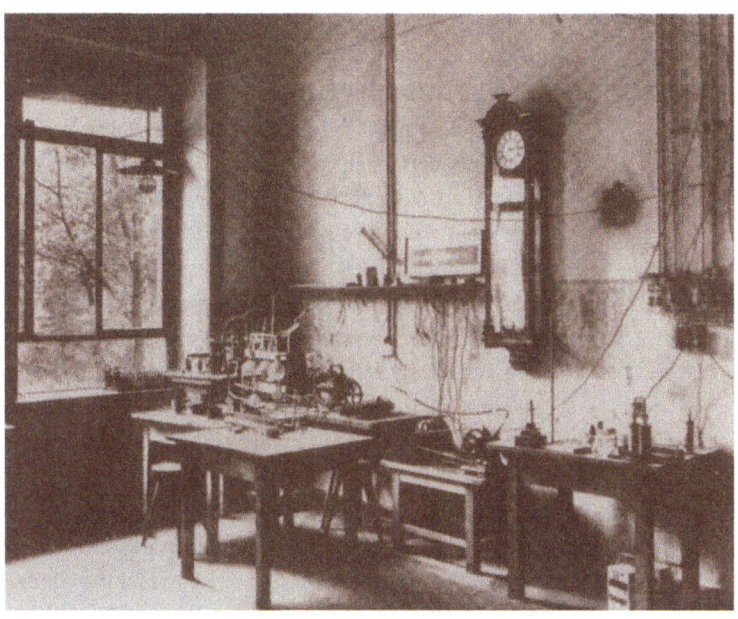

Abb. 5-2.
Röntgens Laboratorium in Würzburg 1923 (Glasser)

Sitzungs-Berichte

der

Physikalisch-medicinischen Gesellschaft

zu

WÜRZBURG.

Jahrgang 1895.	Der Abonnementspreis pro Jahrgang beträgt ℳ 4.–. Die Nummern werden einzeln nicht abgegeben. Grossere Beiträge erscheinen in Sonderdrucken.	No. 9.

Verlag der Stahel'schen k. Hof- und Universitäts-Buch- und Kunsthandlung in Würzburg.

Inhalt. *Konrad Rieger*: Demonstration des sogenannten „Vogelkopfknaben" Dúbos Janos aus Battonya in Ungarn (Fortsetzung), pag. 129. — *W. C. Röntgen*: Ueber eine neue Art von Strahlen, pag. 132. — *Wilhelm Wislicenus*: 46. Jahresbericht der physikalisch-medizinischen Gesellschaft zu Würzburg, pag. 142. — Mitglieder-Verzeichniss, pag. 146.

Am 28. Dezember wurde als Beitrag eingereicht:

W. C. Röntgen: Ueber eine neue Art von Strahlen.

(Vorläufige Mittheilung.)

1. Lässt man durch eine *Hittorf*'sche Vacuumröhre, oder einen genügend evacuirten *Lenard*'schen, *Crookes*'schen oder ähnlichen Apparat die Entladungen eines grösseren *Ruhmkorff*'s gehen und bedeckt die Röhre mit einem ziemlich eng anliegenden Mantel aus dünnem, schwarzem Carton, so sieht man in dem vollständig verdunkelten Zimmer einen in die Nähe des Apparates gebrachten, mit Bariumplatincyanür angestrichenen Papierschirm bei jeder Entladung hell aufleuchten, fluoresciren, gleichgültig ob die angestrichene oder die andere Seite des Schirmes dem Entladungsapparat zugewendet ist. Die Fluorescenz ist noch in 2 m Entfernung vom Apparat bemerkbar.

Man überzeugt sich leicht, dass die Ursache der Fluorescenz vom Entladungsapparat und von keiner anderen Stelle der Leitung ausgeht.

2. Das an dieser Erscheinung zunächst Auffallende ist, dass durch die schwarze Cartonhülse, welche keine sichtbaren oder ultravioletten Strahlen des Sonnen- oder des elektrischen Bogenlichtes durchlässt, ein Agens hindurchgeht, das im Stande ist, lebhafte Fluorescenz zu erzeugen, und man wird deshalb wohl zuerst untersuchen, ob auch andere Körper diese Eigenschaft besitzen.

Man findet bald, dass alle Körper für dasselbe durchlässig sind, aber in sehr verschiedenem Grade. Einige Beispiele führe ich an. Papier ist sehr durchlässig: [1]) hinter einem eingebun-

[1]) Mit „Durchlässigkeit" eines Körpers bezeichne ich das Verhältniss der Helligkeit eines dicht hinter dem Körper gehaltenen Fluorescenzschirmes zu derjenigen Helligkeit des Schirmes, welcher dieser unter denselben Verhältnissen aber ohne Zwischenschaltung des Körpers zeigt.

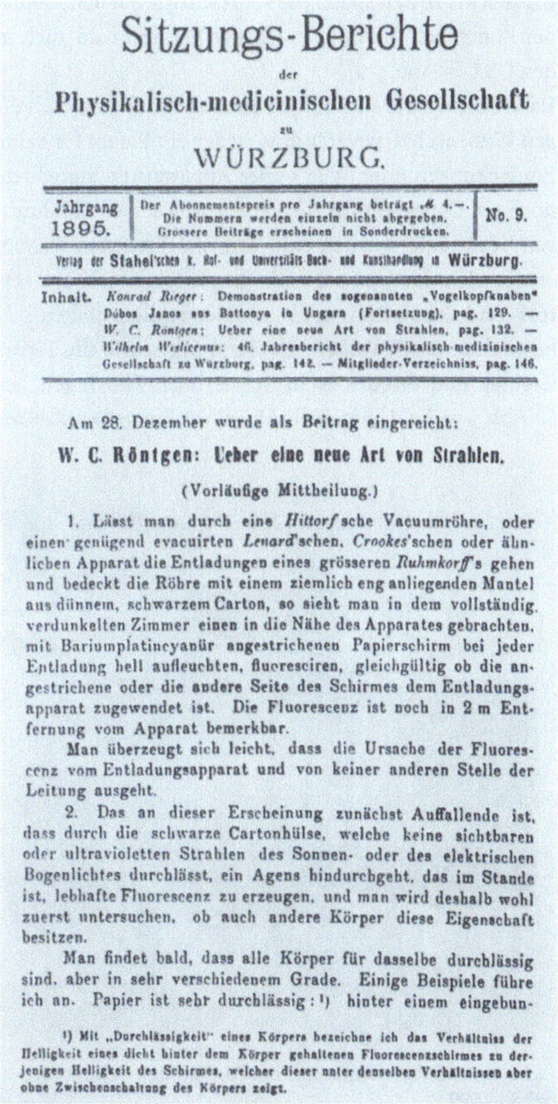

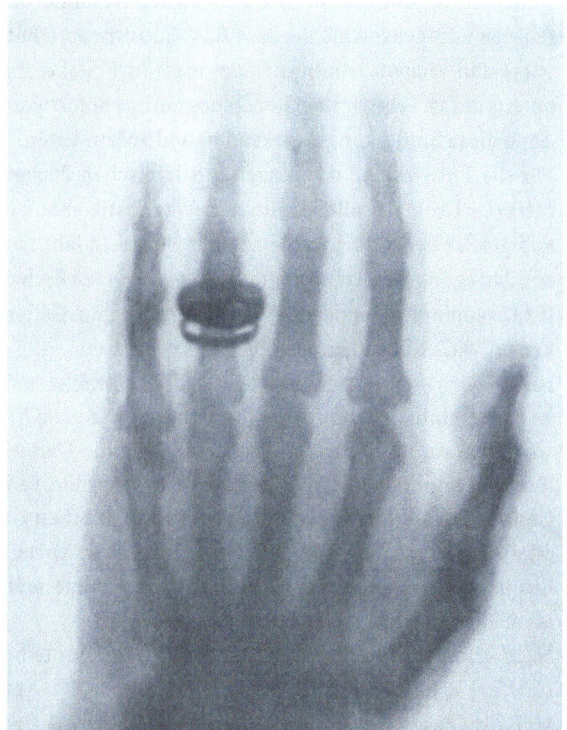

Abb. 5-4. Hand Geheimrat von Köllikers, Aufnahme am 23. Januar 1896

Abb. 5-3.
Erstpublikation in den Sitzungsberichten der physikalisch-medizinischen Gesellschaft zu Würzburg

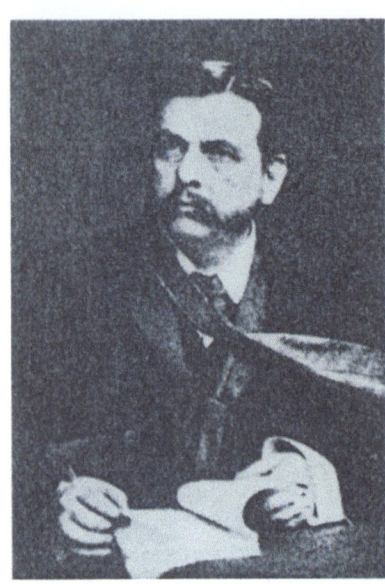

Abb. 5-5. John McIntyre

H.E. Albers-Schönberg (1863–1921) führte 1902 in Hamburg die Kompressionsblende ein. Diese verbesserte die diagnostischen Möglichkeiten entscheidend, indem sie die diffuse Sekundärstrahlung einschränkte. Somit konnten die Belichtungszeiten wesentlich verkürzt werden. Nach seiner Auffassung gehörte der Nachweis von Nierenkonkrementen zu den schwierigsten radiologischen Aufgaben. Er gehörte zu den ersten Wissenschaftlern, die Richtlinien zur Abbildungsqualität festlegten (Abb. 5-6, 5-7). Die stürmische Entwicklung der medizinischen Anwendung der Röntgenstrahlen hatte Auswirkungen auf den gesamten Medizinbereich der Zeit. Dies zeigt sich sowohl in der enormen Zahl von Publikationen – bereits 1896 erschienen 1100 Veröffentlichungen zum Thema – als auch in der Einrichtung zahlreicher Röntgeninstitute und der Gründung der ersten wissenschaftlichen Zeitschriften zur Röntgendiagnostik bzw. Skiagraphie im Mai 1896 in England, »Archives of Clinical Skiagraphy«. In Deutschland wurden kurze Zeit später die »Fortschritte auf dem Gebiet der Röntgenstrahlung« herausgegeben und bald auch in den USA (Abb. 5-8).

Da Wilhelm Conrad Röntgen entsprechend dem damaligen Wissenschaftsverständnis weder ein Patent für seine Entdeckungen oder Teile seiner Apparaturen anmeldete noch ein Copyright für die Verwertung seiner Abbildungen beantragte, wurden bald von verschiedenen Firmen entsprechende Apparate und Filmplatten angeboten. **Hittorf-** und **Crook**-Röhren als Strahlenquellen stellten insbesondere **C.H.F. Müller** aus Hamburg sowie die Firma **Greiner** und **Friedrichs** in Stützerbach/Thüringen her (Abb. 5-9). Bald folgten die **AEG** sowie **Siemens** und **Hals-**

weite Verbreitung erzielt. Es gehört zu den Besonderheiten der Röntgengeschichte, dass **A.W. Goodspeed** (1860-1943) und **William Jennings** (1860-1945) in Philadelphia bereits am 22. Februar 1890 Röntgenogramme anfertigten, ohne diese Entdeckung zu erkennen und auszuwerten.

Für die Entwicklung des jungen medizinischen Fachgebiets der Urologie sollte die Röntgendiagnostik ebenfalls von großer Bedeutung werden. Daher wurde im Jahr 1995 auf Anregung des Archivars der Deutschen Gesellschaft für Urologie eine Sonderbriefmarke der Post zum Gedenken an W.C. Röntgen herausgegeben.

Neben der Zystoskopie ermöglichten die X-Strahlen eine weitere Sichtbarmachung des Unsichtbaren. Die erste Anwendung auf urologischem Fachgebiet war die Darstellung von Konkrementen der Harnwege im Nativbild. **Felix Casimir Guyon** (1831–1920), Nestor der französischen Urologie, wies auf die besonderen diagnostischen Vorteile hin und unterstrich, dass Harnsäurekonkremente nicht als »Schatten« darstellbar seien.

Nach erfolgreichen Versuchen an der Leiche konnte bereits am 1. Juli 1896 **John McIntyre** (1857–1928) (Abb. 5-5) aus Glasgow einen Nierenstein nach 12 min Belichtungszeit mit einem 6″-Induktorium erstmals am lebenden Patienten nachweisen. Der radiologische Befund wurde intraoperativ bestätigt. Zahlreiche Einzelpublikationen des Jahres 1896 widmeten sich der Urolithiasis sowie dem Fremdkörpernachweis in der Blase.

In Wien demonstrierte **Anton Ritter von Frisch** (1849–1917) »Photogramme«, die er mit dem Hinweis erläuterte, dass die Patienten Blasenuntersuchungen mit der damals gebräuchlichen Steinsonde verweigerten und die Diagnose mit Hilfe der Röntgenstrahlen vorzogen. Doch gab es in der Urologie auch konservative Stimmen.

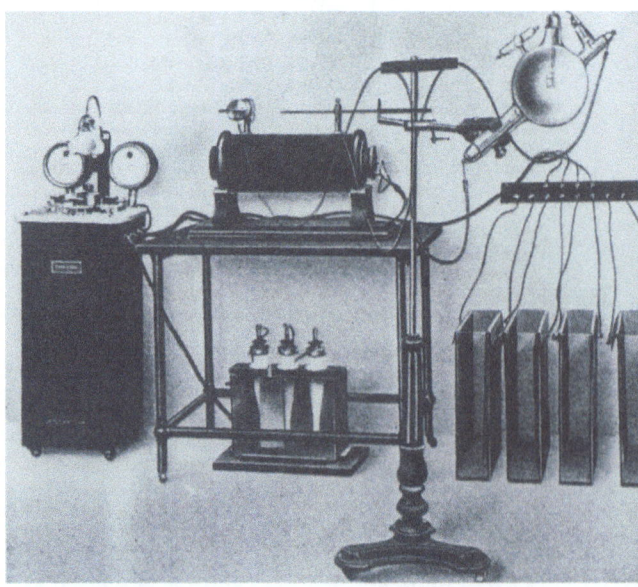

Abb. 5-6. Röntgenapparatur der Fa. Reiniger, Gebbert u. Schall 1899

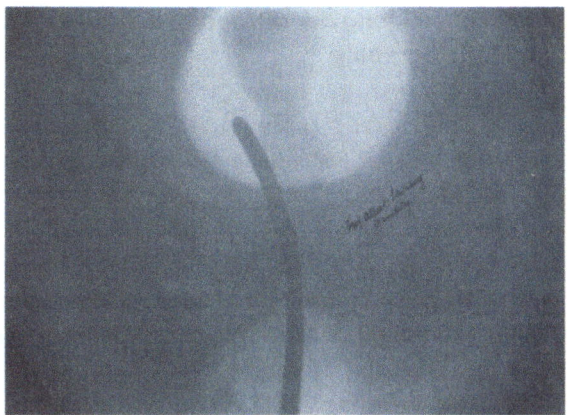

Abb. 5-7. Aufnahme eines Blasensteines von Albers Schönberg

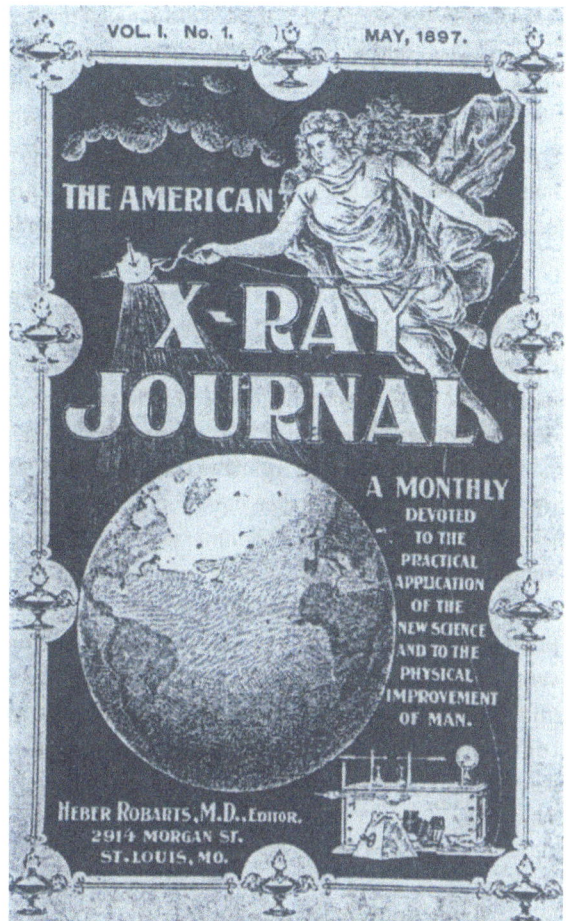

Abb. 5-8. Die entsprechende Ausgabe Nr. 1 einer US Fachzeitschrift mit zeittypischer Allegorisierung des neuen Mediums erschien 1897

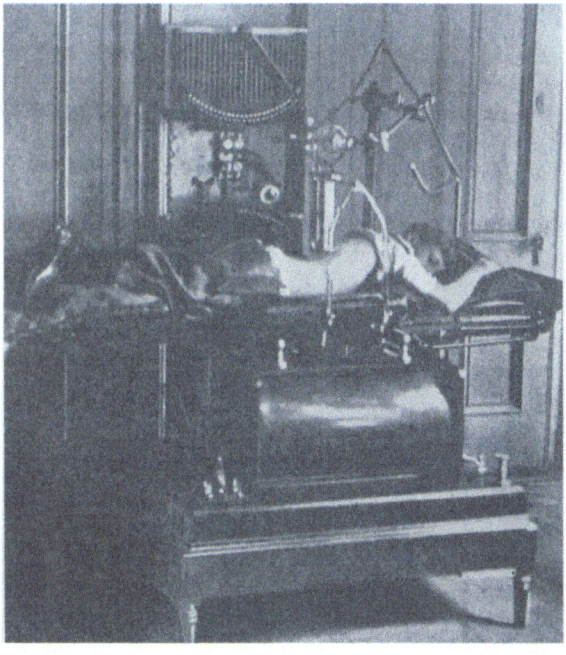

Abb. 5-9. Positionierung zu einer Übersichtsaufnahme für Nieren oder Gallensteine aus C. Beck (New York) Das Röntgenverfahren in der Chirurgie 1905, S 18, im Vordergrund der Ruhmkorff-Induktor

ke in Berlin. Auch **Reiniger, Gebbert** und **Schall**, Erlangen, die besonders für die elektrische Ausstattung der Zystoskope bekannt waren, stellten Röntgenröhren her. Die elektrischen Induktoren (Modell nach **Heinrich Daniel Ruhmkorff**, 1803–1877) wurden u. a. von der Firma **Ferdinand Ernecke** in Berlin und von Reiniger, Gebbert und Schall in Erlangen in den Handel gebracht. Der Gesamtpreis einer solchen Anlage ohne Filmverarbeitung schwankte zwischen 590 Mark (Ernecke) und 716 Mark (Siemens und Halske). Am 4. Dezember 1896 genehmigte die Stadtverordnetenversammlung in Köln die Anschaffung von Röntgenapparaten für das Bürgerhospital, nachdem der Bonner Professor für Physik **Heinrich Kaiser** am 2. März 1896 im Großen Gürzenichsaal bereits einen Vortrag zu diesem Thema gehalten hatte.

Die von der Firma Dr. **Carl Schleußner** (ADOX) in Frankfurt/Main 1896 entwickelten doppelt beschichteten Gelantine-Trockenfilmplatten ermöglichten eine verbesserte Bildqualität gegenüber den damals gebräuchlichen konventionellen Fotofilmplatten. In den USA boten **Kodak** und in Großbritannien **Ilford** entsprechende Produkte an. Die Namen dieser Hersteller lassen die enge Verbindung von Radiologie und Fotografie in den Anfangsjahren erkennen.

5.2 Erste Kontrastdarstellung der ableitenden Harnwege mit Kathetern

Im Jahr 1897 schlug der Franzose **Martin Théodore Tuffier** (1857–1929) die Anwendung bleierner Ureterkatheter zur Kontrastuntersuchung des Harntraktes vor. Zu diesem Zeitpunkt wurde der ureterale Katheterismus in die klinische Routine eingeführt, da nunmehr technisch verbesserte Instrumente zur Verfügung standen (Brenner 1887; Brown 1893; Casper 1895; Albarran 1897). Er diente zunächst zur seitengetrennten Auffangung des Urins und Beurteilung im Rahmen einer verbesserten Funktionsdiagnostik der Nieren. **Gustav Kolischer** (1863–1942), der vorher in Wien gelehrt hatte, und **Louis E. Schmidt** (1869–1957), Gründungsmitglieder der Chicago Urology Society, führten 1901 Untersuchungen an Leichen und Lebenden unter der Verwendung von Kathetermandrins aus einer Blei-Antimon-Legierung, so genannten Schattenkathetern, aus, die natürlich bessere radiologische Ergebnisse zeigten als **Howard Kellys** (1858–1943) Versuche am John-Hopkins-Krankenhaus mit so genannten Wachssonden. Im Jahr 1902 gab **Géza von Illyes** (1870–1951), später erster Ordinarius für Urologie in Ungarn, in Budapest einen 8 Charrière-Katheter mit Silbermandrin an. Zusätzlich schlug er mit Wismut-Subnitrikum gefüllte Rohrsonden vor.

5.3 Entwicklung der retrograden Pyelographie

Nach Einführung der Nephrektomie in der Folge von **Gustav Simon** und der Etablierung der Zystoskopie durch **Maximilian Nitze** nahm die Operationsfrequenz an Nieren und Harnleitern ab Mitte der 80er-Jahre des 19. Jhs. zu. Die präoperativen diagnostischen Möglichkeiten zur sicheren Indikationsstellung waren jedoch eingeschränkt. Große Tumoren konnten mit der Palpation nach **James Israel** (1848–1926) nur bei schlanken Patienten getastet werden. Nierensteine waren meist nur anhand der bestehenden Kolik zu erahnen und klinisch zu diagnostizieren. Oftmals wurde sogar empfohlen, den Patienten kräftig zu schütteln, um eine Kolik zu provozieren.

Die Zystoskopie erlaubte eine beidseitige Ausscheidungskontrolle und die Beobachtung des Abgangs von Eiterpartikeln im Blut oder Eiweißzylindern. Durch Leopold Casper und **Friedrich Richter** wurde nach Etablierung des Ureterenkatheterismus (Abb. 5-10) die seitengetrennte Funktionsdiagnostik ab 1895/1900 in der klinischen Routine fest etabliert. Diese wurde 1903 durch die so genannte Indigokarminprobe (**Voelcker** u. **Joseph**) ergänzt. Oftmals konnte aber nur eine operative Probefreilegung, der Explorativschnitt nach Bernhard Bardenheuer (1839–1913), eine endgültige Klarheit der Organerkrankung bringen. Die immer wieder auftretenden diagnostischen Probleme bei der Beurteilung von Uretersteinen mit schattengebenden Harnleitersonden, besonders bei Bewegung des Steins mit der Sonde, förderten die Suche nach Rönt-

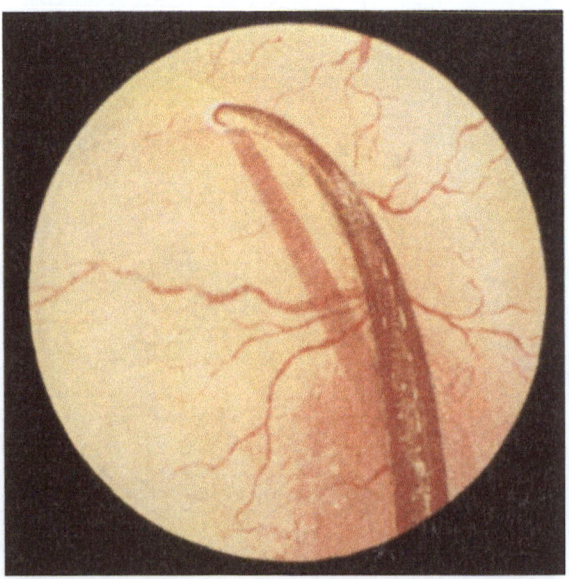

Abb. 5-10. Ureterenkatheterismus. Dreifarbdruck eines Aquarells aus dem künstlerisch sehr ansprechenden Band von Kneise (1926)

Entwicklung der retrograden Pyelographie

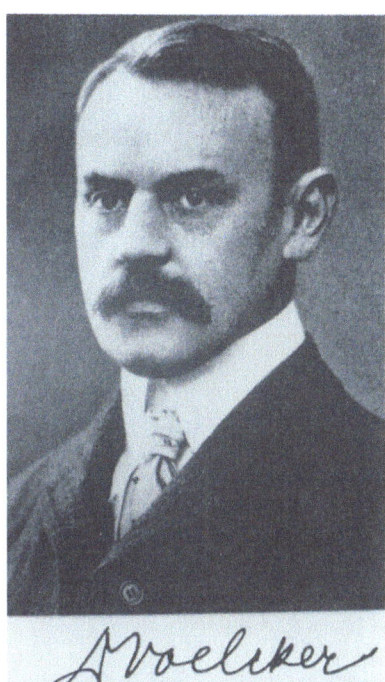

Abb. 5-11. Friedrich Voelcker in seiner Heidelberger Zeit

genkontrastmitteln im Fachgebiet der Urologie. Bereits 1896 hatte **Sehrwald** das Verhalten der Halogene gegenüber Röntgenstrahlen beschrieben. Der Entwicklung der retrograden Zufuhr von Kontrastmitteln in die Harnwege gingen 1904 die Darstellung des Magendarmkanals durch **Hermann Rieder** (1858–1932), München, der auch einen Abriss zur Harndiagnostik verfasste, mit Wismut-Subnitrikum voraus. Diese Substanz, die schon 1911 wegen ihrer toxischen Eigenschaften durch Barium ersetzt wurde, diente auch von urologischer Seite zunächst der Blasendarstellung.

Friedrich Voelcker (Abb. 5-11) und **Alexander von Lichtenberg**, zu dieser Zeit Assistenten an der Heidelberger Chirurgischen Universitätsklinik unter dem **Billroth**-Schüler **Vincenz von Czerny** (1842–1916), führten ab 1905 Versuche zur »Cystographie« durch. Wegen vermuteter Gefahr der Konkrementbildung im Urogenitaltrakt benutzten sie das von **Benno Credé** (1847–1920) schon 1896 zur antiseptischen Wundbehandlung sowie zur Therapie von Harnwegsinfekten eingeführte Agentum colloidale (Kollargol der Firma **Heyden**). Erste Zystogramme waren schon 1904 von Hans Albers-Schönberg mit Wismutemulsionen angefertigt worden, nachdem **Witteck** 1903 zum Blasensteinnachweis Luft zur Kontrastverbesserung benutzt hatte.

Voelcker und Lichtenberg verwendeten dann zur Pyelographie eine 2- bis 5%ige Kollargollösung, wählten eine Belichtungszeit von 2 min und nutzten eine Kompressionsblende nach Albers-Schönberg.

Die Injektion wurde durch ein Casper-Ureterenzystoskop vorgenommen, wobei die Menge des injizierten Kontrastmittels schwankte. In ihrer für die selbstständige Fachentwicklung der Urologie bahnbrechenden Arbeit im 3. Heft der Münchener Medizinischen Wochenschrift vom 6. Januar 1906 berichteten die Autoren über Schwierigkeiten, denn nicht immer waren die Bilder aussagekräftig (Abb. 5-13, 5-14). Detailliert wurden 11 Untersuchungsfälle einschließlich der klinischen Befunde und Operationsindikation erläutert. Die Autoren führten richtungsweisend aus, dass die retrograde Pyelographie es erlaubt, Knickungen, Erweiterungen und Verlagerungen des Nierenbeckens und Ureters zu diagnostizieren und somit eine verbesserte Tumordiagnostik ermöglichte. Der Wiener Urologe **Viktor Blum** (1877–1954) brachte noch im gleichen Jahr gewichtige Einwände gegen die retrograde Pyelographie: Bei Nierentuberkulose könne Kollargol in das gesunde Gewebe gepresst werden (pyelovenöser Reflux) und eine Vergiftung auslösen, wobei er sich bei seiner Aussage auf Leichenversuche stützte. Bereits 1911 hatte **Robert Roessle** (1876–1956), später Pathologe an der Charité, einen kontrastmittelassoziierten Todesfall beschrieben. Eine direkte Wirkung des Kontrastmittels als Todesursache wollte er nicht vermuten. Bis 1917 wurden in der Literatur 12 Todesfälle nach Kollargol sicher beschrieben. In den folgenden Jahren blieb die Pyelographie nach Voelcker und Lichtenberg zunächst eine umstrittene Methode mit wechselnder Indikationsstellung. Leopold Casper, einer der Väter der neuen deutschen Urologie, nannte sie »*ein nicht unbedenkliches*« und »*das eingreifendste aller bis dahin geübten Hilfsmittel*« (Casper 1914). Trotzdem überwogen die Befürworter der Untersuchungstechnik. Zahlreiche Autoren schlugen verschiedene Verbesserungen vor, wie Beckenhochlagerung, dünnlumige Ureterenkatheter oder Kontrastmittelirrigatoren sowie eine zusätzliche Sauerstoffgabe ins Nierenbecken als Pneumopyelo-

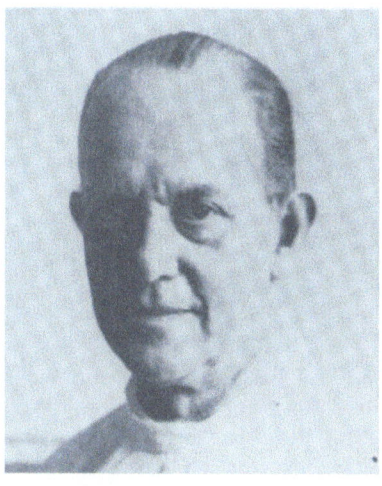

Abb. 5-12. Alexander von Lichtenberg um 1935

Die Münchener Medizinische Wochenschrift erscheint wöchentlich im Umfang von durchschnittlich 6–7 Bogen. • Preis der einzelnen Nummer 80 ₰. • Bezugspreis in Deutschland vierteljährlich ℳ 6.–. • Übrige Bezugsbedingungen siehe auf dem Umschlag.

MÜNCHENER

MEDIZINISCHE WOCHENSCHRIFT.

Zusendungen sind zu adressieren: Für die Redaktion Arnulfstrasse 26. Bureauzeit der Redaktion von 8½–1 Uhr. • Für Abonnement an J. F. Lehmann, Paul Heysestrasse 20. • Für Inserate und Beilagen an Rudolf Mosse, Promenadeplatz 16. •

ORGAN FÜR AMTLICHE UND PRAKTISCHE ÄRZTE.

Herausgegeben von

O. v. Angerer, München. Ch. Bäumler, Freiburg i. B. O. v. Bollinger, München. H. Curschmann, Leipzig. H. Helferich, Kiel. W. v. Leube, Würzburg. G. Merkel, Nürnberg. J. v. Michel, Berlin. F. Penzoldt, Erlangen. H. v. Ranke, München. B. Spatz, München. F. v. Winckel, München.

No. 3. 16. Januar 1906. Redaktion: Dr. B. Spatz, Arnulphstrasse 26. Verlag: J. F. Lehmann, Paul Heysestrasse 20. 53. Jahrgang.

(Nachdruck der Originalartikel ist nicht gestattet.)

Originalien.

Aus der chirurgischen Universitätsklinik in Heidelberg (Direktor: Geh. Rat Czerny, Exzellenz).

Pyelographie. (Röntgenographie des Nierenbeckens nach Kollargolfüllung).

Von

Dr. Fritz Voelcker, Privatdozent und I. Assistenzarzt

und

Dr. Alexander Lichtenberg, Assistent der Klinik.

Von dem Wunsche geleitet, die Röntgenstrahlen für das Erkennen von Lageveränderungen und Dilatationszuständen des Nierenbeckens und des Ureters am lebenden Menschen dienstbar zu machen, haben wir unsere in einer früheren Nummer (No. 33, 1905) dieser Wochenschrift mitgeteilten Arbeiten über das Studium der Form der Harnblase weiter ausgedehnt und sind dadurch in einem Teile unserer Untersuchungen zu bemerkenswerten Resultaten gekommen.

Weil es nicht möglich ist, von der Blase aus eine Flüssigkeit selbst bei dem höchsten Drucke in die Ureteren und das Nierenbecken vorzutreiben [1]), so ist es notwendig, durch Einlegen des Ureterkatheters sich den Weg zum Nierenbecken zu bahnen. Wir haben bei unseren Studien unter Benützung des Casperschen Ureterenzystoskops einen Katheter auf der zur Untersuchung bestimmten Seite in den Ureter eingeführt und langsam bis in das Nierenbecken vorgeschoben, dann das Zystoskop entfernt, während der Katheter möglichst unverrückt im Nierenbecken liegen blieb. Dann wurden die Patienten unter die Röntgenlampe gebracht und in das Nierenbecken durch den Katheter eine erwärmte 5 proz. Kollargollösung mittels einer passenden Spritze injiziert. Die Menge, die man einspritzen kann, ohne stärkere Schmerzen zu verursachen, ist verschieden. Manchmal klagen die Patienten schon nach Injektion von 5 ccm über lebhafte kolikartige Beschwerden, in anderen Fällen kann man grössere Mengen (50–60 ccm) einspritzen. Diese Verschiedenheit dürfte auf die variable Grösse des Nierenbeckens zurückzuführen sein. Im übrigen ist das ganze Verfahren wenig schmerzhaft, besonders wenn man eine Stunde vorher subkutan 1 cg Morphium gegeben hat. Damit erzielt man ausserdem den weiteren Vorteil, dass der Patient während der Röntgenographie ruhig liegen bleibt. Einige Male liessen wir auch den Metallmandrin in dem Ureterkatheter stecken; derselbe hinderte die Einspritzung des Kollargols nicht und markierte auf der Platte den Ureter in besonders scharfer Weise. Doch kann man auch ohne Metalldraht durch die Kollargolfüllung allein bei gut gelungener Photographie den Verlauf der Ureteren, selbst wenn diese nicht erweitert waren, erkennen. Die Röntgenographie geschah mittels der Albers-Schönbergschen Blende mit einer Belichtungszeit von durchschnittlich 2 Minuten. Aufnahmen ohne Blenden bringen die in Frage kommenden feineren Details nicht auf die Platte. Es ist selbstverständlich, dass man die Stellung der Blende der Lage der Niere anpasst. Bei Wandernieren haben wir die Aufnahme bei etwas erhöhtem Oberkörper gemacht. Aufnahmen im Sitzen, welche gerade für solche Fälle wünschenswert wären, konnten wir wegen Mangels der entsprechenden Vorrichtung nicht ausführen. Nach Beendigung der Aufnahme wird das Nierenbecken sorgfältig mit 2 proz. warmer Borsäurelösung ausgespült, dann der Katheter wieder entfernt.

Meist hatten die Patienten nach dieser Prozedur, die im ganzen etwa 15 Minuten in Anspruch nimmt, ungefähr einen Tag lang ein dumpfes Schmerzgefühl in der Nierengegend. Irgendwelche schlimmere Folgeerscheinungen haben wir nicht bemerkt. Dass alle Instrumente und Flüssigkeiten sterilisiert sein müssen, versteht sich von selbst.

Wir haben das Verfahren 11 mal zur Anwendung gebracht, 10 mal bei Frauen, 1 mal bei einem Mann. 4 mal haben wir keine deutlichen Bilder bekommen. Die Gründe für das Misslingen sind in mannigfaltigen Schwierigkeiten gegeben. Wenn das Nierenbecken nicht dilatiert ist, so erzeugt es durch die Weichteile hindurch keinen deutlichen Schatten. Wenn man die nebenstehende Abbildung (Fig. 1) vergleicht, welche durch Kollargolinjektion einer herausgenommenen Leichenniere gewonnen ist, so versteht man, dass bei einem fettleibigen Individuum oder bei grosser unterer Thoraxapertur nur schwer eine deutliche Wiedergabe auf der Platte erzielt werden kann. Man muss auch bedenken, dass die Füllung des Beckens an der Leichenniere mit einem gewissen Drucke geschehen kann, während am Lebenden jeder Ueberschuss von Füllungsflüssigkeit neben dem Ureterkatheter in die Blase ablaufen kann und dass man an und für sich die Erzeugung einer grösseren Spannung vermeiden muss. Schwierigkeiten machte es auch manchmal, die Niere richtig in der Oeffnung der Blende zu fixieren. Am besten gelingt die Photographie bei Wandernieren magerer mehrgebärender Frauen, wenn das Organ sich unterhalb des Rippenbogens und oberhalb der Darmbeinschaufel befindet oder sich wenigstens dorthin bringen lässt. In einem Falle von doppelseitiger Wanderniere lag der Grund für den Misserfolg der Pyelographie darin, dass wir die stark beweglichen Nieren durch einen Schnürgurt zu weit nach abwärts gedrängt hatten, so dass der Schatten des Nierenbeckens sich in dem Knochenschatten der Darmbeinschaufel verlor. In einem weiteren Falle war infolge unrichtiger Beurteilung des Palpationsbefundes die Niere ausserhalb des Blendenkreises gelegen. In einem dritten Falle war die nervöse Unruhe der Patientin an dem Misslingen der Pyelographie schuld. In einem vierten Falle waren das Nierenbecken und die Kelche von einem kolossalen Steine so vollständig ausgegossen, dass es keine Kolllargollösung mehr aufnahm.

Sehr klare Bilder haben wir dagegen in 4 weiteren Fällen erhalten. Wir haben die Photographien durch Verkleinerung mittel eines Storchschnabels zeichnerisch wiedergegeben und behalten uns die photographische Reproduktion der Platten für eine Fachzeitschrift vor.

Die erste der Abbildungen (Fig. 2) stellt eine rechtsseitige Wanderniere bei einem 23 jährigen Mädchen dar. Man sieht das Nieren-

[1]) Aus einem Referat eines von uns in Meran gehaltenen Vortrages über dieses Thema glaubten wir zu ersehen, dass der Referent uns missverstanden hat, indem er anzunehmen scheint, dass es uns gelungen sei, durch einfache Füllung der Blase mit Kollargol auch das Nierenbecken zur Darstellung zu bringen.

No. 3

1

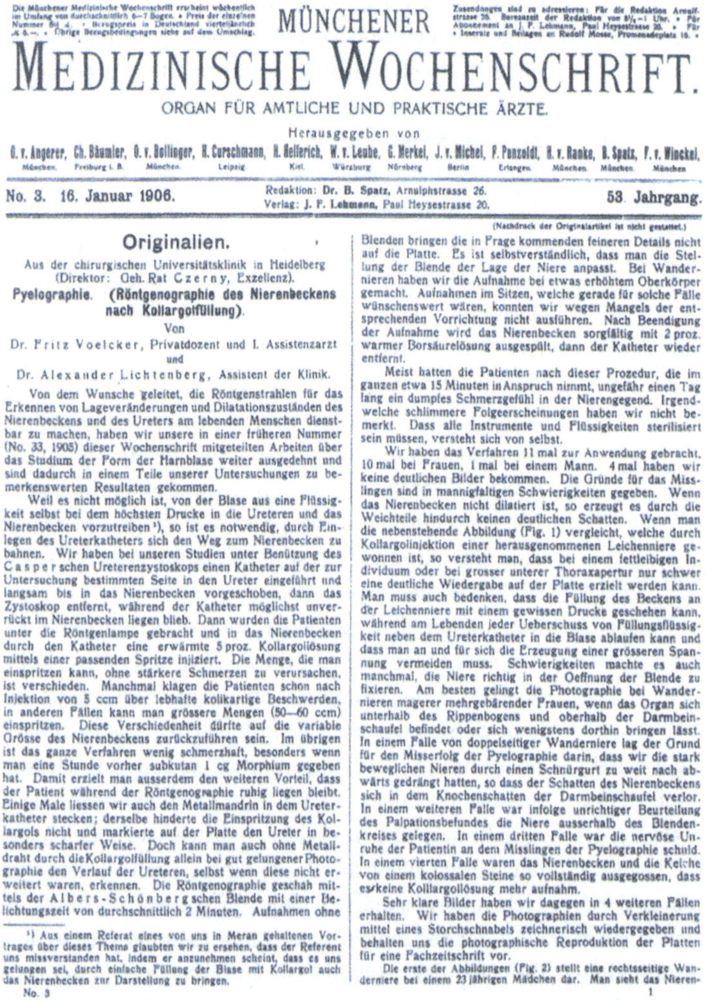

Abb. 5-13. Titelseite der Münchener Medizinischen Wochenschrift mit der Originalpublikation

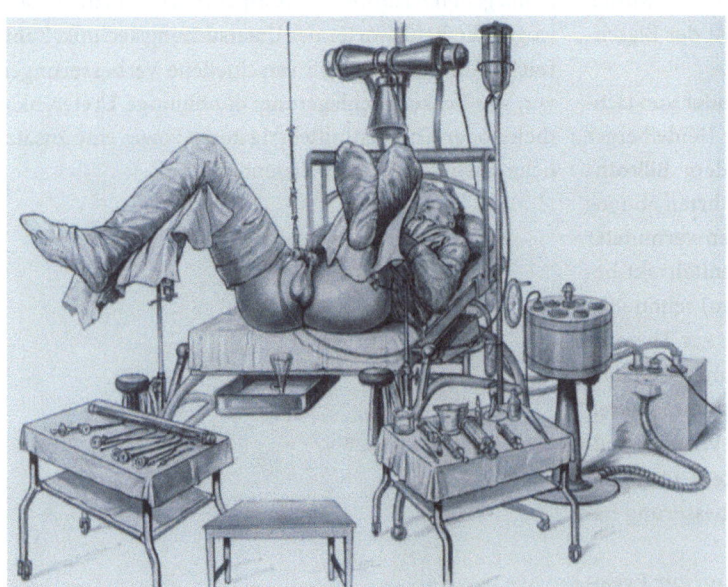

Abb. 5-14. Lagerung zur retrograden Ureteropyelographie. In: M. Kirschner, Die Eingriffe am Harnapparat und den männlichen Geschlechtsteilen, Springer, Berlin 1937, S 22

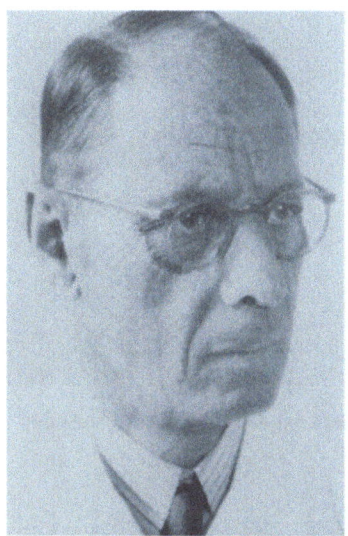

Abb. 5-15. Hans Dietlen

graphie, wie 1911 von Lichtenberg und **Dietlen** (1879–1955, ▶Abb. 5-15) berichtet.

In den Vereinigten Staaten machte sich besonders **William S. Braasch** (1878–1975), Mayo-Klinik Rochester, um die retrograde Pyelographie verdient. Die Einführung neuer, halogenierter Kontrastmittel senkte die Schleimhautreizung des Nierenhohlsystems:

- 1915: **Edgar Burns** (1895–1973): Thorium (Thorothrast),
- 1918: William S. Braasch (1878–1975): Jodnatrium (12%), Bromnatrium (25%),
- 1919: **Georg Prätorius** (1879–1944): kolloidales Jodsilber, 4- bis 5%iges Pyelon,
- 1920: **Hans Fabrizius** (1876–1941): Jodkalium,
- 1921: **Eugen Joseph** (1879–1933): Jodlithium (Umbrenal).

Doch auch diese Kontrastmittel besaßen immer noch irritative Nebenwirkungen.

Im Jahr 1912 war die Röntgendiagnostik auf dem 4. Kongress der Deutschen Gesellschaft für Urologie ein Hauptthema. Vielfach wurde in der Literatur die Frage der Zulässigkeit einer doppelseitigen Pyelographie diskutiert. Nach dem 2. Weltkrieg fanden sich vermehrt Literaturhinweise zu Thorotrastspätschäden und die durch den α-Strahler induzierten Nierenzellkarzinomen.

Mit der Einführung der retrograden Pyelographie eröffnete sich für die Urologie eine neue diagnostische Dimension. Erstmals konnten morphologische Veränderungen, wie Stenosen, Tumoren und Konkremente von Harnleiter, Nierenbecken und Nieren sichtbar gemacht werden als Grundlage einer gezielten operativen Indikation. Neben der Zystoskopie entwickelte sie sich zum weiteren diagnostischen Standbein eines aufstrebenden innovativen Fachgebiets. Es waren die operativ tätigen Urologen, die

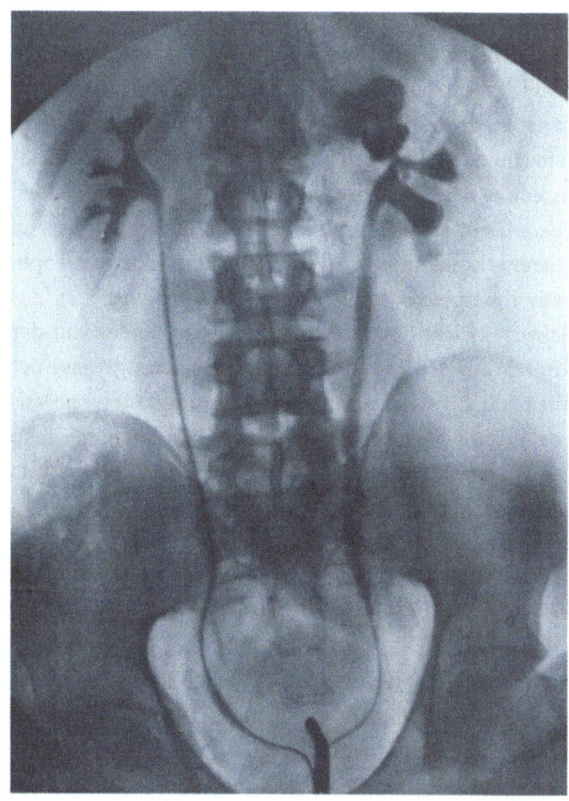

Abb. 5-16. Beidseitig ausgeführtes Ureteropyelogramm

diese radiologische Entwicklung durch klinische Forschung vorantrieben, um eine gesicherte Basis für ihre Operationsplanung zu erhalten. Doch auch Praktiker wie **Berthold Goldberg** (1867–1926), Köln und Wildungen machten sich um die Einführung der Röntgendiagnostik in die urologische Praxis verdient. Da zunächst die Radiologie als so genannte Skiagraphie nur zur allgemeinen Steindiagnose angewandt wurde, konnten sich die neuen diagnostischen Hilfsmittel der Pyelographie innerhalb eines Jahrzehnts zu einem Routineverfahren im urologi-

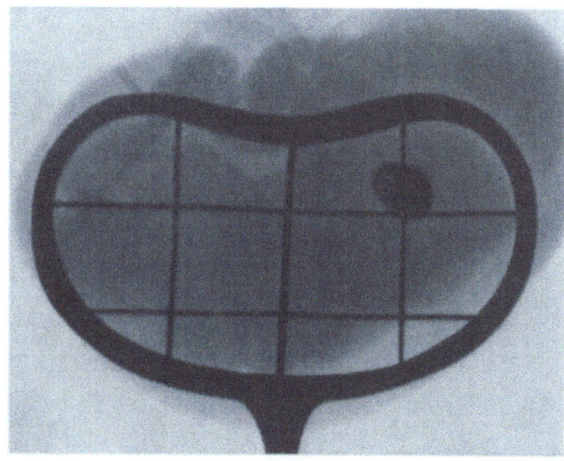

Abb. 5-17. Gitter zur intraoperativen Steinlokalisation

schen Fachgebiet durchsetzen. Diese ergänzte die endoskopische Untersuchung des unteren Harntraktes durch bildliche Darstellung des oberen Harntraktes und erlaubte neben den kurz zuvor eingeführten funktionellen Untersuchungen nun auch eine sichere morphologische Beurteilung der bis dahin dem Untersucher unzugänglichen Nieren. Jetzt erst konnten die so genannten »chirurgischen Nierenerkrankungen« zuverlässig diagnostiziert und operativ therapiert werden. Schon jetzt verlagerte sich das Schwergewicht des aufstrebenden Fachgebietes von der konservativen und endovesikalen Behandlungsweise der alten französischen Urologenschule zur offenen operativen, organbezogenen Urochirurgie, die die technischen Möglichkeiten in der ersten Hälfte des 20. Jahrhunderts nutzte (Abb. 5-16, 5-17).

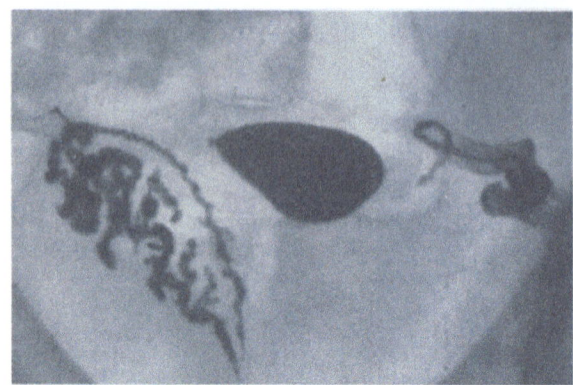

Abb. 5-19. Vesikolographie mit einseitigem Verschluss der Samenblasen bei M. Koch

5.4 Weitere uroradiologische Fortschritte

Wenn auch der Schwerpunkt uroradiologischer Forschung in Deutschland lag, sollen Beiträge ausländischer, insbesondere amerikanischer Autoren nicht unberücksichtigt bleiben. **John H. Cunningham**, Bostoner Urologe, stellte 1910 bei einem Patienten mit Harnröhrenstrikturen die Urethra erstmalig radiologisch dar. Doch erst **Rubin H. Flocks** (1906–1975), Iowa, popularisiert diese Untersuchungstechnik in den 40er-Jahren im Rahmen der auftretenden transurethralen Prostataresektion.

William T. Belfield (1856–1929), Chicago, Pionier der Prostatachirurgie, konnte 1913 die Samenblasen erstmals radiologisch mit Hilfe von Kollargol darstellen. Die Vesikulographie besaß bis zum Zeitalter der Computertomographie Anfang der 80er-Jahre zur Beurteilung von Malignomen der Prostata und Tuberkuloseprozessen einen wichtigen Stellenwert.

Im Jahr 1913 entwickelte **Gustav Bucky** (1880–1963) sein Streustrahlenraster (Blende), was die Abbildungsqualität der Röntgenaufnahmen entscheidend verbesserte. Urologen in Deutschland, wie Hans Boeminghaus (1893–1979) und **Felix Schlagintweit** (1868–1950), hatten sich um die Konstruktion im Gebrauch einfach zu handhabender Röntgentische für Klinik und Praxis verdient gemacht.

Die Anwendung des Pneumoperitoneums zu radiologischen Zwecken ab 1914 geht auf **Ernst Rautenberg** und **Otto Goetze** (1886–1957) zurück, nachdem bereits 1901 **Georg Kelling** (1860–1945) diese Technik zur Laparoskopie anwandte. Wegen technischer Probleme wurde diese Anwendung aufgegeben und durch die retroperitoneale Luftinsufflation ersetzt, die 1921 durch **Paul Rosenstein** (1875–1964), Nachfolger **James Israels** am Berliner Jüdischen Krankenhaus eingeführt wurde. Bis zur Einführung der Computertomographie blieb diese Methode zur Darstellung der Nebenniere im Gebrauch.

Mitte der 20er-Jahre setzte auch im Publikationsbereich eine Akzentuierung dieses Teilbereichs der Urologie ein.

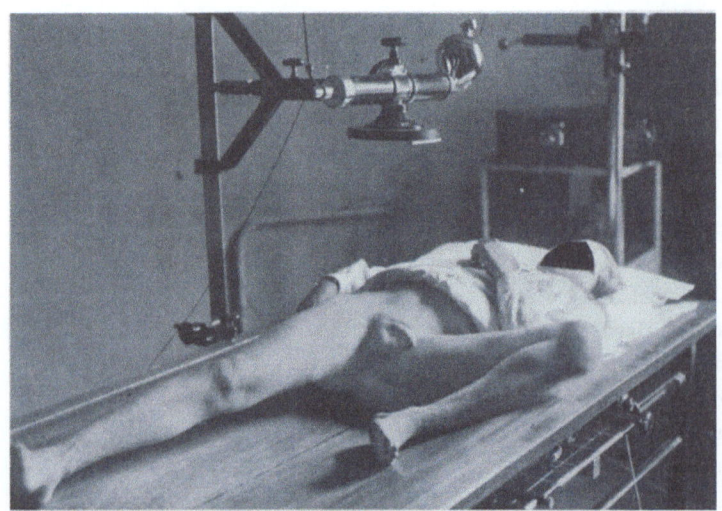

Abb. 5-18. Lagerung in Lauenstein zur Urethrographie (Röntgenaufnahme der hinteren Harnröhre). In: Boeminghaus-Zeiss (1933) Die Erkrankungen der Harnorgane im Röntgenbild. Barth, Leipzig

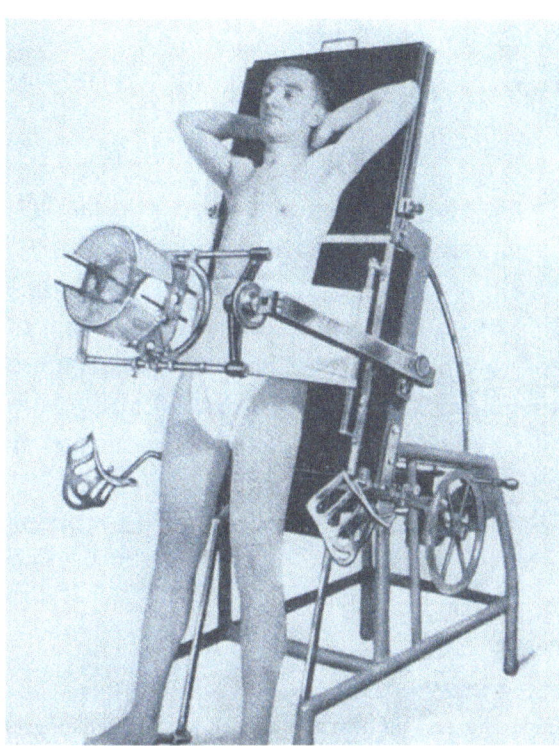

Abb. 5-20. Handelsüblicher Röntgentisch (US-Produktion)

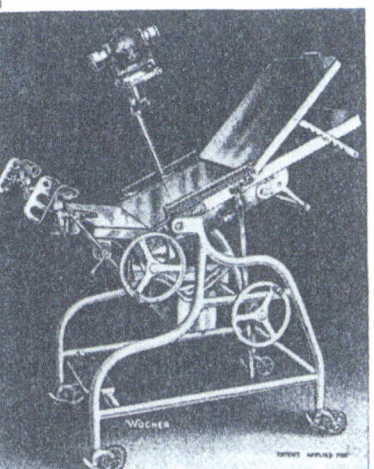

Abb. 5-21. Handelsüblicher Röntgentisch (US Produktion)

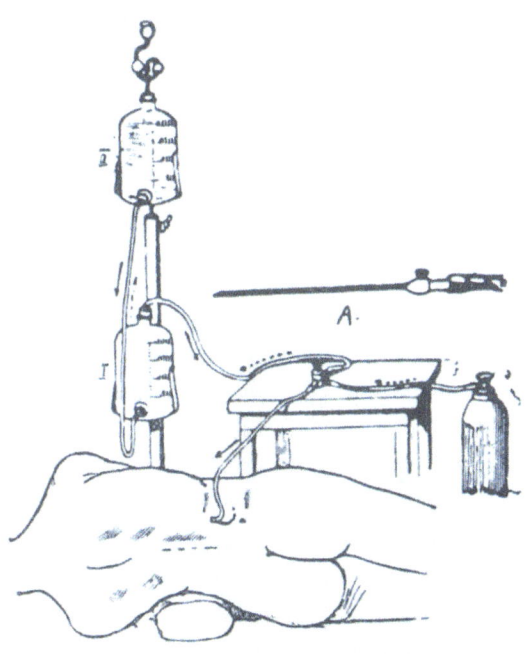

Abb. 5-22. Pneumoretroperitoneum nach Rosenstein aus Casper Picard (1930) Lehrbuch der urologischen Diagnostik. Thieme, Leipzig, S 377

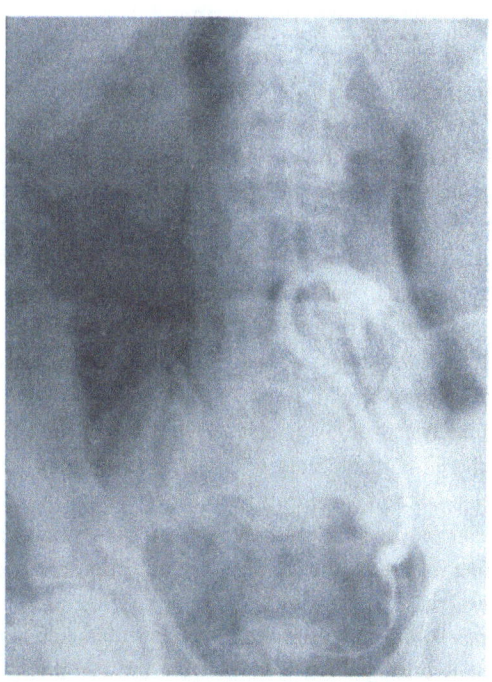

Abb. 5-23. Pneumoretroperitoneum nach Rosenstein aus Casper Picard (1930) Lehrbuch der urologischen Diagnostik. Thieme, Leipzig, S 377

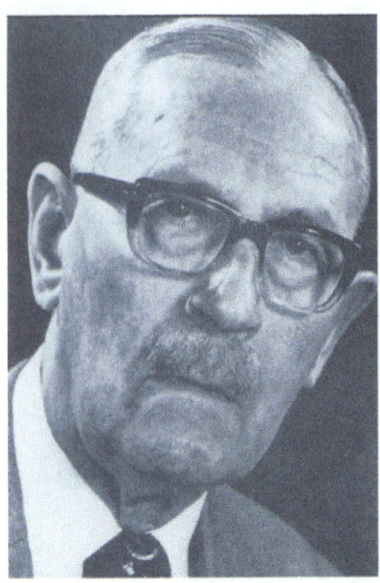

Abb. 5-24. Johannes Volkmann (Archiv der Dt. Gesellschaft für Urologie)

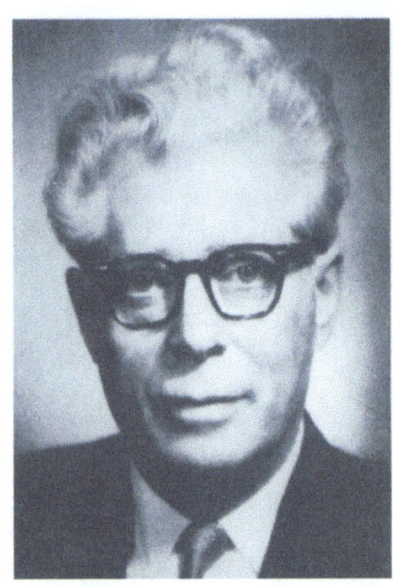

Abb. 5-25. Moses Swick (Archiv der Dt. Gesellschaft für Urologie)

Neben dem grundlegenden Artikel von Alexander von Lichtenberg im 2. Band des 5-bändigen Handbuches von 1926, bei **Julius Springer** erschienen, fanden die Lehrbücher von Eugen Joseph (1878–1933) und Hans Boeminghaus eine große Verbreitung (Abb. 5-18 bis 5-23).

5.5 Entwicklung der Ausscheidungsurographie

Seit 1922 beschäftigte sich **Johannes Volkmann** (1889–1982, Abb. 5-24), Chirurgische Universitätsklinik Halle, unter Voelckers Ordinariat mit der Testung anorganischer Jodverbindungen. Tierversuche mit Bromnatrium zur Darstellung der ableitenden Harnwege führten zu keinem Erfolg, weil die benutzten Kontrastmittelmengen nicht ausreichend waren. In weiteren Versuchsreihen fand er, dass eine 10%ige Jodnatriumlösung in hoher Dosierung (15–20 g) eine Darstellung des Nierenbeckens und teilweise auch des Ureters ermöglichte.

Im Rahmen der Syphilistherapie waren von der deutschen Versuchsreihe unabhängig E. Osborne (1895–1960), A. Sutherland, Scholl und Rowntree aus der Mayo-Klinik in Rochester 1923 zu ähnlichen Ergebnissen gekommen, die sie sofort im Journal der American Medical Association publizierten.

Johannes Volkmanns Verdienste wurden durch eine Verkettung ungünstiger Umstände und mangelndes publizistisches Echo deutlich geschmälert. Sein angekündigter Vortrag auf dem Deutschen Chirurgenkongress 1924 in Berlin fiel nach Umstellung des Vortragsprogramms aus.

Er konnte erst auf dem anschließenden Röntgenkongress zum ersten Male Ausscheidungsurogramme in Deutschland präsentieren.

Nachdem er sich mit einer pharmazeutischen Firma in Dresden in Verbindung gesetzt hatte, um bessere Substanzen synthetisieren zu lassen, dieses Unternehmen das Kontrastmittel aber anderen Wissenschaftlern zur Verfügung stellte, zog sich Volkmann verärgert über den bisherigen Verlauf seiner Kontrastmittelforschung aus dem Ge-

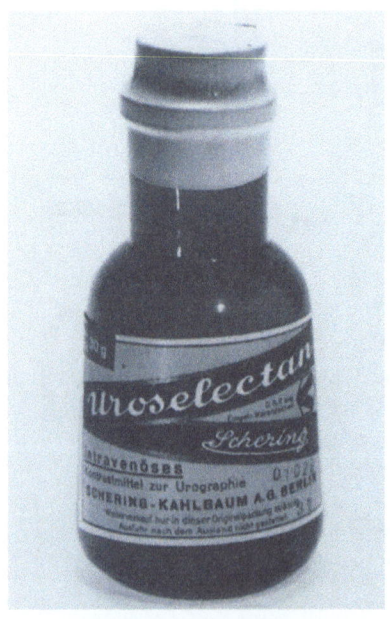

Abb. 5-26. Originalverpackung des Produkts (mit freundlicher Genehmigung von Scheringianum, Firmenarchiv der Schering AG, Berlin). Es kam 1931 auf den Markt

biet der Urographie zurück und widmete sich ganz der Chirurgie. Zwischen 1952 und 1957 leitete er die Chirurgische Universitätsklinik in Greifswald.

Im Jahr 1924 zeigte Paul Rosenstein auf dem 6. Deutschen Urologenkongress in Berlin Bilder in der Anwendungstechnik, wie sie Osborne im American Journal vorgeschlagen hatte. Aber auch diese Anwendung befriedigte nicht. **Alfred Roseno** aus dem Kölner Bürgerhospital berichtete 1928 über weitere Tierversuche an Hunden mit Jodnatrium.

Aber erst die Anwendung organischer Jodverbindungen erlaubte die exakte Darstellung des ableitenden Harnsystems.

Im Jahr 1928 kam der amerikanische Stipendiat der »Emanuel-Liebmann-Stiftung«, der New Yorker **Moses Swick** (1900–1985), nach Berlin. Er arbeitete zunächst bei **August Bier** (1861–1949) an der Chirurgischen Universitätsklinik Ziegelstraße, dann in der damals größten Urologischen Abteilung (159 Betten) bei Alexander von Lichtenberg im St.-Hedwig-Krankenhaus. Im Herbst des gleichen Jahres setzte er seine Tätigkeit an der Inneren Abteilung des Krankenhauses Hamburg-Altona unter **Leopold Lichtwitz** (1876–1943) fort, wo er die entscheidende Anregung zu seinem Lebenswerk, der Ausscheidungsurographie mit organischen Jodverbindungen, erhielt (Abb. 5-25).

Lichtwitz hatte von dem Chemiker der Landwirtschaftlichen Hochschule zu Berlin, **Arthur Binz** (1868–1943), das von diesem und der Firma **Schering-Kahlbaum** entwickelte Selectan zu Testzwecken als Chemotherapeutikum bei Kokkeninfekten erhalten. Hierbei war aufgefallen, dass die Substanz im Wesentlichen ausgeschieden wurde.

Moses Swick konnte mit den jodsubstituierten Pyridin-Derivaten erste Ausscheidungsurogramme experimentell erzielen. Seine Ergebnisse führten ihn nun wiederum nach Berlin zu Binz zurück, der dann Pyridin-Derivate zur Verfügung stellte, in denen die Methylgruppe durch Essigsäure ersetzt war.

Ab April 1929 übernahm Moses Swick nach anfänglichem Zögern am St.-Hedwig-Krankenhaus unter der klinischen Leitung von Alexander von Lichtenberg die Prüfung der Derivate, insbesondere des Uroselectans (als Iopax in den USA vertrieben), und stellte im Juni 1929 zum ersten Mal technisch brauchbare Ausscheidungsurographien her. Das Kontrastmittel hatte einen Jodgehalt von 42% (Abb. 5-26).

Hieran schloss sich eine heftige, über mehrere Jahrzehnte geführte Kontroverse über die Priorität der einzelnen Protagonisten an, da Alexander von Lichtenberg u. a. auf seiner Vortragsreise 1930 in den USA und auf dem amerikanischen Urologenkongress in New York Moses Swick nicht

DIE INTRAVENÖSE PYELOGRAPHIE.
II. Mitteilung.
KLINISCHE ERGEBNISSE.
Von
Dr. A. ROSENO,
Assistent der Chirurgischen Klinik Augustahospital der Universität Köln
(Direktor: Prof. FRANGENHEIM).
Auf dem letzten deutschen Urologenkongreß* wurde vo
Verfasser eine neue Methode bekannt gegeben, die es gestatte

Abb. 5-27. Kölner Publikation zur Ausscheidungsurographie von Roseno

besonders erwähnte. Dies erschwerte über Jahrzehnte die unvoreingenommene fachliche Würdigung aller Beteiligten in Deutschland und in den USA.

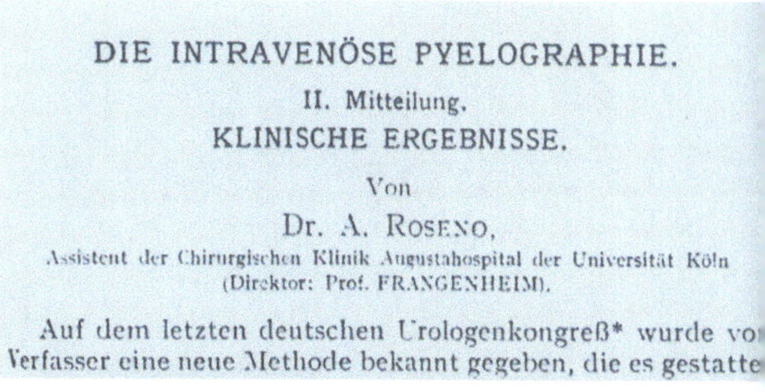

Auch die rheinische Forschung wurde fortgesetzt. Aus dem Kölner Bürgerhospital berichtete 1930 **Bronner** aufbauend auf den Arbeiten Alfred Rosenos (Abb. 5-27, 5-28), der das Kontrastmittel auch erfolgreich bei Menschen angewandt hatte, über seine Untersuchungsergebnisse mit Abrodil, dessen Forschungsname zunächst Netuphan lautete (IG Farben Bayer; Meister Lucius und Brüning). Dieses Kontrastmittel behielt bis zum 2. Weltkrieg seine führende Stellung und besaß nach Boeminghaus sogar eine bessere Abbildungseigenschaft.

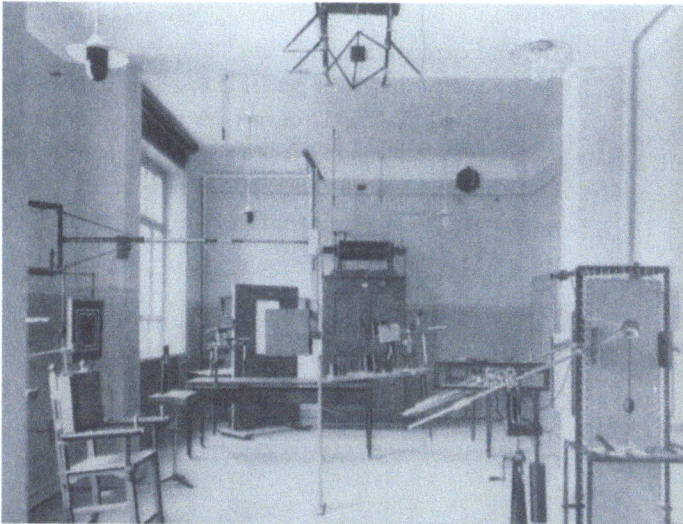

Abb. 5-28. Röntgenzimmer der Krankenanstalt »Lindenburg«, Köln mit einer Anlage der Fa. Reiniger Gebbert u. Schall. Die von dieser Firma in Köln aufgestellten Anlagen (die zweite stand im Israelitischen Asyl für Kranken und Altersschwache, Köln-Ehrenfeld) waren um 1910 die modernsten Anlagen und galten als Referenzeinrichtungen, auf die in Firmenmitteilungen hingewiesen wurde (HA St K Bestand 630, sowie Fa. Siemens Medizintechnik, Firmenarchiv, Erlangen)

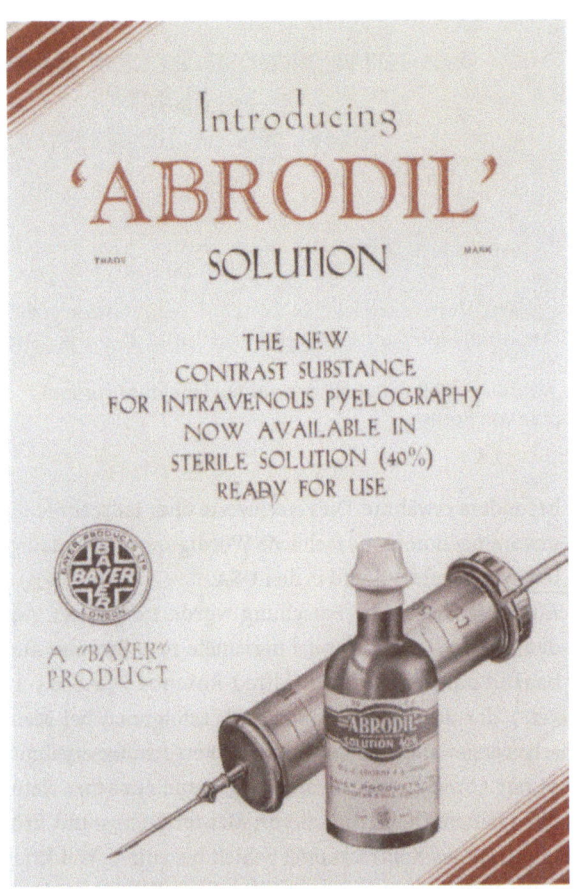

Abb. 5-29. Originalverpackung des Konkurrenzprodukts. Perabrodil kam 1933 auf den Markt (2 Jodatome)

dieses durch stufenweise Ausbildung immer vollkommener«.

Er berücksichtigte dabei, dass viele Faktoren zu einer wissenschaftlichen Entdeckung beitragen und das eigene Forschungsergebnis in Wechselwirkung mit dem wissenschaftlichen, gesellschaftlichen und technologischen Umfeld entsteht.

Der Wert der Ausscheidungsurographie für die urologische Diagnostik konnte von v. Lichtenberg 1932 in der Aussage zusammengefasst werden: Das Ausscheidungsurogramm ist die morphologische »Zusammenfassung aller sekretorischen und dynamischen Vorgänge und Zusammenhänge innerhalb der Harnorgane. Deshalb wird die Untersuchungstechnik näherungsweise auch als Funktionsdiagnostik betrachtet werden«.

Durch die Verbesserung der Standardpräparate Uroselectan und Abrodil, so 1950 durch die Einführung des trijodierten Urographin durch die Firma Schering und später durch den Übergang von den ionischen zu den nichtionischen und niederosmolaren Kontrastmitteln (Ultravist, Omnipaque, Solutrast) Synthese auf basischer Benzolsäure des trijodierten Urokon (Firma Malinckrodt, St. Louis, USA) wurde die grundlegende Technik der urologischen Röntgendarstellung nicht verändert. Die Entwicklung der retrograden Pyelographie sowohl die der Ausscheidungsurographie hatten entscheidende Bedeutung für die Entwicklung einer eigenständigen urologischen Röntgendiagnostik und Etablierung des Fachgebietes (Abb. 5-29).

Bereits 1929 beschrieb der Portugiese **Reynaldo Dos Santoz** (1880–1970) seine Technik, Kontrastmittel translumbal in die abdominale Aorta zu injizieren, um so die Nierenarterien darzustellen. Als Kontrastmittel verwendete er 100%iges Natriumiodid. Toxische Zwischenfälle ließen die Urologen zögern, diese Technik zu übernehmen; es dauerte daher 20 Jahre bis zur Etablierung.

Treffend charakterisierte bereits Philipp Bozzini (1773–1809), der Begründer der neuzeitlichen Endoskopie, diesen Umstand in seinem Vorwort des 1807 erschienenen Werks »Der Lichtleiter«: »Jede Erfindung verdankt ihre Entstehung einem glücklichen Zusammentreffen verschiedener Umstände, sie wird als Kind geboren und wie

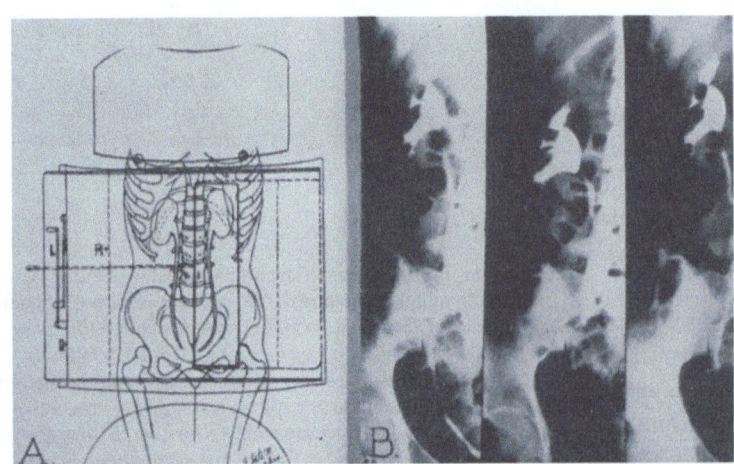

Abb. 5-30.
In den 30er-Jahren erfolgten aufgrund technischer Verbesserungen zunehmend Aufnahmen in Tomographietechnik

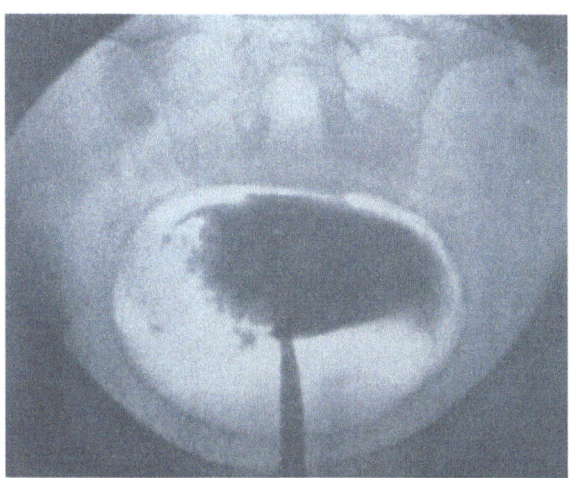

Abb. 5-31. Abrodilpfütze nach Kneise/Schober bei Blasenkrebs

Mitte der 30er-Jahre erwachte das wissenschaftliche Interesse auch an funktionellen Fragestellungen, insbesondere seit es möglich wurde, bei kürzeren Belichtungszeiten raschere Bildfolgen oder auch tomographische Aufnahmen anzufertigen (Abb. 5-30).

Eine kombinierte Kontrastmittel-Luft-Füllung der Blase wurde in den 40er-Jahren von Otto Kneise (1875–1953), Halle, und K. L. Schober (1912–2000) zu einer typischen Untersuchungsmethode ausgebaut (so genannte Abrodilpfütze, Abb. 5-31, 5-33).

Die von Farinas 1947, später von **Kremser** und **Münster** angegebene **Kavographie** sollte die Möglichkeit der präoperativen Operabilitätsabklärung bei Nierentumoren entscheidend verbessern.

Die Einführung von Kathetern perkutan in das Nierenhohlsystem ist die jüngste uroradiologische Anwendung. Ihr Ursprung liegt in der Arbeit **Werner Forssmanns** (1904–1979), der ersten radiologischen Darstellung des Herzens auf intravenösem Wege. Hierbei ist zu bemerken, dass diese der klassischen Arbeit von Lichtenberg und Swick in der Nr. 4 der Medizinischen Wochenschrift von 1929 genau voranging. **Ferdinand Sauerbruch** (1875–1951) bezeichnete Forssmanns Eingriff noch abwertend als »Zirkuskunststück«.

Sven Jörg Seldinger gab 1953 seine Technik der Kathetereinführung ohne operative Gefäßeröffnung unter Verwendung einer Punktionskanüle und eines Führungsdrahtes an. Somit konnte eine operative Freilegung vermieden werden (Abb. 5-34).

Die perkutane Nephrostomierung entwickelte sich aus der von dem Schweden Wickboom 1954 angewandten Technik der antegraden Pyelographie durch direkte Punktion des Nierenhohlsystems und wurde von **Willard C. Goodwin** (1915–1998) 1955 erstmals als therapeutischer Eingriff beschrieben.

Die Pionierleistungen gerieten oft in Vergessenheit, nicht zuletzt, da die Punktion ohne sonographische Kontrolle ausgeführt wurde und die Indikation zunächst auf stark dilatierte Hohlsysteme beschränkt blieb. Die Anlage einer

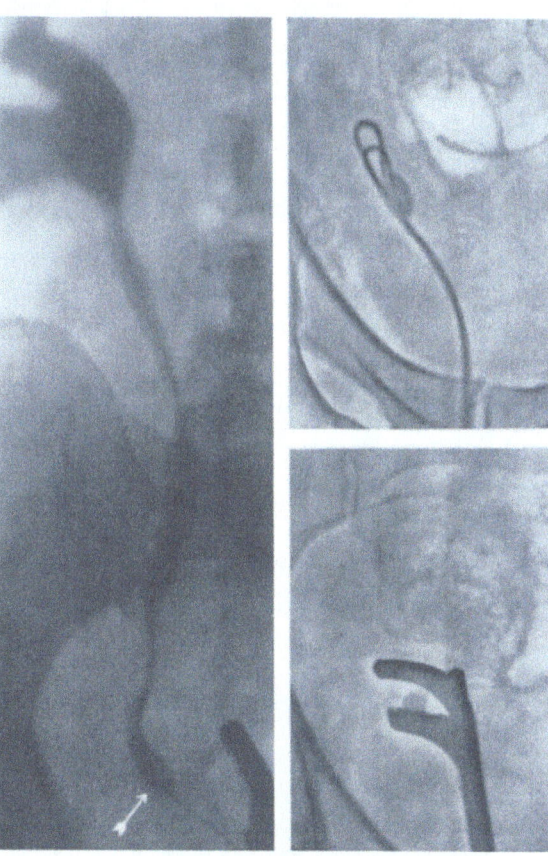

Abb. 5-33. Radiologische Kontrolle gering-invasiver urologischer Eingriffe: retrograde Ureteropyelographie, Steinextraktion mit der Zeiss-Schlinge, »blinde« Steinlithotripsie unter Röntgenkontrolle

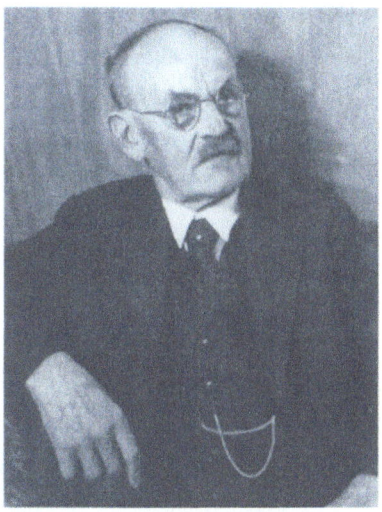

Abb. 5-32. Otto Kneise (1875–1953)

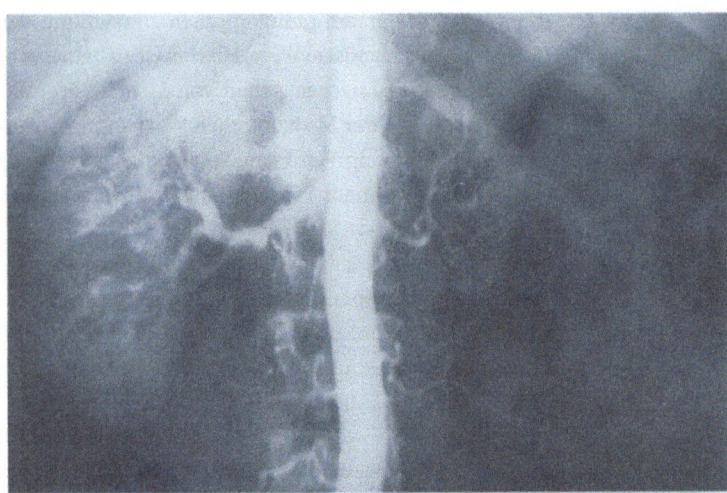
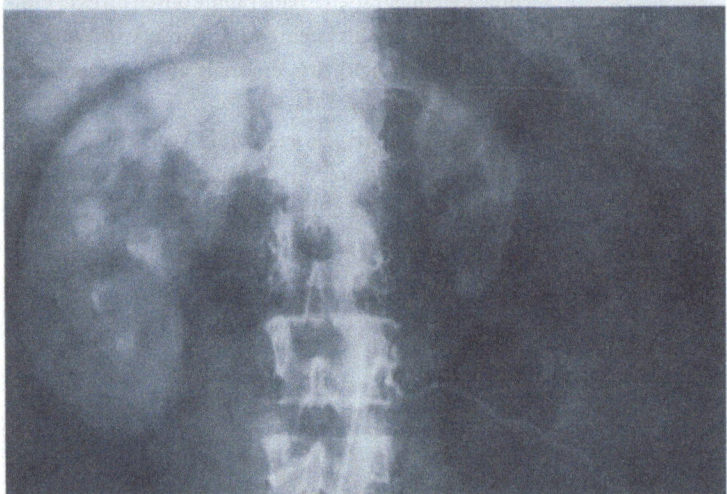

Abb. 5-34.
Renovasographie in Seldingertechnik oben Frühphase unten Spätphase

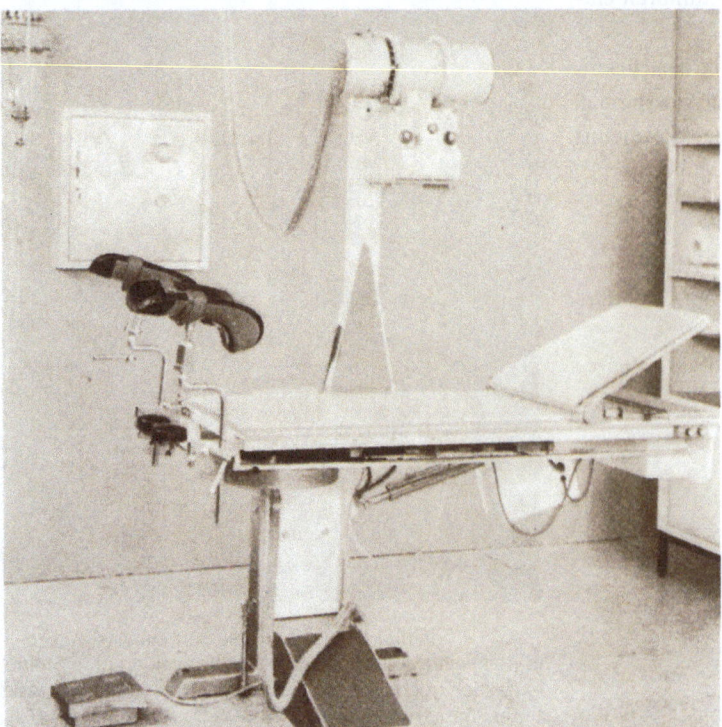

Abb. 5-35.
Röntgenuntersuchungseinheit nach Griessmann, die über 30 Jahre zur Standardausstattung urologischer Röntgeneinheiten gehörte. (Fa. Siemens)

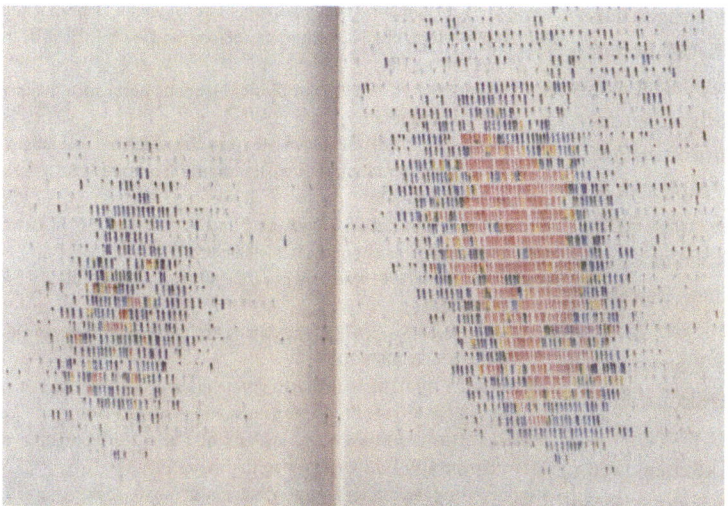

Abb. 5-36.
Nierenszintigraphie 1963 bei Schrumpfniere rechts

Nephrostomie, ultraschallgesteuert unter Bildwandlerkontrolle, gehört heute zum Routinerepertoire jeder urologischen Klinik (Abb. 5-35).

Eine weitere interventionelle Technik ist die retrograde Varikozelenverödung, die sich Mitte der 80er-Jahre etablierte und das offen-chirurgische Vorgehen sowie die laparoskopische Methode und die antegrade Verödung in Seldingertechnik immer weiter zurückdrängte.

Auch die Anwendung der Ultraschalltechnik in der Medizin hat bereits eine längere Tradition. Das von dem deutschen Physiker **A. von Sternbert** angegebene Echolotverfahren gehört zu den technischen Basisprinzipien. Es wurde im 1. Weltkrieg von dem französischen Physiker **P. Langse** zur Ortung von Unterseebooten weiter entwickelt. Dieser entwickelte jedoch auch Schallwandler zur Materialprüfung und Wärmeentwicklung. Der Neurologe **K.Th. Bussig** äußerte Ende der 30er-Jahre den Gedanken, Ultraschallwellen zur Darstellung pathologischer intrakranieller Veränderungen anzuwenden, doch die Untersuchungen wurden infolge mangelnder Aussagekraft und Bildqualität eingestellt. **H. Gohr** und **T. Wedekind** von der Medizinischen Universitätsklinik Köln berichteten 1940 über Versuche, die Größe und Form innerer Organe und ihre krankhaften Veränderungen durch Ultraschallortung festzustellen. Sie sahen hierin Ergänzung und Ersatz für die Röntgendiagnostik. Infolge verbesserter Geräte konnte sich ab Anfang der 80er-Jahre der Ultraschall in der Urologie als Urosonographie aufgrund seiner einfachen Verfügbarkeit und Unabhängigkeit von der Nierenfunktion flächendeckend durchsetzen, während Computertomographie, Kernspintomographie und nuklearmedizinische Anwendungen schon aufgrund der apparativen Kosten speziellen Zentren vorbehalten blieben.

Nuklearmedizin

Die Geschichte der Nuklearmedizin beginnt mit der Entdeckung der Radioaktivität von Uran durch Henri Bequerell (1852–1908). Bis es auch in Europa möglich wurde, radioaktive Isotopen in der Medizin zu verwenden, interessierten sich Wissenschaftler verschiedener Disziplinen für diesen Bereich. Als Vater der Nuklearmedizin wird **Georg Charles von Havesy** (1885–1966; bis 1934 Freiburg, dann Kopenhagen) bezeichnet, der 1923 bereits erstmals radioaktive Markierungen zu biologischen Untersuchungen einsetzte und u. a. durch Analyse des Phosphorstoffwechsels entscheidendes Wissen über das dynamische Verhalten von Körperbestandteilen lieferte (Nobelpreis der Chemie 1943). Die erste therapeutische Anwendung von Radionukleiden führte 1936 **John Lawrence** durch, indem er Radiophosphor 32 zur Behandlung von Blutkrankheiten einsetzte. Mit dem parallelen Aufkommen von Ultraschall und Computertomographie, die der morphologisch orientierten Bildgebung der Szintigraphie überlegen waren, vollzog sich der Entwicklungswandel hin zu funktionellen Untersuchungen.

Durch die Arbeiten von **Erich Oberhausen** in Homburg/Saar konnte die Nierenfunktionsdiagnostik entscheidend verbessert werden. Je nachdem, ob die Substanzen mehr glomerulär filtriert oder tubulär rezerniert werden, kommen heute unterschiedliche Substanzen zur Darstellung der renalen Perfusion oder der genauen Kontrolle des Abflusses zur Anwendung (Abb. 5-36).

5.6 Computertomographie

Die Computertomographie wurde im Jahre 1970 von dem britischen Ingenieur **Godfrey N. Houndsfield** und dem amerikanischen Physiker **Allan M. Cormack** entwickelt und ist seitdem auch in der Urologie ein wichtiges Verfahren der Bildgebung geworden. Vielfach hat es bereits die klassischen konventionellen Untersuchungstechniken, gerade in der Onkologie oder auch bei der Steindiagnostik infolge höherer Sensitivität und Spezifität ersetzt. Während bei einer herkömmlichen Tomographie dreidimensionale Objekte auf einer zweidimensionalen Filmfolie abgebildet werden und es im Bild hierdurch zu Überlagerungen der im Strahlengang befindlichen Gewebestruktur der Organe kommt, wird dies bei der Computertomographie vermieden. Hier werden Transversalschnittbilder gewonnen. Für die Bildrekonstruktion einer Schicht benötigt man viele Messungen unter verschiedenen Winkeln. Die daraus gewonnenen Daten können dann direkt zu einer 2D-Darstellung der Schicht verwendet werden oder auch ohne Probleme für die Erzeugung einer 3D-Darstellung eingesetzt werden.

Die ersten Forschungsansätze für die Kernspintomographie reichen auf die Arbeiten von **Paul C. Lauterbur** in Ohio aus dem Jahre 1973 zurück (Zeugmatography).

Literatur

Alken CE (1974) Von Lichtenberg: His life and work. Urology 3: 382–384
Angerer O Ritter von (1896) Über die Verwertung Röntgenscher Strahlen in der Chirurgie. Münchener Medizinische Wochenschrift 43: 688
Belfield WT (1913) Skiagraphy of the seminal ducts. J Am Med Ass 60: 803
Boeminghaus R (1935) Urologischer Röntgentisch. Z f Urol 29: 844–848
Bozzini P (1807) Der Lichtleiter. Land- und Industriecomptoir, Weimar
Bronner H, Hecht G, Schüller J (1930) Ausscheidungs-Pyelographie mit »Abrodil«. Fortschr Geb Röntgenstr 42: 206–218
Casper L (1914) Indikation und Grenzen der Pyelographie. Berl Klin Wochenschr 51: 1259–1261
Casper L (1921) Handbuch der Cystoskopie. Thieme, Leipzig
Casper L (1932) Lehrbuch der Urologie. 5. Aufl, Urban & Schwarzenberg, Berlin
Cunningham JH (1910) The diagnosis of structure of the urethra by the roentgen rays. Tr Amer Assn Genito Urin Surg 5: 369–371
Feld M, DeRoo M, Schicha M, Bergdolt K (2000) Geschichte der Nuklearmedizin in Europa. Schattauer, Stuttgart
Fischer HW (1987) Historical aspects of contrast media development. In: Felix R, Fischer HW et al. (ed) Contrast Media from the Past to the Future. Symposiumband. Thieme, Stuttgart, pp 3–18
Frisch A v (1897) Demonstration. Wien Klin Wochenschr 10: 431
Goodwin WF, Casey WC, Woolg W (1955) Percutaneous trocar (needle) nephrostomy in hydronephrosis. J Am Med Ass 157: 891
Glasser O (1933) The Generalogy of the Roentgen rays. Am J Roentg 30: 349–367
Glasser O (1959) Wilhelm Conrad Röntgen und die Geschichte der Röntgenstrahlen. 2. Aufl, Springer, Berlin
Illyés G von (1902) Ureterkatheterismus und Radiographie. Dtsch Z Chir 62: 132–140
Kolischer G, Schmidt IE (1901) New method of Skiagraphie diagnosis for renal and ureteral surgery. Journ Am Med Ass 37: 1228–1231
Kneise O (1926) Handatlas der Cystoskopie. Georg Thieme, Leipzig, 1. Aufl
Léon P (1897) Notes on the photography of renal and vesical calculi by the x-rays. Lancet, 169
Lian ZP, Lauterbur PC (1999) Principles of Magnetic Resonance Imaging, IEEE Press, Piscantanay
Lichtenberg A von (1929) Allgemeine Röntgendiagnostik. In: Lichtenberg A von, Voelcker F, Wildbolz H (Hrsg) Handbuch der Urologie. Bd II, Springer, Berlin, S 83–215
Lichtenberg A von (1932) Grundlagen und Fortschritte der Ausscheidungsurographie. Langenb Archiv Klin Chir 171: 1–28
Lichtenberg A von (1931) The principles of intravenous urography. J of Urol 25: 249–257
Lichtenberg A von, Swick M (1929) Klinische Prüfung des Uroselectans. Klin Wochenschr 8: 2089–2091
Loewenhardt F (1901) Bestimmung des Ureterenverlaufs vor der Operation. Centralbl f d Krh der Harn- und Sexualorgane 12: 442–445
Lutzeyer W (1973) Urologie heute. In: Festschrift zum 75. Geburtstag von Ferdinand May 1973. Ohne Verlag, Karlsruhe, S 27–32
McIntyre J (1896) Roentgen-rays: photography of renal calculus. Lancet 74: 118, 876f
Maluf NSR (1956) Role of Roentgenology in the Development of Urology. Am J Roentg 75: 847–854
Moll F (1994) Historische Anmerkungen zur Entwicklung von Endoskopie und minimal-invasiver Operationstechnik. Z Ärztl Fortbild 88: 333–344
Osborne E, Sutherland A et al. (1923) Roentgenography of the urinary tract during exerction of sodium iodide. J Amer Med Ass 80: 368
Pflaumer F, Höcker H (1930) Ureterphysiologie und Uroselectan. Dtsch Z f Chirurgie 229: 309–311
Rathert P (1992) Die Ausscheidungsurographie. Kontroversen ihrer historischen Entwicklung. In: Jahrbuch der Urologie 1992. Biermann, Zülpich, S 131–140
Roessle R (1911) Tödliche Kollargolvergiftung nach Pyelographie nach Lichtenberg-Dietlen. MMW 58: 280
Roseno A (1929) Die intravenöse Pyelographie. II. Mitteilung. Klin Wochenschr 8: 1165–1170
Schreyer H, Preidler KW, Szolnar D (1995) Niere und Harnwege. In: Henck FW, Macherauch F (Hrsg) Forschung mit Röntgenstrahlen. Bilanz eines Jahrhunderts. Springer, Berlin
Sehrwald EGC (1896) Das Verhalten der Halogene gegen Röntgenstrahlen. Dtsch Med Wochenschr 22: 477
Siegel (1895) Demonstration von Photogrammen von Gallen- und Blasensteinen. Wien Klin Wochenschr 9: 102
Swick M (1929) Darstellung der Niere und Harnwege im Röntgenbild durch intravenöse Einbringung eines neuen Kontraststoffes, des Uroselectans. Klin Wochenschr 8: 2087–2089
Swick M (1966) The discovery of intravenous urography: historical and developmental aspects of the urographic media and their role in other diagnostic and therapeutic areas. Bull NY Ac Med 42: 128–151
Strain WH (1971) Historical development of radio contrast agents. In: Knoefel PK (ed) Encyclopedia of pharmalogical therapeutics. Pergamon, New York, pp 1–22
Tuffier T (1897) Sonds Ureterale Opaque. In: Duplay S, Reclus P (eds) Traité de Chirurgie. Mason, Paris, 9: Vol 7
Voelcker F, Lichtenberg A von (1905) Die Gestalt der menschlichen Harnblase im Röntgenbild. MMW 52: 1576f
Voelcker F, Lichtenberg A von (1906) Pyelographie. MMW 53: 105–107
Voelcker F, Lichtenberg A von (1907) Cystographie and Pyelographie. Bruns Beitr z Klin Chir 52: 1–39

Von einer Familientradition zum anerkannten Spezialfach

Jürgen Konert

6.1 Phasen der Verselbstständigung eines Fachgebiets –215
6.2 Merkmale eines selbstständigen Fachgebiets –219
6.3 Abschluss der Verselbstständigung –229

Wir haben nun viel über die Geschichte der Urologie gehört, die von ihren frühen Vertretern zumeist in lang anhaltender Familientradition betrieben wurde, im 20. Jahrhundert aber nach einer langen und wechselvollen Entwicklung endlich eine anerkannte und verselbstständigte Fachdisziplin geworden war.

Aber warum bilden sich eigentlich immer wieder neue Spezialfächer? Innerhalb der menschlichen Gesellschaft stellt die Arbeitsteilung eine grundlegende Voraussetzung für die Entwicklung unserer heutigen Zivilisation dar. Die Formierung und Gestaltung der Wissenschaft ist dabei der Ausdruck der Differenzierung des gesellschaftlichen Lebens. Als besonderer Zweig der geistigen Produktion bildet sie eine der vielen Seiten des einheitlichen sozialen Ganzen, unterliegt den Wirkungen seiner übrigen Seiten und beeinflusst diese wiederum selbst. Die Medizin macht davon keine Ausnahme. Inzwischen ist die Erkenntnis, dass ein enzyklopädisches Wissen individuell nicht mehr zu erlangen ist, Allgemeingut geworden. Daraus resultiert zwangsläufig eine strenge Aufteilung der Kompetenzen, die entsprechend dem wissenschaftlich-technischen Fortschritt voranschreitet, ohne jedoch auf den Ausbau von neuen Querverbindungen verzichten zu können. Im Rahmen dieser Entwicklung kam und kommt es ständig zur Herausbildung neuer Spezialdisziplinen, die entweder aus einem der klassischen medizinischen Fächer, wie Innere Medizin, Chirurgie und Anatomie hervorgehen, oder aus interdisziplinärer Zusammenarbeit entstehen. Dieser Prozess vollzieht sich nicht geradlinig oder komplikationslos und benötigt einen langen Zeitraum. So hat schon **Eulner** darauf hingewiesen, dass der Blick auf die bloße Konstituierung eines akademischen Spezialfachs nur den letzten Akt eines oft weit zurückreichenden Ereignisses erfasst (Eulner 1963). Denn bereits die intensive oder gar ausschließliche Beschäftigung mit einem abgegrenzten Teilgebiet der Medizin trägt den Keim zur Spezialisierung in sich. Diese »autokalytische Selbstentfaltung« hat es in der Medizin als einer Erfahrungswissenschaft auch schon in früheren Epochen gegeben, und in diesem Sinn sind ihr auch die Probleme des Spezialistentums nicht fremd geblieben. Bereits in der antiken Heilkunst kam es zu einer zunehmenden Spezialisierung, zu der auch die frühen urologischen Operationen Beschneidung und Steinschnitt gehörten. Vor allem in Alexandria und Rom wurde sie zu einer »*Dekadenzerscheinung des ärztlichen Standes*« (Baas 1876). »*Wie eine schwarze Wolke lasten daher diese Beispiele auf der heutigen Situation*« (Michler 1969). Das Problem der Emanzipation medizinischer Fächer bedeutet historisch gesehen auch eine letzte Etappe in dem tiefgreifenden Veränderungsprozess der Universitäten von ihrer mittelalterlich-scholastischen zu ihrer neuzeit-

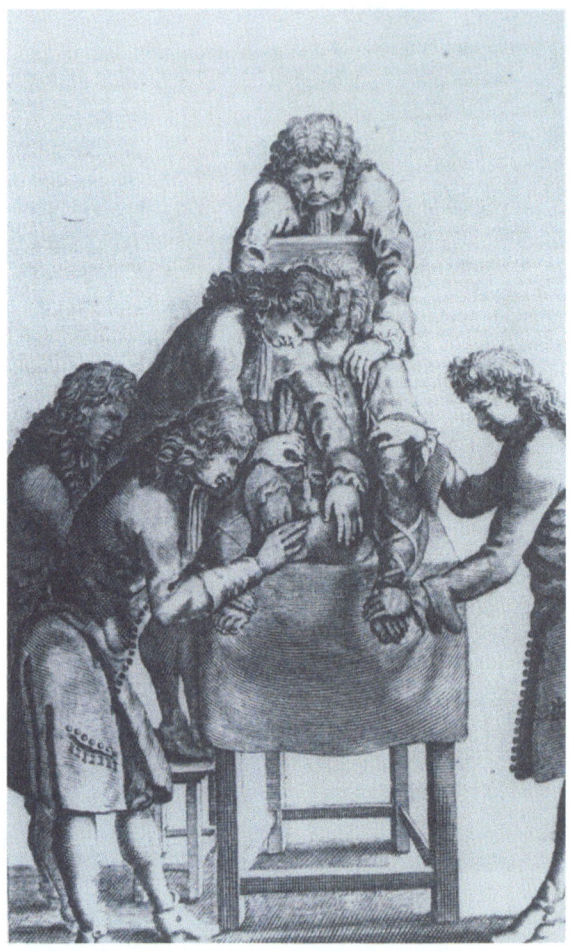

Abb. 6-1. Die Steinoperation im 18. Jahrhundert. Illustration aus: Traité de la lithotomie

lichen Form. Die »alte Universität« war in wenige Fakultäten gegliedert, die die ihnen anvertrauten Wissensgebiete jeweils als in sich geschlossenes Ganzes verwalteten und beherrschten. Mit der Aufklärung fallen im 18. Jahrhundert schrittweise diese Fesseln, zumal die Naturwissenschaften erfahren einen ungeahnten Aufschwung. Zahlreiche Entdeckungen werden gemacht, neue Fragen tauchen auf, die Forschung tritt nun gleichberechtigt neben die Lehre. Die Medizin wird von dieser Bewegung ebenfalls ergriffen. Im Laufe des 19. Jahrhunderts zeigt sich dann, dass einzelne große Fächer an einer Überfülle vom Stoff und den Problemen her zu leiden beginnen, die es den Fachvertretern unmöglich machen, das gesamte Gebiet lehrend und forschend zu repräsentieren (Maier 1963). Das führte zwangsläufig zu einer Aufgliederung in einzelne Sonderfächer. Aber durch ihre engen Beziehungen zu anderen Bereichen muss die Heilkunde früher als andere Wissenschaftsgebiete die Zerrissenheit spüren, die von einer anfangs blindlings fortschreitenden Spezialisierung ausgeht, und es nimmt daher nicht wunder, wenn ihre bedrohlichen Nebenwirkungen die Aufmerksamkeit der Ärzte kaum weniger erregen, als ihre Erfolge. Selbst die Rückkehr zu **Hippokrates** und die Neubelebung der altgriechischen Physislehre (Bier 1931) scheinen bei einem Mann wie **August Bier** (1861–1949) in ihrem tiefsten Grund als eine Abwehr des nach eigenen Worten »*öden, kurzsichtigen und dabei größenwahnsinnigen Spezialistentum*« (Bier 1951) aufzufassen zu sein. Die Auseinandersetzung um diese Fragen ist bis in die Gegenwart hinein nicht verstummt. Sie hat sich in unzähligen, zum Teil heftig umstrittenen Publikationen niedergeschlagen, kann letztendlich aber eine Entwicklung nicht beeinflussen, deren Wurzeln keineswegs im spezifisch ärztlichen Bereich liegen, sondern neben einer Reihe von anderen Faktoren vor allem in der Ausbreitung der naturwissenschaftlichen Forschung und ihrer technischen Nutzanwendung zu suchen sind. Diese Spezialisierung ist somit ein historisch notwendiger Vorgang. **Karl Jaspers** (1883–1969) äußerte sich dazu mit einem sachlich einleuchtenden Argument, hinter dem man die medizinische Herkunft des Autors erkennen mag:

> »*Die erste Weise ist die der natürlichen Entwicklung der Wissenschaft, die sich, reicher werdend, gliedert. In den Spaltungen des Ganzen bleibt das Neue ja ein Ganzes, wie Leben aus Leben hervorgeht.*«
> (Jaspers 1948)

6.1 Phasen der Verselbstständigung eines Fachgebiets

Die Urologie stellt ein klassisches Paradigma für einen derartigen Entwicklungsprozess im 20. Jahrhundert dar. Man kann ihre Entwicklung am besten in 3 Phasen einteilen (Laitko 1978) (Tabelle 6-1). Zweifellos hat jede Disziplin, auch die modernste, ihre Vorgeschichte. Zu diskutieren wäre lediglich, ob bereits erste empirische Handlungen (prähistorisch) oder aber erste wissenschaftliche Ansätze aus Teilen der disziplinären Wissensgesamtheit (Antike) als Ausgangspunkt anzusehen sind. Für die gewählte Fragestellung ist dies jedoch ohne Relevanz.

Hingegen ist es von entscheidender Bedeutung, die Quellen der Spezialdisziplin Urologie aufzuzeigen. Daten zur historischen Fachentwicklung wurden in den vorangegangenen Kapiteln bereits zahlreich aufgeführt, so dass auf ihre erneute Erwähnung verzichtet werden kann. Vielmehr soll eine punktuelle Interpretation versucht werden. In dieser Initialphase existierte die Spezialdisziplin nur als latente Möglichkeit, reale Triebkräfte ihrer Entstehung waren noch nicht in Aktion. Es bildete sich ein Fundus an praktischen Erfahrungen und empirischen Fertigkeiten heraus, der in seiner Bedeutung für die spätere Entwicklung nicht übersehen werden darf. Hierher gehören die Harnschau und die über Jahrtausende aktiven Steinschneider, aber auch **Bozzini** und Civiale, sowie die Lithotripsie. Aus dieser Sphäre erwuchsen vorwärtsweisende Problemstellungen und Methoden, die insbesondere zu Beginn der folgenden Etablierungsphase eine wichtige Rolle spielten. Die Initialphase ist die Quelle für die kognitiven Elemente des neuen Fachgebietes.

Die Entwicklung hatte in der zweiten Hälfte des 19. Jahrhunderts eine Kulmination erreicht, obwohl die Erkenntnisse noch häufig einen zufälligen Charakter besaßen und systematische Untersuchungen nur sehr sporadisch vorkamen. Nun endlich wurde der lokale chirurgische Eingriff Teil eines allgemeinen, auf wissenschaftlichen Überlegungen beruhenden Heilplanes, nicht mehr Wagestück eines wenig gebildeten Empirikers wie zu **Eisenbarths** Zeiten. Als infolge dieses rasanten Aufstiegs der Medizin allgemein 1869 **Simon** die erste erfolgreiche Nephrektomie durchführte und **Nitze** zehn Jahre später sein Zystoskop am Lebenden demonstrierte, hatte die Initialphase ihren Höhepunkt und gleichzeitig ihr Ende erreicht. Fußend auf diesen technischen und therapeutischen Neuerungen, verbunden mit starken Impulsen aus Anatomie und Physiologie, wie beispielsweise durch **Rudolf P. Heidenhaim** (1834–1897) (Konert 1981; Broghammer 2000), entstand

Tabelle 6-1 Phasen der Fachverselbstständigung

Initialphase:	Etablierungsphase:	Konsolidierungsphase:
Die Initialphase umfasst die gesamte Entwicklung der urologischen Therapie von ihren Anfängen bis ins ausgehende 19. Jahrhundert. Als Grenzpunkte sind die erste Nephrektomie 1869 (Simon) und die praktische Einführung der Zystoskopie 1879 (Nitze) für den Beginn der »modernen Urologie« anzusehen.	Diese Phase umfasst die folgenden 100 Jahre bis zum Aufbau der großen urologischen Universitätskliniken. Sie ist gekennzeichnet durch den zielstrebigen Ausbau der fachspezifischen Diagnostik und Therapie auf der Basis der am Ende dieser Phase vorgegebenen Wege.	Diese Phase umfasst die letzten Jahrzehnte, in denen es zu einer Subspezialisierung mit revolutionierender Änderung des Therapiepotentials und einem dramatischen Wissenszuwachs dank gewachsener Forschungsmöglichkeiten gekommen ist. Sie ist gleichzeitig gekennzeichnet durch eine zunehmende Breitenwirkung des Fachgebietes und ein kontinuierliches Wachstum seiner objektiven Möglichkeiten.

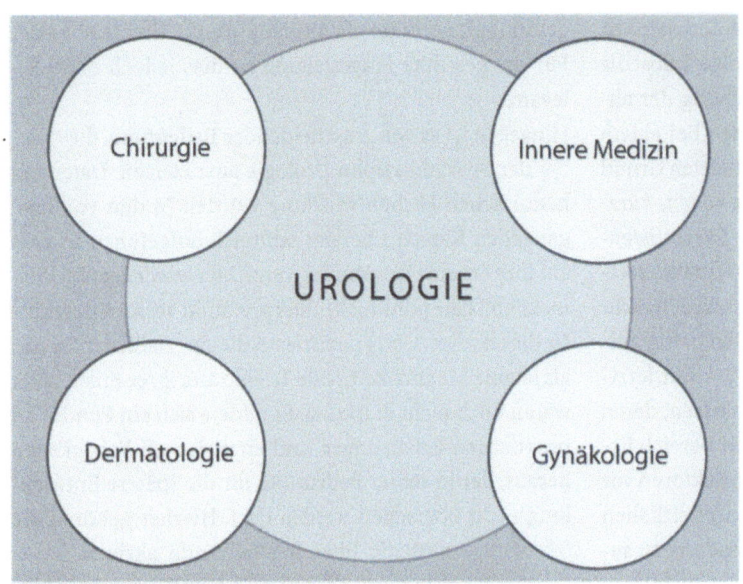

Abb. 6-2.
Die Quellenfächer der Urologie

ein Erkenntniszuwachs, der nur noch durch speziell wissenschaftlich Tätige aufgenommen und verarbeitet werden konnte.

Mit dem Beginn der »modernen« Urologie begann die Etablierungsphase und der Kampf um die Anerkennung als selbständige Disziplin. Unser Fach erhielt mit dem Zystoskop zwar sein charakteristisches Instrument, aber es muss doch festgestellt werden, dass dieses nicht in gleicher Weise die Entwicklung des Faches beschleunigt hat, wie dies beispielsweise auf den Augenspiegel und die Ophthalmologie zutrifft. Denn ganz allgemein stand der Wissenszweig Urologie zu diesem Zeitpunkt noch auf einer zu schmalen wissenschaftlichen Basis, als dass jene Erfindung, einen bereits vorbereiteten Boden antreffend, rasch zur Emanzipation hätte führen können. Im ersten Abschnitt dieser Phase stand daher weniger die Verselbstständigung der Urologie auf der Tagesordnung, vielmehr ging es um die Entwicklung des Grundgerüsts der Spezialdisziplin, wobei einzelne Schritte oft an bestimmte Namen geknüpft sind. So gestaltete sich der deutliche Aufschwung der urologischen Diagnostik und Therapie zu Beginn des 20. Jahrhunderts in einem schroffen Gegensatz zu den mangelhaften Erfolgen bei der disziplinären Verselbstständigung.

Ein Mechanismus der Disziplingenese ist das Entstehen neuer Strukturen an den Grenzen oder durch Überlappung von mehreren Fachgebieten. Dabei vereinigen sich bestimmte Elemente der Ausgangsdisziplinen zu einem neuen Gebilde, wobei der interdisziplinäre Charakter sichtbar wird (Schulze 1980). Dies trifft auch voll auf die Urologie zu. Es ist ein leider immer noch weit verbreiteter Irrtum, die Chirurgie als alleinigen Ausgangspunkt anzusehen. Ein derartiges Herangehen stellt eine unzulässige Simplifizierung der Fachgenese dar. Die Urologie gehört vielmehr zu den Spezialfächern, die aus interdisziplinären Aneignungen heraus ihre charakteristische Ausformung erhalten haben (Konert 1989). Sie nahm ihren Ausgang sowohl von den beiden klassischen Disziplinen der Medizin, Chirurgie und Innere Medizin, als auch von den zwei von ihnen ausgehenden älteren Spezialdisziplinen Gynäkologie und Dermatovenerologie (Abb. 6-2). Die Entwicklung einer derartigen disziplinären Form mit übergreifendem Charakter setzt natürlich eine relativ reife Wissenschaftsstruktur voraus, da sich ihre Existenz nicht unwesentlich auf das Vorhandensein bereits historisch stabiler Elemente der Erkenntnis stützt. Daraus erklärt sich der medizinhistorisch relativ späte Zeitpunkt der Emanzipation der Urologie.

Alle vier Quellenfächer lieferten ihre spezifischen Beiträge und Persönlichkeiten; ihr Einfluss auf die Fachentwicklung war aber in den einzelnen Ländern sehr different. Während in Deutschland die Entwicklung des Faches stark von den sogenannten Urochirurgen dominiert worden ist und die Emanzipation dadurch nachhaltig verzögert wurde, kamen die ersten Urologen in Frankreich vor allem aus der Dermatovenerolgie. Auch im anglo-amerikanischen Sprachraum spielten sie eine stärkere Rolle und paralysierten dadurch den bremsenden Einfluss der Chirurgen. Dies spiegelt sich auch in der Tatsache wider, dass in diesen Ländern die transurethralen Eingriffe früher als im deutschsprachigen Raum eine dominierende Rolle übernahmen.

Die Etablierungsphase dauerte bis in die zweite Hälfte des vergangenen Jahrhunderts an und schloss mit der allgemeinen Anerkennung der Urologie als eine selbstständige Fachdisziplin der Medizin.

Die an- und abschließende Konsolidierungsphase dient dem allgemeinen Ausbau der jungen Fachdisziplin und reicht bis in die Gegenwart, ist doch die selbstständige Zukunft der Urologie noch längst nicht gesichert.

6.2 Merkmale eines selbstständigen Fachgebietes

Eine neue Spezialrichtung wird erst dann zum anerkannten und selbstständigen Fachgebiet, wenn sie über folgende Merkmale verfügt:

- Eigene Geschichte,
- eigenen Namen,
- abgegrenztes Organsystem,
- eigenes Instrumentarium und eigene Behandlungsmethoden,
- einen Facharzt,
- eigene Kliniken,
- eigenständige Vertretungen an den Universitäten,
- eigene wissenschaftliche Publikationsorgane,
- *eigene wissenschaftliche und berufspolitische Organisationen.*

Die ersten beiden Punkte klingen völlig selbstverständlich, sind es aber a priori nicht. Der Geschichte unseres

Abb. 6-3. Johann Juncker (1679–1756)

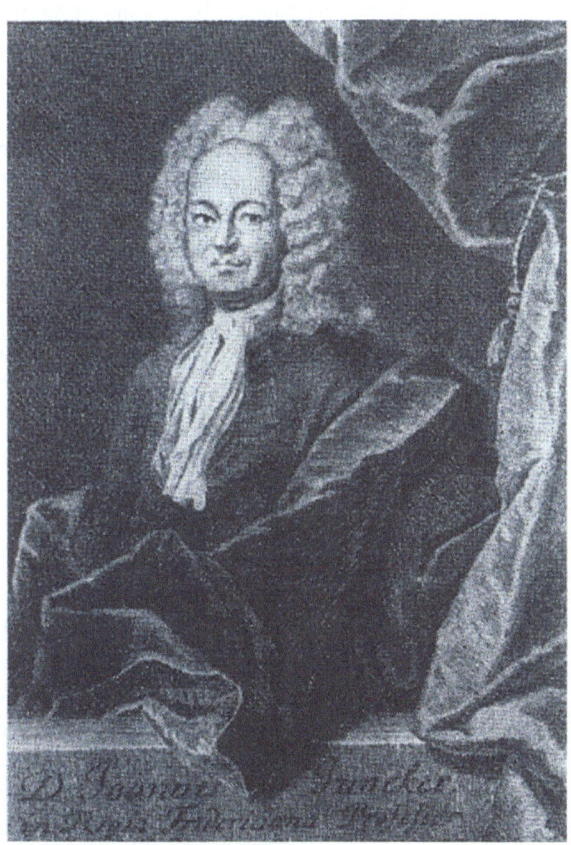

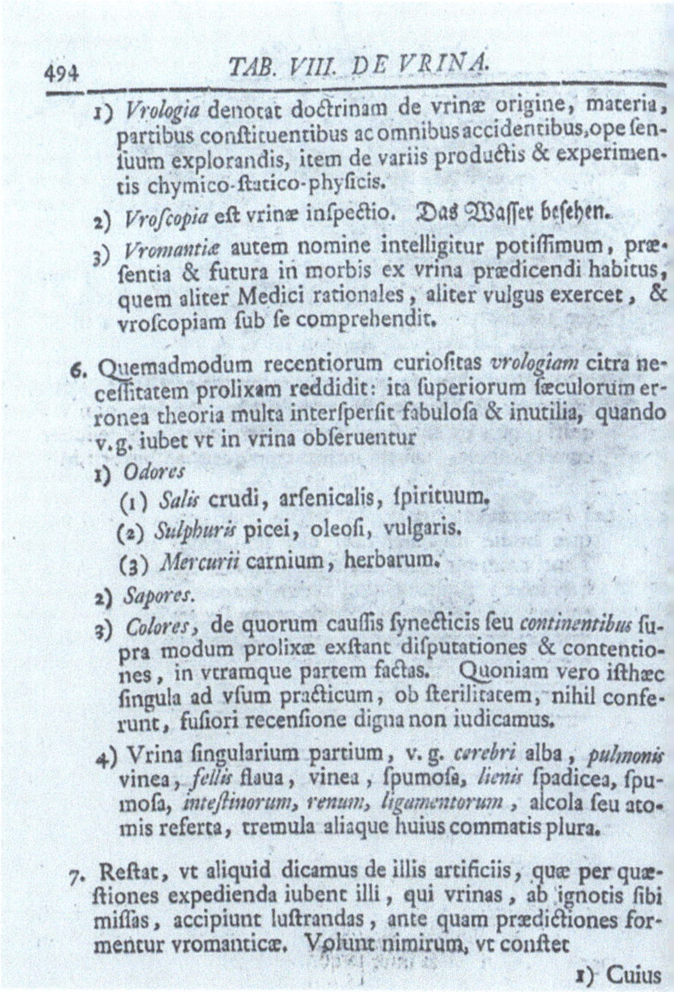

494 *TAB. VIII. DE VRINA.*

1) *Vrologia* denotat doctrinam de vrinæ origine, materia, partibus constituentibus ac omnibus accidentibus, ope sensuum explorandis, item de variis productis & experimentis chymico-statico-physicis.

2) *Vroscopia* est vrinæ inspectio. Das Wasser besehen.

3) *Vromantiæ* autem nomine intelligitur potissimum, præsentia & futura in morbis ex vrina prædicendi habitus, quem aliter Medici rationales, aliter vulgus exercet, & vroscopiam sub se comprehendit.

6. Quemadmodum recentiorum curiositas *vrologiam* citra necessitatem prolixam reddidit: ita superiorum seculorum erronea theoria multa interspersit fabulosa & inutilia, quando v.g. iubet vt in vrina obseruentur

1) *Odores*
(1) *Salis* crudi, arsenicalis, spirituum.
(2) *Sulphuris* picei, oleosi, vulgaris.
(3) *Mercurii* carnium, herbarum.

2) *Sapores.*

3) *Colores*, de quorum caussis synecticis seu *continentibus* supra modum prolixæ exstant disputationes & contentiones, in vtramque partem factas. Quoniam vero isthæc singula ad vsum practicum, ob sterilitatem, nihil conferunt, fusiori recensione digna non iudicamus.

4) Vrina singularium partium, v.g. *cerebri* alba, *pulmonis* vinea, *fellis* flaua, vinea, spumosa, *lienis* spadicea, spumosa, *intestinorum, renum, ligamentorum*, alcola seu atomis referta, tremula aliaque huius commatis plura.

7. Restat, vt aliquid dicamus de illis artificiis, quæ per quæstiones expedienda iubent illi, qui vrinas, ab ignotis sibi missas, accipiunt lustrandas, ante quam prædictiones formentur vromanticæ. Volunt nimirum, vt constet

1) Cuius

Abb. 6-4. Seite 494 aus «Conspectus pathologiae« von Johann Juncker

Fachgebietes ist dieses Buch gewidmet, deshalb muss an dieser Stelle nicht gesondert darauf eingegangen werden. Zu erwähnen ist lediglich die erfreuliche Tatsache, dass man in den Fachgesellschaften inzwischen die Bedeutung der eigenen Geschichte erkannt hat und sich dieser auch verstärkt zuwendet. So gibt es in Baltimore das »The William P. Didusch Museum of the American Urological Association«, in Deutschland einen »Arbeitskreis Geschichte der Urologie« und bei der Europäischen Gesellschaft für Urologie ein »Historical Comittee« und eine Schriftenreihe »de Historia Urologiae Europaeae«.

Aber wie steht es mit der Bezeichnung unseres Fachs, macht sich doch niemand beim Gebrauch einer Fachbezeichnung Gedanken darüber, wie lange es diese überhaupt schon gibt und wer sie erfunden hat. Dies trifft auch den Terminus UROLOGIE zu. Wir gebrauchen ihn heute international und sind uns gewiss, dass damit der Inhalt unseres Fachgebiets allgemein umrissen ist. Doch das ist erst 100 Jahre so, obgleich der Begriff schon annähernd 270

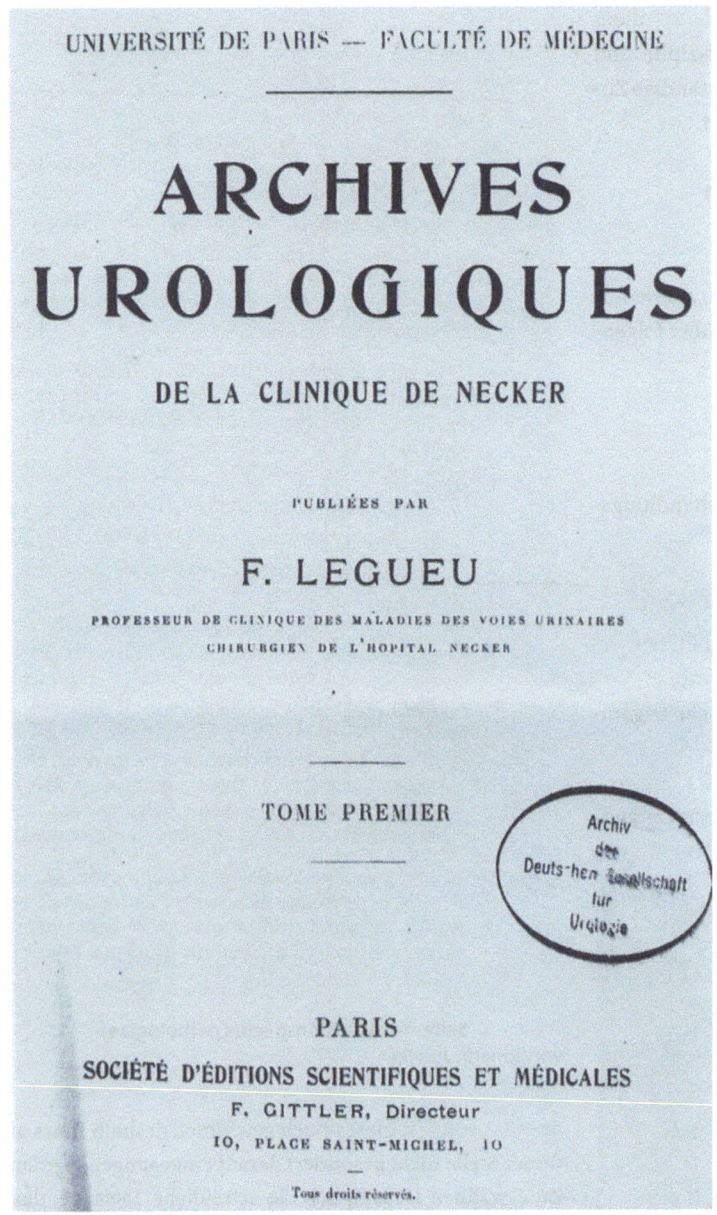

Abb. 6-5. Titelseite des ersten Heftes des «Archives Urologiques»

Jahre alt ist. Geprägt wurde er erstmals von dem hallenser Ordinarius **Johann Juncker** (1679–1756; Abb. 6-3) in seinem 1736 erschienenen »Conspectus pathologiae«. Darin beschreibt er im Kapitel VIII »De urinae« auf 50 Seiten über 100 Urinveränderungen und etwa 110 Krankheiten mit verändertem Urin. Abschließend definiert er den Begriff UROLOGIA (Abb. 6-4) und differenziert ihn ausdrücklich von der Uroskopie und nachhaltig von der Uromantie.

Obwohl diese Begriffsbildung für fast 2 Jahrhunderte scheinbar folgenlos blieb, war sie für die erste Hälfte des 18. Jahrhunderts nichts ungewöhnliches, fanden doch auch andere, uns heute vertraute Fachrichtungen in dieser Pha-se ihre Erstnennung, so 1720 die Gynäkologie durch **Martin Schurig** (1656–1733), zwei Jahre später die Pädiatrie durch **Theodor Zwinger** (1658–1724) und 1741 prägte **Nicolas Andry** (1658–1752) erstmals den Terminus Orthopädie. Der Begriff UROLOGIE aber versank in der Vergessenheit. Zwar begann schon um 1800 der Homo universalis in der Chirurgie ins Grab zu steigen, der Urologe aber wurde noch nicht geboren. In dieser langen und widerspruchsvollen Entwicklung vom Steinschneider zum Urologen übernahm vom Anfang bis in die Mitte des 19. Jahrhunderts Paris eine Führungsrolle (Gadient 1963). Hier gab es bedeutende Männer, wie **Jean-Zulema Amussat** (1796–1856), Jean C. Civiale (1792–1867), **Jean-Jaques Leroy d'Etiolles** (1798–1860) und **Charles Louis Stanislas Baron Herteloup** (1793–1864), die sich fast nur mehr mit den Krankheiten der ableitenden Harnwege beschäftigten. Aber sie nannten sich alle noch nicht Urologen. Auch in Deutschland gab es seit der Mitte des 19. Jahrhunderts die ersten derartigen Spezialisten, so beispielsweise ab 1863 **Ernst Fürstenheim** (1836–1904) in Berlin (Hausmann 1986), die jedoch alle noch als »Ärzte für Harn- und Geschlechtskrankheiten« firmierten. Selbst der Erfinder des Zystoskops **Maximilian Nitze** bezeichnete sich zu dieser Zeit noch nicht als Urologe. Auch in anderen Ländern bemühten sich einzelne Ärzte sehr um das neue Fach, wie beispielsweise **Henry Thompson** (1820–1904) in England, **William van Buren** und **Edward L. Keyes** in den USA, **S. Fedoroff** (1869–1936) in St. Petersburg, **August Socin** (1837–1899) in der Schweiz oder Leopold Ritter von Dittel (1815–1898) in Österreich. Aber auch sie bezeichneten sich noch nicht als Urologen. Selbst die erste Fachzeitschrift, die 1883 begründet wurde, trug den Begriff Urologie noch nicht in ihrem Titel, sondern erschien als »Annales des maladies des organes genito-urinaires«. Gleiches gilt für die 1889 erschienene erste deutsche Fachzeitschrift. Auch in den USA werden am Ende des 19. Jahrhunderts urologische Fachgesellschaften gegründet, die aber ebenfalls den Terminus selbst noch nicht verwenden, sondern beispielsweise als »American Association of Genito-Urinary Surgeons« (1886) firmieren.

Dies änderte sich am Ende des 19. Jahrhunderts. Wiederum war Paris der Ausgangspunkt. Mit dem ersten Lehrstuhl für »Klinische Urologie«, den **Felix Guyon** 1890 erhielt, der 1896 gegründeten »Association Française d'Urologie« und mit den ab 1897 erscheinenden »Archives urologiques« (Abb. 6-5) tauchte in der französischen Hauptstadt erstmals offiziell die neue Fachbezeichnung auf.

Nun setzte sich der Terminus UROLOGIE mit einem klar definierten Fachinhalt rasch international durch. Bereits 10 Jahre später definiert **Carl Posner** (1854–1928), der als der Begründer der »Berliner Urologischen Gesellschaft« angesehen werden kann, bei deren Gründungsversammlung am 16.01.1912, was er unter dem Begriff Urologie verstanden haben wollte. Während man darin früher nur die Harnschau zur Diagnose des körperlichen Allgemeinzustands sah, stand jetzt das Lokalgeschehen im Vordergrund. Sie war für ihn eng benachbart mit der Inneren Medizin, der Pathologie des Stoffwechsels und der Pathologischen Anatomie, aber auch der Venerologie, der Neurologie, der Gynäkologie und der Experimentalpathologie. Dem Vorwurf der »Zersplitterung der Medizin« wies er dabei zurück und hob dafür die Vorteile der Arbeitsteilung hervor (Posner 1912).

Unser Fachgebiet hat nun neben seiner Geschichte auch seinen Namen erhalten, wie aber sieht es mit dem abgegrenzten Organsystem aus? Es ist wohl keine Frage, das Urogenitalsystem stellt eine in sich zusammenhängende Reihe von Organen dar, die in ihrer Funktion einen entscheidenden Einfluss auf den gesamten Körper ausüben. Klinik, Pathologie und Therapie der entsprechenden Erkrankungen können nur dann beherrscht werden, wenn man in dem gesamten Komplex der physiologischen Fragen dieses Systems bewandert ist. **H. Rubritus** sah daher darin ausschlaggebende Gründe für eine Verselbstständigung:

»*Weil die Harnorgane ein innig gefügtes System von Organen bilden, welche sich physiologisch sowohl als noch viel mehr in ihrem pathologischen Geschehen gegenseitig weitgehend beeinflussen.*« (Rubritius 1935)

Ein Fach hat aber offenbar erst dann die Berechtigung, sich zu lösen, wenn es »wesentliche eigene Aufgabenstellungen« gewonnen hat. Diese können bestimmt sein durch neue Instrumente, neue Methoden, aber auch bis zu einem gewissen Grade durch die Sonderstellung bestimmter Organe. Die Beschränkung auf ein genau definiertes Organsystem, wie es das Urogenitalsystem darstellt, ist zwangsläufig verbunden mit der Entwicklung eines spezifischen Instrumentariums. Daher wird die Einführung des Zystoskops durch **Maximillian Nitze** allgemein als die Geburtsstunde der modernen Urologie angesehen. Die ständige technische Weiterentwicklung dieses Geräts und sein Einsatz in Diagnostik und Therapie begleiten die Reifung des Faches bis heute. Erwähnenswert ist in diesem Zusammenhang noch, dass die Entwicklung dieses Instrumentariums vor allem in der Etablierungsphase zahlreiche Fachvertreter aus der Gynäkologie und Dermatovenerologie der sich herausbildenden Urologie zugeführt hat. So hat beispielsweise der aus der Gynäkologie kommende **Otto Kneise** (1875–1953) mit seinem von eigener Hand aquarellierten »Cystoskopischen Atlas« (Abb. 6-6) bereits zu Beginn des 20. Jahrhunderts der Medizin ein diagnostisches Grundlagenwerk in die Hand gegeben, das den Ausbau dieses Verfahrens nachhaltig beeinflusste.

Das Zystoskop und seine Weiterentwicklungen sind nicht die einzige urologiespezifische Entwicklung geblieben. In den letzten Jahrzehnten sei nur auf die Entwicklung der »extrakorporalen Stoßwellentherapie« verwiesen, die nicht nur die gesamte Steintherapie revolutionierte, sondern der Fachentwicklung neue Impulse verlieh.

Neben dem eigenen Instrumentarium haben vor allem spezifische Methoden der Diagnostik und Therapie allgemein einen entscheidenden Einfluss auf die Fachentwicklung. Für die Urologie darf die Einführung der Röntgendiagnostik und später der Ultraschalldiagnostik in ihrer kognitiven Wirkung nicht unterschätzt werden. All dies führte zwangsläufig zur Ausarbeitung unabhängiger Forschungsverfahren. Selbst **Ernst Ferdinand Sauerbruch** (1875–1951) als strikter Verfechter einer universellen Chirurgie muss konzidieren:

»*Berechtigt ist die Ablösung erst dann, wenn ein Teilgebiet selbständige Forschungsverfahren ausgearbeitet hat,…*« (Maurer und Hartl 1960).

Viel schwieriger als diese formale Verselbstständigung gestalteten sich jedoch in der Folgezeit die Etablierung der wesentlichen Kennzeichen eines neuen Fachgebiets. Die Stationen auf diesem Wege sind der eigene Facharzt, selbstständige Abteilungen und später Kliniken, sowie die Institutionalisierung an den Universitäten mit Errichtung eines Lehrstuhles und Anerkennung als Prüfungsfach. Dieser Entwicklungsprozess vollzog sich international sehr different. Während am Ausgang des 19. Jahrhunderts Frankreich die absolute Vorreiterrolle übernahm, die ersten Spezialkliniken einrichtete und den ersten entsprechenden Lehrstuhl einführte, wurde zu Beginn des 20. Jahrhunderts diese Entwicklung besonders in den USA vorangetrieben. In Deutschland aber, das an der Herausbildung der Urologie maßgeblich beteiligt war, benötigte der Emanzipationsprozess fast 100 Jahre. Dafür sind vor

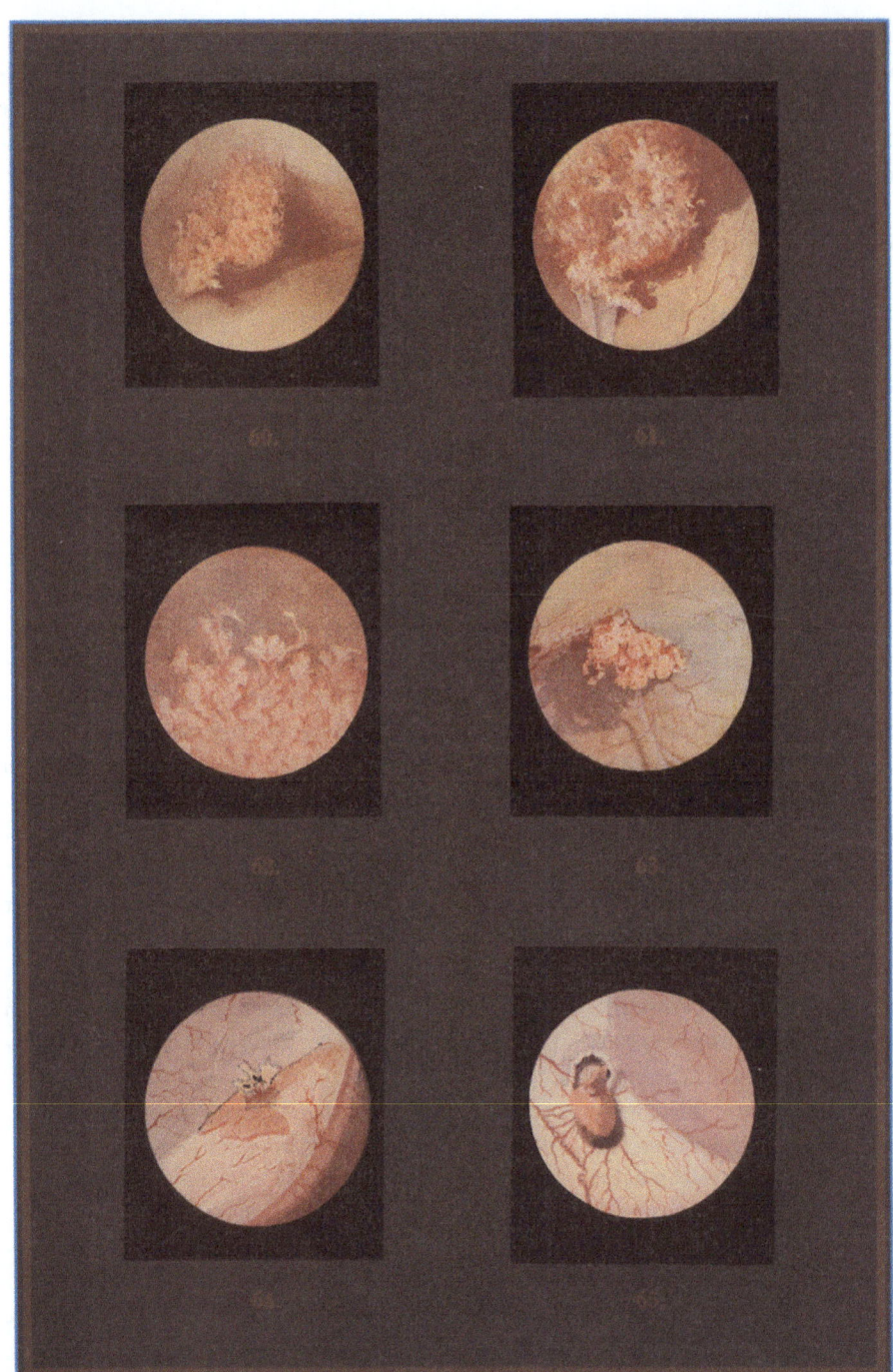

Abb. 6-6.
Aquarellzeichnung von Otto Kneise aus seinem Handatlas Tafel XII

allem folgende zwei Faktoren verantwortlich. Erstens waren in der ersten Hälfte des 20. Jahrhundert in der deutschen Urologie die Urochirurgen dominierend, die eine vollständige Lösung von der Allgemeinchirurgie nicht wünschten, und zweitens führten die Jahre vor und nach dem Zweiten Weltkrieg zu einer wissenschaftlichen Isolierung, die den eingeschlagenen Weg der Unterordnung unter die Chirurgie zementierten. 1945 stand das deutsche Gesundheitswesen insgesamt vor sehr großen Problemen. Als kleine und noch nicht voll etablierte Fachdisziplin war die Urologie davon besonders betroffen. Neben materiellen Verlusten wirkten sich besonders die personellen Einbußen aus. In den vier Besatzungszonen gab es insgesamt noch 75 Urologen. Das Fach war zu diesem Zeitpunkt weder in Lehre und Forschung noch als selbständige Disziplin an den Universitäten etabliert. Nur an einzelnen kommunalen, konfessionellen und privaten Krankenhäusern war unser Fach noch präsent. Die verbliebenen wenigen renommierten Fachvertreter waren in der Regel in erster Linie Operateure. Das komplexe Fach Urologie, wie es

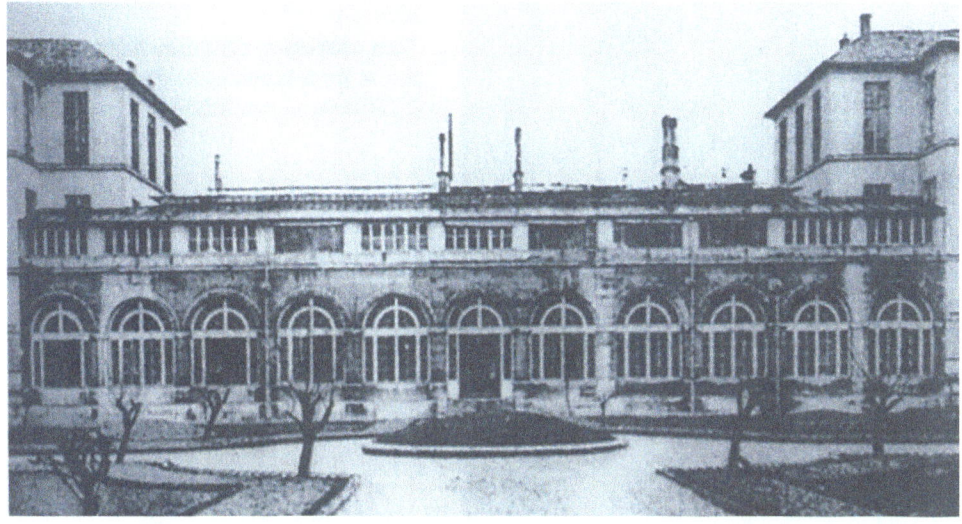

Abb. 6-7.
Hôpital Necker mit dem Erweiterungsbau für die Urologische Klinik

heute verstanden und praktiziert wird, beherrschen sie nicht. Der Schwerpunkt lag auf dem operativen Eingriff am Organ. Die endoskopische Technik wurde in Deutschland selten praktiziert, in der Entwicklung des Instrumentariums hatte sich hier im vergangenen Jahrzehnt kaum etwas getan. Nephrologische Probleme waren in der Mehrzahl nicht evident, spezielle Erfahrungen mit kinderurologischen Fragen hatte man noch nicht. Daher gelang es den deutschen Urologen erst in den 50er- und 60er-Jahren des vergangenen Jahrhunderts, wieder Anschluss an den internationalen Entwicklungsstand zu gewinnen, der überwiegend durch amerikanische Wissenschaftler bestimmt wurde, und ihre Fachentwicklung abzuschließen.

Ein wichtiges Kennzeichen einer derartigen Verselbstständigung ist die Anerkennung eines eigenen Facharztes. Während die Migration einzelner interessierter Ärzte aus etablierten Gebieten (Chirurgie, Innere Medizin, Gynäkologie, Dermatovenerologie) zu dieser neuen »topic« den ersten Abschnitt der Etablierungsphase kennzeichnet, ist die Herausbildung eines disziplinären Berufes mit der entsprechenden rechtlichen Regelung und der Durchsetzung der Berufsbezeichnung ein reicher Indikator für die fortschreitende Disziplingenese im zweiten Abschnitt der Etablierungsphase. Der Titel »Facharzt für Urologie« wurde in Deutschland 1924 offiziell anerkannt (DGfU 1924). Auffallend ist in diesem Zusammenhang, dass sich die Mehrheit der zu diesem Zeitpunkt noch als Spezialärzte für »Harnkrankheiten« tätigen Ärzte in dem folgenden Jahrzehnt in ihre Ausgangsfächer zurückzogen und nicht die neue Facharztbezeichnung erwarben. Im Zusammenhang mit dem allgemeinen Bedeutungsverlust der Urologie während der Zeit des Nationalsozialismus wurde die Facharztbezeichnung nach 1945 in Deutschland kaum noch angewandt. Erst in den sechziger Jahren kam es in beiden deutschen Staaten erneut zu einer gesetzlichen Regelung der Facharztausbildung und -anerkennung.

Ein weiteres Kennzeichen der Verselbstständigung einer neuen Spezialdisziplin ist die Entstehung von selbstständigen Abteilungen und später eigenen Kliniken. Diese sind nicht nur eine unverzichtbare Voraussetzung für eine fachspezifische Patientenbetreuung, sondern auch Grundlage eigener Forschungsarbeiten und der Ausbildung des Fachnachwuchses. Die ersten derartigen urologischen Abteilungen entstanden zumeist in kleinen Privatkliniken, oft als Symbiose der Quellenfächer. Die eigentliche klinische Etablierung setzte am Ende des 19. Jahrhunderts ein. Auch hier hatte Paris eine Vorreiterrolle. Bereits Civiale hatte im Hôpital Necker (Abb. 6-7) eine eigene kleine Abteilung mit 26 Betten erhalten, um seine Lithotripsien durchführen zu können (Mattelaer 2002). Nach seinem Tode bekam **Guyon** die Leitung übertragen und baute die Abteilung zielstrebig zur »Clinique des maladies des voies urinaires« aus, der ersten speziell urologisch orientierten größeren stationären Einrichtung (Huguet 1991). Junge Ärzte aus allen Teilen der Welt kamen an diese Klinik, um das neue Fach der Urologie zu erlernen, und verschafften ihr weltweit hohes Ansehen. Und so ist es verständlich, dass die Worte, die **James Israel** anlässlich des 1. Internationalen Kongresses für Urologie 1909 in Paris aussprach, auf großen Beifall stießen: »*Jeder Urologe auf dieser Welt ist auf die ein oder andere Weise ein Schüler von Félix Guyon*« (Mattelaer 2002). Dies ist um so zutreffender, da es zu diesem Zeitpunkt außerhalb von Paris nur noch in London mit dem »St. Peters Hospital for Stone« eine urologisch orientierte Klinik gab. Im deutschsprachigen Raum aber wurde eine derartige Einrichtung erstmals im

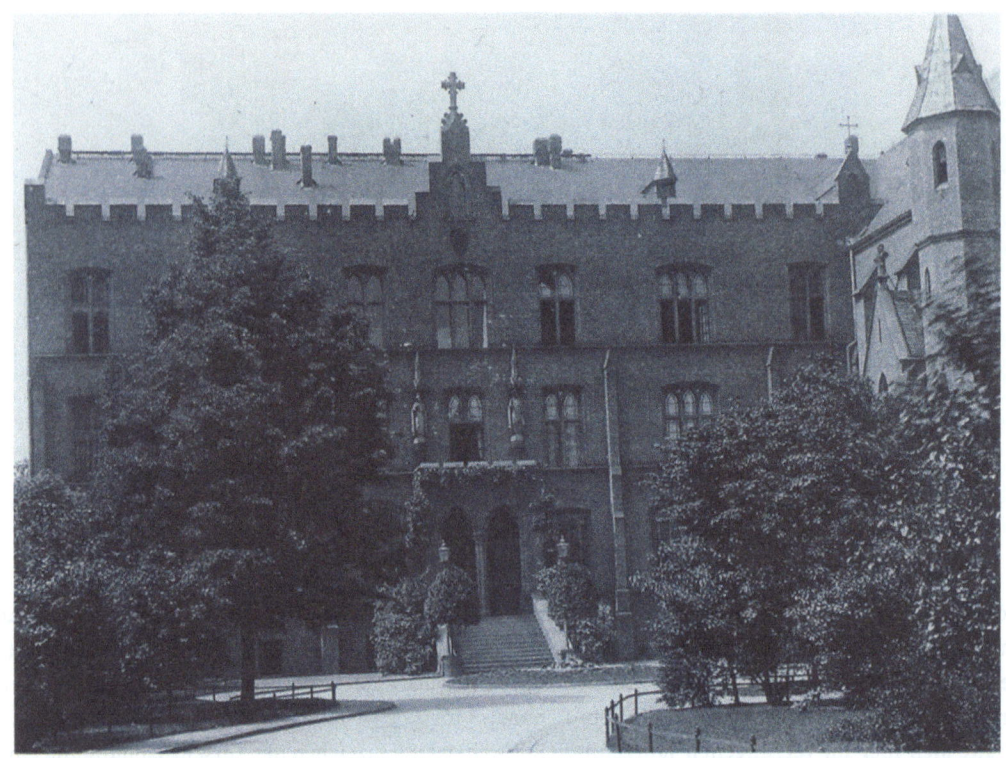

Abb. 6-8. St. Hedwig-Krankenhaus Berlin

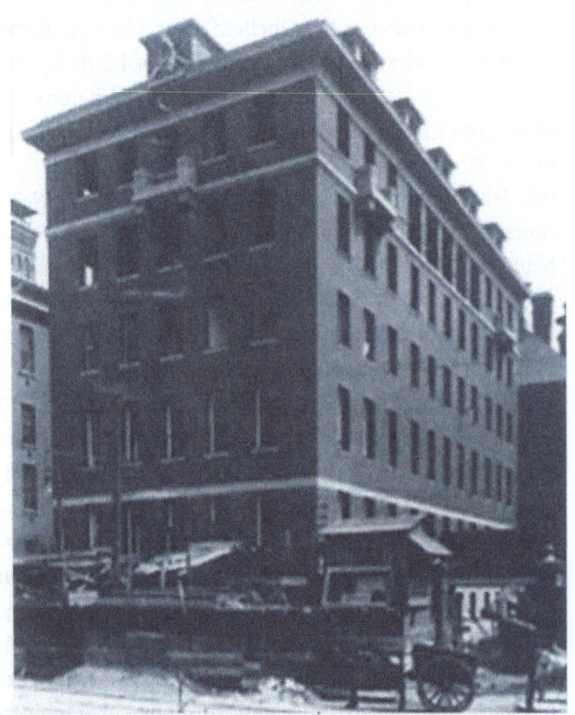

Abb. 6-9. Brady-Institute of Urology in Baltimore

Jahre 1913 im Krankenhaus der Stadt Wien-Lainz geschaffen (Rummelhardt 1963). Zur gleichen Zeit schuf **Hugh Hampton Young** (1870-1945) in Baltimore mit dem »Brady Urological Institute« (Abb. 6-9) die erste amerikanische urologische Fachklinik (Engel 2002). Zu einer der ältesten und für die Fachentwicklung in Deutschland bedeutendsten Abteilung entwickelte sich die Urologische Abteilung des St. Hedwig-Krankenhauses in Berlin (Abb. 6-8). Bereits 1906 wurde mit **Rudolf Jahr** (1877–1965) ein beratender Urologe eingestellt (Dietrich u. Ratzsch 1996), dessen Nachfolger 1921 **Alexander von Lichtenberg** wurde, der in den folgenden Jahren eine Abteilung mit etwa 200 Betten aufbaute. Damit wurde sie zu einer der größten und modernsten in Europa.

Die in der Zeit zwischen den beiden Weltkriegen entstehenden urologischen Abteilungen an den Chirurgischen Universitätskliniken waren sehr klein und dienten nicht der Emanzipation des Fachs, sondern der urologischen Ausbildung des chirurgischen Nachwuchses. Die entscheidenden Impulse gingen überwiegend von den insgesamt wenigen kommunalen, konfessionellen und privaten Krankenhäusern mit urologischer Ausrichtung aus, wie beispielsweise das von **Otto Kneise** in Halle/S. geleitete »Krankenhaus am Weidenplan«. Dies verwundert nicht, da die Mehrzahl der führenden Chirurgen in Deutschland einer Herauslösung aus dem Verband der allgemeinen Chirurgie ablehnend gegenüberstanden. Das kommt auch bei der Rede von **Friedrich Voelcker** (1872–1955) auf dem

56. Deutschen Chirurgen-Kongress 1932 zum Ausdruck. Obgleich Ehrenmitglied der »Deutschen Gesellschaft für Urologie« und um die Fachentwicklung sehr verdient, äußerte er sich zum Thema Verselbstständigung sehr negativ:

> »Und nun lassen Sie mich noch eine wichtige Frage berühren, die von verschiedenen Seiten ausgehenden Bestrebungen, die Chirurgie in Teilgebiete aufzusplittern. Wenn wir diese Bestrebungen ablehnen, so geschieht das nicht aus egoistischen Gründen, sondern aus Sorge um die Zukunft unserer Wissenschaft. Ich fühle die Pflicht, in dieser Frage ein Glaubensbekenntnis abzugeben... .
>
> ..., dass gerade von der Chirurgie schon mehrfach sich Sondergebiete abgezweigt haben. Zu einem beträchtlichen Teil wurde die Entwicklung durch die Erfindung neuer diagnostischer Methoden eingeleitet. Versuchen wir aber einmal, etwas schärfer durch die Dinge hindurchzuschauen, dann werden wir finden, dass es sich bei den meisten Absplitterungsbestrebungen nicht darum handelt, die operative Chirurgie durch ein weniger gefährliches Verfahren zu ersetzen, sondern darum, die Operation aus der Hand des Chirurgen wegzunehmen und in die Hand eines Spezialisten überzuführen. Aus diesen Bestrebungen heraus ist eine neue Sorte Arzt, oder besser gesagt, eine neue Arztbezeichnung entstanden, ein Mittelding zwischen einem Chirurgen und einem Spezialisten. Ich meine damit die Bezeichnungen Orthopädischer Chirurg, Urologischer Chirurg, Neuro-Chirurg, Unfall-Chirurg usw.. Man könnte diese neue Spezialsorte als Adjektiv- oder Bindestrichchirurgen bezeichnen, wie die Amerikaner einen Teil ihrer Landsleute, die Deutsch-Amerikaner usw. als Bindestrich-Amerikaner bezeichnen. ...
>
> Aber meine Herren, sind diese Bindestrichchirurgen wirklich etwas Neues? Nein, und abermals nein. Sie waren immer in den Reihen der Chirurgen zu finden und sie sind auch heute noch da. ... Sind diejenigen, welche sich ein Adjektivum als Amtsbezeichnung vor den Chirurgen setzen, deshalb größere und berufenere Spezialisten?« (Voelcker 1932)

Dieser Spannung zwischen den überwiegend chirurgisch und den mehr konservativ eingestellten Urologen ist es maßgeblich mit zu schulden, dass die Emanzipation des Faches in der ersten Hälfte des vergangenen Jahrhunderts keine entscheidenden Fortschritte machte. Das verstärkte sich noch, als die große Zahl jüdischer Ärzte unter den bedeutenden Urologen, die zumeist nicht zu den Urochirurgen zählten, durch den zur Staatsdoktrin erhobenen Antisemitismus im Dritten Reich aus ihren Wirkungsstätten vertrieben wurden. Erst in den 60er- und 70er-Jahren kam

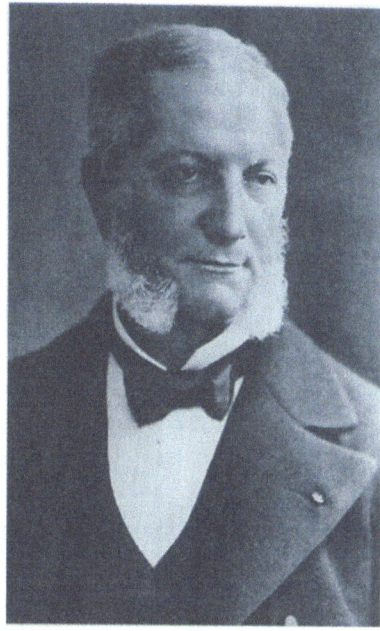

Abb. 6-10. Jean Casimir Felix Guyon (1831–1920)

es dann in Deutschland flächendeckend zur Herausbildung von selbstständigen Urologischen Kliniken. Dieser Prozess vollzog sich etwas später auch an den Universitätskliniken. Nur ganz vereinzelt, wie beispielsweise in Heidelberg, ist die Urologie heute noch eine Abteilung an der Chirurgischen Universitätsklinik.

An der verzögerten Entstehung urologischer Universitätskliniken wird sichtbar, dass sich der Emanzipationsprozess im akademischen Bereich noch schwieriger gestaltete als in der Praxis. Ein neues Spezialfach benötigt zur vollständigen Anerkennung die eigenständige Vertretung in Forschung und Lehre. Und wieder war Paris der Ausgangspunkt, erhielt hier doch 1890 **Felix Jean Casimir Guyon** (1831–1920); Abb. 6-10) weltweit den ersten urologischen Lehrstuhl. Zwar bekam in den USA bereits 1851 William H. van Buren (Abb. 6-11) an der New York University School of Medicine die erste klinische Professur für Erkrankungen des Urogenitalsystems, die aber infolge ihrer unscharfen Festlegungen den europäischen nicht vergleichbar ist. In Deutschland war an ein urologisches Ordinariat lange nicht zu denken. Die urologische Lehre wurde zumeist von urologisch interessierten Chirurgen oder im Rahmen eines Lehrauftrages von Urologen außerhalb der Universität durchgeführt. Daran konnte auch die Errichtung des ersten Lehrstuhls für Urologie in Deutschland im Jahre 1937 für **Otto Ringleb** (1875–1946) an der Charité nichts ändern. Sie war nur ein Intermezzo und fand infolge der politischen Fixierung mit dem Untergang des Nationalsozialismus ihr Ende (Klug 1983). Nur ganz langsam schritt die Entwicklung voran. Zwar erhielt be-

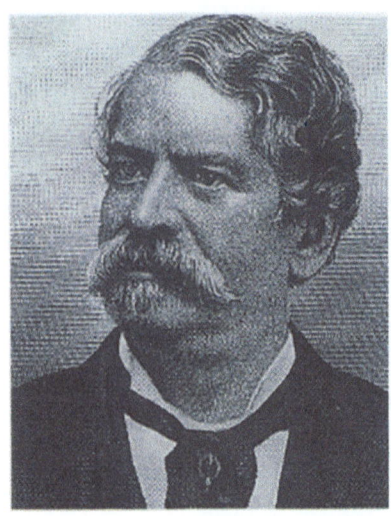

Abb. 6-11. William Holme van Buren

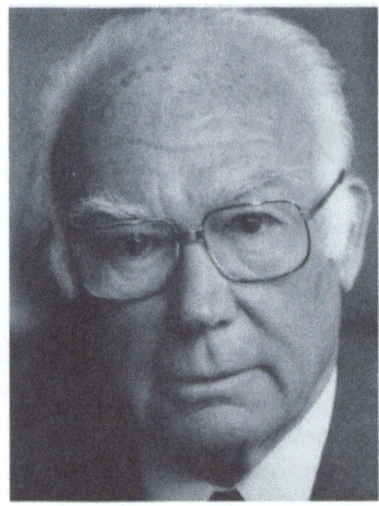

Abb. 6-12. Carl Ernst Alken (1909–1986)

reits 1947 der Chefarzt des St. Hedwig-Krankenhauses **Ferdinand Hüdepohl** (1902–1980) einen urologischen Lehrauftrag an der Charité und wurde vier Jahre später zum Professor ernannt, ein Ordinariat war damit aber nicht verbunden. Im Jahr 1952 konnte dann an der unter starkem französischen Einfluss stehenden Universität des Saarlandes in Homburg ein mit Carl Ernst Alken (1909–1986; Abb. 6-12) besetzter Lehrstuhl entstehen (Lutzeyer 1983), der als der erste fortbestehende deutsche Lehrstuhl anzusehen ist. In der ehemaligen DDR erhielt der als Nachfolger von **Kneise** an der »Klink am Weidenplan« in Halle/S. wirkende **Martin Stolze** (1900–1989) im Jahre 1958 das erste Ordinariat für Urologie. Vier Jahre später wurde in Düsseldorf der nächste urologische Lehrstuhl errichtet. Beide waren aber nicht gleichzeitig mit der Bildung selbstständiger Universitätskliniken verbunden. Erst in den folgenden beiden Jahrzehnten wurden im deutschsprachigen Raum dann an allen Universitäten entsprechende Lehrstühle eingerichtet. Heute existieren 36 urologische Ordinariate, 376 Kliniken oder Abteilungen und über 4000 Fachärzte, was den höchsten Pro-Kopf-Anteil in Europa darstellt.

Früher als die akademische Emanzipation erfolgte die organisatorische Verselbstständigung, deren wesentliches Merkmal die Urologischen Gesellschaften sind. Die erste derartige Gründung erfolgte natürlich wieder in Frankreich. Im Jahr 1896 wurde in Paris auf Initiative von **Guyon** die »Association Française d'Urologie« gebildet, die zum Vorbild für alle weiteren urologischen Fachgesellschaften wurde. Sechs Jahre später kam es in New York unter Federführung von **Ramon Guiteras** zur Gründung der nordamerikanischen Fachgesellschaft, »American Urological Association«, AUA. Sie entstand aus verschiedenen lokalen Gesellschaften, vor allem der bereits 1886 gegründeten »American Association of Genito-Urinary Surgeons«, der 1890 entstandenen »Section on Genito-Urinary Diseases« an der New Yorker Medizinischen Akademie und der 1900 ebenfalls von Guiteras ins Leben gerufenen »New York Genito-Urinary Society«. Bei der Organisationstruktur der AUA nahm man die Französische Fachgesellschaft zum Vorbild und wählte auch ganz bewusst den Terminus Urologie, wodurch ein wesentlicher Schritt zur Verbreitung und allgemeinen Durchsetzung der Fachbezeichnung getan wurde. Die AUA stellt heute die zahlenmäßig größte und innovativste nationale Fachgesellschaft dar.

In Deutschland verlief dieser Prozess deutlich langsamer. Traditionelles wissenschaftliches Forum der deutschen Ärzte war im 19. Jahrhundert die jährliche Tagung der »Gesellschaft deutscher Naturforscher und Ärzte«. Einzigartig gestaltete sich die Entwicklung dieser Vereinigung, die obgleich aus dem nach Einheit strebenden naturphilosophischen Geist gegründet, bald Träger des Spezialisierungsprozesses in den Naturwissenschaften und der Medizin wurde. Diese innovative Funktion hat sie im Laufe der Jahre an selbstständige, aber meist aus ihr heraus entstandene Fachvertretungen abgegeben (Lampe 1975). Bereits auf der 1896 in Frankfurt/M. stattgefundenen 68 Naturforscherversammlung trafen sich einige urologisch interessierte Ärzte, unter ihnen **Nitze**, **Küster**, **Kümmel** und **Mankiewicz**, um die Gründung einer urologischen Sektion vorzubereiten. Wohl auch aus persönlichen Animositäten blieb diese Vorbesprechung ohne greifbare Erfolge. Erst 10 Jahre später kam es dann am 16.09.1906 vor Beginn der »78. Versammlung deutscher Naturforscher und Ärzte« in Stuttgart zur Gründung der »Deutschen Gesellschaft für Urologie«, DGfU, der 158 Ärzte beitraten und die den gesamten deutschsprachigen Raum repräsentierte. Diese Gesellschaft trug aber in den

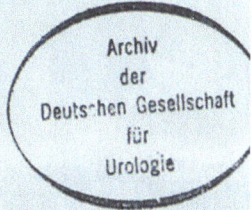

Abb. 6-13.
Titelseite des dritten Bandes des »Internationales Centralblatt für die Physiologie und Pathologie der Harn- und Sexual-Organe«

ersten Jahrzehnten ihres Bestehens nur wenig zur Emanzipation des Fachs bei. In den 20er-Jahren kam es sogar zu wachsenden Spannungen innerhalb der DGfU zwischen den zahlenmäßig anwachsenden Urochirurgen und den nicht aus der Chirurgie kommenden Fachvertretern, die von **James Israel** (1848–1926) abwertend als »Schleimhauturologen« (Schultze-Seemann 1986) bezeichnet wurden. Inzwischen ist die DGfU, die nach dem zweiten Weltkrieg von **Kneise** und Hans Boeminghaus (1893–1979) wiederbelebt wurde (Schultze-Seemann, 1986) und die 1990 auch die Urologische Gesellschaft der DDR aufnahm, mit 3771 Mitgliedern weltweit die zweitgrößte nationale Gesellschaft und hat entscheidenden Einfluss auf die weitere Fachentwicklung.

Neben zahlreichen lokalen Fachgesellschaften sind weiter erwähnenswert die Gründung der »Association Internationale d'Urologie« 1907 in Paris (Kuess 1979), wiederum auf Initiative von Guyon. Sie sollte die internationale Koordinierung des Entwicklungsprozesses übernehmen, wurde aber im Laufe der Jahrzehnte mehr zu einem repräsentativen Gremium. Zunehmende Bedeutung im Rahmen des europäischen Einigungsprozesses erlangt die 1972 gegründete »European Association of Urology« (Gregoir 1994), die inzwischen fast 6000 Mitglieder hat.

Ein letztes äußerliches Merkmal für die ablaufende Etablierung einer neuen Fachdisziplin sind ihre **Publikationsorgane**. Von wenigen frühen Einzelveröffentlichungen abgesehen, kann man das Ende des 18. Jahrhunderts auch als Beginn einer regelmäßig erscheinenden urologischen Fachliteratur ansehen. Zu dieser Zeit wurden die ersten umfassenden Abhandlungen über die Erkrankungen der Harnwege publiziert, so 1791 wiederum in Frankreich

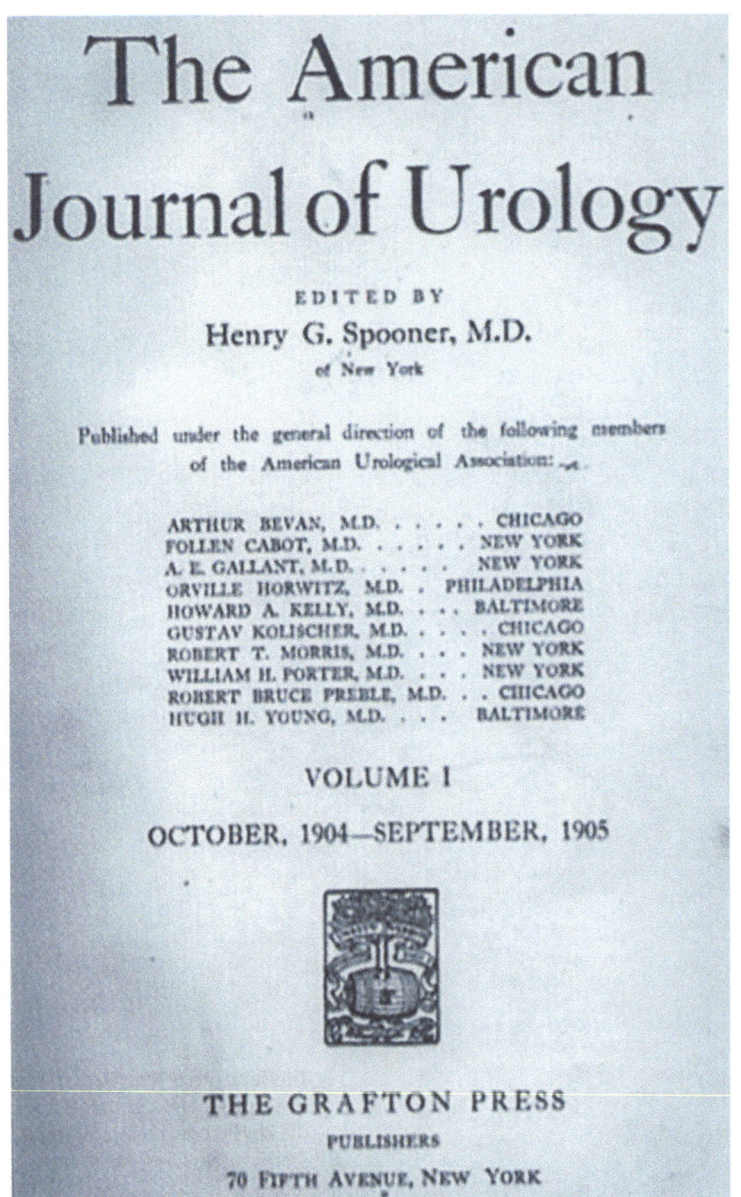

Abb. 6-14.
Titelblatt der ersten Ausgabe des »Journal of Urology«

»Traité des Maladies urinaires« von **F. Copart** (1743–1795). In der Neuen Welt publizierte 1851 **Samuel D. Gross** (1805–1884) mit »A Practical Treatise on the Diseases and Injuries of the Urinary Bladder, the Prostate Gland and the Urethra« das erste Fachbuch. In der zweiten Hälfte des 19. Jahrhunderts erschienen international immer mehr urologische Fachbücher. Im Jahr 1881 veröffentlichte **Guyon** mit seinen »Lecons Cliniques des Maladies des Voies Urinaires« das grundlegende Werk der modernen Urologie, das zahlreiche Auflagen erfuhr. Den Höhepunkt dieser Entwicklung stellte die »Encyclopédie Française d'Urologie« dar, die von 1914-1923 durch die Urologen des Hôpital Necker unter Leitung von **Ernest Desnos** publiziert wurde. Im Jahre 1883 erschien wiederum in Paris mit den »Annales des maladies des organes genito-urinaires«

die erste regelmäßig erscheinende urologische Fachzeitschrift. Bereits 6 Jahre später folgte mit dem »Internationalen Centralblatt für die Physiologie und Pathologie der Harn- und Sexualorgane« (Abb. 6-13) die erste deutsche Fachzeitschrift. In ihrem Herausgeberkollegium saßen Vertreter aller Quellenfächer. Mitte der 90er-Jahre erschienen erst die »Vierteljahresberichte über die Gesamtleistungen auf dem Gebiet der Krankheiten des Harn- und Sexualapparates«, die 1897 von den entsprechenden Monatsberichten abgelöst wurden. Es folgten in den nächsten Jahren verschiedene Referateblätter mit unterschiedlicher Lebensdauer. In den USA erschien nach der Gründung der AUA 1908 zuerst »The Transactions of the American Urologic Association«. Diese Halbjahresschrift wurde aber 1918 wieder eingestellt. Im Jahre 1904 hatte bereits

H. G. Spooner in New York das »American Journal of Urology« (Abb. 6-14) herausgegeben, das ebenfalls keine lange Lebensdauer erlangte. Schließlich begann 1917 H.H. Young in Baltimore erstmals das »Journal of Urology« zu publizieren, das 1921 zum offiziellen Organ der AUA wurde und heute als das weltweit maßgebende Fachblatt anzusehen ist. In Deutschland entstand im Anschluss an die Gründung der Fachgesellschaft 1907 die »Zeitschrift für Urologie«, die als Fortsetzung des bereits erwähnten Centralblatts und der Monatsberichte fungierte. Sie wurde 1947 von Kneise und Boeminghaus wiederbelebt und war bis 1968 das offizielle Organ der DGfU (Schultze-Seemann 1986). Sie ist 1971 im Ergebnis des »X. Urologenkongresses der DDR« in guter interdisziplinärer Tradition durch Einbeziehung der Nephrologen zur »Zeitschrift für Urologie und Nephrologie« erweitert worden und musste 1990 ihr Erscheinen durch Zusammenschluss mit der Zeitschrift »Aktuelle Urologie« einstellen. Seit 1968 ist »Der Urologe« das offizielle Organ der DGfU. Neben diesen Zeitschriften sind noch andere Gründungen aus der ersten Jahrhunderthälfte von Bedeutung. Die »Folia urologica« ist 1907 als »Internationales Archiv für die Krankheiten der Harnorgane« zur Verbesserung des weltweiten Gedankenaustausches eingeführt worden. Im Jahr 1913 wurde von Voelcker und von Lichtenberg die »Zeitschrift für urologische Chirurgie« begründet. Sie nahm 1914 die fünf Jahre zuvor von Walter Stoeckel (1871–1961) gegründete »Zeitschrift für gynäkologische Urologie« und 1918 die »Folia urologica« auf und war in den 20er-Jahren in Deutschland wissenschaftlich bedeutender als die »Zeitschrift für Urologie«.

6.3 Abschluss der Verselbstständigung

Mit dem Ende des vergangenen Jahrhunderts fand der Verselbstständigungsprozess international seinen vorläufigen Abschluss. Begonnen hatte er im Frankreich des 19. Jahrhunderts. In den USA nahm er vor 100 Jahren seine rascheste Entwicklung. Eine wesentliche Voraussetzung hierfür war der zielgerichtete Ausbau der transurethralen Therapie. Die deutsche Urologie benötigte für die Verselbstständigung ein ganzes Jahrhundert. Obgleich neben Frankreich eine Wiege der modernen Urologie, waren es hier vor allem zwei Faktoren, die diese Verlangsamung hervorriefen. Die in der Frühphase dominierenden Urochirurgen waren an einer Verselbstständigung nicht interessiert. Von internationalen Kontakten abgeschnitten, stagnierte die Fachentwicklung in der Zeit des Nationalsozialismus in Selbstbeweihräucherung, und am Ende der Katastrophe war die ehemals führende »Deutsche Urologie« nicht nur personell und materiell ausgeblutet, sondern auch mindestens 10 Jahre hinter dem internationalen Stand zurück und hatte auch national vieles von dem mühsam Errungenen wieder eingebüßt. Der Weg begann in der zweiten Jahrhunderthälfte fast wieder von vorn. Nun setzte auch in den anderen Ländern ein zögernder Verselbstständigungsprozess ein, der maßgeblich von der zwischenzeitlich international führend gewordenen nordamerikanischen Urologie beeinflusst wurde. Dieser Entwicklungsprozess resultierte nicht aus der wissenschaftlichen Einsicht der außerhalb der USA noch immer dominierenden Chirurgie. Vielmehr hatte die Urologie inzwischen ihre Indikationen plastisch-konservierend und endoskopisch stark ausgeweitet, letzteres nicht nur wie bisher diagnostisch, sondern vor allem therapeutisch. Gleichzeitig hatte sich die Chirurgie um mehrere Subspezialitäten ausgedehnt und war technisch aufwändiger geworden. Solch mehrfache Zusatzbelastung überforderte die Leistungs- und Aufnahmefähigkeit der chirurgischen Szenerie (Sigel u. Bornhof 1987). Heute ist die Urologie daher in fast allen Ländern präsent, ihre personelle Stärke jedoch sehr unterschiedlich. In den USA und in Deutschland beispielsweise ist die Zahl der an Kliniken tätigen oder frei praktizierenden Urologen sehr hoch, in England und Skandinavien hingegen sehr niedrig.

Literatur

Baader G (1984) Politisch motivierte Emigration deutscher Ärzte. Ber Wiss Gesch, Berlin, 7, 67–84
Baas JH (1876) Grundriss der Geschichte der Medizin und des heilenden Standes. Stuttgart, 6
Bier A (1931) Wesen und Grundlagen der Heilkunde. MMW, 9, 356–360
Dietric H, Raatzsch H (1996) 150 Jahre St. Hedwig-Krankenhaus in Berlin 1846–1996. In: Der Weg vom Armenhospital zum Akademischen Lehrkrankenhaus. Murken AH (Hrsg). Murken, Altrogge, 135–143
Engel RM (2002) 1902–2002, 100 years of progress. AUA, Baltimore
Eulner HH (1963) Die Entwicklung der medizinischen Spezialfächer an den Universitäten des deutschen Sprachgebietes. In: Studien zur Medizingeschichte des 19. Jahrhunderts. Bd 4. Thieme, Stuttgart
Gregoir W (1994) The history of the European Association of Urology. De Histori Urologiae Europaeae, 1, 9–19
Klug MH (1983) Otto Ringleb (17. 05. 1875–08. 11. 1946). Bibliographie eines Urologen. Promotion, Med Fak, Berlin
Konert J (1980) Zur Entwicklung der halleschen Urologie. In: Naturwissenschaften und Medizin im ausgehenden 19. Jahrhundert. Wiss Beitr d Martin-Luther-Univ. Halle-Wittenberg, Halle, 33–36.
Konert J (1981) Rudolf P. Heidenhain (1834–1897). In: Hallesche Physiologie im Werden. Wiss Beitr d Martin-Luther-Univ. Halle-Wittenberg, Halle, 156–159
Konert J (1989) Die historische Entwicklung der Urologie in Halle und der spezifische Beitrag der »Hallenser urologischen Schule« zur Disziplingenese. Habil, Med Fak, Halle/S
Kuess R (1979) The contribution of France to the progress of urology. Eur.Urol., Bern, 5, 70–78
Laitko H (1978) Erkenntnistheoretische und reproduktionstheoretische Gesichtspunkte zur Bestimmung des Disziplinbegriffes. In: Die Heraus-

bildung wissenschaftlicher Disziplinen in der Geschichte. Rostocker wissenschaftliche Manuskripte, Rostock, 1, 25-34

Lutzeyer W (1983) Die Entwicklung der Urologie seit 1945: Stand 1983. Urologe (B), Berlin, 23, 272–276

Maier J (1963) Der historische Ablauf der Emanzipation neuer Fächer aus der Chirurgie. Promot, Med Fak, Kiel

Michler M (1969) Das Spezialisierungsproblem und die antike Chirurgie. Huber, Bern, 71

Rathert P (1988) Urologie: Integration durch Innovation. Urologe (B), 28, 377–380

Rubritius H (1935) In welche Bahnen sollen wir die weitere Entwicklung unseres Faches lenken? Z Urol, 29, 1–10

Rummelhardt S (1963) Gründung und Entwicklung der urologischen Abteilung im Krankenhaus der Stadt Wien-Lainz. Wiener klin Wschr, Wien, 75, 391

Schultze-Seemann F (1986) Geschichte der Deutschen Gesellschaft für Urologie 1906–1986. Springer, Berlin Heidelberg New York Tokio

Sigel A, Bornhof C (1987) Selbstverständnis, Inhalte und Fragwürdigkeiten des Faches Urologie. Urologe (B), 27, 71–79

Voelcker F (1932) Eröffnungsrede auf dem 56. Deutschen Chirurgenkongress. Arch klin Chir, Berlin, 3, 173

Entwicklung der Urologie in den USA

Rainer M. Engel

7.1 Entwicklung der Urologie bis zum Beginn des 20. Jahrhunderts – 230
7.2 Der amerikanische Urologenverband (American Urological Association) – 236
7.3 Entwicklung der Urologie seit Beginn des 20. Jahrhunderts – 247
7.4 Bedeutende Urologen – 263
7.5 Klinische Zentren – 280
7.6 Erfahrungsaustausch zwischen USA und Europa – 285
Literatur – 286

7.1 Entwicklung der Urologie bis zum Beginn des 20. Jahrhunderts

Die Ende des 15. Jhs. begonnene Kolonisation Nord- und Südamerikas führte zu dramatischen Änderungen für die beiden Teilkontinente, wobei diese in Nordamerika einschneidender waren. Gewalttätige Konflikte zwischen den Besatzern und den Ureinwohnern sowie das friedliche Zusammenspiel zwischen Siedlern und der ortsansässigen Bevölkerung veränderten allmählich das Gesicht des Landes. Soldaten, Handwerker, Bauern, Händler, Missionare: Sie alle brachten ihren starken Glauben sowie tiefsitzende Vorurteile und ihre alten Bräuche, Hoffnungen und neue Ideen mit.

Die medizinische Versorgung in den ersten 100 Jahren der Öffnung Nordamerikas war nur an wenigen Orten gegeben. Während Franzosen und Spanier schon früh Krankenhäuser bauten, gab es bei den Briten medizinische Versorgung fast nur für die Streitkräfte.

Nach und nach wurden Wälder für Ackerland und Siedlungen gerodet, doch war Nordamerika bis Anfang des 20. Jhs. weitgehend ein Agrarstaat. Die wenigen ausgebildeten Ärzte waren in den Großstädten der Ostküste wie Boston, New York und Philadelphia konzentriert, während im mittleren Westen und an der Westküste nur wenige Ärzte ihren Dienst taten. In seiner Autobiographie beklagt **Hugh Hampton Young**, der Vater der amerikanischen Urologie, dass noch 1890 über 90% der Ärzteschaft in den Vereinigten Staaten keine formelle Medizinausbildung genossen hatte, sondern eher als Lehrling bei einem anderen Arzt den Beruf erlernt hatte. Dies hieß dann im Wesentlichen, dass der Lehrling mit seinem Lehrherrn in dessen beschränkter Bibliothek studierte und Patienten mit dem Pferd besuchte. Man vergisst schnell, dass es in den USA im Jahre 1900 weniger als 500 km gepflasterte Straßen gab, und auch diese praktisch nur in den größten Städten.

Mangels anderer Kommunikationsmöglichkeiten als der Post ist es erstaunlich, wie schnell sich das Wissen Ende des 19. Jhs. in den weiten Flächen der USA mit einer Ost-West-Ausdehnung von 4.500 km und einer Nord-Süd-Ausdehnung von 2.500 km verbreiten konnte.

Es gab etliche medizinische Hochschulen entlang der Ostküste: Baltimore in Maryland z. B. beherbergte Ende des 19. Jhs. etwa 20 medizinische Lehranstalten, die praktisch alle voneinander unabhängig ganz verschiedene Maßstäbe anwandten, wenn man überhaupt von Maßstäben sprechen konnte. Dabei sollen diese Institute nur ein sehr geringes medizinisches Wissen vermittelt, jedoch hohe Einnahmen erzielt haben. In der Mitte des 19. Jhs. besuchten einige europäische Ärzte die neue Welt, während eine beträchtliche Zahl amerikanischer Ärzte den umgekehrten Weg ging: Ärzte, die in Amerika ihre Ausbildung abgeschlossen hatten und in Europa Wissen und Kenntnisse verbessern wollten. Um 1830 war das bevorzugte Ziel Paris, wo Jean Civiale, **Leroy d'Étiolles** und **Baron Heurteloup** die Hauptattraktionen für junge amerikanische Mediziner darstellten. Zehn Jahre später gingen diese vornehmlich nach England, während dann von etwa 1860 bis Anfang des 20. Jhs. Deutschland und Österreich die Weiterbildungszentren darstellten. Von **Winfield Ayers** aus New York stammt dabei auch eine Schrift, in der er Ärzten mit dem Ziel Deutschland Ratschläge gab, wo sie angemessene Unterkunft finden und wie sie die deutsche Sprache lernen konnten. Es waren die Anfangstage der Zystoskopie als neues Betätigungsfeld mit – wie Nitze selbst vorhersagte – unbegrenzten Anwendungsmöglichkeiten. Leopold von Dittel und Alexander Brenner in Wien sowie **Max Nitze**, Leopold Casper und **James Israel** in Berlin gehörten damals zu den erstrangigen Ärzten. Amerikanische Ärzte verbrachten in jenen Tagen durchschnittlich zwei bis drei Jahre in Europa. Nach ihrer Rückkehr gehörten sie bald zur Elite in ihrem Fachgebiet. Aus Frankreich brachten sie dann die Lithotriptoren von Civiale und d'Étiolles sowie Behandlungsmethoden für Tripper und Syphilis mit; aus England die Lithoklasten und Operationstechniken von **Henry Thompson**, während sie in Deutschland und Österreich klinische Wissenschaften mit Größen wie Billroth, **Waldeyer** und **Cronecker** studierten. Die chirurgische Urologie bestand in jenen Tagen hauptsächlich aus Steinschnitten, die praktisch vollständig bis ins späte 19. Jh. über den Damm durchgeführt wurden.

Zu den frühen Ärzten, die auf die Praxis und Entwicklung der Urologie in Amerika Einfluss hatten, gehörte **Philip Syng Physick** (1768–1837, ◘ Abb. 7-1). Physick wurde am 17. Juli 1768 in Philadelphia geboren und besuchte die University of Pennsylvania, wo er bei **Adam Kuhn** sein Medizinstudium begann. Er schloss sein Studium mit 20 Jahren ab und ging dann mit seinem Vater nach London, wo er bei **John Hunter** im anatomischen Sezierlabor lernte und auch die Kurse von **William Hunter** besuchte. Er wurde zum Chirurgen am St. George's Hospital berufen und erhielt ein Diplom vom Royal College of Surgeons of London. Später wurde er aus unbekannten Gründen nach Edinburgh versetzt, eines der beiden anderen berühmten medizinischen Zentren Europas. Seine 1792 eingereichte, in Latein verfasste Arbeit über den Schlaganfall war John Hunter gewidmet.

Nach seiner Rückkehr nach Philadelphia erkrankte Physick an Gelbfieber, Typhus, Nierenkolik und erlitt wahrscheinlich einen Myokardinfarkt. Sein Freund und Hausarzt **Benjamin Rush** empfahl Aderlass und Darmreinigung, wonach Physick wieder genas. Er wurde 1794

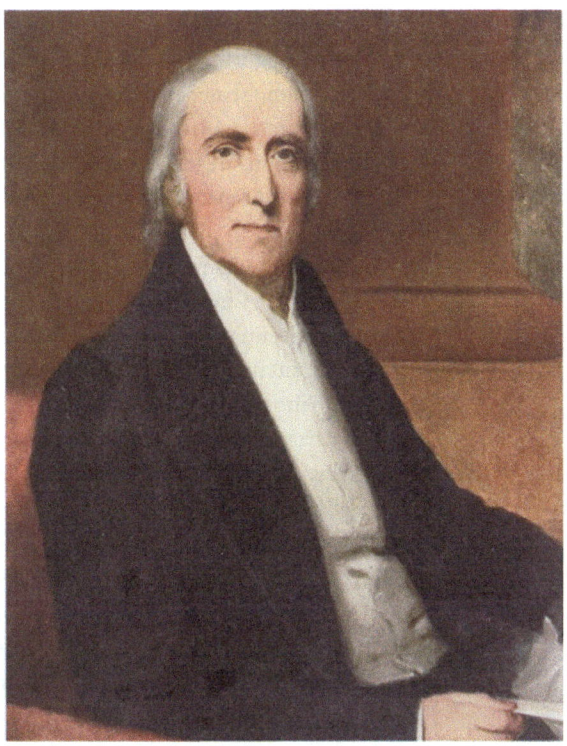

Abb. 7-1. Syng Physick (1768–1837)

Mitarbeiter am Pennsylvania Hospital und von 1805 bis 1819 Professor der Chirurgie an der University of Pennsylvania und außerdem Professor der Anatomie. Während dieser Zeit entstanden Chirurgie und Anatomie als Einzeldisziplinen.

Physick entwarf und veränderte chirurgische Instrumente, verbesserte Oberschenkelschienen und führte erstmals resorbierbare Ligaturen aus Wildleder ein. Er entwickelte eine Spezialzange und eine gebogene Nadel zum Abbinden von arteriellen Blutungen sowie eine Operationstechnik für einen künstlichen Darmausgang. Zu seinen urologischen Beiträgen gehörten verbesserte Steinschnittinstrumente sowie ein Katheter und Dilatator. Er war weithin bekannt für seine Fertigkeiten bei der Behandlung von Blasensteinen. Sein bekanntester Patient war der oberste Richter John Marshall, der 1831 im Alter von 76 Jahren operiert wurde und noch mehrere Jahre weiterleben konnte. Nach Physicks Beschreibung seiner letzten Tage (»seröser Erguss in die Brusthöhle ... verbunden mit extremer Beklemmung und Atemnot ... Vor seinem Tode gab seine Hülle nach, es entstanden Öffnungen, die schließlich ulzerierten und nekrotisch wurden«) ist er am 15. Dezember 1837 in Philadelphia wohl an Herzversagen mit gleichzeitigem Nierenversagen gestorben.

Zwar gab es schon früher gewisse Schriften über urologische Themen, doch wurde das erste amerikanische Lehrbuch der Urologie von **Samuel David Gross** (1805–1884, Abb. 7-2) geschrieben und 1851 veröffentlicht (Abb. 7-3). Gross wurde am 8. Juli 1805 auf der elterlichen Farm in der Gegend der Pennsylvania Dutch geboren und entwickelte schon früh ein Interesse an Pflanzen. In seiner Jugend interessierte er sich für die Medizin und ging mit 17 Jahren bei einem örtlichen Arzt in die Lehre. Da er dort nicht viel lernen konnte, versuchte er es bei einem zweiten Arzt, jedoch erneut ohne Erfolg. Seine Schule auf dem Land mit nur einem Klassenzimmer ermöglichte keine höhere Bildung, weswegen Gross sich dann an der Wilkes-Barre Academy in Pennsylvania einschrieb und später in einer Schule an der Bowery in New York klassische Studien betrieb. Danach wurde er in Latein und Griechisch unterrichtet und schloss seine Schulbildung an der Lawrenceville High School in New Jersey ab. Im Alter von 19 Jahren begann Gross eine neue »Lehrausbildung« in Easton und wurde nach kurzer Krankheitspause Privatstudent am Jefferson Medical College beim Professor für Chirurgie **George McClellan**. Er schloss sein Studium 1828 ab und eröffnete bald darauf sein eigenes Büro. Anfangs beschäftigte er sich vor allem mit Übersetzungen von Medizintexten in die französische und deutsche Sprache, doch aufgrund der schlechten Bezahlung kehrte er schon eineinhalb Jahre später nach Easton zurück, da dort das Leben billiger und die Arbeitsbedingungen besser waren.

Im Jahr 1833 wurde Gross Dozent für Anatomie am Ohio Medical College in Cincinnati und zwei Jahre später wurde er an den Lehrstuhl für pathologische Anatomie am neuen Cincinnati Medical College berufen. Weitere Kar-

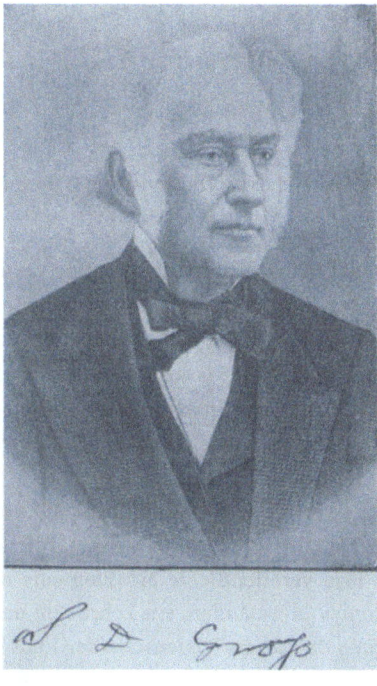

Abb. 7-2. Samuel David Gross (1805–1884)

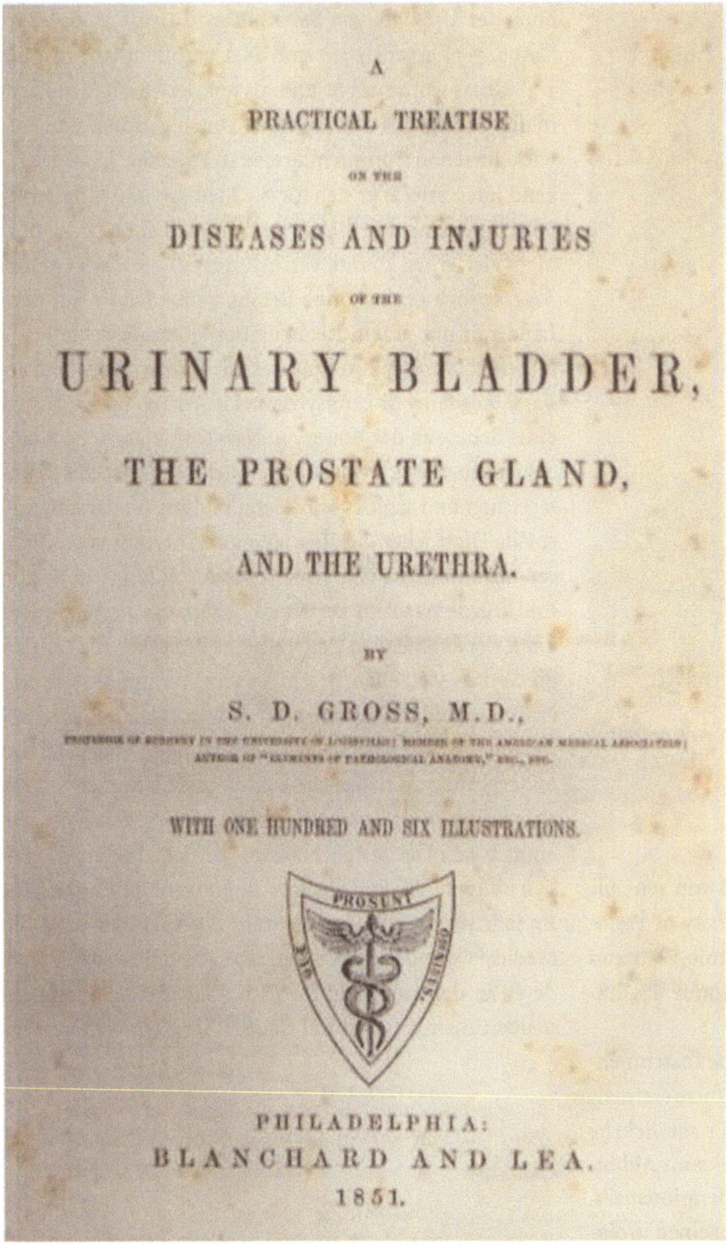
A

PRACTICAL TREATISE

ON THE

DISEASES AND INJURIES

OF THE

URINARY BLADDER,

THE PROSTATE GLAND,

AND THE URETHRA.

BY

S. D. GROSS, M.D.,

WITH ONE HUNDRED AND SIX ILLUSTRATIONS.

PHILADELPHIA:
BLANCHARD AND LEA.
1851.

Abb. 7-3. Erstes amerikanisches Lehrbuch der Urologie von 1851

riereschritte waren das Louisville Medical Institute, dann die University of Louisville, wo er – mit Ausnahme eines Intermezzos von wenigen Monaten als Fakultätsmitglied an der University of New York – 16 Jahre als Professor der Chirurgie lehrte. Erst 1889 kehrte Gross an seine Alma mater zurück, wo er bis zu seinem 78. Lebensjahr den Lehrstuhl für Chirurgie innehatte.

Seine ersten Arbeiten waren Übersetzungen europäischer Bücher, doch bald schrieb er auch wissenschaftliche Beiträge. Im Jahr 1839 veröffentlichte er »Elements of Pathological Anatomy« in 2 Bänden, ein Lehrbuch, das auch vom berühmten deutschen Wissenschaftler Rudolf Virchow hochgeschätzt war. Sein fruchtbarer Beitrag zur Urologie war die Veröffentlichung seiner Schrift »A Practical Treatise on the Diseases, Injuries, and Malformations of the Urinary Bladder, the Prostate Gland, and the Urethra« im Jahre 1851.

Auch noch im Jahre 1866 hielt Gross als Professor für Chirurgie in Philadelphia eine Vorlesung über den perinealen Steinschnitt und beschrieb dabei in aller Einzelheit die Operation: *»Der Operateur wartet stets 12 bis 15 Stunden besorgt auf das Austreiben von Urin. Wenn er ungehindert und ohne Blutbeimischung austreten kann, ist alles in Ordnung …»*. Ein großer Fortschritt in seiner Beschreibung war, dass der Patient, der stundenlang seinen Harn halten musste (*»von hoher Wichtigkeit«*) bei diesem Eingriff *»unter Chloroformeinfluß«* stand.

Gross nahm regelmäßig an den medizinischen Konferenzen der American Medical Association teil und war auch deren 20. Präsident. Einer der von ihm eingebrachten und beschlossenen Vorschläge empfahl die Verwendung von amerikanischen Lehrbüchern an allen medizinischen Lehranstalten, *»eine unabhängigere Linie der medizinischen Zeitschriftenpresse gegenüber ausländischen Produktionen und eine liberalere Linie gegenüber amerikanischen Schriften zur Stimulation einer originalen, kraftvollen und unabhängigen nationalen medizinischen Literatur«*.

Samuel Gross starb am 6. Mai 1884 in Philadelphia.

Fast 1000 km weiter im Osten, nämlich in Boston, lebte Henry Jacob Bigelow (1818–1890, Abb. 7-4), der 1818 als Sohn des Jacob Bigelow, Professor der Materia Medica an der Harvard Medical School, in Boston geboren wurde. Er besuchte die Lateinschule in Boston und schloss 1837 am Harvard College ab. Danach setzte er seine medizinische Ausbildung in Harvard fort und graduierte im Jahre 1841. Er ging dann nach Paris und studierte dort bei **P.C.A. Louis** sowie in London bei **James Padgett**. Drei Jahre später praktizierte er in Boston und arbeitete sowohl am Massachusetts General Hospital als auch an der Harvard Medical School. Am 16. Oktober 1846 war Bigelow anwe-

Entwicklung der Urologie bis zum Beginn des 20. Jahrhunderts

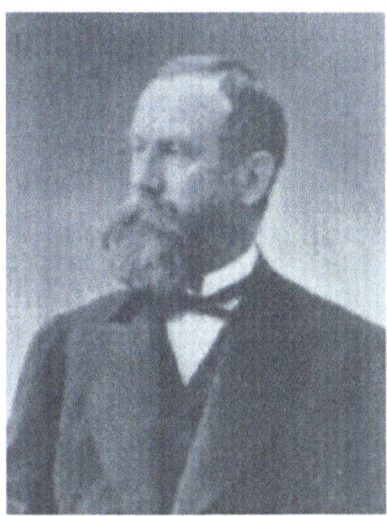

Abb. 7-4. Henry Joseph Bigelow (1818–1890)

send, als **Morton** zum ersten Mal Äthernarkose in Boston anwandte. Obwohl eine Kurzbiografie behauptet, er wäre »*bei früheren Versuchen mit Anästhesien tätig gewesen und hätte im November 1847 in diesem Land die ersten Verkündigungen gemacht ...* «, so gebührt ihm keineswegs die Ehre für diese Entdeckung. Allerdings trieb er den Einsatz der Anästhesie voran und schrieb auch einen interessanten Kommentar über medizinische Entdeckungen in seiner Veröffentlichung »Insensibility During Surgical Operations Produced by Inhalation«.

> Wer der Welt Gutes tut, soll dafür auch einen entsprechenden Gegenwert erhalten. Die Frage ist nur, welcher Art dieser Gegenwert sein soll. Soll er freiwillig von der Welt gegeben werden oder ihr auferlegt werden? Aus verschiedenen Gründen wurden Entdeckungen in der Wissenschaft regelmäßig durch Ruhm, Ehre, Stellung und in anderen Ländern gelegentlich auch durch für deren Zweck einzusetzende Geldmittel honoriert. Entdeckungen in der Medizin, deren Gebiet so nahe an der Philantropie liegt, werden in der Regel auf gleichem Niveau angesiedelt, und viele werden widerwillig der Einschränkung durch Patentrechte für Wirkstoffe zustimmen, die das menschliche Leiden lindern können.

Bigelow arbeitete mit Begeisterung in der pathologischen Anatomie und in der Orthopädie mit besonderem Interesse für Luxationen und das Hüftgelenk. Er beschrieb mehrere von ihm erfundene Operationstechniken, doch sein größter und langfristigster Beitrag war einer seiner letzten – die Entwicklung und Empfehlung der Steinzertrümmerung in einer einzigen Operation im Gegensatz zu den damals bei der Entfernung von Blasensteinen üblichen mehreren Eingriffen. Er ermöglichte diese Operation durch die Konstruktion eines sehr wirkungsvollen Zertrümmerungsinstrumentes, einer Absaugeinrichtung und eines besonderen Metallkatheters, durch den alle Steinfragmente ausgespült werden konnten. Im Jahre 1878 sagte er: »*Es ist möglich, in einem Schritt eine viel größere Trümmermenge zu entfernen, als dies bislang für möglich gehalten wurde.*« Es ist interessant, dass sich sein Biograph im Jahre 1894 sehr auf Bigelows Errungenschaften in der Orthopädie und Anästhesie konzentriert hat, aber mit keinem Wort seinen wichtigsten und anhaltenden Beitrag erwähnt hat, den Bigelow-Lithotriptor (Abb. 7-5).
Bigelow starb am 30. Oktober 1890 im Alter von 72 Jahren in Newton, Massachusetts.

William Niles Wishard (1851–1941, Abb. 7-7) aus Indianapolis gehörte zu den ersten Ärzten, die sich schon früh auf die Urologie spezialisiert hatten. Wishard wurde am 10. Oktober 1851 in Greenwood, Indiana geboren und schloss 1874 sein Medizinstudium am Indiana Medical College ab. Er arbeitete anfangs wie sein Vater als praktischer Arzt und wurde später Facharzt für Harn- und Geschlechtskrankheiten am City Hospital in Indianapolis. Danach schloss sich ein Postgraduiertstudium am Medical College and Polyclinic in New York an, wo er bei **Eugene Fuller** studierte. Im Jahre 1890 nahm er an europäischen Kongressen teil und ging dann zur Weiterbildung in seinem Fachgebiet nach Berlin, Wien und London. Beim Internationalen Medizinkongress in Berlin sah er Nitzes Zystoskop und war von diesem Instrument und seinen Möglichkeiten fasziniert. Bei seiner Rückkehr machte er dem Leiter der Chirurgie an seinem Krankenhaus klar, dass er sich in Urologie spezialisieren wollte, wurde jedoch von seinem Chef gewarnt, dass er damit höchstens

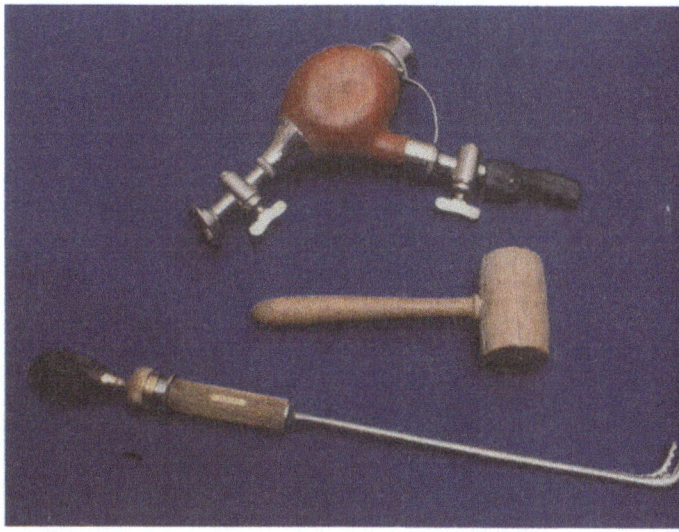

Abb. 7-5. Bigelow-Lithotripter

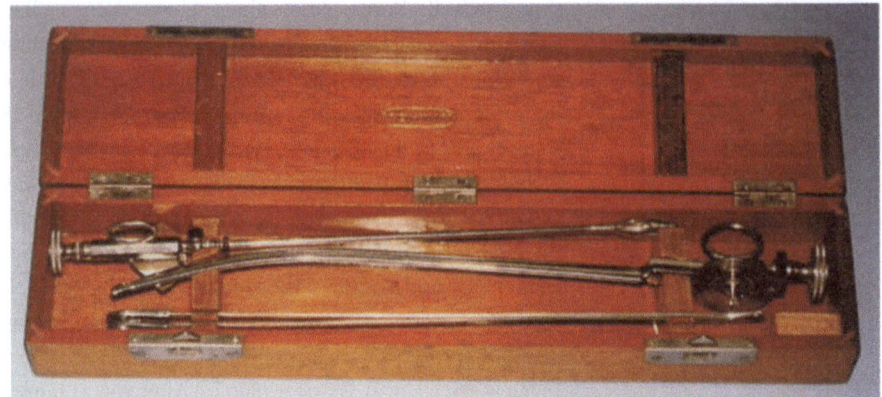

Abb. 7-6.
Harnröhrendilator

ein »geachteter Arzt für Geschlechtskrankheiten« werden würde. Wishard ging jedoch nicht nur seinem besonderen Interesse nach, sondern wurde auch zum Professor für Harn- und Geschlechtskrankheiten am Medical College of Indiana berufen.

Zu seinen wichtigsten Beiträgen gehörte die Entwicklung eines kurzen dicken Instrumentes, ähnlich einem Bottini-Messer, für den transurethralen Schnitt der Prostata mittels eines elektrischen Messers. Sein Instrument ist sehr ähnlich wie das von Chetwood, New York (Abb. 7-8); beide Instrumente wurden durch einen perinealen Harnröhrenschnitt eingeführt. Mit diesem Instrument konnte Wishard das Ergebnis seines Eingriffs viel besser betrachten, und es erleichterte auch die Blutstillung. William Wishard war einer der frühen AUA-Präsidenten (1905); während seiner Amtszeit war er maßgeblich an der Ausgliederung der Behandlung von Geschlechtskrankheiten aus der Urologie beteiligt. Er benutzte den perinealen Harnröhrenschnitt auch als seine Methode der Wahl für Ausschälungen von seitlichem Lappengewebe, in der Regel in zwei Sitzungen für jeweils einen Lappen, wie von ihm im Artikel »The Palliative and Operative Treatment of the Enlarged Prostate« beschrieben wurde. (Abb. 7-9)

Obwohl Wishard mehrere urologische Artikel veröffentlichte, schrieb er nie ein eigenständiges Lehrbuch. Er setzte sich 1936 zur Ruhe und starb 1941 in Indianapolis.

Ein weiteres frühes Mitglied der urologischen Gruppen in New York war **Fessenden Nott Otis** (Abb. 7-10). Er wurde 1825 in Ballston Springs, New York geboren und erlitt mit 18 Jahren einen schweren Unfall, von dessen Folgen er sich erst mehrere Jahre später erholte. In dieser Zeit beschäftigte er sich mit der Landschaftsmalerei, die während seiner gesamten ärztlichen Laufbahn sein Hobby blieb. Fünf Jahre später schrieb Otis sich an der New York Medical School ein, an der er 1852 als hervorragender Absolvent mit Goldmedaille für seine Abschlussarbeit graduierte. Nach seiner Assistenz am Charity Hospital in New York verpflichtete er sich als leitender Arzt für die United States Mail Dampfschifffahrtsgesellschaft und später bis 1859 für die Panama Pacific Eisenbahn. Die von Otis seit jenen Tagen veröffentlichten Reisetagebücher waren voller eigener Zeichnungen, die ihm eine Ehrenmitgliedschaft der New York Arts Society verschafften. Im Jahr 1859 kehrte er nach New York zurück und eröffnete eine Allgemeinpraxis. Zwei Jahre später wurde er zum Dozent für Harnorgane am College of Physicians and Surgeons und von 1871 bis 1890 am selben Institut zum Professor für Harnkrankheiten berufen. Während Otis' Leben hat sich die Urologie nach und nach als Fachgebiet etabliert, nicht zuletzt dank der Entwicklung des Zystoskops nach Nitze. Bei der Entdeckung des Gonokokkus hatte Otis bereits ein Interesse

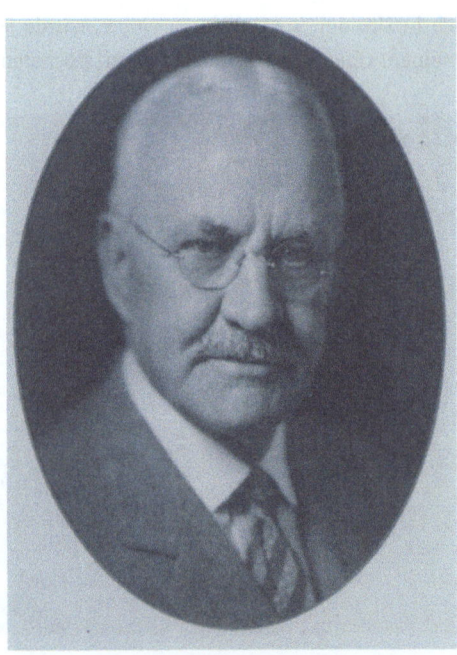

Abb. 7-7. William Niles Wishard (1851–1941)

an Geschlechtskrankheiten und Harnröhrenverengungen gezeigt. Geschlechtskrankheiten machten bis ins frühe 20. Jh. einen Großteil der Krankheiten der Harnwege aus, die chirurgisch behandelt werden mussten. Otis konzentrierte fast seine gesamten Studien auf diese Probleme und veröffentlichte mehrere Artikel wie z. B. »The Calibration of the Normal Urethra and Its Influence Upon the Treatment of Strictures« (1872), »Stricture of the Urethra« (1880) und »Practical Clinical Lessons on Syphilis and Genitourinary Diseases« (1883). In seinem Artikel »Resume: the Experience of 17 years in the Operation of Dilating Urethrotomy« fasste er 1889 wortgewandt seine Ideen über Entstehung und Behandlung von Harnröhrenverengungen unter breiter Berücksichtigung der Ansichten seiner Gegner zusammen. Er war der Meinung, dass die Größe einer normalen Urethra sich aus dem Penisumfang ableiten ließe, und nahm als Verengung all jene Gebiete an, die kleiner als der vorhergesagte Durchmesser waren. Diese Meinung wurde von **Edward L. Keyes Sr.** vehement angegriffen, für den ein vorhersagbares Verhältnis nur zwischen der Größe des Harnröhrenkanals und dem Harnröhrendurchmesser bestand. Keyes focht auch die Auffassung von Otis an, nach der eine dauerhafte Heilung von Harnröhrenstrikturen mit interner Urethrotomie erreicht werden konnte.

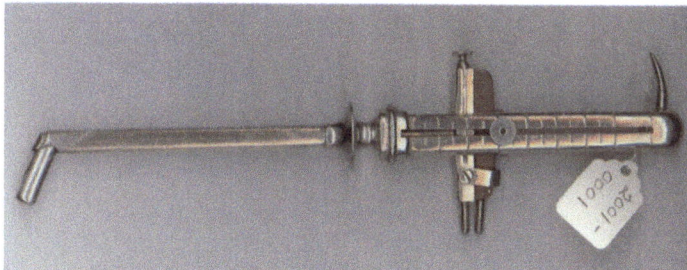

Abb. 7-8. Wishard-Resektoskop

Das Urethrotom nach Otis (Abb. 7-11) war das erste Instrument für den Harnröhrenschnitt, in dem das Messer im Schaft verborgen war und erst durch Zurückziehen desselben sichtbar wurde. Er berichtete über »Harnröhrenfieber« bei etwa 5% aller Patienten mit internem Harnröhrenschnitt und nannte diese Folge »*Unfälle oder Störungen nach der Dilatations-Urethrotomie*«. Weit mehr beschäftigten ihn postoperative Blutungen und er berichtete, dass einige dieser Patienten bis zur »*Lebensbedrohung*« erheblich ausgeblutet waren. Er entwickelte daher eine Dammabbindevorrichtung zur Stillung solcher Blutungen. Dieses interne Urethrotom wird heute noch benutzt, doch wendet man heute meist die innere Harnröhrenschlitzung unter Sicht nach **Sachse** an.

Im Jahr 1891 wurde Fessenden Otis Präsident der American Association of Genitourinary Surgeons; er starb im Jahre 1900 vor der Gründung der AUA.

Eugene Fuller (1858–1930, Abb. 7-12) veröffentlichte »Disorders of the Male Sexual Organs« (1895). Er besuchte erfolgreich die Harvard Medical School (Abschlussjahr unbekannt) und praktizierte den Großteil seines Lebens in New York. Zur Zeit der Veröffentlichung seines Buches war er Dozent für Harn- und Geschlechtskrankheiten an der New York Postgraduate Medical School. Als Erster gelang ihm die Entfernung sowohl der endovesikalen als auch der intraurethralen Vergrößerung der Prostata über den

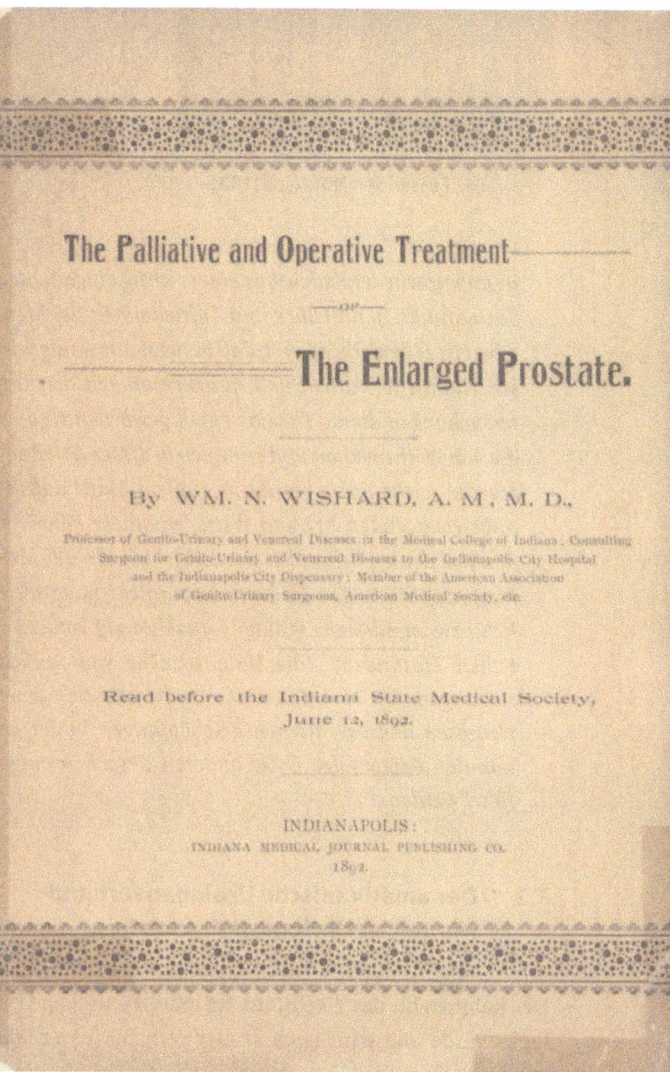

Abb. 7-9. Artikel über die Prostatabehandlung von Wishard aus dem Jahre 1892

suprapubischen Zugang. Fuller war von 1885 bis 1895 Partner von **Edward L. Keyes Sr.** Die Geschichte der Urologie der AUA von 1933 nennt sein Buch über Störungen der männlichen Geschlechtsorgane »*das originellste Werk der New Yorker Urologie in der zweiten Hälfte des 19. Jahrhunderts*«. Im Vorwort zu seinem Buch bemerkte Fuller:

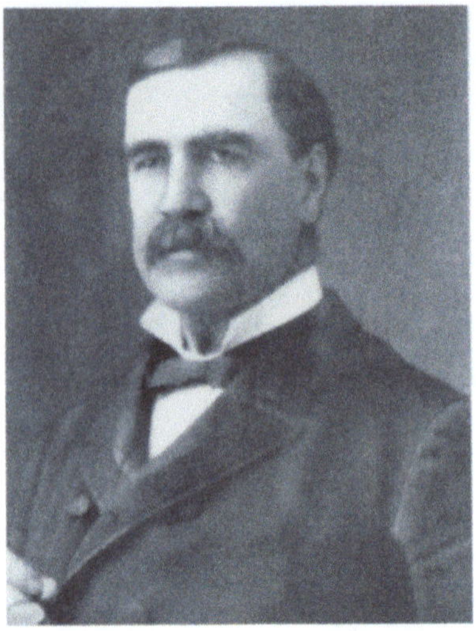

Abb. 7-10. Fessenden Nott Otis (1825–1900)

In Anbetracht der Bedeutung einer richtig eingestellten Sexualfunktion für Glück und Zufriedenheit des Menschen ist es bemerkenswert, daß bis jetzt nur wenig wissenschaftliche Studien und Aufmerksamkeit den Untersuchungen dieses Themas zuteil geworden sind … die von Werbemedien und Stimmen in dieser Abteilung erzielte reiche Ernte beruht in großem Maße auf der unbefriedigenden Art und Weise, wie diese Fälle von den Fachleuten behandelt werden … ich bin der Meinung, daß Störungen des Sexualapparates – hauptsächlich bzw. mindestens großteils unabhängig von nervlichen Zuständen – die Hauptursache von Sexualstörungen des Mannes sind, da die verschiedenen Neurosen und psychischen Erschöpfungen in der genannten Reihenfolge unter anderen Ursachen aufgeführt werden.

7.2 Der amerikanische Urologenverband (American Urological Association)

Der Rahmen für das Wachstum der amerikanischen Urologie wurde und wird noch immer vom Berufsverband

Abb. 7-11. Otis-Urethrotom

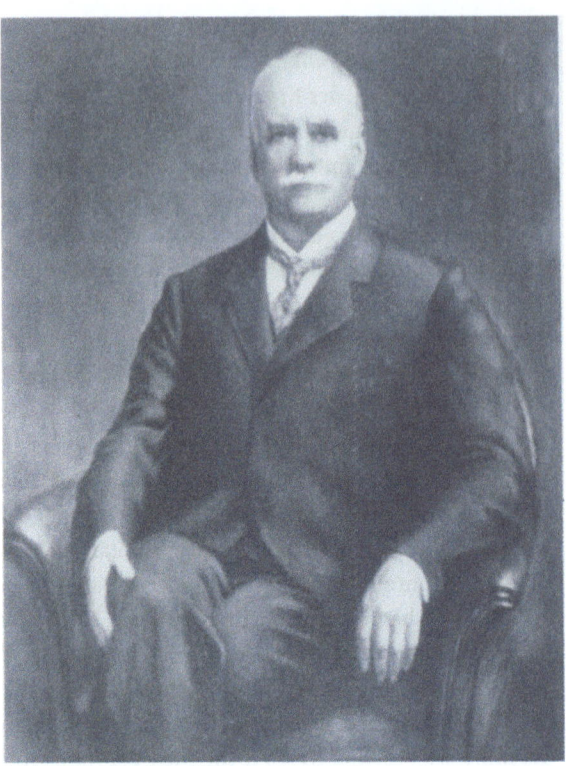

Abb. 7-12. Eugene Fuller (1858–1930)

der amerikanischen Urologen, der *American Urological Association (AUA)*, vorgegeben.

Die AUA wurde 1902 von 22 Mitgliedern gegründet und hat z. Z. 13.000 Mitglieder. Vor der AUA gab es eine Gruppe von New Yorker Urologen, die lokal agierten. **Ramon Guiteras** hatte die Idee, diese lokale Vereinigung auf alle Amerikaner mit einem dauerhaften Interesse an der Chirurgie der Harnwege auszudehnen. Nach einem ersten Treffen (Abb. 7-13) am 22. Februar 1902 im Haus von Guiteras traf sich die kleine New Yorker Gruppe jeden Monat und hielt am 14. Juni 1902 ihren ersten »Jahreskongress« in Saratoga Springs, New York ab. Danach wurden Jahresversammlungen in den gesamten Vereinigten Staaten abgehalten, nur unterbrochen durch die beiden Weltkriege. Die Urologie hatte Mühe, sich als eigenständiges Fachgebiet durchzusetzen, wie AUA-Präsident **Hugh Cabot** 1911 in seiner Rede »Ist die Urologie berechtigt, als eigenes Fachgebiet anerkannt zu werden?« anmerkte. Nach dem Treffen in Atlantic City im Jahre 1904 (Abb. 7-14) wurden ab Oktober 1904 Artikel im »American Journal of Urology« veröffentlicht. Diese Fachzeitschrift wurde von der Grafton Press in New York unter der Aufsicht mehrerer Mitglieder der American Urological Association herausgegeben.

In der Satzung von 1904 hatte die AUA fünf Sektionen: 38 Mitglieder in der ersten Sektion (Neuengland), 115 in der zweiten (New York bis Virginia) und 10 Mitglieder in der

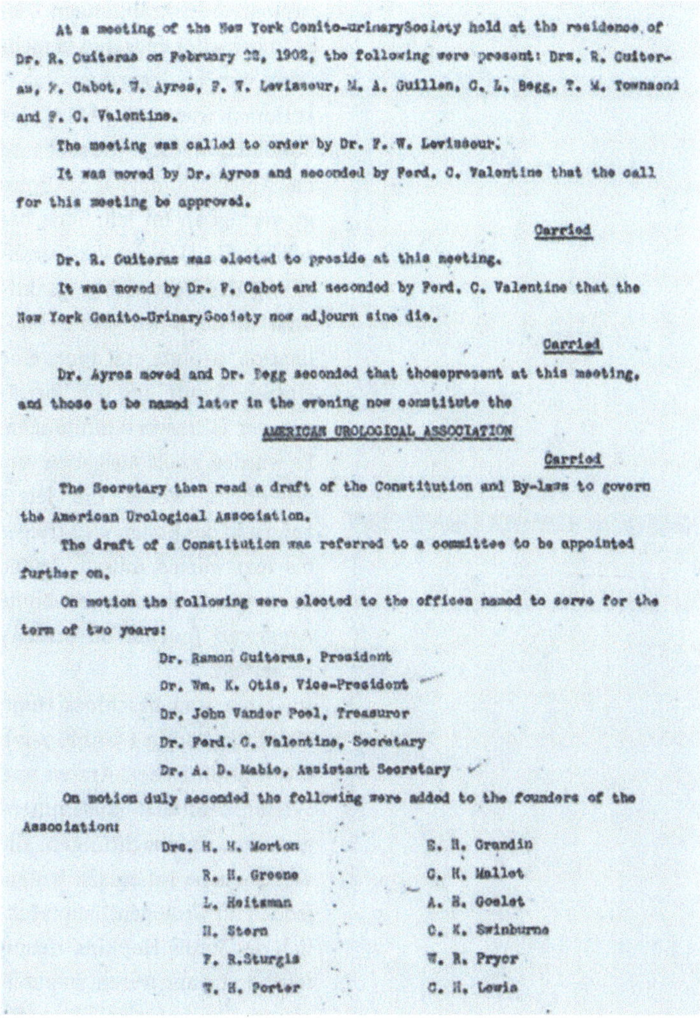

Der Amerikanische Urologenverband (American Urological Association)

```
At a meeting of the New York Genito-urinary Society held at the residence of
Dr. R. Guiteras on February 22, 1902, the following were present: Drs. R. Guiter-
as, F. Cabot, W. Ayres, F. W. Levisseur, M. A. Guillen, C. L. Begg, T. M. Townsend
and F. C. Valentine.
    The meeting was called to order by Dr. F. W. Levisseur.
    It was moved by Dr. Ayres and seconded by Ferd. C. Valentine that the call
for this meeting be approved.
                                               Carried
    Dr. R. Guiteras was elected to preside at this meeting.
    It was moved by Dr. F. Cabot and seconded by Ferd. C. Valentine that the
New York Genito-Urinary Society now adjourn sine die.
                                               Carried
    Dr. Ayres moved and Dr. Begg seconded that those present at this meeting,
and those to be named later in the evening now constitute the
                       AMERICAN UROLOGICAL ASSOCIATION
                                               Carried
    The Secretary then read a draft of the Constitution and By-laws to govern
the American Urological Association.
    The draft of a Constitution was referred to a committee to be appointed
further on.
    On motion the following were elected to the offices named to serve for the
term of two years:
        Dr. Ramon Guiteras, President
        Dr. Wm. K. Otis, Vice-President
        Dr. John Vander Poel, Treasurer
        Dr. Ferd. C. Valentine, Secretary
        Dr. A. D. Mabie, Assistant Secretary
    On motion duly seconded the following were added to the founders of the
Association:
        Drs. H. M. Morton        E. H. Grandin
             R. H. Greene         C. M. Mallet
             L. Heitzman          A. H. Goelet
             H. Stern             C. K. Swinburne
             F. R. Sturgis        W. R. Pryor
             T. H. Porter         C. H. Lewis
```

Abb. 7-13. Protokoll der Gründungsversammlung der AUA aus dem Jahre 1902

Abb. 7-14. Teilnehmer des 3. AUA-Kongresses 1904 in Atlantic City

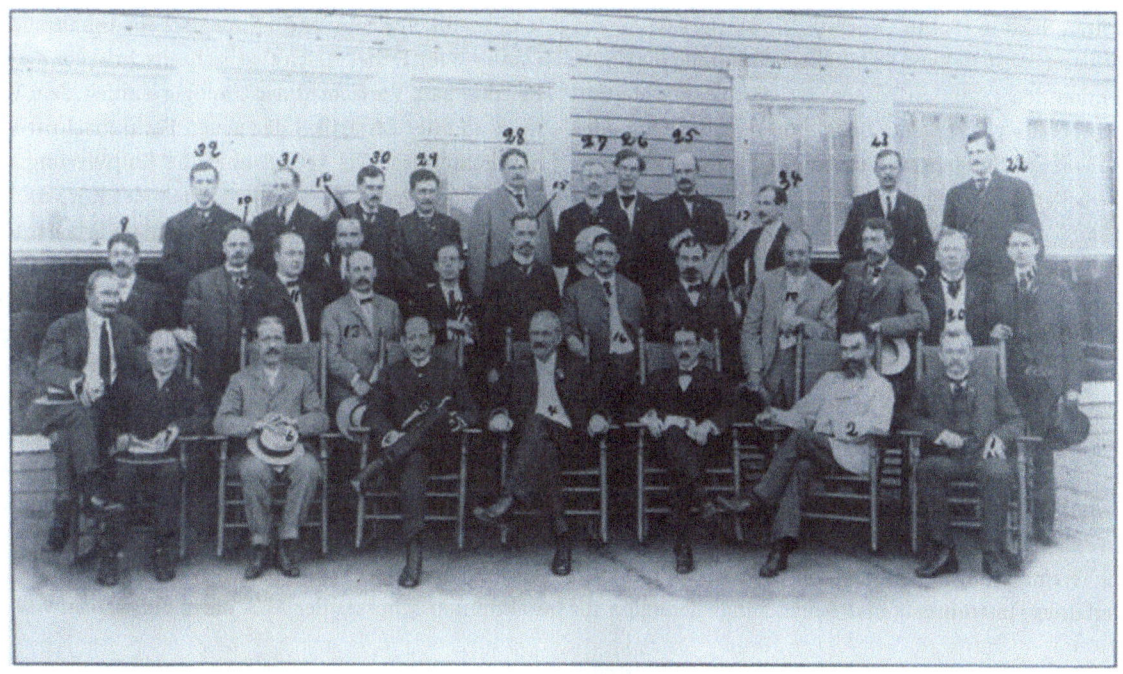

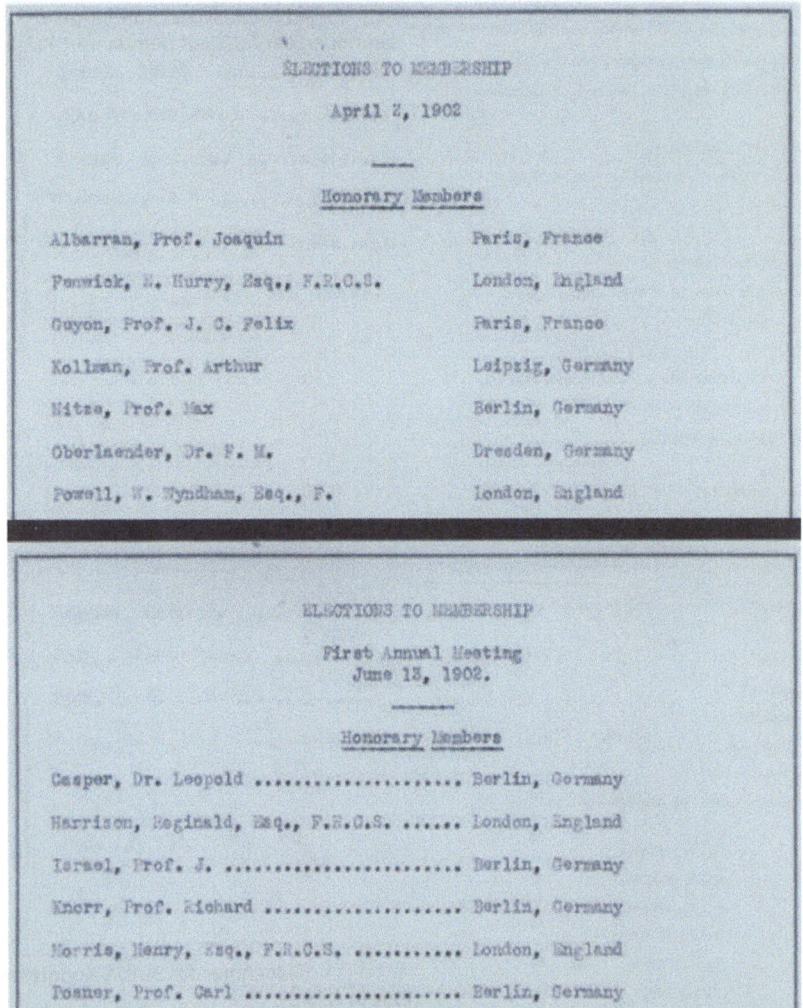

Abb. 7-15. Frühe europäische Ehrenmitglieder der AUA

dritten Sektion (South Central). Die vierte Sektion des Mittleren Westens hatte 68 Mitglieder, während die fünfte Sektion den gesamten Westen der USA ausmachte und 1907 bereits 33 Mitglieder hatte, eine Verzehnfachung innerhalb von fünf Jahren. Zu dieser Zeit wurden auch etliche bekannte europäische Urologen Ehrenmitglieder der AUA (Abb. 7-15). Die Landkarten zeigen das fortschreitende Wachstum des Verbandes, einschließlich der kanadischen Provinzen und der Regionen südlich der USA (Abb. 7-16).

Mehrere fruchtbare Ereignisse halfen dieser Vereinigung, sich von ihrem anfänglich unbedeutenden Status loszulösen – keine einzige europäische Urologengruppe oder -zeitschrift erwähnte die Gründung der AUA –, wobei die Gründung des Journal of Urology besonders hilfreich war. Zu den Zielen der Gründungsväter der AUA gehörte auch die Vereinfachung des Informationsaustausches über neue Verfahren, Instrumente und Behandlungsmethoden für urologische Erkrankungen. Diese Informationen waren in mehreren verschiedenartigen Publikationen wie z. B. JAMA, das Southern Medical Journal und das American Journal of Urology verfügbar. Im Jahr 1904 beschloss die AUA die Veröffentlichung der Versammlungsaktivitäten, doch die erste Publikation erfolgte erst 1908, eine einfache Sammlung von Vorträgen der Jahresversammlungen. Es wurden zwölf Ausgaben veröffentlicht, wobei die letzte aufgrund des Ersten Weltkrieges bis 1921 warten musste. Lange davor wurde das oben erwähnte American Journal of Urology eingestellt.

Im Jahre 1917 beschloss **Hugh Hampton Young** (Abb. 7-17), die von klinischen Ärzten und Wissenschaftlern zusammengestellten Beobachtungen, die verschiedene Interessen hatten, jedoch für Urologen, hauptsächlich des Johns Hopkins Hospitals, von Belang waren, zu publizieren. Der Anfangstitel nannte deutlich die Aufgabe, die er erfüllen wollte, und zeigte, dass er ein Journal mit experimentellem, medizinischem und chirurgischem Inhalt suchte (Abb. 7-18). Er stellte sich eine Fachzeitschrift vor, die alle Beiträge zum Fortschritt der Urologie enthielt. Sein Vorwort und der Leitartikel der neuen Fachzeitschrift verdeutlichte dies: Ein Artikel über die Kultivierung von Blasen- und Prostatagewebe außerhalb des Körpers. Die erste Ausgabe dieser Zeitschrift erschien im Februar 1917, unmittelbar bevor Young mit dem amerikanischen Expeditionskorps in den Krieg nach Europa zog. Dieses Journal, das ursprünglich privat von Hugh Young herausgegeben wurde, stand bald im Wettbewerb mit dem Anspruch der AUA auf eine eigene landesweite Publikation. Als er die mit einem konkurrierenden Journal einhergehenden möglichen Schwierigkeiten erkannte, bot Young »vorbehaltslos« seine Schrift der AUA-Führung an. Young war Chefredakteur seines eigenen Journals und blieb auch Chefredakteur des AUA-Journals unter Aufsicht eines Redaktionsausschusses der AUA unter Vorsitz von **William**

Der Amerikanische Urologenverband (American Urological Association)

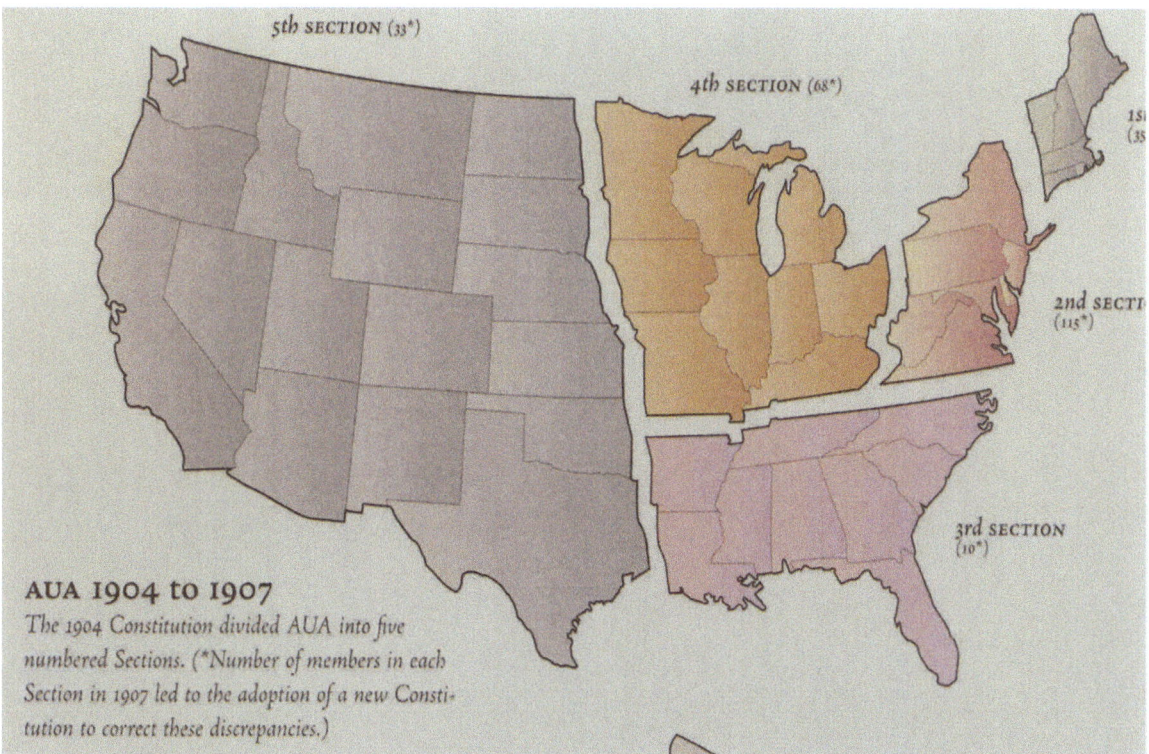

Abb. 7-16A. **Regionale Aufteilung der AUA bis 1907**

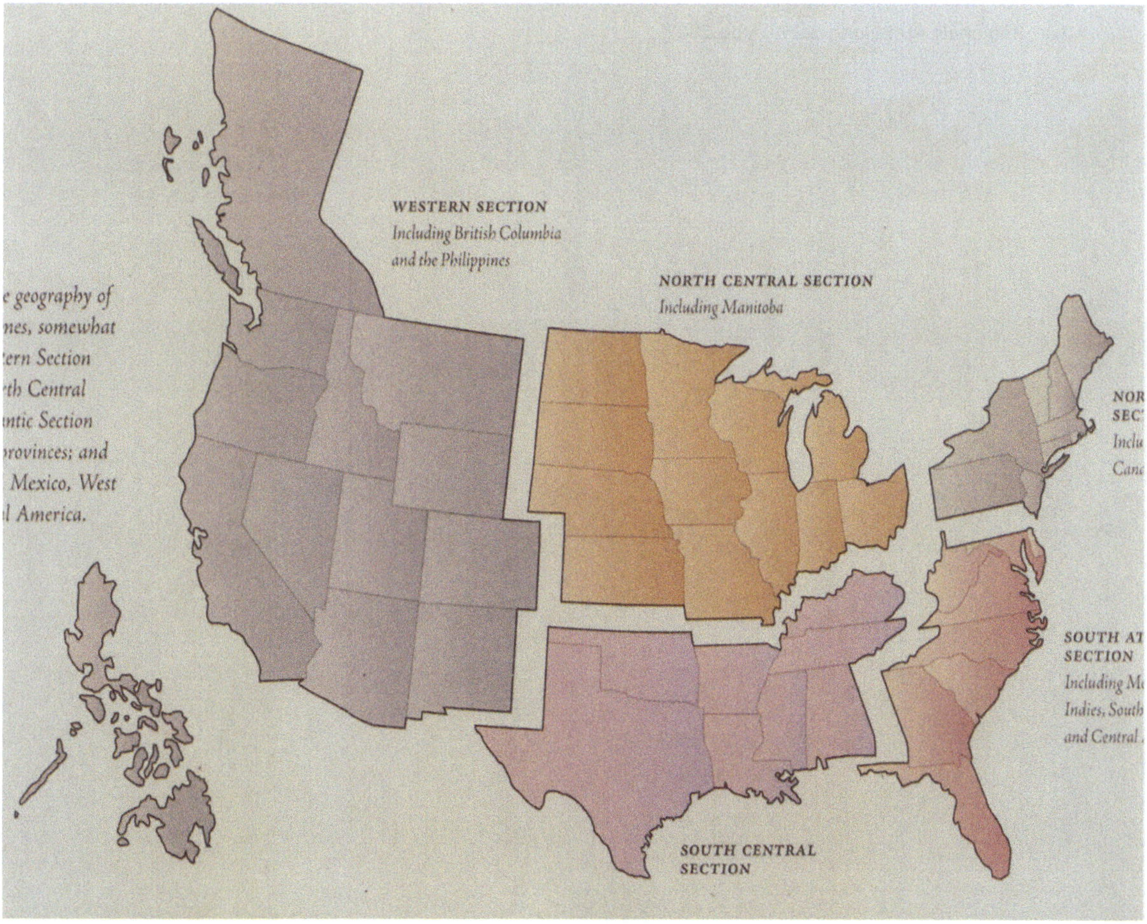

Abb. 7-16B. **Regionale Aufteilung der AUA bis 1941**

240 Kapitel 7 · Entwicklung der Urologie in den USA

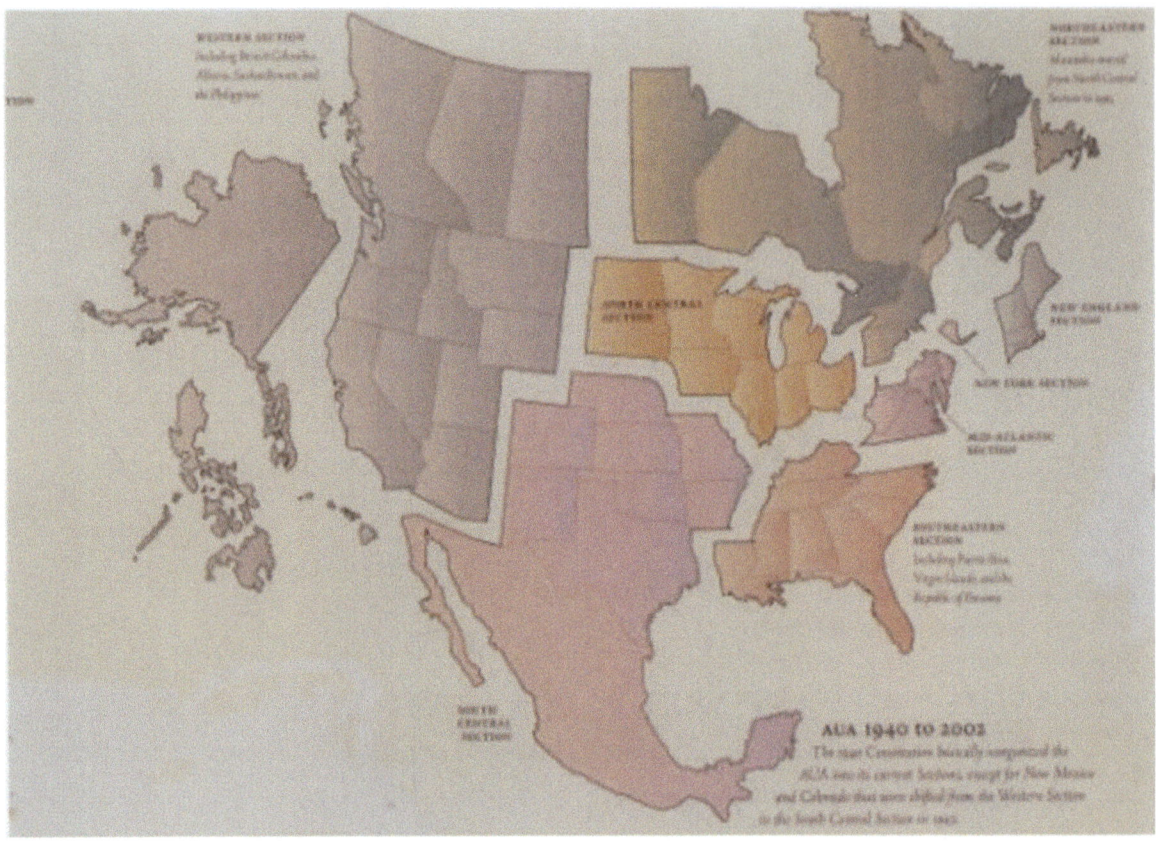

Abb. 7-16C. Regionale Aufteilung der AUA bis 2002

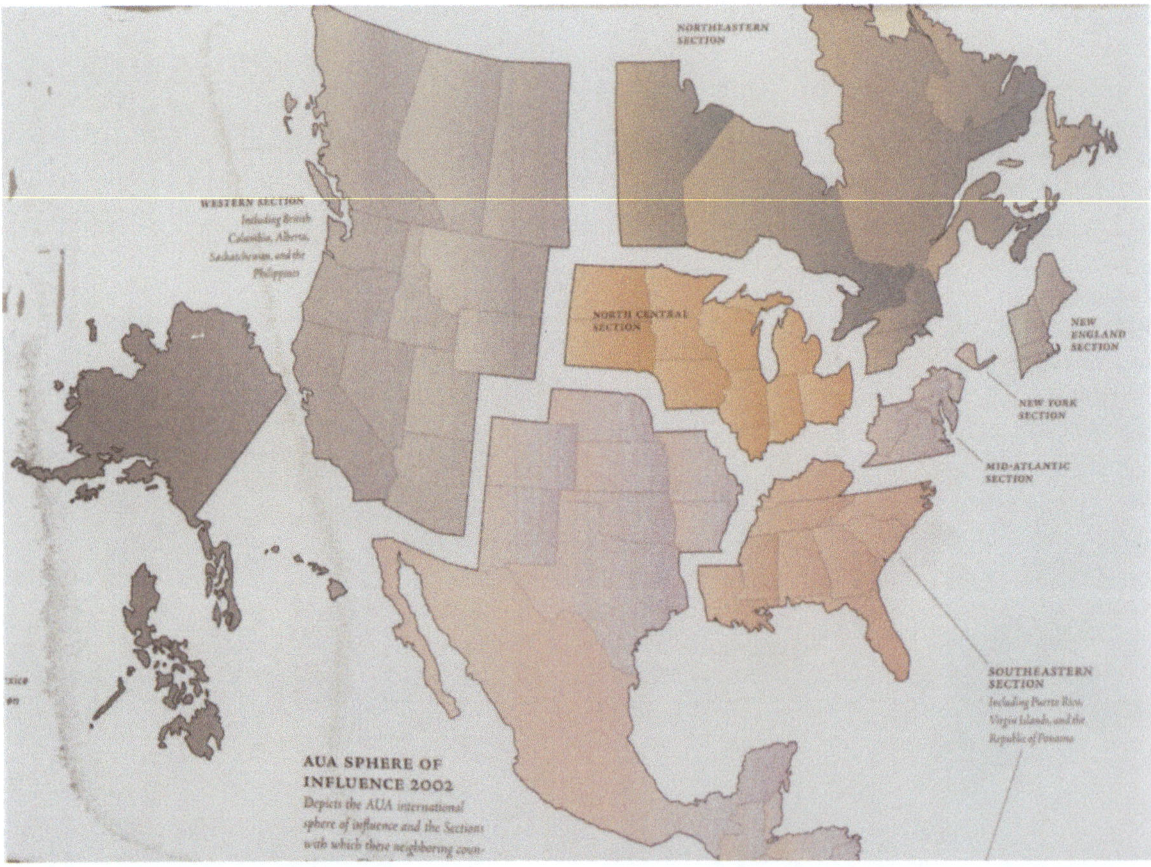

Abb. 7-16D. Regionale Aufteilung der AUA ab 2002

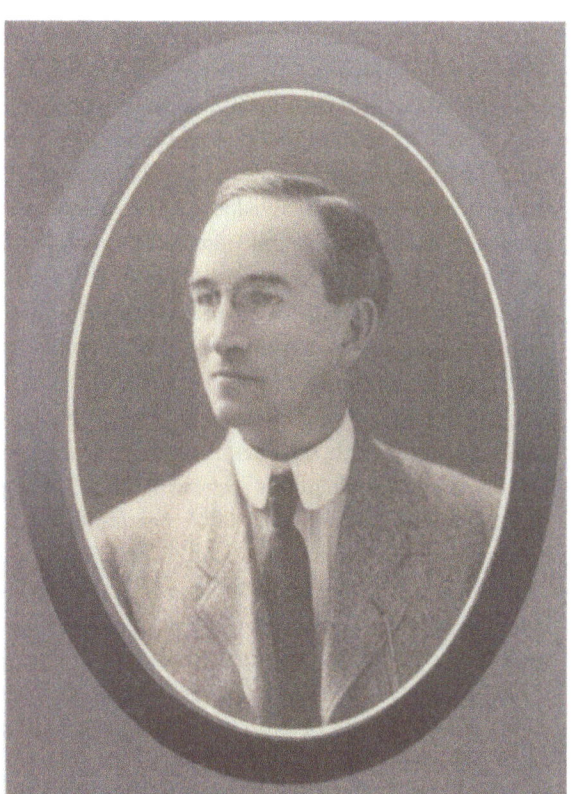

Abb. 7-17. Hugh Hampton Young (1870–1945)

wurde 1976 geändert, um Anzeigenkunden besser zu bedienen. Über die Jahre gab es verschiedene gestalterische Aktualisierungen des Journals. Es erhielt auch ein pädiatrisches Kapitel, das erste Fachgebiet mit einem eigenen Redaktionsteil im Journal. Im Juli 1986 wurden regelmäßige Beilagen mit der jährlichen Veröffentlichung der bei der urologischen Sektion der Jahresversammlung der American Academy of Pediatrics vorgetragenen Beiträge eingeführt. Später folgten ähnliche Teile für Fallberichte und *Urodynamik*. Eingebrachte Artikel wurden von Kollegen geprüft, und 1994 wurden Informationen für Fachärzte veröffentlicht mit Vorschlägen für Bewertungskriterien von Manuskripten. Im Jahr 1995 wurden besondere Beiträge aus *This Month in Investigative Urology* und *This Month in Clinical Urology* aufgenommen; 1994 wurde eine vierteljährlich erscheinende spanische Version aufgelegt. Das Inhaltsverzeichnis und die Kurzfassungen des Journals wurden im Internet verfügbar gemacht, und das gesamte

Braasch. Nach Hugh Youngs Tod im Jahre 1945 wurde aus dem Journal im Wesentlichen ein Werk von klinischen Berichten; weitere Publikationen, *Urologic Survey*, wurde bereits mehrere Jahre verlegt (vorher unter dem Titel *Quarterly Review of Urology*, gegründet von **Hugh Jewett**), sowie *Investigative Urology*, 1963 von **W.W. Scott** gegründet, erfüllten die Nachfrage nach einer eigenen Publikation für die moderne Laborforschung. Als Scott Chefredakteur des Journal of Urology wurde, machte er sich zum Ziel, diese beiden Publikationen in das Journal zu verschmelzen. Er erfüllte diese Aufgabe 1982: Das *Journal of Urology* war jetzt wieder in Einklang mit den Zielen und Hoffnungen von Hugh Hampton Young. Als Scott das *Journal of Urology* und die *Quarterly Review of Urology* fusionierte, behielten er und Jewett weiterhin die Leitung über die neuen Teile im Journal.

Das Journal wurde weiterhin auf verschiedene Weise gemäß dem Wachstum und dem Wechsel in der amerikanischen Urologie und der AUA Änderungen unterzogen. Bereits 1938 verbreitete Young eine Broschüre mit Richtlinien zur Manuskriptvorbereitung unter allen Mitgliedern der AUA, deren aktualisierte Version 1970 im Journal veröffentlicht wurde. Ab 1975 gab es zu Artikeln über wichtige Themen Kommentare von Autoren, Leserbriefe sowie weiterführende Artikel. Das ursprüngliche Kleinformat

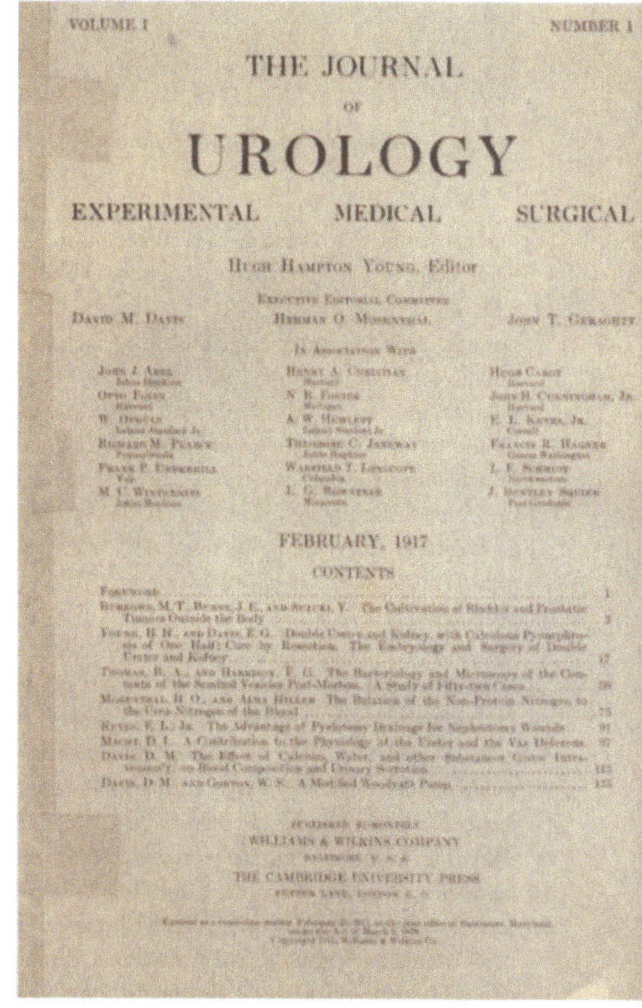

Abb. 7-18. Erste Nummer des von HH Young herausgegebenen »The Journal of Urology« von 1917

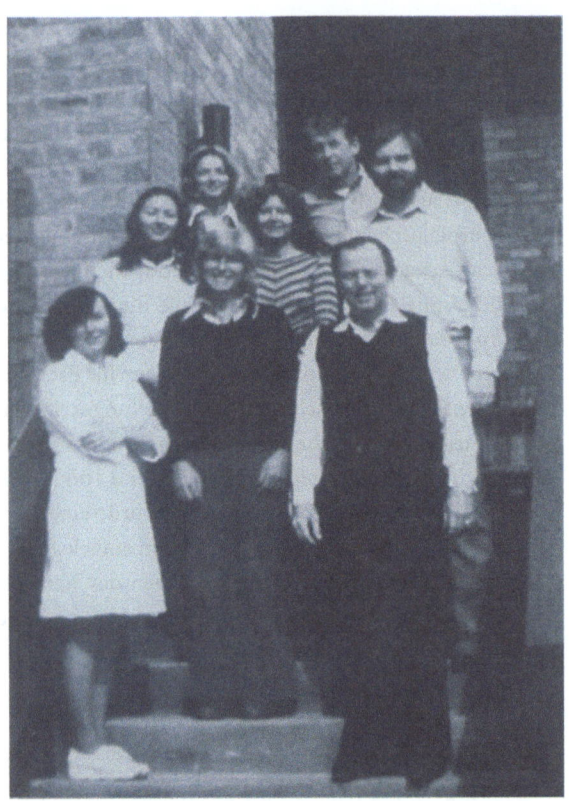

Mitglieder des »Office of Education«

Journal kann jetzt online gelesen werden. Auch gibt es heute mehr Artikel über sozioökonomische Themen als früher.

Der von Hugh Young 1917 eingeführte und nach Übernahme des Journals durch die AUA 1921 weitergeführte Redaktionsausschuss wurde zu »Board of Editors« und 1976 in »Editorial Board« umbenannt und vertritt heute die verschiedenen Sektionen der AUA. Ein Jahr später wurde über eine Bestimmung in der Satzung das »Publications Committee« eingerichtet, das über alle Veröffentlichungen der AUA außer denen des Education Office die Aufsicht hat.

Das Journal war für die AUA ursprünglich eine finanzielle Belastung, ist jedoch mittlerweile zu einer erheblichen Einkommensquelle geworden. Hugh Young schrieb 1940: »Das Journal hatte früher Schwierigkeiten, aus den roten Zahlen zu kommen, hat jedoch nach und nach die Probleme überwunden und ist jetzt profitabel«. So konnte die Seitenzahl immer mehr gesteigert werden, um Werbeeinnahmen zu erhalten, ohne jedoch die Bildungsaufgabe des Journal zu vernachlässigen, und mit den höheren Einnahmen konnte auch geeignetes Fachpersonal bezahlt werden, das jeden Verweis auf Richtigkeit prüft, und ein enges Zusammenspiel mit Autoren und Lesern finanziert werden.

Seit der Gründung im Jahre 1917 kommen die Chefredakteure vom Johns Hopkins Hospital, von Hugh Young bis **J.A. Campbell Colston**, Youngs Schwager, Hugh Judge Jewett, W.W. Scott, **Herbert Brendler** und **John T. Grayhack**, der 1994 als Chefredakteur ausgeschieden ist. **Jay Y. Gillenwater** ist der erste Chefredakteur ohne direkte Beziehung zum Brady Institute am Hopkins Hospital. Da die ersten vier Redaktionschefs in Baltimore lebten, war die Zusammenarbeit mit den Mitarbeitern technisch einfach. Am Anfang des Bestehens war die Aufgabe des AUA-Verbandes die Bildung und die Gemeinschaft. Ein Blick in ein frühes Programmheft, das sogar in eine Hemdtasche passte, macht deutlich, dass bei diesen Treffen auch viel Zeit für andere Aktivitäten als wissenschaftliche Vorträge eingeplant war. Heute spiegelt die Verbandsaufgabe den Wechsel in der Gesellschaft und das Zusammenspiel mit den Kräften wider, die den Berufsweg eines Urologen formen: *»Wir möchten ein erstrangiger Berufsverband zum Nutzen der urologischen Patientenpflege sein. Wir möchten die höchsten Maßstäbe der urologischen Behandlung fördern – durch Aus- und Weiterbildung, Forschung und Formulierung einer Gesundheitspolitik.«*

Um das Bildungsziel voranzutreiben, beschloss das Executive Committee der AUA 1975, die Einrichtung eines formellen Programms der Weiterbildung für ihre Mitglieder zu untersuchen. Eine Erhöhung der Mitgliedsbeiträge ermöglichte die Bildung eines eigenständigen Bildungsamtes (Office of Education – OE) unter direkter Kontrolle des Executive Committee (Abb. 7-19). Das Weiterbildungsprogramm war ursprünglich in Aspen, Colorado angesiedelt und wurde von Dr. Russell Scott und einem Planungsausschuss geleitet. Es bestand aus Postgraduiertenstudien an den Jahresversammlungen, aus regionalen thematischen Seminaren, Heimkursen, Diareihen und Videoreihen. Der Planungsausschuss wurde dann zum Bildungsrat (Education Council). Das Bildungsamt wurde schließlich nach Houston verlagert und soll im Herbst 2003 in das neue Gebäude der Zentrale der AUA in Maryland umsiedeln.

Thematische Seminare werden in den USA, Mexiko und Kanada angeboten, wobei für alle Aktivitäten CME-Punkte vom Accreditation Council for Continuing Medical Education gewährt werden. Ein einmal jährlich im März stattfindender AUA-Überprüfungskurs wird jetzt kostenlos allen Mitgliedern angeboten, und 1976 wurde das informelle American Board of Urology Examination Committee unter die Kontrolle des Bildungsamtes gestellt. Die qualifizierende Prüfung wird von einem Ausschuss aus AUA und ABU vorbereitet, der für alle Assistenzärzte eine berufsbegleitende Prüfung sowie ein Jahr später ein Selbstbewertungsprogramm für praktizierende Urologen entwickelt hat. Seit Januar 1985 wird von diesem gemeinsamen Ausschuss eine Prüfung zur Nachzertifizierung angeboten. Seit 1980 bietet das Bildungsamt einen Vorbereitungskurs in GU-Pathologie und Radiologie an, ein Jahr später wurde ein Programm zur Ausbildung von Schulungsleitern eingeführt, das Themen wie Rhetorik und effektives Schreiben, medizinische Lehrmethoden, Gestaltung und Beantragung von Forschungsgeldern, Leistungsbeurteilung und -überprüfung sowie die Schulung von Assistenzärzten umfasst. Im Jahr 1981 wurde die AUA-update-Reihe eingeführt – eines der beliebtesten Programme im Angebot. Es wird nun ins Polnische, Italienische, Spanische und Koreanische übersetzt.

Drei Jahre später wurden über Satellit themenbezogene Videokonferenzen in mehreren Gebieten der USA ausgestrahlt. Dieses Projekt war zwar wissenschaftlich gesehen erfolgreich, doch wurde es nach der Konferenz 1987 aufgrund unüberwindbarer Logistik- und Finanzierungsprobleme eingestellt.

Das frühere Auswahlverfahren für Assistenzärzte wurde als »chaotisch, unfair und ungeordnet« beschrieben. Deshalb wurde 1985 vom OE ein Verteilungsprogramm eingeführt, das ein Jahr darauf um eine »Hotline« für Assistenzärzte und unbesetzte Stellen erweitert wurde.

Mitte 1990 wurden Heimkurse sehr beliebt, insbesondere solche mit Computerunterstützung, und 1995 wurde dem OE eine Videobibliothek unterstellt. Die neuesten Angebote sind z. B. Seminare, die neuen Lehrstuhlinhabern bei der Meisterung ihres Amtes behilflich sein sollen, die zukünftige Prüfer des Journals bei der Bewertung von Manuskripten unterstützen, Klinikern das Neueste in Molekularbiologie vermitteln und umfangreiche Kurse zur Zertifizierung und Nachzertifizierung durch das American Board of Urology (ABU) anbieten.

Das American Board of Urology

Auch vor der Einrichtung des Bildungsamtes der AUA sah man in vielen Fachgebieten, einschließlich in der amerikanischen Urologie, die Notwendigkeit, Bildungsanforderungen und feste Richtlinien für bestimmte Qualifikationen zum Praktizieren einer medizinischen Disziplin zu verbessern. Die wachsende Auswahl einzigartiger Diagnose- und Behandlungsinstrumente, neuer Operationsmethoden und vermehrter Entdeckungen in den Grundlagenwissenschaften führte 1933 zur Gründung des Advisory Board for Medical Specialties durch die American Hospital Association in Zusammenarbeit mit mehreren anderen medizinischen Gesellschaften. Im Jahre 1932 legte **Joseph McCarthy** dem AUA Executive Committee einen von einem Unterkommittee verfassten Bericht vor, in dem zu lesen war: »*Eine höchst intensive Bewegung geht*

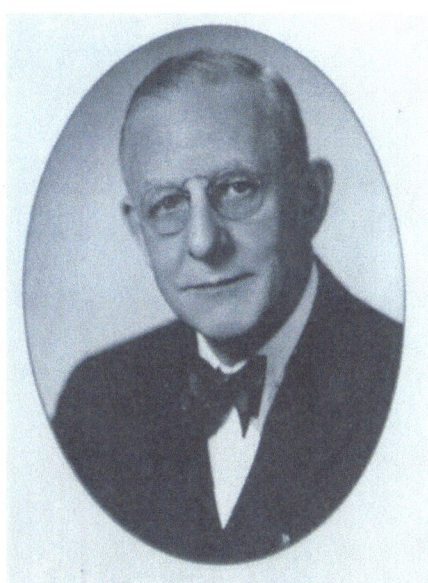

Abb. 7-20. Herman Kretschmar

durch das Land hinsichtlich der Normierung von Fachleuten ... «, während **Herman Kretschmer** (Abb. 7-20) der American Association of Genitourinary Surgeons ein Kommittee seiner Gesellschaft zur Untersuchung von Qualifikationskriterien für das Fachgebiet der Urologie beauftragt hat.

Mehrere andere Fachgebiete haben damals bereits eigene Prüfungsgremien gebildet, zuerst die Augenheilkunde im Jahre 1917, dann die Chirurgie und die Innere Medizin.

Ebenfalls im Jahre 1933 begutachtete die urologische Sektion der American Medical Association Qualifikationen für die Urologie. Schließlich trafen sich ausgewählte Mitglieder der Verbände AUA, AAGUS und AMA und fungierten Ende 1933 als zeitweilige »Kommission für Urologie« zur Bekanntmachung struktureller Verantwortlichkeiten und Funktionen der dauerhaften Kommission (Abb. 7-21). Diese Kommission wurde 1934 eingerichtet; ihre Aktivitäten entwickeln sich weiter, und die Anforderungen an die Spezialisierung ändern sich. Ursprünglich wurden 50 ausführliche Fallberichte großer urologischer Operationen mit präoperativer Einschätzung und postoperativen Nachsorgeinformationen gefordert; diese Anforderung wurde auf 25 Fälle und 1968 schließlich auf 10 Fälle reduziert. Im Jahr 1973 wurden Fallberichte eingestellt und durch die Abgabe einer ausführlichen Operationsliste ersetzt.

Kollegenbeurteilungen und die Bewertung des ethischen Verhaltens sind nun – obschon solche Begutachtungen schwierig sind – Teil der Bewertung eines Kandidaten; wobei die Aberkennung der Qualifikation gemäß der Kommission immer noch die letztmögliche Sanktion eines

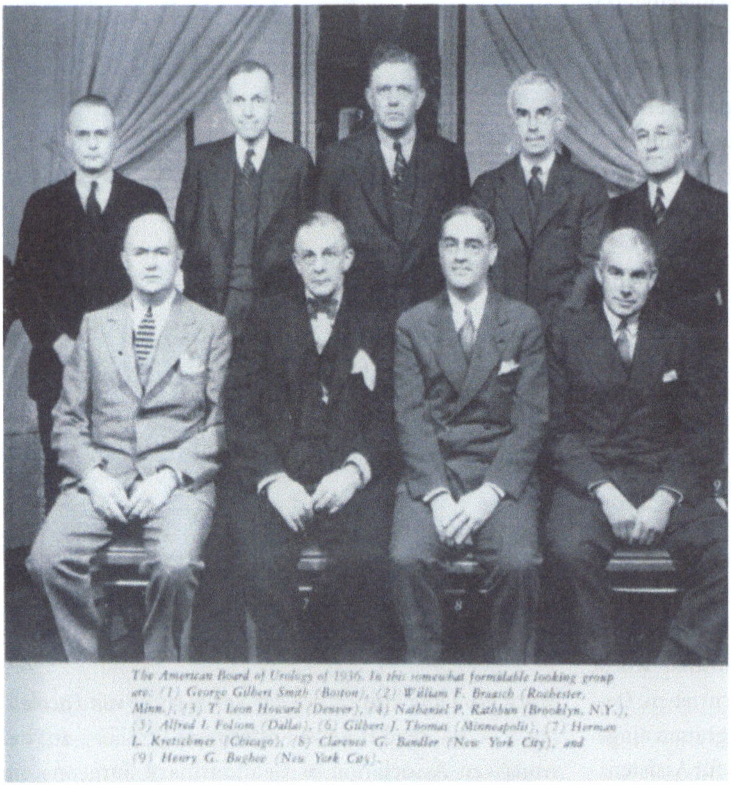

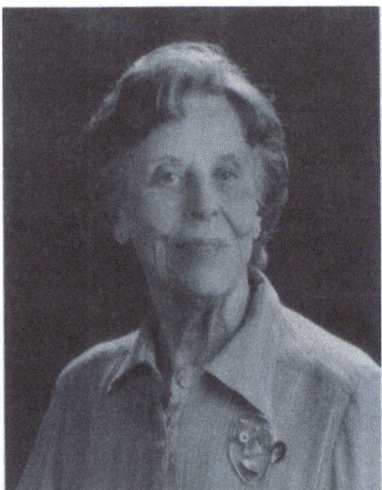

Abb. 7-21. The American Board of Urology im Jahre 1936

Urologen darstellt. Die erste Sanktion wurde 1943 begonnen und ein Jahr später vollzogen. Das Sanktionsverfahren wird bis heute mit Unterstützung und Begleitung durch den Rat durchgeführt.

Der erste Teil der Qualifizierungsprüfung ist ein schriftlicher Test mit Fragen, die fortlaufend von der Kommission und dem OE aktualisiert werden. Die erste Frau, die so zertifiziert wurde, war 1966 **Elizabeth Pickett** (Abb. 7-22). Die mündliche Prüfung bestand anfangs aus einer unstrukturierten Befragung mit einer Erörterung von Röntgenaufnahmen, Pathologiebildern, mikroskopischer Urinanalyse und einer Fallbesprechung. Diese Prüfung wurde immer stärker standardisiert, sodass seit 1984 eine *»standardisierte mündliche Prüfung«* durchgeführt wird. Protokolle für diese Prüfung werden vorab erstellt. Die Prüfung wird nun nicht mehr von lokalen Prüfern, sondern von einem Treuhandausschuss und Mitgliedern des Prüfungsausschusses abgenommen. Heute wird die Leistung der Kandidaten mit einer ausgereiften Methodik bewertet, die landesweit Vorbild für andere Kommissionsprüfungen geworden ist. Die Zertifikate sind heutzutage nicht mehr unbefristet. Seit 1995 ist eine Nachzertifizierung Pflicht, was noch 1981 eine freiwillige Prüfung war. Vier Jahre später wurden die Zertifikate auf zehn Jahre begrenzt. Diese Verfahren werden sich sicherlich mit dem Wandel unseres Fachgebietes weiter ändern.

Sozioökonomische Bestrebungen

Als Hugh Cabot (Abb. 7-23) 1911 Präsident der AUA war, erörterte dieser erstmals 1940 sozioökonomische Themen in Laienpublikationen. Die Leitung von AMA und AUA war über die Behauptung aufgebracht, dass Ärzte maßlose Gebühren verlangten, die viele sich nicht leisten könnten, und so den Zugang zur Gesundheitsfürsorge blockierten. Seine beiden Artikel mit den Titeln *»Entlaste den Patienten«* und *»Ich kann es mir nicht leisten krank zu sein«* führten dazu, dass beiden Berufsverbände sich vehement um den Ausschluss von Cabot wegen *»Verunglimpfung der amerikanischen Medizin«* bemühten. Die organisierte amerikanische Medizin ahnte damals nicht, wie wichtig der Zugang zu Versorgung und sozioökonomische Fragen in der Zukunft für alle werden würde.

Behandlungen wurden damals direkt vom Patienten bezahlt; dies änderte sich nach und nach mit dem Aufkommen von Krankenversicherungen. Eine kleine Gruppe von Lehrern in Dallas war wahrscheinlich der Vorreiter von Vorauszahlungen für die spätere Krankenhausversorgung. Dieses System war das Modell für die Entwicklung zukünftiger Krankenhausversicherungen wie Blue Cross,

Abb. 7-22. Elizabth Pickett, die erste von der OE geprüfte Urologin der USA

Der Amerikanische Urologenverband (American Urological Association)

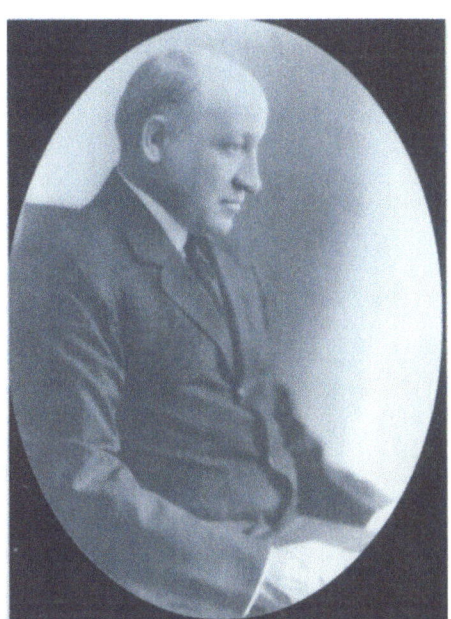

Abb. 7-23. Hugh Cabot, Präsident der AUA 1911

die die Klinik als teuerste Einrichtung der Gesundheitsfürsorge zum Zentrum des Gesundheitssystems machte, indem sie im Gegensatz zu einer Krankenversicherung eine Krankenhausversicherung schuf. Der Abschluss einer Krankenversicherung für Arbeitnehmer war vom Arbeitgeber nicht zu versteuern, auch nicht der vom versicherten Arbeitnehmer erhaltene Gegenwert. Da mit Gehaltserhöhungen auch Steuererhöhungen einhergehen, wurden Gesundheitsleistungen zu einer wichtigen Frage bei Arbeitskämpfen. Das Aufkommen des Medicare-Programms war fast revolutionär, der Autor erinnert sich daran, wie alle Urologen sich Gedanken über den Wegfall der Direktbezahlung durch den Patienten zugunsten staatlicher Zahlungen und staatlicher Kontrolle machten. **Harry C. Miller** sagte treffend:

Als AUA Präsident Simon Beisler 1961 einen AUA Ausschuß zur Untersuchung sozioökomischer Fragen einsetzte, stellten dessen Mitglieder bald fest, daß sie nicht viel tun konnten. Also taten sie auch nichts. Gar nichts. Jahrelang.

Mit der wachsenden Verbrauchernachfrage und den sich rasant entwickelnden Technologien wurde Anfang der 80er-Jahre der Grundstein für kontrollierte Gesundheitssysteme gelegt.

Im ersten Jahr betrugen die Kosten von Medicare drei Milliarden Dollar, 32 Jahre später sind sie auf 240 Milliarden hochgeschnellt. Die von den geburtenstarken Jahrgängen der 60er-Jahre genährte Aussicht auf eine alternde Bevölkerung kann das Medicare-System durchaus in die Insolvenz zwingen. Diese Bedrohung führte zu Maßnahmen der Regierung zur Eindämmung der weiteren Inflation dieses Programms. Dazu wurden für die üblichsten Behandlungen die Ärztehonorare gekürzt, in der Urologie z. B. um 20% für die transurethrale Prostataresektion. **Logan Holtgrewe** (Abb. 7-24), 1993 AUA-Präsident, und andere Mitglieder des sozioökonomischen Ausschusses der AUA versuchten sich mit Regierungsvertretern auf die Rücknahme der Honorarkürzungen zu einigen, doch setzte die Regierung ihr Sparprogramm durch, wenn auch in einem geringeren Ausmaß. Zusätzlich wurden auf Empfehlung des Harvard Volkswirtschaftlers **William Hsiao** »gewöhnliche und übliche« Honorare durch das RBRVS-System (mittelgestütztes relatives Wertesystem) ersetzt, das den Arbeitsaufwand (etwa 54% des Gesamthonorars), Gemeinkosten (41%) und Versicherungsprämien gegen Kunstfehler (etwa 5%) miteinander kombinierte. Der US-Kongress legte fest, dass Medicare-Honorare alle fünf Jahre neubewertet werden. Ein Überprüfungsausschuss der AMA, der mit Fachgesellschaften zusammenarbeitet, liefert Daten und Informationen hinsichtlich Zeitaufwand, Intensität, Schwierigkeit und Qualifikationen. Diese werden dann von der staatlichen Gesundheitsbehörde HDFA überprüft und gelten als Grundlage für zukünftige Honorare.

Im Jahr 1995 empfahl die HDFA für 143 urologische Behandlungsmethoden drastische Kürzungen von 8–80%. Eine kraftvolle Antwort des sozioökonomischen Ausschusses der AUA Gruppe für Gesundheitspolitik dokumentierte die Fakten zur Bekämpfung dieser Kürzungen und siegte.

Bis in die 60er-Jahre hinein waren der Mehrheit der Urologen diese Fragen nicht wichtig, doch waren einige sehr

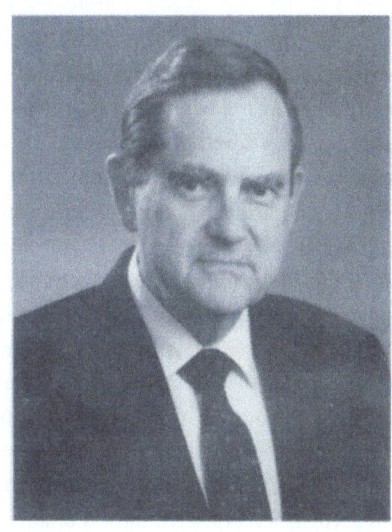

Abb. 7-24. Logan Holtgrewe, AUA-Präsident 1993

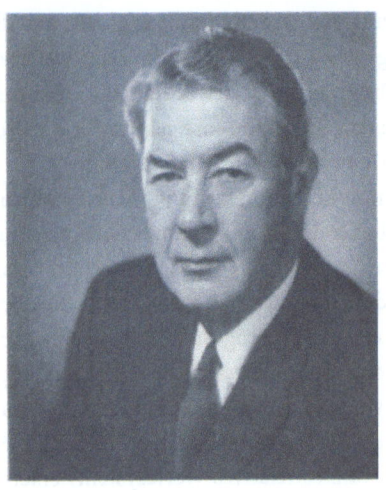

Abb. 7-25. Charles A. Hoffman

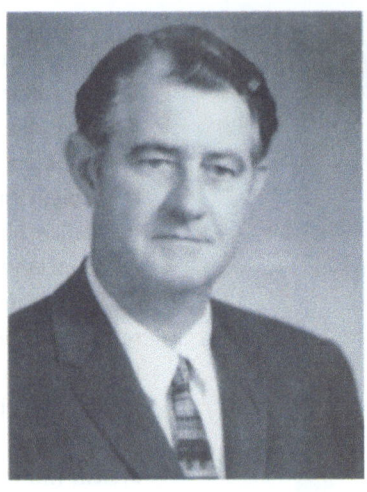

Abb. 7-26. Russel B. Carson

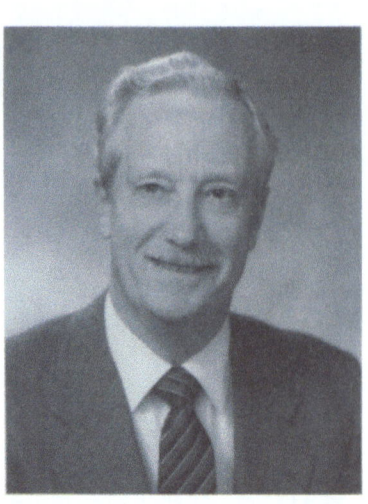

Abb. 7-27. Harry Miller

besorgt, wie z. B. **Charles A. Hoffman** (Abb. 7-25) aus West Virginia und **Russell B. Carson** (Abb. 7-26) aus Florida. Aus ihrer langjährigen Erfahrung mit dem Blue Shield diskutierten sie 1967 ihre Bedenken über Ärzte betreffende Gesetzesänderungen mit den Sektionspräsidenten der AUA. Daraus resultierte die American Association of Clinical Urologists (AACU), die im Mai 1969 kurz vor der Jahresversammlung der AUA ihr erstes Treffen in San Francisco abhielt. Ihre Jahresversammlungen konzentrieren sich weiterhin auf sozioökonomische und politische Fragen; der Kongress hat dabei vermehrt die AACU um Mithilfe durch ihre Fachleute bei Gesundheitsausschüssen gebeten. Die AUA selbst war dazu nicht offiziell berechtigt, da die Finanzbehörden aufgrund der Gesellschaftsform der AUA eine solche Beteiligung nicht gestatteten. In den späten 70er-Jahren ermöglichten neue Regeln der Finanzbehörden der AUA eine größere Rolle bei der Diskussion sozioökonomischer Themen mit Regierungsstellen zu spielen. Im Jahr 1987 ernannte das AUA Executive Committee **Sam Ambrose** aus Atlanta zum ersten Vorsitzenden seines sozialökonomischen Ausschusses. Dies führte nach und nach zur Aushöhlung des Bereichs, den die AACU als ihren eigenen betrachtete. Die AACU strebte hinsichtlich der Arbeit über sozialökonomische Themen weiterhin engere Bindungen mit der AUA an. Diese Bestrebungen wurden manchmal zurückgewiesen und zeitweise auch so angenommen, dass die Verwaltung der AACU kurzzeitig in die Zentrale der AUA verlagert wurde. Das Wachstum innerhalb des Health Policy Council der AUA und die vermehrte Interessenüberlappung der beiden Organisationen führte zu einer guten gegenseitigen Beziehung, insbesondere weil beide dieselben Personen vertreten und dabei verschiedene Ziele haben. Noch einmal ein Zitat von **Harry Miller** (Abb. 7-27):

Als Ärzte ist es unsere Aufgabe, das Beste für unsere Patienten zu tun. Mit den neuen Herausforderungen an unsere politischen und sozialökonomischen Methoden

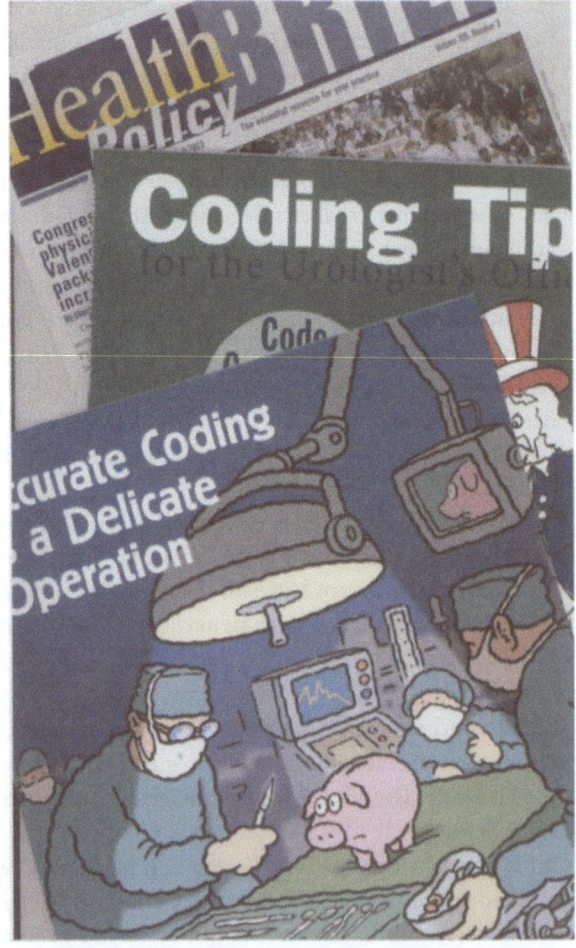

Abb. 7-28. Schriftenreihe der AUA zur allgemeinen Information der niedergelassenen Urologen

für die Erbringung unserer Patientenleistungen müssen wir zusammen handeln, um den Erfolg unserer Anstrengungen für die bestmögliche Versorgung jedes Patienten sicherzustellen . . . .

Im vom Health Policy Department der AUA herausgegebenen »Health Policy Brief« hat Logan Holtgrewe wiederholt auf einige drakonische Kürzungen hingewiesen und darauf, dass im Jahre 2002 sieben Zystoskopien mit Harnröhrendilatation bei einer weiblichen Patientin dasselbe Honorar wie eine radikale Zystektomie mit Dickdarmschlingenumleitung des Harnwegesystems erzielten. Der *Health Policy Brief*, die *Coding Tips for the Urologist's Office* (Abb. 7-28) und die *Practice Guidelines* sind Schriften, die dem niedergelassenen Urologen dabei helfen sollen, sich über die ständigen Änderungen der staatlichen Regelungen und Honorarverfahren auf dem Laufenden zu halten.

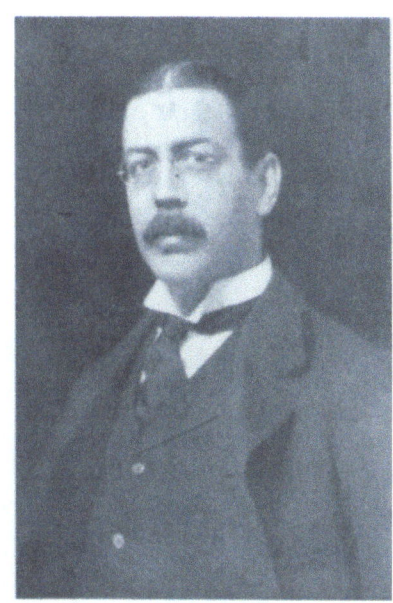

Abb. 7-29.
William K. Otis
(1860–1906)

7.3 Entwicklung der Urologie seit Beginn des 20. Jahrhunderts

7.3.1 Zystoskop in den Vereinigten Staaten

Zu den großen Fortschritten Mitte des 19. bis Anfang des 20. Jhs. gehört zweifelsfrei die Entwicklung eines neuen Diagnoseinstrumentes, des Zystoskops. Nach dem Lichtleiter von **Bozzini** folgten die hohlen und röhrenförmigen Urethroskope von **Grünfeld** und eine ganze Reihe von kurzen Urethroskopen vieler anderer Ärzte, bis **Nitze** schließlich sein Instrument entwickelte und am Lebenden demonstrierte.

Die Amerikaner importierten diese neuen Instrumente und strömten nach Berlin, Wien und Prag, um die Verwendung dieses neuen Diagnoseinstrumentes zu erlernen. Praktisch jeder amerikanische Urologie dieser Zeit ging ein oder mehrere Jahre nach Europa und kehrte nicht nur mit mehr Wissen, sondern auch mit neuen Geräten zurück. Einer davon war **William K. Otis** (1860–1906, Abb. 7-29) aus New York, nicht zu verwechseln mit dem bereits erwähnten F. N. Otis. Er besuchte Nitze in Berlin und brachte dessen Zystoskope nach Amerika. Zusammen mit **Wappler** begann er eine »*Reihe von Experimenten zur Erforschung der Möglichkeiten des Zystoskops*«. Dabei arbeiteten sie mit **Bausch** und **Lomb** an der Entwicklung eines neuen optischen Systems, dem so genannten »Röhrenprisma«, das 1902 patentiert wurde. Im Jahr 1905 stellte die Wappler Electric Company erstmals das »Weitwinkelzystoskop« vor.

Howard A. Kelly (1858–1943, Abb. 7-30) aus Baltimore reiste nach Berlin und Prag, wo er zuerst bei Nitze und dann bei **Pawlik** die direkte Harnleiterkatheterung erlernte. Fünf Jahre später veröffentlichte er seine Methode der Zystoskopie mit Luftfüllung auf Anregung von Pawlik: Bei der weiblichen Patientin mit an die Brust angezogenen Knien verursachte das Einführen des kurzen röhrenförmigen Instrumentes eine passive Luftausdehnung der Blase, wobei die Schwerkraft des Unterleibs eine Saugwirkung hervorrief (Abb. 7-31). Sein Instrument wurde schließlich mit einer elektrischen Lampe an einem Träger ausgestattet. In den späteren Jahren verwendete er natürlich ein moderneres Zystoskop, doch bevorzugte er für seine Untersuchungen die Stellung mit angezogenen Knien.

James Brown (1854–1895, Abb. 7-32) aus Baltimore, Johns Hopkins Hospital, studierte bei von Dittel und Brenner in Wien. Er kam mit zwei Brennerzystoskopen zurück und modernisierte diese durch den Einbau von geraden Arbeitskanälen. Damit konnte er zum ersten Mal die Ureteren des Mannes katheterisieren (1893). Als Hugh Hampton Young die Abteilung für Harn- und Geschlechtskrankheiten am Hopkins Krankenhaus übernahm, waren diese beiden Zystoskope die einzigen endoskopischen Geräte an dieser Klinik.

Leo Buerger hat wahrscheinlich am meisten zur Weiterentwicklung des Zystoskops in den Vereinten Staaten beigetragen, doch Ärzte wie **Squier**, W. K. Otis, Young, Guiteras, **Lowsley**, **Valentine** und **F.T. Brown** leisteten auch wichtige Beiträge. Leo Buerger stellte 1909 ein optisches Zystourethroskop vor, das auf dem Instrument nach **Goldschmidt** fußte. Das Instrument nutzte an seinem Ende ein Wapplerprisma und war für Luft- und Wasserspülung geeignet. Buerger veränderte sein Instrument zu einer Rei-

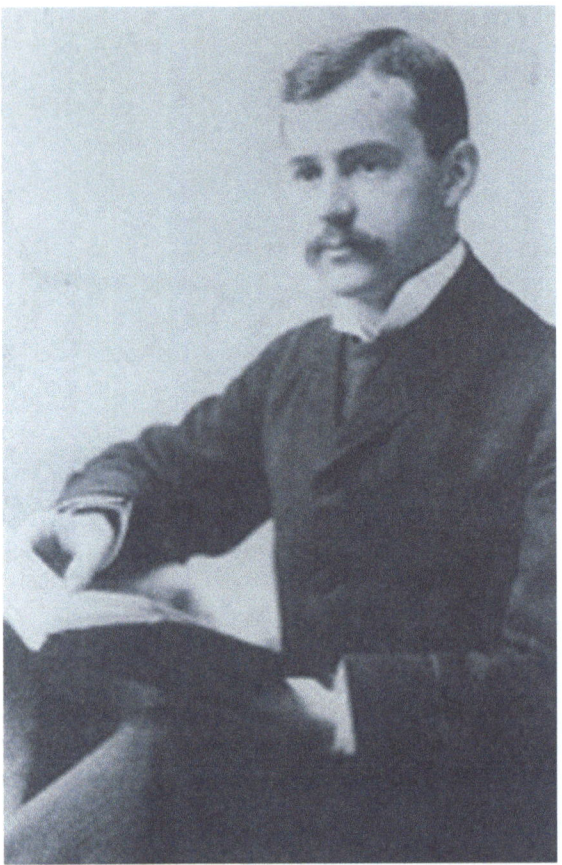

Abb. 7-30. Howard A. Kelly (1858–1943)

mente von Buerger wurden anfänglich von der Wappler Electric Company und später von American Cystoscope Makers, Inc. hergestellt. Diese Instrumente waren bis zum Aufkommen faseroptischer Instrumente das tägliche Werkzeug des amerikanischen Urologen. Auch das letzte Brown-Buerger-Zystoskop war mit faseroptischer Beleuchtung ausgestattet.

Bransford C. Lewis (1862–1942) aus St. Louis arbeitete ebenfalls an Weiterentwicklungen des Zystoskops und war Autor des Lehrbuches »Cystoscopy and Urethroscopy.« Zusätzlich schrieb er über die Wärmebehandlung von Prostataerkrankungen und entwickelte Instrumente, die transrektal zur Erwärmung des Prostatagewebes eingeführt wurden – frühe Vorläufer der transurethralen Mikrowellentherapie.

Hugh Hampton Young war unglücklich darüber, dass sich während seiner Zystoskopien die Lichtleitung und die Wasserschläuche zeitraubend verhedderten und entwickelte daher zusammen mit Wappler ein Instrument mit einem drehbaren Kragen für den Wassereinlass und das Lichtkabel, mit dem die Leitungen immer in derselben Position blieben, während das Instrument frei gedreht werden konnte (Abb. 7-34). Im Jahr 1927 veröffentlichte er seine Konstruktion und ihre Probleme im Journal of Urology. Seine Konstruktion wurde zum Vorbild der späteren drehbaren Resektoskope.

Die nächste wichtige Verbesserung war eine Modifizierung der Linse durch **Joseph F. McCarthy** (1874–1965) aus New York in Zusammenarbeit mit Wappler. Nach mehrmaliger Abänderung des Zystourethroskops entwickelte er das Foroblique-Linsensystem, das von der Firma ACMI umgehend in fast alle Zystoskopmodelle eingebaut wurde. Die innerbetriebliche Forschung, Entwicklung sowie die Zusammenarbeit führten schließlich zu einem Wechsel des Beleuchtungssystems für Endoskope. Aufgrund der

he verschiedener Instrumente mit konkaven und konvexen Schnäbeln, die meisten mit 24 Charr, anfangs mit einem Lichtleiter- und Spülkanal und schließlich mit einer Glühbirne, die im Schnabel des Instrumentes eingearbeitet war (Abb. 7-33). Sein Zystoskop hatte einen Ein- und Ablass, eine 0°-Optik sowie eine Rechtwinkeloptik und das Foroblique-Linsensystem nach McCarthy. Alle Instru-

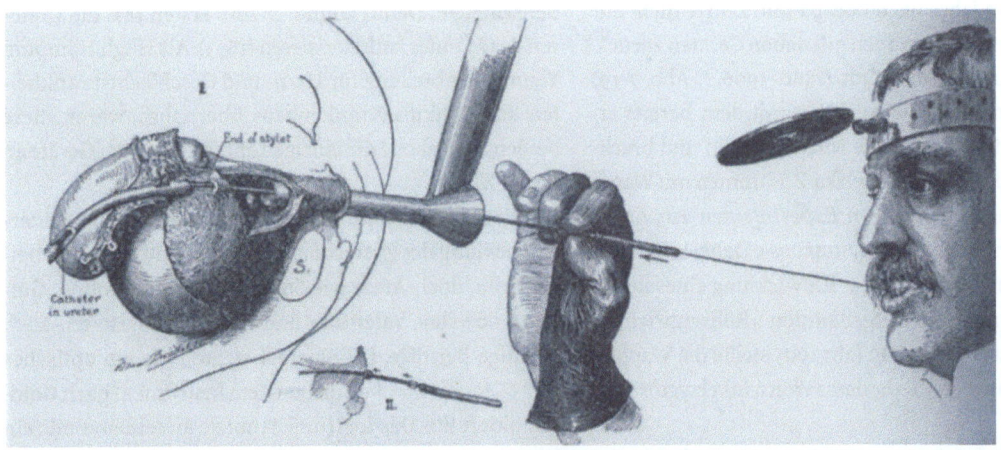

Abb. 7-31. Kelly-Luftzystoskop

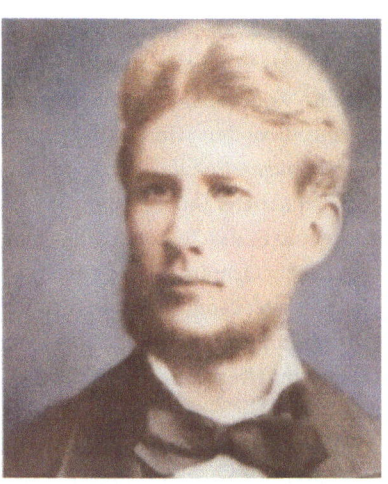

Abb. 7-32. James Brown (1854–1895)

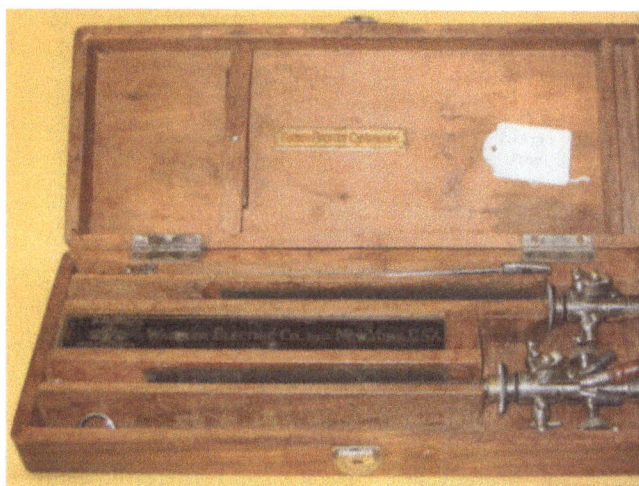

Abb. 7-33. Buerger-Zystoskop

Entdeckung von **John Tindell** (1820–1893) aus London, dass Glas das Licht intern reflektiert, arbeitete eine große Zahl von Forschern an der Entwicklung eines brauchbaren und flexiblen Fiberglassystems. Im Jahr 1963 stellte ACMI die ersten »Kaltlichtzystoskope« mit Fiberglassystemen her, ein Jahr später folgte R. Wolf. Etwa ein Jahr früher regte **James Glow** aus Liverpool gegenüber **H.H. Hopkins** in London die Überprüfung des Linsensystems bestehender Zystoskope an. Seine Forschung führte zum Hopkins-Linsensystem, das erstmalig 1959 in Großbritannien patentiert wurde. ACMI schlug das Angebot zur Herstellung und Vermarktung dieses Linsensystems aus. Karl Storz erkannte die großen Vorteile des Systems, erwarb die Lizenz und stellte ab 1965 seine Endoskope mit Glasfasern zur Beleuchtung her: Das faseroptische System war geboren.

Nitze wäre überrascht und sehr stolz auf die dramatische Entwicklung des Zystoskops und auf das von seinem Instrument auf andere Bereiche übertragene Wachstum gewesen. Seine in seinem Lehrbuch von 1888 ausgedrückte Vision hat sich bewahrheitet:

> *Diese Schrift ist nur der Rohbau, das gesamte Gebäude wird nach Jahren durch gemeinsame Arbeit vieler Forscher erstellt werden. Dies ist ein großes neues Arbeitsgebiet, das sicher noch viel unbekanntes Wissen in sich birgt.*

7.3.2 Entwicklung der transurethralen Resektion (TUR)

Es war schnell ersichtlich, dass das Zystoskop nur geringfügig verändert werden musste, um sich von einem Diagnose- in ein Operationsinstrument zu verwandeln. Es

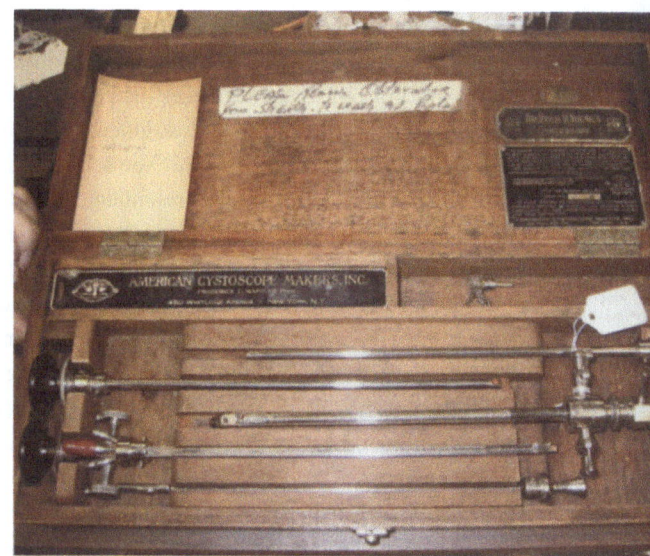

Abb. 7-34. Young-Zystoskop von 1927

wurden in Europa mehrere Instrumente für transurethrale Inzisionen des Blasenhalses oder der Prostata entwickelt, bevor Bottini 1874 seinen Galvanokauter vorstellte. In den Vereinigten Staaten wurden erste Abänderungen dieses Instrumentes von **Wishard** und Chetwood produziert, die beide als Zugang die perineale Urethrotomie einsetzten und damit in der Lage waren, große Instrumente zu verwenden und den Eingriff visuell zu verfolgen. Das ursprüngliche Instrument von Bottini war dagegen blind. Hugh Young beschreibt in seiner Biografie, wie unzufrieden er mit diesem Instrument war. Er entwarf daher verschiedene Klingen und Schnäbel, doch größere Operationen wurden in der Regel über den suprapubischen Zugang durchgeführt, wobei häufig nur ein kleiner Gewebekeil entfernt wurde. Als einer seiner Patienten infolge post-

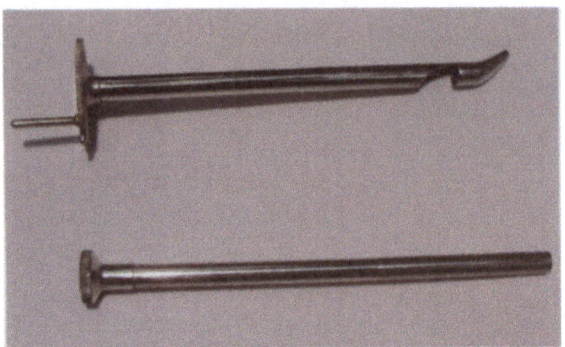

Abb. 7-35. Prostatastanze von HH Young

operativer Komplikationen verstarb, erkannte Hugh Young, dass »*diese Operation zu groß für so wenig entferntes Gewebe war*«. Er ging in seine Werkstatt im Hopkins-Krankenhaus und entwarf mit einer runden Klinge die erste Stanze in einem modifizierten Urethroskop (Abb. 7-35). Braasch, **Caulk**, **Bumpus** und **Thompson** an der Mayo Clinic entwickelten dieses Instrument weiter. Jahrzehntelang wurden Prostataresektionen an der Mayo Clinic mit ihrer Stanze durchgeführt, die schließlich zur letzten Stanze führte, die 1972 von **Frohmüller** in Deutschland konstruiert wurde. Diese Instrumente wurden nach und nach mit einem Linsenansatz für die direkte Sicht und einem Kanal für den Kauter ausgestattet, während andere den gesamten distalen Bereich der Schneidklinge zum Ätzen des Gewebes verwendeten. Edisons Entwicklung der Glühbirne im Jahre 1879 führte zu deren Miniaturisierung durch **Preston** und **Koch** in Rochester, New York. Koch hat übrigens einige Zeit mit **Valentine** in Berlin verbracht und dabei häufig über Nitzes Zystoskop gesprochen, das eine bessere Lichtquelle benötigte.

Die Instrumente von heute würden ohne die Erfindung des Hochfrequenzstromes und seiner Anwendung in der Chirurgie nicht existieren. Nach **Hertz** in Deutschland und d'Arsonval und **Oudin** in Frankreich und vor der Entwicklung der Vakuumröhre durch DeForest erfolgte die Entdeckung von Edwin Beer, New York, dass man – im Gegensatz zur vorherrschenden Meinung – durchaus Hochfrequenzstrom unter Wasser einsetzen kann. Diese Entdeckung im Jahre 1910 ermöglichte anderen dann die Weiterentwicklung seines Beitrages. Anfang der 20er-Jahre entwickelte ein anderer New Yorker, **Maximilian Stern**, ein Instrument (Abb. 7-36), das er 1926 vorstellte. Er nannte es ein »*Resektoskop*«. Es hatte nicht nur ein Linsensystem, sondern verwendete eine Wolframschleife, die durch einen hochfrequenten, ungedämpften Strom aktiviert wurde, um in Sterns Worten »*spaghettiähnliche Schleifen*« aus dem Prostatagewebe abzuhobeln. Das Instrument hatte mehrere Schwachstellen, z. B. die Zerbrechlichkeit der Schlaufe. Auch kam es bei der Operation häufig zu erheblichen Blutungen. **Theodore McCann Davis** aus Greenville, North Carolina, Urologe und vordem Elektroingenieur, veränderte die Schlaufe und vergrößerte das seitliche Fenster des Resektoskops. Davis war nicht mit den vorhandenen Generatoren zufrieden und modifizierte daher zusammen mit **G.H. Liebel** in Cincinnatti dessen Bovie-Gerät, um für das Resektoskop eine leistungsfähige Stromquelle herzustellen, den so genannten »*Davis Bovie Generator*« (Abb. 7-37). Dieser lieferte einen hochfrequenten Strom zum Schneiden und einen stark gedämpften, mäßig frequenten Strom für die Koagulation. Er fügte dem Generator auch einen elektromagnetischen Fußschalter hinzu, der geringfügig modifiziert auch heute noch für transurethrale Resektionen verwendet wird. Bei der Vorstellung seiner Erfahrungen bei einer Versammlung der AUA wurde Davis' Operation von einigen führenden Personen der AUA belächelt: Sie sagten ihm vorher, dass diese Operation nirgendwohin führen würde. **Nesbit** erklärte hingegen: »*Die Grundlagen dieses Instrumentes sind die verdiente Leistung von Theodore McCann Davis*«. Kurz darauf stellte **Joseph McCarthy** (Abb. 7-38), New York, seine Modifikation des Resektoskops vor: Mit dem Antriebsmechanismus von Stern und Davis stattete er sein Instrument mit einer Bakelitschleuse aus, die Davis bereits zur Isolierung vorgeschlagen hatte; die Schleuse von McCarthy hatte jedoch ein distales schräges Fenster. Das Arbeitselement hatte eine neu entwickelte Foroblique-Linse, die von Fred Wappler und McCarthy entwickelt worden war. Dieses Instrument ist noch heute das Resektoskop der Wahl für viele Urologen (Abb. 7-39).

Der anfängliche Erfolg von Stern, Davis und McCarthy wurde bald von den Urologen und selbst von praktischen Ärzten Amerikas enthusiastisch angenommen mit der Folge, dass fast willkürlich Resektionen vorgenommen wurden und viele Todesfälle zu vermelden waren. Selbst

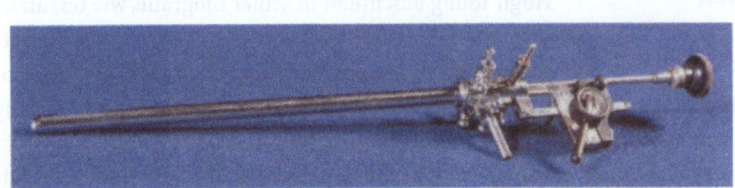

Abb. 7-36. Stern-Resektoskop von 1926

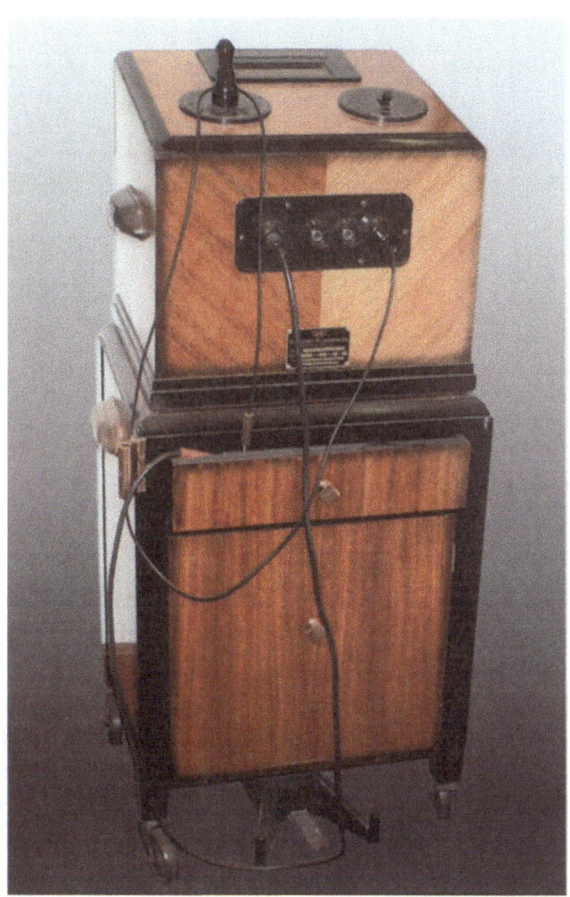

Abb. 7-37. Davis-Bovie-Generator für hochfrequente Ströme zum Schneiden und Koagulieren

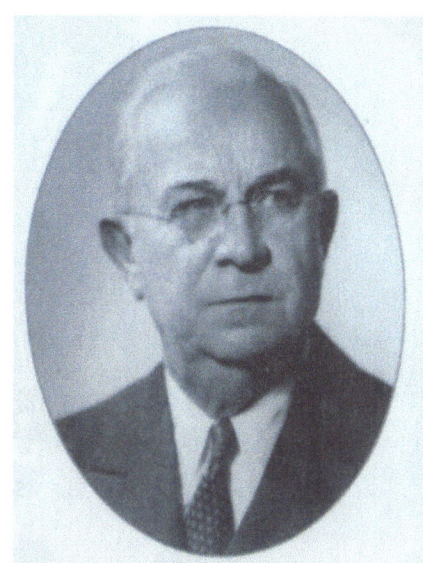

Abb. 7-38. Joseph McCarthy

und **George Baumrucker**; es ging um mehrere Modifizierungen des Antriebsmechanismus. Anstelle eines Hebels mit Zahnstangentrieb waren die Instrumente von Nesbit und Baumrucker federbelastet; bei einem wurde die Schlaufe gegen die Federn nach vorn geschoben, während beim anderen Instrument die Schlaufe aktiv gegen die Federn nach hinten gezogen wurde (Abb. 7-43). José Iglesias aus Kuba, der später nach Jersey City, New Jersey auswanderte, konstruierte die heute universell akzeptierte Blattfeder, die sicherstellt, dass die Schlaufe gleichmäßig und berechenbar zurückkehrt (Abb. 7-44).

Nathan Alcock (Abb. 7-40), einer der führenden Resektionsfachleute seiner Zeit, verzeichnete 1932 eine anfängliche Sterblichkeitsrate von fast 20%.
Cunningham-Inkontinenzklammern verzeichneten einen Rekordabsatz, und die Fachmeinung über Resektionen wurde am besten von **B. Lewis** und **G. Carroll** ausgedrückt: »*Die überhitzte Begeisterung der Operateure führte dazu, daß viele ihrer Möchtegern-Schüler eine Aufgabe übernommen haben, für die sie nicht geeignet waren und für die deren Patienten nicht geeignet waren.*«
In den darauf folgenden Jahrzehnten wurden etliche Modifikationen durchgeführt, unter anderem drehbare Resektoren von Berühmtheiten wie **J.T. Kirwin** aus New York, **W.W. Scott** vom Johns Hopkins Hospital (Abb. 7-41) und **F.E.B. Foley** aus Minneapolis. Diese Instrumente wurden jedoch wahrscheinlich wegen ihrer Größe nie richtig von den niedergelassenen Urologen angenommen.
Die nächste Verbesserung des Resektoskops verlief parallel mit der Weiterentwicklung der Behandlungsmethode durch Ärzte wie Nathan Alcock, Reed Nesbit (Abb. 7-42)

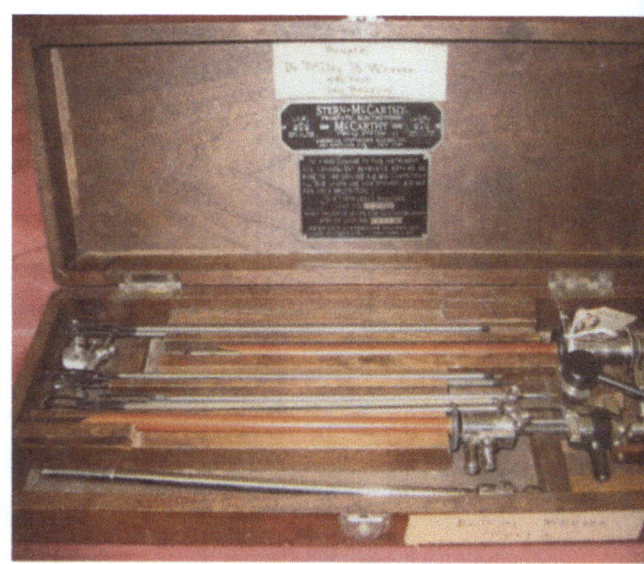

Abb. 7-39. McCarthy-Resektoskop

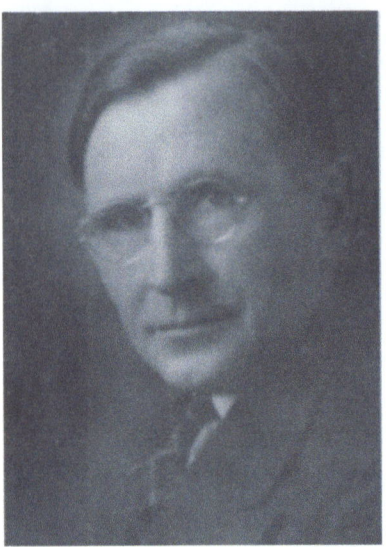

Abb. 7-40. Nathan Alcock

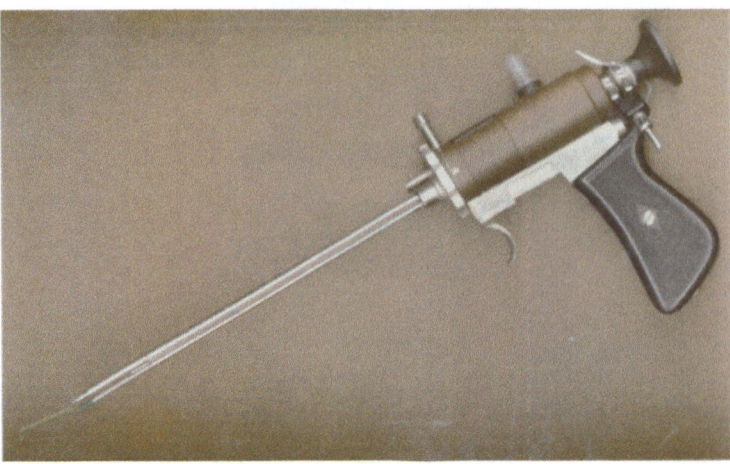

Abb. 7-41. Scott-Resektoskop

In den letzten Jahrzehnten hat die moderne Technik die einst klobigen Holzschränke für Stromerzeuger in elegante, schlanke Schaltschränke verwandelt; die Beleuchtung ist heute heller, und die aktuellen optischen Systeme geben ein viel größeres, schärferes und kontrastreicheres Bild als früher. Zudem werden die optischen Systeme der heutigen Zystoskope und Resektoskope am Computer entwickelt.

Während Baumrucker sich über die Möglichkeit einer Überfüllung der Blase während der Resektion Gedanken machte und 1947 ein Manometer beschrieb, das mit seinen Resektionsgeräten verbunden wurde und ihn vor Drucksteigerungen warnen sollte, wies **C.D. Creevy** im selben Jahr darauf hin, dass eine »*Wasservergiftung*« während Resektionen nicht nur mit einer erheblichen Morbidität, sondern auch mit Sterblichkeit zusammenhing und empfahl daher einen Wechsel der Spülflüssigkeit. Seit Jahrzehnten wurde bis dato die Spülflüssigkeit in die heute fast vergessene, trichterförmige Valentine-Flasche eingefüllt, und erst in den 70er-Jahren wurden sterile, in Plastikbeutel eingeschweißte Spülflüssigkeiten eingeführt. Andere haben Creevys Arbeit weitergeführt, insbesondere **Reuter** in Europa und **Madsen** in Rochester, der nachwies, dass die Niederdruckresektion der Schlüssel zur Minimierung der Flüssigkeitsresorption und Flüssigkeitsüberlastung mit allen damit verbundenen Komplikationen ist.

Einige Jahre später begannen Reuter in Deutschland und Iglesias in Amerika mit der Entwicklung eines Resektoskops, das eine fortwährende Spülung durch eine Doppelschleuse ermöglichte – ein Prinzip, das bereits in frühen

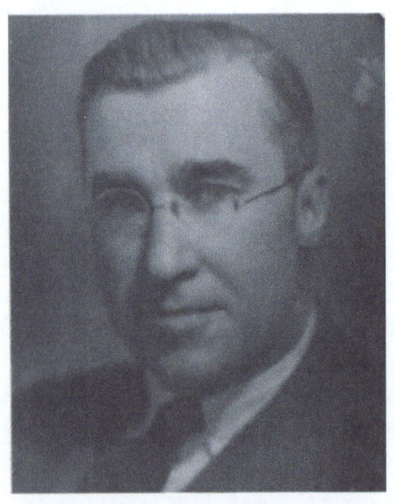

Abb. 7-42. Reed Nesbit

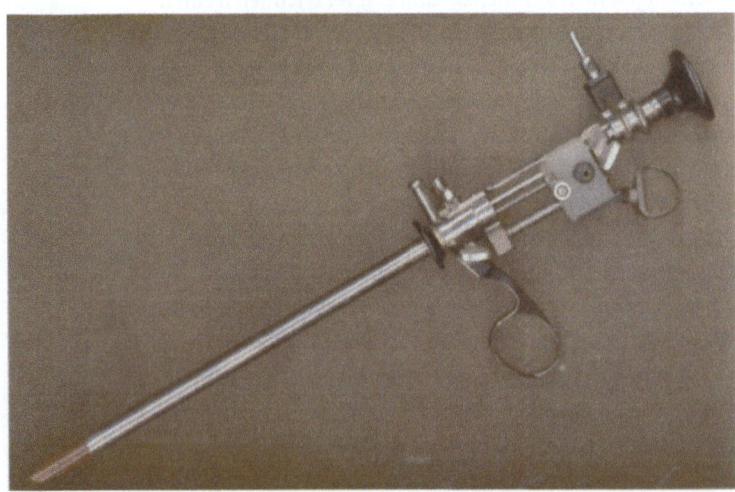

Abb. 7-43. Nesbit-Resektoskop

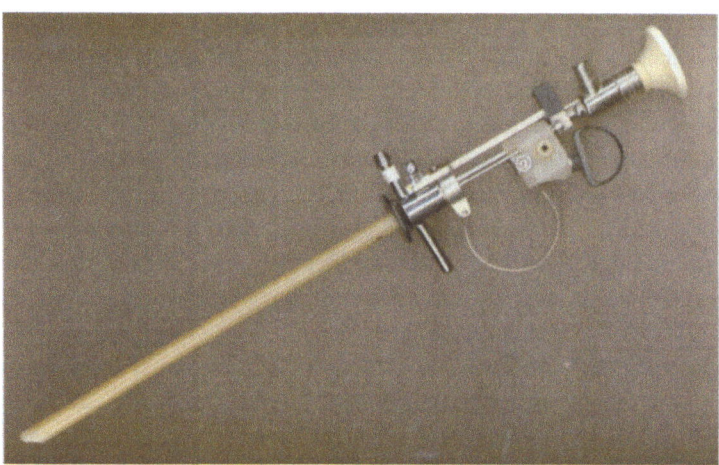

Abb. 7-44. Iglesias-Resektoskop

Spülzystoskopen angewandt wurde. Es überrascht, wie sich diese beiden Instrumente in den technischen Zeichnungen der jeweiligen Patente ähneln: Reuter und Iglesias trafen sich 1972 anlässlich der Jahresversammlung der AUA in New York, verglichen dabei ihre Aufzeichnungen und machten Empfehlungen für Modifikationen von Iglesias' Instrument. Heute bietet jeder Endoskophersteller ein Resektoskop mit Dauerspülung an.

Wie W. W. Scott einst sagte: »*So viele schulden wenigen so viel*«.

Die transurethrale Chirurgie der Prostata gehörte bis in die 80er-Jahre zu den Routineoperationen von Urologen. Ab dann wurde die chirurgische Methode allmählich von der medikamentösen Behandlung mit Finasterid und Alphablockern abgelöst.

Im Jahr 1974 veröffentlichte **Patrick Walsh** seinen Seminarvortrag über 5a-Reduktase-Mangel. Dieser Artikel lieferte die Grundlagen, die zur Entwicklung des 5a-Reduktase-Hemmstoffes Finasterid zur Behandlung der gutartigen Prostatahypertrophie führte.

Herbert Lepor war als Assistenzarzt am Hopkins Hospital fasziniert von der Caines-Studie (1976), in der dieser Phenoxybenzamin zur Verbesserung der Blasenentleerung verwendete. Lepor und seine Frau **Ellen Shapiro** identifizierten die adrenalen Rezeptoren in der Blase und der Vorsteherdrüse und lieferten somit eine wichtige Begründung zur Nutzung und Weiterentwicklung von A-Blockern zur Entlastung dynamischer Blasenhalsobstruktionen.

Die Auswirkung dieser Veränderungen ist erheblich: Nach Informationen von Medicare wurden 1987 in den USA 250.000 Prostataresektionen durchgeführt und im Jahr 2000 nur noch 88.000!

7.3.3 Blasenkarzinom

Joseph Grünfeld (1840–1910), Wien und seine »*Polypenkneipe*« stellen wohl den Beginn der transurethralen Behandlung von Blasenkrebs dar; die darauf folgende Entwicklung und Verbesserung des Resektoskops führte zur grundlegenden Operation zur Behandlung des Blasenkrebses. Verschiedene Urologen arbeiteten an der Verbesserung der Indikationen für die transurethrale Resektion des Blasenkarzinoms und deren Technik. Zu ihnen gehörten Berühmtheiten wie **Lawrence Green** an der Mayo Clinic, **Hugh J. Jewett** am Hopkins Hospital und **Willet Whitmore** am Sloan Kettering Memorial Hospital in New York. Jewett war ein früher Schüler von Hugh Young und verbrachte sein gesamtes Berufsleben am Hopkins Hospital, sodass er sehr viel Erfahrungen in der Behandlung von Blasentumoren von Patienten der Firma DuPont sammeln konnte. Die Blasenkarzinome dieser Patienten rührten vermutlich von deren Kontakt mit Nebenprodukten bei der Herstellung von Anilinfarben her. Er befasste sich früh mit intravesikaler Chemotherapie, zuerst mit Podophyllin und später mit Thiotepa. Er entwickelte ein Stufensystem für Blasenkrebs und war auch sehr eng an der Entwicklung eines Bewertungssystems beteiligt. Nach langer Erfahrung mit Strahlentherapie nach der radikalen Zystektomie wies er Ende der 60er-Jahre darauf hin, dass auch mit einer vermutlich »*heilenden*« externen Stahlendosis der gesamte Blasenkrebs kaum vernichtet werden kann. Zur selben Zeit befasste sich Willet F. Whitmore am Sloan Kettering Krankenhaus, der Nachfolger von **Victor Marshall**, mit der Entwicklung besserer Diagnose- und Behandlungsmethoden von urologischen Karzinomen.

Die intravesikale Chemotherapie wurde schließlich nach dem fruchtbaren Artikel von **Alvo Morales** (Kingston, Ontario, Kanada) 1976 auf den Bazillus Calmette-Guérin ausgeweitet und später um eine Reihe anderer Wirkstoffe wie

Mitomycin C, Doxorubicin ergänzt. Zur Zeit ist Thiotepa der einzige von der FDA für die intravesikale Behandlung papillärer Krebskarzinome zugelassene Wirkstoff.

Die heutige Methode zur Bewältigung des invasiven, auf das Organ begrenzten Blasenkrebses mittels der radikalen Zystoprostatektomie beim Mann und der anterioren Eviszeration bei der Frau mit gleichzeitiger En-bloc-Beckenlymphknotenentfernung stammt von Jewett und Whitmore, wobei eine Vielzahl von Forschern diese Techniken verbessert haben.

Die Umleitung des Harnwegesystems bei dieser Patientengruppe hat sich dramatisch von den frühen Ureterimplantaten in das Sigma wie im **Coffey**-Verfahren (Mayo Clinic, Rochester, Minnesota) über die Dickdarmschlinge oder **Bricker**-Methode bis zu heutigen modernen Methoden der Harnumleitung gewandelt.

Die onkologische Urologie ist am Sloan Kettering Memorial Hospital innerhalb des Cornell Medical College entstanden. Zum Abschluss dieses Kapitels soll hier noch kurz die Geschichte dieser Einrichtung und ihre Bindungen zur Uroonkologie beschrieben werden.

Im Jahr 1915 wurde ein Absolvent des Cornell Medical College, **Dr. Benjamin Barringer**, der erste Chef der Urologie am Memorial Hospital. Zwei Jahre später veröffentlichten er und der Oberarzt **Henry Janeway** sowie **G. Failli** »Radium Therapy in Cancer«. Barringer schrieb über Techniken und Ergebnisse verschiedener Bestrahlungsmethoden bei 25 Patienten mit Blasen- und 30 Patienten mit Prostatakrebs. Er erwähnte damals schon perineale Aspirationsbiopsien der Prostata. Sein Nachfolger wurde 1943 **Archie Dean**, auch ein Absolvent des Cornell Medical College, gefolgt von Dr. Whitmore im Jahre 1951. Dean und Barringer veröffentlichten gemeinsam eine Vielzahl von Artikeln über Bestrahlungstechniken für praktisch sämtliche Tumorarten im Genital- und Harnwegesystem. Die Familie von Dr. Barringer bot der AUA schließlich die Verleihung einer Auszeichnung zu Ehren Barringers an; die erste Medaille wurde 1955 an **Dr. Charles B. Huggins** verliehen.

Huggins und andere, darunter auch Hugh Young, beschrieben frühe Formen der interstitiellen und intrakavitären Therapie, und selbst die unmittelbare Anwendung von Radium auf Läsionen wurde eingesetzt. Dabei wurden frühe externe Strahlmaschinen (250 kV und 400 kV) verwendet. Radium war insbesondere in den ersten Jahrzehnten des 20. Jhs. nicht nur teuer, sondern auch sehr schwer erhältlich. Wie von **Rubin Flocks**, Iowa City, Iowa beschrieben, waren Goldkörner als Implantat ziemlich beliebt, insbesondere für die Vorsteherdrüse.

Die radikale Chirurgie zur Anfangszeit von Whitmore am Memorial Hospital stand noch am Anfang; die erste Zystektomie wurde dort 1943 von Victor Marshall durchgeführt. Es war Whitmores Aufgabe, ein systematischeres und aggressiveres Verfahren zu entwickeln, das auch eine formale Knotensezierung vor der Zystektomie umfasste, die unterhalb der gemeinsamen Ileumgefäße begann und sich anfangs bis zu den Nierengefäßen erstreckte. Als er und Marschall das Ergebnis überprüften, erkannten sie, dass es keine Überlebenden mit Krebsknoten oberhalb des Ileums gab. Warum sollten sie sich also darum kümmern – die Knotensezierung war schließlich auf die Ileumgefäße beschränkt.

Als Assistenzarzt träumte Whitmore von einer eigenen urologischen Praxis auf Long Island, doch die beiden praktischen Ärzte in diesem Gebiet rieten ihm davon ab. Zu dieser Zeit bot Dr. Dean ihm eine Stelle am Memorial Hospital an, die er annahm. Sowohl Barringer als auch Dean hatten nur wenig urologische Vorbildung und wurden vor ihrer Assistenzzeit Urologen. Whitmore nahm seine Stelle am New York Hospital und am Memorial Hospital an. V. Marshall, Chef am New York Hospital, meinte gegenüber Whitmore, dieser würde sich in der Onkologie am Memorial Hospital bald langweilen und bot ihm eine Ganztagsstelle am New York Hospital an. In Wirklichkeit konzentrierte Whitmore seine Aktivitäten jedoch immer mehr auf das Memorial Hospital. Wie in vielen Großstädten gab es einige Konkurrenz zwischen den beiden Krankenhäusern, obwohl beide zur Cornell University gehörten.

Die Facharztausbildung für Urologie in den beiden Krankenhäusern war getrennt. Marshall hatte damals bereits die Idee, die beiden Programme zu vereinen. Das Ausbildungsprogramm am Memorial Hospital hatte im Grunde genommen gar keine urologischen Assistenzärzte, sondern sollte Allgemeinärzten Kenntnisse in der Behandlung aller Krebsarten vermitteln. Dieser Mangel und der Bedarf an urologischer Hilfe war für Whitmore ein Ansporn, Unterstützung von den Fachärzten am Memorial Sloan Kettering (MSK) zu suchen. Die Bestrahlungstherapie war in jenen Tagen empirisch, basierte also auf Erfahrungen, bis die Einführung der MEVCo-60-Generatoren zu formelleren Richtlinien für Bestrahlungen führte. Das Memorial Sloan Kettering Cancer Center (MSKCC) hatte Mitte der 40er-Jahre auch eine kleine Abteilung für Lymphoma und Leukämie. Damals halfen Internisten in dieser Abteilung aus, doch bald wurden Fachleute angestellt, die damit 1945 den Grundstein für die chemotherapeutische Abteilung legten.

Als Whitmore Chef der Urologie wurde, richtete er ein urologisches Ausbildungsprogramm ein. Die ersten Teilnehmer dieser Urologenausbildung beschrieb er als Ärzte, die drei Jahre hintereinander an drei verschiedenen Orten Erfahrungen sammeln konnten, um sich für ihre Urologenprüfung zu qualifizieren. Sie sollten nicht chirurgisch arbeiten, da dies die Domäne der chirurgischen Assistenzärzte war. Die Finanzierung des Projektes erfolgte über Whitmore, der eine Spende von einem seiner Patienten erhalten hatte. Die anfänglichen Anforderungen an die Programmteilnehmer waren recht locker – die von diesen Ärzten gelieferte Qualität ließ daher zeitweilig zu wünschen übrig. Um 1971 durften die Teilnehmer dann auch die Chirurgie kennen lernen, sodass Whitmore die Anforderungen anheben konnte. Ab sofort mussten die Teilnehmer vorab ein Jahr im MSK-Labor arbeiten.

Mit der Zeit wurde klar, dass das Programm nicht nur erweitert werden musste, sondern dass auch der jüngere Nachwuchs zu fördern war. Victor Marshall weigerte sich, seine Teilnehmer durch das MSKCC rotieren zu lassen und führte an, eine genauso gute oder bessere Ausbildung in urologischer Onkologie bieten zu können. Sobald Marshall allerdings in Pension gegangen war, wurden die Nachwuchsstellen nach und nach mit Assistenzärzten des New York Hospital besetzt.

Als die urologische Ausbildung 1971 formell anerkannt wurde, ging die Rolle der chirurgischen Assistenzärzte innerhalb der Urologie allmählich zurück, und das Programm wurde schließlich auf solche Ärzte beschränkt, die sich auf onkologische Beckenchirurgie spezialisieren wollten, wie z. B. proktologische und gynäkologische Chirurgen.

Seine Erfahrung veranlasste ihn auch wiederholt zu erklären, dass viele Patienten, die in seiner Zeit einer radikalen Prostatektomie unterzogen wurden, aufgrund der Größe und des Stadiums der Läsion keine guten Kandidaten waren, eine Aussage, die selbst heute mehr beachtet werden sollte.

Zwar hatten er und Hugh Jewett viele Meinungsverschiedenheiten, arbeiteten aber beide im gleichen Gebiet und versuchten, bösartige Krankheiten besser zu verstehen und bessere Behandlungsmethoden zu finden. Heute wird die urologische Abteilung am Memorial Sloan Kettering Cancer Center von **Peter T. Scardino** geleitet.

7.3.4 Radikale Prostatektomie

Vor der Erfindung der transurethralen Resektion wurden Prostataverengungen durch Inzisionen, Schabungen und – mit dem Aufkommen der Narkose – durch perineale und suprapubische Ausschälungen behandelt. Frühe Berichte von perinealen Ausschälungen gutartigen Prostatagewebes wurden 1834 in Europa von **Guthrie** und etwa vier Jahrzehnte später von **Gouley** gemeldet, der über eine mediane perineale Urethrotomie arbeitete.

Hugh Hampton Young am Johns Hopkins Hospital studierte bei **William Halsted**, dessen radikale Mastektomie

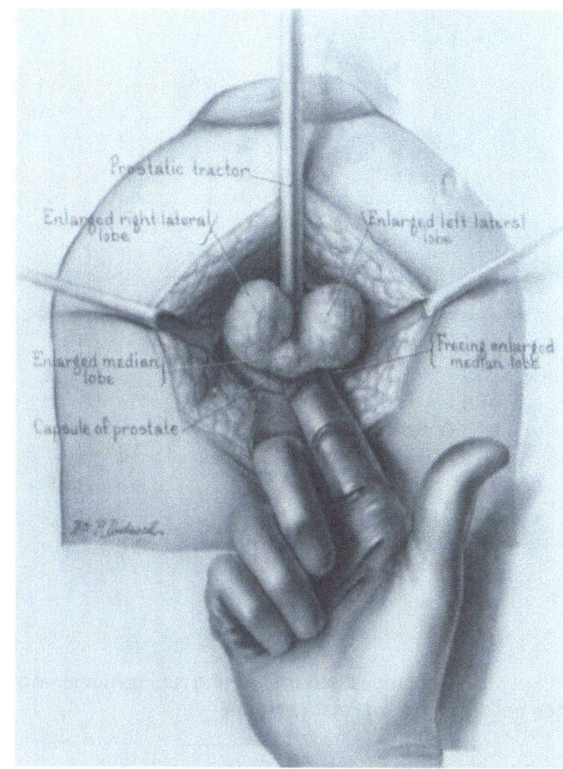

Abb. 7-45. »Einfache Perineale Prostatectomie« nach einer Zeichnung von HH Young 1920

für Brustkrebs er bewunderte, und nutzte das Prinzip von Halsted zum Zeichnen mehrerer Bilder, mit denen er Halsted zeigte, wie er sich eine radikale perineale Prostatektomie bei Karzinomen vorstellte. Halsted war so von diesen Zeichnungen (Abb. 7-45) begeistert, dass er ihn bat, bei Youngs erster Operation assistieren zu dürfen. Zu jener Zeit hatte Young bereits ein Prostatazuginstrument entwickelt, das anfangs nur eine abgewinkelte Sonde war, die im kritischen Moment gerne herausglitt. Das neue Instrument hatte eine Spitze mit zwei Klingen, die in der Blase geöffnet werden konnte; dieses Zuginstrument ist mit einigen Abänderungen noch heute für die perineale Prostatektomie im Einsatz. Ein von Young später entwickelter Tisch wird auch noch häufig zur Positionierung des Patienten für diese Operation verwendet (Abb. 7-46). Hugh Young vermutete, dass der Prostatakrebs entlang der Samenblasen fortschreitet, jedoch von der Denonvilliers-Faszie zurückgehalten wird. Seine Operation bestand daher aus der Entfernung der Prostata, der Samenblasen, Teilen des Ductus deferens und des Blasenhalses mit einer kleinen Manschette aus Blasengewebe. Die erste Operation verlief problemlos, da Young jedoch zum Anastomosieren der Blase an den Harnröhrenstumpf eine Seidennaht verwendete, bildeten sich Steine, sodass

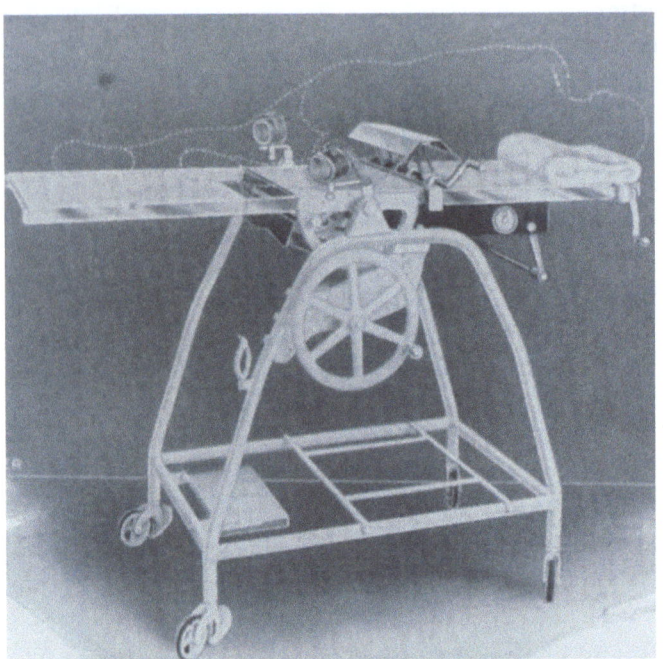

Abb. 7-46. Operationstisch nach Young zur Positionierung des Patienten bei der Radikalen Prostatektomie

der Patient nach Komplikationen bei der späteren Steinentfernung verstarb. Nach anfänglichen Problemen änderte Young die Methode und verwendete eine resorbierbare Naht. Im Jahr 1945 berichtete er über seine Erfahrungen mit 184 Patienten, die von ihm eine radikale Prostatektomie erhalten hatten: 44 waren krebsfrei und starben an nicht damit zusammenhängenden Ursachen 5 bis 27 Jahre nach dem Eingriff.

Im Jahr 1906 schilderte **Wildbolz** in Europa die Notwendigkeit der Gewebeerhaltung am Beckenboden. Young änderte daraufhin seine Methode und reduzierte damit die Inkontinenzhäufigkeit.

Samuel Vest empfahl 1940 eine Zugnaht vom Blasenhals durch die membranartige Harnröhre zur Haut des Perineums und verhinderte damit eine Verletzung des Beckenbodens durch die Anastomosenaht und entlastete gleichzeitig die Anastomose selbst. Der perineale Schnitt wurde anfangs mit einem Gazekissen versorgt, das später entfernt wurde; diese Praxis wurde auf Empfehlung von **Gibson** hin 1948 eingestellt. Diese Gazekompressen führten zu Problemen bei der Heilung und zur Abszessbildung und förderten öfters die Bildung von Harnröhrenhautfisteln.

Elmer Belt befürwortete die Öffnung der Denonvilliers-Faszie, was Young hingegen vehement kritisierte. Belt empfahl auch die Beibehaltung der Prostataspitze zur Verbesserung der Harnkontrolle.

Aufgrund ihrer hohen Komplikationsrate wird die perineale Prostatektomie heute nicht mehr angewandt: Mit sehr wenigen Ausnahmen wurden praktisch alle Patienten impotent und viele blieben dauerhaft inkontinent. Obwohl die in den 60er-Jahren eingeführte Bestrahlungstherapie den Krebs nicht so gut wie die Chirurgie behandeln kann, hat sie doch weniger Nebenwirkungen – für viele Männer die bessere Wahl.

Der in den 40er-Jahren erstmals vorangetriebene retropubische Zugang ging gelegentlich mit lebensbedrohlichen Blutungen vom dorsalen Venenplexus sowie Inkontinenz und Impotenz einher.

Patrick Walsh, damals am Hopkins Hospital, besuchte **Doncker** an der Universität Leiden und verbrachte ein Wochenende mit ihm in seinem Sezierlabor, um den Verlauf der Erektionsnerven beim Eingang in die Korpora zu bestimmen. Man nahm damals an, dass diese Nerven durch die Prostata verliefen, sodass sie bei der Prostatektomie mit entfernt wurden. Walsh und Doncker konnten den periprostatischen Verlauf dieser Nerven sehr elegant abgrenzen. Die erste »nervenschonende Prostatektomie« wurde von ihm am 26. April 1982 durchgeführt (Abb. 7-47); der Patient erlangte innerhalb eines Jahres seine Potenz wieder. Durch Abbinden und Übernähen des dorsalen Venenbündels vor der Transektion wurde der Blutverlust erheblich gemindert, sodass die radikale Prostatektomie heute viel sicherer geworden ist. Mit seinem Beitrag konnte P.C. Walsh die Angst vor der Impotenz drastisch senken, und noch mehr vor der Inkontinenz bei der radikalen

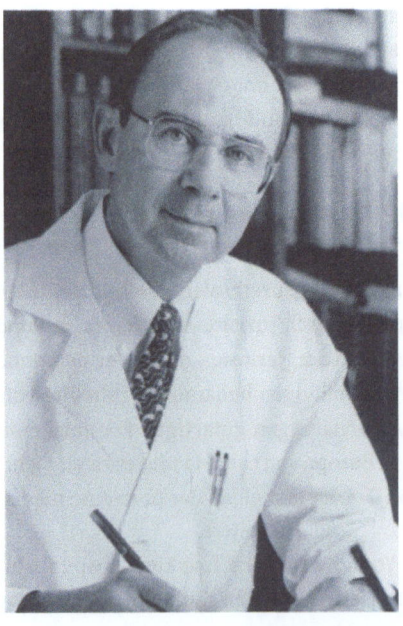

Abb. 7-47. Patrick Walsh

Prostatektomie. Seine Arbeit hat viele andere dazu angeregt, neue Methoden für die Behandlung des Prostatakrebses zu untersuchen.

Heute gibt es eine dritte chirurgische Möglichkeit, die laparoskopische radikale Prostatektomie. Sie ist zwar recht neu, wird jedoch mehr und mehr anerkannt, selbst im »Elfenbeinturm« der radikalen retropubischen Prostatektomie, und wird vermehrt von den Patienten nachgefragt. Alle Urologen in den USA kennen den Mann, der zur Untersuchung kommt, weil seine Frau will, dass er »den PSA-Bluttest« machen lässt, einer der vielen Gründe für die zunehmende Früherkennung von Prostatakrebs. Bei den Anfragen über laparoskopische Krebschirurgie gibt es einen ähnlichen Hintergrund eines gewachsenen Bewusstseins der Öffentlichkeit, der Nachfrage nach weniger invasiven Techniken und mehr Hochtechnologie und einer Wahrnehmung verbesserter Aussichten.

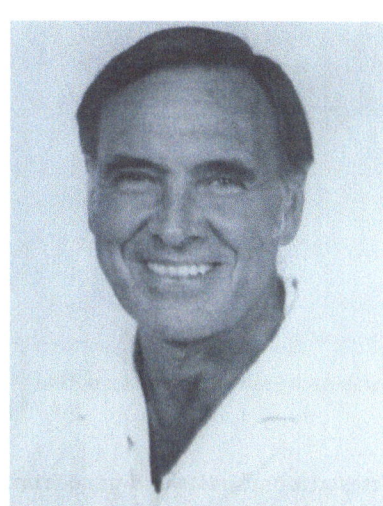

Abb. 7-48. Irvin Goldstein

7.3.5 Erektionsstörungen

Die Impotenz wird als eine der Komplikationen von Beckenoperationen von vielen Patienten als Grund für die Bevorzugung einer nicht-chirurgischen Behandlung genannt. Die Impotenz ist wahrscheinlich nur wenige Jahrzehnte jünger als die Menschheit selbst und blieb Jahrtausende lang unbehandelt. Obwohl sie bereits etwa 2000 Jahre v. Chr. auf ägyptischem Papyrus beschrieben wurde, stammt doch die erste genaue Beschreibung von **Ambroise Paré** aus dem Jahre 1585. Die ersten Informationen über die Physiologie der Erektion kommen von **Waldeyer**, **Deisach** und von **Ebner** in Europa. Im Jahr 1952 wurden arterielle und venöse Polster beschrieben, und erst 1982 beschrieb **Irvin Goldstein** (Abb. 7-48) in Boston die Kontraktion der hohlen glatten Muskulatur. Damit begann ein neues Zeitalter des Wissens über die Impotenz. Es folgten in den darauffolgenden Jahren die Entdeckung von Neurotransmittern wie Dopamin, Stickstoffoxid, Epinephrin und Serotonin. **Tom Lue**, USCF, beschrieb ausführlich die Penisanatomie und deren Nervengeflecht sowie die Physiologie und Pathophysiologie des Erektionsvorgangs.

Frühe Behandlungsversuche konzentrierten sich auf die Eliminierung von möglichen Einflussfaktoren und die Verwendung von Hausmitteln, die meist unwirksam waren. Die frühe spezifische Therapie (zuerst in Europa) konzentrierte sich wiederum auf die wahrscheinlich weniger üblichen Ursachen der Impotenz, nämlich den Testosteronmangel. **Brown-Sequard** schlug 1899 die intramuskuläre Injektion von Hodenextrakt von Hunden vor, und **Lespinasse** empfahl 1918 die Hodenimplantation, die in Europa umfassend praktiziert wurde. Ab 1902 wurde die Ligation der Dorsalvene durchgeführt, und **Lydston** in Chicago empfahl 1908 die Resektion der Dorsalvene. Ab 1914 experimentierte er mit der Hodentransplantation und schrieb 1917 »Impotence and Sterility: With Aberrations of Sexual Function and Sex Gland Implantation«. **Steinach** und andere empfahlen 1920 die Ligation des Blutgefäßes; 1935 stellten **Lowsley** und **Bray** in New York ihre Arbeit über die Schichtnaht des M. ischiocavernosus und bulbocavernosus einschließlich der Ligation der Dorsalvene zur Behandlung der Impotenz vor. Lowsley verfasste zusammen mit seinen späteren Mitarbeitern mehrere weitere Artikel und beschrieb dabei bemerkenswerte Ergebnisse; seine Methode geriet jedoch nach seinem Tod schnell in Vergessenheit.

Etwa parallel zu den Versuchen mit Implantationen verwendete **Bogaras** 1936 Rippenknorpel, und 12 Jahre später setzten **Bergman** und andere ein Rippentransplantat ein. 1950 präsentierte **Scardino** aus Georgia ein einzelnes Stabimplantat aus Akryl. Aufgrund der Starrheit des Implantats gab es etliche Perforationen und Wundinfektionen, sodass das nächste Implantat wieder der von **Goodwin** und **Scott** beschriebene Rippenknorpel war. Das Implantat wurde schließlich vom Körper resorbiert und das anfangs zufriedenstellende Ergebnis zunichte gemacht. In den 60er-Jahren wurden Stäbe eingeführt, wobei in den USA am häufigsten ein von **Pearman** in Kalifornien entwickelter oberflächlicher Silastic-Stab (Abb. 7-49, 7-50) verwendet wurde. Es überrascht nicht, dass Perforationen am koronalen Sulcus häufig waren, da diese Prothese an der dorsalen Fläche des Penisschaftes zwischen Haut und Faszie verlief.

Der erste größere Fortschritt kam 1972 mit **Brantley Scotts** (Houston, Texas) (Abb. 7-51). Vorstellung einer aufblas-

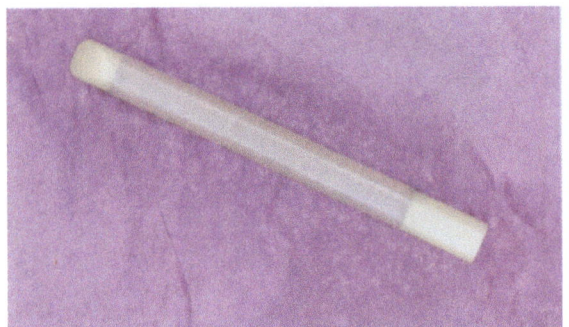

Abb. 7-49. Silastic-Stab nach Pearman als Penisprothese

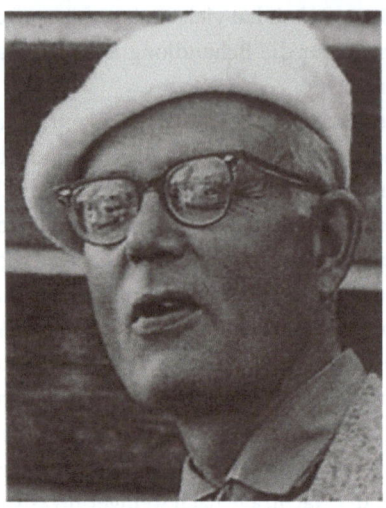

Abb. 7-50. Pearman

baren Prothese. Dieses erste Implantat war zwar noch umständlich und mit vielen technischen Nachteilen behaftet (je eine Pumpe zum Auf- und Abpumpen, mehrere Systemanschlüsse und ein Flüssigkeitsreservoir aus zwei zusammengeklebten Hälften), doch stellte es den Beginn moderner Penisprothesen dar (Abb. 7-52), die in den beiden folgenden Jahrzehnten eine rasante Entwicklung durchmachten, doch Ende der 90er-Jahre nur die zweitrangige Behandlungsmethode darstellte. Der technische Mitarbeiter von Scott war **Gerald Timm**, der auch sehr an der Entwicklung eines Blasenschrittmachers interessiert war. Timm hatte die technischen Weiterentwicklungen in diesem Gebiet verfolgt und seine eigene Firma gegründet. Er arbeitete mit American Medical Systems und der Mentor Corporation an der Optimierung von aufblasbaren Penisprothesen und an einem Blasenschrittmacher zusammen.

Weitere wichtige Meilensteine im Bereich der Penisprothesen sind die Silikonstabprothesen von **Michael Small** und **Hernandez Carrion** aus Miami im Jahre 1973 und die mit zwei dehnbaren Silberdrahtkernen versehenen Prothesen von **Udo Jonas** in Deutschland aus demselben Jahr.

Roy Finney, der damals in Tampa arbeitete, änderte ebenfalls die ursprüngliche Small-Carrion-Ausführung. Im Jahr 1980 präsentierte **Merrill** mit Mentor eine neue aufblasbare Penisprothese aus einem Material, das weniger technische Ausfälle verursachte.

Arterielle Revaskularisierungsmaßnahmen wurden erstmals Ende der 70er-Jahre in Europa vorgestellt und in den USA u. a. von **Zorgniotti**, **Sharlip**, **Furlow** und **Goldstein** vorangetrieben; die Erfolgsraten über einen Fünfjahreszeitraum beliefen sich bei ausgewählten Patientengruppen auf bis zu 65%.

Die weiter oben besprochene Ligation der Dorsalvene, die von **Frank Hinman Sr.** in San Francisco und danach wieder eingehend von **Oswald Lowsley** in New York diskutiert wurde, führte in den 80er-Jahren zu einer Vielzahl von Abhandlungen über Venenleckagen, die eindrucksvoll durch Kontrastdarstellungen der Corpora cavernosa dokumentiert wurden. Leider erfüllten die Langzeitergebnisse nicht die anfänglichen Hoffnungen und Erwartungen.

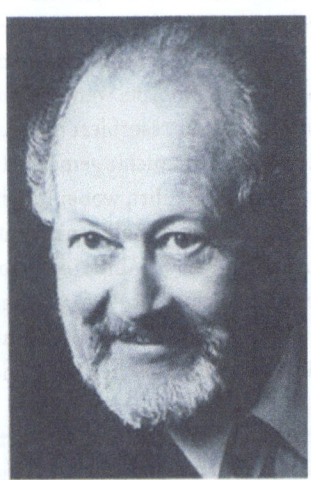

Abb. 7-51. Brantley Scott

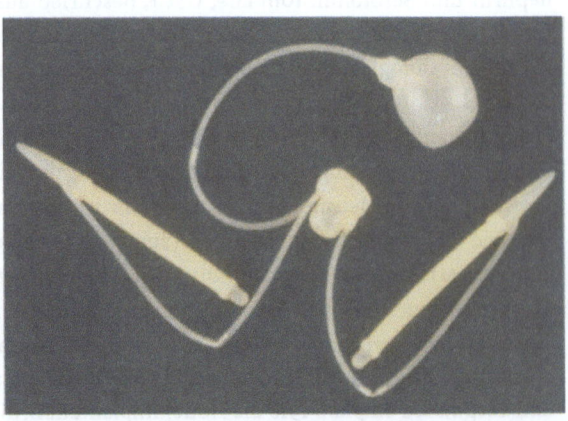

Abb. 7-52. Moderne hydraulische Penisprothese

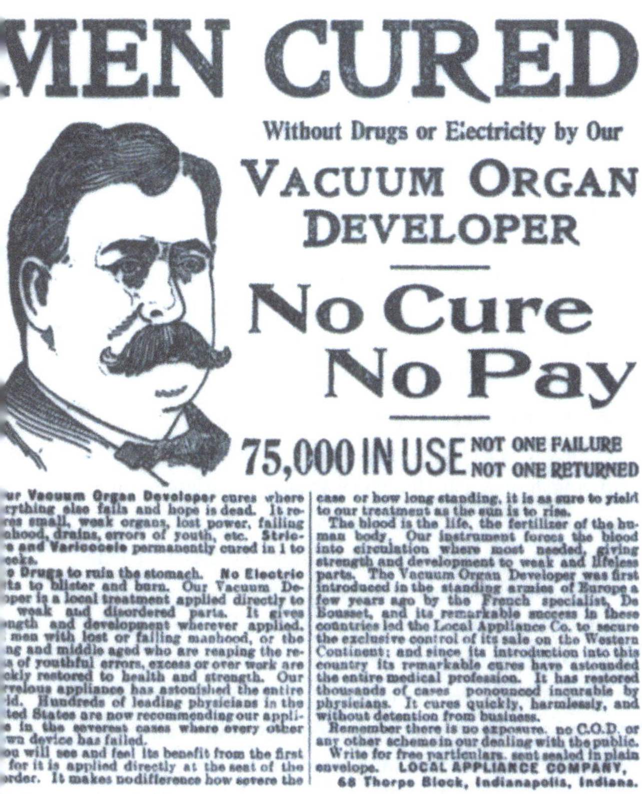

Abb. 7-53. Anzeige für »Ehehelfer« aus der ersten Hälfte des 20. Jahrhunderts

Das dramatische Ergebnis selbst verabreichter intrakavernöser Gefäßwirkstoffe wurde erstmals 1992 von **Giles S. Brindley** illustriert, der sich während einer Podiumsdiskussion anlässlich einer Versammlung der AUA Papaverin selbst spritzte. Die Zugabe von Prostaglandin E-1 im Jahre 1988 führte zur Triple-Mixinjektion.

Fast zur gleichen Zeit wurden Vakuumerektionshilfen entwickelt. Die erste Ausführung wurde bereits 1874 von **John King** beschrieben: »*Bei einer Impotenz mit einhergehender Verkleinerung des männlichen Geschlechtsorgans… ist das Glassvakuumgerät vorsichtig am Teil anzubringen…* «. Es gab in der medizinischen Literatur jedoch keine Aufzeichnungen über eine Verwendung und Erfolg dieses Gerätes. Im Jahr 1917 patentierte **Otto Lederer** aus Wien eine Vakuumerektionshilfe in den USA. Es gibt aus dieser Zeit viele Anzeigen für eine »*Ehehilfe*«, die das Ergebnis mit dem »*Vakuumorganentwickler*« garantieren (Abb. 7-53). Anfang des 20. Jhs. erschienen etliche Anzeigen in amerikanischen Heften, die diesen »Vakuumorganentwickler« mit dem Versprechen einer Zahlung von 1000 Dollar bei unzureichender Funktion dieses Gerätes anpriesen (Abb. 7-54).

Geddings D. Osbon betrieb in Aiken, South Carolina, eine Reifen- und Autowerkstatt. Aus Autoteilen baute er für sein eigenes Problem ein Gerät und stellte das Vakuum mit einer starken Fahrradpumpe her, bei der die Ventile vertauscht worden waren. Dies führte zur ersten Ausführung, dem »*Verjüngungsgerät*«, das Unterdruck und Kompression am Penisansatz kombinierte, um so die Erektion aufrechtzuerhalten. Er verkaufte diese Erektionshilfe zuerst 1974. Zwei Jahre später übernahm die amerikanische Gesundheitsbehörde FDA die Kontrolle über sämtliche Medizingeräte und verlangte den Nachweis für Sicherheit und Wirksamkeit der Osbon-Methode. Nach weiteren 6 Jahren wurde ihm die Vermarktungserlaubnis an Ärzte für das »ErecAid«-System als verschreibungspflichtiges Produkt erteilt. Seitdem haben verschiedene andere Hersteller ähnliche Geräte produziert und dabei die »*wesentliche Bauartentsprechung*« erklärt, um so die FDA-Zulassung zu erhalten.

Virgil Place erforschte die Auswirkungen von Prostaglandin zum Auslösen von Erektionen und gründete 1991 nach vielen Jahren der Forschung »Vivus« zur Förderung seiner neuen Behandlungsmethode und Entwicklung weiterer Therapieansätze. Sein MUSE-System gründet sich auf die Absorption der Wirkstoffe durch die Schleimhaut der Harnröhre zum Transport zum Erektionsgewebe. Er entwickelte einen Einmalapplikator aus Kunststoff, der bis heute verwendet wird, oft zusammen mit anderen Wirkstoffen.

Ende der 90er-Jahre wurde erstmals ein oral verabreichtes Mittel zur Behandlung von Erektionsstörungen von der pharmazeutischen Industrie eingeführt. Es wurde viel Forschung betrieben um festzustellen, ob Stickstoffoxid der einzige Übermittler für die Entspannung der glatten Schwellkörpermuskeln ist: Forschung zur Untersuchung von Defekten bei der Synthese und/oder Verfügbarkeit von Stickstoff und der Zusammenhang mit Impotenz, Forschung zur Feststellung, ob der Glattmuskel der Schwellkörper regeneriert werden kann, und Forschung zur Auffindung und möglicherweise Isolierung von spezifischen

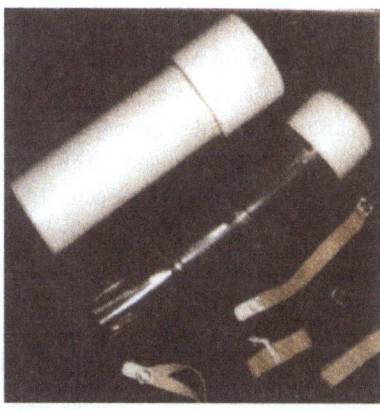

Abb. 7-54. Vakuumerektionshilfe nach Osbon

Induktoren von Stickstoff im Penis. Das neue Arzneimittel, ein Phosphodiesterase-5-Hemmstoff, hat unsere Fähigkeiten zur Behandlung der Impotenz erheblich verbessert und zum großen Teil frühere Arbeiten über die Messung der nächtlichen Penisanschwellung, Schwellkörperdarstellung und -vermessung sowie Blutflussmessungen erübrigt.

Das bessere Verständnis der Physiologie der Erektion und der Pathophysiologie von Erektionsstörungen führte zusammen mit großer Beteiligung von Forschern und der Pharmaindustrie zur aktuellen Ära der Behandlung von Erektionsstörungen. Wie so oft in der Medizin befasst sich diese Behandlung mit den Symptomen, korrigiert aber nicht die zugrundeliegenden Probleme. Es bleibt zu hoffen, dass sich die Forschung in der Zukunft mehr damit beschäftigen wird.

7.3.6 Niere

Als **Gustav Simon** am 2. August 1869 in Heidelberg die erste geplante Nierenentfernung durchführte (Chloroformnarkose; Operationsdauer 40 Minuten), öffnete er damit die Tür für ein neues Gebiet der urologischen Chirurgie. Das Aufkommen von allgemeinen Narkosemitteln in den USA nur drei Jahrzehnte früher hatte den Weg für diese Operation geebnet. Nach den folgenden Jahrzehnten wurden verschiedene Operationstechniken für die Niere entwickelt. Jeder Urologe, dessen Ausbildung bis in die 70er-Jahre abgeschlossen wurde, erinnert sich, dass Nierenoperationen wegen Nierensteinen, Abszessbildung, Ureterabgangstenosen, Bösartigkeit und verschiedenen anderen Krankheiten den Großteil unserer täglichen Arbeit ausmachten. Bei den heutigen Forderungen der Patienten nach weniger invasiven Methoden können Assistenzärzte nur selten an einer offenen Nierenoperation teilnehmen. Die wohl häufigste Indikation einer Nierenoperation war das Steinleiden: Viele Leser können sich sicherlich an die Genugtuung bei der Entfernung eines großen Nierensteines durch einen Schnitt im Nierenbecken erinnern, wobei der vierte oder fünfte Eingriff beim selben Patient sich oftmals in einen Alptraum verwandeln konnte. Einschnitte in das Nierenparenchym sind noch immer mit beträchtlichen Blutungen verbunden. **Max Brödel**, ein begnadeter Arzt am Hopkins Hospital, beschrieb 1902 eine avaskuläre Ebene direkt hinter der Mittellinie der Nieren, die er mit schönen Injektionsstudien des Nierenbeckens gezeigt hatte. Da selbst das kleinste bei einer solchen Operation zurückgelassene Steinfragment eine spätere Steinbildung quasi garantierte, wurden die Pyelonephrotomie and Nephrolithotomie so lange angewendet, bis **Vernon Smith** und **William Bayce** 1968 ihre anatrophische Nephrolithotomie beschrieben, die zur Sicherstellung der Entfernung wirklich aller Steine die Niere praktisch in zwei Hälften teilte. Im selben Jahr stellte **Martin Resnick**, damals Medizinstudent und Mitarbeiter von Bayce, Studien vor, die eine genetische Veranlagung für die Bildung von Nierensteinen aus Kalziumoxalat zeigten. M. J. Vernon Smith begann im selben Jahr mit der Verwendung von Allopurinol. Im gleichen Jahr begannen **Dornier, Forssman, Chaussy** und **Eisenberger** an der Münchener Universität ihre Arbeit über Schockwellentherapie für Nierensteine, die schließlich die Welt der Urologie und die Urologie in der Welt verändern sollte.

Während viele angeborene Nierenkrankheiten natürlich in der Pädiatrie zu sehen sind, sind seit Jahren latente Ureterabgangstenosen auch bei erwachsenen Patienten nicht ungewöhnlich. Es wurden verschiedene offene Eingriffe beschrieben, von denen die von **Foley** 1937 beschriebene YV-Plastie die häufigste war, sie wurde zur Korrektur der Ureterabgangstenose bei hohem Harnleiter entwickelt. Etwa 6 Jahre später beschrieb David M. Davis seine intubierte Ureterotomie, die auf eine sekundäre Epithelbildung entlang des aufgeschnittenen Harnleiters angewiesen war, in dem 6 Wochen lang eine Dauerschiene platziert werden musste, um die vollständige Wiederherstellung aller Gewebeschichten in vollem Umfang zu ermöglichen. Fast 10 Jahre später beschrieben **Ormond Culp** und **J.H. DeWeerd** von der Mayo Clinic eine Spiralklappenreparatur, die eine Lücke von mehreren Zentimetern zwischen Becken und dem gesunden Harnleiter abdecken konnte. Peter L. Scardino und **C. L. Prince** in Savannah beschrieben zwei Jahre später eine geringfügig andere Lappenoperation bei einem großen Nierenbecken außerhalb der Niere. Heute sind diese Methoden durch die **Anderson-Hynes**-Pyeloplastik ersetzt worden, obwohl dieser offene Eingriff mehr und mehr von endoskopischen und laparoskopischen Techniken verdrängt wird.

Auf ähnliche Weise haben sich die Behandlungsmethoden für Nierentumoren verändert und ebenso unser Wissen über die Vielfalt solcher Krankheiten. Von der Bestätigung durch Waldeyer, dass Nierenkarzinome von Zellen der Nierenkanälchen ausgehen, bis hin zur von Grawitz 15 Jahre später ausgelösten Verwirrung, der glaubte, dass diese Karzinome von den Nebennieren entstammen, und dabei den Begriff »*Hypernephroma*« prägte, wurde über die Jahre ein ausführliches Klassifizierungssystem von gutartigen und bösartigen Nierentumoren geschaffen. Ungeachtet des umfangreicheren Wissens und der besseren und neuen Behandlungsmethoden bleibt die Chirurgie die erste Wahl für Nierenzellenkrebs. Die einfache Nephrektomie war jahrzehntelang die übliche Methode, bis **Charles J. Robson** aus Toronto (AUA-Präsident im Jahre 1975) und Kollegen den Standard von heute etablierten – die radikale Nephrektomie bei lokalisiertem Zellenkrebs. Der Grundsatz der vollständigen Lymphknotenentfernung bei allen betroffenen Patienten bleibt dabei etwas kontrovers, und der chirurgische Zugang ist vielfach subkostal oder gar winkelförmig, während die thorakoabdominale Methode in der Regel bei Patienten mit großen operationsfähigen Tumoren eingesetzt wird, insbesondere des oberen Pols.

Heutzutage hat sich bei kleinvolumigen lokalisierten Tumoren die laparoskopische radikale Nephrektomie als Alternative zu den genannten Methoden entwickelt.

Obwohl die nephronschonende Chirurgie bereits fast 20 Jahre nach der ersten geplanten Nephrektomie diskutiert wurde, ist sie erst seit der zweiten Hälfte des 20. Jhs. zu einer machbaren Alternative geworden. **Stephen Jacobs** (University of Maryland) stellte einen der ersten Berichte über die Ergebnisse dieser Methode vor. Als **Fray Marshall** noch am Hopkins Hospital war (heute am Emory in Atlanta), begann er mit der Optimierung dieser Technik mittels intraoperativem Ultraschall; die Cleveland Clinic konnte 1999 eine Reihe von 485 Patienten präsentieren. Kryochirurgie der Niere mit Schnellgefrieren, langsamem Auftauen und Wiederholung des Einfrier-/Tauvorgangs nach der Empfehlung von **Gill** und **Andrew C. Novick** (Cleveland Clinic) scheint eine neue Möglichkeit zur Bewahrung von Nephronten zu sein, andererseits ist die Zahl der Operationen und Nachsorgeuntersuchungen bis heute noch recht klein.

Workbench-Chirurgie, die in einigen Krankenhäusern wie dem Hopkins Hospital (F. F. Marshall) vor mehreren Jahrzehnten praktiziert wurde und die Kühlung und Isolation der Niere mit extrakorporaler Tumorinzision beinhaltete, wird nicht mehr angewandt und sogar nicht einmal mehr in den aktuellen Lehrbüchern als Randnotiz erwähnt.

7.3.7 Perkutane Chirurgie der oberen Harnwege

Es gibt nur wenige Fachgebiete der Medizin, in denen etablierte chirurgische Techniken so radikal einem Wechsel unterzogen wurden wie in der Chirurgie der oberen Harnwege. Die Nierenchirurgie, die mit Simon 1870 begann, ist in den letzten 30 Jahren fast aus unserem Behandlungsspektrum verschwunden; dieser Wechsel ist das Ergebnis der sich weiterentwickelnden endoskopischen Möglichkeiten, die zur Aufnahme der Laparoskopie in die Urologie führten. Im Jahr 1955 präsentierten Willard Goodwin und andere ihre Erfahrungen mit der »perkutanen Trokar-*Nephrostomie und der Hydronephrose*«. Zwar wurde diese Technik für die Drainage der Sackniere eingesetzt, doch entwickelte sie sich durch die Arbeit vieler Ärzte sehr schnell zu der von **Arthur Smith** 1982 so genannten **Endourologie**. Zuvor wurde die hydronephrotisch blockierte Niere über eine reguläre Nephrostomie mit Verweilkatheter drainiert. Obwohl der Radiologe in vielen Krankenhäusern den Zugang zum Nierenbecken herstellt, muss auch der Urologe diese Technik meistern lernen. Im Jahr 1998 entwickelten **Cadeddu** und Kollegen am Hopkins Hospital einen mechanischen Roboterarm zum genauen Platzieren der Nadel (PAKY). Er hält die Nadel fest und ist eine präzise Methode für den perkutanen Zugang zur Niere. **Castaneda-Zuniga** und andere präsentierten bereits 1982 die akute Dilatation des Nephrostomiekanals, während Alken in Deutschland ein Verfechter der kontinuierlichen Aufweitung innerhalb mehrerer Tage war. Die akute Dilatation hat jedoch keine negativen Auswirkungen gezeigt und ist heute die Methode der Wahl. Das bevorzugte Instrument hierfür ist das von **Kurt Amplatz** entwickelte und 1982 präsentierte Amplatz-Schleusenset. Heutzutage wird häufig die Ballondilatation eingesetzt, da hier der Zugang ohne mehrere Instrumente ermöglicht wird.

Im Jahr 1977 berichtete **Kurth** in Deutschland von der ersten Ultraschallzertrümmerung von Nierensteinen, und drei Jahre später entwickelte **Marberger** in Wien Instrumente für die kontinuierliche Aufweitung des Zugangkanals. Im Jahr 1983 empfahl Segura die akute Dilatation. Zur gleichen Zeit wie die Ultraschall-Lithotripsie wurde auch die Stoßwellen-Lithotripsie in den USA eingeführt; diese Technik wurde erstmals am 20. Februar 1980 zur Zerstörung von Steinen bei Menschen eingesetzt. Das verbesserte Modell (HM-3) wurde ab 1983 vertrieben und hat unsere Methode der Nierensteinbehandlung revolutioniert. Verbunden mit der Ultraschallsteinzertrümmerung gibt es mit diesem Verfahren praktisch keinen Bedarf mehr für offene Steinschnitte. Zu diesem Instrumentarium ist auch die elektrohydraulische Lithotripsie zu nennen, die Ende der 50er-Jahre von **L.A. Yutkin**, einem russischen Ingenieur aus St. Petersburg, entwickelt und von **Viktor Goldberg** in Riga, der am 7. Mai 1959 die erste elektrohydraulische Lithotripsie eines Blasensteins durchführte, gefördert wurde.

Kleinere Steine, insbesondere im Harnleiter, werden heute mit der Laserlithotripsie zerstört. Diese wurde 1960 von **P.H. Maiman** entwickelt und von **H.D. Fair** und **I. Fensel** 1968 weiterentwickelt. Rund 20 Jahre später stellten **Steven P. Dretler**, **J.E.A. Wickham** und **Joseph W. Segura** die gepulste Laserlithotripsie vor. Wie bei vielen technischen Innovationen wurden die anfänglich voluminösen Geräte auf einen kleinen beweglichen Geräteschrank verkleinert, der die Energie über dünne Fasern liefert.

7.3.8 Laparoskopie

Es dauerte mehrere Jahrzehnte, bis die Urologie sich mit dem Gebiet der laparoskopischen Chirurgie befasste und noch länger, bis diese Teil der Urologie wurde. Der erste laparoskopische Eingriff wurde 1901 von **Kelling** durchgeführt, der die Bauchhöhle eines Hundes untersuchte, indem er ein Nitze-Zystoskop durch ein Trokar einführte und die Bauchhöhle durch Lufteinblasung auftrieb. Im Jahr 1910 verwendete **Jacobaeus** in Stockholm eine ähnliche Methode; sein Trokar war jedoch bereits mit einer Klappe ausgerüstet, die eine gleichzeitige Einblasung und Untersuchung ermöglichte. Ein Jahr später verwendete **Bernheim** am Johns Hopkins Hospital ein Proktoskop für eine ähnliche Technik.

Die Erfindung eines helleren Linsensystems (H.H. Hopkins, 1959 patentiert) und die Entwicklung einer faseroptischen Beleuchtung in den 60er-Jahren gaben der Laparoskopie einen neuen Wachstumsschub.

In den USA begannen Gastroenterologen mit laparoskopischen Anwendungen, gefolgt von den Gynäkologen. Erst ab Mitte der 80er-Jahre wurde diese Technik in der allgemeinen Chirurgie eingesetzt und zwar erstmals von **Filipi** und **Mouret** in Frankreich bei der Gallenblasenentfernung. In der Urologie wurde die Laparoskopie zuerst vorwiegend bei Kindern bei der Suche von Leistenhoden angewandt, indem die Samenstränge verfolgt wurden. Im Jahr 1991 veröffentlichten **Schuessler** et al. den Artikel »Laparoscopic Lymphadenectomy for Prostate Cancer«. **Clayman** und seine Mitarbeiter konnten als erste eine laparoskopische Nephrektomie beschreiben; kurz vor diesem Artikel erschien ein Bericht über die erste laparoskopisch durchgeführte Varixexzision. Bis zu diesem Zeitpunkt waren die amerikanischen Urologen noch nicht von der Laparoskopie begeistert, doch dann überzeugten unzählige Kurse, Fachbücher und Artikel die amerikanische Urologie vom Nutzen der laparoskopischen Chirurgie. Instrumente wurden überarbeitet, weiterentwickelt und neuentwickelt. Verschiedene Autoren beschrieben immer neue urologische Operationen, die mit Hilfe der Laparoskopie durchgeführt werden können. **Kavoussi** et al. am Johns Hopkins entfernte 1995 die erste Spenderniere; seine Nephrektomietechnik ist mit mehreren Abänderungen heute weltweit anerkannt.

Ende der 90er-Jahre wurde die Bastion der offenen Chirurgie von laparoskopisch durchgeführten Eingriffen wie der Zystektomie, Harnableitung und radikale Prostatektomie geschleift, wobei die jüngsten Berichte von Gill et al. nicht nur die radikale Zystoprostatektomie mit Lymphknotenaustrennung sondern auch die ileale Harnableitung bei Patienten mit invasivem Blasenkarzinom beschrieben. Heute gibt es für fast alle früheren offenen Operationen zumindest ein Zentrum, das die laparoskopische Technik für den jeweiligen Eingriff favorisiert; bei allen wichtigen Lehrveranstaltungen befassen sich Mitglieder der Fakultät und oft eine ganze Abteilung mit dieser neuen Operationstechnik.

7.3.9 Kinderurologie

Die Kinderurologie in den Vereinigten Staaten begann schon früh mit dem kinderurologischen Lehrbuch von Edwin Beer und **A. Hyman**, »Diseases of the Urinary Tract in Children«.

Zwar zeigte Hugh Young in seinem Lehrbuch »Genital Abnormalities, Hermaphroditism and Related Adrenal Diseases« sowie bei seiner Arbeit über Harnröhrenklappen großes Interesse an der Kinderurologie, doch war **Lowell King** einer der ersten, der das Interesse an der Kinderurologie neu weckte und auch zum ersten ordentlichen Professor für Kinderurologie in den USA berufen wurde (Children's Memorial Hospital, Chicago). Zu jener Zeit wurde der vesikoureterorenale Reflux als therapierbares Problem anerkannt. **D. Innes William** sagte später, dass dies wahrscheinlich der Beginn der Kinderurologie als Fachgebiet war. Die Reimplantationsmethode der Wahl in den USA war mehrere Jahre lang die Politano-Leadbetter-Technik, die jedoch längst nicht mehr eingesetzt wird.

Zu den frühen Vorreitern der Kinderurologie gehörten auch **Harry Spence** aus Dallas, **Meredith Campbell** am Babies and Children's Hospital in New York und **Frank Bicknell**, der 1951 die Gründung der Pediatric Urology Society initiierte, die im Mai 1951 erstmals anlässlich einer Versammlung der AUA zusammentraf. Wenige Jahre später verzeichnete die AUA ein zunehmendes Interesse an der Kinderurologie und veranstaltete die erste Konferenz über Themen der Kinderurologie. Die Führung der Pediatric Urology Society wollte dabei die Mitgliedschaft beschränken und getrennte Versammlungen abhalten, doch duldete die Leitung der AUA »diesen Unsinn« nicht: Ab 1958 standen die Versammlungen der Pediatric Urology Society allen Interessierten offen. Zur selben Zeit machte sich die Leitung der AUA Gedanken über das Aufkommen von »Splittergruppen« und beschloss die Untersuchung dieses Problems. Als Ergebnis wurde es der Kinderurologie erlaubt, als Unterfachgebiet weiterzumachen, doch musste ab sofort die Tagesordnung ihrer Versammlungen durch den Programmausschuss der AUA genehmigt werden. Die Pediatric Urology Society wollte jedoch ihren eigenen Weg gehen und wurde von der AUA-Leitung daher als Abtrünnige angesehen. Die Society hielt ihre Treffen von da ab gleichzeitig mit den Jahresversammlungen der AUA ab, jedoch nicht innerhalb der AUA. Ab 1963 wurde deutlich, dass die AUA nur wenige Vorträge über die Kinderheilkunde bieten konnte, während die Society for Pediatric Urology ein unabhängiges und reichhaltiges Programmangebot hatte. Doch schon zwei Jahre später wurde die Veranstaltung der Society wieder im Programm der AUA unter dem Titel »Society for Pediatric Urology« eingegliedert.

Im Jahr 1961 hielt eine weitere Gruppe von Kinderurologen als Teil der American Academy of Pediatrics ihre erste Versammlung ab. Nach einem ebenfalls turbulenten Wachstum blühte diese Gruppe ab 1968 auf.

Die Langzeitstudien von Lowell King über den vesikoureterorenalen Reflux zeigten, dass diese Krankheit nicht unbedingt operiert werden musste und dass viele Patienten konservativ erfolgreich behandelt werden können. Hypospadien und damit zusammenhängende Anomalien der Genitalien waren seit langem die Domäne von Kinderchirurgen, Kinderurologen und plastischen Chirurgen. Die ersten mehrstufigen Methoden verschwanden nach und nach und wurden durch einstufige Techniken ersetzt, wie z. B. die Technik nach **Norm Hogson** oder freie Transplantate von **Charles Devine**, der eng mit seinem Freund, **Horton**, einem plastischen Chirurgen, zusammenarbeitete. Beide wurden als Meister der Urethroplastie und Peniswiederherstellung angesehen, insbesondere bei Patienten mit mehrfachen Rekonstruktionsoperationen und starker Narbenbildung, die von Devine und Horton »*Peniskrüppel*« genannt wurden. Ihre Arbeit verdeutlichte den Nutzen formeller, enger Zusammenarbeit zwischen verschiedenen Disziplinen der Chirurgie und wurde Vorbild für andere.

Die in den 50er- und 60er-Jahren mit der Umleitung des Harnwegesystems in das Sigma behandelte Blasenekstrophie, bei der in der Regel die Coffey-Implantation (Mayo Clinic) und die völlige Entfernung des anomalen Blasengewebes zur Durchführung kam, wurde durch ileale Harnableitung und Mitte der 70er-Jahre durch die Rekonstruktion ersetzt, die bereits von Hugh Young versucht wurde. **Robert Jeffs,** der aus Toronto zum Hopkins Hospital kam, machte diese für die frühe durch Osteotomien erweiterte Blasennaht populär und erreichte damit einen Wundverschluss der Blase ohne Belastung der Nahtstelle.

Wilms-Tumoren, früher ein weiterer Zankapfel zwischen Urologen und Kinderchirurgen, werden jetzt von beiden Fachgebieten über gemeinsam entwickelte Protokolle zur Bewertung der optimalen Behandlungsmöglichkeiten behandelt. Nach und nach entstanden mehrere Zentren der Kinderurologie: **Willard Goodwin** von der UCLA bekundete stets ein großes Interesse an der Kinderurologie und war bekannt für seine Fähigkeiten, **Lowell King** am Children's Memorial Hospital in Chicago führte eine kleine Untergruppe des Urologieprogramms und machte sie zu einer anerkannten eigenständigen Einheit. Bald wurden in den großen Einrichtungen des Landes, wie z. B. am National Children's Hospital in Washington, dem Children's Hospital in Philadelphia und dem Johns Hopkins Hospital, separate Abteilungen für Kinderurologie gebildet, die Fachleute aus aller Welt anzogen.

7.4 Bedeutende Urologen

Leo Buerger

Leo Buerger (1879–1943, Abb. 7-55) wurde 1879 in Wien geboren. Als er ein Jahr alt war, emigrierte seine Familie in die Vereinigten Staaten. Nachdem er seinen Bachelor und seinen Master am City College of New York und der Columbia University erhalten hatte, erlangte er 1901 seinen Doktor der Medizin am College of Physicians and Surgeons der Columbia University. Nach einem praktischen Jahr im Lennox Hill Hospital in New York und einem weiteren Jahr als Assistenzpathologe im Mt. Sinai Hospital, ebenfalls in New York, verbrachte Buerger die nächsten drei Jahre als chirurgischer Assistenzarzt, wiederum im Lennox Hill Hospital. Im Jahr 1905 kehrte er nach Europa

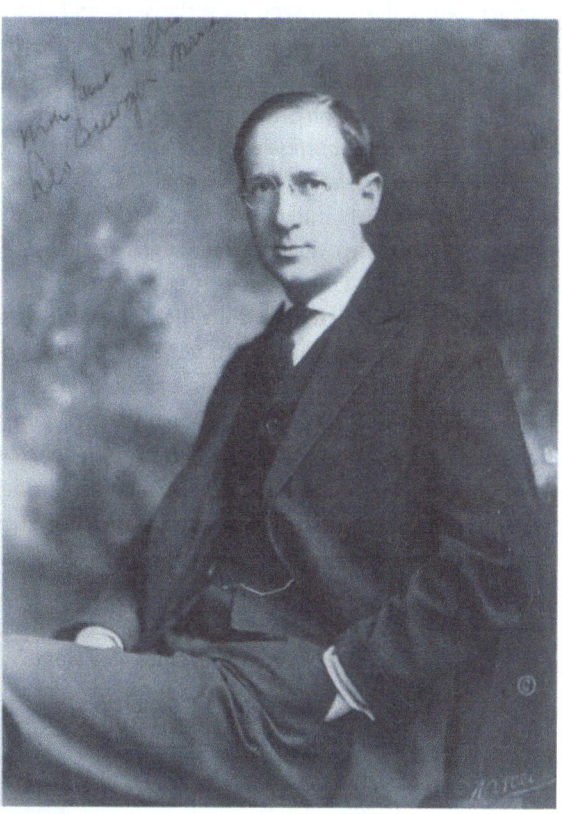

Abb. 7-55. Leo Buerger (1879–1943)

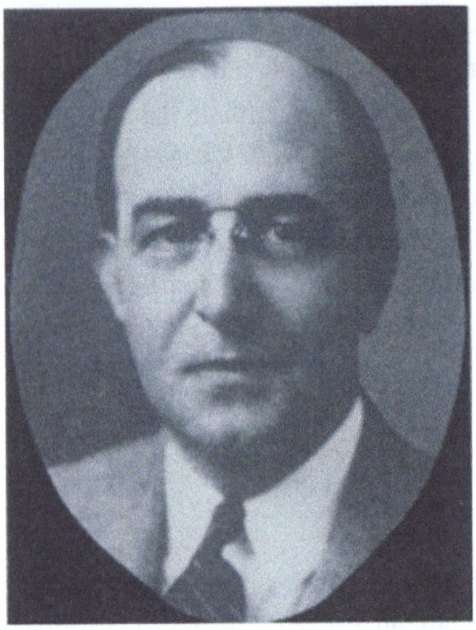

Abb. 7-56.
Maximilian Stern
(1878–1946)

zurück, wo er als freiwilliger Assistent in der Chirurgie in Breslau arbeitete. Als er ein Jahr später nach New York zurückkehrte, wandte er sich der Arbeit in einer privaten Praxis zu. Sehr bekannt wurde sein 1908 erschienener Artikel für das American Journal of Medical Science: »Thromboangiitis Obliterans: A Study of the Vascular Lesions Leading to Pre-Senile Spontaneous Gangrene«. Heute ist diese Krankheit unter dem Namen »Buerger-Krankheit« bekannt. Sie blieb über zwei Jahrzehnte hinweg für ihn ein Thema besonderen Interesses. Schon 1906 begann Buerger damit, das Zystoskop zu verbessern und stellte sein Instrument im Jahr 1909 vor. F. Tilden Brown, der ebenfalls aus New York stammte, schrieb ihm, dass er ziemlich beeindruckt von dem Instrument war, besonders da es »diesseits des Atlantiks« entwickelt worden war und »wir alle Grund dazu haben, stolz zu sein«. Es sollte einige Zeit dauern, bis auch andere Urologen Buergers Instrument schätzen lernten, doch Buerger begann bald in Zusammenarbeit mit Tilden Brown das Brown-Buerger-Zystoskop zu entwerfen, das schließlich von der Firma American Cystoscope Makers, Inc. mit Sitz in New York hergestellt wurde. Obwohl sich anfänglich viele seiner Kollegen eher über das Zystoskop amüsierten, wurde Buerger 1917 zum Professor für urologische Chirurgie an der New York Polyclinic ernannt und arbeitete weiterhin an der Verbesserung seines Instruments, das schließlich zum meistbenutzten Arbeitsgerät der amerikanischen Urologen wurde. Es blieb das führende zystoskopische Instrument in den USA, bis die faseroptische Beleuchtung und moderne Linsensysteme zur Entwicklung von einfacheren, besseren und eleganteren Zystoskopen in den 70er-Jahren führten.

Buerger war ein produktiver Autor und verfasste Beiträge zur Unterscheidung von Streptokokken und Pneumokokken, berichtete über die Therapie von Tetanus mit dem neuen Tetanusantitoxin und befasste sich oberflächlich auch mit Bluttransfusionen.

Er wurde als brillant und genial bezeichnet, doch war er so egozentrisch, dass die meisten seiner Kollegen ihn eher für »schwierig« hielten. Buerger liebte die Musik und war ein ausgezeichneter Geiger, seine erste Frau war Konzertpianistin. Nach einer schmerzlichen Scheidung im Jahr 1929 zog er nach Los Angeles, wo er ein zweites Mal heiratete. Er wurde hier zum Professor der Urologie am College of Medical Evangelists ernannt, doch fiel es ihm schwer sich zu etablieren. Bei einer örtlichen Versammlung verkündete er, dass er nach Los Angeles gekommen sei, um den Urologen vor Ort beizubringen, wie man die Urologie eigentlich ausübt. Als Buerger einige Jahre später wieder nach New York zurückkehrte, ließ man ihn nicht mehr im Mt. Sinai Krankenhaus arbeiten, und er geriet durch seine Arbeit in kleinen, privaten Krankenhäusern langsam in Vergessenheit.

Leo Buerger starb 1943 in New York.

Maximilian Stern

Maximilian Stern (1878–1946, ◻ Abb. 7-56) absolvierte seine medizinische Ausbildung in New York und erhielt im Jahr 1900 seinen medizinischen Doktortitel vom Physicians and Surgeons College of Columbia in New York.

In den frühen 30er-Jahren, wahrscheinlich einige Jahre nachdem er das Stern-Resektoskop entwickelt hatte, zog er mit seiner Praxis nach Südflorida um, praktizierte bis 1937 jedoch immer noch gelegentlich in New York. Wegen seiner seltenen Anwesenheit in New York legte er seine Ämter an der New York Academy of Medicine und an den meisten Krankenhäusern Manhattans, an denen er praktizierte, nieder. Stern war von 1916 bis 1926 behandelnder urologischer Arzt und medizinischer Direktor am Broad Street Hospital in New York sowie urologischer Chirurg am Harbor Hospital und bis 1930 urologischer Oberarzt am Manhattan State Hospital. Es ist bemerkenswert, dass er seine Verbindung zum New York Hospital for Joint Diseases aufrecht erhielt und bis 1936 Artikel über pädiatrische Medizin veröffentlichte.

Im Jahr 1932 wurde er am Deland Memorial Hospital in Florida eingestellt, und ein Jahr später schloss er sich dem Halifax District Hospital in Daytona Beach an. Es war etwa zu diesem Zeitpunkt, als er sich um eine Mitgliedschaft in der AUA bewarb. Im Jahr 1935 wurde er für ein Jahr auf die Warteliste gesetzt, ein Jahr später wurde seine Bewerbung abermals erwogen. Man verschob die Entscheidung jedoch bis zur nächsten Versammlung, bei der ihm 1937 die Mitgliedschaft verweigert wurde. Zu dieser Entscheidung gelangte man möglicherweise deshalb, weil Stern von den urologischen Chirurgen gefordert hatte, ihm Lizenzge-

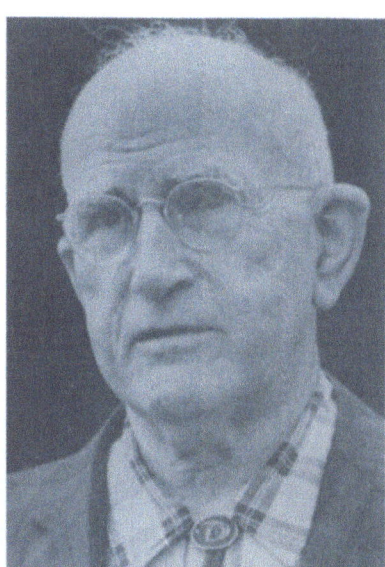

Abb. 7-57. Theodore McCann Davis (1859–1973)

bühren in Höhe von 5 Dollar für jede durchgeführte Resektion zu zahlen. Es gibt keine Belege darüber, ob er sich nach dieser Absage abermals beworben hat, geschweige denn ob er später als Mitglied zugelassen wurde.
Maximilian Stern starb am 21. Januar 1946 im Alter von 68 Jahren in Daytona Beach.

Theodore McCann Davis

T.M. Davis (1889–1973, ◻ Abb. 7-57) wurde im Dezember 1889 in Greenville, South Carolina geboren und war zunächst Elektroingenieur für das Southern Railway System. Nach einem Unfall fing er 1910 eine medizinische Ausbildung an der University of Maryland an, von der er 1914 graduiert wurde. Da er während seiner Ausbildung schon das Gebiet der Zystoskopie kennengelernt hatte, arbeitete er von 1915 bis 1918 bei einem in Greenville sehr bekannten Chirurgen und begrenzte seinen Tätigkeitsbereich schließlich auf die Urologie. Er hatte sich schon früh für Sterns Resektoskop interessiert und begann nun mit diesem Instrument zu arbeiten und es zu verändern. Stern ließ den Verkauf seiner Instrumente erst zu, wenn er sie für perfekt befand, und Davis musste einige Überzeugungsarbeit leisten, bis Reinhold Wappler ihm ein gebrauchtes Instrument überließ. Starke Blutungen während einer seiner Resektionen, die er in seiner Praxis durchführte, veranlassten Davis dazu, schrittweise Verbesserungen am Resektoskop und den elektrochirurgischen Geräten durchzuführen. Hierbei handelte es sich u. a. um eine stärkere Schlinge mit einem größeren Durchmesser, einen verstärkten Schaft und bessere Isolierung. Mit seinem Hintergrundwissen aus der Elektrotechnik kreierte er außerdem den Umschalter, den Vorläufer des heutigen Fußschalters für unsere transurethrale Resektionsarbeit. Davis versuchte, Wappler davon zu überzeugen, ein neues elektrochirurgisches Gerät herzustellen, ließ aber aufgrund dessen großer Skepsis das Gerät, den Davis-Bovie-Apparat, schließlich von Liebel-Flarsheim bauen. Davis war in der Lage, die großen Vorzüge seines verbesserten Instrumentes vorzustellen, das danach von Wappler (ACMI) produziert wurde, der sich zu der Zeit enthusiastisch über Davis' Arbeit äußerte.

Als er 1931 bei einer Versammlung der AUA eine Reihe seiner transurethralen Prostataresektionen vorstellte, machten sich Oswald Lowsley und andere über sein Verfahren lustig und sagten, dass sie »relativ skeptisch gegenüber seinem Herumgeschnippels« blieben. Davon unbeeindruckt fuhr Davis mit seiner Arbeit fort und »überraschte 1943 die Welt der Urologie mit einem Bericht über unglaubliche Ergebnisse mit dem … Resektoskop« (Clyde-Collins). Nach zwei schweren Herzinfarkten im Alter von 47 Jahren zog sich T. M. Davis aus der Medizin zurück und lebte bis zum hohen Alter von 84 Jahren.

Aus wirtschaftlichen Gesichtspunkten ist heute die Tatsache interessant, dass T.M. Davis seine transurethralen Prostataresektionen in einem seiner Praxisräume durchführte; wenn es notwendig war, wurden die Patienten danach im gegenüberliegenden Krankenhaus aufgenommen.

Frederic Eugene Basil Foley

Frederic Eugene Basil Foley (1891–1966, ◻ Abb. 7-58) wurde 1891 in St. Cloud, Minnesota geboren, begann sein Berufsleben zunächst in der Sprachwissenschaft und unterrichtete Englisch, während er für seinen Bachelor in Yale lernte, den er 1914 erhielt. Vier Jahre später wurde ihm von der Johns Hopkins School of Medicine ein medizinischer

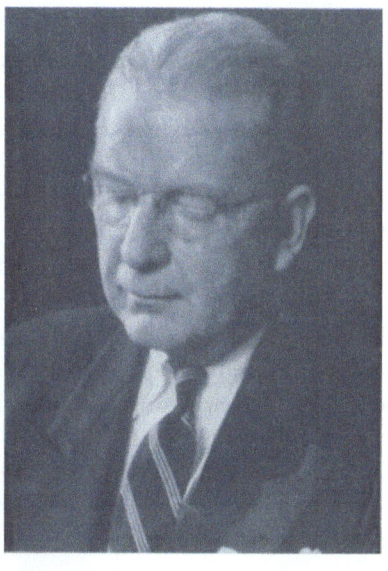

Abb. 7-58. Frederic Eugene Basil Foley (1891–1966)

Grad verliehen, und er arbeitete in den nächsten beiden Jahren mit William Halsted auf der Station für Chirurgie. Anschließend verbrachte er einige Zeit mit Harvey Cushing und war von 1920 bis 1921 Mitarbeiter der Chirurgie am Peter Brigham Hospital in Boston. Es gibt keine Belege darüber, ob er je eine formelle urologische Ausbildung erhalten hat, dennoch wurde er am 29. Juli 1937 vom American Board of Urology als Urologe zugelassen.

Unter den heutigen Urologen ist er am besten als der Mann bekannt, dessen Name auf dem selbsthaltenden Harnröhrenkatheter steht. Foley war einer von mehreren Urologen, die mit verschiedenen Katheterypen gearbeitet hatten, um ein selbsthaltendes Instrument zu entwickeln. Besonders sind hier **Briggs** im Jahr 1905, **Hagner** im Jahr 1914 und **Tolcher** im Jahr 1917 hervorzuheben. Der Davis-Beutel aus dem Jahr 1927 wurde zur Blutstillung in der prostatischen Fossa nach offenen Prostatektomien verwandt. Im Jahr 1902 wurde **J. Manson** ein französisches Patent für einen Katheter erteilt, der dem von Foley sehr ähnlich war, der aber zur Injektion von Medikamenten in den Uterus vorgesehen war. **E.G. Ballenger** beschäftigte sich ebenfalls mit dem Versuch, einen selbsthaltenden Gummikatheter zu entwickeln. Es muss dabei eine Unzahl von Misserfolgen gegeben haben, und der erste brauchbare Katheter wurde 1933 schließlich von **H.D. Belknap** hergestellt.

Foley begann in den frühen 30er-Jahren mit der Arbeit an seinem Katheter und war immer noch damit beschäftigt, als **Paul Raiche** von der Davol Rubber Company dafür ein US-Patent erteilt wurde. Vier Monate später, im Oktober 1936, meldete Foley sein Patent an, musste nun aber beweisen, dass er der erste gewesen war. Das Patentamt hatte zunächst Raiche als den ersten Erfinder genannt, doch als Foley beim Patentamt Berufung einlegte, wurde die Entscheidung rückgängig gemacht, und man erteilte ihm das Patent. Ein darauf folgender Einspruch vor Gericht seitens Raiche änderte die Entscheidung erneut, dieses Mal zugunsten Raiche. Eine allerletzte von Foley geforderte Anhörung wurde abgelehnt, und somit war Raiche der Patentinhaber. Obwohl Foley die Gerichtsverhandlung und das Anrecht auf das Patent verlor, ist der Katheter heute weltweit als Foleykatheter bekannt.

Foley erfand außerdem einen hydraulischen Tisch und war wahrscheinlich der erste, der einen künstlichen Sphinkter beschrieb: eine aufblasbare pneumatische Manschette, die um die Urethra gelegt wurde, die wiederum über eine geringe Entfernung vom Penisschaft isoliert wurde, und zwar durch die Schaffung eines »Koffergriffes«. Einige Jahre später präsentierte Foley sein rotierbares Resektoskop, das jedoch etwas sperrig war und, wie viele andere seiner Art, nicht die Zeit überlebte.

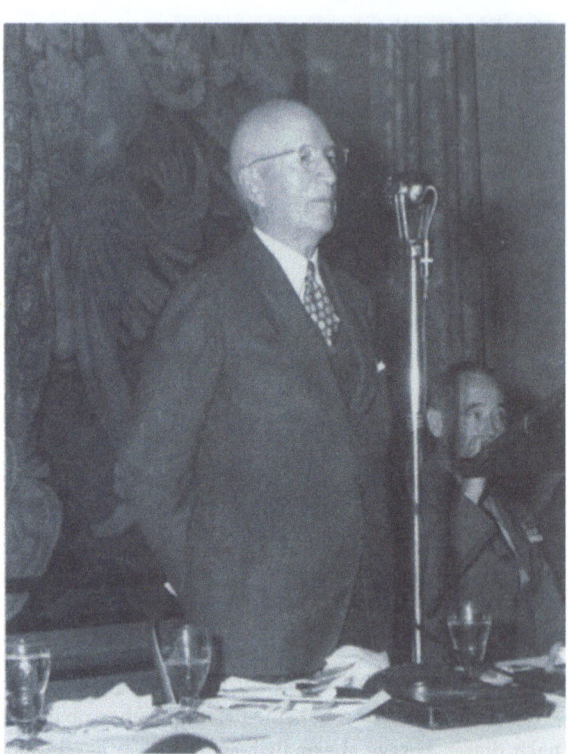

Abb. 7-59. Hugh Hampton Young (1870–1945)

Foley muss eine sehr gute Beziehung zu Hugh Young gehabt haben, da alle von Youngs Assistenzärzten ein Jahr im Anckor Hospital in Minneapolis verbrachten, wo Foley der Leiter der Urologie war. Foley, der manchmal charmant, aber auch unwirsch sein konnte, wurde von vielen seiner Kollegen als stur und teamunfähig bezeichnet. Er erwartete von seinen Assistenzärzten und Kollegen Perfektion, konnte andere ziemlich vor den Kopf stoßen und wirkte manchmal etwas einschüchternd.

Foley starb 1966 an Lungenkrebs.

Hugh Hampton Young

Hugh Hampton Young (1870–1945, Abb. 7-59), der 1870 in San Antonio geboren wurde, war der Sohn eines Generals der Südstaatenarmee. Er besuchte die University of Virginia, wo er innerhalb von vier Jahren einen Bachelor, Master und medizinischen Doktortitel (1894) erhielt. Young kehrte nach San Antonio zurück, um eine Chirurgiepraxis aufzubauen, doch sehr bald erkannte er seine Grenzen und beschloss, zur Weiterbildung an das gerade erst errichtete Johns Hopkins Hospital zu gehen. Er arbeitete zunächst in der Krankenhausapotheke der Chirurgie und bekam schließlich eine Stelle als Assistenzarzt auf der chirurgischen Station. Drei Jahre nach Abschluss seiner medizinischen Ausbildung, wurde er 1897 von Halsted, dem Leiter der Chirurgie, beauftragt, die Leitung der Abteilung für die Chirurgie der Harnwege zu übernehmen. So begann die Karriere des Arztes, der als Vater der amerikanischen Urologie angesehen wird.

Young blieb am Hopkins Hospital und entwickelte zahlreiche innovative Instrumente und Techniken. Sein erstes neues Instrument war die Stanze für die blinde Resektion des blockierenden Blasenhalses und schließlich von Prostatagewebe, was zu der Entwicklung unzähliger anderer Stanzen führte, besonders an der Mayo Clinic, an der einige seiner Studenten dieses Instrument perfektionierten. Nachdem er die Stanze bei einer Operation des Eisenbahnunternehmers James Buchanan Brady angewandt hatte, den er 1912 von der Blockierung befreite, überzeugte Young Brady davon, die Errichtung des Brady Urological Institute zu finanzieren. Young schuf einen urologischen Operationstisch und entwickelte eine detaillierte Methode für die radikale Prostatektomie, die zum Standard bei der Prostatakrebschirurgie (1904) wurde. Im Jahr 1926 veröffentlichte Young »Young's Practice of Urology.« Als einer der ersten Erforscher des Hermaphroditismus und den damit verbundenen Krankheiten veröffentlichte er 1937 »Genital Abnormalities, Hermaphroditism, and Related Adrenal Diseases«. Er schrieb über Mercurochrom als ein intravenöses Antiseptikum und führte umfassende Versuche mit Sulphanilamide bei der Behandlung von Geschlechtskrankheiten durch, über die er ebenfalls Publikationen verfasste. Im Jahr 1917 gründete er das Journal of Urology, dessen Herausgeber er bis zu seinem Tod im Jahr 1945 blieb.

Hugh Young entwickelte den ersten und detaillierten Plan über die Ausbildung junger Urologen; sein Programm wurde zum Vorbild für alle anderen Ausbildungsprogramme in den Vereinigen Staaten.

Obwohl er ein eifriger Verfasser von wissenschaftlichen Texten war, häufig als Gastdozent bei nationalen und internationalen Versammlungen sprach, als Forscher, Ausbilder und Chirurg arbeitete, fand Young immer noch die Zeit, zahlreiche andere Interessen auf dem Gebiet der Kunst zu verfolgen. Er brachte beispielsweise Kapital sowie Grund und Boden für die Schaffung eines Museums in Baltimore auf, er war der Vorsitzende der Kampagne für die Rettung des Symphoniehauses, das versteigert werden sollte, er warb für die Erlassung eines Gesetzes zur besseren Fürsorge und für bessere Einrichtungen für Patienten in psychiatrischen Kliniken und war Vorkämpfer für den Bau einer Brücke über den Potomac. Trotz all dieser Aktivitäten blieb ihm noch die Zeit, seine Kinder groß zu ziehen, da seine Frau 1927 an einer Blutvergiftung infolge einer falsch angewandten Bluttransfusion verstorben war.

Young war 1909 der Präsident der American Association of Genitourinary Surgeons und der American Urological Association und wurde 1927 zum Präsident der International Association of Urology gewählt.

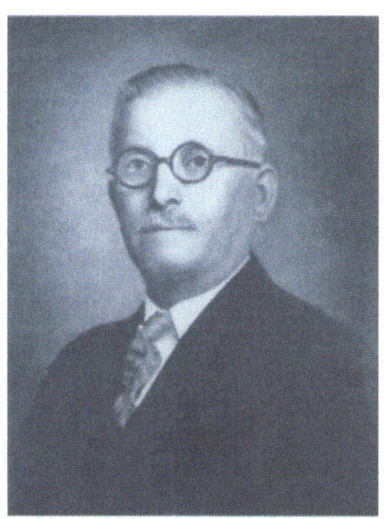

Abb. 7-60. Reinhold H. Wappler (1870–1932)

Während er sich 1940 von einer Gürtelroseinfektion erholte, diktierte Young sein letztes großes Buch: »Hugh Young: A Surgeon's Autobiography.« Er starb 1945 nach mehreren Herzinfarkten in Baltimore. Sein Einfluss auf die amerikanische Urologie ist noch heute deutlich zu spüren.

Reinhold H. Wappler

Reinhold Wappler (1870–1932, ■Abb. 7-60) wurde 1870 im anhaltinischen Oranienbaum geboren und emigrierte zwanzig Jahre später nach New York, wo er bei einem Geräteshersteller anfing zu arbeiten und Geräte reparierte. Als ein fähiger Konstrukteur und schließlich auch Hersteller von elektrochirurgischen Instrumenten bahnte er den Weg für Hochfrequenzgeräte in der Medizin.

Bis in das frühe 20. Jh. waren Deutschland und Österreich die einzigen Ursprungsländer der empfindlichen optischen Instrumente, auf die die amerikanischen Urologen angewiesen waren, und es kam hier oft zu großen Schwierigkeiten und langen Verzögerungen beim Versand der Instrumente zu Reparaturzwecken nach Europa und wieder zurück. Deshalb suchten einige Urologen aus New York Reinhold Wappler auf, und baten ihn, nicht nur die europäischen Instrumente zu reparieren, sondern auch amerikanische herzustellen. Valentine, Guiteras, Buerger, McCarthy und Tilden Brown, um nur einige zu nennen, überzeugten Wappler davon, eine eigene Firma zu gründen, die zunächst Wappler Electric Corporation genannt wurde. Später schloss sie sich mit seinem Gerätehersteller zusammen und wurde so zur noch heutzutage bekannten American Cystoscope Makers Incorporated. The American Cystoscope Makers, Inc. wurde 1900 gegründet und entwickelte sich über ein halbes Jahrhundert zum vor-

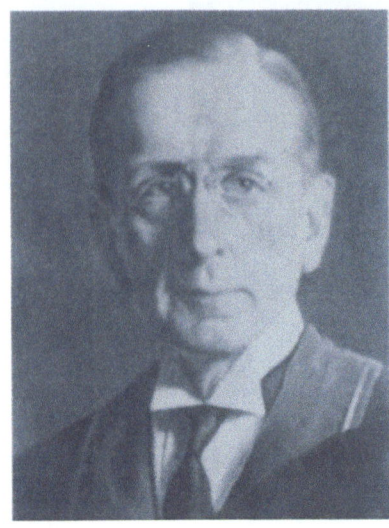

Abb. 7-61.
John Bentley Squier
(1873–1948)

herrschenden Entwickler und Hersteller von endoskopischen Instrumenten in den USA. Das erste Instrument, das in den USA entwickelt und hergestellt wurde, wurde 1902 von Wappler produziert. Kurz darauf entwickelte er mit William K. Otis zusammen ein neues Teleskopobjektiv mit einer hemisphärischen Linse, für die er sein erstes US-Patent erhielt.

Im Jahr 1929 wurde Wappler zum Ehrenmitglied der American Urological Association gewählt. Drei Jahre später starb er unerwartet auf dem Weg nach Deutschland.

John Bentley Squier

John Bentley Squier (1873–1948, Abb. 7-61) wurde in New York geboren und erhielt seine medizinische Ausbildung, die er 1894 beendete, an der Columbia University. Nach einem Praktikum im St. Luke's Hospital arbeitete er 12 Jahre lang für das Sozialamt der Stadt. Er konzentrierte sich auf urologische Krankheiten und wurde bald darauf, im Jahr 1909, zum Professor für Chirurgie der Harnwege an der New York Postgraduate Medical School berufen, eine Stelle, die er bis 1924 inne hielt. Im Jahr 1917 wurde er außerdem Professor der Urologie an seiner Alma Mater. Er verfasste viele Texte, vor allem über die Veränderungen der suprapubischen Prostatektomie, und schrieb ein damals sehr bekanntes Lehrbuch: »The Manual of Cystoscopy« (1911). Er entwarf sein eigenes Zystoskop, das, wie so viele in der damaligen Zeit, eigentlich ein Urethroskop war, das mit einer winzigen Birne auf einem Lichtträger beleuchtet wurde. Squier wurde 1920 Präsident der American Association of Genitourinary Surgeons und 1932 Präsident des American College of Surgeons.

Squier war relativ klein, sehr dynamisch und ein ausgezeichneter Chirurg; er war schnell, flink und besaß großes Organisationstalent. Trotz einiger größerer Verletzungen an seiner Hand – er verlor einen Daumen und verletzte sich zwei andere Finger – führte er weiterhin die schwierigsten chirurgischen Eingriffe durch.

Er kämpfte für einen Steuernachlass für die Fahrtkosten der Ärzte, und es gelang ihm, die Squier Bill im amerikanischen Kongress durchzusetzen, die solche Nachlässe gestattete.

Die Squier Clinic, die 1928 gegründet wurde, erfreute sich eines weltweiten Ansehen durch ihre vielen Beiträge in wissenschaftlichen Veröffentlichungen. Eine Augenverletzung zwang Squier in den frühen 40er-Jahren dazu, sich einige Jahre vor seinem Tod zur Ruhe setzen. Sein einfach gehaltener Grabstein trägt die Aufschrift: »*J. Bentley Squier, 1873–1945, Chirurg und Gentleman*«.

Bransford C. Lewis

Bransford C. Lewis (1862–1942, Abb. 7-62) wurde in St. Charles, Missouri geboren und beendete seine medizinische Ausbildung 1884 am Missouri Medical College; 1885 begann er ein Praktikum am St. Louis City Hospital. Er trat später der Belegschaft des St. Louis City Sanatorium und des Female Hospital bei und praktizierte in der Stadt als Allgemeinarzt. Im Jahr 1887 wurde er stellvertretender Leiter des City Hospitals. Zwei Jahre später ernannte ihn seine Alma Mater zum Dozenten der Chirurgie der Harnwege. So konzentrierte sich sein Betätigungsfeld schnell auf die Urologie. Seine Weiterbildung setzte er 1891 in London, Paris und Wien fort. Nach seiner Rückkehr kündigte er seine Stelle beim Missouri Medical College und wurde Professor für Chirurgie der Harnwege an der heute als St. Louis University School of Medicine bekannten Einrichtung. Sein Interesse an der Urologie beinhaltete Verbesserungen des Zystoskops; außerdem verfasste er das Lehrbuch »Cystoscopy and Urethroscopy«, das 1915 veröffentlicht wurde. Er arbeitete an der Wärmetherapie von Prostataerkrankungen und entwickelte elektrische Ins-

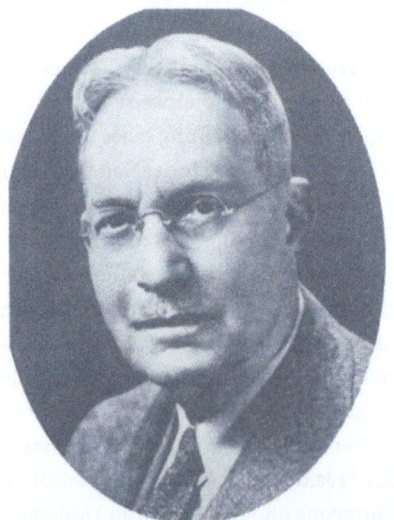

Abb. 7-62.
Bransford C. Lewis
(1862–1942)

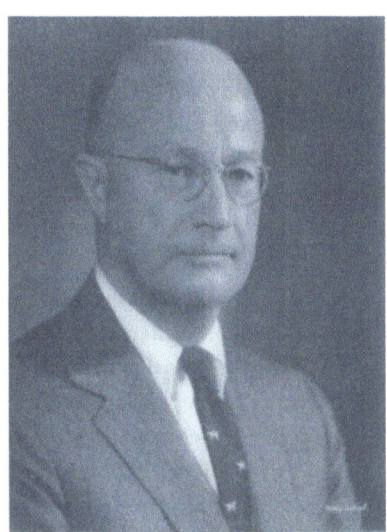

Abb. 7-63. Hugh Judge Jewett (1903–1990)

trumente, die transrektal eingeführt wurden, um das Prostatagewebe zu erwärmen. In den frühen 30er-Jahren besetzte Lewis die Stelle des Vorsitzenden des Redaktionsausschusses der American Urological Association, der 1933 die zweibändige »History of Urology« herausgab. Im Alter von 45 Jahren wurde Lewis zum Präsidenten der American Urological Association.

Hugh Judge Jewett

Hugh Judge Jewett (1903–1990, Abb. 7-63) wurde am 26. September 1903 in Baltimore, Maryland geboren und wuchs auf dem Landgut seines Großvaters auf, wo er seine Zeit am liebsten mit Reiten, Schwimmen, Fischen und Jagen verbrachte. Seine frühe Ausbildung erhielt er an der St. Paul's School in Concord, New Hampshire, und später graduierte er an der Johns Hopkins University. Im Jahr 1926 begann er sein Studium an der Hopkins School of Medicine. Nachdem er seinen Doktortitel erhalten hatte, wurde er weiter bei Hugh Hampton Young ausgebildet und beendete seine Urologieausbildung im August 1936. Young »vermietete« seine Assistenzärzte für mindestens ein Jahr an einige andere Institutionen. Auf diese Weise verbrachte Jewett ein Jahr in der Allgemeinmedizin bei **T.F. Riggs** in Pierre, South Dakota und ein Jahr in der Urologie bei **F.E.B. Foley** in St. Paul, Minnesota. Er verbrachte mehrere Jahre in Europa, um seine urologische Ausbildung abzurunden. Bei seiner Rückkehr begann er mit der Arbeit in der privaten Praxis von J.A. Campbell Colston. Dessen gesamte Praxis konzentrierte sich am Hopkins Hospital, wo Jewett 1946 zum Mitherausgeber des Journal of Urology wurde, zu dessen alleinigem Herausgeber er 1966 aufstieg, im gleichen Jahr, als er auch ordentlicher Professor sowie Präsident der American Urological Association wurde. Er blieb bis zum Jahr 1977 der Herausgeber des Journals.

Hugh Jewett war ein sehr genauer Chirurg und forderte auch von seinen Assistenzärzten Perfektion, wobei er des öfteren etwas aufbrausend war. Er perfektionierte Hugh Youngs radikale perineale Prostatektomie und war sehr unzufrieden mit sich selbst, wenn er mehr als eine Stunde benötigte, um die gesamte Operation durchzuführen.

Jewetts andere große Leistung lag im Gebiet der Behandlung und Einstufung von Blasenkrebs, ein Gebiet, mit dem er häufig in Berührung kam, seit er die Angestellten der Firma Dupont behandelte, unter denen es ein merklich großes Vorkommen von Blasenkrebs gab, da sie ständig den Dämpfen bei der Herstellung des Anilinfarbstoffes ausgesetzt waren.

Die Ironie des Zufalls wollte es, dass Hugh Jewett am 6. Mai 1990 in Baltimore, Maryland an metastatischem Prostatakrebs starb.

Charles Brenton Huggins

Charles Brenton Huggins, Nobelpreisträger der Urologie (1901–1997, Abb. 7-64) wurde am 2. September 1901 in Halifax, Nova Scotia geboren, wo er eine öffentliche Schule und das College besuchte. Danach ging er zur Harvard Medical School, wo er der Jüngste seines Jahrgangs war und 1924 graduierte. Nach seinem Abschluss zog es ihn zur University of Michigan; hier absolvierte er seine praktische Zeit und den Beginn seiner Facharztausbildung. Später setzte er seine Ausbildung an der University of Chicago fort, wo er von **Dallas Phemister**, dem Gründer der Chirurgieabteilung, zunächst eine Stelle als Forschungsassistent und kurz darauf die Position als Leiter der Urologieabteilung angeboten bekam. Obwohl er seine Ausbildung im Gebiet der Chirurgie abgelegt hatte, nahm er das Angebot an und kaufte sich Keyes' Lehrbuch der Urologie,

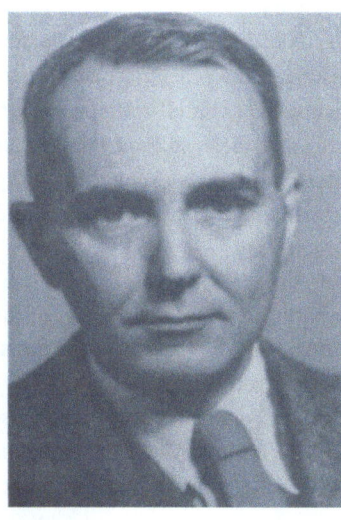

Abb. 7-64. Charles Brenton Huggins (1901–1997)

das er innerhalb eines sehr kurzen Zeitraums sprichwörtlich auswendig lernte.

Er hatte sich schon früh für die wissenschaftliche Forschung interessiert und begann seine chirurgische Tätigkeit in den 50er-Jahren nach und nach zu vernachlässigen. Huggins war bekannt für seine Wissbegierde, Kreativität und seinen beinahe altmodischen und sehr stark ausgeprägten Arbeitseifer, gepaart mit einer etwas düsteren Laune. Seine erste große Forschungsarbeit befasste sich mit der induzierten Transformation eines Zelltyps in einen anderen, wobei er faseriges Gewebe durch die Einpflanzung von Blasenepithel auf einen anderen Wirt in Knochen verwandelte. Huggins notierte hierüber: »*der eigentliche Wert dieses spektakulären Experiments war die Einführung eines jungen Arztes* (i. e. Huggins) *in das Vergnügen des Entdeckens in der aufregenden Welt der Forschung.*«

Seine nächste Forschungsarbeit befasste sich mit dem Zusammenhang der Temperatur und der Hämatopoese im Knochenmark. Diese Arbeit, die auf der Transplantation von Knochenmark eines Rattenschwanzes in den Unterleib basierte, brachte Huggins eine von drei Goldmedaillen ein, die er von der American Medical Association erhielt.

Als Huggins von seinen Patienten über die Funktion und den Zweck der Prostata befragt wurde, bemerkte er, dass sowohl über den normalen als auch über den erkrankten Zustand der Prostata nur sehr wenige Forschungsberichte vorlagen. Dies war für ihn der Auslöser in den späten 30er-Jahren, zusammen mit seinen Schülern **Clarence V. Hodges** and **William W. Scott** den Zusammenhang zwischen dem endokrinen System und der Funktion der Prostata und später auch die Eindämmung des inoperablen Prostatakarzinoms zu untersuchen. Metastatische Schmerzen wurden bis dahin durch eine Bestrahlung der Nervenwurzeln und durch immer größere Verabreichungen von Alkaloiden behandelt.

Die hormonell induzierte Rückentwicklung des Prostatakarzinoms und insbesondere die Behebung der Schmerzen war sehr oft ziemlich spektakulär.«*Die Menschen verdanken Charles Huggins sehr viel*«, so **Paul Talalay**, der emeritierte Direktor der pharmakologischen Abteilung des Johns Hopkins Hospitals und ein früherer Student und Mitarbeiter Charles Huggins'.

Im Oktober 1966 erhielt Charles Huggins die höchste Auszeichnung der wissenschaftlichen Welt, den Nobelpreis für Medizin, gemeinsam mit dem Virologen **Peyton Rous**. Dies würdigt die Bedeutung von Huggins über ein Vierteljahrhundert andauernder Forschungsarbeit, die Wissenschaftler und deren Forschung im Bereich der Krebszellen auf der ganzen Welt beeinflusst hat. Seine Entdeckung war der Begin eines Zeitalters der rationalen Chemotherapie bei bösartigen Krankheiten durch die Manipulation der endokrinen Regulierung. Im Jahr 1951 konnte er zeigen, dass Brustkrebs, genau wie das Prostatakarzinom, von bestimmten Hormonen abhängt und im fortgeschrittenen Stadium durch eine hormonelle Manipulation positiv beeinflusst werden kann. Allerdings reagierten nur 30–40% der Frauen mit Brustkrebs positiv auf diese Behandlung, sodass Huggins, der nach einer Methode suchte, um eine positive Reaktion vorhersagen zu können, seinen Kollegen **Elwood Jensen** von den Ben May Laboratories in Chicago überzeugte, eine Methode zur Identifizierung von Östrogenrezeptoren zu entwickeln. Dies führte zur heute gültigen Einteilung des Brustkrebses in östrogenrezeptorpositiv oder -negativ, ein für die Prognostik und Therapie wichtiger Marker.

Die Ben May Laboratories der University of Chicago konnten durch Huggins' Kontakt zu Ben May, einem Geschäftsmann aus Alabama, geschaffen werden. Nach mehrjährigen Gesprächen war Ben May dazu bereit, das »Ben May Laboratory for Cancer Research« zu unterstützen. Es wurde 1951 eröffnet, mit Huggins in der Position des ersten Direktors, eine Stelle, die er bis 1969 innehielt, bevor er den Posten an Elwood Jensen abtrat. Der Name wurde schließlich in »Ben May Institute for Cancer Research« umgewandelt.

Huggins erhielt im Laufe seiner Karriere sehr viele Auszeichnungen und ehrenhalber verliehene akademische Grade, sowie zusätzlich zum Nobelpreis 1958 den »Orden pour le mérite« der Bundesrepublik Deutschland. Er starb am 12. Januar 1997 im Alter von 95 Jahren in seinem Haus in Hyde Park, Chicago, als letzter der acht ursprünglichen Lehrkräfte der University of Chicago.

Ramon Benjamin Guiteras

Ramon Benjamin Guiteras (1859–1917, ◘ Abb. 7-65) wurde in Bristol, Rhode Island, geboren und besuchte das Harvard College und die Harvard Medical School, an der er 1883 graduierte. In der Zeit zwischen dem Besuch des College und der Medical School verbrachte er eineinhalb Jahre mit Reisen durch Afrika und Europa, und nach Abschluss seiner medizinischen Ausbildung ging er zur medizinischen Weiterbildung nach Wien. Zwei Jahre später ließ er sich in New York nieder und wurde im Charity Hospital auf der heutigen Roosevelt Island als Chirurg eingestellt. Nach einem Diphtherieanfall im Jahr 1887 erholte er sich für einige Zeit auf Kuba und nahm seine Arbeit 1888 wieder auf. Er wurde zum Professor für Anatomie und operative Chirurgie am New York Post-Graduate Hospital and Medical School und fungierte in einigen anderen medizinischen Einrichtungen New Yorks als chirurgischer

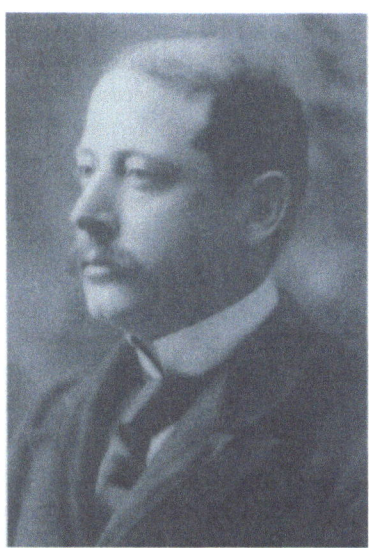
Abb. 7-65. Ramon Benjamin Guiteras (1859–1917)

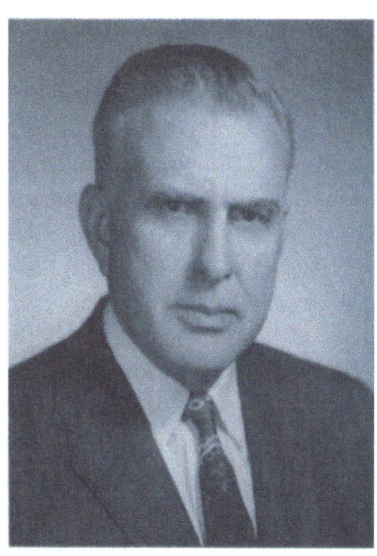
Abb. 7-66. Wyland F. Leadbetter (geb. 1907)

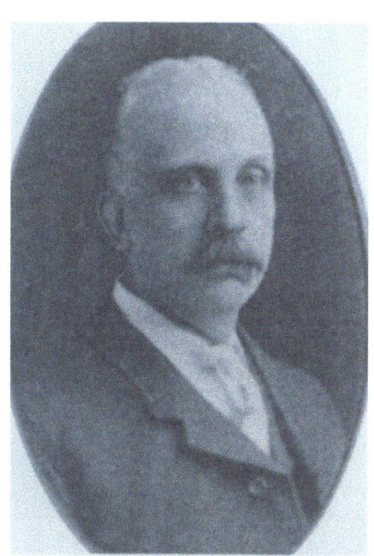
Abb. 7-67. William Thomas Belfield (1856–1929)

Oberarzt. Mitte der 1890er-Jahre wurde er zum Professor für die Chirurgie der Harnwege ernannt, ebenfalls an der Post-Graduate Medical School. Im Jahr 1900 wurde Guiteras der führende Organisator einer örtlichen Gruppe von Ärzten, die sich für die Chirurgie der Harnwege interessierten. Diese Gruppe gündete die New York Genitourinary Society, die sich zwei Jahre später auflöste und am 22. Februar 1902 erneut bildete, dieses Mal unter dem Namen American Urological Association mit Guiteras in der Funktion des Präsidenten. Wie viele seiner Zeitgenossen entwickelte Guiteras auch ein Urethroskop, das nur kurze Zeit verwendet wurde, aber die Verbesserung von Nitzes Zystoskop überflüssig machte. Sein doppelbändiges Lehrbuch »Urology, the Diseases of the Urinary Tract in Men and Women« aus dem Jahr 1912 widmete er seinen Lehrern, von denen die Hälfte Europäer waren.

Ramon Guiteras starb 1917 nach einer erfolgreichen und faszinierenden Karriere.

Wyland F. Leadbetter

Wyland F. Leadbetter (geb. 1907, Abb. 7-66) wurde am 9. Januar 1907 in Livermore Falls, Maine geboren. Er graduierte 1932 an der Johns Hopkins Medical School und verbrachte seine chirurgische und urologische Assistenzarztzeit bei Hugh Hampton Young am Johns Hopkins Hospital. Anschließend praktizierte er für kurze Zeit und trat dann während des Zweiten Weltkriegs dem US Army Medical Corps bei. Nach Ende des Krieges arbeitete Leadbetter kurz für eine Privatpraxis und wurde dann als Professor für Urologie an die Tufts University School of Medicine und das New England Medical Center Hospital berufen. Im Jahr 1954 wurde er klinischer Professor für Chirurgie und Professor für Urologie an der Harvard University und im Massachusetts General Hospital in Boston. Als ein Mitglied vieler Berufsverbände leistete Leadbetter wertvolle Beiträge in verschiedenen Gebieten der urologischen Chirurgie, wie z. B. über Ureter-Darm-Anastomosen und thorakoabdominale radikale retroperitoneale Lymphknotenentfernung. Er ist vor allem für das Ureterreimplantationsverfahren für den Blasen-und Harnleiter-Reflux, den er zusammen mit **Victor Politano** beschrieb, bekannt.

Leadbetter strebte ständig nach Perfektion und ließ daher keine Mittelmäßigkeit bei seinen Angestellten zu. Gleichzeitig kümmerte er sich aber sehr um seine Patienten, Studenten, Assistenzärzte und Kollegen. Im Jahr 1974 war er der Präsident der American Urological Association und erhielt 1971 für seine hervorragenden Beiträge, besonders im Gebiet der pädiatrischen Urologie, die höchste Auszeichnung der AUA, die Ramon Guiteras Medaille.

William Thomas Belfield

William Thomas Belfield (1856–1929, Abb. 7-67) wurde in St. Louis geboren. Er graduierte 1878 am Rush Medical College und verbrachte sein Praktikum am Cook County Hospital, wo er bei dem aus Dänemark eingewanderten **Christian Fenger** ausgebildet wurde. Danach hielt sich Belfield für mehr als zwei Jahre in Europa auf, um in Berlin, London, Paris und Wien zu studieren. Nach seiner Rückkehr wurde er von 1883 bis 1885 Pathologe und später Chirurg im Cook County Hospital. Im Jahr 1887 war er der Erste, der die Zystoskopie unter den Chirurgen Chicagos einführte, und wurde Hochschullehrer für Chirurgie an seiner Alma Mater, wo er von 1909 bis 1923 als Professor für Chirurgie der Harnwege arbeitete. Er verfasste 1884 das

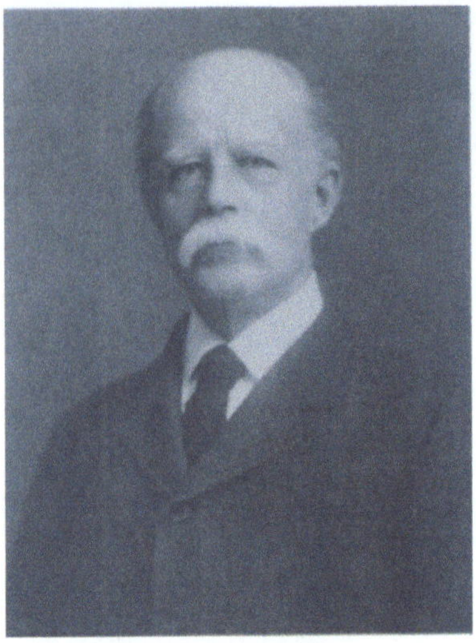

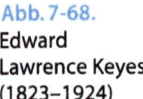

Abb. 7-68. Edward Lawrence Keyes (1823–1924)

Lehrbuch »Diseases of the Urinary and Male Sexual Organs«, Nachfolger seiner 1883 veröffentlichten klinischen Monographie »On the Relations of Microorganisms to Disease«, und er gehörte wahrscheinlich zu den ersten, die in den USA den Tuberkulosebazillus und den Gonokokkus zeigten. Im Jahr 1902 war er Präsident der American Association of Genitourinary Surgeons und 1909 der Präsident der American Urological Association.

Edward Lawrence Keyes

Edward Lawrence Keyes, auch »Keyes, Sr.« genannt (1823–1924, Abb. 7-68) wurde in Charleston, South Carolina geboren, studierte Medizin an der University of the City of New York und graduierte 1866. Danach ging er nach Europa und verbrachte die meiste Zeit der darauffolgenden 18 Monate an der Universität von Paris, wo er Dermatologie, Syphilidologie und männliche Harnwegserkrankungen studierte. Bei seiner Rückkehr nach New York wurde er zum Professor der Dermatologie am Women's Medical College ernannt und hielt auch am Bellevue Hospital Dermatologievorlesungen, die der erste Dermatologiekurs der Vereinigten Staaten (1870) waren.

Kurz darauf trat er der Praxis von William van Buren bei, der Professor für Harnwegserkrankungen am Bellevue Hospital war. Keyes wurde 1875 Professor für Dermatologie, Syphilidologie und Chirurgie der Harnwege am Bellevue Hospital. Er war ein produktiver Schriftsteller und ein außerordentlich guter Chirurg der Harnwege. Als solcher wurde er 1887 der erste Präsident der American Association of Genitourinary Surgeons. Zehn Jahre zuvor hatte er die Verwendung von kleinen Dosen von Quecksilber zur Behandlung von Syphilis eingeführt, was die Standardbehandlung blieb, bis **Ehrlich** das Salvarsan entwickelte. Zusammen mit van Buren verfasste Keyes 1874 »A Practical Treatise on the Surgical Diseases of the Genitourinary Organs, Including Syphilis«, gefolgt von anderen sehr wichtigen Publikationen wie z. B. »The Tonic Treatment of Syphilis« (1877), »The Venereal Diseases, Including Strictures of the Male Urethra« (1880), »The Surgical Diseases of the Genitourinary Organs« (1888), »Some Fallacies Concerning Syphilis« (1890) und »Disease of the Genitourinary Organs« (1910). Keyes starb 1924 in New York.

Joseph Francis McCarthy

Joseph Francis McCarthy (1874–1965) wurde am 12. Juni 1874 in Yonkers, New York geboren, besuchte eine örtliche Konfessionsschule und promovierte 1896 am New York College of Pharmacy in Pharmazie. Er arbeitete mehrere Jahre als Apotheker, immatrikulierte sich dann aber am Columbia University College of Physicians and Surgeons in New York und beendete im Jahr 1901 erfolgreich seine medizinische Ausbildung. Nach einem Praktikum im Bellevue Hospital stieg er 1904 zum Chirurg der Harnwege in der Ambulanz auf. Er verbrachte danach einige Zeit im Ausland, um seine urologischen Studien in Berlin, Wien und Paris fortzuführen und wurde nach seiner Rückkehr im Jahr 1917 zum Professor der Urologie an der New York Postgraduate Medical School benannt. Im Jahr 1934 wurde er klinischer Professor der Urologie am Columbia University College of Physicians and Surgeons, und von 1938 an übernahm McCarthy bis 1949 die Position des Direktors der Urologieabteilung an der New York Polyclinic School and Hospital.

Als ein sehr intelligenter Mann mit einem hervorragenden Vortragstalent auch bei unvorbereiteten Reden, einer starken dynamischen Persönlichkeit und als akribischer Chirurg leistete McCarthy wichtige Beiträge zur Urologie. Indem er einige Veränderungen am Zystourethroskops durchführte, entwickelte er mit Wappler das »Foroblique Linsensystem«. Er hatte eine transurethrale Stanze entwickelt, bemerkte aber sehr schnell die großen Vorteile der transurethralen Elektroresektion und unternahm größere Veränderungen an dem Gerät von Stern und Davis – Veränderungen, die noch heute an den modernen Resektoskopen erkennbar sind.

Obwohl er vor allem für seine Beiträge zum Resektoskop bekannt ist, hat McCarthy auch große Arbeit im Gebiet der Sterilitätsbeurteilung geleistet. Er entwickelte Geräte für die Katheterisierung der Ejakulationsgänge durch das Verumontanum und versuchte die Fuchtbarkeit zu erhöhen, indem er kurz vor dem Koitus durch diese Gänge lebende Samenzellen in die Samenbläschen einführte. Er gehörte vielen internationalen Verbänden an und war 1930 der Präsident der American Urological Association. Joseph Francis McCarthy starb am 21. Januar 1965.

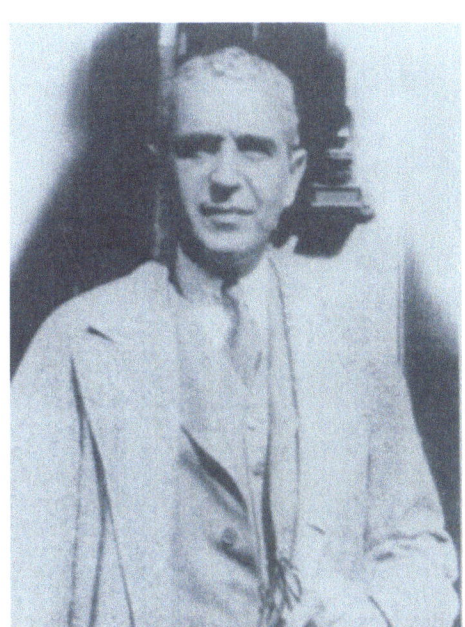

Abb. 7-69. Edwin Beer (1876–1938)

Edwin Beer

Edwin Beer (1876–1938, Abb. 7-69) wurde 1876 in New York City geboren, schloss 1896 die Columbia University mit einem Bachelor ab und erhielt drei Jahre später seinen medizinischen Grad am College of Physicians and Surgeons der Columbia University. Nach seinem Praktikum im Mt. Sinai Hospital zog es Edwin Beer 1902 nach Europa, wo er nach Berlin, Wien und Prag reiste. Anschließend kehrte er zum Mt. Sinai Hospital zurück und praktizierte auch in den Bellevue, Flower und Lennox Hill Krankenhäusern. Beer wurde als ein geborener Gelehrter mit einem großartigen Intellekt bezeichnet, der ihm eine ungewöhnliche Gedankenklarheit bei jedem seiner Unternehmungen verlieh. Er ist der Arzt, dem wir die Einführung des Hochfrequenzstroms für die endovesikale Chirurgie verdanken. Er veröffentlichte seine Erkenntnisse 1910. Ursprünglich hatte er seine Operationen durch eine offene Zystotomie und später durch ein Zystoskop durchgeführt, obwohl Wappler ihn mehrmals davor gewarnt hatte, dass dies das Instrument zerstören und zu größeren Komplikationen führen würde. Laborversuche bestätigten Beer, und somit hatte die Verwendung des Resektoskops in der transurethralen Chirurgie ihren ersten Paten.

Edwin Beer leistete Pionierarbeit in einem neuen urologischen Spezialgebiet, der Kinderurologie. Im Jahr 1930 schuf er das erste praktische Zystoskop für Kinder und veröffentlichte daraufhin eine ausgezeichnete Monographie über Erkrankungen der Harnwege bei Kindern. Sein anderer großer Beitrag war die hervorragende Monographie »Tumors of the Urinary Bladder«, die 1935 veröffentlicht wurde. Für diese Arbeit wurde er von der International Society for Urology geehrt, die ihm 1927 in Brüssel seine erste Goldmedaille verlieh.

Als Beer 1938 verstarb, schrieb Bransford Lewis über ihn: *»Es steht außer Frage, dass Dr. Beer sich durch seine zahlreichen und vortrefflichen Beiträge in der Chirurgie und der Literatur einen sehr hohen Platz in der Ruhmeshalle der Urologie gesichert hat.«*

Fast ein halbes Jahrhundert später erhielt die New York Academy of Medicine von Beers Tochter, Isobel Steiner, ein großes Vermächtnis. Diese Spende wurde für eine Stiftung mit dem Namen ihres Vaters verwendet, um die Forschung in der Urologie zu unterstützen.

Willard Elmer Goodwin

Willard Elmer Goodwin (1915–1998, Abb. 7-70) wurde am 24. Juli 1915 in Los Angeles geboren. Schon in seiner Kindheit wurde er von Elmer Belt, seinem Onkel und Vorbild, beeinflusst und wollte wie er Urologe werden. Er besuchte anfangs die University of California in Berkeley und schloss 1941 sein Studium an der Hopkins Medical School ab. Goodwin wurde zunächst Assistenzarzt in der Pathologie, die er im Oktober 1942 verlassen musste, als er in die Armee eingezogen wurde. Nach dem Krieg kehrte er zurück. In der Urologie gab es keine freie Stelle für ihn, und Dr. Blalock, der Oberarzt, schlug vor, dass Goodwin im Labor arbeiten solle, bis eine Stelle in der Urologie zur Verfügung stünde. Während dieser Zeit arbeitete Goodwin mit anderen an der Verwendung von Mannitol bei Experimenten zur Nierenphysiologie zusammen. Am 1. Januar 1946 wurde er schließlich in die Urologie aufgenommen, kurz bevor Dr. William Scott hier Leiter wurde. Nach Beendigung seiner Assistenzarztzeit im Jahr 1949 wurde **Willard von Longmeyer**, dem Chef der Chirurgie an der

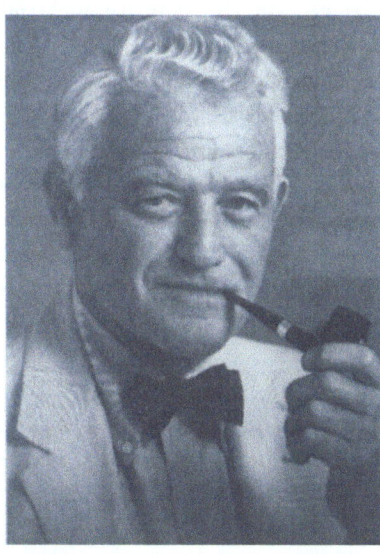

Abb. 7-70. Willard Elmer Goodwin (1915–1998)

UCLA, die damals weder über ein Krankenhaus, noch über eine medizinische Lehranstalt verfügte, eine Stelle als Leiter des neuen Urologieprogramms angeboten. Sein innovativer und wissbegieriger Geist brachte ihm einige Premieren ein: Er begann das erste urologische Transplantationsprogramm und war der erste, der Prednison verwendete, um die Transplantatabstoßung bzw. -rejektion zu blockieren. Im Bereich der Endourologie war er der erste, der eine antegrade Pyelographie durchführte; die erste perkutane Nierenfistelanlegung war schon einige Jahre zuvor in Skandinavien durchgeführt worden. Goodwin war ein starker Fürsprecher für die Verwendung des Darmtraktes in der Urologie, er beschrieb die Intussuszeption der Ureter und des Ileums, um den Reflux zu verringern, sowie andere Neuerungen. Dies war wahrscheinlich der Vorläufer späterer kontinenter Harnumleitungen. Zusammen mit W. W. Scott vom Hopkins Hospital und Peter Scardino half er dabei, das translumbale Nierenarteriogramm in den USA bekannt zu machen, und beschrieb mit **Chester Winter** das radioaktive Renogramm, dem Vorgänger der modernen funktionellen Nierenabtastungen. Das Stufensystem, das er zusammen mit Dr. Scott für den Prostatakrebs vorschlug, wurde schon vor langer Zeit vom Stufensystem der International Union Against Cancer abgelöst. Abermals gemeinsam mit Dr. Scott und Dr. Scardino war Willard Goodwin einer der ersten Autoren, die die Verwendung von Acrylimplantaten bei der Behandlung von Erektionsstörungen vorschlugen.

Willard bildete einige Lehrstuhlinhaber in seinem Programm aus und war sehr stolz darauf, dass er an der Ausbildung von Dr. Patrick C. Walsh, der der Vorsitzende des Brady Institutes wurde, beteiligt gewesen war. Wie Willard oft erwähnte, war er die Verbindung zwischen Dr. Young, der ihn in sein Urologieausbildungsprogramm aufgenommen hatte, Dr. Colston, der ihm seine erste Stelle nach Beendigung des Krieges gab, Dr. Scott, der nicht nur während seiner Assistenzarztzeit der Vorsitzende gewesen war, sondern auch einer seiner sehr engen Freunde wurde, und seinem Studenten Walsh, der an das Brady Institute als dessen neuer Direktor zurückkehrte.

Goodwin erhielt zahlreiche Urologieauszeichnungen, u. a. den Hugh Hampton Young Award, die Valentine Medaille, die Keyes Medaille und 1991 den Ramon Guiteras Award. Willard Elmer Goodwin starb nach langer Krankheit am 22. Juli 1998.

Ferdinand C. Valentine

Ferdinand C. Valentine (1851–1909, 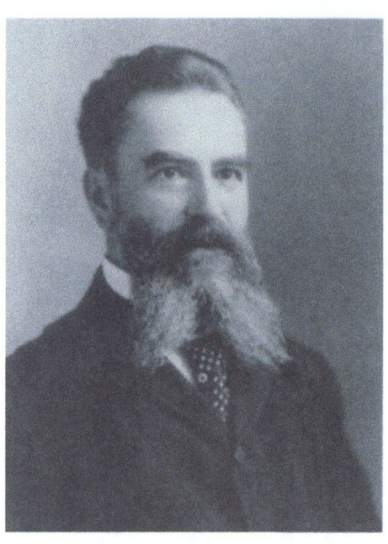 Abb. 7-71), einer der Mitbegründer der AUA, wurde 1851 an Bord des Schiffes seines Großvaters auf der Nordsee vor der deutschen Küste geboren und kam als kleines Kind in die Vereinig-

Abb. 7-71.
Ferdinand C. Valentine
(1851–1909)

ten Staaten. Er schloss 1876 seine medizinische Ausbildung in St. Louis ab und hatte ursprünglich vor, im Gebiet der Augenheilkunde zu arbeiten. Er änderte jedoch seine Pläne und ging nach Mittelamerika, um Chirurg in der Armee von Honduras zu werden. In dieser Zeit wurde sein Interesse an der Urologie geweckt, das sein Leben lang anhalten sollte. Nach neun Jahren kehrte er zurück und begann als Allgemeinmediziner zu arbeiten, ging aber bald darauf für einige Jahre nach Europa, um sich auf den Gebieten der urogenitalen Krankheiten und Chirurgie weiterzubilden. Nach seiner Rückkehr nach New York begann er damit, in seinem Spezialgebiet zu arbeiten. Außer einigen amerikanischen Urologie-Gesellschaften, gehörte er auch schon früh der Association Francaise d'Urologie und der Deutschen Gesellschaft für Urologie an. Er war Professor für Chirurgie der Harnwege an der New York School of Clinical Medicine und außerdem Oberarzt und Chirurg für Harnwegserkrankungen in einigen anderen Einrichtungen der Stadt.

Sein ganzes Leben lang interessierte er sich für Geschlechtskrankheiten und war so begabt im Umgang mit urethralen Geräten, dass er sich rühmte, überall eine Haarsonde einführen zu können, wo sich auch nur ein Tropfen Urin seinen Weg bahnte. Er sprach sechs Sprachen fließend, hielt seine Vorträge in zahlreichen Ländern und verfasste unzählige Artikel, die sich insbesondere mit dem Ausspülen der Harnröhre zur Behandlung von Gonorrhö, Entzündungen und Verengungen befassten. Bei der Gründung der AUA wurde Valentine dort Schriftführer und 1906 ihr Präsident.

Valentine starb 1909 in New York und hinterließ den Großteil seines Vermögens der Urologieabteilung an der New York Academy of Medicine. Als man das Geld endlich entgegennehmen konnte, belief sich der Betrag auf fast eine

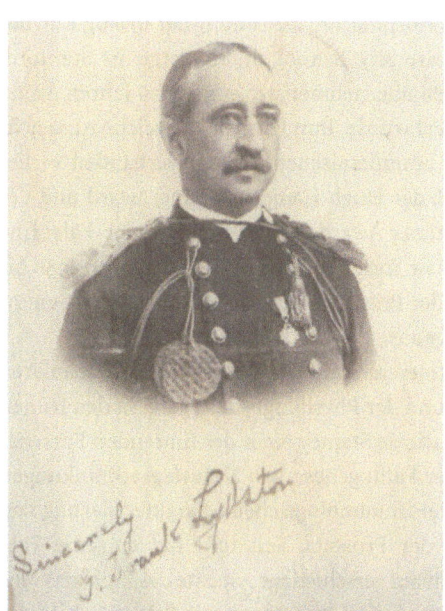

Abb. 7-72. Georg Frank Lydston (1858–1923)

Million Dollar. Dieses Geld bildete den Grundstock für einige Programme der Abteilung, u. a. den Valentine Award.

George Frank Lydston

George Frank Lydston (1858–1923, Abb. 7-72) wurde 1858 in Kalifornien geboren, wo er auch zur Schule ging. Nachdem er zunächst an der University of California studiert hatte, schloss er 1879 sein Studium am Bellevue Hospital Medical College in New York ab. Er beendete sein Praktikum und seine Assistenzarztzeit 1881 am New York Charity Hospital und zog ein Jahr später nach Chicago, wo er am College of Physicians and Surgeons als Dozent und später als Professor für Harnerkrankungen arbeitete. Einige Jahre später wurde er auch Professor für die Grundlagen und Anwendungen der Chirurgie und der Chirurgischen Pathologie am Northwestern College of Dental Surgery sowie 1893 Chirurg am Cook County Hospital. Lydston veröffentlichte 1892 »Varicocele and Its Treatment« und »Gonorrhea and Urethritis« sowie ein Jahr später »Stricture of the Urethra«. Im Jahr 1899 verfasste er »Surgical Diseases of the Genitourinary Tract, Venereal and Sexual Diseases«, 1917 »Impotence and Sterility: With Aberrations of the Sexual Function and Sex Gland Implantation« und begann 1904 mit Experimenten über Hodentransplantationen. Es ist bemerkenswert, dass Lydston auch als Professor für Kriminologie und Soziologie am Kent College of Law in Chicago tätig war und 1904 »Diseases of Society (The Vice and Crime Problem)« veröffentlichte, zusätzlich zu einigen anderen kleineren literarischen Arbeiten. George Frank Lydston starb 1923.

Oswald Swinney Lowsley

Oswald Swinney Lowsley (1884–1955, Abb. 7-73) wurde am 4. September 1884 in Santa Barbara, Kalifornien geboren. Im Jahr 1904 beendete er sein Studium der Sportwissenschaften mit einem Bachelor an der Leland Stanford University. Anschließend wurde er Direktor für den Sportunterricht aller High Schools im Bezirk Los Angeles, doch änderte er seine Karrierepläne und widmete sich dem Studium der Medizin an der Johns Hopkins University, wo er 1912 seine Doktorarbeit mit dem Titel »The Development of the Prostate Gland With Reference to the Development of Other Structures of the Neck of the Urinary Bladder« verfasste. Er arbeitete während seiner Semesterferien als Assistent in Dr. Youngs Praxis, wo sein Interesse an der Urologie immer stärker geweckt wurde. Sein Praktikum verbrachte er im Bellevue Hospital in New York. Hugh Young hatte ihm ein Zystoskop gegeben und Lowsley erwähnte häufig, dass er in seiner Praktikumszeit 250 Zystoskopien durchgeführt hatte, für gewöhnlich abends, wenn die behandelnden Ärzte zu Hause waren. Während dieser Zeit am Hopkins Hospital assistierte er auch häufig den Assistenzärzten während ihrer Nachtschichten. Hier lernte er auch, Youngs perineale Prostatektomie durchzuführen, ein Eingriff, den er sehr gut beherrschte.

Im Jahr 1912 hatte Young eine Stanzoperation an James Buchanan Brady, der fettleibig war, unter Diabetes und Bluthochdruck litt und infektiösen Urin hatte, aufgrund einer blockierenden Prostata durchgeführt. Die Genesung nach der Operation verlief nicht ohne Komplikationen und Brady, der in New York lebte, musste noch mehrmals zur Nachsorgeuntersuchung, als er drei Monate später nach New York zurückkehrte. Für die Weiterbehandlung empfahl Young seinen Kollegen Lowsley, der bis zu Bradys Lebensende häufig urethrale Dilatationen und Blasenspülungen durchführte. Diese Versorgung brachte Brady

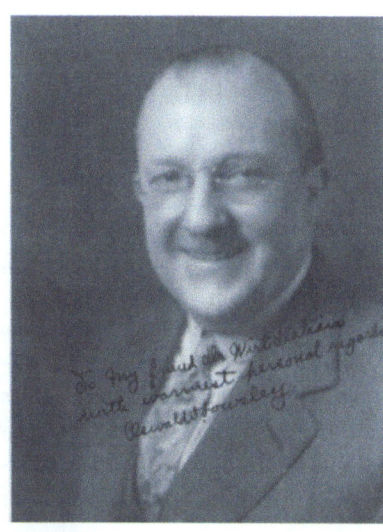

Abb. 7-73. Oswald Swinney Lowsley (1884–1955)

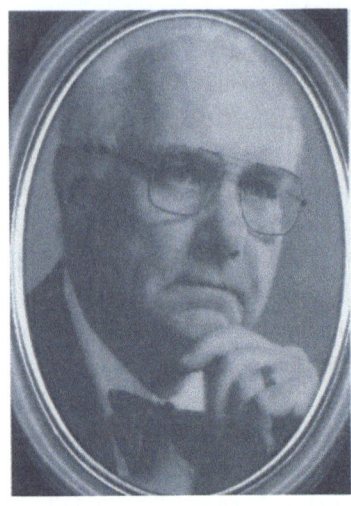

Abb. 7-74.
Thomas A. Stamey
(geb. 1928)

dazu, einen beträchtlichen Geldbetrag für die Gründung der James Buchanan Brady Foundation for Urology zu spenden, die später an das New York Hospital angegliedert wurde.

Sein lebenslanger Weggefährte war **Thomas J. Kirwin**. Zusammen verfassten sie 1920 ein Urologielehrbuch; die zweite Ausgabe umfasste 20 Jahre später schon zwei Bände, und eine dritte Ausgabe wurde ein Jahr nach Lowsleys Tod im Jahr 1955 veröffentlicht.

Lowsley interessierte sich sehr für die rekonstruktive Chirurgie sowohl bei der Blaseninkontinenz als auch bei der Verbesserung der sexuellen Leistungsfähigkeit von Männern. Es ist erstaunlich, wie sehr sich diese Operationen ähneln, da in beiden der M. ischiocavernosus und der M. bulbocavernosus verwendet werden, um den Beckenboden zu straffen und so das gewünschte Ergebnis zu erhalten.

Lowsley hatte außerdem eine enge Beziehung zu **William P. Didusch**, der alle seine Arbeiten illustrierte. Reinhold Wappler und sein Bruder Frederick zählten ebenfalls zu seinen engen Freunden und waren sehr hilfsbereit, wenn sie die Instrumente bauen sollten, die Lowsley für seine chirurgischen Eingriffe entworfen hatte.

Lowsley starb am 4. Juni 1955.

Thomas A. Stamey

Thomas A. Stamey (geb. 1928, Abb. 7-74) wurde am 26. April 1928 in Rutherfordton, North Carolina geboren. Er schloss 1948 sein Studium an der Vanderbilt University mit einem Bachelor ab und besuchte dann die Johns Hopkins University School of Medicine, wo er 1952 in Medizin promovierte. Nach seinem Praktikum am Hopkins Hospital trat er dem Ausbildungsprogramm für Assistenzärzte bei, das von W. W. Scott geleitet wurde und erhielt dort 1958 eine Vollzeitstelle. Im Jahr 1961 verließ er das Hopkins Hospital, um die Leitung der Urologie an der Stanford University School of Medicine in Stanford, Kalifornien zu übernehmen, wo er nach 26 Jahren Amtszeit, emeritiert wurde. Ihm wurden zahlreiche Auszeichnungen von amerikanischen Urologieverbänden verliehen, wie z. B. der Hugh Hampton Young Award und der Ramon Guiteras Award der AUA sowie der Valentine Award der New York Academy of Medicine. Von 1988 bis 1989 war er der Präsident der Clinical Society of Genito-Urinary Surgeons.

Sein frühes Interesse galt dem Gebiet der renovaskulären Hypertonie und der Physiologie der Niere. In den frühen 60er-Jahren wurde Stamey einer der führenden Forscher im Gebiet der Pathogenese von Harnwegserkrankungen und später der immunologischen Charakterisierung von Infektionen der Prostata. Seit 1982 hat er seine Forschungsarbeit auf verschiedene Aspekte des Prostatakrebs gerichtet, mit speziellem Interesse auf dem Gebiet des prostataspezifischen Antigens und der Prognoseindikatoren von Prostatakrebs.

Arthur David Smith

Arthur David Smith (geb. 1938, Abb. 7-75) wurde am 18. Januar 1938 in Durban, Südafrika geboren und verbrachte die Anfangszeit seiner medizinischen Ausbildung im Bereich der inneren Medizin, Pädiatrie, Chirurgie und anschließend von 1963 bis 1965 in der Kinderchirurgie in Johannesburg. In den USA absolvierte er ein Forschungsstipendium in der Traumatologie, gefolgt von wechselnden Assistenzarztstellen in der Allgemeinmedizin, der Pädiatrie, Thorax-, Gefäß- und Transplantationschirurgie. Von 1970 bis 1973 war er wieder am Johannesburg Hospital auf dem Gebiet der urologischen Chirurgie und der Nierentransplantation tätig.

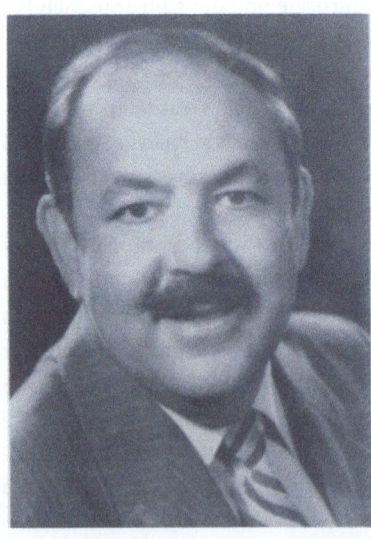

Abb. 7-75.
Arthur David Smith
(geb. 1938)

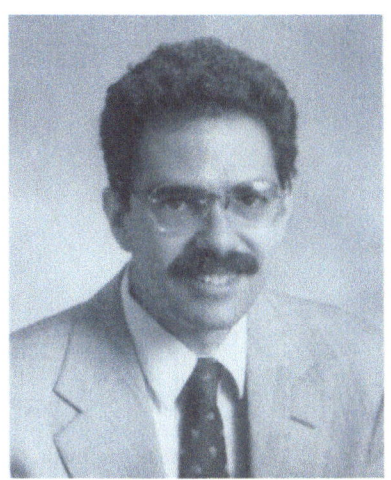

Abb. 7-76. Louis Raphael Kavoussi (geb. 1957)

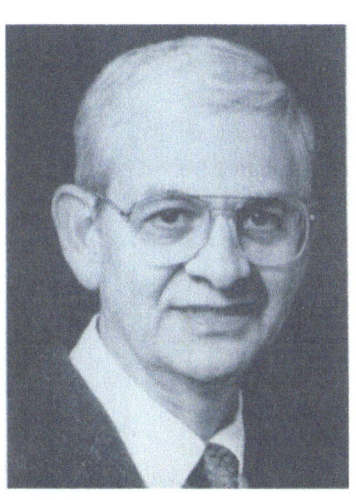

Abb. 7-77. William John Catalona (geb. 1942)

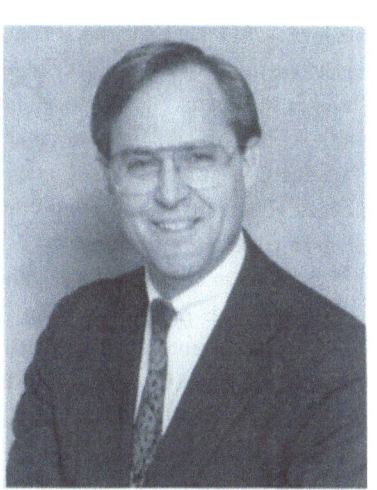

Abb. 7-78. Herbert Lepor (geb. 1955)

Bei seiner Rückkehr in die Vereinigten Staaten 1977 begann er an der University of Minnesota zu arbeiten, wo er bis zum Januar 1982 blieb. Seit 1982 ist er Leiter der Urologieabteilung am Long Island Jewish Medical Center in New York. Aufgrund seiner Erfahrung und Fachkenntnis im Gebiet der Endourologie verfasste er bereits zahlreiche Aufsätze sowie Kapitel in Fachbüchern und hält Vorträge bei Urologieversammlungen auf der ganzen Welt.

Louis Raphael Kavoussi

Louis Raphael Kavoussi (geb. 1957, Abb. 7-76) wurde am 24. Oktober 1957 in New York geboren und erhielt 1979 nach seinem Chemiestudium an der Columbia University einen Bachelor. Von 1979 bis 1983 besuchte er die SU New York School of Medicine in Buffalo, im Bundesstaat New York. Nach seiner medizinischen Ausbildung machte er an der Washington University School of Medicine in St. Louis, Missouri ein Praktikum und arbeitete dort bis 1989 als Assistenzarzt. Die nächsten zwei Jahre war er an der Washington University School of Medicine beschäftigt und danach an der Harvard Medical School. Seit 1993 ist er nun am Hopkins Hospital, und von 1994 bis 1999 studierte er Wirtschaft an der Johns Hopkins University, wo er sein Studium mit einem Master abschloss. Kavoussi ist jetzt Professor für urologische Chirurgie am Hopkins Hospital und wurde mit der Patrick C. Walsh-Auszeichnung geehrt.

Er spezialisierte sich auf Endourologie und war Leiter dieser Abteilung am Brigham and Women's Hospital in Boston. Seit Beginn seiner Tätigkeit am Hopkins Hospital ist er dort auch Leiter der Endourologie. Sein Interesse an der Endourologie führte ihn umgehend dazu, das Gebiet um einen weiteren wissenschaftlichen Zweig zu erweitern, den er und seine Kollegen heute »Urobotik« nennen. Im Gebiet der »Tele-Urologie« hat Kavoussi tele-urologische Chirurgie durchgeführt und arbeitet weiterhin eng mit Ralph Clayman zusammen, um dieses Spezialgebiet der urologischen Chirurgie weiter voranzutreiben.

William John Catalona

William John Catalona (geb. 1942, Abb. 7-77) wurde am 14. November 1942 in Cleveland, Ohio geboren. Seine medizinische Ausbildung schloss er 1968 in Yale ab. Nach einem Praktikum 1968/69 am Yale New Haven Hospital verbrachte er ein chirurgisches Jahr an der University of California in San Francisco und ging daraufhin zum National Institute of Health in Bethesda, Maryland, wo er zwei Jahre als klinischer Lehrbeauftragter arbeitete. Die nächsten vier Jahre verbrachte er als Assistenzarzt in der Urologie des Johns Hopkins Hospital, wo er zunächst bei William W. Scott und später bei P. C. Walsh ausgebildet wurde. Im Jahr 1976 begann er mit der Arbeit an der Washington University School of Medicine und ist dort derzeit Professor für Chirurgie (Urologie).

In den frühen 70er-Jahren hatte er bereits nationale Auszeichnungen der Krebsforschung erhalten. Im Jahr 1979 verlieh man ihm dann den C. E. Alken Award for Research in Urology; zu seinen jüngsten Auszeichnungen gehört u. a. das Goldene Zystoskop und der Hugh Hampton Young Award der AUA aus dem Jahr 1994. Im Mittelpunkt von Catalonas Forschungsarbeit stand und steht die Früherkennung von Prostatakrebs, Prognoseindikatoren und die Verbesserung der radikalen Prostatektomie.

Herbert Lepor

Herbert Lepor (geb. 1955, Abb. 7-78) wurde 1955 in Brooklyn, New York geboren. Im Jahr 1979 promovierte er an der Johns Hopkins University in Medizin und beendete hier sechs Jahre später auch seine Assistenzarztzeit. Im gleichen Jahr wurde er an der Hopkins University Dozent und es zog ihn nach St. Louis, an die Washington University School. Im Jahr 1989 wurde er Hochschullehrer am Medical College in Wisconsin und 1993 Professor und Chef der Abteilung für Urologie und Professor der Pharmakologie an der New York University School of Medicine. Fasziniert von der Wirkung des Phenoxybenzamins, begann Lepor als Assistenzarzt die Verteilung von alphaadrenergen Rezeptoren in der Blase und der Prostata auszuarbeiten, wobei ihm seine Frau **Ellen Shapiro** half, die ebenfalls Assistenzärztin am Hopkins Hospital war.

Seine herausragenden Beiträge im Gebiet der Urologie brachten ihm 1995 die Auszeichnung mit dem Goldenen Zystoskop ein.

Joseph Kaufman

Joseph Kaufman (1921–1999, 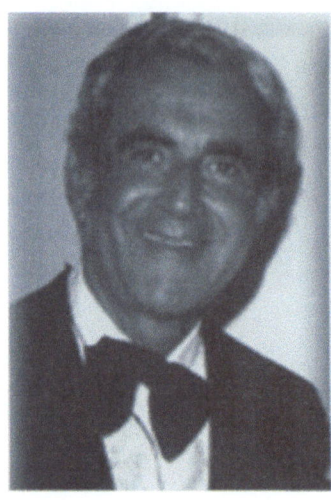 Abb. 7-79)) wurde am 10. Februar 1921 in New Haven, Connecticut geboren. Zwanzig Jahre später ging er nach Kalifornien, wo er seine medizinische Ausbildung erhielt, die er 1945 an der University of California in Berkeley mit einer Promotion abschloss. Von 1945 bis 1946 absolvierte er ein Praktikum im Beth Israel Hospital in Boston und diente 1947 in der Armee. Vom nächsten Jahr an verbrachte er zwei Jahre in der Chirurgie in Yale und begann danach im Mt. Sinai Hospital in New York seine Urologieausbildung. Nach einem einjährigen Aufenthalt in New York besuchte Kaufman die neu gegründete medizinische Lehranstalt der University of California, Los Angeles (UCLA) und wurde der erste Assistenzarzt von Willard Goodwin. Nach Beendigung seiner Assistenzarztzeit arbeitete er 1953 in Beverly Hills in einer privaten Praxis. Sieben Jahre später machte man ihn zum ordentlichen Professor an der UCLA, und im Jahr 1970 trat Kaufman in Goodwins Fußstapfen und wurde schließlich Chefarzt.

Als ein sehr gefragter Redner und produktiver Schriftsteller gehörte er auch zur Redaktion von neun verschiedenen Zeitschriften und war Mitglied in mehr als 30 Berufsverbänden. Er erhielt fast jede Auszeichnung, die von den urologischen Gesellschaften der USA verliehen wird, und wurde so für seine Beiträge im Gebiet des renovaskulären Bluthochdrucks, der Transplantationschirurgie und der Transplantatserhaltung ausgezeichnet, genauso wie für seine Arbeit im Bereich der Impotenz und Inkontinenz. Als Erfinder entwickelte Kaufman einige Inkontinenzinstrumente, die erst jüngst von dem künstlichen AMS-Sphinkter übertroffen und ersetzt wurden.

Da er der Urologe vieler Filmstars war, verwundert es nicht, dass er 38 Urologiefilme produzierte, einige davon mit einem deutlichen Hang zum Komischen (»The Art of Retropubic Prostatectomy«). Zu den herausragenden Assistenzärzten, die Kaufman ausbildete, gehören **Jean DeKernion** (UCLA), **Jerome Ritchie** (Harvard), **Peter Scardino** (Sloan Kettering), **Fritz Schroeder** (Rotterdam), **Donald Skinner** (USC) und **Patrick C. Walsh** (Johns Hopkins). Joe Kaufman lebte für das Meer und starb 1999 auf dem Meer. Auch er war ein Mann der vielen Begabungen und entwickelte außerhalb der Urologie viele Talente.

Abb. 7-79.
Joseph Kaufmann (geb. 1921)

Victor Politano

Victor Politano (geb. 1919) promovierte 1943 in Medizin an der Duke University, wo er auch sein medizinisches Praktikum absolvierte, gefolgt von einer Facharztausbildung im Gebiet der Urologie, die er 1953, nach einer dreijährigen Pause, während der er in West Virginia Allgemeinmedizin praktizierte, beendete.

Von der Duke University wechselte er vorübergehend zum Massachusetts General Hospital in Boston, um 1958 wieder zur Duke University zurückzukehren. Im Jahr 1962 wechselte er zur University of Miami School of Medicine, wo er die Rolle des Vorsitzenden des Urologiebereiches übernahm und Chef der Urologie wurde, als diese sich von der Chirurgie abspaltete und eine eigenständige Abteilung wurde. Viele seiner Aufsätze behandelten den *Harnleiterreflux*, und er ist sehr bekannt für einen seiner frühen Aufsätze aus dem Jahr 1958, »An Operative Technique for the Correction of Vesico-Ureteral Reflux«, den er zusammen mit Wyland Leadbetter verfasste.

Willet F. Whitmore

Willet F. Whitmore (1917–1995, Abb. 7-80) wurde am 13. Dezember 1917 auf Long Island geboren. Er wurde zunächst an der Rutgers University in New Jersey ausgebildet und begann dann seine medizinische Ausbildung am Cornell University Medical College, die er 1942 abschloss. Seine Assistenzarztzeit verbrachte er 1945 im New

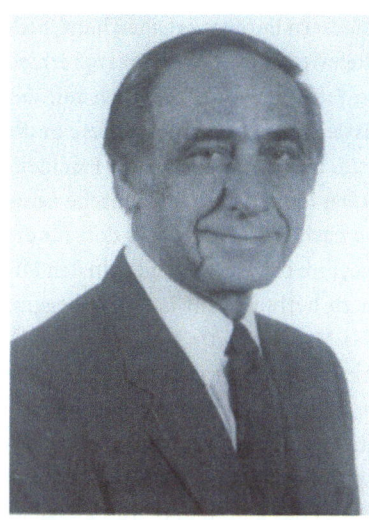

Abb. 7-80. Willet F. Whitmore (1917–1995)

York Hospital, Cornell Service. Ein Jahr später kam er als Urologiedozent zum Sloan Kettering Memorial Hospital in New York und wurde 1947 fest angestellt.

Danach wurde Whitmore Chef der Urologie in diesem Krankenhaus und widmete sich der Weiterentwicklung von Diagnose und Behandlung urologischer Tumoren. Wie Hugh J. Jewett konzentrierte er sich auf die Onkologie und schrieb und lehrte über Prostata- und Blasenkrebs, wobei das Spektrum seiner Themen von der Stäbchenimplantation über externe Bestrahlung bis hin zu Beckenlymphknotenentfernung und Blasenwiederherstellung reicht. Er gründete das erste amerikanische Stipendiumprogramm in der urologischen Onkologie, das vielleicht das führende Weiterbildungsprogramm in diesem Fachgebiet ist. Whitmore gab die Stelle als Chef der Urologie 1983 auf, arbeitete aber weiter am MSK, bis er 1992 endgültig ausschied. Zu Ehren seiner Bedeutung als Vorbild für Ärzte des Memorial und in Anerkennung seines guten Verhältnisses zu seinen Patienten schuf die MSK den Willet F. Whitmore Award für herausragende klinische Leistungen.

Willet F. Whitmore Jr. starb am 8. Mai 1995 in New York.

William Holme van Buren

William Holme van Buren (1819–1883, ◘ Abb. 7-81) wurde am 4. April 1819 in Philadelphia geboren, wo er auch seine erste Ausbildung erhielt. Im Jahr 1838 ging er nach Yale, wurde jedoch im ersten Jahr aufgrund eines Studentenstreiches ausgewiesen. Später verlieh ihm Yale AM (1864) und einen LLD (1879). Im Jahr 1840 schloss er an der University of Pennsylvania sein Medizinstudium ab und verbrachte 18 Monate in Paris, wo er mit **Velpeau** arbeitete. Nach seiner Rückkehr gründete er 1844 eine Allgemeinpraxis in New York und wandte dort verschiedene Techniken an, wie z. B. Tracheotomie, Amputation, Ligation der Karotis, Richten von Frakturen, Bougieren der Harnröhre und Steinschnitt, die allesamt peinlich genau in seinem Protokollbuch aufgeführt wurden. Wie ein Lehrherr ließ er sich von seinen Studenten jeweils jährlich etwa 100 Dollar bezahlen. Bei der Gründung des Bellevue Hospital 1847 wurde er Belegarzt und 1854 Facharzt für Chirurgie. Er wurde der erste klinische Professor für Krankheiten der Harn- und Geschlechtskrankheiten in Amerika und wurde danach auch zum Professor der allgemeinen und beschreibenden Anatomie berufen, ebenfalls an der University of the City of New York.

Die Schriften van Burens umfassen u. a. »Rules for Preserving the Health of the Soldier« (er wurde zu einem der fünf ersten Mitglieder der United States Sanitary Commission bestellt), »Quinine as a Prophylactic Against Malarious Disease« sowie Übersetzungen von französischen Texten; er verlegte 1870 und 1881 zwei Ausgaben von »Diseases of the Rectum«. Seine wichtigste und bleibende Veröffentlichung war »Practical Treatise on the Surgical Diseases of the Genitourinary Organs Including Syphilis«. Dieser Text wurde der Standard für alle Ärzte für Harn- und Geschlechtskrankheiten jener Zeit. Darin sind auch seine Arbeiten über die Bestimmung der durchschnittlichen Krümmung der erwachsenen männlichen Harnröhre zu finden, die *»einen Kreis von 8,3 cm Durchmesser«* maß, und die *»ordentliche Bogenlänge dieses Kreises zur*

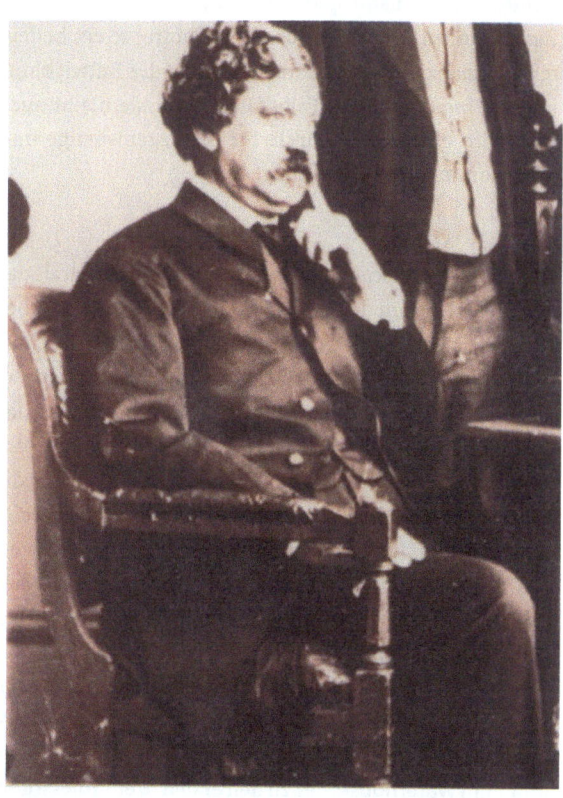

Abb. 7-81. William Holme van Buren (1819–1883)

Darstellung der subpubischen Krümmung ist die Krümmung, die einer 7 cm langen Sehne gegenüberliegt«.

William Holme van Buren starb am 25. März 1883. Er trug ganz entscheidend dazu bei, dass das Bellevue Hospital Medical College in der zweiten Hälfte des 19. Jhs. eine der ersten medizinischen Lehranstalten Amerikas wurde. Dieses Krankenhaus hatte als erstes eine eigene urologische Abteilung. Van Burens Fähigkeiten in der Lehre, Wissenschaft und im Operationssaal gaben wichtige Impulse für die Entwicklung der Urologie in den USA.

7.5 Klinische Zentren

Die folgenden Seiten sollen einen Überblick geben über die Entstehung und Entwicklung einzelner ausgewählter Kliniken im gesamten Gebiet der USA. Aus einer Handvoll qualitativer Ausbildungsstätten im späten 19. Jh. haben sich in Nordamerika mittlerweile fast 130 anerkannte medizinische Lehranstalten entwickelt. Zusätzlich gibt es zahlreiche Institutionen, die, auch wenn sie selbst keine Ärzte ausbilden, dennoch eng mit einer medizinischen Lehranstalt kooperieren.

Die Geschichte von einigen der wichtigsten Institutionen wird nachfolgend beispielhaft für die der anderen stehen, und in ihr wird eine Haupteigenschaft der Amerikaner sichtbar, die Philantropie. Zu Beginn der akademischen Bestrebungen Amerikas war die Philantropie ein bedeutender finanzieller Faktor im Leben und der Entwicklung unserer medizinischen Fakultäten, doch sie bleibt auch weiterhin ein großer Anreiz für die gegenwärtige und noch kommende Entwicklung.

Harvard University

Die Harvard Medical School wurde 1782 gegründet, als das leitende Gremium des Harvard College am 19. September einen Bericht ihres Präsidenten annahm, in dem die Schaffung einer medizinischen Fakultät angekündigt wurde. Drei Lehrkräfte und ein paar Studenten begannen daraufhin in der Harvard Hall des College mit Vorlesungen, was den Anfang der Medical School markierte. Die medizinische Ausbildung im späten 18. Jh. bestand, wie bereits angemerkt, aus dem Besuch einiger formeller Vorlesungen und der mehrjährigen Ausbildung bei einem praktizierenden Arzt. Es gab keine Vorbereitungsprüfung, keine akademischen Anforderungen, auch wurden keine schriftlichen Zulassungstests durchgeführt. Krankenhäuser für die Ausbildung der Studenten existierten oftmals überhaupt nicht.

Benjamin Waterhouse, der zu den ersten drei Professoren gehörte und seine medizinische Ausbildung an Universitäten und Krankenhäusern Europas erhalten hatte, hielt seine Kontakte zur Alten Welt aufrecht. Im Jahr 1798 erhielt er einen Bericht von **Edward Jenner**, der sich mit der Pockenimpfung befasste. Waterhouse führte diese in die Vereinigten Staaten ein, indem er zuerst seine Familienmitglieder gegen Pocken impfte. Die medizinische Lehranstalt zog schließlich nach Boston um, da es dort für die Lehrkräfte leichter war, ihre privaten Patienten in den Militärkrankenhäusern zu betreuen. Im Jahr 1811 begann man mit dem Bau des Massachusetts General Hospital. Krankenhäuser dieser Art waren darauf ausgerichtet, die Armen zu behandeln, da die Begüterten sich eine medizinische Versorgung zuhause leisten konnten. Das Massachusetts General Hospital ist das drittälteste Krankenhaus in den USA. Zudem ist es das älteste und größte Ausbildungskrankenhaus der Harvard Medical School, und fast die gesamte aktive Ärzteschaft lehrt auch an der Harvard Medical School. Vor etwa zehn Jahren, im März 1994, schloss sich das Massachusetts General Hospital mit dem Brigham and Women's Hospital zusammen, um ein einheitliches System zur Gesundheitsfürsorge zu schaffen, dem mittlerweile auch einige andere Krankenhäuser angehören. Einige Meilensteine in der Geschichte dieser ehrwürdigen Institution sind beispielsweise die erste Anwendung von Äther als Narkosemittel im Jahr 1846 und 50 Jahre später das erste Röntgenbild der USA. Schon 1905 schuf man hier die erste Abteilung für medizinische Sozialdienste in den Vereinigten Staaten und 1962 wurde hier erstmals ein abgetrennter menschlicher Daumen erfolgreich wieder angenäht. Das MGH ist immer schon ein Wegbereiter in der Entwicklung des Positronenemissionstomographie (PET)-Scannens gewesen.

Die Harvard Medical School befindet sich seit 1810 in Boston. In den 70er-Jahren des 19. Jhs. wurde ein standardisiertes Zulassungssystem eingeführt und verbessert. Abteilungen für Allgemeinmedizin und klinische Medizin wurden errichtet, ein dreijähriges Ausbildungsprogramm eingeführt und das vorherige Ausbildungssystem abgeschafft. Zu diesem Zeitpunkt wurde die Harvard Medical School zu einem Fachbereich der Harvard University. Derzeit besitzt die Harvard Medical School 18 angegliederte Institutionen, zu denen u. a. das Brigham and Women's Hospital, das Cambridge Hospital, das Children's Hospital, das Beth Israel Deaconess Medical Center und das Massachusetts General Hospital gehören.

Das Urologie-Ausbildungsprogramm dauert sechs Jahre, die Assistenzärzte werden durch das Stellenvergabesystem der AUA ausgewählt. Ähnlich wie bei anderen Institutionen werden die Assistenzärzte in ihren letzten sechs Ausbildungsmonaten als Lehrkräfte übernommen, mit allen dazugehörigen Privilegien.

Bedeutende Urologen

Die urologische Onkologie ist das Spezialgebiet der meisten Lehrkräfte, die mit der Strahlentherapie und der medizinischen Onkologie zusammenarbeiten.

Die laparoskopische Chirurgie ist ein weiterer Schwerpunkt, genauso wie die Endourologie, geleitet von Stephen Dretler, der einer der Pioniere in der Steinzertrümmerung mit Laser ist. Transplantationen, weibliche Urologie, Behandlungen bei Fehlfunktionen der Blasenentleerung und Impotenz, Kinderurologie und Prothesen runden das Programm ab. Die Urologie des Massachusetts General Hospitals wird von **W. Scott McDougal** geleitet.

University of Pennsylvania

Die University of Pennsylvania wurde 1749 gegründet, als Benjamin Franklin mit »Proposals for the Education of Youth in Pensilvania« seine Vision einer guten Schule vorgestellt hatte. Anstatt sich auf die Ausbildung des Klerus zu konzentrieren, so wie es in den anderen kolonialen Colleges Amerikas der Fall war, sollte diese Ausbildungsstätte die Schüler auf die Geschäftswelt oder den öffentlichen Dienst vorbereiten. Die Universität öffnete 1751 ihre Tore, und 1874 wurde sie die Heimat der ersten medizinischen Lehranstalt des Landes. Fast 200 Jahre nach der Gründung der Universität, im Jahr 1946, wurde hier der ENIAC, der erste große elektronische Digitalcomputer der Welt, vorgestellt.

Amerikas erste Universität, die University of Pennsylvania, bleibt weiterhin ein weltweit anerkanntes Zentrum für die Schaffung und Verbreitung von Wissen. Die urologische Abteilung mit sechs Urologen wird von **Alan J. Wein**, M. D. geleitet.

Das Johns Hopkins Hospital und das Brady Urological Institute

Johns Hopkins hatte ursprünglich nicht vorgehabt, sein zukünftiges Krankenhaus, das er sich als eine im Pavillon-Stil erbaute Anlage inmitten von gepflegten Gärten vorstellte, an seinem heutigen Standort zu errichten. Die Regierung kam im späten 19. Jh. auf ihn zu, um ihm das Gelände einer Psychiatrischen Klinik zu verkaufen, die ursprünglich erbaut worden war, um die Opfer einer Gelbfieberepidemie im späten 18. Jh. zu behandeln. Schließlich kaufte Johns Hopkins, der Quäker und Philanthrop aus Baltimore, die Klinik und den gesamten Besitz auf, nachdem man ihn darauf hingewiesen hatte, dass er, wenn er den Armen wirklich helfen wolle, wie er immer betonte, seine Institution näher an das Wohngebiet der Armen bauen müsste. Das ursprüngliche Gebäude wurde niedergerissen, doch Hopkins bekam nie auch nur einen Entwurf seines zukünftigen Krankenhauses zu Gesicht, da er 1873 starb. Nach seinem Tod wählten die Treuhänder John Shaw Billings aus, einen Militärarzt und Divisionsorganisator, um Pläne für das Krankenhaus vorzulegen. Billings wiederum besuchte führende Krankenhäuser und Behörden in England, Schottland, Deutschland und Österreich. Im Jahr 1877 begann man mit dem Bau, und im Jahr 1889 waren siebzehn Krankenhäuser, um einen offenen Hof herum angelegt, fertiggestellt (Abb. 7-82). Nur drei dieser Gebäude sind heute noch erhalten: das zentrale kuppelförmige Verwaltungsgebäude, auf beiden Seiten gesäumt von den ehemaligen Männer- und Frauenstationen, in denen heute das Wilmer Eye Institute untergebracht ist, und das Marburg Building, das das Brady Urological Institute beherbergt. Das Krankenhaus war landesweit das erste, das mit einer Zentralheizung und einem ausgeklügelten, in die Wände eingelassenen Belüftungssystem ausgestat-

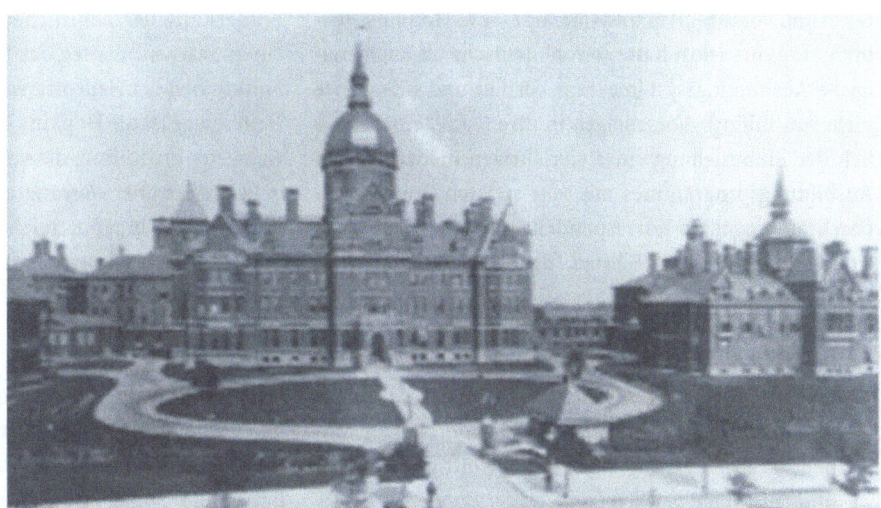

Abb. 7-82. Johns-Hopkins-Hospital in Baltimore kurz nach Inbetriebnahme 1889.

tet war, das die Patienten vor Ansteckungserregern in der Luft schützen sollte. Billings sorgte dafür, dass im gesamten Krankenhaus Stromkabel verlegt wurden, lange bevor überhaupt Elektrizität vor Ort zur Verfügung stand. Das Ansehen, das die Hopkins Medical School durch eine radikale Umstrukturierung der medizinischen Ausbildung und der Verbindung von medizinischer Lehre und Forschung erhielt, ist noch heute sichtbar. Als das Krankenhaus 1889 eröffnet wurde, vier Jahre später gefolgt von der School of Medicine, war die Einrichtung die erste ihrer Art, die strikte Zulassungstests für Medizinstudenten einführte. Der Studienplan wurde in hohem Maße verbessert, mit einem besonderen Schwerpunkt auf wissenschaftliche Methoden, Unterricht am Krankenbett und Laborforschung. Die ersten Professoren, die bereits angestellt wurden, bevor das Krankenhaus überhaupt eröffnet wurde, die »Großen Vier«, waren **William H. Welch**, **William Osler**, **William S. Halsted** und **Howard A. Kelly**.

Die medizinische Ausbildung war hart, dauerte vier Jahre und beinhaltete den bislang unbekannten Unterricht am Krankenbett zusammen mit den Fachärzten, eine Ausbildung im Labor und echte Forschungsprojekte, die von Ärzten geleitet wurden. Über diese Reformen in der medizinischen Ausbildung wurde in den ganzen Vereinigten Staaten berichtet, als **Abraham Flexner** 1910 seine Studie über 150 medizinische Lehranstalten in den USA und Kanada veröffentlichte und nur fünf davon gut beurteilte. Er sah die Hopkins Medical School als Vorbild: »*Hier werden endlich die Probleme der Standards und Ideen für die Ausbildung gelöst, und die Absolventen verlassen die Hochschule in kleinen Gruppen um neue Institutionen zu bilden oder um bereits bestehende zu reformieren.*« Tatsächlich glichen die Universitäten Vanderbilt, Iowa, Duke, Rochester und Washington ihre medizinische Ausbildung direkt der von Hopkins an; die Duke Universität holte fast alle ihrer ersten Vorsitzenden und Chefärzte vom Hopkins Hospital. Hopkins selbst hatte sowohl deutsche als auch englische Ausbildungssysteme zum Vorbild und integrierte viele von Billings' Vorschlägen in ihre Pläne, einschließlich der Einbeziehung eines vierjährigen medizinischen Ausbildungsprogrammes mit sehr strikten Zulassungsbeschränkungen. In Korrespondenz mit den Trägern des Krankenhauses schlug Billings für die Hopkins Medical School vor, dass sich

> *ihre Arbeit nicht nur auf die Stadt Baltimore oder den Bundesstaat Maryland beschränken soll, sondern auch dazu beitragen solle, mehr Wissen über Krankheiten und mehr Möglichkeiten um sie kontrollieren zu können zu verbreiten, zugunsten der zukünftigen Kranken und Leidenden in allen Ländern der Erde.*

Leider reichten die Finanzmittel nicht für die vorgesehen Eröffnung der medizinischen Fakultät gleichzeitig mit dem Krankenhaus im Jahr 1889. Die »Großen Vier« hatten somit keine Ausbildungsstätte mehr, an der sie unterrichten konnten, erhielten jedoch viele Angebote anderer Einrichtungen. Die Töchter von vier ehemaligen Universitätsträgern boten an, die für die Öffnung der Schule notwendigen 500.000 Dollar zu beschaffen, wenn sie zukünftig auch Frauen zum Studium zulassen würde.

Die Voraussetzungen sollten für jeden Bewerber der Hopkins Medical School gleich sein und eine sehr gute Beherrschung der Sprachen Französisch, Deutsch und Latein, sowie eine gute Vorbildung in Physik, Chemie und Biologie beinhalten. Die Mitglieder des Aufsichtskomittees akzeptierten das Angebot, weil sie davon ausgingen, dass keine Frau diesen Anforderungen gerecht werden könne. So wurde Hopkins die erste Schule, die Frauen zuließ. Unter den berühmten weiblichen Studenten, die zugelassen wurden, befand sich **Florence Sabin**, die im Jahr 1900 ihren Abschluss machte und 1917 die erste ordentliche Professorin an der Medical School wurde. Eine andere Absolventin war **Helen Taussig**, die Kinderkardiologin, die zusammen mit **Arthur Blalock** die »Blue-baby-Operation« entwickelte und 1962 vor dem möglichen Schaden von Contergan für Säuglinge warnte.

In ihrer Gründungszeit gab es an der Hopkins Medical School viele Premieren: Sie war die erste große medizinische Fakultät in den USA, die Frauen zuließ; als erste Klinik wurde hier die Benutzung von Gummihandschuhen während einer Operation eingeführt; hier wurde die Dialyse praxisreif und die kardiopulmonale Reanimation (CPR) entwickelt. In den letzten 25 Jahren wurden an der Hopkins Medical School zwei weitreichende medizinische Fortschritte gemacht, nämlich die Entdeckung der Restriktionsenzyme, die der Schule den Nobelpreis einbrachte und den Grundstein für die Genforschung legte, sowie die Entdeckung der natürlichen Opiate des Gehirns, die zu einem starken Anstieg des Interesses an den Wegen und Funktionen der Neurotransmitter führte.

Heutzutage ist die Hopkins Medical School in der Tat eine weltweite Institution, die von ihrer tatsächlichen Heimat in Baltimore über Washington D. C. bis hin nach Shanghai, Italien oder Singapur reicht, wobei sie alle Aspekte der Forschung und Wissenschaft abdeckt, von internationalen Studien über Eliteschulen für Musik oder Medizin, bis hin zum Labor für Angewandte Physik und dem Space Telescope Institute (Abb. 7-83).

Das Brady Urological Institute hatte seinen Vorläufer in der von James Brown geleiteten Abteilung für Harnerkrankungen, der 1894 unerwartet verstarb. Im selben Jahr hatte Hugh Young mit der Arbeit sowohl in der Pädiatrie als auch in der allgemeinen Chirurgie an der Hopkins Medical School begonnen. Im Jahr 1897 wurde er von William Halsted beauftragt, die freie Stelle des Leiters der Abteilung für Harnerkrankungen zu übernehmen. Young entwickelte und verbesserte neue chirurgische Methoden, wie z. B. die radikale Prostatektomie. Im April 1912 führte er eine Prostatastanzoperation an dem Eisenbahnunternehmer James Buchanan Brady durch, Brady konnte erfolgreich geheilt werden und spendete für die Errichtung eines urologischen Instituts einen beachtlichen Geldbetrag, um dort Möglichkeiten für Lehre, Forschung und Patientenversorgung einzurichten. Das Brady-Institut wurde 1915 eröffnet und entwickelte sich zu einer der herausragendsten Fachkliniken der USA.

Unter Patrick C. Walsh wurde die Urologie zu einer eigenständigen Abteilung. Mittlerweile sind dort unter der Leitung von Walsh mehr als 30 Vollzeitbeschäftigte tätig. Die Abteilung spezialisiert sich weiterhin auf Probleme der Uroonkologie, der Laparoskopie, der urologischen Robotik, der gynäkologischen Urologie und Erektionsstörungen. Viele der führenden Kräfte aus der gegenwärtigen amerikanischen Urologie wurden an der Hopkins Medical School ausgebildet.

University of Chicago

Im Jahr 1890 mit Unterstützung des Ölmagnaten **John D. Rockefeller** von der American Baptist Education Society gegründet, wurde die Universität später von Rockefeller als »*die beste Investition, die ich je getätigt habe*«, bezeichnet. Ihr erster Präsident, **W.R. Harper**, setzte einen Lehrplan fest, bei dem das ganze Jahr über Kurse stattfanden, was es den Studenten ermöglichte, dann zu graduieren, wenn sie ihre Studien abgeschlossen hatten. Obwohl die Universität von Baptisten gegründet worden war, war sie nicht konfessionsgebunden und nahm auch Frauen und Bewerber aus Minderheitsgruppen auf, als dies bei vielen anderen Universitäten noch nicht der Fall war. Die University of Chicago, die ihren allgemeinen Lehrplan von Zeit zu Zeit änderte und sich nun besonders auf den Fremdsprachenerwerb und erweiterte internationale und interkulturelle Studienmöglichkeiten konzentriert, hat die Hochschulausbildung in den USA stark beeinflusst.

Die Urologie wurde an der University of Chicago eingeführt, als Charles Brenton Huggins von Dallas Phemister den Auftrag erhielt, die Urologieabteilung zu leiten. Huggins wurde einer von zwei Urologen, die den Nobelpreis gewannen: Seine Arbeit über die hormonelle Steuerung des Wachstums der Prostata und den Einfluss der Hormonablation auf metastatische Prostatakarzinome war der Beginn einer langen Kette ähnlicher Forschungen. Huggins brachte außerdem Sponsoren für ein Labor auf, von dem er geträumt hatte – das »Ben May Institute for Cancer Research«. Es ist interessant, dass mehr Nobelpreisträger mit der University of Chicago in Verbindung standen als mit irgendeiner anderen Institution auf der Welt.

Heute beschäftigt die Urologie 12 Vollzeitmitarbeiter und wird von **Charles Brendler** geleitet, der seine Urologieausbildung 1979 an der Duke University abschloss und in der Urologie der Johns Hopkins University eine Lehrkraft der AUA wurde. Er stieß 1981 zur Fakultät der Hopkins University und verließ sie 1994 wieder, um die Leitung in Chicago zu übernehmen.

University of California, Los Angeles (UCLA)

Im Jahr 1919 gegründet, ist die UCLA als eine der wichtigsten Universitäten relativ jung. Sie entwickelte sich aus der »State Normal School«, die 1882 gegründet worden war, und wurde 1917 der erste Zweig der University of California mit Sitz in Berkeley. Zwei Jahre später beschloss man die Gründung des »südlichen Ablegers« der University of California und bot eine zweijährige Ausbildung in Literatur und Wissenschaft an. Drei- und vierjährige Studiengänge wurden bald hinzugefügt, und der erste Jahrgang graduierte im Jahr 1925. Im Jahr 1927 kam die Ausbildungsstätte zu ihrem neuen Namen: »University of California at Los Angeles«. Heute zählt sie zu den hervorragendsten Universitäten der Welt und hat ein Ansehen erlangt, um das sie von viele andere Hochschulen beneidet. Die medizinische Fakultät ist relativ jung. Der erste Chefarzt für Chirurgie, **William P. Longmier Jr.**, kam von der Hopkins University, um die Chirurgie zu leiten und deren fachliches Personal einzustellen. Im Jahr 1951 kam Willard E. Goodwin, der ebenfalls an der Hopkins University ausgebildet worden war, hinzu, um gemeinsam mit Longmier eine Urologieabteilung zu gründen. Goodwin führte den Leitgedanken ein, dem diese Abteilung bis heute verbunden ist: der Einsatz für die klinische Ausbildung und die Versorgung der Patienten mit dem Schwerpunkt auf kreativem Denken und Innovation. Unter den vielen Errungenschaften seiner Abteilung sind u. a. zu nennen: eine frühe erfolgreiche Methode der Röntgendarstellung der Niere, die erstmalige Verwendung von Steroiden bei Transplantationen, die erste perkutane Nephrostomie sowie innovative Methoden beim Wiederaufbau des Harntraktes durch Verwendung von Darmgewebe. **Joseph J. Kaufmann** war Goodwins erster Assistenzarzt und übernahm 1970 als dessen Nachfolger die Leitung. Er erweiterte die Urologie durch die Vergrößerung des Ausbildungsprogramms auf 18 Teilnehmer und führte, mit der Hopkins Medical School als Vorbild, eine einjährige Laborforschung in die Ausbildung ein. Einer von Joseph

Kaufmanns besonders begabten Assistenzärzten war Patrick C. Walsh, der nun die Professur am Brady Institute der Johns Hopkins Medical School innehat.

Jean B. de Kernion ist der derzeitige Vorsitzende; er betont den Bedarf an starken Spezialgebieten und einer breiten klinischen Basis, die die fünf größten medizinischen Zentren der Gegend mit einschließt.

Die Mayo Clinic

Die Mayo Clinic entwickelte sich Schritt für Schritt aus der Landpraxis von **Dr. William W. Mayo** und seinen beiden Söhnen, **William J.** und **Charles H. Mayo**. Sie hatten die typische Ausbildung der zweiten Hälfte des 19. Jhs. genossen: Zunächst begleiteten und später assistierten sie ihrem Vater bei Hausbesuchen, Operationen und Autopsien. Beide studierten Medizin – William graduierte 1883 an der University of Michigan, und Charles beendete sein Studium 1888 am Chicago Medical College der Northwestern University. Nach einem Tornado, der 1883 die Stadt Rochester zerstörte, wurde ein provisorisches Krankenhaus erbaut, in dem Franziskanerinnen die Rolle der Krankenschwestern übernahmen und die Ärzte der Mayo Familie gebeten wurden, beim Bau eines Krankenhauses in der Stadt zu helfen. Das St. Mary's Hospital wurde 1889 mit 27 Krankenbetten eröffnet. Die Praxis florierte und die Mayo-Brüder luden andere Ärzte ein, zu ihnen zu kommen. Im Jahr 1905 hatte Louis Wilson bereits die Labore entwickelt, zwei Jahre später wurden Redaktionsdienste für die Angestellten hinzugefügt, und 1908 begann ein ortsansässiger Bankier damit, die Geschäftsmethoden zu verbessern. Diese Einbeziehung anderer Fachdisziplinen in die Medizin ließ die Medizin zu einer kooperativen Wissenschaft werden und vereinte Ärzte, Spezialisten, Laboranten und Wirtschaftsberater. Diese Teamarbeit markierte den Beginn einer neuen Art der Medizin. Zusammen mit anderen Neuerungen, wie z. B. der Einführung eines Krankenaktensystems im Jahr 1907 durch **Dr. Plummer**, das den Informationsaustausch erleichterte, da es die Klinikbesuche und Krankenhausaufnahmen des Patienten verband, waren dies die ersten Schritte in Richtung einer »Gemeinschaftspraxis«, wie sie die Mayo-Familie vorgesehen hatte.

Fünf Jahre später wurden alle klinisch-medizinischen Abteilungen, Labore, Werkstätten, Redaktionsdienste und die Geschäftsräume unter ein Dach gebracht. Ein Fließband verband die Aufnahme, bei der sämtliche Krankenakten lagerten, mit allen Stockwerken des Gebäudes, sodass die Krankenakten innerhalb von Minuten zu jedem gewünschten Ort transportiert werden konnten. Dr. Plummer arbeitete außerdem mit Kommunikationstechnikern zusammen, um das erste große Sprechanlagensystem in den USA zu installieren. Als im Jahr 1914 schließlich ein neues Gebäude fertiggestellt worden war, nannte man die Praxis offiziell »Mayo Clinic«. Im Jahr 1915 wurde die Mayo Graduate School of Medicine durch eine Stiftung der Mayo-Brüder gegründet; bis heute wurden hier über 15.000 Ärzte ausgebildet, die in der gesamten Welt praktizieren. Die Mayo Clinic hat Außenstellen in Jacksonville, Florida, und in Phoenix, Arizona.

Das Betätigungsfeld der Urologieabteilung der Mayo Clinic umfasst das gesamte Spektrum der klinischen Urologie, Spezialgebiete sind z. B. die laparoskopische Chirurgie oder die chirurgische Robotik. Ihre Beiträge zur Entwicklung neuer Therapieformen, besonders in der urologischen Onkologie, sind weithin bekannt. Frühe Mitglieder der Urologie, wie z. B. Caulk, Braasch, Bumpus und **Thompson** spielten eine zentrale Rolle bei der Entwicklung des Zystokops, besonders aber des Stanzresektoskops. Heute arbeiten 19 klinische Urologen und drei Forschungsmitarbeiter in der Urologie, die unter der Leitung von **Michael L. Blute** steht.

Stanford University

Die Stanford University wurde am 1. Oktober 1891 nach einer Planungs- und Bauzeit von sechs Jahren eröffnet. Die Universität wurde von Leland und **Jane Stanford** entwickelt und finanziert. **Leland Stanford** kam ursprünglich aus Albany im Bundesstaat New York; später zog er mit seinen fünf Brüdern, nachdem ein Feuer seine Anwaltskanzlei völlig zerstört hatte, zu den Goldfeldern Kaliforniens, wo die Brüder einen Gemischtwarenhandel führten und zu Wohlstand gelangten. Stanford wurde 1861 zum republikanischen Gouverneur Kaliforniens gewählt und trug in großem Maße dazu bei, den Bau der ersten transkontinentalen Eisenbahn zu verwirklichen. Das Ehepaar hatte einen Sohn, der 1868 geboren wurde und sehr intelligent und wissbegierig war. Im Jahr 1884 erkrankte der Junge während einer Italienreise mit seinen Eltern an Typhus und starb kurz vor seinem 16. Geburtstag. Später sagte Stanford zu seiner Frau: »*Die kalifornischen Kinder sollen unsere Kinder sein*«. Das Ehepaar sammelte in Cornell, Yale, Harvard und am Massachusetts Institute of Technology Informationen und kehrte mit dem Plan nach Hause zurück, eine Universität zu gründen. Stanford verfasste ein Gründungsurkunde, die heute als die »Verfassung« der Universität gilt. In ihr sind als Ziele u. a. festgelegt,

> *die Studenten für persönlichen Erfolg und direkter Nützlichkeit im Leben zu qualifizieren und so den öffentlichen Wohlstand zu fördern, indem zugunsten der Humanität und der Zivilisation den Schülern die segensreiche Freiheit näher gebracht wird und ihnen die Liebe und Ehrfurcht als der große Grundsatz der Regierung deutlich gemacht wird, sodass ein jeder*

Mensch das Recht hat zu leben, frei zu sein und nach Glück zu streben.

Aus diesen Anfängen hat sich Stanford heute zu einer Universität entwickelt, an der zusätzlich zu den Fachbereichen der Elektrotechnik und der Computerwissenschaften auch Biotechnik und biomedizinische Technik gelehrt werden. Die Urologie ist national und international für ihre bahnbrechenden Forschungen im Bereich des Prostatakrebses, seiner Diagnose und Pathogenese, der Harnwegsinfektionen und urogenitalen Onkologie anerkannt. Stanford besitzt ein starkes Ausbildungsprogramm, ehemals geleitet von **Tom Stamey**, der an der Hopkins Medical School ausgebildet worden war. Von den 21 Vollzeitangestellten arbeiten vier in der Forschung. Derzeit wird die Abteilung von **Linda Shortliffe** geleitet.

7.6 Erfahrungsaustausch zwischen USA und Europa

Erst vor hundert Jahren begannen die amerikanischen Chirurgen, sich mehr und mehr mit der urogenitalen Chirurgie zu beschäftigen, und benannten einen ihrer Verbände ein paar Jahre später American Urological Association. Nur wenige Europäer zeigten Interesse an diesen Entwicklungen; es handelte sich um europäische Chirurgie, die in den USA angewandt wurde, und Chirurgen mit einer Ausbildung aus Europa waren die Lehrer. Aus diesen bescheidenen Anfängen heraus wuchs eine der führenden urologischen Gesellschaften der Welt heran. Die Studenten der europäischen Lehrkräfte gaben das Geschenk ihrer Ausbildung zurück, indem sie nach dem Zweiten Weltkrieg europäische Chirurgen einluden, ihr Wissen und ihre Fähigkeiten zu teilen, und somit neue Impulse in der europäischen Urologie setzten. Die Jahreskongresse der AUA sind weltweit die größte Fachveranstaltung und Treffpunkt von Urologen aus aller Welt. Heutzutage ist dieser Ideenaustausch beidseitig, und diese Anschauung wurde vor fast 90 Jahren am besten von Bransford Lewis ausgedrückt, damals Präsident der AUA, als er in seiner Präsidentschaftsansprache aus dem Jahr 1907 sagte: »*Im Reich der Wissenschaft gibt es weder Osten, noch Westen, kein Norden oder Süden; wir sind alle Brüder einer gemeinsamen Sache, und diese Sache ist heute die Urologie.*«

Literatur

Bigelow HJ (1847) Insensibility During Surgical Operations Produced by Inhalation. Boston Medical Surgical Journal 35:309

Bigelow HJ (1878) Lithotrity by a Single Operation. American Journal of Medical Sciences 75:117

Belknap HD (1933) A New Prostatic Catheter Bag. Urol and Cutan Rev 37:555

Bernheim BM (1911) Organoscopy: Cystoscopy of the Abdominal Cavity. Annals of Surgery 53:764

Clayman RV, Kavoussi LR, McDougallen et al. (1992) Laparoscopic Nephrectomy: Review of 16 Cases. Surg Laparosc Endosc 2:29

Clayman RV, Kavoussi L R, Figenshaurs et al. (1991) Laparoscopic Nephroureterectomy: Initial Clinical Case Report. J Laparo Endosc Surg 1:343

Cumston CG (ed) (1908, 1912) Transactions of the American Urological Association. Riverdale Press, Brookline/MA

Foley FEB (1937) An Artificial Self-Retaining Bag Catheter for Use as Indwelling Catheter for Constant Drainage of the Bladder. J Urol 38:140

Foley FEB (1946) An Artificial Sphincter: A New Device in Operation for Control of Enuresis and Urinary Incontinence JAMA _

Foley FEB (1949) A Completely Rotatable Resectoscope. J Urol 62:3

Goodfellow G (1901) Perineal Prostatectomy: A New Operation. Occidental Medical Times, Dezember

Goodfellow G (1904) Median Perineal Prostatectomy. JAMA 43:194

Gross SD (1845) Elements of Pathological Anatomy. E. Barrington and G. D. Hazwell, Philadelphia/PA

Gross SD (1851) on the Diseases, Injuries, and Malformations of the Urinary Bladder, the Prostate Gland, and the Urethra. Blanchard and Lea, Philadelphia/PA

Gross SD (1866) Operation of Lithotomy. Clinical Lecture Delivered at Jefferson College, March 24, 1866. Reported by Dr. Napheys. Medical and Surgical Reporter XIV, 18:479

Guiteras R (1912) Urology. D. Appleton and Co. New York

Jones LW (ed) (2001) The American Urological Association. Centennial History, American Urological Association, Baltimore/MD

Kaplan GW (1974) Leo Buerger (1879 bis 1943). Invest Urol 4:342

Kelling G (1901) Die Tamponade der Bauchhöhle mit Luft zur Stillung lebensgefährlicher Intestinalblutungen. MMW 48:1535

Lewis B, Grayson C (1933) Endoscopic Prostatic Resection – Without the Moonlight and Roses. Urol and Cutan Review, January

Lewis B (ed) (1933) History of Urology. Williams and Wilkins Co., Baltimore/MD

Lowsley OS, Kirwin T (1940) Clinical Urology. Williams and Wilkins Co., Baltimore/MD

Physick PS (1816) Absorbable Ligatures. Eclectic Repertory: 6389

Physick PS Description of a Forceps. American Journal of Medicine: 2116

Rutkow IM (1988) The History of Surgery in the United States, 1775–1900, Norman Publishing, San Francisco/CA

Rutkow IM (1998) American Surgery – An Illustrated History, Lippincott-Raven, Philadelphia/PA

Stone FR (1894) Biography of Eminent American Physicians and Surgeons. Carlin and Hollenbeck, Indianapolis/IN

Talbott JH (1970) Biographical History of Medicine. Gruen and Stratton, New York/NY

Twinem FP (1974) A History of the New York Section of AUA. Urology III:515

Van Buren WH, Keyes EL (1876) A Practical Treatise on the Surgical Diseases of the Genito-Urinary Organs Including Syphilis. D. Appleton and Co, New York/NY

Walsh PC, Doncker PJ (1982) Impotence Following Radical Prostatectomy: Insight Into Etiology and Prevention. General Urology: 128–492

Wishard WN (1892) The Palliative and Operative Treatment of the Enlarged Prostate. Indiana Medical Publishing Co., Indianapolis/IN, p 128

Young HH (1927) A Critique of Modern Cystoscopes: Presentation of Instrument Embodying New Features. J Urol 17:17

Young HH (1945) The Cure of Cancer of the Prostate by Radical Perineal Prostatectomy (Prostato-Seminal Vesiculectomy): History, Literature, and Statistics of Young's Operation. J Urol 53:188

Young HH (1940) A Surgeon's Autobiography. Harcourt, Brace and Company, New York/NY

Entwicklung der Urologie nach dem 2. Weltkrieg

Jürgen Konert und Friedrich Moll

8.1 Nierenchirurgie – 288
8.2 Laparoskopie – 293
8.3 Urogenitaltuberkulose – 293
8.4 Urodynamik – 294
8.5 Inkontinenzoperationen – 295
8.6 Produkttechnik und Gesundheitsökonomie – 295
8.7 Entwicklung an den Universitäten – 296
8.8 Der Traum vom ersetzbaren Organ wird Realität – 297
8.9 Andrologie – 300
Literatur – 303

Gerade das, was der Historiker als so genannte Zeitgeschichte charakterisiert, ist im naturwissenschaftlichen Bereich einer umfassenden und ausgewogenen Darstellung oft nur schwer zugänglich. Vieles haben die Autoren als »oral history«, also mündlich tradierte Geschichte, bei ihrer wissenschaftlichen Arbeit, bei Interviews mit Kollegen in Klinik-, Praxis- und Universitätsbereich in beiden deutschen Staaten erworben.

Der Rückblick auch in die jüngste Vergangenheit könnte da, um die Worte des großen Leipziger Internisten **August Wunderlich** (1815–1867) zu zitieren, auch für die Kollegen zum Bedürfnis werden, »*deren Betrachtung der Gegenwart eine denkende ist*«.

8.1 Nierenchirurgie

Bis zu Beginn der 50er-Jahre war die Indikationsstellung in der Nierenchirurgie durch die chirurgisch dominierte Sichtweise mit einem organbezogenen, lokalistischen Denken behaftet. Erst die Verfeinerung der diagnostischen Methodik, zuerst die flächendeckende Einführung der Ausscheidungsurographie und ab Mitte der 60er-Jahre der Infusionsurographie, ermöglichte eine präoperativ verbesserte Organdarstellung. Bis zur Einführung der Computertomographie Ende der 70er-Jahre gehörte die Angiographie zur Diagnosestellung bei Tumoren unumgänglich dazu. Diese Sichtweise spiegelt sich besonders gut in den Handbüchern von Hans Boeminghaus (1893–1979) und von **Leonhard Lurz** (1895–1977) wider (Abb. 8-1, 8-2). Routineeingriffe zu dieser Zeit waren Pyelolithotomien, sowie die Nephrektomie bei Nierentumoren und Tuberkulose.

Die Einführung der Sonographie in die Praxis des niedergelassenen Urologen ab Mitte der 70er-Jahre bewirkte, dass immer weniger große Nierentumoren mit der klassischen Trias, bestehend aus Flankenschmerzen, Hämaturie und palpablem Tumor, operiert wurden und immer mehr Zufallsbefunde ohne entsprechende klinische Beschwerden behandelt werden konnten. Ab Mitte der 80er-Jahre erhielten bei verbesserten onkologischen Ergebnissen zunehmend auch organerhaltende Eingriffe mit Nierenteilresektionen ihren festen Platz im Operationskanon.

8.1.1 Blase

Bis 1950 stand die Harnleiter-Darm-Implantation, von **Robert Calvin Coffey** (1860–1944) 1921 beschrieben, bei den eher selten ausgeführten Zystektomien im Vordergrund. Nach den bahnbrechenden Arbeiten von Eugene Bricker (1908–2000) ab 1950 setzte sich dann seit den 60er-Jahren

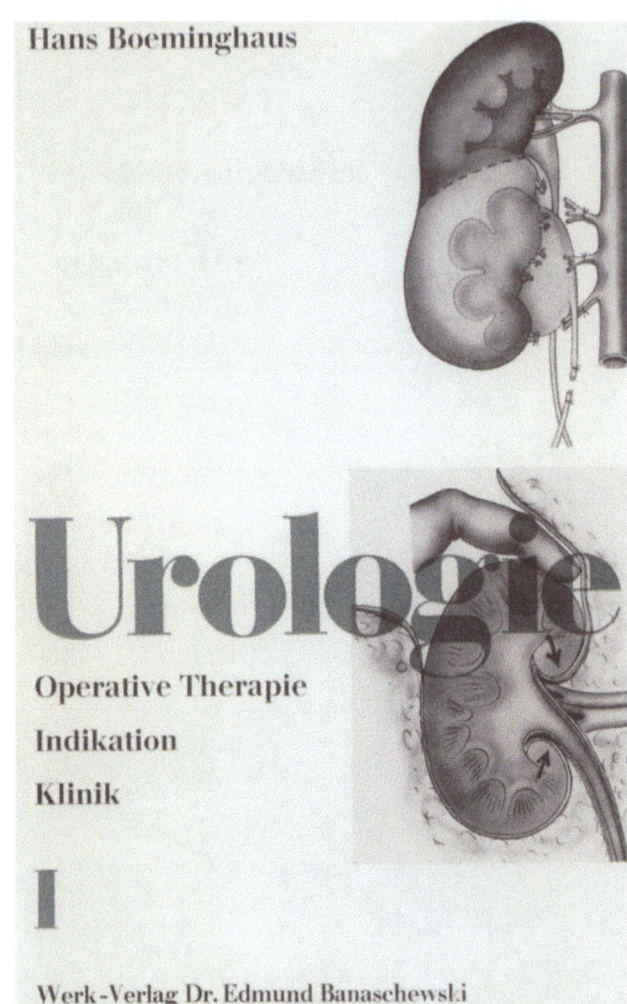

Abb. 8-1. Das Handbuch von Boeminghaus erschien von den 50er- bis zu den 70er-Jahren

das Ileum-Conduit und mit der Arbeit von **Richard Übelhör** (1901–1977), Wien, 1952 das Kolon-Conduit als standardisiertes Verfahren der supravesikalen Harnableitung durch. Darüber hinaus erfreute sich die Durchzugsnephrostomie, von **Tessidier** 1957 beschrieben, sowie die Ureterokutaneostomie, von **Gerhard Rodeck** (geb. 1920), Marburg, Anfang der 70er-Jahre propagiert, bei einigen Urologen besonderer Beliebtheit. Diese waren bis zur standardmäßigen Ausarbeitung kontinenter Ersatzblasen der Mainzer Klinik (Mainz-Pouch) und der Ulmer Klinik (Hautmann-Blase) Mitte der 80er-Jahre die Methoden der Wahl. Schon zu Beginn der 70er-Jahre war die Blasenteilresektion, in den 40er-Jahren immer noch Standardbehandlungsverfahren, verlassen worden.

Aufbauend auf den Arbeiten **Willard E. Goodwins** (1915–1998) in den USA setzte sich die perkutane Nephrostomierung nach Publikation größerer Fallzahlen durch **Günther** 1978 und **Schüller** 1984 in der Bundesrepublik als

Nierenchirurgie

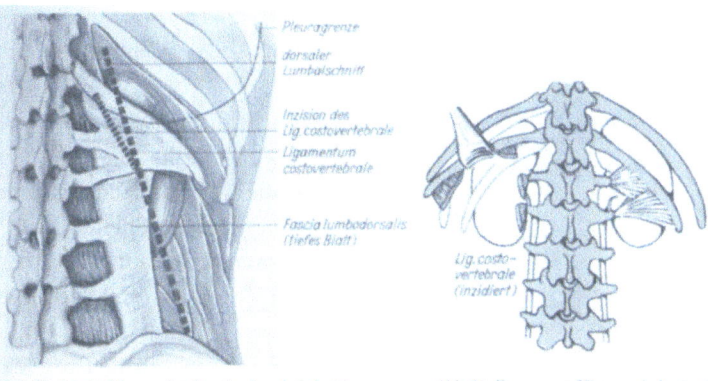

Abb. 23. Schnittführung des dorsalen Lumbalschnittes, Inzision des Lig. costovertebrale

Abb. 24. Zugang zur Niere nach der Inzision des Ligamentum costovertebrale

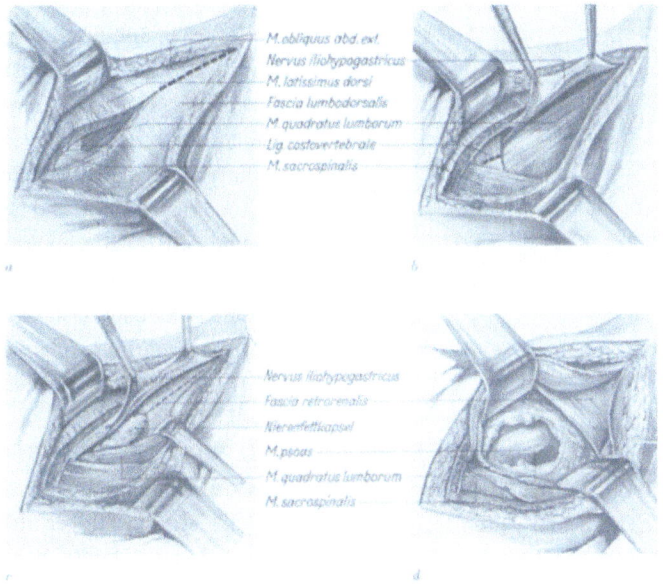

Muskelschonender Lumbalschnitt nach Lurz

Abb. 8-2.
Der lumbodorsale Zugang nach Lurz erfreute sich, nicht zuletzt durch die Popularisierung durch dessen Schüler Lutzeyer im Zeitalter der offenen Nierensteinchirurgie einer großen Beliebtheit

Methode bei allgemeiner Verfügbarkeit der Sonographie im Klinikbereich innerhalb weniger Jahre rasch durch. Ergänzt wurde diese Technik durch die breite Anwendung von DJ-Stents aus Silikon oder Polyurethan, von **Finney** 1978 angegebenen selbsthaltenden, versenkten Harnleiterkathetern, die die Ableitung über einen an einem Blasenkatheter befestigten Ureterkatheter innerhalb weniger Jahre ab Mitte der 80er-Jahre völlig verdrängte. Hierbei ist die Anlage sowohl retrograd wie antegrad möglich. Gerade diese Methoden, die nun offen-chirurgische Drainagetechniken verdrängten, trugen zur drastischen Reduzierung der Liegezeit im Fachgebiet bei.

8.1.2 Hoden

Bereits **Maurice Chevassu** (1877–1957) war 1910 ein praktikables Verfahren der erweiterten Radikaloperation bei Hodentumoren gelungen. **Antoine Béclère** hatte die Strahlentherapie der Hodengeschwülste eingeführt. Doch erst durch den Ausbau der Chemotherapie in den 70er-Jahren mit platinhaltigen Substanzen durch **L.H. Einhorn**, Indianapolis, wurde diese Geschwulsterkrankung sicher heilbar, an der bis dahin noch jeder zweite Patient verstarb.

8.1.3 Prostata

Gerade die Behandlung der gutartigen Vergrößerung der Vorsteherdrüse zeigt in plastischer Weise den Siegeszug der modernen Endourologie. Deutschland war durch die politische Entwicklung ab 1933 und den 2. Weltkrieg von den wissenschaftlichen Entwicklungen in den USA abgekoppelt. Hier wurde die Methode der transurethralen Prostataresektionstechnik (TUR) entwickelt und zum ersten Mal der Schnitt unter Wasser mit Hilfe elektrischer

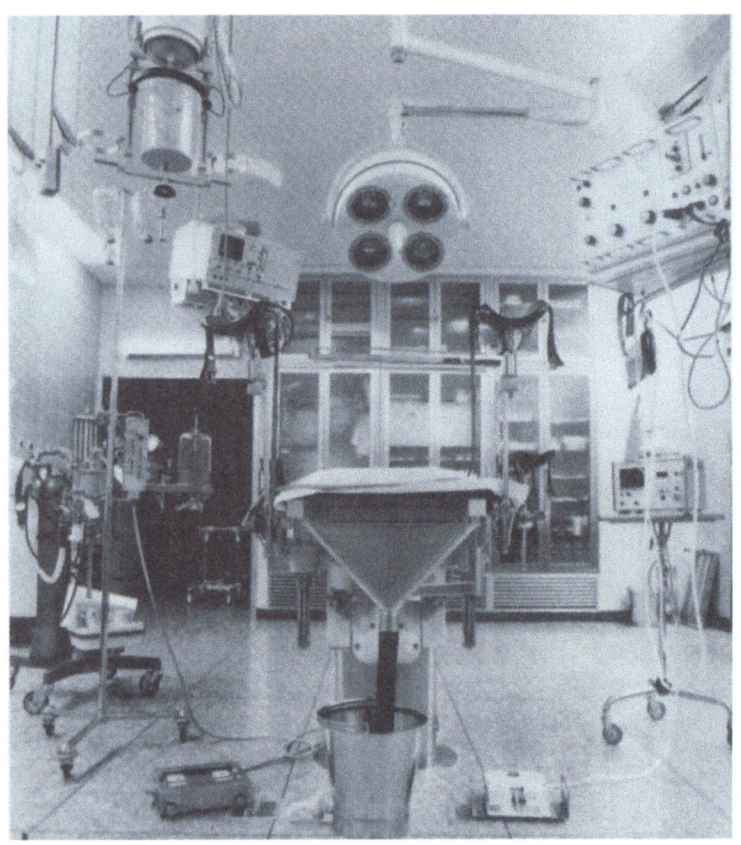

Abb. 8-3. Typische Einrichtung eines Resektionssaales ab 1980

Schneideelektroden beschrieben. Viele deutsche Urologen erinnerten sich aus Erzählungen älterer Kollegen an die unglücklich verlaufene Erstdemonstration der TUR an der Charité in Berlin 1927 durch **Maximilian Stern** (1873–1946). Das erste klassische Lehrbuch, 1943 (!) von Roger Barnes und **Reed Nesbit** (1898–1979) herausgegeben, war wie das modifizierte Stern-McCarthy-Resektionsinstrument nur mühselig erhältlich. Zudem musste die importierte elektrische Ausrüstung erst einmal an die in Deutschland vorhandenen Spannungsgegebenheiten (220 V Wechselspannung) adaptiert werden, was einen Gebrauch praktisch ausschloss.

Aufbauend auf den Arbeiten von **Max Hoesel** (1906–1972; Resektionsinstrument 1954), Ulm, **Wolfgang Mauermayer** (1919–1994), München, sowie **H.J. Reuter**, Stuttgart, (1968 Trokar TUR mit kontinuierlicher Spülung), setzte sich die transurethrale Resektionstechnik bei Blasen- und Prostataerkrankungen allmählich durch. Im Jahr 1961 stellte Mauermayer, der selbst bei **Rubin H. Flocks** (1906–1975), Iowa, und **Nesbit** in den USA hospitiert hatte, im Vorwort zu seinem Lehrbuch »Die transurethralen Operationen« kritisch fest, dass »*eine schulmäßige Tradition dieser Technik sich nur in einzelnen Kliniken entwickeln*« konnte.

Durch die Entwicklung der Glasfasertechnik (**Basil I. Hirschowitz** 1958, University of Michigan), »Kaltlicht« (Cohen 1970), Entwicklung hochleistungsfähiger Stablinsen ab 1966 (»Hopkins-Optik«), durch **Harald H. Hopkins** (1918–1994) und die zunehmende Miniaturisierung der Instrumente wurde ab den 70er-Jahren die transurethrale Prostataresektion Routineeingriff an allen urologischen Kliniken. Mauermayers Lehrbuch von 1981 beginnt daher richtungsweisend für den Paradigmenwechsel mit dem Kapitel: »Ausstattung des Operationssaales« (Abb. 8-3). Die TUR als eigenständige Methode in der Urologie war etabliert. In der DDR verlief die Entwicklung aufgrund der schlechteren materiell-technischen Versorgungssituation langsamer. Im großen Lehrbuch von **Heise, Hienzsch, Mebel u. Krebs**, 1982–1884 bei VEB Georg Thieme in Leipzig herausgegeben, kommt die TUR als eigenständige Operation praktisch nicht vor (Abb. 8-4, 8-5). Fast gleichzeitig gelang es durch die vehemente berufspolitische Arbeit C.E.

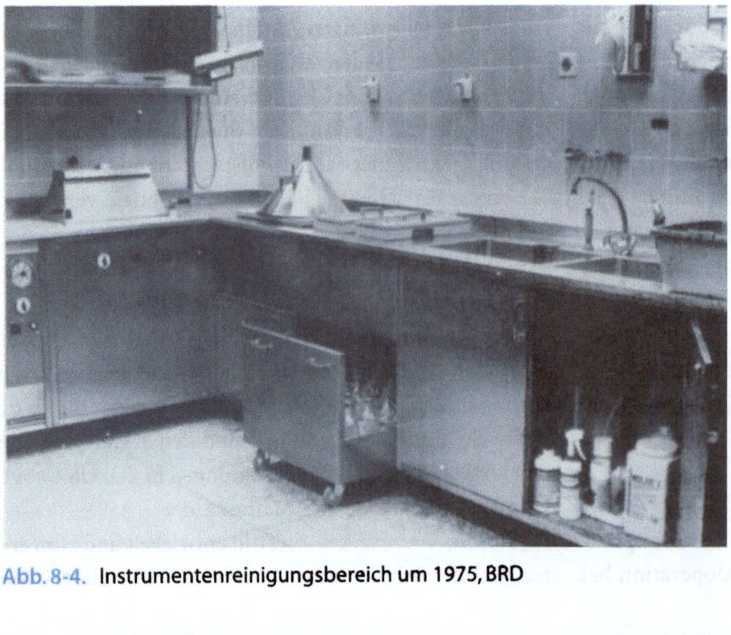

Abb. 8-4. Instrumentenreinigungsbereich um 1975, BRD

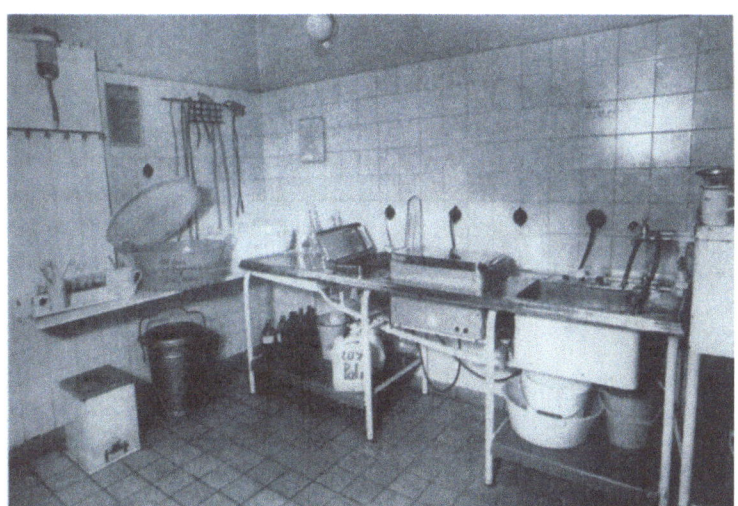

Abb. 8-5. Instrumentenreinigungsbereich um 1975, DDR

Alkens (1909–1986), dem Nestor der deutschen Nachkriegsurologie, die Früherkennungsuntersuchung 1971 als Standard einzuführen und die Kostenübernahme durch die Krankenkassen zu sichern. Bis zur Einführung des prostataspezifischen Antigens (PSA), im Jahre 1971 bereits durch den Japaner **Hara** in der Samenflüssigkeit entdeckt, waren die klassischen Tumormarker die saure und alkalische Prostataphosphatase. Das PSA als Gamma-Seminoprotein diente zunächst nur zum Nachweis menschlicher Samenspuren in der Gerichtsmedizin. Acht Jahre später isolierten **Wang** und Mitarbeiter ein Antigen aus dem Prostatagewebe, das identisch mit dem Gamma-Seminoprotein war, und erkannten seine Bedeutung beim Prostatakarzinom (1981). Gleichzeitig ermöglichte die verbesserte Ultraschalltechnik mit Einführung des transrektalen Ultraschalls (TRUS) in Kombination mit der rektalen Tastuntersuchung eine optimierte Früherkennung.

Aufbauend auf den Arbeiten von **Patrick Walsh**, John Hopkins University, Baltimore, konnte dann die modifizierte Operation der radikalen Prostatektomie unter Schonung des dorsalen Nervenbündels erektionsprotektiv ausgeführt werden. Die Anfänge der Bestrahlungsbehandlung bei Prostatakarzinom reichen bis zum Beginn des vergangenen Jahrhunderts zurück. H. H. Young charakterisierte seine so behandelten Patienten 1917 als »deseparate cases«. Mit Etablierung moderner Strahlenquellen am Ende der 60er-Jahre und einer exakteren Dosimetrie wurde die externe Radiotherapie in die Lage versetzt, eine tumorletale Energiedosis auf die Prostata einzubringen. In den 60er- und Anfang der 70er-Jahre war auch hier die Kryotherapie kurzfristig en vogue, der Carl-Erich Alken 1973 in seinem Lehrbuch »Klinische Urologie« ein eigenes Kapitel widmete (Abb. 8-6). Im großen Lehrbuch der DDR von 1982–1984 wurde dieses Kapitel von **Haschek**, Wien, bearbeitet. Das von **Stavros Lymberopoulos** (1933–1996), Aachen, angegebene »Kryo Knife« konnte sich nicht durchsetzen. Heute wird die Behandlungsform zur Therapie der Prostata CA wieder aufgegriffen.

In den 90er-Jahren kamen neben einer vermehrten konservativen Behandlung mit Alphablockern und Finasterid zunehmend alternative Verfahren, wie Hyperthermie, transurethrale Mikrowellentherapie, transurethrale Thermoablation sowie hochfokussierter Ultraschall, in Anwendung. Bereits 1866 hatte **Busch** gezeigt, dass malignes Prostatagewebe hitzesensibel ist. In den 20er-Jahren genoss der so genannte Prostatophor bei vielen Urologen ein gewisses Ansehen bei der Behandlung von Prostatabeschwerden. Das Goldschmidt-Gerät von 1906 sowie die »cat-paws« von **Bumpus** 1925 hatten die praktische Bewährung nicht bestanden. Anfang der 90er-Jahre wurden nun verschiedene neue Techniken an einem großen Patientengut in Europa und in den USA auf ihre Wirksamkeit hin geprüft. Viele haben sich aus Kostengründen und mangelnder Effektivität nicht durchge-

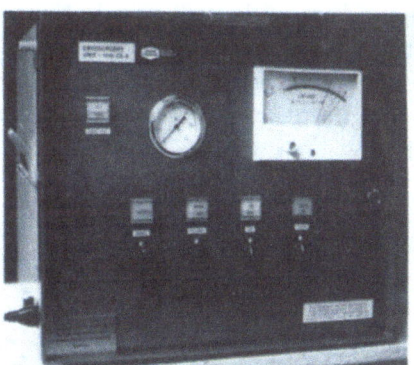

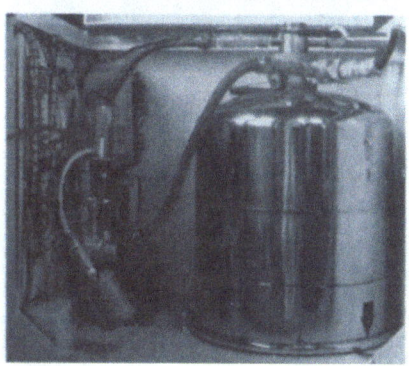

Abb. 8-6. Einheit zur Kryotherapie

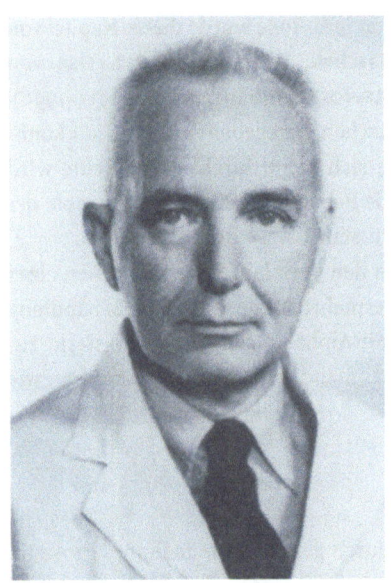

Abb. 8-7. Charles B. Huggins

Auch partielle intraprostatische Katheter, wie die Spirale nach **Fabian** oder der einfach einzusetzende und relativ billige Nissenkorn-Stent, haben keine verbreitete Anwendung gefunden (Abb. 8-8, 8-9). Dies mag auch damit zusammenhängen, dass aufgrund verbesserter Anästhesiemethoden die transurethrale Resektionsmethode als Gold-Standard bei der Behandlung der benignen Prostatahyperplasie (BPH) auch hochbetagten Patienten heute problemlos in jeder Klinik angeboten werden kann.

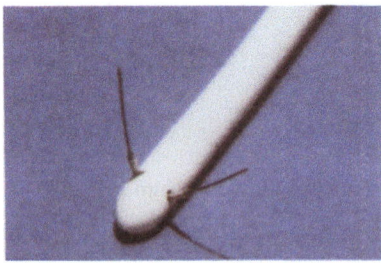

Abb. 8-9. TUNA (»transurethral needle ablation«)

setzt oder werden nur an kleineren Zentren gepflegt. Dies trifft auch auf die Laserbehandlung zu, um deren wissenschaftliche Etablierung sich besonders die Münchener Schule um **Egbert Schmiedt** verdient gemacht hat.

In diesem Zusammenhang sollte besonders **Charles Brenton Huggins** (1901–1997), Chicago, nicht vergessen werden (Abb. 8-7). Ihm gelang es, das Prinzip der Hormonabhängigkeit beim Prostatakarzinom nachzuweisen und somit die konzeptionelle Basis zur Behandlung dieses heute am häufigsten diagnostizierten Tumors des Mannes im fortgeschrittenen Lebensalter zu legen. Diese wegweisende wissenschaftliche Entdeckung wurde 1966 mit dem Nobelpreis gewürdigt, den er zusammen mit **Peyton Rous** (1879–1970) erhielt.

Die Indikation zur offenen Prostataadenomektomie ist Ende der 90er-Jahre in der Regel großen Drüsen mit Resektionsgewichten über 60 bis 70 g sowie zusätzlich endoskopisch nicht zu behandelnden Blasensteinen und deutlich langer Endoskopiezeit vorbehalten. In vielen Kliniken besitzt diese Operation, in den 70er-Jahren noch Standardverfahren, heute bereits den Charakter eines »historischen« Operationsverfahrens, das nur noch der Chefarzt sicher beherrscht (Abb. 8-10).

Videozystoskopie und flexible Instrumente haben heute bei gleichzeitiger Instrumentenminiaturisierung die Eingriffsbreite deutlich ausgedehnt.

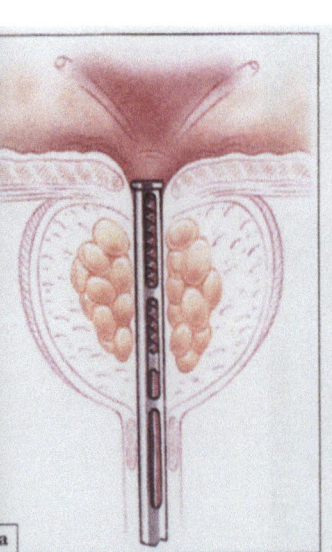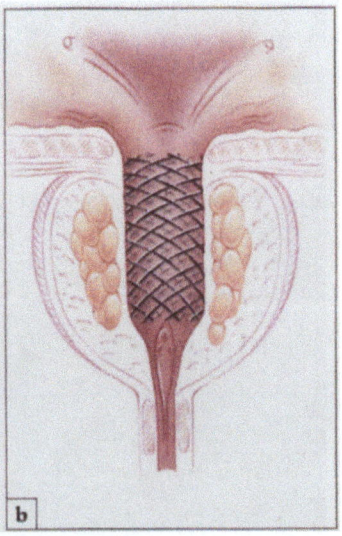

Abb. 8-8. Intraprostatische Spirale

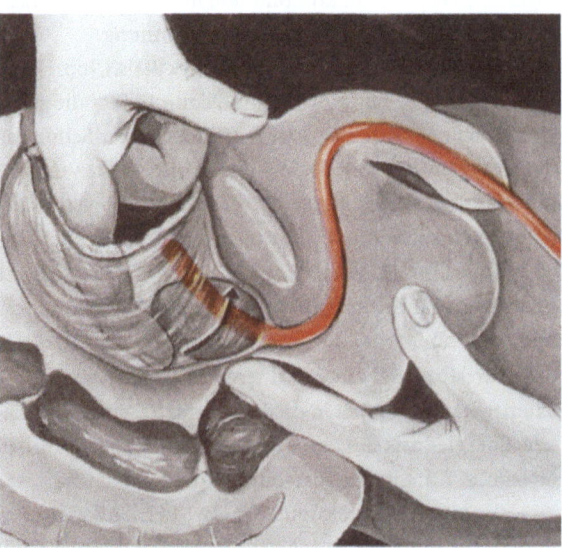

Abb. 8-10. Lehrbuchabbildung im Design der 50er-Jahre zur Adenomektomie

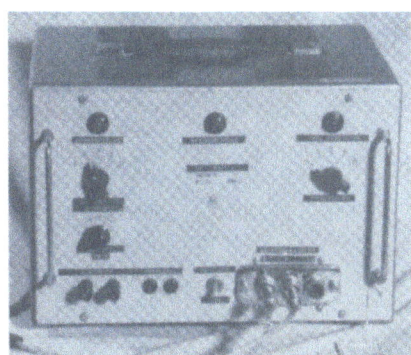
Abb. 8-11a. KRAT-1

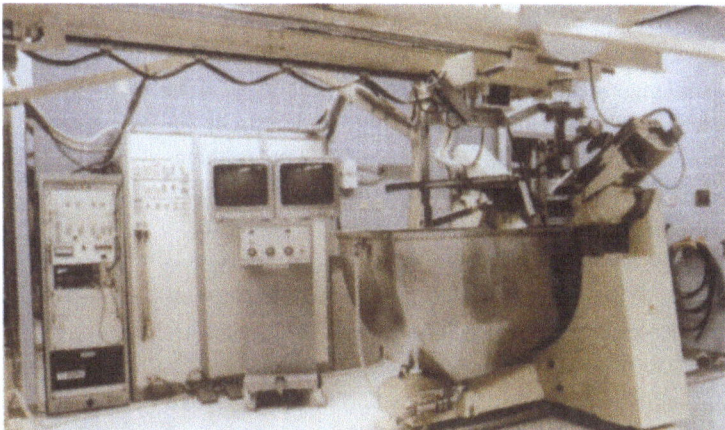
Abb. 8-11b. HM1 (Fa. Dornier)

In den letzten Jahrzehnten wurde die Steintherapie revolutioniert. Eingeleitet wurde diese Entwicklung 1950 mit Stoßwellen, die über eine in die Blase eingeführte Sonde erzeugt wurden (L. A. Yuthin, Petersburg), in Deutschland als KRAT-1 (Abb. 8-11a) bekannt. Vor allem aber hat sich die extrakorporale Stoßwellenlithotripsie, Anfang der 80er-Jahre in München u. a. durch **Ch. Chaussy** und E. Schmied inauguriert, zur dominierenden Therapieoption bei der Behandlung der Urolithiasis entwickelt, die mit der gleichzeitig ausgearbeiteten ureteroskopischen Behandlung bei der Therapie der Harnleitersteine konkurriert. Während die so genannte »Badewanne«, die Lithotriptoren HM1, HM2 und HM3 der Fa. Dornier (Abb. 8-11b), von vielen Erstanwendern aufgrund ihrer besonderen Desintegrationsleistung heute schon »verklärend gelobt« wird, sind die modernen Stoßwellengeneratoren am Ende der 90er-Jahre in urologische Multifunktionstische integriert oder werden als mobile Einheiten patientenbezogen abgerufen und sind damit in jeder Klinik verfügbar. Dies hatte zur Folge, dass die extrakorporale Stoßwellenlithotripsie nicht mehr durch ein Sonderentgelt der Krankenkassen honoriert wird.

Die Ausweitung der Ureteroskopie mit deutlich gemindertem Risikoprofil brachte es mit sich, dass die Indikationsstellung zur Behandlung mit der Zeiss-Schlinge, 1938 von **Ludwig Zeiss** (1900–1958), Bad Wildungen, angegeben, aufgrund der weitaus höheren Komplikationsrate wie Harnleiterläsionen und -abrisse Anfang der 90er-Jahre verlassen wurde. Auch ureteroskopisch können durch Lasertechnik (Alexandrit-Laser) Stoßwellen zur Steinzertrümmerung appliziert werden.

8.2 Laparoskopie

Bis in die 90er-Jahre besaß die diagnostische Laparoskopie in Chirurgie und Innerer Medizin nur eine Nischenposition, die wenige Außenseiter sicher beherrschten. Ihre Technik baute auf dem Nitze-Zystoskop auf. Als urologische Indikation hatte **Cortez** sie bereits 1976 bei nicht deszendierten Hoden als Indikation beschrieben; **Smith** hatte 1986 eine Steinextraktion bei Beckenniere ausgeführt. Nachdem im Fachgebiet der Chirurgie und Gynäkologie Ende der 80er-Jahre Appendektomien (**Götz** und **Semm**) und Cholezystektomien (**Troidl**) zum Routineverfahren avancierten, konnte 1989 **Schüssler** in den USA zunächst eine Lymphadenektomie laparoskopisch ausführen. Im Jahr 1990 folgte Clayman von der Washington University mit der ersten Nephrektomie, **J. Rassweiler** 1990 mit der ersten Adrenalektomie. Im Jahr 1995 führte **Cabuzzi** die erste Spendernephrektomie für eine Nierentransplantation aus.

8.3 Urogenitaltuberkulose

Bis zum 2. Weltkrieg nahm die operative Behandlung der **Urogenitaltuberkulose** als wichtigste extrapulmonale Manifestation zur Beherrschung der Erkrankung einen weiten Platz ein. Während in der vorchemotherapeutischen Ära die Kontroverse Frühoperation (»tuberculose renale-nephrectomy immediate«), vertreten durch Joaquin Albarran (1860–1912) oder Spätindikation (bei Fehlen einer kausalen Behandlungsoption) die wissenschaftliche Literatur beherrschte, kam es nach Einführung der antibiotischen Behandlung (S. Waksman (1888–1973), Streptomycin 1943) und der allgemeinen Verfügbarkeit in Europa seit 1950 zunächst zu einer Ausweitung der Operationsindikation. Bis dahin wurden Faktoren wie Liegekur, Ernährung, Pflege, Klima und Psychologie für das Behandlungsergebnis als entscheidend angesehen. Ab Mitte der 60er-Jahre waren es dann nur noch antibiotische Behandlung und Patienten-Compliance. Die Standardtherapiedauer von 24 Monaten ist heute nach einer Initialbehandlung von 2 Monaten auf 6 bis 9 Monate begrenzt. Begriffe wie Bacillämie, Kavernotomie und tuberkulöse Schrumpfblasen sind heute dem Facharztkandidaten allenfalls noch am Rande geläufig. Im zweibändigen Lehrbuch von Werner Staehler (1908–1984), 1959 bei Thieme in Stuttgart herausgegeben, sind dem Kapitel noch 53 Seiten gewidmet, im zweibändigen Lehrbuch von Jocham und Miller aus dem Jahr 1994 aus dem gleichen Verlag, das heute den entsprechenden Stellenwert besitzt, nur noch eine halbe Spalte.

In den letzten Jahren scheint der Rückgang der Neuerkrankungsziffern zu stagnieren, was Fachleute mit der unzureichenden Durchseuchungsrate (Abschaffung der BCG-Impfung), fehlender Kenntnis des Krankheitsbildes sowie der steigenden Zahl von an AIDS erkrankten Patienten in Zusammenhang bringen.

8.4 Urodynamik

Zur Zeit des 1. Weltkriegs war die Letalität bei Querschnittslähmung aufgrund aufsteigender Harnwegsinfekte hoch. Es ist besonders dem aus Breslau stammenden Neurochirurgen Sir Ludwig Guttmann (1899–1980) zu verdanken, dass sich der intermittierende Katheterismus bei Querschnittsgelähmten ab Ende der 40er-Jahre zur

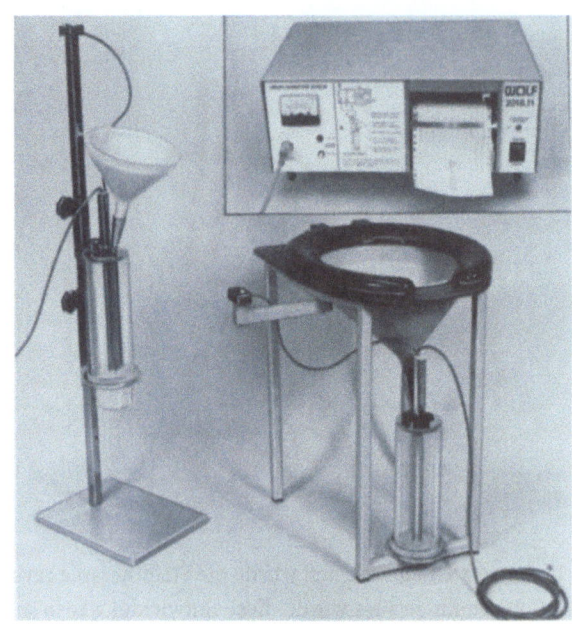

Abb. 8-13. Uroflow Einheit um 1980

Standardtherapie entwickelte und die Letalitätsrate unter 10% sank. Jack Lapides, University of Michigan, popularisierte diese Behandlungsmethode ab 1971 im Fachgebiet der Urologie.

Die Kenntnisse über die Diagnostik und Therapie neurogener Blasenentleerungsstörungen und die Pathophysiologie der gelähmten Blase führten zur Entwicklung des Teilgebietes der Neurourologie bereits in den 60er-Jahren in den USA (Abb. 8-12, 8-13).

Im amerikanischen Schrifttum war es die Publikation von Ernest Bors (geb. 1900) und A. Estin Comarr (geb. 1915) 1971, die hier begriffsbildend wirkte. In Deutschland fanden erste Symposien Ende der 60er-Jahre statt. An der wissenschaftlichen Etablierung hatten besonders die Aachener (Lutzeyer, Melchior, Schäfer), Homburger (May, Sökeland) und Mainzer Universitätsklinik (Jonas, Hohenfellner) mit eigenen Habilitanden zu diesem Themenkomplex entscheidenden Einfluss (Abb. 8-14).

Auch auf dem Sektor der Rehabilitation dieser Patientengruppe setzte ab den 70er-Jahren ein Wandel ein. Waren früher an den typischen urologischen Kurorten, wie Bad Wildungen oder Bad Brückenau, die alte endovesikale blinde Blasensteinlithotripsie (Wildunger Operation) und die Nachbehandlung des Harnsteinleidens neben der Tuberkulosenachbehandlung wichtige Indikationen, steht heute neben der Uro-

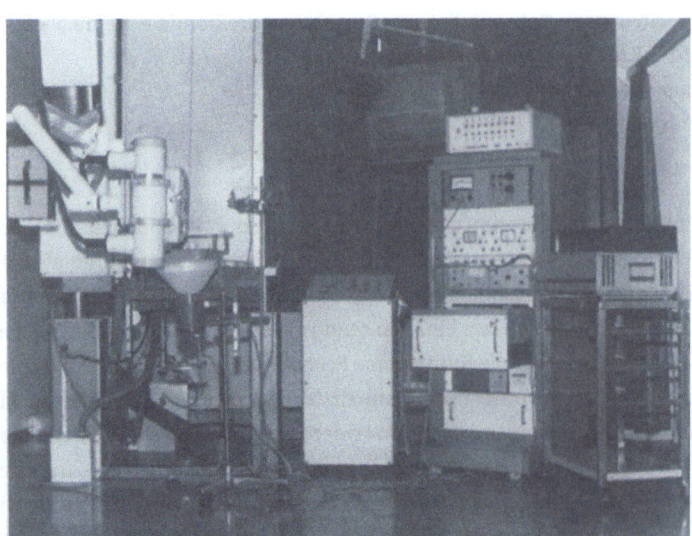

Abb. 8-12. Urodynamik Equipment um 1980. (Aus Melchior 1981)

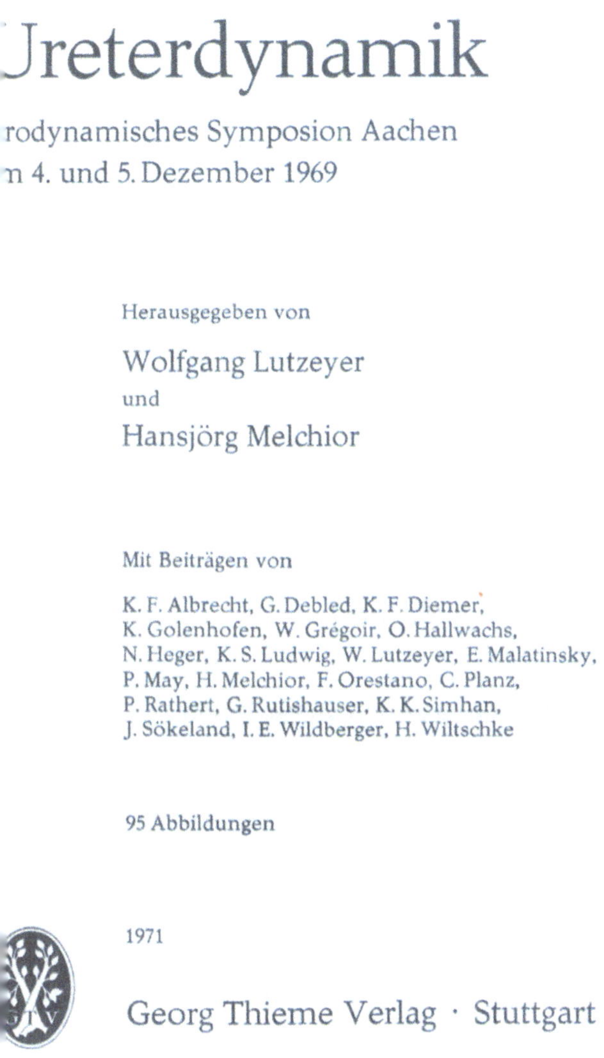

Ureterdynamik

rodynamisches Symposion Aachen
n 4. und 5. Dezember 1969

Herausgegeben von

Wolfgang Lutzeyer
und
Hansjörg Melchior

Mit Beiträgen von

K. F. Albrecht, G. Debled, K. F. Diemer,
K. Golenhofen, W. Grégoir, O. Hallwachs,
N. Heger, K. S. Ludwig, W. Lutzeyer, E. Malatinsky,
P. May, H. Melchior, F. Orestano, C. Planz,
P. Rathert, G. Rutishauser, K. K. Simhan,
J. Sökeland, I. E. Wildberger, H. Wiltschke

95 Abbildungen

1971

Georg Thieme Verlag · Stuttgart

Abb. 8-14. Frontispiz des Kongressbandes von 1971

onkologie besonders die Neurourologie mit der Behandlung von Querschnittsgelähmten, Patienten mit Multipler Sklerose, M. Parkinson sowie Zuständen nach Apoplexie im Vordergrund des therapeutischen Bemühens.
Die Publikation von **Theodor Schultheiss** aus dem Jahre 1951 »Der unfreiwillige Harnabgang« kennzeichnet den früh nach dem 2. Weltkrieg einsetzenden Wandel. Neurourologie und Urodynamik präsentieren sich heute neben Onkologie, Andrologie und Infektiologie als eine der stärksten eigenständigen Strömungen innerhalb des Gesamtfachs.

8.5 Inkontinenzoperationen

Bahnbrechend war Ende der 40er-Jahre die von **Marshall**, **Marchetti** und **Krantz** entwickelte Operationstechnik. Diese wurde in den 70er-Jahren durch die Unterpolsterung des Blasenhalses mit Teflon und anderen Materialien erweitert. Bei dieser Operationstechnik schwankte die Befürwortung zwischen vaginalen oder abdominalen Operationsverfahren hin und her. Während **D. Zoedler** (geb. 1921) Anfang der 60er-Jahre bereits ein Band angab, wurde in späteren Arbeiten von **Burch** als Langzeitindikation immer noch die bekannte Kolposuspension erwogen. In den letzten Jahren boomt dann das TVT-Band, durch Arbeiten von **Ulmsten** in Skandinavien popularisiert.

8.6 Produkttechnik und Gesundheitsökonomie

Bis in die 70er-Jahre hinein waren wiederverwertbare Glas-Metall-Kombinationen von Spritzen sowie resterilisierbare Gummi- oder Metallkatheter Standard in der Urologie. Die Urinableitung erfolgte in offene Weithalsglasballons neben dem Bett oder heute noch in der Klinik gebräuchliche PVC-Sekretbeutel, die aufgrund des geringen Fassungsvolumens mehrmals täglich geleert werden mussten. Der » Spülwagen« gehörte zur Ausstattung jeder urologischen Station. Erst allmählich setzten sich dann sterilisierte Einmalprodukte in weiterem Umfang durch. Hier wurde der Wechsel von gefüllten Weithalsgläsern mit Katheterpurin zu steril verpackten Einmalspritzen Symbol dieser Entwicklung. Interessanterweise wurde das unsterile Produkt Katheterpurin erst Mitte der 90er-Jahre vom Markt genommen. Während diese Entwicklung im Lehrbuchbereich in der Bundesrepublik nicht nachvollziehbar ist, widmet das DDR-Lehrbuch der 80er-Jahre dieser Thematik ein eigenes Kapitel (Abb. 8-15).

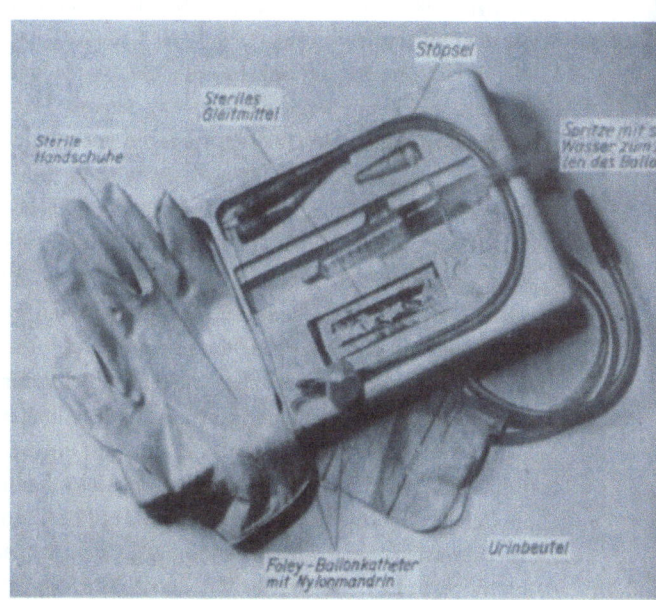

Abb. 8-15. Frühe Katheterfertigsets um 1975

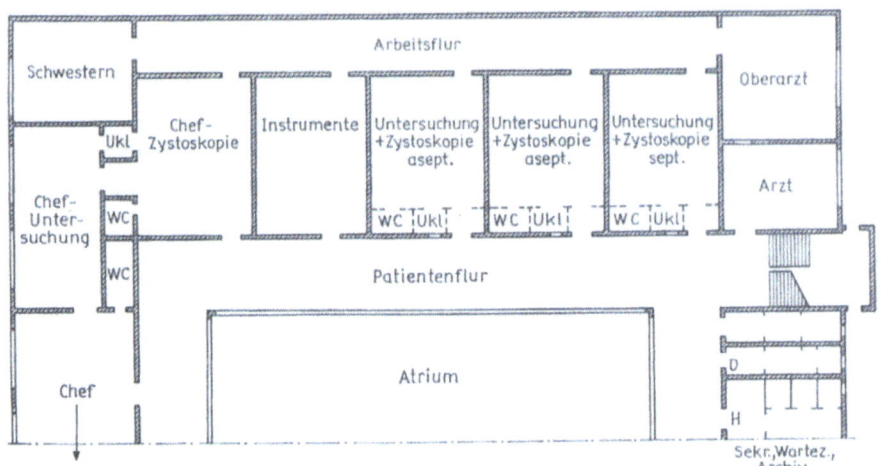

Abb. 8-16.
Die frühe rationelle Gliederung urologischer Funktionseinheiten spiegelt sich auch im Krankenhausbau wider. Das Modell der May-Klinik in München (1938) wurde von C. E. Alken in der Homburger Klinik in den 60er-Jahren weiterentwickelt

Der große Einfluss der Technologie hat die Diagnostik und therapeutischen Möglichkeiten der Urologie gerade in den letzten zwei Jahrzehnten bahnbrechend gefördert. Als Beispiel seien die computergesteuerten Großgeräte, wie die Stoßwellenlithotripsie, die aus einer engen Kooperation zwischen medizinischer Industrie und Urologen entwickelt wurden, genannt. Hier zeigt sich gerade der fundamentale Wandel in der Behandlung von Krankheitsbildern. Nicht mehr der Operateur, sondern eine Maschine führt die Operation durch. Die Indikation zur offenen Nierensteinchirurgie ist bis auf wenige Ausnahmen nicht mehr gegeben. Dadurch wird besonders deutlich, dass vom Urologen heute fundierte technologische und computerpraktische Kenntnisse verlangt werden, andererseits die interne Fachspezialisierung immer weiter voranschreitet. Dies zeigt sich besonders gut im Bereich der **Urodynamik** und der Schaffung von **Kontinenzzentren** sowie der Onkologie.

Die Verkürzung des stationären Aufenthaltes, die Reduktion urologischer Betten, die Einführung der vor 30 Jahren zunächst zum internen Qualitätsmanagement entwickelten »diagnosis related groups« (diagnosebezogene Fallgruppen), der Kostengedanken bei der Patientenbehandlung sowie die Qualität der Patientenbehandlung, Stichwort Lebensqualität, treten in den Vordergrund. Neben medizinischen und pflegerischen Gesichtspunkten spielt die Ökonomie nun eine gleichberechtigte und – durch Budgetierung der knapperen Ressourcen – oft eine dominierende Rolle in Entscheidungsprozessen des Alltages in Klinik und Praxis. Immer häufiger entsteht ein Spannungsfeld zwischen Ethik und Ökonomie. Dies bedingt die Gefahr der einseitigen Spezialisierung auf bestimmte Operationstechniken oder Behandlungsformen, die dann nur noch unter wirtschaftlichen Rentabilitätsaspekten analysiert werden. Dieser Umstrukturierungsprozess wird auch Auswirkungen auf die wissenschaftliche Fachgesellschaft (DGU) wie auch die berufspolitische Vertretung (BDU) haben (Abb. 8-16).

8.7 Entwicklung an den Universitäten

Bis in die 60er-Jahre war die Urologie an den deutschen Hochschulen nicht etabliert. Sie wurde nur als Urochirurgie innerhalb des Rahmens der Chirurgischen Universitätskliniken teils auf abgetrennten Stationen von einem Assistenten unter Anleitung eines urologisch operativ erfahrenen Oberarztes betrieben. Die Verantwortung, Präsentation in Hochschulgremien, Vorgabe wissenschaftlicher Forschungsschwerpunkte sowie die Bereitstellung von Geldern lag jedoch in der Hand des chirurgischen Ordinarius, der in der Regel andere fachliche und persönliche Schwerpunkte verfolgte. Einsicht und Initiative der chirurgischen Lehrstuhlinhaber für eine Ausgliederung der Urologie an den Hochschulen beider deutscher Staaten waren verständlicherweise nicht ausgeprägt. Sie vertraten eher einen integralistischen Standpunkt und beharrten auf der Einheit des Fachgebietes.

Über die Entstehung der ersten urologischen Lehrstühle wurde bereits berichtet. Der erste urologische Lehrstuhlinhaber, der durch seinen chirurgischen Chef als selbstständiger Hochschullehrer im Fach Urologie eingesetzt wurde, war dann **Hermann Dettmar** (1918–1995) in Düsseldorf. **Ernst Derra** (1901–1979) hatte erkannt, dass die Zeit für eine Verselbstständigung nicht nur des Fachgebietes der Urologie an den Hochschulen gekommen war, und ergriff die Initiative. Bedingt durch die Neustrukturierung und Reform der westdeutschen Universitäten Mitte der 60er- und Anfang der 70er-Jahre erfolgte nun der weitere Ausbau urologischer Lehrstühle. Vielfach erhielten die Ordinarien ihre Ausbildung im Ausland, wie **Lars Röhl** in Schweden, **Hubert Frohmüller**, Würzburg, der an der Mayo-Klinik ausgebildet wurde, sowie **Wolfgang Mauermayer**, der die transurethrale Resektionstechnik in den USA erlernte. Die vielfältigen Kontakte auf europäischer und internationaler Ebene von **Rudolf Hohenfellner**, Mainz, **Wolfgang Lutzeyer**, Aachen, sowie **Egbert Schmied**, München, gaben der deutschen Urologie ihr internationales Renommee zurück, das durch die Isolation während der nationalsozialistischen Diktatur und des 2. Weltkrieges darniederlag. Schon Anfang der 60er-Jahre hatte **Peter Bischoff** (1904–1976) in einer Denkschrift den enormen Nachholbedarf der deutschen Urologie hervorgehoben.

Viele urologische Fachabteilungen an außeruniversitären Krankenhäusern wurden im Rahmen der Studienreform zu Beginn der 70er-Jahre zu akademischen Lehrkrankenhäusern in den aktiven universitären Unterricht, die patientennahe Ausbildung und die Examination einbezogen. Dies führte zu einer Zunahme der Facharztdichte in der Bundesrepublik. In Nordrhein-Westfalen verdoppelte sich zwischen 1952 und 1969 die Zahl der Fachärzte, die der Urologen vervierfachte sich und lag damit noch vor der Zahl der Anästhesisten. Am Ende des Jahrhunderts wurde infolge der Liegezeitverkürzung im Rahmen der Einführung der DRGs (Diagnoses related groups) und der allgemeinen Kostensenkung allgemein über eine Bettenreduktion und eine Schließung von Lehrstühlen diskutiert.

8.8 Der Traum vom ersetzbaren Organ wird Realität

Die Nierentransplantation ist eine sehr junge Therapiemöglichkeit. Um ihre Entwicklung in den letzten 50 Jahren zu verstehen, müssen wir noch einmal kurz in die ferne Vergangenheit schauen. Seit Jahrtausenden besteht der Wunsch, kranke Organe durch gesunde Organe fremden Ursprungs zu ersetzen. Es nimmt daher kaum Wunder, dass solche Eingriffe schon in die Mythologie Eingang gefunden haben. Bereits aus dem 3. vorchristlichen Jh. wurde aus China berichtet, dass der Chirurg **Pien Chi Iao** bei einem Patienten das Herz austauschte (Beleil 1973). Den im 3. Jh. lebenden Missionaren und Schutzheiligen der Ärzte, den Chirurgen **Cosmas** und **Damian**, wird die im Mittelalter oft dargestellte Verpflanzung eines Mohrenbeines zugeschrieben. Glaubhafter klingen hier schon die Berichte in der indischen Literatur aus dem Ende des 4. Jhs. In der »Sushruta Samhita« wurde der Ersatz eines abgetrennten Ohrläppchens durch gestielte Transplantate aus der Wangenschleimhaut geschildert. Bei dem hohen Stand der indischen Medizin ist dies ohne Weiteres praktisch möglich gewesen, hatte jedoch keinen Einfluss auf andere Kulturkreise. Die ersten Transplantationsversuche in Europa stammen aus der beginnenden Neuzeit und waren eng mit der Entwicklung der »plastischen Chirurgie« verbunden. **Gaspare Tagliacozzi** (1547–1599) beschrieb in seinen klassischen Arbeiten (Tagliacozzi 1597) die der alten indischen Methode vergleichbare autoplastische Deckung von leprösen, syphilitischen und traumatischen Nasendefekten durch gestielte Hautlappen. Bemerkenswerterweise wurden Hauttransplantationen von einem Menschen zum anderen von ihm wegen der »*Macht und Kraft des Individuums*«, die erst 400 Jahre später als biologisches Phänomen der Abstoßung erkannt werden sollte, nicht empfohlen.

Weitere Pionierleistungen auf dem schwierigen Weg der Transplantation komplizierter Gewebestrukturen wurden von dem schon mehrfach erwähnten schottischen Arzt **John Hunter** (1728–1793) erbracht, der auch als Vater der experimentellen Chirurgie gilt. Er verpflanzte die verschiedensten Organe im Tierversuch und wies dabei auf die entscheidende Bedeutung der Blutversorgung für den erfolgreichen Ausgang der Organverpflanzung hin. Er leitete seine Experimente aus der Botanik ab und prägte aus dieser Analogie heraus den Begriff Transplantation für Verpflanzung, wie er noch heute in Gebrauch ist.

Zu den Propheten der Nierentransplantation gehörte auch **Johann Wolfgang von Goethe**. So schrieb der wiederholt nierenkranke Dichter bereits 1805: »*Wenn mir doch der Liebe Gott eine von den Russen-Nieren schenken wollte, die zu Austerlitz gefallen sind*«. Aber seine therapeutische Traumvorstellung sollte sich erst mehr als 150 Jahre später erfüllen.

An der Wende zum 20. Jh. wurden dann in Wien erste Erfolg versprechende Schritte zur Organtransplantation unternommen. Der Chirurg **Alfred von Exner** (1875–1921) führte die ersten experimentellen Nierentransplantationen durch, und **Alfred von Decastello-Rechtwehr** nahm am 21.12.1899 an einem Hund eine Nierentransplantation vor. Ebenfalls in Wien tätig war **Emmerich Ullmann** (1861–1937), der 1902 seine Erfahrungen über die erste erfolgreiche Autotransplantation einer Niere beim Hund berichtete. Er versuchte noch im gleichen Jahr die Verpflanzung einer Niere vom Hund auf eine Ziege, somit die erste Allotransplantation in den Annalen der Medizin. Er stellte aber genau wie seine Vorgänger die Versuche bald wieder ein, da die Nieren aus damals noch unerklärlichen Gründen nach kurzer Zeit die Funktion wieder aufgaben. Jedoch wären ohne seine Experimente, die er allein aus eigenem Antrieb und bar jeder fremden Förderung vornahm und die von einem erstaunlichen wissenschaftlichen Weitblick zeugten, die raschen Fortschritte der

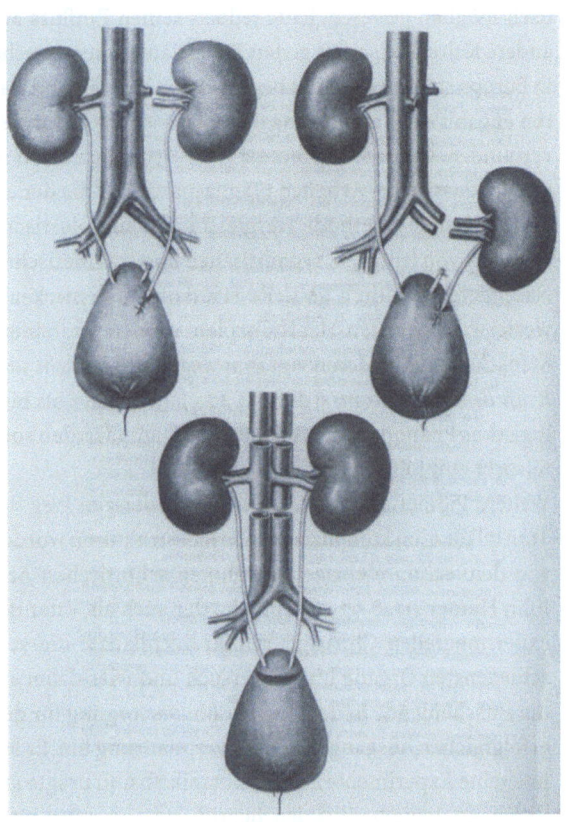

Abb. 8-17. Nierentransplantationsdarstellung nach Stich 1907

Transplantationsmedizin in der Folgezeit undenkbar gewesen.
Grundvoraussetzung für die weitere Entwicklung war die Schaffung einer leistungsfähigen Gefäßnahttechnik. Im Jahre 1900 berichtete der österreichische Chirurg **Erwin Payr** (1871–1946) erstmals über eine erfolgreiche Methode der Nahtverbindung zweier Blutgefäße. Etwa gleichzeitig forschte in Lyon **Alexis Carrel** (1873–1944) unter der Leitung von **Mathieu Jaboulay** (1860–1913) an der Verbesserung der Anastomosentechnik. Letzterer führte dann 1906 in Lyon die erste Nierentransplantation am Menschen aus. Dabei implantierte er einer 49jährigen Frau die Niere eines frisch geschlachteten Schweins in die Ellenbeuge. Weitere Pionierarbeit in dieser Richtung leistete **Ernst Unger** (1875–1938) in Berlin, der nach über 100 tierexperimentellen Transplantationen am 9. Januar 1910 bei einer jungen Frau eine En-bloc-Transplantation von Affennieren an die Oberschenkelgefäße durchführte. Aber auch diese Patientin verstarb nach 32 Stunden. In der Folgezeit wurde es deutlich ruhiger um die Transplantationsbemühungen. Nach dem 1. Weltkrieg versuchte Neuhof 1923 in den USA eine ebenfalls erfolglose Transplantation einer Lammniere. Die ersten Versuche zur Übertragung einer menschlichen Niere wurden von dem russischen Chirurgen **Yuri Voronay** (1896–1961), Kiew, im Jahre 1933 durchgeführt. Auch hier war das Ergebnis negativ. Das trifft auch auf seine 5 weiteren Operationen dieser Art bis 1949 zu.

Nach dem Ende des 2. Weltkrieges weckte die neue Möglichkeit, Patienten mit Nierenversagen mittels der »künstlichen Niere« für einen bestimmten Zeitraum am Leben zu erhalten, erneut das Interesse am Thema Nierentransplantation. Deren weitere Entwicklung ist eine gleichzeitige Pionierleistung eines Bostoner Ärzteteams um **Merril, Hume** und **Joseph Murray** am 23.12.1954, der dafür 1990 den Nobelpreis erhielt, und einer Pariser Arbeitsgruppe mit **Küss** und **J. Hamburger**. Nach einigen wenig Erfolg versprechenden Versuchen gelang am 23.12.1954 in Boston die erste erfolgreiche Nierentransplantation zwischen eineiigen Zwillingen. Technisch wurde dabei ein Verfahren angewandt, das schon 1907 von **Stich** (1875–1960) angegeben wurde (Abb. 8-17). Dabei wurde die transplantierte Niere in das kleine Becken und der Harnleiter neu in die Blase eingepflanzt. In dieser Phase wurden Erfolge vor allem mit Lebendspendernieren erzielt. Das Verfahren fand immer mehr Anhänger und verbreitete sich langsam über den gesamten Erdball. In Deutschland wurde die erste Leichennierentransplantation von **Bücherl, Brosig** und **Nagel** im November 1963 in Berlin ausgeführt. Die erste erfolgreiche Lebendspendertransplantation ist ein halbes Jahr später vom gleichen Team ausgeführt worden. In der ehemaligen DDR hat dann weitere 2 Jahre später **Heinz Rockstroh** (1920–1986) in Halle/S. erstmals eine Niere von Mensch zu Mensch (Mutter auf Sohn) verpflanzt (Konert 2002).

Bis zum endgültigen Siegeszug der Nierentransplantation galt es noch ein wichtiges Hindernis zu beseitigen. Man musste erkennen, dass es zu Unverträglichkeitsreaktionen zwischen Spenderorgan und Empfängerorganismus kam. Es setzten nun umfangreiche Forschungen auf dem Gebiet der Immunologie ein, die das körpereigene Abwehrsystem schrittweise erkennbar machten. Neben der Übereinstimmung der Blutgruppen zwischen Spender und Empfänger war vor allem die Entdeckung des HLA-Systems am Anfang der 60er-Jahre von Bedeutung. Dieses ermöglichte die gezielte Auswahl von Empfänger und Spender und verminderte das Abstoßungsrisiko. Ganz ließ sich dieses Risiko dennoch nicht ausschließen. Deshalb wurden verschiedenste Versuche unternommen, die körpereigene Abwehr des Empfängers nach der Transplantation herabzusetzen. Erste derartige Versuche wurden 1958 mit einer Ganzkörperbestrahlung des Empfängers unternommen, konnten aber wegen der oft tödlichen Knochenmarkschädigung nicht weiter geführt werden. Im Laufe der Zeit wurden verschiedenste Medikamente entwickelt, die das menschliche Immunsystem kontrolliert beeinflussen können. Mit der Einführung von Cyclosporin A (Sandimmun) 1981 und FK506 (Prograf) 1995, stehen heute leistungsfähige und relativ nebenwirkungsarme Immunsupressiva zur Verfügung, die es erst möglich gemacht haben, eine derart große Zahl von Patienten erfolgreich zu transplantieren. Um nach Einführung der HLA-Typisierung eine rationale und effektive Verteilung der Spenderorgane innerhalb der Transplantationszentren zu gewährleisten und durch Berücksichtigung der Gewebetypisierung möglichst gute Voraussetzungen für die Ergebnisse der Nierentransplantation zu gewährleisten, wurde 1967 von **van Rood** die »Eurotransplant«-Organisation in Leyden gegründet, der sich Transplantationszentren aus Deutschland und den Benelux-Ländern anschlossen. Weitere internationale Zusammenschlüsse folgten.

Insgesamt stellt die Nierentransplantation heute, knapp 50 Jahre nach ihrer Einführung in die klinische Behandlung, ein etabliertes Verfahren beim endgültigen Verlust der Nierenfunktion dar. Zahlreiche Modifizierungen der Gewebetypisierung selbst, der Behandlung der Spenderorgane, neue Konservierungsmaßnahmen und weiter verfeinerte Therapiepläne bei Abstoßungsreaktionen verbesserten die Ergebnisse der Nierentransplantation immer weiter. Bei gegenwärtigen Einjahresüberlebensraten von 95% bzw. Transplantationsfunktionsraten von über 85% erscheinen Zehnjahresüberlebensraten von 80% durchaus erreichbar. Diese Ergebnisse waren vor 40 Jahren noch kaum vorstellbar. Die mittlere Lebenserwartung eines Patienten mit endgültigem Nierenversagen (Urämiker) ist von nur 5 Monaten im Jahre 1960 auf mehr als 15 Jahre gestiegen. Entsprechend befassen sich immer mehr Kliniken mit der Nierentransplantation. In Deutschland gab es beispielsweise im Jahre 1998 50 Transplantationszentren, in denen insgesamt 2.340 Nieren transplantiert wurden. Leider bleiben aber bis heute die Transplantationszahlen in Deutschland unter dem europäischen Durchschnitt. Die Komplexität des Transplantationsgeschehens und der Einfluss ethisch-moralischer Fragen sowie außermedizinischer Voraussetzungen verdeutlicht die Hirntoddebatte, die 1998 zur Verabschiedung des Transplantationsgestzes (TPG) führte.

Eine entscheidende Voraussetzung für die praxisrelevante Entwicklung der Nierentransplantation stellt die Entwicklung der künstlichen Niere dar. Sie ermöglicht die Lebenserhaltung bei Patienten mit terminalem Nierenversagen bis zur Bereitstellung des passenden Spenderorgans und die Weiterführung der Therapie nach gescheiterter Transplantation. Aus diesem Grund soll hier kurz auf ihre Geschichte eingegangen werden, auch wenn es sich hierbei nicht um ein rein urologisches Therapieverfahren handelt.

Nachdem es nach den zahlreichen Nierentransplantationsversuchen zu Beginn des 20. Jhs. infolge des damals noch unvermeidbaren Fehlschlags rasch wieder ruhig um diese Methode wurde, suchte man zwangsläufig nach Alternativen, um Nierenerkrankten helfen zu können. Man versuchte dies zu erreichen, indem man die Aufgabe der Niere als Filterorgan zur Ausscheidung von Giftstoffen einer Maschine übertrug. Bereits 1854 hatte der schottische Chemiker **Thomas Graham** (1805–1869) erste entsprechende Versuche unternommen. Anfänglich erforschte und beschrieb er das Durchtreten von Kristalloiden und Kolloiden durch Pergament in einem Wasserbad, später ließ er harnpflichtige Substanzen aus Urin diffundieren und prägte das Wort »dialysis«, das dann in die wissenschaftliche Sprache aufgenommen wurde und noch heute der Oberbegriff für die künstlichen Entgiftungsverfahren ist. Im Jahre 1913 wurde von **Abel, Rowntree** und **Turner** in den USA der entscheidende technische Grundstein zu diesem Verfahren gelegt. Sie prägten in diesem Zusammenhang den Begriff Künstliche Niere. Der von ihnen konstruierte Apparat besaß als Membran 16 parallel geschaltete Kollodiumröhrchen, die vom Blut durchströmt wurden, während sich außen eine Spülflüssigkeit befand. Das Blut wurde mit Hirudin, das aus Blutegeln gewonnen wurde, ungerinnbar gemacht. Diese Versuche, die an Hunden durchgeführt worden waren, fanden aber vorerst keinen Eingang in die Humanmedizin. Unabhängig und wohl auch ohne Kenntnis der Arbeit von Abel begann 1915 **Georg Haas** (1886–1971) Gießen, mit seinen ersten Dialyseversuchen am Tier (Haas 1925). Er kam mit seinen Versuchen so weit wie die amerikanischen Wissenschaftler kurz vor ihm, gab die weiteren Forschungen aber 1917 vorübergehend auf, da auch er erkannte, dass Hirudin am Menschen nicht einsetzbar war. Nachdem Hirudin in gereinigter und damit ungiftiger Form zur Verfügung stand, führte Haas im Oktober 1924 die erste Hämodialyse am Menschen aus. Sie dauerte 15 Minuten und verlief komplikationslos. Zwei Jahre später setzte er dann erstmals das neue Heparin bei einer Dialyse ein und stellte fest: »*Einer Blutwaschung größeren Stils am Menschen stand von jetzt ab kein prinzipielles Hindernis mehr im Wege.*« Diese Einschätzung war aber wohl etwas zu optimistisch. Haas selbst zog sich bereits 1928 aus der weiteren Forschung zurück, die Technik war zu anfällig, ein routinemäßiger Einsatz noch nicht denkbar.

Die Entwicklung des ersten klinisch verwertbaren Dialysegerätes gelang dann dem Holländer **Willem Kolff** (geb. 1911). Am 17. März 1943 konnte erstmals eine Hämodialyse mit der Trommelniere, von der insgesamt 8 Exemplare produziert wurden, erfolgreich an einem Patienten mit Nierenversagen ausgeführt werden. In der Folge-

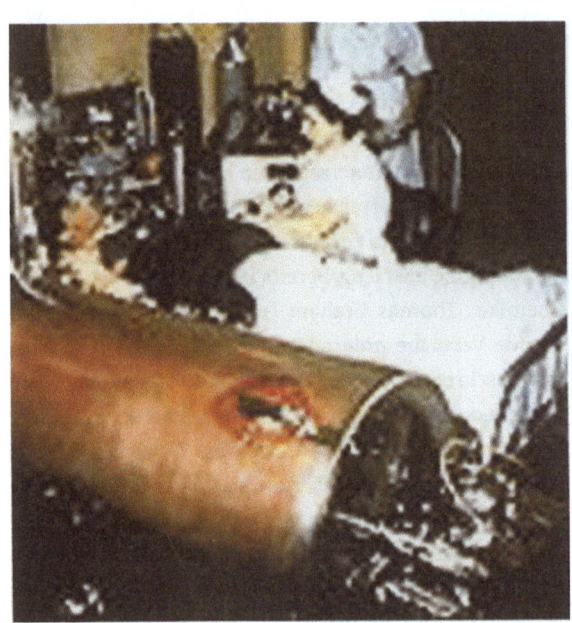

Abb. 8-18. Hämodialyse Anfang der 60er-Jahre

zeit wurde von der Technik der Beschickung mit einzelnen Blutportionen zur kontinuierlichen Durchspülung des Gerätes übergegangen und die Behandlungsdauer auf 6 Stunden ausgedehnt. Unter diesen Voraussetzungen war eine wirkungsvolle Entgiftung des Körpers erreichbar und somit das Behandlungsverfahren in der Praxis nutzbar.

Die Entwicklung wurde dadurch nach dem Ende des 2. Weltkrieges weiter angeregt. In Schweden konstruierte **Nils Alwall** (1904–1986) 1946 unabhängig von Kolff einen Dialysator, der nicht zur Entgiftung, sondern auch zur »Ultrafiltration« gedacht war. Ähnliche Apparaturen baute **Joseph Murray** in Kanada und **Curd Moeller** (1910–1965) in Deutschland, wo er am 8. März 1950 in Hamburg die erste Hämodialyse am Menschen ausführte. Das Verfahren selbst konnte sich hier aber nur sehr langsam und gegen zahlreiche Widerstände durchsetzen.

Trotz all dieser Fortschritte beschränkte sich die Anwendung der Hämodialyse bis 1960 fast ausschließlich auf das akute Nierenversagen, da eine regelmäßig zu wiederholende Behandlung infolge des unzureichenden Gefäßzuganges noch nicht möglich war. Zu jeder Behandlung mussten an einer Extremität eine Vene und eine Arterie freigelegt und ein Glaskonnektor eingebunden werden. Diese Stelle war dann nicht erneut benutzbar. Schon dadurch war die Anwendung der Methode von der Anzahl der Gefäßzugänge her begrenzt (Abb. 8-18).

Neue Impulse erhielt die Hämodialyse durch die Verbesserung des Gefäßzuganges in der ersten Hälfte der 60er-Jahre. Mit der Entwicklung der nach ihnen benannten Zugänge schufen **Belding Scribner** und 1966 **James Cimino** und **Brescia** die entscheidende Voraussetzung für eine regelmäßig wiederholbare Dialyse (Dauerdialyse). Unter diesen Voraussetzungen konnte sich das Verfahren mit einzelnen, hier nicht näher zu erläuternden Veränderungen und Spezialisierungen als das am weitesten verbreitete Standardverfahren zur Behandlung des terminalen Nierenversagens weltweit durchsetzen.

8.9 Andrologie

Die Andrologie ist die Wissenschaft von der Sexualfunktion des Mannes und kann somit als eigentliche Männerheilkunde bezeichnet werden, die in gewisser Hinsicht das Gegenstück zur Gynäkologie oder Frauenheilkunde darstellt. Sie ist ein sehr junges Spezialgebiet, das erst seit wenigen Jahrzehnten existiert und alle Bereiche der Medizin und Naturwissenschaften umfasst, die sich mit der Fortpflanzungsfunktion des Mannes befassen. Sie war lange Zeit zwischen den Fachrichtungen Dermatologie und Urologie umstritten, wird aber jetzt zunehmend fester Bestandteil der letzteren. Sie beschäftigt sich neben der eigentlichen Störung der männlichen Zeugungsfähigkeit mit der fehlerhaften Ausreifung und Funktion der männlichen Geschlechtsorgane und der gestörten Steifigkeit des Gliedes. Gerade letztere Problematik findet immer größeres Interesse und hat wesentlich zum Ausbau der Andrologie beigetragen.

Mit Einführung der »Wunderpille« Viagra 1998 wurden plötzlich die Dimensionen dieser Erkrankung sichtbar. Dabei ist von einer altersabhängigen Veränderung der sexuellen Leistungsfähigkeit auszugehen, die bereits jenseits des 40. Lebensjahrs störende Ausmaße erreichen kann. Zu Beginn des 21. Jhs. rechnet man, dass weltweit etwa 170 Millionen Männer an einer Erektionsstörung leiden.

Mit der Entwicklung der modernen Chirurgie sind auch Versuche zur operativen Behandlung der Erektionsstörungen unternommen worden. Bereits 1873 wurden erstmals die abfließenden Gefäße des Penis unterbunden. In der Folgezeit entwickelte man verschiedene Operationsverfahren, die aber nach heutigem Kenntnisstand keine anhaltenden Erfolge erzielen konnten. Ein anderer Weg wurde mit der Penisprothesenchirurgie beschritten. Die Idee der eigentlichen Penisprothesenimplantation ist in Anlehnung an den bei zahlreichen Säugetierarten nachweisbaren Penisknochen geboren worden. Der erste Versuch, durch Einpflanzen von Rippenknorpelstücken dem Penis eine Stütze zu geben, fand 1936 statt. Zu Beginn der 70er-Jahre wurden dann verschiedene Prothesen bzw. Implantate entwickelt, welche dem Penis eine funktionstüchtige Versteifung ermöglichen. Man unterscheidet

Andrologie

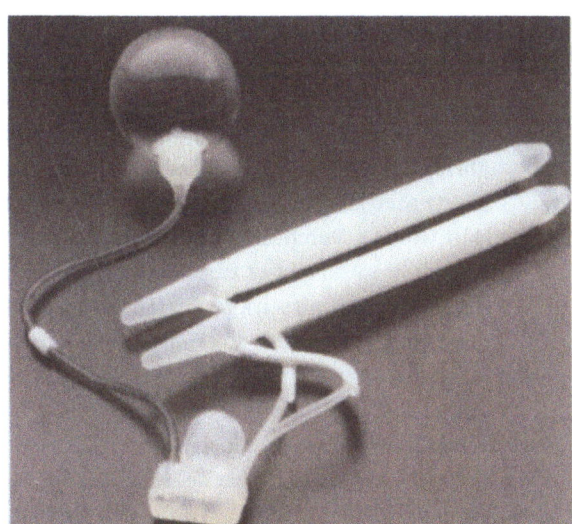

Abb. 8-19. Penisprothesen

dabei heute grob halbstarre, biegsame Ausführungen von 2- bis 3teilige aufblasbaren, so genannten hydraulischen Prothesen. Vorteile der biegsamen stabförmigen Prothesen sind die leichte Implantierbarkeit und der relativ niedrige Preis, während als Nachteile neben der Bruchgefahr vor allem die dauerhafte Vergrößerung des Penis, die nicht in allen Situationen zu verbergen ist, zu Buche stehen. Aus diesem Grunde werden heute in der Mehrzahl aufblasbare Prothesen implantiert, die eine Penisvergrößerung bei Bedarf mittels Flüssigkeitsfüllung erreichen (Abb. 8-19, Tabelle 8-1).

Eine gute Alternative stellt die Vakuumtherapie dar. Die ersten Berichte über Vakuumerektionshilfen stammen aus dem frühen 20. Jh., und das erste Patent für eine derartige externe Vakuumpumpe wurde 1917 in den USA vergeben. Zu Beginn der 60er-Jahre brachte die amerikanische Firma Osbon ein praxisreifes Vakuumerektionssystem auf den Markt. Ähnliche und zum Teil verbesserte Geräte gibt es heute von den verschiedensten Herstellern (Tabelle 8-2).

Der ungewünschte Priapismus eines Patienten, dem nach einer Penisoperation das Medikament Papaverin in die Penisarterie gespritzt wurde, eröffnete 1980 ein neues Kapitel in der Diagnostik und Therapie der Erektionsstörung. Jetzt war es möglich, durch eine Gabe von Medikamenten in den Penis die Qualität der Erektion zu prüfen und Aussagen über die möglichen Ursachen zu machen. Als zweiter Schritt entwickelte sich die Schwellkörper-Selbstinjektion oder auch Schwellkörper-Autoinjektionstherapie (SKAT). Hierbei werden mit einer ultradünnen, kaum sichtbaren Nadel Medikamente in die Schwellkörper injiziert, welche eine Steigerung der Blutzufuhr und somit eine Gliedsteifigkeit auslösen (Abb. 8-20). Hierfür können verschiedene Medikamente verwendet werden. Im Jahr 1983 wies der Physiologe **Giles S. Brindley** auf der AUA Tagung in Las Vegas in einem Aufsehen erregenden publikumswirksamen Selbstversuch die Wirksamkeit von Phenoxybenzamin nach; 1986 wurde Prostaglandin E eingeführt, danach sind weiter erfolgreiche Versuche mit verschiedenen Kombinationstherapien unternommen worden (Tabelle 8-3).

Der Nachteil der ansonsten sehr wirkungsvollen Medikamentengabe in den Penis besteht darin, dass es wenige Minuten später unabhängig von der aktuellen Situation zur Gliedsteifigkeit kommt, die dann etwa 20–30 min anhält. Aus diesem Grunde war man auch weiterhin bemüht, Substanzen zu finden, die der Betroffene in Tablettenform einnehmen kann und die einen weitgehend natürlichen Ablauf der Erektion ermöglichen. Trotz aller Bemühungen gibt es jedoch bis heute nur sehr wenige wirklich wirksame Präparate. Lediglich das Yohimbin ist ein seit mehr als 100 Jahren im Einsatz befindliches Präparat mit nachgewiesener Wirkung. Es ist eine natürlich vorkommende Substanz, welche aus der Rinde des in Afrika angesiedelten Yohimbebaumes (Coryanthe yohimbe) auch Potenzholz genannt, gewonnen wird. Bereits 1896 hatte **Leopold Spiegel** (1865–1927) seine Wirkung entdeckt, und bis zur

Tabelle 8-1 Entwicklung der Penisprothesen		
Jahr	Entwickelt von	Penisprothese
1950	Scardino	Semirigide, Acryl
1951	Goodwin u. Scott	Semirigide, Acryl
1967	Pearman	Semirigide, Silastic
1973	Small-Carrion	Semirigide, Silikon
1973	Jonas	Silikon-Silberdraht-gestützt
1983	Scott	Aufblasbare, hydraulische Prothese
1985	Firmenentwicklung	Semiflexible hydraulische Prothese

Tabelle 8-2 Entwicklung der Vakuumtherapie		
Jahr	Entwickelt von	Vakuumtherapie
1874	John Kling	Kleine »exhausting pump« zur Durchblutungsverbesserung der penilen Gefäße
1917	Otto Lederer	US-Patent für eine Vakuumpumpe
1960	Deddings D. Osbon	Vakuumpumpe zum Eigengebrauch
1982	Deddings D. Osbon	FDA-Zulassung
1986	Perry Nadig	Erste wissenschaftliche Publikation
1989	Roy Witherington	Erste Publikation einer Studie zur Patientenzufriedenheit

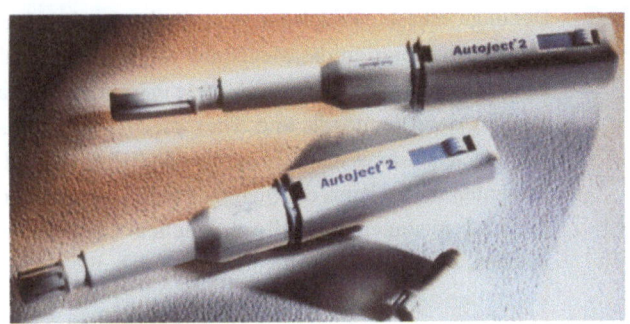

Abb. 8-20. Injektionsset zur SCAT-Therapie

Markteinführung von Viagra stellte es das weltweit am häufigsten rezeptierte Medikament in der Behandlung von Potenzstörungen dar.

Erst in den letzten Jahren vollzog sich mit der Markteinführung von Viagra ein grundlegender Wandel. Mit diesem Präparat steht den betroffenen Patienten und ihren behandelnden Ärzten erstmals ein Mittel zur Verfügung, das sehr zuverlässig und gezielt die Gliedsteifigkeit reaktiviert, aber nicht sofort nach Einnahme wirkt und einen weitgehend natürlichen, von der Umgebungssituation abhängigen Geschlechtsverkehr ermöglicht. Mit der Zulassung des Medikaments in den USA im März 1998 und wenige Monate später auch in Europa wurde eine neue Ära der Behandlung der Erektionsstörungen eingeleitet. Inzwischen wurde und wird an zahlreichen Substanzen geforscht, die eine ähnlich positive Wirkung haben. Deren Markteinführung hat die Behandlung dieses häufigen Leidens weiter verbessern.

Verlassen wir das Gebiet der Störungen der Gliedsteifigkeit und wenden uns anderen Potenzproblemen zu. Gilt es doch zu beachten, dass man bei der Impotenz (Unfähigkeit) grundsätzlich mindestens zwei Formen unterscheiden muss. Die Impotentia coeundi, das bisher behandelte Unvermögen zum Vollzug des Geschlechtsverkehrs, z. B. durch unzureichende Gliedsteifigkeit, gilt es von der Impotentia generandi, der fehlenden Fähigkeit zur Fortpflanzung, zu trennen. Letzteres Problem stieß in den letzten 3 Jahrzehnten zunehmend auf das Interesse der Ärzte. Über die Jahrhunderte war der Ablauf der Zeugung weitgehend unbekannt. Erst seit etwa 100 Jahren sind die Details schrittweise geklärt worden. Durch die Entwicklung der Reproduktionsmedizin gibt es zunehmend Möglichkeiten, auch Paaren mit stark gestörter Samenproduktion den Kinderwunsch zu erfüllen. Die moderne Intrazytoplasmatische Spermieninjektion (ICSI) steht dabei im Mittelpunkt des Interesses. Gerade diese Behandlungsmethode hat in den letzten Jahren beachtliche Ergebnisse erzielt. Selbst bei fehlender Samenausschüttung besteht in Einzelfällen für den Urologen noch die Möglichkeit, mittels MESA (Microsurgical epididymal sperm aspiration) oder TESE (Testicular sperm aspiration) operativ Samenzellen aus dem Hodengewebe zu gewinnen, und danach direkt die Samenzelle in die Eizelle einzuimpfen. Die modernen Verfahren der assistierten und künstlichen Befruchtung sind allerdings ohne vorherige Samenanalyse und Samengewinnung, d. h. andrologische Vorarbeit, nicht denkbar.

In diesem Zusammenhang sei kurz noch auf **Reed Nesbit** verwiesen, der sich in den 60er-Jahren um die Diagnostik und Therapie der kongenitalen Penisdeviation verdient gemacht hat. Bei der Behandlung des Priapismus und der Induratio penis plastica hingegen hat sich in den letzten Jahrzehnten wenig getan.

Das Problem der Alterung des Menschen und der Rolle der männlichen Hormone beschäftigte die Medizin schon immer. Vor allem die zunehmende Lebenserwartung und die veränderten gesellschaftlichen Rahmenbedingungen mit ihrer Verherrlichung der Jugendlichkeit und der Forderung nach Gesundheit, Wohlbefinden und Leistungskraft bis ins hohe Alter haben in den letzten Jahren dazu geführt, dass die Androgenbehandlung des Mannes, d. h. die

Tabelle 8-3 Entwicklung der vasoaktiven Substanzen

Jahr	Entwickelt von	Zeitschrift	Vasoaktive Substanzen
1884	Merck	Lieb Ann Phys	Papaverin
1921	Pal	Berl Klin Wochenschr	Papaverin
1932	Fleischer	MMW	Papaverin, Yohimbin
1982	Virag	Lancet	Papaverin
1983	Brindley	Br J Psychiatr	Phenoxybenzamin
1985	Zorgniotti	J Urol	Papaverin/Phentolamin
1986	Ishii	2nd World Meeting on Impotence	Prostaglandin E1
1990	Goldstein	J Urol	Papaverin/Phentolamin/PGE 1

Gabe von männlichen Hormonen, im höheren Lebensalter erneut in die Diskussion geraten ist, wobei der zugrundeliegende Symptomenkomplex heute als Klimakterium virile oder Partial Androgene Deficiency Syndrome in Aging Male (PADAM) definiert wird. Dieser Beschwerdekomplex ist im weiteren Sinne mit den als Klimakterium feminale bezeichneten Wechseljahren der Frau gleichzusetzen. Dieses ist ja seit jeher ein unbestrittenes Faktum, und die damit verbundenen körperlichen und seelischen Beschwerden sind sogar zu einem gesellschaftsfähigen Thema avanciert. Gleiches auch für den Mann zu akzeptieren, d. h. einzugestehen, dass auch der Mann eine Zeit des Wechsels durchlebt, trifft aber sowohl beim Mann selbst als auch in der Gesellschaft noch auf Widerstände. In dieser Hinsicht hinkt die Entwicklung in der Männergesundheit der Entwicklung in der Frauengesundheit hinterher. Doch auch für die Männer bahnt sich eine Wende zum Besseren an. Der Urologe stellt hierbei den fachkundigsten Ansprechpartner dar, der den Betroffenen die entsprechenden medizinischen und psychologischen Hilfen zukommen lassen kann. Er wird somit zunehmend zum lebenslangen Begleiter des Mannes von den Problemen der Geschlechtsentwicklung in der Kindheit über die Fragen der Fertilität und ihrer Beeinflussung bis zur entsprechenden Behandlung des alternden Mannes, um die verlängerte Lebenszeit auch mit der entsprechenden Lebensqualität auszufüllen.

Literatur

Alken CE, Staehler W (1973) Klinische Urologie. Thieme, Stuttgart
Beleil OM (1973) Landmarks in organ transplantation – a historical review by a kidney transplant recipient. Transplant Proc 5: 1031
Bichler KH, Mattauch B, Andree LVU (1996) Zur Geschichte der Urologie in Südwestdeutschland. Publikation des südwestdeutschen Urologenkongresses
Boeminghaus H (1971) Urologie. Operative Therapie – Indikation – Klinik. Banaschewski, München
Dutz H, Mebel M, Grossmann T, Rudolph TM, Strangenfeld D (1988) Urologie und Nephrologie. VEB Volk und Gesundheit, Berlin
Haas G (1925) Versuche der Blutauswaschung am Lebenden mit Hilfe der Dialyse. Klin Wochenschr 4: 13
Hausmann H (1988) Ernst Unger (1875–1938) – ein Pionier der Nierentransplantation. Zum 50. Todestag des Berliner Chirurgen. Z Ärztl Fortbild 82: 843–845
Hautmann RE, Huland H (1997) Urologie. Springer, Berlin Heidelberg New York Tokyo
Hautmann G, Lutzeyer W (1986) Harnsteinfibel. Dtsch Ärzteverlag, Köln, S 279
Heise W, Hientsch E, Mebel M, Krebs W (1979–1984) Allgemeine und spezielle Urologie. 11 Bände. VEB Thieme, Leipzig
Hohenfellner R, Zing EJ (1982) Urologie in Klinik und Praxis. Thieme, Stuttgart
Jutzler GA (1986) Die Geschichte der Dialyse. Nieren Hochdruckkrankh 15: 287–297
Konert J (2002) Zur Geschichte der Behandlung der terminalen Niereninsuffizienz in der ehemaligen DDR. Urologe (B), 42: 132–135
Konert J (2002) Vom Steinschnitt zur Nierentransplantation. Schattauer, Stuttgart
Leeh HJS (2000) Dates in urology. Karthener, New York London
Maier J (1999) Zur Geschichte der Nierentransplantation. Diss Med Fak, Heidelberg
Mauermayer W (1962) Die transurethralen Operationen. Lehmanns. Lehmanns, München
Mauermayer W, Schultze-Seemann S (1979) Deutsche Gesellschaft für Urologie 1967–1978; Eröffnungsreden der Präsidenten. Springer, Berlin Heidelberg New York
Melchior H-J (1981) Urologische Funktionsdiagnostik. Thieme, Stuttgart
Jocham, Miller (2003) Praxis der Urologie, 2. Aufl, Thieme, Stuttgart New York
Nesbit R (1943) Transurethral prostatectomy. Thomas, Springfield
Porst H (1997) Penile Disorders. Springer, Berlin Heidelberg New York Tokyo
Schmandt W, Ohnhus M (1997) Geschichte der Urologie in Nordrhein-Westfalen, 1903–1984. Burlage, Münster
Schultheiss B, Rathert P, Jonas U (2000) Streiflichter aus der Geschichte der Urologie. Springer, Berlin Heidelberg New York Tokyo
Schultheiß T (1951) Der unfreiwillige Harnabgang. De Gruyter, Berlin
Schultze-Seemann S (1986) Geschichte der Deutschen Gesellschaft für Urologie 1906–1986. Springer, Berlin Heidelberg New York Tokyo
Staehler W (1959) Klinik und Praxis der Urologie. Thieme, Stuttgart
Stich R (1907) Zur Transplantation von Organen mittels Gefäßnaht. Arch Klin Chir 83: 494
Tagliacozzi G (1597) De curtorum chirurgia per insitionem. Venedig, Meietto. (Übersetzt von Gnudi MT, Webster JP (1950) The life and times of Caspare Tagliacozzi. Reichner, New York, p 185)
Ullmann E (1902) Experimentelle Nierentransplantation. Vorläufige Mitteilung. Wien Klin Wochenschr 15: 281–282

Die Urologie in der modernen Medizin

Paolo Fornara, Mario Zacharias

9.1 Jüngste Entwicklung der Urologie – 306
9.2 Demographische und berufspolitische Aspekte – 306
9.3 Minimal-invasive Techniken und moderne Bildgebung in der Urologie – Revolution im Fachgebiet – 308
9.4 Medizinisches Handeln in der Zukunft – 318
Literatur – 319

9.1 Jüngste Entwicklung der Urologie

Das Fachgebiet der Urologie hat wie kaum ein anderes Fachgebiet von der wissenschaftlich-technischen Revolution in der Medizin der letzten 20 Jahre profitiert.

Vor allem bezüglich der Therapie der verschiedenen Krankheitsbilder hat sich in dieser Zeit ein zunächst von der Öffentlichkeit fast unbemerkter revolutionärer Wandel von seit langem klinisch etablierten chirurgischen Verfahren hin zu neuen Techniken vollzogen, die unter dem auch in anderen Fachgebieten etablierten Begriff der minimal-invasiven Therapie zusammengefasst werden (Buess 1991; Schreiber 1991).

Dieser Begriff hat seinen Ursprung in dem zunächst von **Wickham** geprägten Terminus der »minimal-invasiven Chirurgie«, welcher im Jahre 1987 erstmals in der Literatur auftrat (Wickham 1987).

Die klinische Implementierung der minimal-invasiven Techniken – zunächst vor allem endoskopischer Verfahren – in das operative Spektrum bis hin zu komplexen urologisch-onkologischen laparoskopischen Techniken (z. B. radikale Prostatektomie, radikale Tumornephrektomie) hat das Fachgebiet grundlegend verändert (Fornara 2002).

Die Einführung der extrakorporalen Stoßwellenlithotripsie (ESWL) und dem damit verbundenen Impuls zur Implementierung minimal-invasiver transurethraler und perkutaner Auxiliartechniken zu Beginn der 80er-Jahre muss als weiterer Meilenstein für die Entwicklung einer modernen Urologie angesehen werden (Abb. 9-1; Chaussy 1982; Palisaar 2002).

Sie gilt als ein Paradebeispiel für den schnellen Therapiewandel in der Medizin, da sie sich mehr als 20 Jahre seit ihrer ersten Anwendung basierend auf einer schrittweisen Erweiterung der Indikationen vom Nierenbecken- und Kelchstein über den oberen Harnleiterstein als Standardtherapie der Urolithiasis etabliert hat.

Weitere Einsatzmöglichkeiten wurden in der Behandlung der Choledocho- und Cholezystolithiasis, der Pankreassteine und der Speichelsteine sowie für die Applikation der Stoßwellen bei Pseudoarthrosen und Tendinopathien unterschiedlicher Lokalisation entwickelt (Chaussy 1997).

Der die Medizin entscheidend determinierende technische Fortschritt hat die diagnostischen Möglichkeiten bezüglich der Nutzung bildgebender Verfahren in unserem Fachgebiet in den letzten beiden Dekaden entscheidend verbessert (Cohnen 2002). Ultraschall, Computertomographie und Kernspintomographie haben in den letzten Jahren ihren festen Platz neben der konventionellen Röntgentechnik eingenommen.

Der gemeinsame Nenner aller modernen bildgebenden Verfahren und auch der zukünfigen gerätetechnischen Innovationen auf diesem Gebiet besteht in der Tendenz, eine Reduktion des Einsatzes von Röntgenstrahlen anzustreben und sich um eine möglichst geringe Invasivität zu bemühen (Radmayr 2002).

So wird das in der Urologie traditionell als häufigste Standard-Röntgenuntersuchung durchgeführte Ausscheidungsurogramm erwartungsgemäß weiter an Bedeutung verlieren, was schon in der letzten Dekade zu einer deutlichen Reduktion der Anzahl der durchgeführten Untersuchungen dieser Art führte (Laissy 2001).

9.2 Demographische und berufspolitische Aspekte

Die derzeit kritische Entwicklung unseres Gesundheitswesens findet seine Applikation auch im Fachgebiet der Urologie.

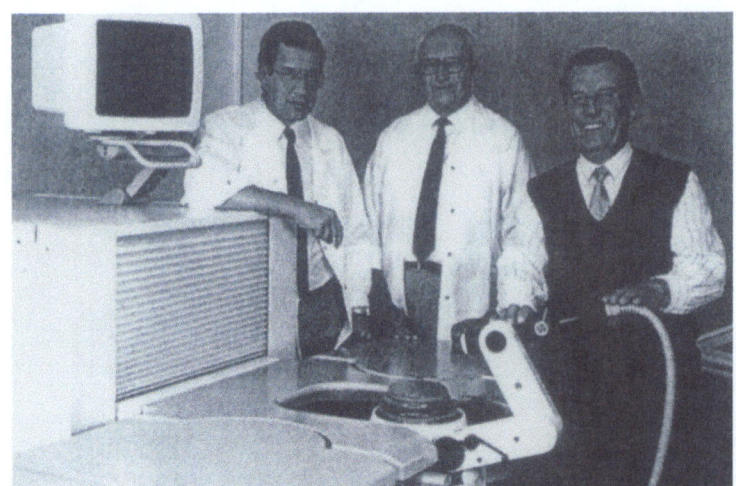

Abb. 9-1.
Prof. Chaussy, Prof. Schmiedt, 1. ESWL-Patient, Urologische Universitätsklinik München-Großhadern (*von li nach re*)

Die zunehmende Überalterung der Gesellschaft spiegelt sich am deutlichsten im Verhältnis zwischen der Gruppe der Arbeitsfähigen (inklusive Arbeitslose, Studenten, Soldaten, Arbeitsunfähige, Hausfrauen) und den Senioren wider. Betrug diese Relation im Jahre 1990 noch mehr als 6:1, so hat sich dieses Verhältnis 1998 in 4:1 gewandelt. In 10 Jahren wird es sich dem Wert 2:1 nähern.

Geht man davon aus, dass Senioren häufiger und meist auch schwerer krank sind als jüngere Erwachsene, und legt man die statistischen Erhebungen der letzten Jahre bezüglich der deutlich höheren Zahl stationärer Behandlungsfälle im Seniorenalter gegenüber jüngeren Altersgruppen zu Grunde, so wird auf der Basis der zu erwartenden Veränderungen der Altersstrukturen unseres Landes auch die Frequenz der stationären Behandlungen der Senioren und damit die Gesamtfrequenz stationärer Behandlungen weiter ansteigen, was auch für die Urologie zutrifft (Bellach 2001; Melchior 2002).

Die Zahl der stationär behandelten Erkrankungen im Urogenitaltrakt 1999 lag »nur« bei 6,5%. Mehr als 30% des speziellen urologischen Krankheitsgutes waren dabei der Krankheitsgruppe der malignen Neoplasien zuzuordnen. Die Beteiligung urologischer Neoplasien am Anteil aller bösartiger Neubildungen an den stationären Behandlungsfällen wird mit 15% angegeben. Zwangsläufig muss der Anteil urologischer Patienten am gesamten stationären Krankengut deutlich höher angesetzt werden. Als häufigste Ursachen für eine stationäre urologische Behandlung gelten maligne Neoplasien, das Harnsteinleiden und die benigne Prostatahyperplasie (BPH).

Die Zahl der stationären Behandlungen bei bösartigen urologischen Erkrankungen ist in den letzten Jahren kontinuierlich gestiegen.

In den Jahren 1994–1999 stieg sie von 156.000 auf 219.000 bei einer Zunahme von 30%. Die Zahl der stationären Behandlungen wegen des Harnsteinleidens und seiner Komplikationen stagniert derzeit nach einem initialen steilen Anstieg bis zum Jahr 1996.

Ob die Zahl der stationären BPH-Behandlungen nach Jahren des Rückgangs aufgrund der verbesserten konservativen therapeutischen Möglichkeiten und bei zunehmendem Anteil der männlichen Senioren am Krankengut wieder steigen wird, muss erst noch belegt werden.

Die damit extreme Zunahme stationärer Behandlungsfälle wegen bösartiger urologischer Erkrankungen geht auf vor allem auf Blasen- und Prostatakarzinome zurück.

Für die häufiger notwendig werdende stationäre Behandlung bei Harnblasentumoren gibt es derzeit keine grundlegende Erklärung, zumal die steigende Zahl der Behandlungen allein durch eine Zunahme der vom Blasenkarzinom betroffenen Altersgruppe (Senioren >65 Jahre) derzeit nicht zu erklären ist (Bundesministerium f. Gesundheit, Statistisches Jahrbuch 2001; Melchior 2002).

Die steigende Zahl stationär behandelter Prostatakarzinome ist dabei in Zusammenhang mit der verbesserten Früherkennung durch die Bestimmung des prostataspezifischen Antigens (PSA) zu sehen.

Inzwischen gilt das Prostatakarzinom als häufigste tumorbedingte Todesursache der männlichen Bevölkerung in Deutschland. Die jährliche Neuerkrankungsrate liegt in unserem Land bei etwa 32.000, die Gesamtzahl der erkrankten Behandlungsfälle bei rund 700.000 Patienten. In Deutschland starben 2001 etwa 12.000 Männer an einem Tumor der Prostata (In Fo Onkologie 2002).

Durch langfristige Prävention könnten etwa 25–30% der Gesundheitskosten eingespart werden (Sachverständigenrat für die »Konzertierte Aktion im Gesundheitswesen« 2001, Bedarfsgerechtigkeit und Wirtschaftlichkeit, Gutachten 2000/2001).

Auf der Basis der definierten S3-Leitlinien zur Früherkennung des Prostatakarzinoms ist eine bundesweite Kampagne in diesem Zusammenhang initiiert wurden (2002).

Sie dient neben der allgemeinen Aufklärung der Bevölkerung zu diesem Thema auch zur Propagierung einer flächendeckenden PSA-Bestimmung, welche eine erfolgreiche und kostengünstige Früherkennungsmaßnahme darstellt (Weissbach 2002). Damit wird das Prostatakarzinom auch zukünftig schwerpunktmäßig im Zentrum des Interesses der in der Klinik und in der Praxis tätigen Urologen stehen.

Bezüglich der Therapie des lokoregionär begrenzten Prostatakarzinoms wird derzeit beispielsweise eine kontroverse Debatte geführt (Loehning 2001; Noldus 2002; Türk 2002).

Die offenen chirurgischen Verfahren (retropubisch, perineal) wurden in den letzten Jahren operationstechnisch verbessert. Der Einsatz der laparoskopischen radikalen Prostatektomie (transperitoneal, präperitoneal) hat zu einem außerordentlichen Innovations- und Motivationsschub auch bezüglich der Etablierung der Laparoskopie in der Urologie geführt.

Alternative Therapieformen, wie die perkutane 3D-konformale Radiatio, die Brachytherapie oder die lokale Implantation radioaktiver Seeds stehen heute konkurrierend mit guten Langzeitergebnissen bei geringen Nebenwirkungen zur Verfügung (Loehning 2001).

Dieses Beispiel verdeutlicht, dass aufgrund neuer Technologien und veränderter Patientenansprüche ein Umdenken und eine offene Haltung gegenüber alternativen Möglichkeiten vom Urologen eingefordert werden müssen (Tabelle 9-1; Weissbach 2002).

Tabelle 9-1 Urologie im Wandel (Weissbach 2002)	
Früher	Heute
Steinchirurgie	Extrakorporale Stoßwellenlithotripsie (ESWL)
Nierentransplantation	Allgemeinchirurgie
Kinderurologie	Kinderchirurgie
Chirurgie der benignen Prostatahyperplasie (BPH)	Medikamentöse Therapie
Radikale Prostatektomie	Alternative Behandlungsformen

Diese Umdenkprozesse führen vor allem in der Uroonkologie zu einer Veränderung bisheriger Konzepte. So erfährt die palliative Therapie eine zunehmende Bedeutung, da bei inkurablen Tumorerkrankungen nicht die Prolongierung der Überlebenszeit, sondern die Lebensqualität für den Patienten zum wichtigsten Kriterium für die Akzeptanz einer Tumorbehandlung wird.

Die Palliativmedizin beinhaltet moderne Aspekte in Forschung und Lehre und ist nicht nur als reine Versorgungsaufgabe zu sehen. Die praktische Umsetzung der Palliativmedizin erfolgt über Palliativstationen, stationäre Tageshospize und über die Einrichtung ambulanter Palliativ- und Hospizdienste.

Jede palliative oder kurative onkologische Therapie sollte sich an den validierten Ergebnissen großer kontrollierter Studien orientieren und evidenzbasiert sein. Vorgegebene Leitlinien, die von den Fachgesellschaften herausgearbeitet werden und standardisierte Behandlungskonzepte enthalten, sollten beachtet werden (Weissbach 2001, 2002).

Aus dem angesprochenen Umdenkprozess in der urologische Onkologie ergeben sich auch neue Anwendungsmöglichkeiten für die so genannte Komplementärmedizin (Altwein 2002).

Auf eine ganz andere Entwicklung soll noch kurz hingewiesen werden.

Die Lifestyle-Medizin hat auch vor unserem Fachgebiet nicht halt gemacht. Im Bereich der Urologie bzw. speziell der Andrologie liegen die so genannten Männerärzte im Trend. Ein Männerarzt (Urologe) ist heute und wahrscheinlich auch morgen Mediziner und Lebensberater in einer Person.

Neben der Behandlung der erektilen Dysfunktion und der damit oft verbundenen Therapie eines Androgenmangels, der Behandlung von Fertilitätsstörungen und der Therapie der BPH ist er zunehmend auch als Berater in Sachen Ernährung, Karriere und Lebensstil tätig.

Als ein sehr spezieller Dienstleister muss er sich dabei mit einem in diesen Fragen durch die modernen Kommunikationsmittel außerordentlich informierten Patienten auseinandersetzen. Das Internet als weltumspannendes Informationsnetz dient heute als Plattform zur Erzeugung eines informierten Patienten und ist damit längst nicht mehr nur Domäne der Hochschulabsolventen, Akademiker und Abiturienten (Mühlhausen 2002; Schneider 2002).

9.3 Minimal-invasive Techniken und moderne Bildgebung in der Urologie – die Revolutionen im Fachgebiet

9.3.1 Perspektiven der Bildgebung in der Urologie

Wie kaum ein anderes Fachgebiet hat die Urologie von den Möglichkeiten der Optimierung von Bilddaten profitiert. Die Ablösung des i.v.-Urogramms als grundlegende urologisch-röntgenologische Untersuchungsmethode gilt als definiert, wobei verschiedene Untersuchungsmethoden hier die Substitution dieses Verfahrens derzeit einleiten: Magnetresonanz-Urographie (MR-Urographie), kontrastmittelverstärkte (KM-verstärkte) Sonographie, virtuelle Endoskopie, gerätetechnische Entwicklungen der konventionellen B-Bild-Sonographie.

So wird heute bereits die MR-Urographie beispielsweise bei Kindern, Schwangeren, bei Nieren-Lebendspendern und Nierentransplantierten angewendet. Die Akutdiagnostik von Konkrementen entwickelt sich möglicherweise zur Domäne der Nativspiral-Computertomographie (CT).

Die KM-verstärkte Sonographie wird vor allem bei Kindern heute im Rahmen klinischer Studien eingesetzt, wobei beispielsweise die KM-verstärkte Refluxsonographie eine sichere und zuverlässige Alternative zum MCU darstellen könnte und die entsprechende Strahlenbelastung der Kinder deutlich reduziert werden kann.

In ersten Untersuchungen konnte bezüglich der Detektion des vesikoureteralen Refluxes kein Unterschied zur konventionellen Röntgenuntersuchung festgestellt werden (Laissy 2001; Cohnen 2002; Radmayr 2002; Zacharias 2002).

9.3.2 Stand der Entwicklung der Endoskopie in der Urologie

In der Urologie haben sich die minimal-invasiven Verfahren im Gegensatz zu anderen operativen Disziplinen synchron zu den offen-operativen Techniken entwickelt. Knapp 10 Jahre nach der ersten von **Gustav Simon** 1869 in Heidelberg durchgeführten Nephrektomie wurden vom

Dresdner Arzt Maximilian Nitze und seinem Wiener Instrumentenbauer Josef Leiter ein technisch ausgereiftes Zystoskop vorgestellt.

Diese Erfindung leitete die Endoskopie-Entwicklung ein, die seither einen festen Platz in der Urologie belegt (Fornara 2002).

So entwickelte **Stern** bereits im Jahre 1926 die Methode der transurethralen Prostataresektion.

In den letzten 2 Dekaden haben endoskopische Verfahren teilweise als Auxiliärmaßnahmen, teilweise als eigenständige operative Techniken eine rasante Entwicklung erfahren, die das urologische Operationsspektrum nachhaltig beeinflusst hat. Gegenwärtig werden etwa 65% aller urologischen Krankheitsbilder endoskopisch behandelt, wobei sich die Endoskopie im wesentlichen auf die Behandlung intraluminaler bzw. intrakavitärer Krankheitsbilder fokussiert hat. Die minimal-invasive Behandlung extrakavitärer pathologischer Prozesse konnte nachfolgend erst durch die Einführung der Laparoskopie in die Urologie erfolgen (Abb. 9-2, 9-3; Fornara 2002).

Die positiven Auswirkungen endoskopischer und laparoskopischer Verfahren auf den Patienten sind wissenschaftlich belegt und heute allgemein anerkannt (Fornara 1999):

- Reduktion des Operationstraumas,
- kürzere Rekonvaleszenzzeiten,
- kürzerer Klinikaufenthalt,
- schnellere Wiederaufnahme der Arbeitstätigkeit.

Minimal-invasive Eingriffe wie die transurethrale Prostataresektion, die transurethrale Resektion gutartiger und bösartiger Harnblasentumoren als endoskopische Standardverfahren sind heute nicht mehr aus der klinischen Routine wegzudenken (Glenn 2002).

Betrachtet man die Therapiemodalitäten der verschiedenen Krankheitsbilder in der Urologie, so hat sicherlich die Behandlung der Urolithiasis die tiefgreifendste Entwicklung erfahren.

Dabei kommt der Erfindung der ESWL und ihrem ersten klinischen Einsatz 1980 ein zentrale Rolle zu (Chaussy 1982).

Sie gilt heute als ein akzeptiertes Standardverfahren der Urolithiasis-Therapie, wobei in Deutschland mittlerweile ausreichend Geräte in den verschiedenen Krankenhäusern sowie im ambulanten Sektor zur Verfügung stehen und damit eine maximale Versorgung erreicht wird (Chaussy 1997).

Dabei konnte in einer medizinhistorisch sehr kurzen Zeit eine imposante Entwicklung der ESWL-Geräte in den letzten Jahren beobachtet werden, wobei neben der deutlichen Verkleinerung der Geräte vor allem die erhöhte Effizienz der Steinbehandlung hervorzuheben ist. Vor dem Hintergrund der Verringerung der Strahlenbelastung für den Patienten und seinen behandelnden Arzt kommen zukünftig zunehmend Lithotriptoren zum Einsatz, welche über eine kombinierte Ultraschall- und Röntgenortung verfügen (Palisaar 2002).

Aufgrund des vermehrten Einsatzes und der Verbreitung der perkutanen Techniken und der ureterorenoskopischen Techniken für die Steintherapie in den letzten 15 Jahren kann unter Einbindung der ESWL eine »multimodales Steintherapie-Konzept« realisiert werden, welches durch Kombination der verschiedenen Methoden bei einem großen Teil der Patienten zur Steinfreiheit führen wird (Noldus 2002).

Dies führt unweigerlich zu einem Paradigmenwechsel vor allem auch in der Aus- und Weiterbildung der urologischen Assistenzärzte, da offene Nieren- und Harnleiter-

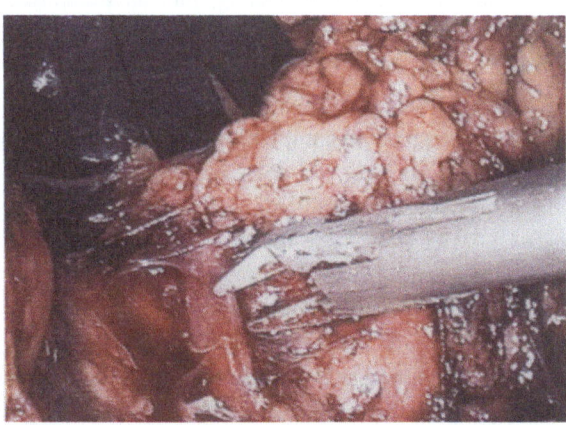

Abb. 9-2. Laparoskopische Nephrektomie. Unterbindung der Nierenarterie durch Setzen eines Endo-Clips

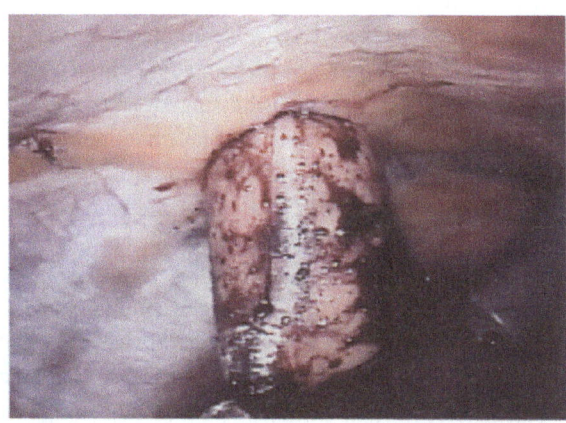

Abb. 9-3. Laparoskopische Nephrektomie. Bergung des Präparats im Organbergebeutel

operationen nur noch in ausgewählten Fällen durchgeführt werden.

Die Weiterentwicklung moderner Endoskopiesysteme orientiert sich zukünftig an folgenden Zielen:
- Verbesserung der Visualisierung des Operationsfeldes,
- Verbesserung des Patientenkomforts,
- Miniaturisierung der endoskopischen Geräte,
- Verbesserung der Befunddokumentation.

Nachdem die Videoendoskopie mittlerweile fast flächendeckend zum Einsatz kommt, wird zukünftig neben der zunehmenden Verbesserung der Lichtquellen die Weiterentwicklung der Mikrochip-CD-Kamera-Technik eine Dreidimensionalisierung des Operationsfeldes ermöglichen.

In den 90er-Jahren entwickelte Konzepte wie z. B. die photodynamische Diagnostik von Harnblasentumoren, die zu einer verbesserten Visualisierung und Detektion weißlichtnegativer Befunde führen, stellen einen hoffnungsvollen Ansatz dar (Landry 2003; Jichlinski 2003).

In den letzten Jahren werden zunehmend flexible Endoskope (Urethrozystoskope, Ureterorenoskope) mehrheitlich in den ambulanten urologischen Einrichtungen auch vor dem Hintergrund eines deutlich verbesserten Patientenkomforts genutzt (Shah 2002; Khan 2002).

Durch eine stetige Miniaturisierung der Geräte konnten diese auch zunehmend für endoskopische Operationen in der Kinderurologie eingesetzt werden. Limitierend erweist sich dabei bisher die geringe Arbeitskanalstärke vor allem für Steinextraktionen aus dem oberen Harntrakt.

Die Bild- und Befunddokumentation wird in Zukunft nur noch in digitaler Form erfolgen, so dass eine Endoskopieeinheit ein in sich geschlossenes System mit integriertem PC darstellen wird.

Diese Endoskopieeinheit imitierend existieren heute schon verschiedene virtuelle Trainingssimulatoren, wie z. B. der URO-Mentor, an welchem alle wichtigen endourologischen Eingriffe zu Ausbildungszwecken nachvollzogen werden können, bevor die Implementierung in die klinische Praxis erfolgt (Michel 2002).

Der Einsatz der Lasertechnik in der Medizin vor etwa 30 Jahren eröffnete auch für die Urologie ein Feld neuer operativer Möglichkeiten, wobei diese Technik sofort in die endourologischen Prozeduren eingebunden wurde.

Bewährt hat sich bisher vor allem der Einsatz des Lasers für die Lithotripsie von Harnsteinen, welcher eine ganze Palette verschiedener elektrohydraulischer und luftgetriebener mechanischer Verfahren wertvoll ergänzt (Holmium-Laser, Nd: YAG-Laser; Klingler 2003).

Außerdem kam die Lasertechnik bisher vor allem zur operativen Therapie der BPH zum Einsatz, wobei sich bisher keine der transurethralen Laserkontakt- und Non-Kontaktverfahren gegenüber der den Goldstandard immer noch verkörpernden transurethralen Elektroresektion durchsetzen konnte (Muschter 1995; Kuo 2003).

Mit der Weiterentwicklung der Glasfasertechnik werden sich auch die derzeitigen Laseroperationsverfahren verbessern lassen. Die Anwendung der Lasertechnik auf molekularbiologischer bzw. gentechnischer Ebene bleibt eine zukünftige Aufgabenstellung (Hofstetter 1995).

9.3.3 Zukünftiger Stellenwert der Endoskopie in der Urologie

Navigation in der Endoskopie und multimidale Bilddatenakquisition

Die Endoskopie wird zukünftig nicht mehr ausschließlich als singuläres Verfahren zu betrachten sein. So ergibt sich auch der Trend für die Urologie, die Endoskopie mit anderen Bildgebungsverfahren, z. B. Ultraschall und Röntgen zu vernetzen.

Die Endoskopie ist als eine Art bildgebendes Verfahren nur in der Lage, die Oberfläche von Hohlorganen und deren Veränderungen zu visualisieren. Im Vergleich zu anderen bildgebenden Modalitäten liefert sie jedoch keine Informationen über die Gewebeveränderungen außerhalb des intraluminalen Raumes (Hussein 1997; Merkle 1998; Teuffel 2001; Zantl 2002).

Ulzeröse und tumoröse Veränderungen stellen jedoch dreidimensionale Prozesse dar, wobei die 3. Dimension für den Endoskopiker unerkannt bleibt. Für die Kombination von endoskopischen Bilddaten mit CT-, MR- und Ultraschall-Daten ist eine leistungsfähige zentrale Bildplattform eine wichtige Voraussetzung, um eine multimodale Bilddatenakquisition und Bildbearbeitung zu ermöglichen.

Dabei werden endoskopische Instrumente in die dreidimensionalen Bilddaten mit Hilfe von Navigationsverfahren einbezogen.

Leistungsfähige Algorithmen werden dem Untersucher 3D-CT-/MRT-Datensätze nicht nur als Bündelung von Schichten, sondern auch in räumlicher Darstellung präsentieren, was den Methoden der »virtual reality« entspricht.

Virtuell kann man sich dann in diesen Bilddatensätzen bewegen, um eine Intervention zu simulieren und einen optimalen Zugangsweg z. B. für ein Laparoskop festzulegen.

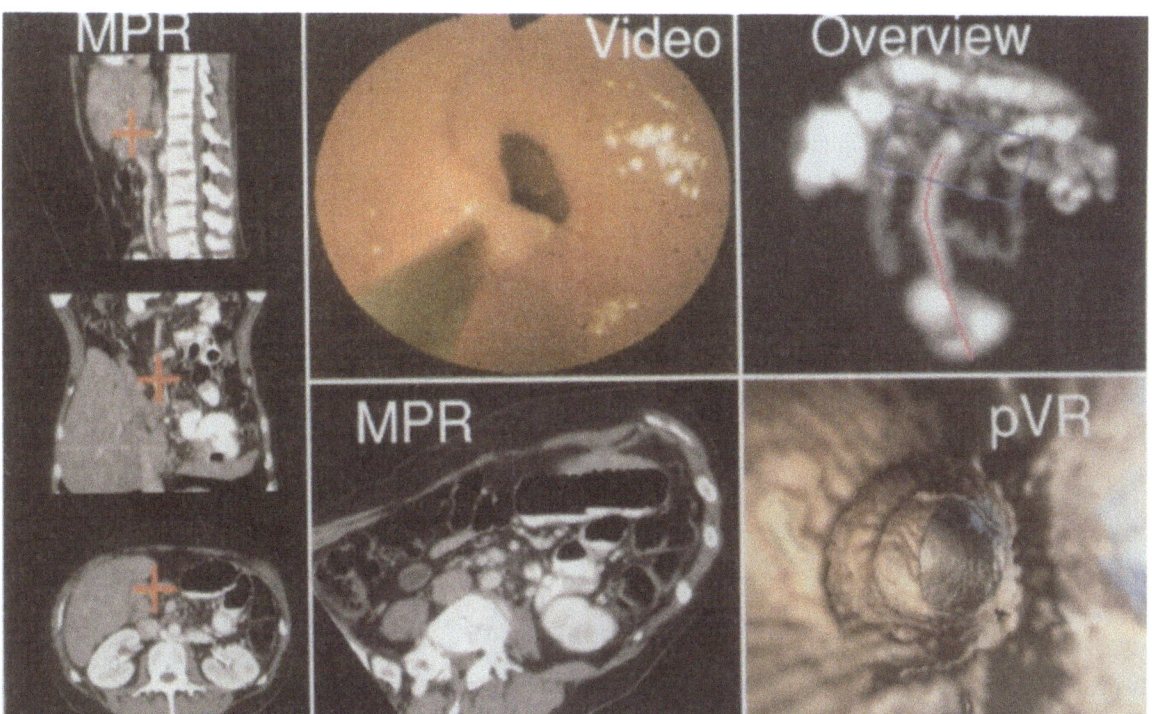

Abb. 9-4. Visualisierung multimodaler Bilddaten und der räumlichen Instrumentenlokalisation

Die Verknüpfung von CT, MR und Ultraschall in der Endoskopie wird deshalb den Arzt bei der mentalen Zuordnung der multimodalen Bilddaten zu anatomischen Strukturen unterstützen (Abb. 9-4; Kalender 1997; Simon 1997; Feussner 1998).

Im Sinne einer Therapieplanung wird man mit Hilfe von Navigationsverfahren und -systemen in der Lage sein, virtuelle Instrumente in einer virtuellen Anatomie zu nutzen, kritische Gewebestrukturen und Gefäßverläufe zu erkennen und therapeutische Eingriffe zu simulieren. Die Navigation in der Endoskopie erfolgt dabei durch die Definition ortsinvarianter Marker, welche mit anatomischen Landmarken korrespondieren.

Verbesserte Navigationssysteme werden zukünftig dem Endoskopiker und dem minimal-invasiven Chirurgen ermöglichen, im Sinne einer Rendez-vous-Technik die verschiedenen Instrumente (Endoskop und Laparoskop) zeitgleich in eine räumliche Position zueinander zu bringen (Abb. 9-5).

Die Durchführung laparoskopisch-endoskopischer Kombinationen stellt neue ergonomische Anforderungen an einen derartigen Interventionsarbeitsplatz (Teuffel 2001).

Virtuelle Endoskopie

Die interaktive Aufarbeitung von hochauflösenden 3D-CT-oder MRT-Bilddatensätzen zur Generierung von endoluminalen Ansichten wird als virtuelle Endoskopie bezeichnet.

Mit der Realisierung einer virtuellen Bewegung des Untersuchers in einem Hohlorgan gelingt es u. a., pathologische Veränderungen an dessen Innenwand zu erkennen. Voraussetzung für eine zuverlässige Diagnostik mittels virtueller Endoskopie, die bisher vor allem zur Abklärung gastrointestinaler Pathologika, zur Planung endoskopischer neurochirurgischer Eingriffe und als virtuelle Bronchoskopie eingesetzt wurde, ist eine hohe Ortsauflösung der 3D-Datensätze und eine gute Kontrastierung zwischen dem Lumen des Organs und dem umliegenden Gewebe (Dean 2001; Zantl 2002).

Basierend auf den ersten Ergebnissen der Anwendung in der Urologie im Sinne einer virtuellen Zystoskopie und einer virtuellen Ureterorenoskopie liegen ermutigende Ergebnisse bei der Diagnostik von Harnblasentumoren und Urothelkarzinomen des oberen Harntraktes vor (Abb. 9-6, 9-7; Narumi 1996; Merkle 1998; Takebayashi 1999, 2000; Beer 2001; Lämmle 2002)

Heute noch bestehende Limitationen, wie die geringe Sensitivität für die Detektion von pathologischen Strukturen kleiner als 0,5 cm oder die fehlende Konzeption zur Erkennung eines Carcinoma in situ werden in Zukunft durch technische Verbesserungen und durch höhere Computerleistungen, vor allem aber durch die Kombination mit anderen Untersuchungsmethoden (Laboruntersuchungen, Positronenemissionstomographie) eliminiert werden.

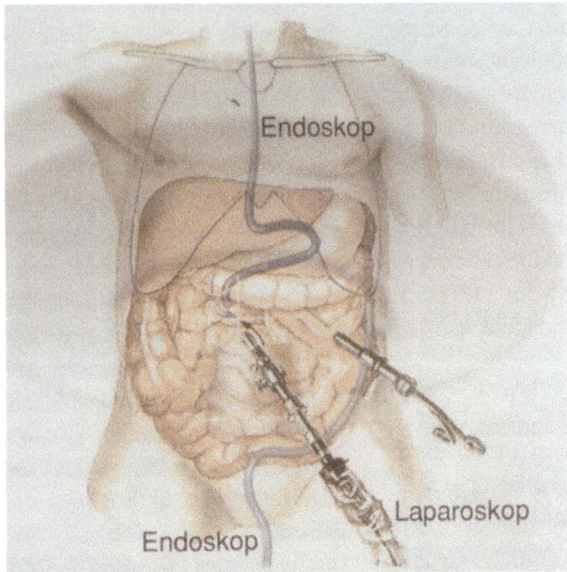

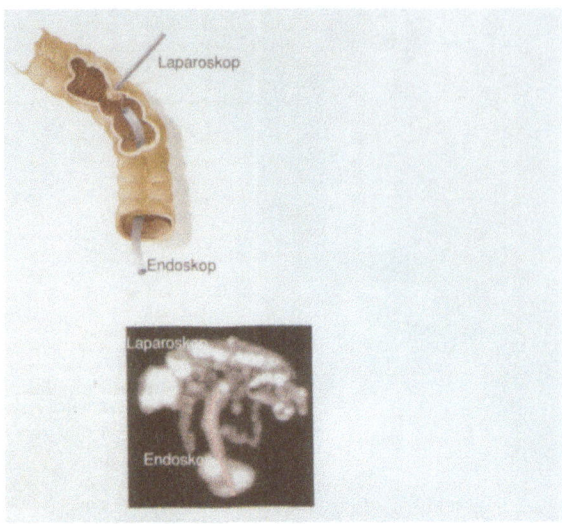

Abb. 9-5. Kombinationseingriff (Endoskopie/Laparoskopie – Oberbauch/Unterbauch)

Bedeutender erscheint zum gegenwärtigen Zeitpunkt, durch zukünftige Fusion von virtuellen Bilddaten mit realen endoskopischen Bildern eine Echtfarb-Information des pathologischen Prozesses zu ermöglichen (Assimos 2001; Teuffel 2001; Beer 2002).

9.3.4 Laparoskopie in der Urologie – eine schwere Geburt

Die Erfindung des Zystoskops durch Nitze leitete die Endoskopieentwicklung ein, auf deren zunehmende Bedeutung für das Fachgebiet der Urologie bereits verwiesen wurde. Laparoskopische Verfahren fanden in der Medizin schon Anfang des vergangenen Jahrhunderts ihre Anwendung, wobei technologische und nicht medizinische Aspekte eine Verbreitung der Methode naturgemäß limitierten. Eine breite Anwendung der Laparoskopie auf diagnostischer und insbesondere therapeutischer Ebene konnte erst durch die Erfindung von hochauflösenden Videosystemen und technologisch weiterentwickelten miniaturisierten Instrumenten verwirklicht werden (Tabelle 9-2; Fornara 2002).

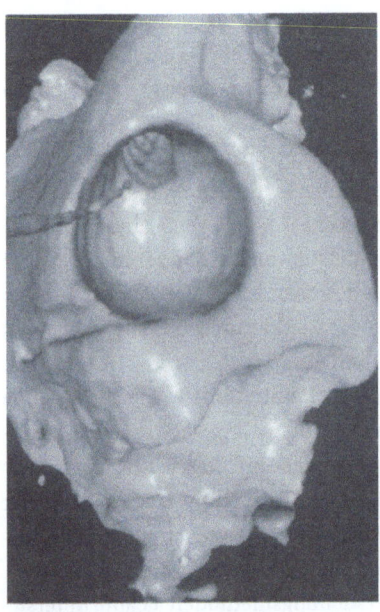

Abb. 9-6. Virtuelle Zystoskopie, Blasentumor im Blasendom (Dean 2001)

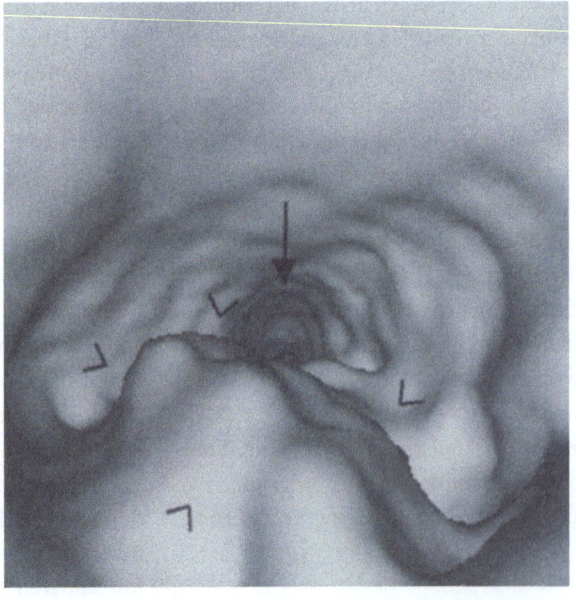

Abb. 9-7. Virtuelle Ureteroskopie. Großer obturierender Uretertumor (Zantl 2002)

Tabelle 9-2 Geschichte der Laparoskopie		
Jahr	Autor	Art des Eingriffs
1901	Kelling	Bauchspiegelung beim Hund
1910	Jakobeus	Peritonealinspektion beim Hund (Protoskop)
1923	Kelling	Bauchspiegelung beim Menschen
1983	Semm	Laparoskopische Appendektomie
1986	Mühe	Laparoskopische Cholezystektomie

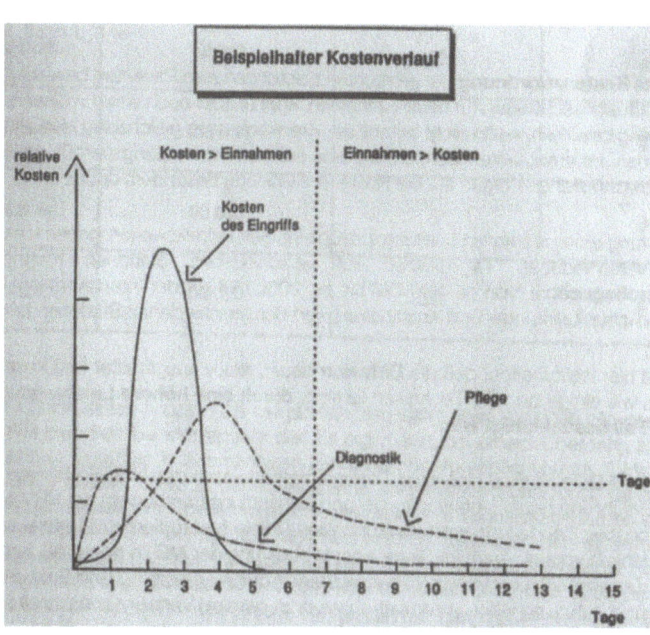

Qualitativer Kostenverlauf eines Krankenhausaufenthaltes

Das Interesse der Urologen an der Laparoskopie war anfangs trotz Vertrautheit mit endoskopischen Operationsverfahren überraschenderweise eher gering.
Sieht man von frühen Kasuistiken ab, wird der Beginn der laparoskopischen Chirurgie in der Urologie mit der ersten pelvinen Lymphadenektomie gleichgesetzt, die **W. Schuessler** und **T. Vancaillie** in San Antonio /TX in den USA im Oktober 1989 durchführten. Die erste laparoskopische Nephrektomie die R. V. Clayman 1990 durchführte, stellte einen weiteren Meilenstein dar (Tabelle 9-3).
Offensichtlich wurde die Diffusion der Laparoskopie in der Urologie durch Innovations- und Umsetzungshemmnisse gebremst. Strukturelle Hemmnisse, forensische Aspekte, das Fehlen verfahrensbezogener diagnoseorientierter Sonderentgelte und einer exakten Definition und Evaluierung der Vorteile der Laparoskopie generell sowie der einzelnen laparoskopischen Eingriffe haben anfangs die Verbreitung der Methode verhindert (Fornara 1999, 2002).
So basierte das bisher übliche Abrechnungssystem für die meisten Indikationen in öffentlichen Krankenhäusern im Wesentlichen auf vollpauschalisierten Tagessätzen, welche keinen Anreiz zur Einführung von Verfahren mit kürzeren Liegezeiten bieten (Abb. 9-8).
Den Nachweis der Kosteneffektivität bleibt die Laparoskopie in der Urologie bisher schuldig.
In Bezug auf die Zukunft kann davon ausgegangen werden, dass die Grenzen zwischen den medizinischen Disziplinen nach Einführung der Laparoskopie stärker in Frage gestellt werden und dass beispielsweise in der Laparoskopie geschulte Operateure fachfremde Eingriffe durchführen und hochqualifiziertes, in der Laparoskopie erfahrenes Operationspersonal damit auch fachübergreifend eingesetzt werden kann.
Abteilungsübergreifende Synergien bezüglich der gemeinsamen Nutzung von speziellen Geräten bzw. des komplexen laparoskopischen Operationsequipments und von geschultem Personal werden in den nächsten Jahren an Bedeutung gewinnen. Die Laparoskopie stellt eine typische Innovation dar, die deutlich schneller ist als die Evaluation. Noch kann beim gegenwärtigen Stand der Diffusion der laparoskopischen Techniken in der Urologie nicht definiert werden, für welche Indikationen sich die Technik letztendlich durchsetzen wird.
Gerade vor diesem Hintergrund sollten auch die spezifischen potentiellen negativen Auswirkungen und Risiken bei der flächendeckenden Verbreitung der Methode gesehen werden:
- Erhöhtes Operationsrisiko dann, wenn der Operateur in der Anwendung der Operation unerfahren ist,
- fehlende Langzeitergebnisse,
- höhere Risiken durch unkontrollierte Indikationsstellung,
- längere Operationsdauer im Vergleich zu den konventionellen Verfahren,
- derzeit noch fehlende Wertigkeit bei der Behandlung onkologischer Erkrankungen,
- für die Urologie typische kleine Fallzahlen.

Im Gegensatz zur Allgemeinchirurgie und zur Gynäkologie erfolgen heute noch laparoskopische Eingriffe in typischer Weise zentrumsgebunden. Dieses ist bei der Laparoskopie von besonderer Bedeutung, da diese Verfahren gerade durch die Lernkurve oftmals zeitaufwändiger sind als entsprechende konventionelle Operationen (Fornara 1999, 2002).

Tabelle 9-3. Laparoskopische Eingriffe in der Urologie – Historische Entwicklung

Jahr	Autor	Art des laparoskopischen Eingriffs
1976	Cortesi	Diagnostik beim Kryptorchismus
1989	Winfield	Transperitoneale Varikozelenligatur
1989	Schuessler	Pelvine Lymphadenektomie
1990	Clayman	Nephrektomie
1991	Schuessler	Radikale Prostatektomie
1991	Clayman	Nephroureterektomie
1992	Winfield	Nierenteilresektion
1992	Gagner	Adrenalektomie
1992	Parra	Zystektomie
1993	Urban	Nephropexie
1993	Gaur	Retroperitoneale Nephrektomie
1994	Janetschek	Retroperitoneale Lymphadenektomie beim Hodentumor
1994	Fornara	Transperitoneale bilaterale Nephrektomie nach Nierentransplantation
1994	Yang	Donornephrektomie
2001	Türk	Radikale Zystektomie mit kontinenter Harnableitung

Dennoch kann konstatiert werden, dass die Einführung der Laparoskopie in der Urologie zu einer willkommenen Erweiterung der operativen Techniken geführt hat, wobei das Therapiespektrum nicht revolutioniert, sondern vielmehr erweitert wurde.

Die anfangs unkontrollierte Entwicklung der Laparoskopie führte zur Notwendigkeit, ein klares Indikationsspektrum laparoskopisch behandelbarer urologischer Krankheiten zu definieren. Im Rahmen einer Konsensuskonferenz der Sektion Laparoskopie und Endourologie des Arbeitskreises Operative Techniken der Deutschen Gesellschaft für Urologie (DGU) im Jahre 1994 wurde diese Definition determiniert, und das teilweise im Vorgriff auf eine damals noch nicht verfügbare Datenlage. Indikationen für laparoskopische Eingriffe in der Urologie sind laut DGU (1994) in folgenden Fällen gegeben:

- Adrenalektomie,
- Nephrektomie,
- Nephroureterektomie,
- Nierenzystenfensterung,
- Lymphozelenfensterung,
- Kryptorchismus (diagnostisch und therapeutisch),
- Varikozelenligatur (nur bilateral oder Varikozelenrezidiv).

Für die benignen Indikationen ist das Indikationsspektrum derzeit exakt definiert. Bezüglich des Stellenwertes laparoskopischer Verfahren bei der Diagnose und Behandlung urologischer Malignome nimmt die Konsistenz der Datenlage aktuell rasch zu.

Dies ermöglicht heute zwar die Definition einer Entwicklungstendenz, aber noch nicht eine definitive Abschätzung der klinischen Wertigkeit. Zum gegenwärtigen Zeitpunkt kann davon ausgegangen werden, dass sich eine zunehmende Zahl der urologischen Kliniken in Deutschland mit der Anwendung laparoskopischer Techniken auseinandersetzt (Vögeli 2002). Diese Entwicklung wurde maßgeblich durch die gerätetechnischen Innovationen sowie durch die Durchführung komplexerer laparoskopischer Operationen wie die laparoskopische Nephrektomie, die laparoskopische Tumornephrektomie, die laparoskopische radikale Prostatovesikulektomie bis zur radikalen Zystektomie mit intra- oder extrakorporal konstruierter Urinderivation geprägt (Rassweiler 2000; Türk 2001; Janetschek 2002).

Die Determinierung der Wertigkeit dieser operativen Techniken im Rahmen der urologisch-onkologischen Behandlungskonzepte ist derzeit Gegenstand vielfältiger klinischer Forschungsaktivitäten in den ausgewiesenen Zentren (Breda 2001).

9.3.5 Computerassistierte Laparoskopie, Roboterchirurgie, Telechirurgie, Telemedizin, Telementoring

Neben der Möglichkeit, durchaus komplexe urologische Operationen laparoskopisch durchführen zu können, bestehen nach wie vor Limitationen, die die Manövrierfähigkeit bei laparoskopischen Eingriffen deutlich einschränken.

Das Vorhandensein starrer geometrischer Winkel zwischen den laparoskopischen Operationsinstrumenten, das zweidimensionale Bild auf den Monitoren oder Flachbildschirmen, die Störung der Augen-Hand-Koordination sowie das Fehlen einer taktilen Kontrolle konnten bisher durch technische Verbesserungen der entsprechenden Geräte und Instrumente nicht kompensiert werden (Rassweiler 2002).

In den letzten Jahren hat die Laparoskopie deshalb durch den Einsatz von Operationsrobotersystemen in der so genannten Telechirurgie eine technische Weiterentwicklung erfahren. Diese ermöglichen neben einer automatischen Kameraführung (z. B. AESOP Computermotion Inc., Goleta/CA, USA) mit dreidimensionaler Visualisierung die

Anwendung neuer, flexiblerer, mit mehreren gelenkartigen Enden ausgestatteten Instrumente, die das bei der konventionellen Laparoskopie bestehende Handicap der feststehenden Winkel der Operationsinstrumente zum Gewebe beseitigen.

Das fehlende taktile Empfinden kann jedoch durch die telechirurgischen Medien auch zukünftig nicht ersetzt werden.

Moderne Systeme (z. B. Da Vinci Robot, Intuitive Surgical, Moutain View, USA; Zeus, Computermotion Inc., Goleta/CA, USA) bestehen aus zwei Komponenten, dem im Sitzen agierenden Operateur und dem »chirurgischen Arm« mit den entsprechenden Operationsinstrumenten (◘ Abb. 9-9, 9-10, 9-11).

In der Urologie wurden diese Systeme bisher vor allem für die Durchführung der laparoskopischen radikalen Prostatektomie genutzt. Erfahrungen existieren ebenfalls bei der Anwendung der Operationsroboter für die Ureterolyse, die pelvine Lymphadenektomie, die Nephrektomie und die Pyeloplastik (Pasticier 2001; Rassweiler 2001; Binder 2002; Guillonneau 2003; Gettmann 2003).

Die Telechirurgie ist bis heute aus Kostengründen nur an einigen Zentren verfügbar, sie wird möglicherweise vor dem Hintergrund der für die Laparoskopie typischen, zügigen gerätetechnischen Entwicklungen in den nächsten Jahren klinische Realität werden.

Als Telemedizin bezeichnet man heute den Echtzeitaustausch medizinischer Informationen zwischen Ärzten an verschiedenen Orten durch Datenübertragung. Telementoring bedeutet dabei die Assistenz eines erfahrenen Operateurs. Die Möglichkeit, Teleroboter für Chirurgie zwischen zwei über eine große Distanz entfernte Orte durchzuführen, ist bereits experimentell durchgeführt worden und dient nicht nur zum Austausch medizinischer Informationen zwischen Ärzten an verschiedenen Orten, wobei neben Sprache und Daten auch Echtzeitvideomaterial über beliebige Distanzen übermittelt werden kann. Vielmehr versteht man unter dem Begriff Telementoring, dass ein erfahrener Operateur einem entfernten Kollegen unter telemedizinischen Bedingungen bei einem Eingriff assistiert.

Die Zuhilfenahme von Operationsrobotern bei der Realisierung der Telemedizin bezeichnet man als Telerobotik. Die Laparoskopie eignet sich dabei insbesondere für die Durchführung der Telerobotik, da hier einerseits Operationsroboter zum Einsatz kommen können, andererseits die Kamera dem Telementor am Steuerstand die optimalen Möglichkeiten einer Assistenz in der Ferne ermöglicht. Die telerobotischen Operationen werden gegenwärtig über ISDN-Leitungen realisiert (Rassweiler 2002; Frimberger 2002).

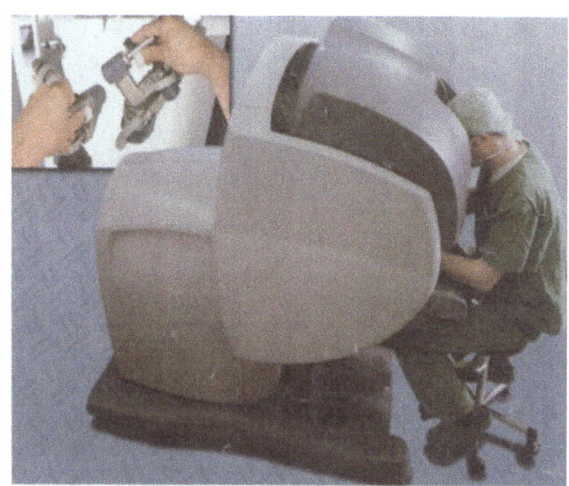

Abb. 9-9. Da Vinci Robot, Intuitive Surgical, Mountain View, USA

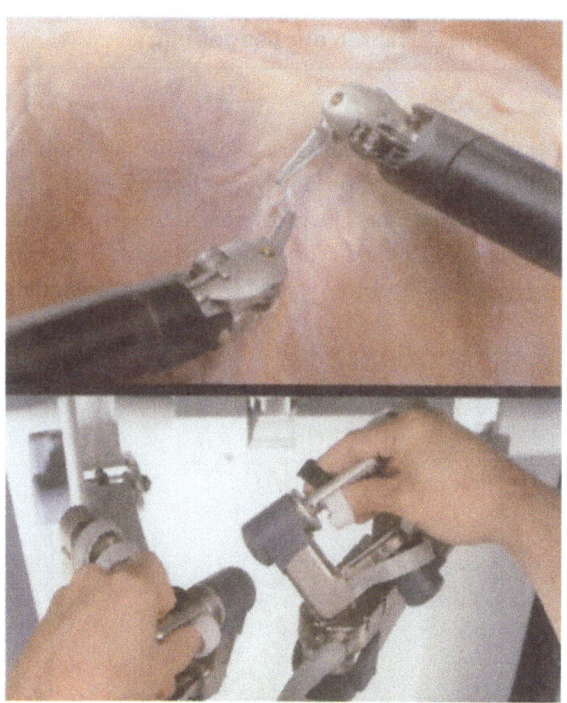

Abb. 9-10. Da Vinci Robot, Intuitive Surgical, Moutain View, USA, Instrumentenbedienung

Ein flächendeckender Einsatz dieser Robotersysteme wird derzeit durch die enormen Anschaffungskosten limitiert, die aber durch eine interdisziplinäre Nutzung der Geräte gesenkt werden können.

Von einer zukünftigen Generation dieser Systeme muss eine Reduzierung der Größe, eine verbesserte Transportfähigkeit, eine Vervollkommnung des zugehörigen Instrumentariums und eine zeitliche Einsparung bei der Vorbereitung des Roboters auf die Operation bei verbesserter Präzision verlangt werden.

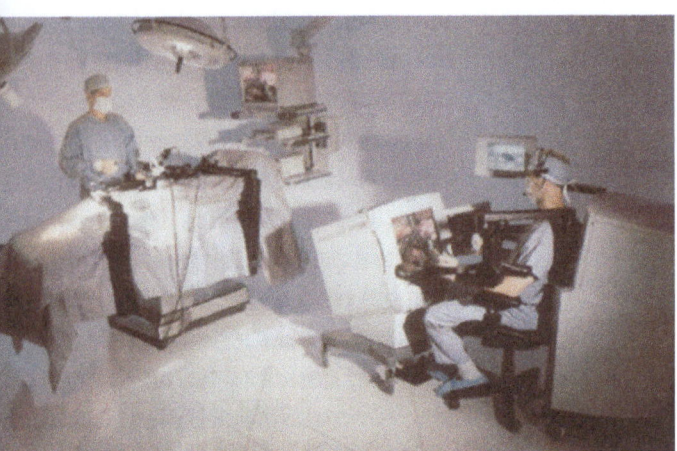

Abb. 9-11. Zeus, Computermotion Inc., Goleta/CA, USA

9.3.6 Kombinationen der Laparoskopie mit Verfahren der Bildgebung

Laparoskopische Sonographie

Die laparoskopisch applizierte Ultraschalldiagnostik befindet sich heute noch in einem experimentellen Stadium. Der erste Einsatz des laparoskopischen Ultraschalls wurde 1958 publiziert. Der Vorteil der laparoskopischen Sonographie im Vergleich zu perkutanen Ultraschalltechniken bei der Diagnose von Leber- und Pankreaserkrankungen ist dokumentiert (Matin 2001).

In der Urologie gibt es potentiell mehrere Indikationen für die intraoperative Applikation des diagnostischen Ultraschalls bzw. der sonographisch gesteuerten Biopsie, beispielsweise bei der laparoskopischen Lymphozelenmarsupialisation, bei der Nierenzystenwandresektion und der Nierentumorexzision sowie bei der Varikozelenligatur. Die laparoskopische Sonographie wird sich möglicherweise vor dem Hintergrund der Miniaturisierung entsprechender Transducer und im Rahmen der virtuellen Bildgebung unter Kombination von endoskopischen und bildgebenden Verfahren in der Entwicklung parallel zu den laparoskopischen Techniken entwickeln.

Inwiefern der dreidimensionale Ultraschall, die Dopplertechnik und weitere gerätetechnische Innovationen der Sonographie (Sono-CT, »harmonic imaging«) diese Entwicklung beeinflussen, bleibt abzuwarten.

Virtuelle Laparoskopie

Als eine spezielle Variante der virtuellen Endoskopie ermöglicht sie die Aufsicht auf Organoberflächen.
Die potentiellen Vorteile dieser Technik bestehen darin, dass im Vergleich zur herkömmlichen Laparoskopie zu-

Abb. 9-12. Virtuelle Laparoskopie mit CT-Darstellung

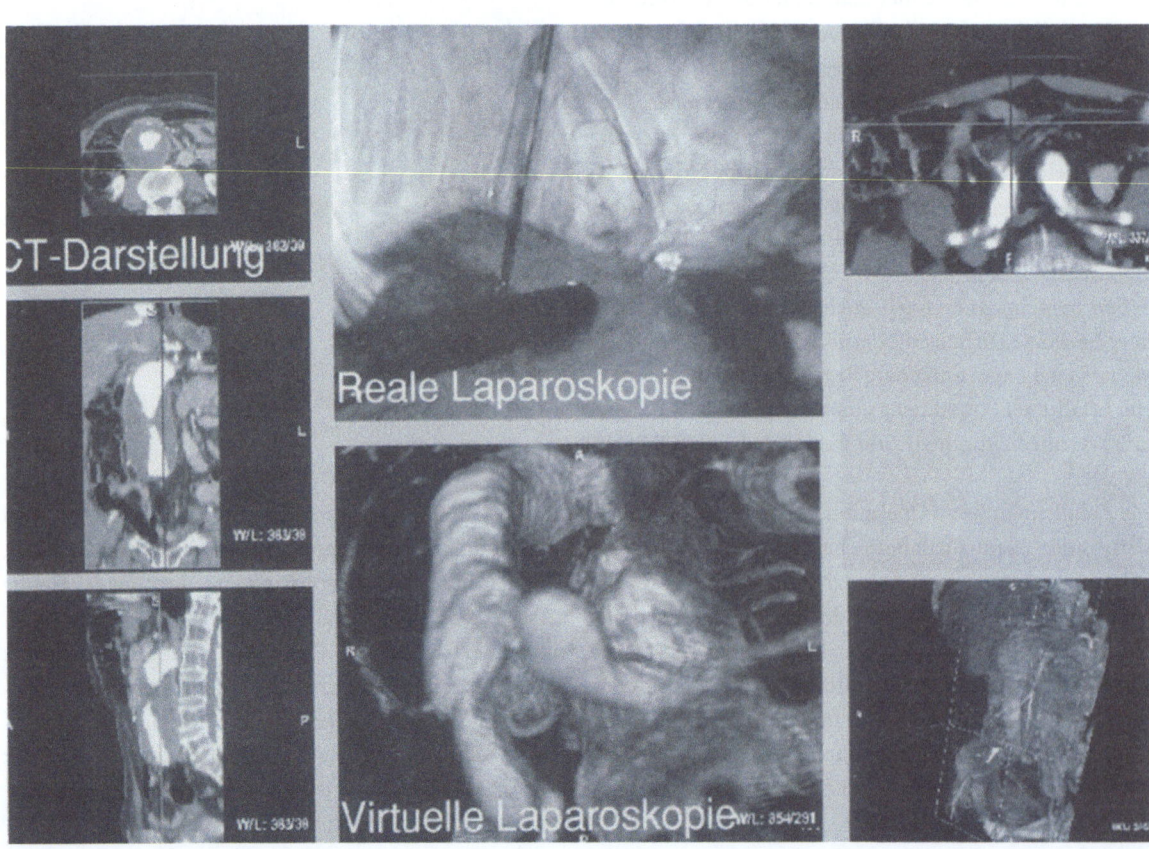

sätzlich die Tiefeninformationen der CT-/MR-Datensätze zur Verfügung stehen (Ersatz der 3. Dimension) und dass eine Organoberfläche aus zahlreichen Blickwinkeln des gesamten Bauchraumes dargestellt werden kann und somit nicht dem eingeschränkten Blickwinkel der Optik unterliegt (Abb. 9-12).

9.3.7 Weitere Forschungsfelder der Urologie

Biomaterialien und »tissue engineering«

Die Entwicklung auf dem Gebiet der Biomaterialien/Biowerkstoffe und ihrer Verarbeitungen hat das Fachgebiet Urologie ebenfalls beeinflusst. Die Biomaterialforschung für urologische Anwendungen ist gekennzeichnet durch die Modifizierung vorhandener Materialien und durch die Entwicklung neuer Biowerkstoffe, welche über eine hohe Biokompatibilität verfügen müssen (Seiter 2000).

Durch die Oberflächenveredlung vorhandener Materialien für die Harnableitung und Prothetik wird die Adhärenz von Bakterien und die Entwicklung von Inkrustationen bzw. von Biofilminfektionen an den Biomaterialoberflächen verhindert. Es gelingt zunehmend Pharmaka, wie z.B. Antibiotika in Biomaterialien zu implementieren, um eine permanente Wirkung dieser Stoffe durch Diffusion in das umgebende Gewebe zu erreichen (Beiko 2003).

Das Tissue engineering stellt ein noch junges Forschungsgebiet dar.

Durch die Resultate der Stammzellforschung und des »genetic engineering« wird es in Zukunft über die Beeinflussung der biochemischen und funktionellen Eigenschaften von tissue-engineertem Gewebe gelingen, beispielsweise undifferenzierte Zellen in verschiedene Zellarten des Organismus zu differenzieren.

Im Fachgebiet der Urologie werden große Anstrengungen unternommen, um aus bioptierten autologen Zellen nach Zellexpansion mittels Trägermedium (Scaffolds) eine Ansiedlung bis hin zum Organersatz zu verwirklichen. Erste Experimente widmeten sich bisher in der Urologie vor allem dem künstlichen Harnblasenersatz bzw. der Substitution der Blase durch eine Kombination aus Biomaterialien und und urothelialen Zellen und Muskelzellen (Atala 2001; Bartsch 2003).

9.4 Medizinisches Handeln in der Zukunft

Die Medizin hat eine wechselvolle Geschichte, voller Triumphe und Tragödien, voller Visionen und Enttäuschungen, voller Erfolge und Fehler und zutiefst geprägt von den jeweiligen kulturellen, gesellschaftlichen, politischen und wirtschaftlichen Rahmenbedingungen.

Heute schreitet die medizinische Wissenschaft immer rascher voran und mit ihr die Fähigkeit, nicht nur Krankheiten zu verstehen und zu überwinden, sondern das Leben selbst zu verändern, gar zu verlängern. Dies wirft naturgemäß eine Reihe von Fragen auf, die nicht nur Mediziner versuchen zu beantworten.

Welche Rolle nimmt heute die Medizin ein und welche Richtung wird sie weltweit einschlagen?

Der Status der Medizin ist heute sehr umstritten. Die medizinischen Errungenschaften des letzten halben Jahrhunderts haben mehr Menschenleben gerettet als je zuvor in der gesamten Geschichte der Medizin. Noch nie hat sie so viel erreicht, und noch nie schlug ihr solches Misstrauen entgegen.

In geradezu meisterhafter Art hat einer der renommiertesten Medizinhistoriker der Welt, **Roy Porter,** Professor für Sozialgeschichte der Medizin am Wellcome Institute for the History of Medicine in London in seinem 1997 erschienenen Werk »The Greatest Benefit to Mankind. A Medical History of Humanity from Antiquity to the Present« versucht, eine Standortbestimmung vorzunehmen und einen Blick in die Zukunft zu wagen.

Nachfolgend sind ausschnittsweise einige Grundzüge seines Denkens widergegeben.

Bis vor 150 Jahren leistete die Medizin nur einen minimalen Beitrag zur Verbesserung der Gesundheit.

Jahrhundertelang waren die medizinischen Unternehmungen zu kläglich, um heftige Kritik hervorzurufen. Mediziner wurden verspottet; wer aber konnte, rief im Krankheitsfall doch noch den Arzt. Man hatte allerdings keine großen Erwartungen, und wenn der Arzt wenig erreichte, beschwerte sich kaum jemand.

Dies hat sich nun geändert, wenn auch nicht auf einfache oder vorhersehbare Weise.

In den 40er-Jahren testete man das Penicillin noch an Mäusen, zehn Jahre später hatte es bereits Millionen Menschenleben gerettet. In den 50er-Jahren weitete sich die »erste pharmakologische Revolution« auf breiter Front aus. Sie brachte mit Psychopharmaka wie dem Chlorpromazin die ersten wirksamen Medikamente gegen Geisteskrankheiten hervor; andere pharmazeutische Errungenschaften, z. B. das Cortison, machten es möglich, aus dem zunehmenden Wissen über das Immunsystem Kapital zu schlagen.

Die Immunsuppression eröffnete der Transplantationschirurgie eine neue Welt. Seit den 1976 durchgeführten ersten Bypass-Operationen und Herztransplantationen scheint die operative Medizin gar keine Grenzen mehr zu kennen.

Das Zeitalter der Infektionen machte dem Zeitalter der chronischen Krankheiten Platz. Wer länger lebt, kann auch häufiger krank sein, und die Medizin bietet der Kritik mehr Angriffspunkte.

Grenzen und Ziele

In vielen europäischen Ländern wird mehr als ein Zehntel des Bruttosozialproduktes für Gesundheit aufgewandt; in den USA sogar fast 15%. Medizin kostet heute Unsummen, und mit ihrer wachsenden Öffentlichkeit nimmt auch die Kritik an ihr zu.

Die Medizin ist auch in anderer, entscheidender Hinsicht die Gefangene ihres eigenen Erfolgs. Viele schwere Krankheiten sind besiegt, viel Leid ist behoben, damit ist derzeit aber ihr Auftrag unklar geworden.

Was sind ihre Ziele? Wo liegen ihre Grenzen? Soll sie Menschen wahllos so lange wie möglich am Leben halten, ohne Rücksicht auf die Ausgangslage? Soll sie die Menschen dazu bringen, gesund zu leben? Oder ist sie bloß ein Dienstleistungsgewerbe, das jeden phantastischen Wunsch zu erfüllen hat; seien es nun kosmetische Operationen oder der Wunsch von Frauen, nach der Menopause Kinder zu bekommen? Oder aber im greisen Alter Potenz und Vitalität eines Jünglings zu haben?

Der Konsumismus in der Medizin ist – wie jede Art von Konsumismus – darauf angelegt, nicht zu befriedigen. Daher kommt es unvermeidlich zum sinkenden Nutzen. Man kann heute das Leben verlängern, aber es könnte ein Leben in erniedrigender Vernachlässigung werden, wenn die Ressourcen ausgeschöpft sind.

Ironischerweise verlangt die immer gesünder werdende Gesellschaft nach immer mehr Medizin. Eine optimale medizinische Versorgung gilt sogar als Grundrecht. Es entsteht ein gewaltiger, von den Medien verstärkter Druck – erzeugt von Medizinern, aggressiv werbenden pharmazeutischen und medizintechnischen Unternehmen und pflichtbewussten Einzelpersonen –, das Spektrum behandelbarer Krankheiten auszuweiten. Es werden Ängste erzeugt, man drängt die Menschen zu Laboruntersuchungen, deren reelle Bedeutung oft fraglich ist. Man erhebt einen physiologischen Lebensabschnitt, das Alter, zur Krankheit und macht ihn behandlungspflichtig. Dank ausgefallener Diagnostik entdeckt man immer mehr Krankheiten. die umfangreiche und teure Behandlungen nach sich ziehen. Heutzutage muss sich ein Arzt, der sich gegen eine Behandlung entschließt, u. U. einen Kunstfehler vorwerfen lassen.

Im Grunde handelt es sich um ein strukturelles Problem. Es ist Teil eines Systems, in dem ein wachsendes medizinisches Establishment angesichts einer immer gesünderen Bevölkerung dazu getrieben wird, normale Ereignisse wie die Menopause oder das Altern zu medikalisieren, Risiken zu Krankheiten zu machen und einfache Beschwerden mit ausgefallenen Prozeduren zu behandeln. Ärzte und Patienten erliegen zunehmend der Vorstellung, dass jeder irgend etwas hat, dass jeder und alles behandelt werden kann und somit auch muss.

Über Jahrhunderte war die Medizin machtlos und damit unproblematisch. Von der griechischen Antike bis zum Ersten Weltkrieg waren ihre Aufgaben einfach: mit tödlichen Krankheiten und schweren Behinderungen zu kämpfen, Lebendgeburten sicherzustellen und Schmerzen zu lindern.

Diese Aufgaben erfüllte sich mit mäßigem Erfolg. Heute, da ihre Hauptaufgabe erfüllt ist, lösen sich ihre Triumphe in Orientierungslosigkeit auf. Ob dafür Ärzte oder Politiker verantwortlich sind, spielt eine untergeordnete Rolle, es liegt aber auf der Hand, dass mit den größten Triumphen der Medizin auch die größten Probleme begannen. Die Medizin hat zu übersteigerten Erwartungen geführt, die eine zwingende Neudefinition ihrer Grenzen erfordern, auch und insbesondere vor dem Hintergrund immer größer werdender Möglichkeiten. Ansonsten werden die Erwartungen weiter ins Unermessliche wachsen und damit unerfüllbar werden.

Literatur

Altwein JE, Schmitz-Dräger BJ, Sökeland J (2002) Vielfältige Möglichkeiten in der Komplementärmedizin. Urologe B 42: 287–288

Assimos DG, Vining MD (2001) Virtual Endoscopy. J Endourol vol 15, 1 Feb: 47–51

Atala A (2001) Tissue engineering in urology. Curr Urol Rep Feb, 2: 83–92

Bartsch G, Atala A (2003) Tissue engineering in der Urologie – Prinzipien und Anwendung. Urologe A 42: 354–365

Becker CR (2001) Noninvasive coronary angiography with CT. Urologe B 41: 254–260

Beer A, Saar B, Link TM (2002) Virtuelle Endoskopie des Urogenitaltraktes auf der Basis T2-gewichteter und kontrastmittelunterstützter T1-gewichteter Datensätze. Urologe A 41: 552–558

Beiko DT, Knudsen BE, Watterson JD, Denstedt JD (2003) Biomaterials in urology. Review. Curr Urol Rep Feb, 4 (1): 51–55

Bellach BM (2001) Berechnungen der Dachdokumentation Krebs am Robert Koch-Institut: Reformbedarf des Gesundheitswesens. Stellungnahme anlässlich der Anhörung durch die Enquête-Kommission »Demographischer Wandel« des Deutschen Bundestages am 22.01.2001 in Berlin

Binder J, Jones J, Bentas W, Wolfram M, Probst M, Kramer W, Jonas D (2002) Roboterunterstützte Laparoskopie in der Urologie – Radikale Prostatektomie und rekonstruktive retroperitoneale Eingriffe. Urologe A 41: 144–149

Bove P, Stoianovic D, Micali S, Patriciu A (2003) Is Telesurgery a New Reality? Our Experience with Laparoscopic and Percutaneous Procedures. J Endourol 17: 137–142

Breda G, Nakada SY, Rassweiler JJ (2001) Future developments and perspectives in laparoscopy. Review. Eur Urol Jul 40 (1): 84–91

Buess G, Becker HD (1991) Minimal invasive Chirurgie. Leber, Magen, Darm. MIC 2: 49–54

Bundesministerium für Gesundheit (1994, 1996, 1998, 2001) Statistisches Jahrbuch Gesundheit

Chan AJ, Prasad PV, Saltzman P (2001) Magnetic Resonance Imaging in Endourology. J Endourol 15: 17–23

Chaussy CH, Schmiedt E, Jocham D (1982) First clinical experience with extracorporally induced destruction of stones by shock waves. J Urol 127: 417

Chaussy CH, Wilbert DM (1997) Extrakorporale Stoßwellenlithotripsie heute – eine Standortbestimmung. Urologe A 36: 194–199

Cohnen M, Jung G, Fritz B, Saleh A, Fürst G, Mödder U (2002) Moderne bildgebende Verfahren: MR-Urographie. Urologe A 41: 542–547

Das Gesundheitswesen (1994, 1995, 1996, 1997, 1998, 1999, 2001) Diagnosedaten der Krankenhaus-Patienten. Fachserie 12, Reihe 6.2

Epple W (2002) Praxiskommunikation im Wandel. Urologe B 42: 23–26

Feussner H, Dittler HJ (1998) Laparoskopisch-chirurgische Eingriffe. In: Bauch I, Halsband H, Hempel K, Rehmer M, Schreiber HW (Hrsg) Ambulante Chirurgie. Manual der ambulanten Chirurgie Bd II Gustav Fischer, Ulm Stuttgart Jena, S 327–340

Frede T, Hutzinger M, Rassweiler J (2001) Ultrasound in Endourology. J Endourol 15: 3–7

Fornara P (1999) Editorial. Minimal Invasive Chirurgie 8.1: 1–2

Fornara P (2002) Laparoskopie in der Urologie und ihr Einfluss auf das ambulante Operieren. Urologe B 42: 195–199

Fornara P, Binder J (2002) Urologische Laparoskopie – Wo stehen wir? Editorial. Urologe A 41: 99–100

Fornara P (2002) Laparoskopie in der Urologie. In: Jocham D, Miller K (Hrsg) Praxis der Urologie. Thieme, Stuttgart, S 283–305

Frimberger D, Kavoussi L, Stoijanovic R et al. (2002) Telerobotische Chirurgie zwischen Baltimore und München. Urologe A 41: 489–492

Gettman MT, Blute ML, Peschel R, Bartsch G (2003) Current status of robotics in urologic laparoscopy. Eur Urol 43: 106–112

Glenn S, Gerber MD (2002) Trends in endourologic practice. J Endourol 16: 12–16

Guillonneau B (2003) What robotics in urology? A current point of view. Eur Urol 43: 103–105

Hemal AK, Menon M (2002) Laparoscopy, robot, telesurgery and urology: future perspective. J Postgrad Med Jan–Mar, 48(1): 39–41

Hofstetter A (1995) Zukunftsperspektiven. In: Hofstetter A et al. (Hrsg) Laser in der Urologie. Springer, Berlin Heidelberg New York Tokio, S 135

Hussain S, Loeffler JA, Babayan RK, Fenlon HM (1997) Thin-section helical computed tomography of the bladder: Initial clinical experience with virtual reality imaging. Urology 50: 685–689

Janetschek G, Zachrani A, Vrabec G, Leeb K (2002) Laparoskopische Tumornephrektomie. Urologe A 41(2): 101–106

Jichlinski P, Karlsen SJ, Malmstrom PU et al. (2003) Hexyl aminolaevulinate fluorescence cystoscopy: new diagnostic tool for photodiagnosis of superficial bladder cancer – a multicenter study. J Urol 170: 226–229

Kalender WA, Engelke K, Schaller S (2001) Spiral CT: medical use and potential industrial applications. Urologe B 41: 254–260

Khan MA, Beyzade B, Tau W, Virdi JS, Potluri BS (2002) Effect of the rate of delivery of lignocaine gel on patient discomfort perception prior to performing flexible cystoscopy. Urol Int 68: 164–167

Klingler HC (2003) New innovative therapies for benign prostatic hyperplasia: any advance? Review. Curr Opin Urol 13 (1): 11–15

Kuo RL, Preminger GM (2001) Current Urologic Applications of Digital Imaging. J Endourol 15: 53–57

Kuo RL, Delvecchio FC, Babayan RK, Preminger GM (2001) Telemedicine: Recent Developments and Future Applications. J Endourol 15: 63–66

Kuo RL, Paterson RF, Kim SC, Siquiera Jr TM, Elhilali MM, Lingemann JE (2003) Holmium Laser Enucleation of the prostate (HoLEP): A technical update. World J Surg Oncol 6 (1): in Vorbereitung

Lämmle M, Beer A, Settles M et al. (2002) Reliability of MR Imaging – based virtual cystoscopy in the diagnosis of cancer of the urinary bladder. AJR Am J Roentgenol 178: 1483–1488

Landry JL, Gelet A, Bouvier R, Dubemard JM, Martin X, Colombel M (2003) Detection of bladder dysplasia using 5-aminolaevulinic acid-induced porphyrin fluorescence. BJU Int 91 (7): 623–629

Laissy JP, Abecidan E, Karila-Cohen P, Ravery V, Schouman-Claeys E (2001) IVU: a test of the past without future? Prog Urol Jun, 11(3):552–561

Leder RA, Nelson RC (2001) Three-Dimensional CT of the Genitourinary Tract. J Endourol 15: 37–46

Lee DI, Bagley DH, Liu JB (2001) Experience with endoluminal ultrasonography in the urinary tract. J Endourol Vol 15, 1: 67–74

Leitlinien zur PSA-Bestimmung in der Prostatakarzinomdiagnostik (Früherkennung des Prostatakarzinoms) (2002) Urologe A 41: 509–513

Loehning SA, Wirth M, Engelmann U (2001) Editorial: Alternative Therapien des lokalen Prostatakarzinoms. Urologe A 40: 180

Marinkovic SP, Badlani GH (2001) Imaging of the Lower Urinary Tract in Adults. J Endourol 15: 75–86

Matin SF, Gill IS (2001) Laparoscopic Ultrasonography. J Endourol 15: 87–92

McFarlane N, Denstedt J (2001) Imaging and the Internet. J Endourol 15: 59–61

Melchior H, de Geeter P (2002) Perspektiven der klinischen Medizin – am Beispiel der Urologie. Urologe B 42: 6–10

Merkle EM, Wunderlich A, Aschoff AJ (1998) Virtual cystoscopy based on helical CT scan datasets: Perspectives and limitations. Br J Radiol 71: 262–267

Michel MS, Knoll T, Kohrmann KU, Alken P (2002) The URO Mentor: development and evaluation of an new computer-based interactive training system for virtual life-like simulation of diagnostic and therapeutic endourological procedures. BJU Int 89(3): 17–24

Moran ME, Abrahams HM, Kim MD (2003) Laparoscopic Radical Nephrectomy: Financial Desincentives by the Health Care Financing Administration. Endourology 17: 133–135

Mühlhausen C (2002) Die neue Lifestyle-Medizin – High Touch Dienstleistungen bestimmen das Gesundheitswesen der Zukunft. Urologe B 42: 14–17

Muschter R, Hofstetter A (1995) Prostata. In: Hofstetter A et al. (Hrsg) Laser in der Urologie. Springer, Berlin Heidelberg New York Tokyo, S 106–116

Narumi Y, Kumatani T, Sawai Y et al. (1996) The bladder and bladder tumors: imaging with three-dimensional display of helical CT data. AJR Am J Roentgenol 167: 1134–1135, Urologe A 41 (2002): 552–558

Noldus J (2002) In der Diskussion: laparoskopische radikale Prostatektomie: Die radikale Prostatektomie beim klinisch lokalisierten Prostatakarzinom kontra laparoskopischer Zugangsweg. Urologe B 41: 55–59

Noldus J (2002) Die Ureterorenoskopie (URS) beim Harnleiterstein. Urologe B 42: 510–512

Nolte-Ernsting CCA, Kromback G, Staatz G et al. (1999) Virtuelle Endoskopie des oberen Harntraktes auf der Basis kontrastangehobener MR-Urographie Datensätze. Fortschr Röntgenstr 170: 550–556

Palapattu GS, Reiter RE (2002) Monoclonal antibody therapy for genitourinary oncology: promise for the future. Review. J Urol 168(6): 2615–23

Palisaar RJ, Noldus J (2002) Die extrakorporale Stoßwellenlithotripsie (ESWL) beim Harnleiterstein. Urologe B 42: 513–514

Pasticier G, Rietbergen JBW, Guillonneau B, Fromont G, Menon M, Vallancien G (2001) Robotically assisted laparoscopic radical prostatectomy: feasibility study in men. Eur Urol 40: 70–74

Radmayr C, Oswald J, Klauser A, Bartsch G, Frauscher F (2002) Kontrastmittelverstärkte Refluxsonographie bei Kindern. Ein Vergleich zur herkömmlichen radiologischen Untersuchungstechnik. Urologe A 41: 548–551

Rassweiler J, Sentker L, Seemann O, El-Quaran M, Stock C, Frede T (2000) Laparoskopische radikale Prostatektomie-Technik und erste Erfahrungen. Akt Urol 31: 238–247

Rassweiler J, Frede T (2002) Geometrie der Laparoskopie, Telechirurgie, Training und Telemonitoring. Urologe A 41: 131–143

De la Rosette JJMCH, Aarnink RG (2001) New Developments in Ultrasonography for the Detection of Prostate Cancer. J Endourol 15: 93–104

Sachverständigenrat für die Konzentrierte Aktion im Gesundheitswesen (2001). Bedarfsgerechtigkeit und Wirtschaftlichkeit, Gutachten 2000/2001

Schneider AW, Heicappell R (2002) www.Urologenportal.de – Aufbau einer gemeinsamen Internetplattform der deutschen Urologie. Urologe B 42: 18–22

Schreiber HW, Effenberger TH (1991) Chirurgische Laparoskopie – minimal-invasive Chirurgie. Langenbecks Arch f Chir: 65–66

Schulz WA, Burchardt M, Grimm MO (2003) Molekulare Diagnostik: Wie lange ist der Weg in die Praxis? Urologe A 42:623

Seiter KP, Schmitz D, Behrend D (2000) Biowerkstoffe in der Urologie. Urologe A 39 (5): 463–468

Shah J, Montgomery B, Langley S, Darzi A (2002) Validation of a flexible cystoscopy course. BJU Int Dec, 90 (9): 833–835

Siewert JR, Bollschweiler E, Hempel K (1990) Entwicklungsperspektiven in der Chirurgie: Wandel der Eingriffshäufigkeit in der Allgemeinchirurgie. Der Chirurg: 855–863

Simon DA et al. (1997) Development and validation of a navigational guidance system for acetabular implant placement. In: Mösges R (ed) Lecture notes in computer science. Springer, Berlin Heidelberg New York Tokyo, p 583, Urologe B 2001, 41: 254–260 © Springer-Verlag 2001

Sökeland J, Hiddemann W, Heidemann E (2001) Palliativmedizin. Urologe A 41:221

Stenzl A, Frank R, Eder R, Recheis W, Knapp R, Zur Nedden D, Bartsch G (1998) 3-Dimensional computerized tomography and virtual reality endoscopy of the reconstructed lower urinary tract. J Urol 159: 741–746

Takebayashi S, Hosaka M, Takase K et al. (1999) Computerized tomography nephroscopic images of renal pelvic carcinoma. J Urol 162/2: 315–318

Takebayashi S, Hosaka M, Kubota Y (2000) Computerized tomographic ureteroscopy for diagnosing ureteral tumors. J Urol 163: 42–46

Teuffel W, Allescher HD, Wessels G, Feussner H (2003) Endoskopie in einem Netzwerk bildgebender Verfahren. Urologe B 41: 253–260

Türk I, Deger S, Winkelmann B, Schönberger B, Loehning SA (2001) Laparoscopic radical prostatectomy. Eur Urol 40: 46–53

Türk I, Deger IS, Winkelmann B, König F, Loening S (2001) Laparoskopische radikale Zystektomie mit kontinenter Harnableitung (Mainz Pouch II) komplett intrakorporal durchgeführt – die ersten 7 Eingriffe. Urologe A 40 [Suppl 1]: 25

Vinning DJ, Zarogia RJ, Liu K, Stelts D (1996) CT cystoscopy: An innovation in bladder imaging. AJR Am J Roentgenol 166: 409–410

Vögeli TA, Burchardt M, Sulser T, Fornara P, Rassweiler J (2002) Ergebnisse der bundesweiten Datenerhebung über die urologische Laparoskopie. Urologe A 41(2): 120–122

Weißbach L (2003) Welchen Weg wählt unsere Fachgesellschaft? URO-NEWS 1

Weißbach L, Boedefeld EA (2002) Wie findet sich die Urologie in einem zukünftigen Gesundheitswesen zurecht? Urologe A 41: 5–9

Weißbach L (2002) Zukunft der Urologie. Urologe B 842: 11–13

Wickham JE (1987) The new surgery. Br Med J (Clin Res Ed): 1581–1582

Zacharias M, Jenderka KV, Heynemann H, Fornara P (2002) Transrektale Sonographie der Prostata. Aktueller Stand und Perspektiven. State of the art and future perspectives of transrectal sonography of the prostate. Urologe A 41: 559–568

Zantl N, Beer A, van Randenborgh H, Hartung R (2002) Die virtuelle Endoskopie des Harntraktes. Virtual endoscopy in urology. Urologe A 41: 552–558

Sachverzeichnis

A

Abrodil 207–209
Abrodilpfütze 209
Abszess (s. Nierenabszess) 5, 13, 20, 23, 106
Aderlass 33, 35, 230
Adrenalektomie 108, 293
– Mortaliät 110
Aerozystoskopie 115
Ägypten 2–8
AIDS 293
Aktinomykose 131, 133–134
Alchimie 44
Allgemeinmedizin 280
Alphablocker 253
Alraune 76
Ameisensäure 76
Amputation 279
Anästhesie 95–97, 105, 111, 233
– Äthernarkose 96, 118, 233
– Chloroformnarkose 105
– Entdeckung der Narkosemöglichkeiten 95–97
– Litholapaxie in Narkose 174
– Lokalanästhesie 164
– Periduralanästhesie 171
Anastomosenstriktur 125
Anatomie 13, 79, 86, 88, 95–97, 127, 136, 145, 214–215, 231, 233
– pathologische 95
Andrologie 294, 300–303
Angiographie 183
Antibiotika 317
Antidiarrhoikum 33
Antike 90
Antiphlogistika 15
Antisepsis 95, 97, 131, 133, 174
antiseptische Wirkung 60
Anurie 9, 11
Aphrodisiaka/Aphrodisiakum 15, 76
Apoplexie 294
Appendix testis 81
Arzneimittelkunde 13
Asepsis 96
Aszites 87
Äther 95–96, 280

Ätherinhalator 95
ätherische Öle 71
Atrophie 5
Atropin 76
Augenheilkunde 96, 141, 243
Ausgussstein 106
Auskultation 141
Ausscheidungsurographie 206–211, 288

B

Bacillämie 293
Bader 94
Bakterien 66
Baldrian 69
Barbiere 94
Bärentraubenblätter 69
Barium 201
Barock 85
Bauchdecke 66
Bauchfell 66
Belladonna 69
Beschneidung 5, 30, 214
Bestrahlung 279
Betäubung 40
Bibernelle 69
Bilddatenakquisition, multimidale 310
bildgebende Diagnostik 196–200
– Perspektiven 308
Biokompatibilität 317
Biomaterialien 317
Birkenblätter 69
Blase (s. Harnblase) 10, 63, 66, 71–72, 83, 97–98, 111–117, 137, 144, 147, 151, 155, 189, 258, 288–289
Blasenextrophie 83
Blasenkrankheit 121
Blasen-Scheiden-Fistel 73, 98, 100
Blasenschrittmacher 258
Blasenstein (s. auch Harnblasenstein) 2–3, 36–37
Blasensteinoperation/Steinschnitt 11, 19, 44, 52, 214, 279
Bleiwasser 71
Blutdruck 40
Blutung 104

Blutversorgung 80
Bohnenkraut 35
BPH (benigne Prostatahyperplasie) 25, 123, 163, 185, 292, 307
Brachytherapie 307
Brennesselwurzel 69
Bromnatrium 203, 206
Bronzekatheter 25
Bruchbänder 73
Bruchschneider 49

C

Carcinoma in situ 312
Cauterium (C.)
– C. actuale 100
– C. potentiale 100
Chemie 27, 44, 46, 85–86, 95, 143
– Iatrochemie 85
Chemolyse 183
Chemotherapie 253, 270, 289
Chirurgenordnung 94
Chirurgie/Urochirurgie 8, 13, 27–29, 40, 87–88, 94, 96, 114–134, 153, 155, 163, 169, 186, 204, 214, 216, 221–222, 231–234, 243, 250, 253–256, 260–262, 268–285, 293, 300, 313
– Elektrochirurgie, transurethrale 161–162
– endoskopische Chirurgie 155–160
– Fistelchirurgie 98, 100
– Nebennierenchirurgie 107
– Nierenchirurgie 103, 106, 111, 134, 137, 157, 288
– Penisprothesenchirurgie 300
– perkutane Chirurgie der oberen Harnwege 261
– Prostatachirurgie 122, 126, 253
– Samenblasenchirurgie 127–130
– Transplantationschirurgie 120, 276, 278, 318
– Workbench 261
Chloroform 72, 95–96
Chromozystoskopie 127
computerassistierte Laparoskopie 315–316

Computertomographie 204, 211, 288, 306, 308
Conduit 288
Cortison 318

D

Dammschnitt 20
Dauerspülresektoskop 174
demographische und berufspolitische Aspekte 306–308
Dermatologie 141, 272, 300
Destillation des Harns 44, 46
Diabetes 20
Diabetikerurin 42
Diagnose/Diagnostik 2, 47
– Ferndiagnose 45
– Harndiagnostik 41
– Schwangerschaftsdiagnostik 36
Dialyse 299
Diaphanoskop 150
Diaphanoskopie 149
Diätetik 13
Diathermie 164
Diathermiegerät 165
Dilatator 25
Diuretika 15
Dokumentation in der Endourologie 189–190
Dopamin 257
Doppelnaht 101
Doppelniere 82
Doppelureter 82
Doxorubicin 254
Druckerschwärze 40
Druckstöcke 40
Durchzugsnephrostomie 288
Dyskrasie 12, 24
Dysurie 2, 9, 13, 74

E

Elektrizität 145
Elektrochirurgie, transurethrale 161–162
– mit Hochfrequenzströmen 162
Elektrokauterisation 124
Elektrokoagulation 161–162, 164, 167
Elektroresektion 163, 310
Elektroresektoskop 162
Elektrotom 165

Elektrourethroskop 148
Embryo 84
Embryonalentwicklung 119
Endokamera 189
Endokrinologie 111
Endophotographie 189
Endoskop 145–147, 152, 157–159, 181, 184–185
Endoskopie 140–155, 179–185, 187, 196, 208, 308, 310–312, 317
– Chirurgie, endoskopische 155–160
– künftiger Stellenwert 310–312
– Lithotripsie, endoskopische 174–179
– oberer Harntrakt 179–185
– Videoendoskopie 310
– virtuelle 311–312
Endourologie 140, 185–190, 261, 274, 277, 280, 289
– Dokumentation 189–190
endovesikaler Kauter 157
Entzündung 21
Enukleation 123
Enuresis nocturna 73
Enzyklopädie 28, 61
Epinephrin 257
Epispadie 120–121
– Penisharnröhrenbildung bei Epispadie 121
Epithelialtumoren 119
Erektion 76
Erektionsstörungen (s. auch Impotenz) 257–260
– erektile Dysfunktion 308
– Vakuumerektionshilfen 259
Ersatzblase 288
Erstoperationen 117
Essenzen 84
Eunuchen 79
Evakuationszystoskop 175
Examen 51
Explorativschnitt 112
Exstirpation
– der Harnblase 113, 116
– der Niere 26, 104

F

Fachverselbstständigung 215–227
Ferndiagnose 45

Fistel
– Blasen-Scheiden-Fistel 73, 98, 100
– Steinfistel 63
– Urinfistel 62, 101
Fistelchirurgie 98, 100
Fisteloperateur 101
Französische Revolution 40
Fulguration 162

G

Galvanokaustik 153, 161
Gastroskopie 154
Gebetbuch 41
Geburtshilfe 73, 96, 115, 143
Gehirn 84
Gelbfieber 230
Gerätschaft
– große 58
– kleine 62
Geschlechtserkrankungen 74–76, 234–236, 267, 274, 279
Geschlechtsverkehr 84
Geschwulst 30
Gesundheitsökonomie 295–296
Gesundheitsprediger 44
Gicht 20
Glasmännchen 45
Glüheisen 30
Goldrute 69
Gonorrhoe 74–75
Grammatik 27
Grenzen und Ziele 318
Gynäkologie 28, 115, 216, 218–219, 221, 293, 300

H

Hals-Nasen-Ohren-Heilkunde 96
Hämaturie 2, 4, 9, 20–21, 288
– Makrohämaturie 116
Hämodialyse 299
Harn 36
Harnableitung 115
Harnblase (s. auch Blase) 10, 63, 66, 71–72, 83, 97–98, 111–117, 137, 144, 147, 151, 155, 189, 288–289
– Blasen-Scheiden-Fistel 73, 98, 100
– Blasenersatz, orthotoper 117
– Blasenkrankheit 21
– Diagnostik 41

Sachverzeichnis

Harnblase
- Divertikel 83
- Ektopie 120
- Entzündung 72
- Ersatzblase 288
- Exstirpation 113, 116
- Extrophie 83
- Inkontinenz 30, 63, 72–73, 125, 173, 256, 278
  - - stressbedingte 125, 173
- Punktion 66
- Tamponade 19
- Teilresektion 113
- Tumor/Blasenkrebs/Blasenkarzinom 83, 113, 253–255
- Tumorchirurgie 111–117
Harnblasenstein 2–3, 36–37, 89
- Behandlung 48–71
- Blasensteinoperation (s. Steinschneidung) 11, 19, 44, 52, 56, 59–71, 87–88
- Steinbildung 21
Harndestillation 44, 46
Harndiarrhoe 21
Harngeist 45
Harnglas 40
Harnleiterkatheter 94
Harnleiterkatheterung 157–159
Harnorgane 98
Harnröhre 9, 25, 27, 62–63, 144–145, 147, 149, 189
Harnröhrenklappen 262
Harnröhrenschnitt 20
Harnröhrenstriktur/verengung 9, 83
Harnschau 42, 47, 215
Harnstein 5, 46
Harntraktate 42
Harnumleitung 115
Harnverhaltung 9, 83
Harnwegsinfektion 124
Hebamme 49
Heilkunde 86–87, 214
Heilkunst 27, 51
Heilpflanzen 35
Heilpraktiker 50
Heparin 299
Hermaphroditismus 267
Herz 84
Hieroglyphen 2, 4
Histologie 86
HLA-System 298

Hochfrequenzgenerator 171
Hochfrequenzstrom 250, 273
Hoden 71, 289
Hodenhochstand 72
Hormonablation 283
Hormone 73
Hufeisenniere 82
Humoralpathologie (s. Pathologie) 13, 24, 33, 41, 85–86, 88, 95–97, 108, 119, 243
Hydronephrose 4, 82, 106, 158, 181
Hydrozele 71
Hydrozelenoperation 127
Hyperthermie 291
Hypertrophie 90, 123
Hyponatriämie 169
Hypospadie 30, 83, 120–121, 263

I

Iatrochemie 85
Ileum-Conduit 288
Illustrationen 79
Immunsuppression/Immunsuppressiva 298, 318
Impotenz 9, 76, 256–257, 278, 302
Indigokarmin 127
Indigokarminprobe 200
Induratio Penis Plastica 83
Infektion 11, 40, 294
- Harnwegsinfektion 124
Infusionsurographie 288
Ingwer 72
Inkontinenz (s. Harninkontinenz) 30, 63, 72–73, 125, 173, 256, 278
Inkontinenzoperationen 294
Innere Medizin 94, 214, 216, 221
Instrumentenreinigungsbereich 290
intrazytoplasmatische Spermieninjektion (ICI) 302
Irrigation 170
Irrigationszystoskop 173
Irrigator 172
ischiorektale Methode 128, 130
Ischurie 74

J

Jodkalium 203
Jodlithium 203
Jodlösung 72

Jodnatrium 203
Jodsilber 203
Jurisprudenz 16, 27

K

Kalziumkarbonat 9
Kalziumoxalat 5
Kamille 35
Kampfer 60, 71
Kantharidin 76
Kapuzinerkresse 69
Karbolsäurelösung 71
Karbolspray 120
Karbolsprayapparat 96
Karbonat 5
Kastrat 79
Kastration 18, 26, 79
Kasuistik 27
Katheter 10, 148, 231, 266
- Bronzekatheter 25
- Fertigsets 295
- Harnleiterkatheter 94
- Schlingenkatheter 180
- Ureterkatheter 200
Katheterismus/Katheterisierung 28, 30, 90–91, 179
- Harnleiter, beidseitiger Katheterismus 179
- Ureterenkatheterismus 112, 133, 153–154
Katheterpurin 295
Katzenminze 35
Kauter
- Elektrokauterisation 124
- endovesikaler 157
- Thermokauter 116
Kavernotomie 293
Keilschrifttafeln 8
Kernspintomographie 211, 306
Kinderurologie 262–263, 280, 310
Klistier 35, 60
Klistierspritze 42
Kloster 45
Klostermedizin 31–37
Knie-Ellenbogen-Lage 116
Knoblauch 35
Koagulation 161–162, 250
- Elektrokoagulation 161–162, 164, 167

Koagulation
- endoskopische Koagulation des Prostataadenoms 163
- Laserkoagulation 185
Kokain 95, 164
Kolik 2, 200
Kollargollösung 201
Kolpokleisis 117
Kolposkopie 147
Kolposuspension 294
Kondom 77
Kontrastdarstellung der ableitenden Harnwege 200
Kontrastmittel 183, 201, 203, 206–208
Kostenverlauf eines Krankenhausaufenthaltes 315
Krankheitsrerreger 96
Kräuterbuch 43
Kräutergarten, mittelalterlicher 34
Kräutermedizin 70
Kräuterweiber 49
Kryotherapie 291
Kümmel 35
künstliche Niere 299

L

Lacunae urethralis 81
Landwirtschaft 16
Laparoskopie 140, 145, 204, 261–262, 282, 293, 309, 313–317
- computerassistierte 315–315
- Geschichte 313–315
- Kombination mit Verfahren der Bildgebung 316–317
- virtuelle 317
Laryngoskopie 154
Laser 145, 176, 180, 184
- Laserkoagulation 185
- Laserlithotripsie 185
- Laserzystoskop 184
Lauch 35
Lazarett 56
Leistenbruchoperation 52
Letalität 135
Leukämie 254
Lichtleiter 140, 143–145, 208
- Anwendung 145
Lithoklasten 230
Litholapaxie 124, 174, 183
Lithotome caché 59, 65

Lithotomie 31
Lithotomisten 49–50, 53, 61
Lithotripsie 31, 176, 178, 215
- endoskopische 174–179
- Farbillustration 187
- Laserlithotripsie 185
- optische 175–177
- Stoßwellenlithotripsie 292–293, 295, 306
- Ultraschalllithotripsie 178, 261
Lithotriptor 31, 153–154, 174, 176–178, 230, 292, 310
- Entwicklung 177
Lohe 60
Lokalanästhesie 164
Lokalrezidiv 109
Lumbalschnitt 105
Lymphadenektomie 293, 313

M

Malignom 116
Mandragora 76
Mastektomie 255
Mathematik 143
Mayo Clinic 284–285
Meatotomie 156, 180
Medikamente 52
Medikamentenhändler (Theriakkrämer) 49
Medizin 16
Medizinalordnung 50
Medizinalwesen 88
Meersalz 45
Mesopotamien 8–10
Mignonlampe 140, 152, 155, 163
Mikrowellentherapie 248, 291
minimal-invasive Techniken 308–317
Minze 35
- Katzenminze 35
- Poleiminze 35
Mitomycin C 254
Mittelalter 26, 40
Morphologie 82
Morphopathologie 82
Mortalität 169, 173
- Adrenalektomie 110
- Steinmortalität 48
Mumie 2, 5
Musik 27
Myokardinfarkt 230

N

Nahtmaterial 101
Narkose (s. Anästhesie) 95–97, 105, 111, 158, 164, 171, 255
Nasensekret 41
Nebennieren 107, 111, 137, 204
- Chirurgie 107
- Struma 109
- Tumor 108
Nebennierenrinde 109
Nephrektomie 106–107, 110, 149, 200, 215, 260–261, 288, 293, 308, 315
- laparoskopische 309
- Tumornephrektomie 106, 133
Nephritis 23, 130
- Pyelonephritis 180
Nephrolithotomie 107, 260
Nephroskopie, perkutane 140, 145, 181–185
Nephrostomie
- Durchzugsnephrostomie 288
- perkutane 104, 183, 209
Nestorianer 26
Neurologie 294
Neurotransmitter 282
Neurourologie 294
Neuzeit 15, 24, 40, 48, 53, 74, 79, 89
Niere(n) 71, 97, 111, 137, 145, 152, 157, 182, 260–261, 284
- Abszess 5, 20, 23, 106
- – perirenaler 13
- Chirurgie 103, 106, 111, 134, 137, 157, 288
- Doppelniere 82
- Exstirpation der Niere 104
- Funktionsdiagnostik/-prüfung 112, 127
- Hufeisenniere 82
- künstliche 299
- Nebennieren 111, 137
- Polyzyste 82
- Restniere 104
- Schrumpfniere 106
- Trauma 106
- Tumor 82
- – Tumornephrektomie 106, 133
- Urniere 119
- Wanderniere 82
- Zyste 82
Nierenbeckenspülung 115

Sachverzeichnis

Nierenektopie 82
Nierenfunktionsdiagnostik 211
Nierenkanälchen 86
Nierenkrankheiten 135
Nierenphysiologie 273
Nierenstein 37
- Behandlung 181–185
Nierenstiel 104
Nierentransplantation 293, 297–298
Nobelpreis 211, 270, 282–283, 292
Nuklearmedizin 211

O

Odermenning 69
Ohnmacht 69
Öle, ätherische 71
Onkologie 279–280, 285, 294
- Uroonkologie 294, 308
Operationstechnik 125
Operationszystoskop 140, 153, 156–157, 159–161, 163, 179
Opiate 282
Orthopädie 96, 233
Ösophagoskopie 154
Oto- und Laryngoskopie 154
Ovarien 15

P

PADAM 302
Pädiatrie 276
Palliativmedizin 308
Palpation 141
Papyri 2, 40
Pathologie/Humoralpathologie 13, 24, 33, 41, 85–86, 88, 96–97, 108, 243
- Anatomie, pathologische 95
- Morphopathologie 82
- Zellularpathologie 119
Pathophysiologie 257, 260
Penicillin 318
Penis 4, 71
- Deviation 302
- Erektion 76
- Impotenz/erektile Dysfunktion 9, 76, 256–257, 278, 302, 308
- Induratio Penis Plastica 83
- Priapismus 77–78, 301
- Schwellkörper-Autoinjektionstherapie (SKAT) 301

Peniserkrankungen 76–79
Penisharnröhrenbildung bei Epispadie 121
Penisklemme 73
Penisprothese 76, 258, 300
Penisprothesenchirurgie 300
Perforation 23
Peritoneum 104
Peritonitis 104
Perkussion 141
Petersilie 69
Pfannenstielschnitt 113
Pharmakologie 95
Pharmazeutik 13
Phenoxybenzamin 301
Philantropie 280
Philosophie 16, 27, 143
Phimose 9, 25
Phlegmone 19
Phosphat 5
Phosphodiesterase 259
Physik 27, 85–86
Physiologie 13, 79, 85–86, 88, 95, 96, 215, 257, 260, 276
- Nierenphysiologie 273
Phytopharmaka 35
Phytotherapie 15, 33, 69
- Renaissance der 15
Pioniertat 105
Plastik 2
plastisch-rekonstruktive Urologie 118–122
Plazenta 84
Plexus venosus vesicoprostaticus 114, 129
Pneumatiker 20
Pneumokokken 264
Pneumoperitoneum 204
Pocken 280
Podophyllin 253
Poleiminze 35
Polypenhaken 58
Polyurethan 289
Polyzyste 82
Positronenemissionstomographie (PET) 280
Postgraduiertenstudium 233
Pouchbildung 117
Präperitoneoskopie 140
Priapismus 77–78, 301
Produkttechnik 295–296

Prognose/Prognostik 47
Proktoskopie 147
Prostaglandin 259, 301
Prostata 15, 62, 90, 97, 111, 122–123, 137, 161, 169–170, 190, 204, 234, 236, 254–255, 270, 278, 283, 289
- Adenom, endoskopische Koagulation 163
- Chirurgie 122, 126, 204, 253
- Elektrolyse 161
- intraprostatische Spirale 292
Prostatahyperplasie, benigne (BPH) 25, 123, 163, 185, 292, 307
Prostatahypertrophie 153, 253
Prostatakarzinom 124, 291, 307
Prostataphosphatase 291
Prostatapunch 163
Prostataresektion 164, 204, 309
Prostatovesikulektomie 124–126, 315
Prostatektomie, transurethrale (TURP) 163–174, 255–257, 262, 267–269, 275, 277, 291, 306–307
PSA (prostataspezifisches Antigen) 291, 307
Punchoperation 164
Pyämie 118
Pyelitis 28
Pyelographie 200–204, 207–208, 274
- intravenöse 207
- retrograde 200–204
- Ureteropyelographie 127, 136
Pyelolithotomie 288
Pyelonephritis 180
Pyelonephrotomie 260
Pyeloureteroskop 181
pyelovenöser Reflux 201
Pyonephrose 13
Pyurie 9

Q

Quacksalber 50

R

Radikalität 125
Radiologie 200, 204, 243
radiologisch urologisch bildgebende Diagnostik 196–200
Raute 35
Reflux 274, 278, 308

Reflux
- Blasen- und Harnleiter-Reflux 271
- pyelovenöser 201
- Sonographie 308
- vesikoureteraler 83, 278
Reformation 40
Rektoskop 165
Rektoskopie 147, 154
Relief 2
Ren mobilis 106
Renaissance 40
- der Phytotherapie 15
Renoskopie 179
- Ureterorenoskopie 140, 145, 159, 312
Renovasographie 210
Reproduktionsmedizin 302
Resektionssaal 290
Resektoskop 162–163, 166–174, 248, 250–253, 264–265, 272–273
- Dauerspülresektoskop 174
- Elektroresektoskop 162
Restniere 104
Retroperitoneoskopie 140
Rhetorik 16
Rheumatismus 27
Roboterchirurgie 315
Rollsiegel 8
Röntgenapparatur 198
Röntgenaufnahmen 196
Röntgendiagnostik 198, 211, 219
Röntgenstrahlen 196, 198
Rosmarin 71
Rotwein 71

S

Salizylsäure 119
Salpeter 9
Salvarsan 272
Salz
- Meersalz 45
- Urinsalz 45
Samenblasen 111, 127, 130, 137, 204, 255
- Chirurgie 127–130
- Exstirpation 128
- - ischiorektale Methode 128, 130
Schachtelhalmkraut 69
Schambein 66
Scharlatane 49

Schistosomiasis 3
Schließmuskel 63
Schlingenkatheter 180
Schrumpfniere 106
Schwangerschaftsdiagnostik 36
Schwellkörper-Autoinjektionstherapie (SKAT) 301
Scopolamin 76
Sectio alta 65–69, 88
Sedativum 33
Sehe-Strahl, dreifach geartet 140
Senf 35
Sepsis 163
- Antisepsis 95, 97, 131, 133
- Urosepsis 19
Serotonin 257
Silikon 289
Simonisierung 106
Sklerosierungsbehandlung 71
Skrotum 4
Spermatorrhoe 9
Spermieninjektion, intrazytoplasmatische (ICI) 302
Spirale, intraprostatische 292
Spülflüssigkeit 252
Sputum 41
Starnadel 58
Starstecher 49
Starstich 26, 52, 58
Steinbildung 21
Steine
- Blasenstein/Harnblasenstein 2–3, 36–37, 89
- Harnsteine 5, 46
Steinextraktion 183
Steinfistel 63
Steinkörbchen 179–180
Steinmortalität 48
Steinschneider 48–50, 53–59
Steinschneidung/Steinschnitt/Blasensteinoperation/-therapie 11, 19, 44, 52, 56, 59–71, 87–88, 174, 214, 219, 279
- Steinschnittvarianten 59–69
- alternative Behandlungsmethoden 69–71
- - celsesischer Schnitt 60–62
- - hoher Steinschnitt oder Sectio alta 65–69, 88
- - Lithotome caché 59, 65
- - Mastdarmblasenschnitt 63

- - Scheidenblasenschnitt 63
- - Seitensteinschnitt 56, 63–65
Steinzange 30
Stethoskop 42
Stickstoffoxid 257
Stomatoskopie 154
Stoßwellenlithotripsie 292–293, 295, 306
Strahlenpilz 131
Strangurie 13, 74, 90
Streptokokken 264
Stressharninkontinenz 125, 173
Strikturbildung 163
Symbiose 118
Syphilis 50, 74–74
Szintigraphie 211

T

Teflon 294
Telechirurgie 315
Telemedizin 315
Telemonitoring 315
Terpentinöl 9
Tetanus 20, 264
Therapie 2
- Brachytherapie 307
- Chemotherapie 253, 270, 289
- Kryotherapie 291
- Mikrowellentherapie 248, 291
- Phytotherapie 15, 33, 69
- Schwellkörper-Autoinjektionstherapie (SKAT) 301
- Steinschnitttherapie (s. dort) 11, 19, 44, 52, 56, 59–71, 87–88, 174, 214, 219, 279
Theriakkrämer (Medikamentenhändler) 49
Thermokauter 116
Thiotepa 253–254
Thorium 203
Thromboembolie 104, 117
Tissue engineering 317
Tracheotomie 279
Transplantationschirurgie 120, 276, 278, 318
- Nierentransplantation 293, 297–298
Trokar 67
- suprapubischer 172–173
- Zystoskopie 174
- - suprapubische 176

Tuberkulose 204, 288
- Urogenitaltuberkulose 131, 293
Tumor 3, 109
- Blasentumoren/Blasenkrebs/Blasen-
  karzinom 83, 113, 253–255
  - - Harnblasentumorchirurgie
    111–117
  - - Thermokauterentfernung 116
- Epithelialtumoren 119
- Malignom 116
- Nebennierentumor 108
- Nierentumor (s. dort) 82, 106
- Prostatakarzinom 124
- Tumornephrektomie 106, 133
TUR (transurethrale Resektion), Ent-
  wicklung 249–253
Türflügelschnitt 112
TURP (transurethrale Protstatektomie)
  163–174, 255–257, 262, 267–269,
  275, 277, 291, 306–307
- Niederdruck-TURP 172
- Prostatektomie-Index 186
- radikale 255–257
Typhus 230, 285

U

Ultraschall/Ultraschalldiagnostik 145,
  176, 180, 211, 219, 261, 291, 306, 316
Ultraschalllithotripsie 178, 261
Ulzeration 23
Urämie 4, 11, 114, 163
Ureter 23
- Doppelureter 82
Ureterdynamik 295
Ureterkatheter 200
Ureterokutaneostomie 288
Ureteropyelographie 127, 136
Ureterorenoskop 180–181, 310
- flexibles 181
Ureterorenoskopie 140, 145, 159, 312
Ureteroskopie 179, 293
- virtuelle 312
Ureterenkatheterismus 112, 133,
  153–154
Urethra 116
Urethroskop 150–151, 156, 158, 161,
  164, 181, 271
- flexibles 181
Urethroskopie 145–147, 149, 155

Urethrotomie/Urethrotomia (U.)
  17, 67, 155, 235, 255
- U. externa 17
Urethrozystoskopie 140, 157–159, 310
Urin 40, 218
- Diabetikerurin 42
Urinal 41, 43
Urinfistel 62, 101
Uringlas 43
Urinsalz 45
Urinschau 35
Urniere 119
Urochirurgie (s. Chirurgie) 8, 13, 27–29,
  40, 87–88, 94, 96, 114–134, 153, 155,
  161, 163, 169, 186, 204, 214, 216,
  221–222, 231–234, 243, 250,
  253–256, 260–262, 268–285, 293,
  300, 313
Urodynamik 241, 294
Urogenitalsystem/Urogenitaltrakt
  71, 83, 94, 96, 107, 115, 120, 129, 201,
  307
Urogenitaltuberkulose 131, 293
Urographie 207
- Ausscheidungsurographie
  206–211, 288
- Infusionsurographie 288
Urolithiasis 198, 306, 309
Urologie 2, 40, 87, 94, 96–98, 115, 127,
  130, 151, 155, 166, 184, 189–190, 198,
  201, 203, 211, 214–215–216,
  219–227, 230–238, 243, 247, 254,
  261–262, 264–269, 272–273,
  277–285, 290, 295–296, 306–308,
  310–315, 316
- Endourologie 140, 185–190, 261,
  274, 277, 280, 289
- Entwicklung der Urologie im
  20. Jahrhundert 230–236
- Kinderurologie 262–263, 280, 310
- Perspektiven 308
- plastisch-rekonstruktive 118–122
- Quellenfächer 216
- Terminus/Definition 217, 219
Uromantie 43, 47, 218
Uroonkologie (s. auch Onkologie) 294,
  308
Uroselectan 207–208
Urosepsis 19
Uroskop 36
Uroskopie 25–26, 40–42, 44, 46–47

V

Vaginoskopie 154
Vakuumerektionshilfen 259, 300
Varikozele 18, 82
- Verödung 209
Vereiterung 21
vesikoureteraler Reflux 83
Vesikulographie 204
Videoendoskopie 310
Videokamera 186
Videozystoskopie 292
Viersäftelehre 33
virtuelle
- Laparoskopie 317
- Ureteroskopie 312
Volksmund 50

W

Wacholder 69
Wanderärzte 49, 52
Wanderniere 82
Wasserbruch 57
- Behandlung 52
Wasserintoxikation 167
Weingeist 45
Wundarzneikunde 94
Wundärzte 50, 62, 94
Wundheilung 60

Y

Yohimbin 301

Z

Zahnbehandlung 52
Zahnbrecher 49
Zellularpathologie 119
Ziele 318
Zirkumzision 25, 71, 94
Zuckerlösung 72
Zukunft, medizinisches Handeln in
  318
Zystektomie 117, 247, 253, 262, 288,
  315
Zystitiden 35

Zystographie 127
Zystoprostatektomie 114
Zystoskop 94, 141, 150, 154, 156, 159–160, 163, 174, 185, 190, 215–216, 218–219, 234, 247–250, 252, 264, 271, 273, 275, 277–278, 293, 309, 313
- Evakuationszystoskop 175
- Irrigationszystoskop 173
- Laserzystoskop 184
- Operationszystoskop 140, 153, 156–157, 159–161, 163

Zystoskopie 97, 152–153, 155–157, 163, 177, 198, 200, 204, 230, 265, 312
- Aerozystoskopie 115
- Chromozystoskopie 127
- perkutane 140
- Trokarzystoskopie 174
- Urethrozystoskopie 140, 157–159
- Videozystoskopie 292

Namensverzeichnis

A

Abd ar-Rahman III 29
Abel 299
Abu Ali al-Hussain ibn Abdullah ibn Sina al Quanuni (Avicenna) 26–29
Abu Bakr Muhammad ibn Zakariya ar-Razi (Rhazes) 22, 24, 26–27, 29
Abul-I-Quasim 26, 29
Actuarios 41
Aetios von Amida 22, 24–25, 27
Akruarios, Johannes 25
Albarran, Joaquin M. 159–160, 179, 293
Albers-Schönberg, Hans E. 198, 201
Alberti, Leon B. 79
Albucasis 29–31
Alcock, Nathan 251
Alexander der Große 11, 13
Alghisi 62
Alken, Carl E. 41, 181, 224, 261, 290–291, 296
Alken, Peter 178, 183
Alkmeon von Kroton 12
Almgard 183
Altwein 183
Ambrose, Sam 246
Amenophis I. 2, 14
Amenophis II. 5
Amman 43
Ammonius 13, 30, 174
Amplatz, Kurt 261
Amusat, Alphonse 174
Amussat, Jean-Zulema 218
Anaximenes von Milet 11
Andreas 15
Andry, Nicolas 218
Anicia Juliana 15
Ankh-ma-Hor 5
Antal 146
Antonios Pius 22
Apostate, Julian 25
Appolonios Mys 15
Aretaios von Kappadokien 15, 20, 22
Aristoteles 12–13, 24, 80, 84
Arlt, von, Ferdinand R. 111
d'Arsonval 162, 250
Asklepiades 15
Asklepios 11
Aso, Y. 181
Assurbanipal 8
Aurel, Mark 22–23
Avicenna (Abu Ali al-Hussain ibn Abdullah ibn Sina al Quanuni) 26–29
Ayers, Winfried 230

B

Balduin von Chartres 36
Ballenger, E.G. 266
Bardenheuer, Bernhard 97, 111–117, 200
Barnes, Roger 170, 290
Barringer, Benjamin 254
Bartisch, Georg 48–49, 53, 59–60
Bartley 183
Baseilhac, Jean 59, 67
Bauhin, Caspar 82–83, 90
Baum, Th. 113
Baumrucker, George 251
Bausch 247
Bayce, William 260
Bay-Nielson, H. 182
Beaulieu, Jaques 54–56, 88
Becker, Otto 111–112
Béclère, Antoine 289
Beer, Edwin 162, 164, 250, 262, 273
Belfield, William T. 204, 271–272
Belknap, H.D. 266
Bellini, Lorenzo 46, 81, 84, 86
Belt, Elmer 256
Bénèche, Louis 150
Benedikt von Nursia 31–32, 36
Benivieni, Antonio 80, 82
Berci, G. 182
Bergmann, von, Ernst 96, 127, 135, 152–153, 175, 257
Berkeley-Hill, M.B. 173
Bernheim 262
Bernoin, Charles 53–54, 57
Bertani 161
Bertharius von Montecassino 36
Bicknell, Frank 262
Bier, August 207, 215
Bigelow, Henry J. 96–97, 174–175, 232–233
Biller, Axel 57
Billroth, Th. 115, 124–125, 175, 201, 230, 255
Binz, Arthur 207
Birch-Hirschfeld, von, Felix 150–151
Bischoff, Peter 296
Bissada, N.K. 181
Bitschai, J. 2, 169
Blalock, Arthur 282
Blum, Viktor 97, 201
Boeminghaus, Hans 117, 130, 172, 204, 206–207, 225, 227, 288
Boerhaave, Herman 46–47, 68, 86
Bogaras 257
Bogoljuboff, W.L. 110
Boisseau du Rocher 158
Bors, Ernest 293
Botallo, Leonardo 82
Bottini, Enrico 161, 167, 169, 234, 249–250
Bovie, W.T. 162–163
Bozzini, Philipp 140–141, 142–147, 150, 155, 196, 208, 211, 247
Braasch, William S. 203, 241, 250, 285
Brady, J.B. 267, 275, 282
Brandenburg, von, Johann G. 44–45
Brandt, Sebastian 50
Braun, Carl 115
Braun, Gustav 115
Braun, Heinrich 111
Braune, Wilhelm 149
Bray 257
Brendler, Charles 283
Brendler, Herbert 242
Brenner, Alexander 148, 152, 156, 158–160, 179, 230, 247
Brescia 299
Bricker, Eugene M. 115, 288
Briggs 266
Bright, R. 97
Brindley, Giles S. 259, 301
Brödel, Max 260
Brodie, Benjamin, Sir 97
Bronner 207
Brosig 298

Brown, James 247
Brown, R. 182
Brown, Tilden F. 248, 264, 267
Bruck, Julius 147, 150
Brueghel, Peter, der Ältere 43
Brugsch 3
Brumhard, C.F. 143
Brunton, John 141
Bücherl 298
Bucky, Gustav 204
Buerger, Leo 159, 248, 263–264, 267
Bumpus 250, 285
Burch 294
Buren, van, William H. 218, 223–224, 272, 279–280
Burns, Edgar 203
Burrhenne 183
Busch, Karl 111
Bussig, K. Th. 211

C

Cabot, Hugh 238, 244
Cabuzzi 293
Cadeddu 261
Calamé 190
Campbell Colston, J.A. 242, 269, 274
Campbell, Meredith 262
Cappis 161
Caron, Jean 75
Carrel, Alexis 297
Carrion, Hernandez 258, 300
Carroll, G. 251
Carson, C. 183
Carson, Russell B. 246
Casanova, Giacomo 77
Casey 183
Casper, Leopold 97, 115, 127, 133, 136, 153, 159–160, 173, 176, 179, 200–201, 230
Cassiodorus 32
Castaneda-Zuniga 261
Catalona, William J. 277
Caulk, B. 250, 285
Celsus, Aulus C. 14, 16–19, 25–26, 57, 160
Charaka 10
Charles II. 77
Charrière 146
Chaussy, Ch. 260, 292, 306
Cheselden, William 64, 66

Chetwood 161, 234, 249
Chevassu, Maurice 289
Chi Iao, Pien 297
Chopart, Francois 91
Cimino 299
Civiale, Jean 97, 146, 155, 161, 169, 174, 176–177, 215, 218, 221, 230
Claudius 15
Claudius Severus 22
Clayman, Ralph 262, 277, 293, 313–314
Clemens IX. 82
Clemens XI. 63
Coffey, R.C. 115, 263, 288
Collings, Clyde W. 162
Collot, Francois 53
Collot, Laurent 53
Colston Campbell, J.A. 242, 269, 274
Comarr, Estin A. 294
Cômte, Frére 65
Conradi, Johann M. 140
Constantinus Africanus 29
Copart, F. 226
Corbus, B.C. 113
Cordus, V. 95
Cormack, A.M. 211
Cortesi 314
Cortez 293
Covillard, Joseph 91
Cowper, William 81
Creevy, C.D. 167
Cronecker 230
Crowell, A.J. 179
Cruikshank, William 87
Cruise 146, 189, 247
Crusell, Gustav S. 161
Culp, Ormond 260
Cunningham, John H. 204
Curschmann 119
Cusanus, Nicolaus 44
Cushing, Harvey 162, 266
Czermak, Nepomuk 189
Czerny, von, Vincenz 106, 124–125, 127, 129, 135, 162, 201

D

da Carpi, Jacobus B. 80, 82
Dalberg, von, Karl 143
Davis, Theodore M. 162, 165, 251, 260, 265
de Barletta, Mariano S. 62

de Bethecourt, Jaques 74
de Doot, Jan 68
de Forest 162, 250
de Graaf, Reinier 84, 90
de Kaeting-Hart 162
de Kernion, Jean B. 278, 284
de la Boe, Frank 85
de la Faye, George 161
de la Peyronie, Francois 83
de Lamballe, Antoine J.
de Marchetti, Dominic 89
de Vigo, Jean 80
de Weerd, J.H. 260
Dean, Archie 254
Decastello-Rechtwehr, von, Alfred 297
Deicke, Heinrich 150–151
Deisach 257
Deisting, W. 169
Dekkers, Frederik 86
Denis, R. 171
Derra, Ernst 296
Desault, Piere J. 91
Desnos, Ernest 216
Desormeaux 140, 146–147, 155, 247
Détert 153
Dettmar, Hermann 296
Deygallieres, Sat 175
Didusch, William P. 276
Dieffenbach, Johann F. 98, 118, 120
Dietlen 203
Dionis, Pierre 83
Dioskurides, Aulus C. (Dioskurides von Anazarba) 13–14, 16
Dittel, von, Leopold 97, 123, 151–152, 155, 175, 185, 218, 230
Djoser 6–8
Donatus, Marcellus 90
Doncker 256
Dormia, Enrico 180
Dos Santoz, Reynaldo 208
Douglas, John 60
Dovine, Charles 263
Drebbel, Cornelius 81
Dretler, Stephen P. 195, 261, 280
Dreyer 2
Dupuytren, Guillaume 100
Dürer, Albrecht 40, 79

E

Ebermann 148, 155, 161
Ebers 2–4
Ebner 257
Edison 140, 150, 152, 185
Ehrlich, Paul 272
Einhorn, L.H. 289
Einstein, Albert 184
Eisenbarth, Johann A. 57–59, 87
Eisenbarth, Johann M. 87, 215
Eisenberger 260
Emmet, J.L. 16, 170
Empedokles von Agrigent 11
Erasistratos von Julius 13–14, 22
Ernecke, Ferdinand 200
d'Etiolles, Leroy 97, 148, 158, 161, 174, 177, 179, 218, 230
Eudemos 22
Eulner 214
Euryodes aus Sizilien 21
Eustachi, Bartholomeo 80, 85, 111
Exner, von, Alfred 297
Exner, Franz 196

F

Fabian 292
Fabiano, A. 178
Failli, G. 254
Fair, H.D. 261
Faitus 74
Falloppio, Gabriele 81, 83
Farinas 209
Farinelli, Carlo 79
Fastenmeier, K. 163, 171
Faxe 178
Fedoroff, S. 218
Felsenreich, D. 156
Fenger, Christian 271
Fensel, I. 261
Fenwick, E. Hurry 145, 175
Fernel, Jean 74–75
Fernström, J. 183
Ferro, Alfonso 90
Feyerlein, Friedrich S. 143
Filipi 262
Fine, S.E. 184
Finney, Roy 258, 289
Fischer, Otto 112
Fischer, R. 190

Fisher, John D. 141, 247
Flachenecker, G. 163, 171
Fleischer 301
Flexner, Abraham 282
Flocks, Rubin H. 169–170, 190, 204, 254, 290
Foley, Frederic E.B. 251, 260, 265–266, 269
Forestus, Petrus 89
Fornara, Paolo 314
Forssmann, Werner 209, 260
Fournier de Lempdes, Francois 174
Fracastoro, Firolamo 74
Franck, von 169
Francken 67
Franco, Pierre 66, 147
Frank, E.R.W. 162
Fränkel, B. 152
Franz II. 53
Frei, Albert 171
Freudenberg 166
Freyer, Peter, Sir 123–124
Friedrich 169
Friedrich II. 50
Friedrich Wilhelm I. 87
Frisch, von, Anton 97, 175, 198
Frohmüller, Hubert 164, 250, 296
Froriep, Ludwig F. 145
Fuchs, Leonhardt 69
Fuller, Eugene 123–124, 233, 236
Funfack 190
Furlow 258
Fürstenheim, Ernst 146, 218

G

Gagner 314
Galen 17, 23–25, 27–29, 40–41, 44, 80, 84
Galenos, Claudios, aus Pergamon 12, 15, 22–23, 25
Galilei, G. 148
Galvani, L. 161
Garengeot 64
Gasteyer, K.H. 179
Gaur 314
Geissendörfer, R. 126
Géza von Antal 113
Gibson 256
Gill 261, 262
Gillenwater, Jay Y. 242

Girardi, M. 114
Glow, James 249
Gluck, Themistocles 113
Go, T. 181
Gockels 83
Goethe, von, Johann W. 297
Goetze, Otto 204
Gohr, H. 211
Goldberg, Berthold 203
Goldberg, Victor 178, 261
Goldman, L. 184
Goldschmidt 146, 149, 161, 248
Goldstein, Irvin 257–258, 301
Goodfellow, G. 123
Goodspeed, A.W. 198
Goodwin, Willard E. 94, 115, 170, 183, 209, 257, 261, 263, 273–274, 278, 284, 288, 300
Goodyear, Charles 76
Götz 293
Gouley 255
Graefe, von, Albrecht 130
Graham, Thomas 298
Grasz, von, E. 142
Grävenitz 58
Grawitz 260
Grayhack, John T. 242
Green, Lawrence 253
Griessmann 210
Groenevelt 83
Gross, Samuel D. 226, 231–232
Gruithausen, von, Franz 174
Gruner, Gottfried 142
Grünfeld, Josef 145–148, 155–156, 158, 161, 163, 177, 253
Guiteras, Ramon B. 236, 248, 267, 270–271
Günther 288
Gutenberg, Johannes 40
Gütgemann, A. 190
Guthrie, George J. 161, 255
Guttmann, Ludwig, Sir 294
Guyon, Felix C. 97, 132, 153, 198, 219, 221, 223, 226

H

Haas, Georg 299
Hagner 266
Hagstrom, Robert S. 172
Hakam II 29

Haken 147
Halsted, William St. 96, 122, 124, 255, 266, 281–282
Ham 84
Hamburger 298
Hammurabi 9
Hara 291
Haroeris 6
Harper, W.R. 283
Harris, H. 123
Hartung, R. 177
Hartwig, Paul 153, 157, 189
Harvey, William 81, 83–84
Haschek 291
Hausperger 9
Havesy, von, Georg Ch. 211
Hawkin, Ceasar, Sir 64
Hebra, Ferdinand 118
Hedinger, A. 156
Heidenhaim, Rudolf P. 215
Heider, Moritz 161
Heinicke, Johann 57
Heinrich I. 36
Heinrich II. 36, 53
Heise 290
Heister, Lorenz 57, 66, 73, 88–89
Helferich, Heinrich 121
Heliodorus 15, 155
Helmont, von, Johann B. 44, 45, 86
Henhenit 5
Herakleios 25
Hermann, Bela 189
Herodot 6
Herophilos von Chalkedon 13, 22
Herr, Michael 70
Herring, H.T. 156
Hertz 250
Hesi-Ra 6
Hesire 7
Heurteloup, Charles-L. 174–176, 218, 230
Hevin, Pruent 89
Heynemann, Walter 167–170, 173
Hienzsch 290, 295
Hildanus, Fabricius 53, 60
Hildegard von Bingen 36–37
Hinman, Frank, Sir 258
Hippokrates von Kos/Hippokrates der Große 11–13, 21, 25, 27, 41, 44, 74, 84, 215

Hirschmann 153
Hirschowitz, Basil I. 290
Hittorf, Wilhelm 196
Hodges, V. 270
Hoff, F. 190
Hoffman, Charles A. 246
Hoffmeister 161
Hofmann, Friedrich 47, 86–87, 147
Hofstetter 185
Hogson, Norm 263
Hohenfellner, Rudolf 294, 296
Hohenheim, von, Theophrast P. 44
Hol, Mathis 54
Holbein, Hans, der Jüngere 43
Holtgrewe, Logan 245, 247
Home, Everard, Sir 97, 123
Hooke, Robert 46
Hopkins, Harald H. 249, 290
Hopkins, Johns 281
Horton 263
Hösel, Max 171–173, 290
Houndsfield, Godrey N. 211
Hryntschak, Theodor 123, 169
Hsiao, William 245
Hüdepohl, Ferdinand 224
Hueter, Karl 106
Hufeland, Christoph W. 142
Huggins, Charles B. 254, 269–270, 283, 291–292
Hume 298
Hunter, John 72, 75, 90, 123, 155, 161, 230, 297
Hunter, William 230
Huzly, A. 190
Hyde Wollaston, William 47
Hyman, A. 262

I

Iglesias de la Torre, José 166, 173–174, 186, 251, 253
Illyes, von, Géza 200
Imhotep 8
Ir-en-achti 6–7
Ishii 301
Isidor von Sevilla 32
Israel, James A. 97, 130–137, 200, 204, 221, 225, 230

J

Jaboulay, Mathieu 297
Jacobaeus 262
Jacobs, Stephen 261
Jacoby, S. 154
Jacques, Frère 55
Jahr, Rudolf 154, 160, 222
Janetschek 314
Janeway, Henry 254
Jansen, Zacharias 81
Jaspers, Karl 215
Jenner, Edward 280
Jennings, William 198
Jensen, Elwood 270
Jewett, Hugh J. 241–242, 254–255, 269
Jocham 293
Johannes von Toledo 36
Johannsen, B. 183
Johnson, L.F. 184
Jonas, Udo 258, 294, 300
Jones, L.W. 173
Jonsson 183
Joseph, Eugen 127, 167, 179, 203, 206
Juncker, Johann 87, 140, 217–218

K

Kaiser Franz von Österreich 142
Kaiser, Heinrich 200
Karl IX. 53
Karl der Große 32–33
Karl von Österreich 142
Katsaros 184
Kaufmann, Joseph 278, 284
Kavoussi, Louis R. 262, 277
Kelling, Georg 204, 262
Keller, Johannes 98, 106
Kelly, Howard A. 147, 155–156, 158, 179, 185, 200, 247, 281
Kern, von, Vincenz 175
Keyes, Edward L., Sir 162, 218, 235–236, 269, 272
Kielleuthner, Ludwig 25, 96
King, John 259
King, Lowell 262–263
Kirwin, Thomas J. 166, 168, 251, 276
Kleb, Margaretha 105
Kling 300
Klose, B. 154

Namensverzeichnis

Kneise, Otto 129, 209, 219–220, 222, 224–225, 227, 295
Koch, M. 204, 250
Koch, Robert 95
Köcher, F. 8
Kocher, Theodor 106
Kolff, W. 299
Kolischer, Gustav 156, 160, 179, 200
Koller, K. 95
Kölliker, von, Rudolf A. 196
Kollmann 157, 160
König, F. 175, 196
Konstantin 24
Kornitzer, Ernst 169
Korth, K. 183
Kraushaar, J. 185
Krebs, H. 127, 290, 295
Kremser 209
Kretschmer, Herman 243
Kropeit, Alfred 162, 167
Küchler, F. 8
Kühn, Karl Gottlob 23
Kümmell, H. 115, 224
Kurth 261
Küss 298
Küster, Ernst G.F. 98, 106, 110, 115, 135, 175, 224
Kutner, R. 153–154, 185, 190

L

Lackerbauer, H. 189
Lafite 89
Landes, R.R. 185
Langenbeck, von, Bernhard R. 64, 106, 108, 111, 131–132, 152
Langevin 178
Langse, P. 209
Lapides, Jack 294
Latzko 156
Lauterbur, Paul 211
Lawrence, John 211
Lazarewitsch 149
Le Bru 75
Le Cat 64
Le Dentu 97
Leadbetter, Wyland F. 271
Lederer, Otto 259, 300
Leeuwenhoek, van, Antony 46, 84
Lehmann 196
Leibnitz, Gottfried Wilhelm 87

Leiter, Josef 97, 121, 151–153, 158, 173, 175, 309
Leonhardi, F.C. 149
Lepor, Herbert 253, 277–278
Lesky, Erna 97, 151
Lespinasse 257
Lewandowski, Rudolf 152
Lewis, Bransford C. 146, 158, 160, 248, 251, 268–269, 273
Lichtenberg, von, Alexander 127, 129, 167–170, 179, 201, 203, 206–208, 222, 227
Lichtwitz, Leopold 207
Liebel, G.H. 163, 250
Liebig, von, Justus 95
Lieutaud, Joseph 73
Lister, J. 95–96, 112, 131
Liston, R. 95
Livermore, G.R. 179–180
Lockes, John 86
Loewenstein, Heinrich 153, 164
Loewenstein, Louis 153
Lohnstein 159
Lomb 247
Longmeyer, von, Willard 273
Longmier, William P., jr. 284
Lonitzer, Adam 73
Louis, P.C.A. 232
Lowsley, Oswald S. 248, 257–258, 265, 275–276
Ludwig XIV. 57
Ludwig XVI. 71
Ludwig der Fromme 33
Ludwig, Carl F.W. 119
Lue, Tom 257
Lüer, Amatus 146
Lurz, Leonhard 288–289
Luther, Martin 70, 76
Lutzeyer, Wolfgang 178–179, 184, 289, 294, 296
Luys, George 161, 163
Lydston, George F. 257, 275
Lymberopoulos 291
Lyon, E.S. 181

M

Madsen, Paul O. 167
Mailand, von, Cardan 89
Maiman, T.H. 184, 261
Maissonneuve 155

Malpighi, Marcello 81–82
Mankiewicz 224
Manson, J. 266
Marais, Marin 68–69
Marberger, Hans 169, 183, 261
Marchetti 294
Marggraf, A.S. 47
Marie Antoinette 71
Marshall, John 161, 170, 181, 261, 294
Marshall, Victor F. 181, 253–255
Martini-Böltau 30
Massa, Niccolo 89
Mathé, Ch.P. 103, 106–107
Matouschek, Erich 178, 186–187
Mauermayer, Wolfgang 155, 170–171, 173, 177, 184, 186, 290, 296
Maximilian 41
May, Ferdinand 170, 294
Maydl 115
Mayer, J.G. 33
Mayo, Charles H. 284
Mayo, William J. 284
Mayo, William W. 284
McCann, Theodore D. 250
McCarthy, Joseph F. 146, 162–163, 165–166–169, 243, 249–251, 267, 272
McClellan, George 231
McDougal, Scott W. 280
McGill, A.F. 123
McIntyre, John 198
Mebel 290, 295
Meges von Sidon 14
Melchior 294
Mentuhoteps II. 5
Mercier, A.L. 97, 161, 169, 177
Merck 301
Merirehaschetef 6
Merrill 258, 298
Méry, Jean 66, 81
Messmer, Franz Anton 75
Mesue, Johannes 82
Michelangelo 79
Middeldorpf, A.T. 153, 156
Milani 161
Miller, Harry C. 245, 246, 293
Millin, Terence J. 126
Mino von Kreta 77
Mirabeau 156
Mohammed 26
Mölck, von 143

Molin 183
Molinetti, Antonio 82
Montanus, Tabernae 69
Moore, T.D. 94
Moormann 156
Morales, Alvo 253
Morand, S.F. 66–67
Morgagni, Giovanni B. 81–83, 123
Morris, Henry 107–111
Morton, W.T.G. 95, 233
Motz 173
Mouret 262
Mueller, Vincenz 155
Müller, C.H. 198
Müller, F. 152, 154
Müller, Johannes M. 72, 118
Mulvaney, W.P. 184–185
Münster 209
Murphy, L.J.T. 106, 113, 126
Murray 298
Muschkin 186
Müssiggang 184–185

N

Nadig, Perry 300
Naegele, F.K. 74, 100
Nagel 298
Nagelschmidt, Franz 162
Napoleon 142
Nassau, K. 184
Naverete, Vela 183
Neapel, von, Ferri 89
Needham 84
Nefer 5
Neff, T.C. 190
Nelaton 166
Nero 15
Nesbit, Reed M. 166, 170, 251, 290, 302
Newman, David 146, 153, 158
Nikandros 15
Nitze, Maximilian Carl F. 97, 113, 140–141, 145, 148, 149–157, 159–161, 163, 173, 176, 179, 185–186, 189–190, 200, 215, 218, 224, 230, 234, 250, 262, 271, 309, 313
Nöske, H.D. 185
Notker 35–36
Novick, Andrew C. 261
Nuck, Antonius 66

O

Oberhausen, Erich 211
Oberländer, Felix M. 150, 155–156
Odo de Meung 33
Oelsner, G. 159
Oreibasios von Pergamon 22, 24–25, 27, 29, 83
Osbon, Geddings D. 259, 300
Osborne, E. 206–207
Osler, William 122, 281
Österreich, von, Karl 142
Otis, Fessenden N. 156, 234–235, 247, 268
Otis, W.K. 248
Oudin 162, 250

P

Padgett, James 232
Pajola 64
Pal 301
Paracelsus 44–46, 75, 85
Paré, Ambroise 53, 60, 76–77, 87, 90, 161, 174, 177, 257
Parra 314
Parsons, R.L. 184
Pasteur, Louis 95
Paulos von Aigina 17, 22, 24–27, 29
Pavlik 247
Pawlik, Karl 111–117, 156, 158
Payr, Erwin 129, 297
Pearman 257, 300
Peaslee 103
Pedanios Dioskurides 14–15
Perez-Castro 181
Petit, J.L. 82
Pflaumer, E. 179
Phaer, Thomas 73
Phemister, Dallas 269
Philipp V. 79
Philipp 161
Physick, Philip S. 230–231
Pickett, Elizabeth 244
Pirogoff 161
Place, Virgil 259
Platter, Felix 73, 82
Plinius der Ältere 15
Plummer 284
Politano, Victor 271, 278
Porter, Roy 318

Posner, Carl 219
Potts, Percival 71
Pozzi 162
Prätorius, Georg 203
Praxagoras von Kos 13
Preston 250
Prince, C.L. 260
Proust, R. 123
Ptolemaios I. 13

R

Raiche, Paul 266
Raney, A.M. 178
Rassweiler, J. 293
Rau, Johann J. 56, 64, 88–89
Rautenberg, Ernst 204
Rayer 97
Reck, Franz 142
Rehfisch 159
Reiner 158
Remiynse, J.G. 161
Resnick, Martin 260
Reuter, Hans J. 140, 156, 172–174, 178, 181, 183–184, 186–187, 253, 290
Reuter, Mathias A. 173
Reybard 161, 177
Rhazes (Abu Bakr Muhammad ibn Zakariya ar-Razi) 22, 24, 26–27, 29
Richard I. 107
Richbodo 32
Richter, Friedrich 200
Rieder, Hermann 201
Riemenschneider, Tilmann 36
Riggs, T.F. 269
Ringleb, Otto 143, 155, 160, 223
Riolan, Jean 66, 82, 89
Ritchie, Jerome 278
Riva, Giovanni 82
Rivère 162
Robinson, George 176, 178
Robson, Charles J. 106, 260
Rockefeller, John D. 283
Rockstroh, Heinz 298
Rodeck, Gerhard 288
Roessle, Robert 201
Röhl, Lars 296
Rokitansky, Karl 118
Röntgen, Wilhelm C. 179, 196–198
Rood, van 298
Roonhysen, van, Hendrik 74

Namensverzeichnis

Roonjuyzen 89
Rosenburg, A. 161
Roseno, Alfred 207, 207
Rosenstein, Paul 204, 207
Rothauge, C.F. 185
Rothmund, Franz Ch. 118
Rouelle 47
Rous, Peyton 270, 292
Rouseet 66
Rowntree 179, 206, 299
Rubritus, H. 219
Ruffer, Marc A. 5
Ruhmkorff, Heinrich D. 200
Rupel, E. 182
Ruphus (Rufus) von Ephesus 15, 20–22, 25
Rush 230
Rutenberg 148, 156
Ruysch, Friedrich 73, 81–82

S

Sabin, Florence 282
Sachs, Hans 43
Sachse, H. 155, 235
Samuely, F. 152, 154
Sänger 155, 158
Santo, Mariano 59
Santorini, G.D. 114
Santorio, Santorio 174
Sauerbruch, Ernst F. 209, 219
Saxton 183
Scardino, Peter T. 255, 257, 260, 274, 300
Schaefer, M. 174
Schäfer 294
Scheele, K.W. 47, 115
Schenk von Grafenberg 83
Schipperges, H. 23, 37, 127
Schlagintweit, Felix 154, 161, 169, 179, 204
Schleußner, Carl 200
Schlifka 160
Schmidt, Louis E. 200
Schmied, Egbert 291–292
Schmieden, Viktor 127
Schmiedt 306
Schmuckler 186
Schober, K.L. 209
Schoenlein, Johann L. 118
Scholl 206

Schramm-Vogelsang, Justus 149, 150
Schroeder, Fritz 278
Schuessler, W. 262, 293, 313, 314
Schüller 288
Schultheiss, Theodor 168, 294
Schultz, A. 182
Schurig, Martin 218
Schwede, Alexander 150–151
Scott, William W. 166, 170, 241–242, 251, 253, 257–258, 270, 273–274, 276–277, 300
Scribner 299
Ségalas 146–147, 155, 247
Segura, Joseph W. 183, 261
Sehrwald 201
Seiffert, L. 115
Seldinger, Sven Jörg 209
Semm 293
Semmelweis, Ignaz Ph. 96
Sennert, Daniel 46, 82
Severus, Claudius 22
Shapiro, Ellen 253
Sharlip 258
Shattock, M. 5
Shaw, John A. 172
Shorliffe, Linda 285
Sigmund, von, Carl L. 147
Simon, Gustav 98–107, 111, 113, 149, 155–156, 158, 183, 200, 215, 260, 261, 308
Simpson, J.Y. 95
Skene, A.J.C. 156
Skinner, Donald 278
Skoda, Joseph 118
Small, Michael 258
Small-Carrion 300
Smith, Arthur D. 183, 261, 276–277, 293
Smith, Elliot G. 2, 5
Smith, Vernon M. 260
Snofru I. 4
Socon, August 218
Soemmering, Thomas S. 142
Sökeland 294
Solingen, Cornelius 66
Sonnenberg, Eduard 113
Spallanzani, Lazzaro 84
Spence, Harry 262
Spiegel 301
Spiegelberg, O. 103
Spooner, Henry G. 226–227

Springer, Julius 206
Squier, John B. 248, 268
Staehler, Werner 170, 173, 186–187, 190, 293
Stahl, Georg E. 47, 86
Stamey, Thomas A. 276, 285
Stanford, Jane 285
Stanford, Leland 285
Stavros 291
Stein, A. 124
Stein, Theodor S. 189
Steinach 257
Steinheil 161
Stern, Maximilian 161, 163–165, 167, 250–251, 264–265, 290, 309
Sternbert, von, A. 209
Stift, von, Johannes A. 247
Stockum, von, W.J. 124
Stoeckel, Walter 147, 159, 227
Stolze, Martin 224
Storz, Karl 163, 185
Strabo, Walahfried 33
Strempel, Karl F. 98
Suby, H.J. 179
Sudhoff, Karl 74, 122
Sushruta 10
Sutherland, A. 206
Swick, Moses 207
Swieten, van, Gerhard 55, 68, 88
Sydenham, Thomas 86
Sylvius 84, 86

T

Taff, C.H. 161
Tagaki, T. 181
Tagliacozzi, Gaspare 297
Takayasu, H. 181
Talalay, Paul 270
Tarnowsky, Benjamin 147
Taussig, Helen 282
Terhorst, B. 179
Tesla 162
Tessidier 288
Teti 5
Thales von Milet 11
Theden, Johann Christian Anton 91
Theodosius I. 24
Theophanes 174
Theophil 41
Thiersch, Carl 118–122

Thietmar von Merseburg 36
Thompson, Henry 97, 151, 155, 176, 218, 230, 250, 285
Thompson, R.C. 8
Thurneiser zum Thurn, Leonhart 44–45
Thutmosis IV. 5
Tiemann, Georg 146
Timm, Gerlad 258
Tindell, John 249
Tolcher 266
Tolet, Francois 59
Trajans 20
Trattner, H. 182
Traube, Ludwig 130–131
Trendelenburg, Friedrich 67, 97, 106
Troidl 293
Trouvé, Gustave 141, 146–148, 150, 152–155, 185
Tuffier, Martin Th. 97, 179, 200
Tulp, Nicolas 82–83
Türk 314
Turner 299
Tyson, Edward 82

U

Übelhör, Richard 288
Ullmann, Emmerich 20, 297
Ulmstein 183, 294
Ultzmann 97, 175
Unger, Ernst 297
Urban 314
Usadel 169, 172

V

Valentine, Ferdinand C. 146, 154, 248, 250, 267, 274–275
Valsalva, Antonio Maria 83
Vancaillie, T. 313
Vatz, A. 182
Velpeau 279
Verheyen 81
Vesalius, Andreas 72, 80–81, 83, 90
Vest, Samuel 256
da Vinci, Leonardo 79, 315
Virag 301
Virchow, Rudolf 119, 232
Voelcker, Friedrich 115, 117, 127–130, 137, 179–180, 201, 222, 227
Volkmann, von, Richard 106, 155, 175
Volhard, Franz 127
Volkmann, Johannes 206, 175
Voltolini, R. 156
Voronay, Yuri 297

W

Wagenknecht, L.V. 182
Wagner, Ernst L. 119
Waksman, S. 293
Walahfried Strabo 33
Waldeyer 230, 257
Walker 176
Walsh, Patrick C. 253, 256–257, 274, 277–278, 282, 284, 291
Wang 291
Wappler, Reinhold 155, 162, 164–165, 168, 173, 247, 249–250, 265, 267–268, 272–273, 276
Ward 162
Warren, J.C. 95
Waterhouse, Benjamin 280
Watson, G.M. 185
Weber, Karl O. 101
Wedekind, T. 211
Weidnitz, Hans, d.J. 70
Weijtdland, J.A. 161
Wein, Alan J. 281
Weirich, M. 154
Welch, William H. 281
Wellmann, Max 20
Whitmore, Willet F. 253–255, 278–279
Wickboom 209
Wickham, J.E.A. 183, 185, 261, 306
Wiessner, J.G. 144
Wildbolz, Hans 129, 256
Wilhelm II. 196
William, Innes D. 262
Willich, Jacob 42
Willis, Thomas 46, 82
Wilms 263
Winfield 314
Winkel, von 150
Wishard, Wiliam N. 161, 233–235, 249
Witherington, Roy 300
Witteck 201
Wittmoser, Raimund 182, 185–186
Wolcott, E.G. 103
Wolf, R. 160
Wollastone, William H. 47
Wossidlo, Hans 129, 161, 167, 179
Wunderlich, Carl R.A. 119, 288
Wyeth 162

Y

Yang 314
Young, Hugh H. 122–127, 155, 161, 163–164, 176–177, 181, 222, 227, 230, 238, 241–242, 248, 250, 254–256, 262–263, 266–267, 269, 271, 275, 282
Yutkin, L.A. 178, 261

Z

Zambeccarius 89
Zeiss, Ludwig 180, 293
Zeitmann 143
Zeller, Oscar 113
Zerbi, Gabriele 80
Zeynek, von, R. 162
Zoedler, D. 294
Zorgniotti 258, 301
Zuckerkandl 97, 175
Zuelzer, W. 225
Zwinger, Theodor 44, 218

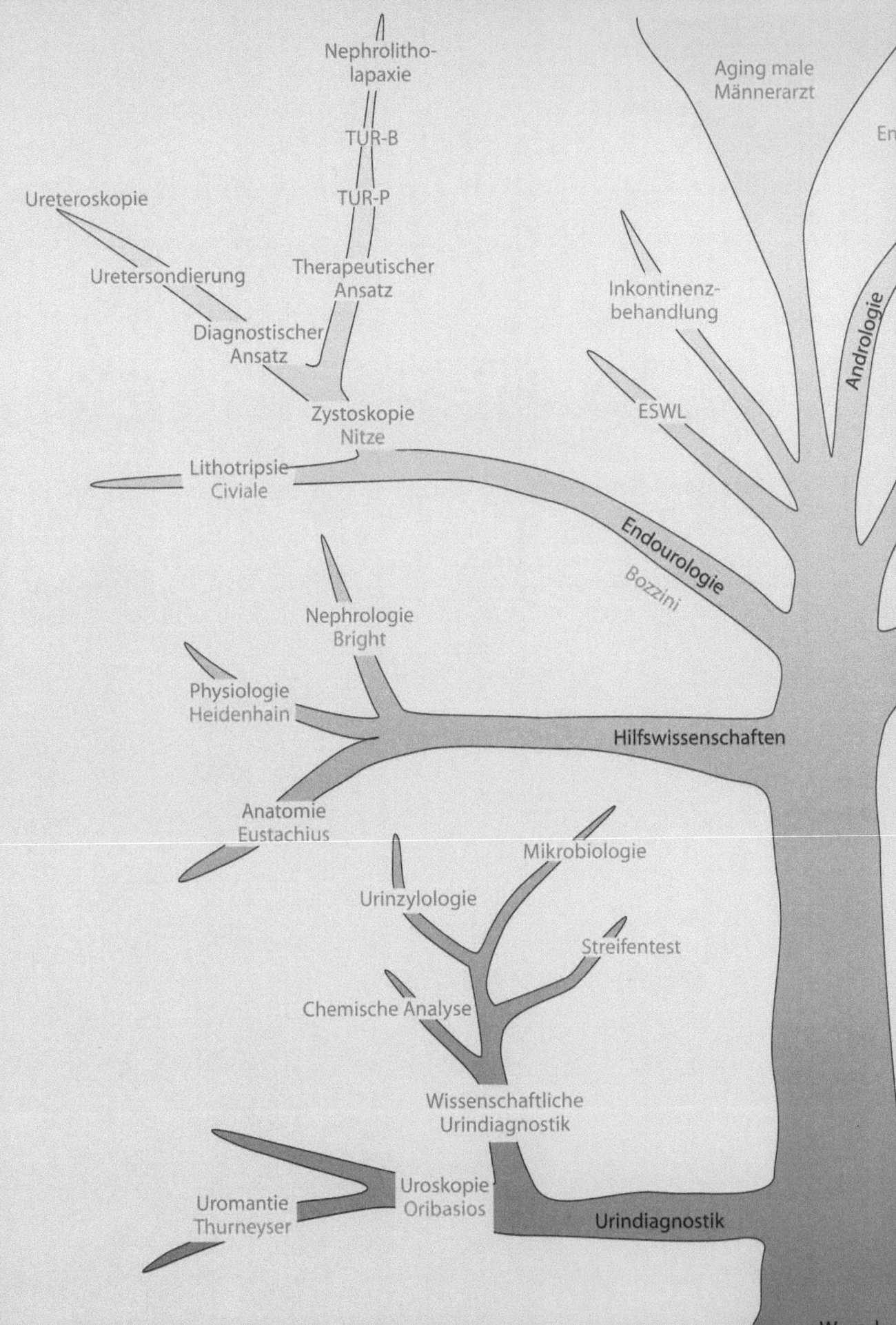

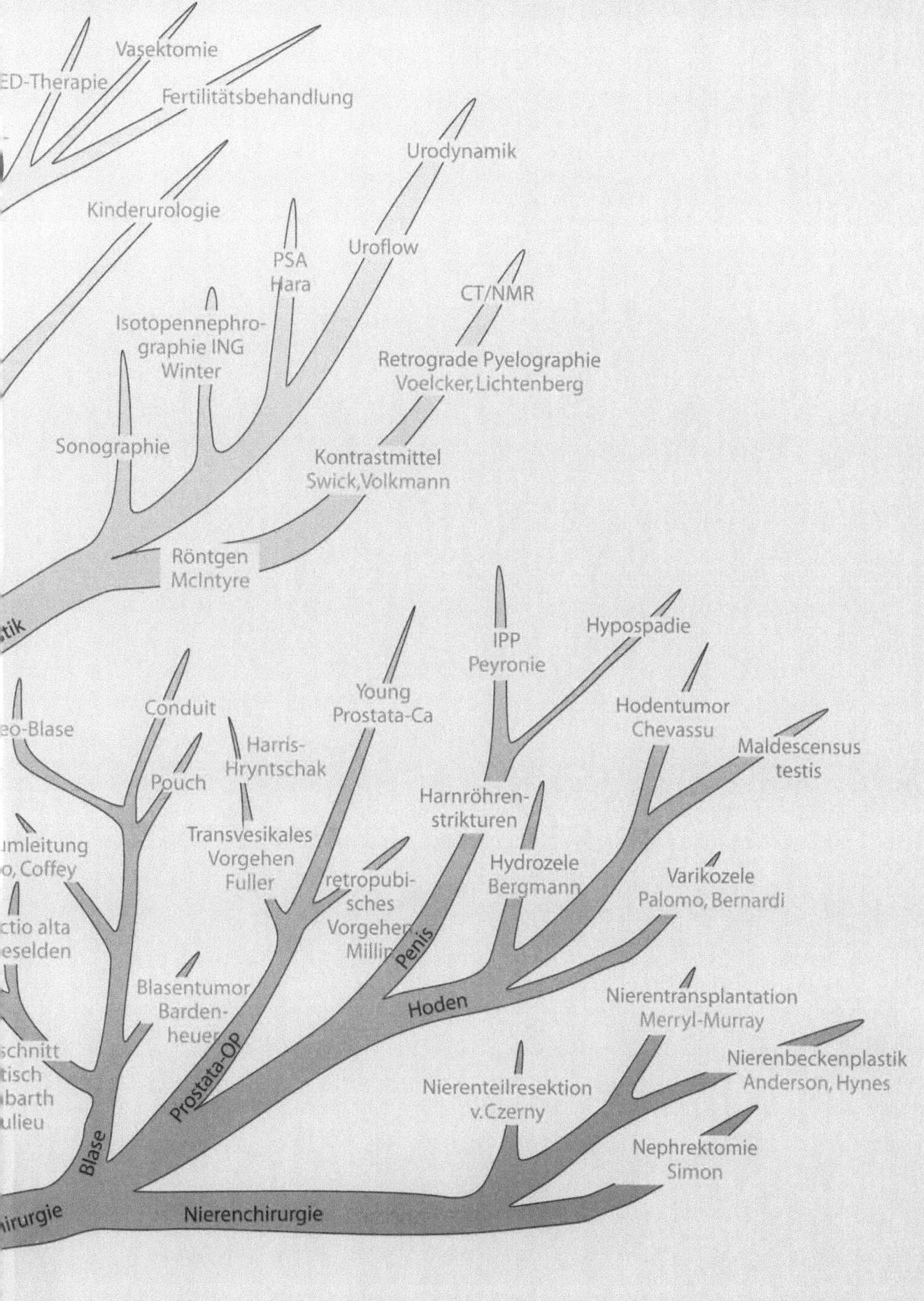

If you have any concerns about our products,
you can contact us on
ProductSafety@springernature.com

In case Publisher is established outside the EU,
the EU authorized representative is:
**Springer Nature Customer Service Center GmbH
Europaplatz 3, 69115 Heidelberg, Germany**

Printed by Libri Plureos GmbH
in Hamburg, Germany